Shackelford

Cirugía del
Aparato Digestivo

Codirectores

MARK B. ORRINGER y RICHARD HEITMILLER

Volumen I
Esófago

DANIEL T. DEMPSEY

Volumen II
Estómago y duodeno
Incisiones

JEREMIAH G. TURCOTTE

Volumen III
Páncreas
Vías biliares
Hígado e hipertensión portal
Bazo

JOHN H. PEMBERTON

Volumen IV
Colon
Recto y ano

KEITH D. LILLEMOE

Volumen V
Circulación mesentérica
Hernias
Intestino delgado

Shackelford

Cirugía del Aparato Digestivo

5ª Edición

GEORGE D. ZUIDEMA

**Profesor Emérito de Cirugía y Vicedirector de
Asuntos Médicos, University of Michigan
Ann Harbor, Michigan**

CHARLES J. YEO

**Profesor de Cirugía y Oncología
Facultad de Medicina, Johns Hopkins University
Baltimore, Maryland**

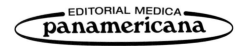

BUENOS AIRES - BOGOTÁ - CARACAS - MADRID - MÉXICO - SÃO PAULO
e-mail: info@medicapanamericana.com
www.medicapanamericana.com

Título del original en inglés
SHACKELFORD's SURGERY OF THE ALIMENTARY TRACT, 5th edition
© Elsevier Science, 2002
© Libermed Verlag, S.A., Montevideo, Uruguay

Traducción de
EDITORIAL MÉDICA PANAMERICANA S.A.
efectuada por los doctores, Gustavo A. Mezzano, Damián L. Vázquez, Ronaldo L. MacKenzie, Ubaldo Patrone, Silvia Cwi, Marta de Luján Papponetti

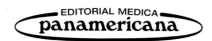

EDITORIAL MÉDICA **panamericana**

Visite nuestra página web:
http://www.medicapanamericana.com

ARGENTINA
Marcelo T. de Alvear 2145 (C1122AAG) - Buenos Aires, Argentina
Tel.: (54-11) 4821-5520 / 2066 / Fax (54-11) 4821-1214
e-mail: info@medicapanamericana.com

COLOMBIA
Carrera 7a A Nº 69-19 - Santa Fe de Bogotá DC.
Tel.: (57-1) 235-4068 / Fax: (57-1) 345-0019
e-mail: infomp@medicapanamericana.com.co

ESPAÑA
Alberto Alcocer 24 (28036) - Madrid, España
Tel.: (34)91 1317800 / Fax: (34)91 1317805
e-mail: info@medicapanamericana.es

MÉXICO
Calzada de Tlalpan Nº 5022 entre Tezoquipa y Michoacán
Colonia La Joya - Delegación Tlalpan - 14090 - México D.F.
Tel.: (52-55) 5573-2300 / Fax: (52-55) 5655-0381
e-mail: infomp@medicapanamericana.com.mx

VENEZUELA
Edificio Polar, Torre Oeste, Piso 6, Of. 6-C
Plaza Venezuela, Urbanización Los Caobos,
Parroquia El Recreo, Municipio Libertador - Caracas
Depto. Capital
Tel.: (58-212) 793-2857/6906/5985/1666 / Fax: (58-212) 793-5885
e-mail: info@medicapanamericana.com.ve

ISBN 950-06-2619-5 Volumen I
   950-06-5041-X Obra completa
ISBN 84-7903-852-7 Volumen I
   84-7903-857-8 - Obra completa

IMPRESO EN LA ARGENTINA

Zuidema, George D.
   Shackelford: Cirugía del Aparato Digestivo / George D. Zuidema y Charles J. Yeo. - 5a ed. - Buenos Aires: Médica Panamericana, 2005.
   v. I, 640 p. :il. ; 28×20 cm

   Traducido por: Gustavo Mezzano...[et al.].

   ISBN 950-06-2619-5

   1. Cirugía-Aparato Digestivo. I. Yeo, Charles J. II. Mezzano, Gustavo, trad. III. Título
CDD 617.059

Esta edición se terminó de imprimir y encuadernar
en el mes de febrero de 2005
en los talleres de Compañía Gráfica Internacional S.A.
Av. Amancio Alcorta 1695, Buenos Aires. Argentina

A nuestras esposas, Joan y Theresa, a nuestros mentores en la ciencia de la cirugía, y a nuestros muchos colegas cuyo trabajo ha hecho posible esta quinta edición.

GEORGE D. ZUIDEMA
CHARLES J. YEO

A mi esposa, Susan, por sus años de apoyo y sacrificio debidos a mi carrera, a mis colegas de la Facultad de Medicina de la University of Michigan, Sección de Cirugía Torácica y a nuestros Residentes de Cirugía Torácica, que tanto contribuyeron al cuidado de nuestros pacientes.

MARK B. ORRINGER

Colaboradores

HENRY D. APPELMAN, MD
Profesor de Anatomía Patológica, University of
Michigan Medical School, Ann Arbor,
Michigan
Esófago de Barrett: consideraciones morfológicas

RALPH W. AYE, MD
Profesor Adjunto de Cirugía, University of
Washington; Jefe del Grupo de Oncología
Torácica, Swedish Medical Center, Seattle,
Washington
Reparación de Hill

RONALD BELSEY, MD
Ex Profesor Emérito del Departamento de
Cirugía, University of Chicago Pritzker School
of Medicine, Chicago, Illinois
Procedimiento antirreflujo Belsey Mark IV

ARNOLD G. CORAN, MD
Profesor de Cirugía y Jefe, Sección Cirugía
Pediátrica, University of Michigan Medical
School; Cirujano en Jefe del C. S. Mott
Children's Hospital, Ann Arbor, Michigan
Anomalías congénitas del esófago

ABE DEANDA, Jr., MD
Profesor Adjunto de Cirugía, División Cirugía
Cardiotorácica, Medical College of Virginia,
Richmond, Virginia
Otras afecciones del esófago

TOM R. DEMEESTER, MD
Profesor y Presidente, Departamento de Cirugía,
University of Southern California School of
Medicine, Los Angeles, California
Estudios diagnósticos fisiológicos

CLAUDE DESCHAMPS, MD
Profesor Adjunto de Cirugía y Consultor,
Cirugía Torácica General, Mayo Clinic y Mayo
Foundation, Rochester, Minnesota
*Tratamiento quirúrgico de los divertículos
esofágicos*

ANDRÉ DURANCEAU, MD
Profesor de Cirugía, Departamento de Cirugía,
Escuela de Medicina de la Université de
Montreal; Jefe de la División Cirugía Torácica,
Université de Montreal Academic Centre,
Montreal, Quebec, Canadá
Anatomía y embriología; Fisiología del esófago

FREDERIC E. ECKHAUSER, MD
Profesor de Cirugía, University of Michigan
Medical Center, Ann Arbor, Michigan
Várices esofágicas

THOMAS R. EUBANKS, DO
Profesor Adjunto, University of Washington;
Cirujano Concurrente, University of Washington
Medical Center, Seattle, Washington
Cirugía esofágica laparoscópica

MARK K. FERGUSON, MD
Profesor de Cirugía, Departamento de Cirugía,
University of Chicago Pritzker School of
Medicine, Chicago, Illinois
*Evaluación endoscópica del esófago; Carcinoma del
esófago y del cardias*

ELLIOT K. FISHMAN, MD
Profesor de Radiología y Oncología,
Departamento de Radiología y Ciencia
Radiológica Russell H. Morgan, Johns Hopkins
University School of Medicine, Baltimore,
Maryland
Evaluación radiológica del esófago

ARLENE A. FORASTIERE, MD
Profesora del Departamento de Oncología,
Johns Hopkins University School of Medicine,
Baltimore, Maryland
Tratamiento multimodal del carcinoma de esófago

CARROLL M. HARMON, MD, Ph D
Profesora Adjunta, University of Michigan
Medical School; Cirujana Concurrente del C. S.
Mott Children's Hospital, Ann Arbor, Michigan
Anomalías congénitas del esófago

RICHARD F. HEITMILLER, MD
Profesor Asociado de Cirugía y Oncología y Jefe de la División Cirugía Torácica, Johns Hopkins Medical Institutions, Baltimore, Maryland
Tumores y quistes benignos del esófago

CLEMENT A. HIEBERT, MD
Presidente Emérito del Departamento de Cirugía, Maine Medical Center, Portland, Maine; Médico Asociado en Cirugía, Harvard Medical School, Boston, Massachusetts; Profesor de Cirugía, University of Vermont College of Medicine, Burlington, Vermont
Revisión: hernia hiatal, reflujo gastroesofágico y sus complicaciones

LUCIUS D. HILL, MD †
Profesor de Cirugía, University of Washington, Presidente del Centro Gastrointestinal, Swedish Hospital, Seattle, Washington
Reparación de Hill

KAREN M. HORTON, MD
Profesora Adjunta de Radiología, Departamento de Radiología y Ciencia Radiológica Russell H. Morgan, Johns Hopkins Medical Institutions, Baltimore, Maryland
Evaluación radiológica del esófago

MARK D. IANNETTONI, MD
Profesor Asociado de Cirugía, Sección Cirugía Torácica General, University of Michigan Medical School, Ann Arbor, Michigan
Traumatismos esofágicos

BRONWYN JONES, MBBS, FRCR, FRACP
Profesor de Radiología, Departamento de Radiología y Ciencia Radiológica Rusell H. Morgan, Johns Hopkins University School of Medicine, Baltimore, Maryland
Evaluación radiológica del esófago

LAWRENCE R. KLEINBERG, MD
Profesor Adjunto de Radioterapia Oncológica, Johns Hopkins University School of Medicine, Baltimore, Maryland
Radioterapia en el tratamiento curativo y paliativo del cáncer de esófago

JAMES A. KNOL, MD
Profesor Asociado de Cirugía, University of Michigan Medical School, Ann Arbor, Michigan
Várices esofágicas

STEFAN J. M. KRAEMER, MD
Cirujano, Ryan Hill Research Foundation, Seattle, Washington
Reparación de Hill

DOROTHEA LIEBERMANN-MEFFERT, MD, Ph D
Profesora del Departamento de Cirugía, Chirurgische Klinik and Poliklinik, Klinikum Rechts der Isar, Technical University of Munich, Munich, Alemania; Profesora del Departamento de Cirugía, Hospital Universitario Kantonsspital, Basilea, Suiza
Anatomía y embriología; Fisiología del esófago

ALEX G. LITTLE, MD
Profesor y Presidente del Departamento de Cirugía, University of Nevada School of Medicine; Jefe de Cirugía, University Medical Center, Las Vegas, Nevada
Trastornos funcionales del esófago

RODNEY J. MASON, Ph D
Profesor Adjunto de Cirugía, University of Southern California; Cirujano Concurrente, University of Southern California University Hospital, Los Angeles, California
Estudios diagnósticos fisiológicos

DOUGLAS J. MATHISEN, MD
Profesor de Cirugía, Harvard Medical School; Jefe de Cirugía Torácica, Massachusetts General Hospital, Boston, Massachusetts
Técnicas de reconstrucción esofágica

BARBARA J. MCKENNA, MD
Profesora Asociada de Anatomía Patológica, Albany Medical Center, Albany, New York
Esófago de Barrett: consideraciones morfológicas

TIMOTHY T. NOSTRANT, MD
Profesor de Medicina, University of Michigan Medical School; University of Michigan Hospitals, Ann Arbor, Michigan
Dilatación esofágica

MARK B. ORRINGER, MD
Profesor Distinguido John Alexander y Jefe de la Sección Cirugía Torácica, University of Michigan Medical Center, Ann Arbor, Michigan
Estenosis por reflujo y esófago corto; Esofagectomía transhiatal sin toracotomía; Complicaciones de la cirugía esofágica; Traumatismos esofágicos; Otras afecciones del esófago

HIRAM C. POLK, Jr., MD
Profesor Ben A. Reid Sr. y Presidente del Departamento de Cirugía, University of Louisville School of Medicine, Louisville, Kentucky
Fundoplicatura de Nissen: técnica quirúrgica y experiencia clínica

PETER C. PAIROLERO, MD
Profesor de Cirugía y Jefe del Departamento de Cirugía, Consultor de la División Cirugía Torácica General, Mayo Clinic y Mayo Foundation, Rochester, Minnesota
Tratamiento quirúrgico de los divertículos esofágicos

CARLOS A. PELLEGRINI, MD
Profesor y Jefe del Departamento de Cirugía, University of Washington; Cirujano Concurrente, University of Washington Medical Center, Seattle, Washington
Cirugía esofágica laparoscópica

JOHN C. RABINE, MD
Becario, División Gastroenterología, University of Michigan Hospital, Ann Arbor, Michigan
Dilatación esofágica

CAROLYN E. REED, MD
Profesora de Cirugía, Medical University of South Carolina; Directora, Hollings Cancer Center, Charleston, South Carolina
Carcinoma esofágico; Paliación con intubación y láser

THOMAS W. RICE, MD
Jefe de la Sección Cirugía Torácica General, Departamento de Cirugía Torácica y Cardiovascular, Cleveland Clinic Foundation, Cleveland, Ohio
Ecografía esofágica endoscópica

GEORGE A. SAROSI, MD
Profesor Adjunto de Cirugía, University of Texas, Southwestern Medical School; Médico de Planta, Veterans Affairs Medical Center, Dallas, Texas
Várices esofágicas

HUBERT J. STEIN, MD
Docente del Departamento de Cirugía, Technische University of Munich; Jefe de Cirugía General y Torácica, Klinikum Rechts der Isar, Munich
Anatomía y embriología

VICTOR F. TRASTEK, MD
Profesor de Cirugía y Jefe del Departamento de Cirugía, Consultor de la División Cirugía Torácica General, Mayo Clinic-Scottsdale, Scottsdale, Arizona
Esófago de Barrett: implicaciones quirúrgicas; Tratamiento quirúrgico de los divertículos esofágicos

RICHARD I. WHYTE, MD
Profesor Asociado de Cirugía y Jefe de la División Cirugía Torácica, Stanford University School of Medicine, Stanford, California
Otras afecciones del esófago

EARLE W. WILKINS, Jr., MD
Profesor Emérito de Cirugía, Harvard Medical School; Cirujano Mayor, Massachusetts General Hospital, Boston, Massachusetts
Técnicas de reconstrucción esofágica

MARK A. WILSON MD Ph D
Profesor Asociado de Cirugía, University of Louisville; Director, Price Institute of Surgical Research, University of Louisville, Louisville, Kentucky
Fundoplicatura de Nissen: técnica quirúrgica y experiencia clínica

GREGORY ZUCCARO, Jr., MD
Jefe de la Sección Endoscopia Gastrointestinal, Cleveland Clinic Foundation, Cleveland, Ohio
Ecografía esofágica endoscópica

Prefacio

Nos complace presentar la quinta edición de *Shackelford, Cirugía del aparato digestivo*, una colección enciclopédica de cinco volúmenes que ha servido como fuente invalorable de información sobre el aparato digestivo a miles de cirujanos generales y residentes en las últimas décadas. La primera edición, dirigida por el doctor Richard T. Shackelford, se publicó en 1955. Debido a su gran éxito, W. B. Saunders Company instó al doctor Shackelford a producir una segunda edición, lo que se concretó entre 1978 y 1986. En esa colección de cinco volúmenes, sustancialmente más grande que la primera edición, el doctor George D. Zuidema se unió al doctor Shackelford como codirector y contó con la ayuda de docentes de la Johns Hopkins University School of Medicine.

La tercera edición, dirigida por el doctor Zuidema, apareció en 1991 y significó un paso adelante importante, puesto que el campo de la cirugía del aparato digestivo había avanzado como resultado de los numerosos hallazgos producidos por la investigación y por las nuevas tecnologías. En esta edición el doctor Zuidema contó con la colaboración de un director invitado para cada uno de los cinco volúmenes de la serie.

La cuarta edición, publicada en 1996, se convirtió enseguida en un texto de referencia clásico y de gran reputación para los cirujanos especializados en el campo de la cirugía del aparato digestivo de todo el mundo. El libro ocupó un lugar de privilegio en las bibliotecas y pasó a ser una fuente de referencia para médicos internistas, gastroenterólogos y de diversas especialidades.

Esta quinta edición se realizó con la ayuda de colegas que sirvieron como codirectores invitados para cada uno de los cinco volúmenes. Su aparición es muy oportuna, dados los numerosos y espectaculares cambios experimentados en la práctica quirúrgica, los abordajes operatorios, la biología molecular y los tratamientos no invasivos ocurridos en los últimos cinco años. Cada volumen contiene secciones extensas sobre anatomía y fisiología, para centrarse luego en los temas quirúrgicos particulares. La quinta edición aporta gran cantidad de conocimientos y de innovaciones, e incluye la contribución de muchos autores nuevos y directores de volumen.

El volumen I (Esófago), dirigido por el doctor Mark B. Orringer con la ayuda del doctor Richard F. Heitmiller, abarca en profundidad la anatomía, la fisiología y la cirugía del esófago y añade un capítulo titulado "Cirugía esofágica laparoscópica". También se analizan en detalle los recientes fundamentos de la cirugía antirreflujo, la cirugía oncológica esofágica y la terapéutica con modalidades múltiples para el carcinoma de esófago.

El doctor Daniel T. Dempsey asume los deberes de director del volumen II (Estómago y duodeno. Incisiones). Creó un volumen casi enteramente nuevo, con numerosos colaboradores. Entre los capítulos inéditos están "Trastornos mecánicos y de la motilidad del estómago y el duodeno" y "Cirugía laparoscópica del estómago y el duodeno". Más aún, la sección "Incisiones" proporciona una de las descripciones más claras de las incisiones para el aparato digestivo, el drenaje de las heridas, su cierre y la sutura gastrointestinal.

El doctor Jeremiah G. Turcotte aún es el director del volumen III (Páncreas. Vías biliares. Hígado e hipertensión portal. Bazo). Todos los capítulos se pusieron al día, muchos de ellos con nuevos colaboradores, y se ilustran conceptos y técnicas novedosas. Además, se agrega un capítulo sobre "Esplenectomía laparoscópica".

El doctor John H. Pemberton es el reciente director del volumen IV (Colon, recto y ano). La gran mayoría de los capítulos de este volumen se reescribió; los nuevos colaboradores proporcionan conceptos frescos sobre este campo. Entre los capítulos que se han incorporado se incluyen "Cirugía colorrectal laparoscópica", "Anastomosis coloanal", "Resección y ablación del cáncer colorrectal metastásico en el hígado", "Fístula rectovaginal", "Cirugía en el paciente inmunocomprometido" y "Cirugía de reoperación pelviana".

El actual director del volumen V es el doctor Keith D. Lillemoe. Se incluyen en este volumen capítulos actualizados en las secciones sobre circulación mesentérica y hernias; muchos de los autores de la sección de intestino delgado colaboran por primera vez. Por ejemplo, la enfermedad de Crohn se aborda en dos capítulos: el primero sobre consideraciones generales y el segundo sobre manejo quirúrgico.

Esta edición hubiera sido imposible sin el arduo trabajo de cada uno de los directores de los volúmenes, quienes contaron con colegas, equipo y colaboradores que les proporcionaron valiosa ayuda. Queremos agradecerles su dedicación para llevar adelante este importante proyecto. Fue un placer trabajar con ellos.

Deseamos expresar nuestro aprecio a todos los que contribuyeron en cada capítulo de los cinco volúmenes. Entendemos cuánto trabajo se requiere en la confección de capítulos tan espléndidos y les damos las gracias por su esfuerzo y compromiso. Los colaboradores de esta quinta edición son líderes en sus campos; estamos en deuda con todos ellos por dejarnos compartir sus conocimientos y por el entusiasmo que los llevó a realizar un trabajo sorprendente.

La mayor parte de la correspondencia y la atención editorial se originó en el Departamento de Cirugía de la Johns Hopkins University School of Medicine. Por su apoyo y asistencia en todo momento, Donna Adelsberg merece nuestros más calurosos elogios.

También queremos agradecer a Lisette Bralow, Hazel Hacker y Betty Taylor de W. B. Saunders Company por sus esfuerzos en la concreción de este proyecto. Fue maravilloso trabajar con ellas y fueron una fuente de inspiración permanente durante todas las fases de preparación de la obra.

CHARLES J. YEO
GEORGE D. ZUIDEMA

Agradecimientos

Sería negligente de mi parte no agradecer la tremenda fuente de conocimientos, inspiración y dirección que los doctores George D. Zuidema y John L. Cameron me proporcionaron durante mi carrera de cirujano. Desde que era estudiante de medicina en el Johns Hopkins Hospital (donde el Dr. Zuidema era jefe de cirugía), a través de mis años como cirujano de planta del Johns Hopkins (primero bajo las órdenes del Dr. Zuidema y luego del Dr. Cameron) y ahora como miembro del cuerpo de profesores (bajo el Dr. Cameron), tuve el privilegio de trabajar con estos dos educadores muy especiales de la cirugía. Estoy en deuda con el Dr. Zuidema por darme la oportunidad de participar en este libro y trabajar con verdaderos profesionales en cada paso del camino.

CHARLES J. YEO

Índice

VOLUMEN II
Estómago y duodeno

Incisiones

VOLUMEN III
Páncreas

VOLUMEN IV
Colon

Anatomía, embriología, fisiología y anormalidades congénitas del esófago

1

Anatomía y embriología

DOROTHEA LIEBERMANN-MEFFERT Y ANDRÉ DURANCEAU
HUBERT J. STEIN

Anatomía del esófago

CARACTERÍSTICAS MACROSCÓPICAS

Configuración

El esófago es el conducto más estrecho del aparato digestivo. En su extremo distal se ensancha hacia la parte más voluminosa del tubo digestivo, el estómago. Cuando se encuentra en reposo el esófago está colapsado; forma un conducto muscular blando, aplanado en sus porciones superior y media, con un diámetro de 2,5 × 1,6 cm. La porción inferior del esófago es redondeda, con un diámetro de 2,5 × 2,4 cm.[51]

La compresión o la constricción ocasionada por los órganos, vasos o músculos adyacentes puede estrecharlo y esta situación puede observarse mediante radioscopia o endoscopia.[51,55] La compresión aórtica,

ubicada en posición anteroexterna del lado izquierdo, se debe al cruce del cayado aórtico, la aurícula izquierda y el bronquio principal izquierdo, a una distancia de 22 cm de los incisivos. De vez en cuando existe una marca ocasionada por el diafragma, pero son más evidentes dos constricciones musculares funcionales: los esfínteres esofágicos superior e inferior. Estos pueden definirse mediante manometría, respectivamente, en el comienzo del esófago, a una distancia de 14 a 16 cm desde los incisivos, y en la desembocadura del esófago en el estómago, a una distancia de 40 a 45 cm desde los incisivos (fig. 1-1).

Longitud

La longitud del esófago se define anatómicamente como la distancia entre el cartílago cricoides y el orifi-

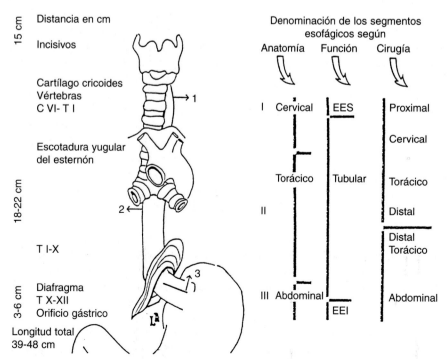

Fig. 1-1. División clásica del esófago y relación topográfica con las vértebras cervicales (C) y torácicas (T). Se muestra la longitud aproximada de cada segmento y los tres estrechamientos esofágicos. Más recientemente, Diamant (1989) dividió el esófago según sus diferentes funciones. Según la embriología y la dirección principal del flujo linfático, Siewert (1990) propuso una subdivisión del esófago torácico a la altura de la bifurcación traqueal para planificar las estrategias terapéuticas en los pacientes con cáncer esofágico. EES = esfínter esofágico superior, EEI = esfínter esofágico inferior.

cio gástrico. En el adulto varía entre 22 y 28 cm (24 ± 5 desviaciones estándar), de los cuales 3 a 6 cm se localizan en el abdomen.[17,32,67] A diferencia de Lerche,[32] Liebermann-Meffert y cols.[35] encontraron que la longitud del esófago se relaciona con la estatura de la persona más que con su sexo.

La identificación y señalización del cartílago cricoides es bastante difícil. Por motivos prácticos, los médicos miden la distancia entre ambos extremos del esófago incluyendo la bucofaringe y la faringe y emplean los incisivos como punto de referencia macroscópico directo durante los procedimientos endoscópicos.[12,51,55] En la figura 1-1 se muestran estas distancias.

Derivación ortotópica y no anatómica

Al medir las diferencias en la longitud requerida para reemplazar el esófago, se comprobó que la distancia más corta entre el cartílago cricoides y el eje celíaco era la ruta ortotópica en el mediastino posterior (30 cm). La ubicación retroesternal (32 cm) y la ruta subcutánea (34 cm) eran más largas.[47] No se observaron diferencias entre los hombres y las mujeres.

Compartimientos tisulares periesofágicos

A diferencia de la estructura general del tubo digestivo, el esófago no tiene mesenterio ni un revestimiento seroso. Su ubicación dentro del mediastino y su revestimiento completo de tejido conectivo laxo le confieren al esófago una movilidad transversal y longitudinal amplia. La respiración puede hacer que se mueva algunos milímetros en dirección superoinferior y la deglución puede ocasionar una excursión de hasta la altura de un cuerpo vertebral.[12] Esta observación tiene implicancias quirúrgicas. Puesto que el esófago está rodeado por tejido conectivo areolar laxo (fig. 1-2) puede ser separado del mediastino mediante disección roma cuando no existen contraindicaciones periesofágicas para emplear esta técnica, tales como fijación o invasión debidas a una neoplasia maligna.[2,21,35,48]

Existe otra peculiaridad anatómica de interés clínico: el esófago está rodeado por planos fasciales bien establecidos. Los tejidos conectivos que rodean el esófago y la tráquea están limitados por la fascia pretraqueal por delante y por la fascia prevertebral por detrás. En la parte superior del tórax ambas fascias se unen y forman la vaina carotídea. Por tanto, los espacios anterior y posterior ubicados entre estas fascias forman un compartimiento comunicante entre el cuello y el tórax, que representa un plano que permite la diseminación rápida de la infección a través del mediastino (véase fig. 1-2).

El espacio previsceral o pretraqueal rodea las estructuras vasculares del mediastino y está limitado distalmente por el tejido fibroso del pericardio. Las infecciones que se diseminan a partir de lesiones ubicadas en la cara anterior del esófago pueden seguir esta ruta. El espacio retrovisceral o prevertebral se extiende desde la base del cráneo hasta el diafragma. Este espacio está formado por la fascia bucofaríngea que se continúa hacia abajo con una vaina que separa el esófago de la fascia prevertebral. Por debajo de la bifurcación traqueal, este espacio puede estar obliterado. El espacio retrovisceral es clínicamente más importante que el espacio previsceral porque la mayoría de las perforaciones quirúrgicas del tubo digestivo alto con drenaje posterior del contenido esofágico se producen por encima del estrechamiento ocasionado por el esfínter cricofaríngeo en la hipofaringe posterior.[55] En este sitio, al igual que en el tórax, no existen barreras que limiten la diseminación de la infección hacia el mediastino. La rotura del esófago o las pérdidas originadas en una anastomosis esofágica también puede ocasionar mediastinitis descendente a lo largo de estos planos. El diagnóstico temprano es vital para el paciente, puesto que el pronóstico de una perforación esofágica depende de la rapidez con la cual se inicia el tratamiento.

Estructuras de sostén y anclaje

El esófago, tanto en su porción proximal como distal, está estabilizado por estructuras óseas, cartilaginosas o membranosas (fig. 1-3). En el extremo superior la musculatura esofágica externa está insertada sólidamente en el plano posterior (sobre el borde del cartílago cricoides) gracias al tendón cricoesofágico (fig. 1-4).

En nuestros estudios[40,41] no pudimos comprobar la descripción realizada por Laimer[28] y adoptada en el atlas de Netter,[46] según la cual existen anchos cordones musculares o de tejido fibroso que conectan la tráquea, el esófago y la pleura. Por el contrario, nosotros encontramos que entre el cuello y la bifurcación traqueal existen muchas membranas delicadas ligeramente onduladas. Éstas miden 170 µm de espesor y aproximadamente 3 a 5 mm de longitud, se extienden hasta 1,5 cm en dirección superoinferior y fijan la pared esofágica a la tráquea, la pleura, la fascia prevertebral y los tejidos circundantes del mediastino posterior (figs. 1-3, 1-5A y 1-5B). Las membranas están formadas por colágeno y fibras elásticas (véase fig. 1-5A) y de vez en cuando por fibras musculares dispersas, se estiran en cierta medida y se acumulan alrededor de la bifurcación traqueal.[41] Aunque la mayoría de las membranas se rompe con facilidad, la tracción del esófago durante la disección puede ocasionar desgarros de las estructuras adyacentes debido a que algunas personas tienen membranas de hasta 700 µm de

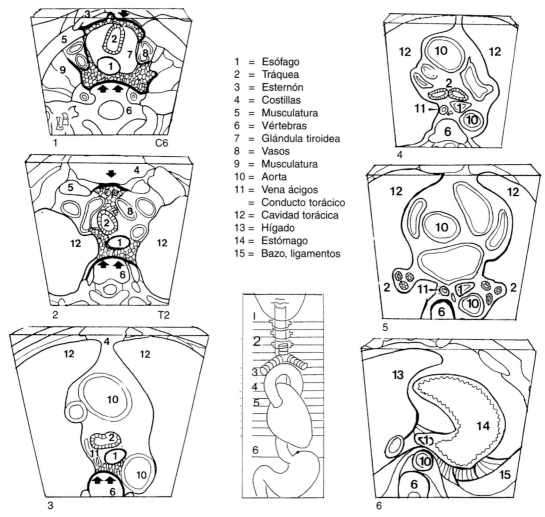

1 = Esófago
2 = Tráquea
3 = Esternón
4 = Costillas
5 = Musculatura
6 = Vértebras
7 = Glándula tiroidea
8 = Vasos
9 = Musculatura
10 = Aorta
11 = Vena ácigos
   = Conducto torácico
12 = Cavidad torácica
13 = Hígado
14 = Estómago
15 = Bazo, ligamentos

Fig. 1-2. Anatomía topográfica del esófago desde el nivel cervical (1) hasta la unión esofagogástrica (6). Los cortes transversales del mediastino muestran el esófago y las estructuras adyacentes según la tomografía computarizada. Se muestra la proximidad entre el esófago, la tráquea, las vértebras y los planos fasciales. Las líneas gruesas oscuras son las fascias prevertebral y previsceral (*flechas*); la zona con aspecto reticular representa el tejido conectivo areolar. (Modificado a partir de Wegener, OH: Neuromuscular organization of esophageal and pharyngeal motility. Arch Intern Med 136:524, 1976, con permiso.)

espesor con inserciones intramurales firmes (véase fig. 1-5*A*). Puesto que la posibilidad de ocasionar un desgarro es impredecible, parece aconsejable la disección mediastinoscópica de las membranas cerca de la pared de la mitad superior del esófago –en lugar de una esofagectomía transhiatal sin toracotomía– para reducir el riesgo de desgarros traqueopleurales y quilotórax.[6,40,41]

El esófago distal atraviesa el diafragma a través del hiato esofágico, delimitado por los dos pilares diafragmáticos. En Postlethwait[51] y en el libro de Anatomía de Gray[66] existen análisis minuciosos de la configuración de estas estructuras. Su inserción en las caras anteroexternas de las primeras tres o cuatro vértebras lumbares y la organización de su fibras pueden otorgar al hiato una forma variable. Esta forma varía con la respiración, la deglución y la alteración de la presión toracoabdominal.

El diafragma se inserta en las vértebras lumbares, las costillas y el esternón y tiene una gran porción central membranosa. Este tendón central está formado por fibras entrecruzadas de tejido fibroso. La porción membranosa con frecuencia es mayor que lo descrito en la literatura y el pilar izquierdo del diafragma puede estar formado por tejido membranoso más que por una masa muscular importante (fig. 1-6).[41,66] Las aponeurosis subdiafragmática y endotorácica se unen en el borde central del diafragma y forman la membrana frenoesofágica, también conocida como ligamento de Laimer o membrana de Allison (fig. 1-7). Macroscópicamente la membrana frenoesofágica puede reconocerse por su borde inferior bien delimitado y su color ligeramente amarillo, incluso cuando existe periesofagitis grave. La membrana está formada por fibras elásticas y colágenas en proporciones iguales, las que aseguran que tenga una flexibili-

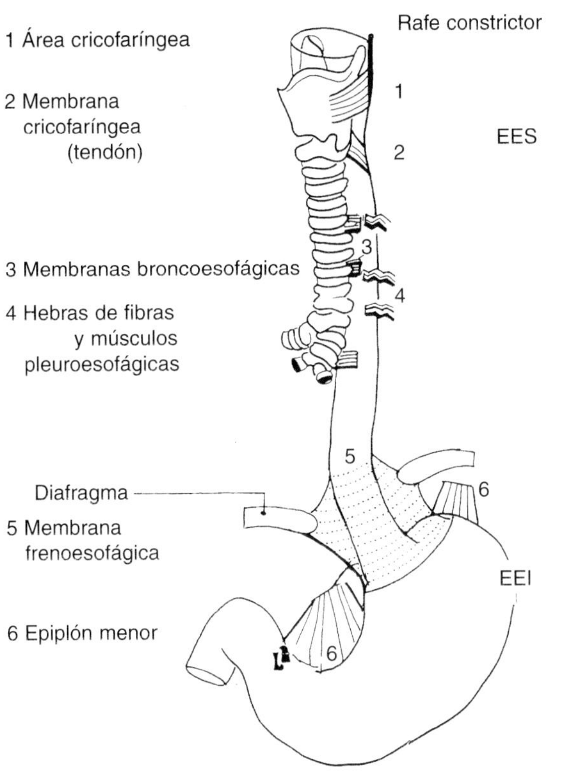
1 Área cricofaríngea
2 Membrana cricofaríngea (tendón)
3 Membranas broncoesofágicas
4 Hebras de fibras y músculos pleuroesofágicas
Diafragma
5 Membrana frenoesofágica
6 Epiplón menor
Rafe constrictor
1
2
EES
3
4
5
6
EEI
6

Fig. 1-3. Fijaciones del esófago. El extremo superior del esófago está firmemente fijado por la inserción de su músculo longitudinal en las estructuras cartilaginosas de la hipofaringe (1) a través del tendón cricoesofágico (2). El músculo circular está estabilizado por su continuidad con los músculos constrictores inferiores de la laringe (1), que se insertan mediante un rafe en el esfenoides. El esófago está unido a la tráquea, los bronquios, la pleura y la fascia prevertebral por pequeñas membranas (3 y 4). La fijación en el extremo inferior por la membrana frenoesofágica (5) tiene bastante movilidad, mientras que los ligamentos gástricos posteriores y los ligamentos gastroesplénico, frenicoesplénico y frenicogástrico (6) y el epiplón menor (6), proporcionan una fijación firme. EES = esfínter esofágico superior, EEI = esfínter esofágico inferior.

dad suficiente. Debido a que se origina a partir de la fascia, la membrana frenoesofágica por lo general es relativamente fuerte. Se divide en dos láminas (fig. 1-8). Una de ellas se extiende hacia arriba 2 a 4 cm a través del hiato, donde sus fibras elásticas y colágenas atraviesan la musculatura esofágica y se insertan en la submucosa.[15] La otra lámina atraviesa el cardias hasta la altura del fondo gástrico y se une a la serosa gástrica, el ligamento gastrohepático y el mesenterio gástrico posterior (véanse figs. 1-2, 1-3 y 1-7). Aunque existen algunas uniones formadas por tejido conectivo laxo, la membrana frenoesofágica está claramente separada de la musculatura esofágica de la unión gastroesofágica, que está envuelta por la membrana como si se tratara de un collar amplio (véase fig. 1-7). Esta disposición estructural permite al esófago terminal y a la unión gastroesofágica moverse respecto del diafragma y "deslizarse a través del hiato como un tendón dentro de su vaina".[23] Con la edad las fibras elásticas son reemplazadas por tejido colágeno no elástico y la unión de la membrana frenoesofágica a la porción inferior del esófago se torna más laxa[15], lo que ocasiona una pérdida de la flexibilidad. La rotura de las estructuras de fijación del cardias y la porción proximal del estómago combinadas con un hiato ancho pueden ocasionar protrusión de la unión esofagogástrica y el cardias, o incluso de partes del estómago, hacia el mediastino. Se considera que la fijación anormal de la membrana frenoesofágica en la juventud y la acumulación patológica de tejido adiposo en el tejido conectivo que separa la membrana frenoesofágica y la musculatura del cardias contribuyen a la formación de la hernia hiatal.[15]

ANATOMÍA REGIONAL

Aspectos generales

El esófago es una estructura localizada en la línea media y ubicado en la cara anterior de la columna vertebral. Desciende a través de tres compartimientos: el cuello, el tórax y el abdomen. Esta disposición ha llevado a su división clásica en segmentos cervical, torácico y abdominal (véase fig. 1-1). Se han propuesto otras dos divisiones útiles (véase fig. 1-1). La propuesta por Diamant[10] se refiere a aspectos funcionales y diferencia entre el cuerpo del esófago y los esfínteres superior e inferior. La otra división, propuesta por Siewert y cols.,[59] se relaciona con conceptos de cirugía oncológica y divide el esófago en distal y proximal, usando la bifurcación traqueal como límite. Este concepto incluye características relacionadas con el desarrollo embrionario, en especial las vías de drenaje linfático con orientación diferente (véase la sección "Drenaje linfático" más adelante).

Las relaciones topográficas del esófago se han estudiado ampliamente empleando distintas técnicas[32,50,65,66] (véase también fig. 1-2). Las conclusiones son las siguientes.

Como estructura que sigue a la faringe (véase fig. 1-4), el esófago comienza en el cartílago cricoides a la altura de la sexta vértebra cervical. Penetra en el tórax a la altura de la muesca esternal y en la cavidad torácica se ubica en el límite anterior del mediastino posterior. Entre la abertura torácica superior y el diafragma se mantiene en contacto con la columna vertebral. Termina en la unión esofagogástrica, a la altura de la duodécima vértebra torácica. En su trayecto presenta tres desviaciones menores. La primera, hacia la izquierda, se encuentra en la base del cuello (figs. 1-2 y 1-9). Esto hace que el abordaje quirúrgico del esófago sea más sencillo desde la izquierda que desde la derecha al realizar una anastomosis entre el esófago

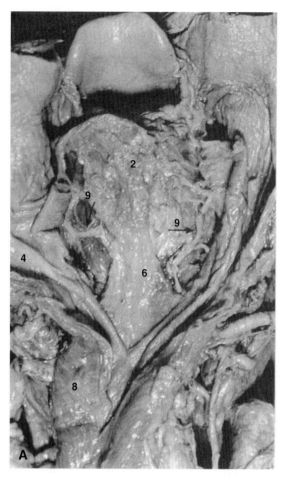

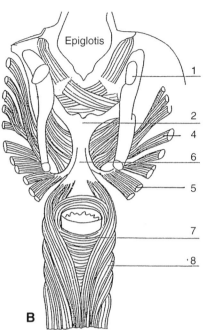

Fig. 1-4. Las paredes posteriores de la faringe (4) y el esófago (7 y 8) se han abierto en la línea media. **A.** Preparado anatómico. **B.** Esquema. Las estructuras de la hipofaringe se exponen tras incidir y retraer el tejido suprayacente y eliminar la mucosa. En el centro se encuentra el tendón cricoesofágico (6), que une la capa muscular longitudinal del esófago (8) al cartílago cricoides (2). Se disecaron las ramas terminales del nervio laríngeo recurrente izquierdo (9) y se muestran por fuera del tendón cricoesofágico. Cartílago tiroides (1). (Preparado anatómico y foto por cortesía de Liebermann-Meffert, Munich.)

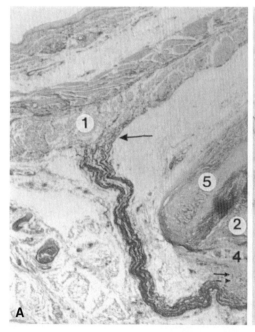

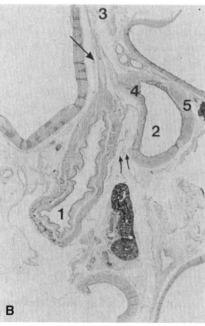

Fig. 1-5. A y B. Ejemplo de las pequeñas membranas fibrosas que fijan el esófago (1), la tráquea (2), la pleura (3), la membrana traqueal (4) y estructuras cartilaginosas (5). En sus inserciones, las fibras se abren en abanico formando extensiones digitiformes entre los haces musculares del esófago (flecha) y hacia la parte membranosa de la tráquea (flechas dobles). Esta disposición, junto con la elasticidad de las membranas, suministra una fijación adecuada durante los movimientos del esófago. En el caso de una tracción rápida, las fibras finalmente se separan de los tejidos en los cuales se insertan (esófago humano, corte transversal, hematoxilina y eosina.) (Cortesía de Huber, Haeberle y Liebermann-Meffert, Munich.)

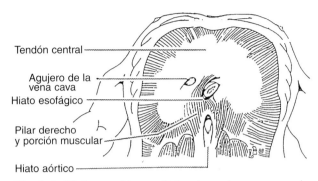

Tendón central

Agujero de la vena cava

Hiato esofágico

Pilar derecho y porción muscular

Hiato aórtico

Fig. 1-6. Diafragma e hiato esofágico observados por su cara abdominal.

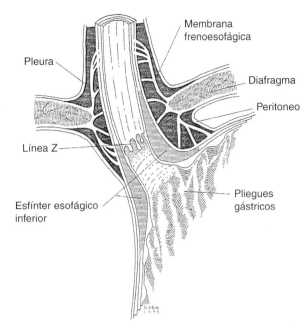

Pleura

Línea Z

Esfínter esofágico inferior

Membrana frenoesofágica

Diafragma

Peritoneo

Pliegues gástricos

Fig. 1-8. Esquema de la organización tisular y las estructuras de sostén de la unión esofagogástrica. El esófago está abierto a lo largo de las curvaturas mayor y menor. La luz se muestra desde el lado izquierdo. Se muestran las fibras que unen la membrana frenoesofágica a la pared muscular del esófago terminal. Estas fibras son semejantes a las mostradas en la figura 1-5. (Cortesía del Dr. Owen Korn, Munich y Santiago de Chile.)

cervical y el intestino tras una esofagectomía. La segunda desviación se encuentra a la altura de la séptima vértebra torácica, donde el esófago se desvía ligeramente hacia la derecha de la columna vertebral. En la evaluación radiológica, sin embargo, el eje del esófago es prácticamente recto. Las curvas escolióticas de la columna vertebral no afectan el esófago sino que éste conserva su trayecto recto normal. Los grandes vasos, por el contrario, siguen la anormalidad de la columna vertebral.[45] Las anomalías vasculares o los tumores mediastínicos, no obstante, pueden desplazar, doblar o comprimir el esófago, pero una distorsión de su eje es un indicio firme de invasión y retracción del mediastino, por lo general ocasionadas por una neoplasia.[2]

Debido a la tercera desviación de la porción terminal del esófago, la unión esofagogástrica o cardias se ubica ligeramente hacia afuera de la apófisis xifoides del esternón, hacia la izquierda de la columna vertebral. En este sitio el fondo y la porción proximal del estómago se extienden por delante y por fuera de los cuerpos vertebrales; por tanto, la curvatura mayor se dispone hacia el espacio subdiafragmático posterior y la pared gástrica anterior se dispone hacia afuera. Esta dimensión topográfica no está bien ilustrada en los

libros de anatomía convencionales pero se observa muy bien en las tomografías computarizadas.[65] Esto lleva a una mejor comprensión de los sucesos que ocasionan la hernia del cardias y la interpretación de las determinaciones de presión del esfínter esofágico inferior (EEI).

Relaciones topográficas

Por delante del esófago cervical y en contacto directo con éste se encuentra la membrana fibrosa plana de

Fig. 1-7. Membrana frenoesofágica (MFE). El componente inferior de la membrana se inserta en el fondo gástrico. A la izquierda, el diafragma está sujetado con una pinza. Se observan las fibras diafragmáticas cruzadas (flecha larga) y una incrustación de tejido adiposo (flecha corta). La MFE rodea la unión esofagogástrica con un collar membranoso ancho. (Preparado y foto: Liebermann-Meffert, Munich.)

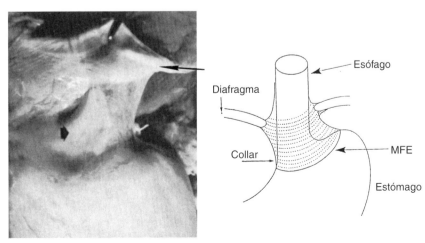

Esófago

Diafragma

Collar

MFE

Estómago

la tráquea (véase fig. 1-9). Esta característica merece una atención especial porque, hasta la bifurcación traqueal, sólo una capa delgada de tejido conectivo laxo separa ambas estructuras (véase fig. 1-9). Una neoplasia puede diseminarse con facilidad entre ambas. La formación de una fístula traqueoesofágica tras una esofagectomía o un tratamiento radiante en esta área intrínsecamente débil representa una complicación catastrófica tanto para el paciente como para el médico.[3,18] Las caras posterointernas de ambos lóbulos tiroideos cubren los 2 a 3 cm más superiores del esófa-

go. Las estructuras vasculares y la inervación se analizan más adelante.

Entre el límite superior del tórax y la bifurcación traqueal, a la altura de la quinta vértebra torácica, el esófago conserva su relación estrecha con la tráquea por delante y con la fascia prevertebral por detrás (véase fig. 1-2). Hacia ambos lados se encuentra la pleura mediastínica y los pulmones con sus hilios. Hacia la derecha se encuentra la arteria subclavia y la vena ácigos o ácigos mayor, que forma un cayado por encima del bronquio principal derecho y desemboca en la vena cava superior (fig. 1-10). Al llevar a cabo una esofagectomía transtorácica, el abordaje quirúrgico preferido para extirpar el esófago con seguridad es a través del lado derecho del tórax,[59] donde por lo general debe seccionarse la vena ácigos para poder disecar y liberar el esófago. El conducto torácico, ubicado del lado derecho, cruza por detrás del esófago inmediatamente por encima del cayado de la vena ácigos a la altura de T4 o T5. Las estructuras ubicadas a la izquierda del esófago son el cayado aórtico y la aorta, que después se dirige hacia la línea media y hacia atrás ubicándose detrás del esófago. Por delante del esófago se encuentran el hilio pulmonar y el corazón. Los vasos y nervios del esófago y los órganos adyacentes se analizan en una sección posterior de este capítulo. En el lado izquierdo del mediastino la pleura puede a veces extenderse por detrás del esófago. Ambos nervios vagos atraviesan el hiato junto al esófago a la altura de la décima vértebra torácica.

En el abdomen, parte del lóbulo izquierdo del hígado se ubica por delante del esófago. Los dos pilares diafragmáticos se ubican por fuera y por detrás. La ve-

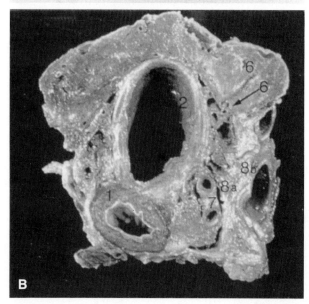

Fig. 1-9. Corte transversal a través del cuello y el tórax superior de un preparado de autopsia humana, observado por su cara superior. 1 = esófago, 2 = tráquea, 3 = pleura, 6 = glándula y vasos tiroideos (flecha) y 8 = vasos. El corte histológico muestra el esófago en posición posterior en la línea media (**A**), mientras que en el corte macroscópico más distal (**B**) el esófago está desplazado hacia la izquierda. Obsérvese la proximidad estrecha entre el esófago y la tráquea. (De Liebermann-Meffert, D: En Fuchs, KH, Stein, HJ, Thiede, A [eds.]: Gastrointestinale Funktionsstörungen. Berlín, Springer, 1997, con permiso.)

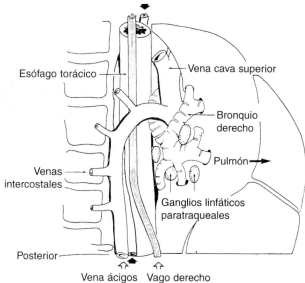

Fig. 1-10. Se muestran la ubicación y las relaciones de la vena ácigos, el conducto torácico y el nervio vago desde el lado derecho.

na cava inferior se ubica por fuera del pilar derecho y la aorta por detrás del pilar izquierdo. El polo superior del bazo se relaciona estrechamente con el esófago terminal (véase fig. 1-2).

Organización de los tejidos del esófago

La estructura tisular general del esófago es semejante a la organización tisular básica del tubo digestivo (fig. 1-11). Incluye una capa fibrosa externa (túnica adventicia), una capa muscular (túnica muscular), una capa submucosa (tela submucosa) y una capa mucosa interna (túnica mucosa).

Túnica adventicia

La túnica adventicia es una capa delgada formada por tejido conectivo laxo. Rodea el esófago, lo une con las estructuras adyacentes y contiene pequeños vasos, conductos linfáticos y fibras nerviosas.

Túnica muscular

Está formada por dos capas musculares completas y en cada una de ellas las fibras musculares tienen una orientación diferente (fig. 1-12). La capa muscular externa es paralela al eje longitudinal del esófago, mien-

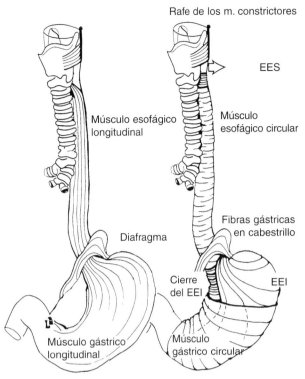

Fig. 1-12. Arquitectura de las capas musculares longitudinal y circular en el esófago, el estómago y sus respectivas uniones. (EES = esfínter esofágico superior, EEI = esfínter esofágico inferior.)

tras que las fibras musculares de la capa interna se disponen horizontalmente. Por este motivo, estos planos musculares clásicamente se denominan *longitudinal* y *circular*, respectivamente.

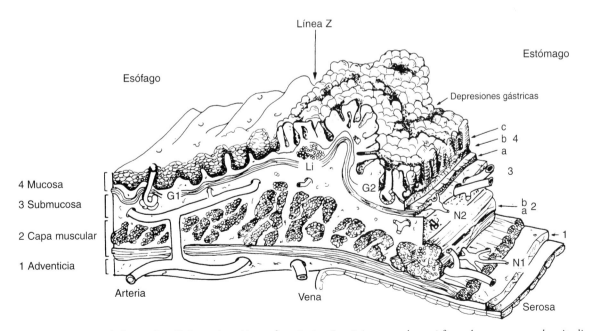

Fig. 1-11. Estructura de la pared esofágica en la unión esofagogástrica. La túnica muscular está formada por una capa longitudinal y una capa circular. (a = muscular de la mucosa, b = lámina propia, c = epitelio, G1 = glándulas esofágicas, G2 = glándulas gástricas, Li = vasos linfáticos, N1 = plexo mientérico, N2 = plexo nervioso submucoso.)

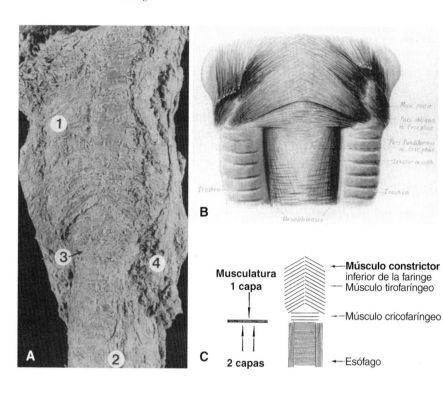

Fig. 1-13. Estructuras de la unión faringoesofágica observadas por su cara posterior. **A.** Preparado humano con fibras desecadas (Liebermann-Meffert), **B.** Esquema realizado a partir de una pieza quirúrgica abierta por delante y desplegada (Killian) y **C.** Diagrama simplificado de la organización muscular. La disposición muscular del músculo constrictor inferior de la faringe (1) confirma las observaciones de Killian con respecto a la disposición semejante a tejas de los fascículos del músculo constrictor inferior (Killian G: Z. Ohrenheilk 55:1, 1908). Con respecto a la unión deben subrayarse dos características: el cambio de una capa muscular en la faringe (1) a dos capas en el esófago (2) inmediatamente por debajo del músculo cricofaríngeo (3) (esfínter esofágico superior), y que el músculo cricofaríngeo es parte de la faringe tanto por su posición como por sus características anatómicas. Tejido residual de la glándula tiroidea que fue retirada (4). (De Liebermann-Meffert, D: En Fuchs KH, Stein HJ, Thiede A [eds.]: Gastrointestinale Funktionsstörungen. Berlín, Springer, 1997, con permiso.)

Cuerpo esofágico

La capa longitudinal se origina a partir del pequeño tendón presente en el plano posterior del cartílago cricoides, como se muestra en la figura 1-4. Tras abandonar la laringe los haces musculares se abren en abanico hacia atrás delimitando un área desprovista de músculo externo (triángulo de Laimer) antes de rodear completamente el esófago (figs. 1-13 y 1-14). Estos haces largos acompañan el esófago hasta la unión esofagogástrica, donde la mayoría de las fibras cambian su disposición,[33] tal como se muestra en las figuras 1-12 y 1-15.

La capa circular continúa el músculo cricofaríngeo y comienza a la altura del cartílago cricoides, posiblemente en forma independiente (véase fig. 1-13).[32,33,39] Al descender, las fibras de la capa muscular interna forman círculos incompletos con extremos superpuestos. Aproximadamente 3 cm por encima de la unión con el estómago, las fibras musculares aumentan en número formando un engrosamiento progresivo de la musculatura interna.[33,40] Esto es compatible con el reordenamiento de las fibras musculares de la capa interna (véanse figs. 1-12 y 1-15). Como se muestra en la figura 1-12, los haces ubicados del lado de la curvatura menor conservan su orientación y forman uniones musculares cortas, mientras que aquellos ubicados en la curvatura mayor cambian de dirección y se convierten en las fibras gástricas oblicuas dispuestas en cabestrillo o cincha. Se ha señalado que la miotomía realizada en la acalasia preferentemente debe llevarse a cabo entre las uniones cortas y las fibras en cabestrillo para conservar la competencia del esfínter.[4]

Existen dudas acerca de la distribución exacta del músculo estriado y el músculo liso en el esófago.[36] Observando cortes seriados en 15 esófagos humanos, Liebermann-Meffert y Geissdörfer comprobaron que

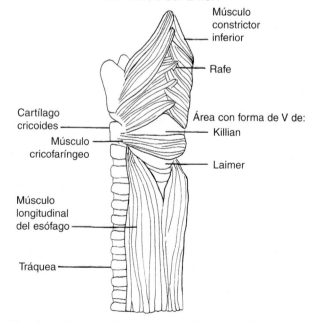

Fig. 1-14. Esquema de las estructuras de la unión faringoesofágica, observadas por su cara posterior. Se indica la localización de los triángulos de Killian y de Laimer. Los divertículos de Zenker se forman por encima del músculo cricofaríngeo. El esfínter esofágico superior se localiza en el área de Killian en forma de V.

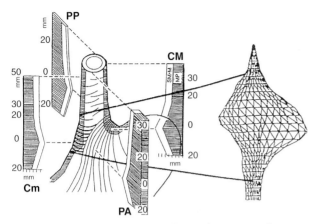

Fig. 1-15. Esquema que muestra la correlación entre el espesor del músculo radial (*izquierda*) y la imagen tridimensional obtenida mediante manometría (*derecha*) en la unión gastroesofágica. Se muestra el espesor muscular de la pared gástrica posterior en la unión esofagogástrica (PP), la curvatura mayor (CM), la pared gástrica anterior (PA) y la curvatura menor (Cm), en milímetros. Las presiones radiales en la unión esofagogástrica (en mmHg) se representan en un gráfico en torno de un eje que representa la presión atmosférica. Obsérvese la marcada asimetría radial y axial tanto del espesor muscular como de la curva de presión.

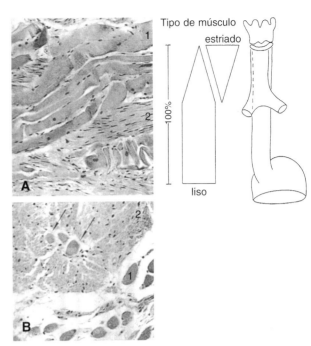

Fig. 1-16. Cortes histológicos del esófago humano, transversal (**A**) y longitudinal (**B**), 4 cm por encima de la bifurcación traqueal en la transición entre el músculo estriado (1) y el músculo liso (2). Las fibras musculares estriadas individuales están entremezcladas con las fibras musculares lisas (*flechas*). El esquema muestra la distribución del músculo estriado y el músculo liso en el esófago adulto según los cortes histológicos seriados realizados en 13 esófagos. (Preparado y fotos por cortesía de Liebermann-Meffert, Geissdörfer, y Winter, Munich.)

en la porción más proximal del esófago casi todas las fibras musculares de ambas capas son estriadas.[36] En los 6 a 8 cm siguientes, la túnica muscular contiene progresivamente más fascículos de músculo liso, tanto en la capa externa como en la interna (fig. 1-16). La transición entre ambos tipos no es abrupta ni está limitada a los haces musculares individuales y no hay una separación anatómica clara.[36,40,41] Por debajo de la bifurcación traqueal el músculo liso reemplaza por completo el músculo estriado.[36,44] La muscular de la mucosa, no obstante, está formada exclusivamente por fibras musculares lisas en todo el esófago.

Esfínter esofágico superior

Este esfínter se ubica al final de la faringe. En la manometría corresponde a una zona de presión elevada de 2 a 4 cm de longitud[69] y señala el comienzo del esófago. La presión elevada se debe principalmente al efecto del músculo cricofaríngeo, que envuelve la hipofaringe (véanse figs. 1-13 y 1-14) y se inserta en ambas apófisis cricoides. Aunque en sentido anatómico no es un verdadero esfínter, el músculo cricofaríngeo se comporta como tal.[14] Durante su contracción el músculo cierra la abertura esofágica ejerciendo su efecto hacia adelante contra el plano "óseo" del cartílago cricoides. Esto explica la curva de presión asimétrica en las determinaciones manométricas.[69]

Esfínter esofágico inferior

Se ha debatido mucho si la estructura presente en la unión esofagogástrica es un verdadero esfínter ana-

tómico.[11,19,31] En la manometría existe una zona de presión elevada de 3 a 5 cm de longitud, inmediatamente por encima de la unión del esófago con el estómago, cuyo músculo se comporta en forma diferente del ubicado por encima y por debajo de esta zona.[52,58] Con el empleo de pequeños marcadores en un estudio radiomorfológico simultáneo se demostró que esta zona de alta presión se correlaciona con el engrosamiento de la musculatura en este sitio.[33,34] La disposición específica de la musculatura, que se muestra en las figuras 1-12 y 1-15, también explica la asimetría del esfínter.[27,33,34] La asimetría de la zona de alta presión en este sitio también se demostró mediante manometría.[68] La imagen de presión manométrica de la zona de alta presión esofágica inferior, obtenida mediante la técnica recientemente desarrollada de diagrama vectorial tridimensional computarizado, se corresponde con la asimetría muscular en el cardias humano (véase fig. 1-15).[60-62] Se demostró que la extirpación de estas estructuras mediante miectomía parcial o total disminuye significativamente la presión específica del esfínter de esta disposición muscular según el registro de manometría.[4,54,58,63] La disección del diafragma o de la membrana frenoesofágica no ocasionó cambios en los valores de presión del esfínter.[34]

Tela submucosa

La capa submucosa une la túnica muscular con la túnica mucosa. Contiene fibras elásticas y colágenas, una red de vasos sanguíneos (véase fig. 1-11), abundantes vasos linfáticos, nervios y glándulas mucosas. Las glándulas esofágicas profundas son glándulas ramificadas pequeñas de tipo mixto y sus conductos penetran la muscular de la mucosa.

Túnica mucosa

Esta capa interna está formada por la muscular de la mucosa, la túnica propia y un epitelio pavimentoso estratificado no queratinizado (véase fig. 1-11). La contracción de la muscular de la mucosa crea los pliegues de la mucosa. Estos pliegues alargados se disponen longitudinalmente y, en el extremo distal del esófago, también existen pliegues transversales ondulados.[13,33] Todos estos pliegues desaparecen cuando se distiende la luz esofágica. La túnica fibrosa propia se proyecta hacia el epitelio, formando las papilas. En la porción más profunda de la mucosa existen conductos linfáticos, de vez en cuando células mononucleares, cúmulos de células inflamatorias, linfocitos y, en la porción distal del esófago, glándulas (mucosas) focales superficiales que se asemejan a glándulas cardíacas.

Clínicamente la superficie de la mucosa esofágica es rojiza en su porción superior y se torna más pálida hacia el tercio inferior del esófago. La mucosa esofágica lisa puede distinguirse fácilmente de la mucosa gástrica mamelonada oscura. La transición mucosa en la unión escamocilíndrica representa un punto de referencia que puede reconocerse objetivamente durante la endoscopia.[55] En las piezas anatómicas recién obtenidas se caracteriza por una línea de demarcación bien definida denominada línea Z. Esta línea dentada se localiza en el orificio gástrico o inmediatamente por encima de él. La extensión proximal de un epitelio cilíndrico de tipo gástrico o intestinal es patológica y puede deberse a reflujo gastroesofágico de mucho tiempo de evolución que ocasiona lesiones graves crónicas de la mucosa y la submucosa esofágicas.[25,55]

VASOS SANGUÍNEOS, LINFÁTICOS Y NERVIOS DEL ESÓFAGO

Irrigación arterial

Algunos investigadores han analizado el aspecto macroscópico de la vascularización esofágica en el ser humano.[37,56] Sin embargo, algunos detalles no están aclarados y continúan siendo controvertidos. Las arteriografías no permiten establecer la irrigación arterial en forma adecuada debido a la presencia de arterias suprayacentes asociadas con otras estructuras. Los moldes obtenidos mediante la técnica de corrosión, sin embargo, permiten obtener réplicas tridimensionales realistas del sistema vascular y muestran claramente las arterias extraparietales grandes (fig. 1-17) y los detalles de sus conexiones microvasculares (fig. 1-18). La irri-

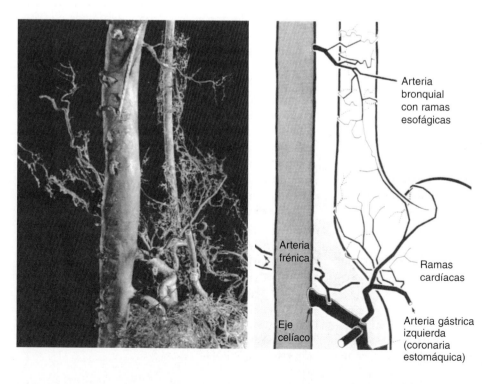

Fig. 1-17. Molde arterial que muestra la irrigación del esófago medio e inferior. Obsérvese que las ramas esofágicas provienen de la arteria bronquial. En las resecciones esofágicas esta arteria debe ligarse cerca de la pared esofágica para no perjudicar la irrigación del bronquio principal izquierdo. Con respecto a esto, debe mencionarse que el esófago comparte su irrigación con otros órganos como la glándula tiroideas, la tráquea, el estómago y el bazo.

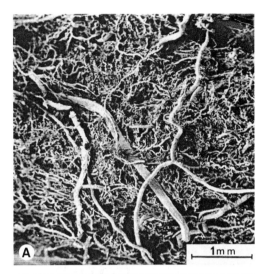

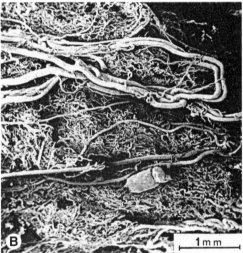

Fig. 1-18. Microfotografías electrónicas de barrido de moldes vasculares usando una resina especialmente creada, sin partículas. Se muestra la irrigación microvascular de la submucosa esofágica en el esófago medio (**A**) y en el cardias (**B**). Los vasos forman una red poligonal por encima de la mucosa. (Cortesía del Dr. Duggelin, Basilea).

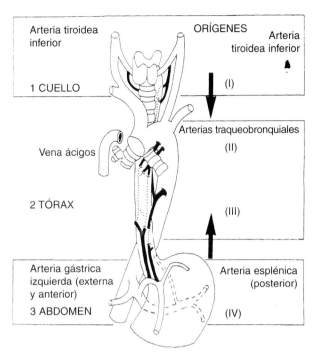

Fig. 1-19. Orígenes extraviscerales de la irrigación arterial del esófago, anastomosis intramurales (*línea de puntos*) y relaciones topográficas de la vena ácigos mayor con el esófago y la bifurcación traqueal. Las flechas indican la dirección del flujo.

19). Puesto que las ramas de los principales vasos se anastomosan, es difícil determinar qué proporción de la irrigación corresponde a cada arteria individual.

Los estudios de Liebermann-Meffert[35] pusieron de manifiesto hechos no advertidos antes: todas las arterias importantes se dividen en ramas diminutas a cierta distancia de la pared esofágica. Parece que en estas ramas esofágicas pequeñas, cuando ocurren desgarros, la hemostasia se produce debido a su contractilidad. Los datos previos que indicaban que los vasos nutricios principales surgían a partir de las arterias intercostales o frénicas o directamente a partir de la aorta no pudieron confirmarse.[35]

Deben subrayarse ciertos aspectos de importancia quirúrgica. Las ramas extraesofágicas penetran en la pared esofágica, atraviesan la túnica muscular y suministran algunas ramas musculares antes de formar un plexo vascular amplio en la submucosa y la mucosa (véase fig. 1-18). La continuidad evidente de los vasos y la rica vascularización anastomótica intramural[1,33,38] explican por qué, por una parte, el esófago movilizado conserva una irrigación excelente a lo largo de un segmento extenso[67] y, por la otra, por qué la ligadura de la arteria gástrica izquierda al crear un sustituto a partir del estómago tras la esofagectomía la mayoría de las veces no compromete la anastomosis quirúrgica.[38] El calibre extremadamente pequeño de los vasos nutricios también puede explicar el fracaso de las anastomosis esofagointestinales tras cualquier lesión mecánica de la microcirculación.

gación del esófago proviene de tres orígenes principales (fig. 1-19). En el cuello, las arterias tiroideas superior e inferior emiten ramas descendentes pequeñas para el esófago cervical. En la concavidad del cayado aórtico surgen tres a cinco arterias traqueobronquiales que originan varias ramas esofágicas. De vez en cuando, de la pared anterior de la aorta torácica surgen una o dos arterias esofágicas. En la unión esofagogástrica la arteria gástrica izquierda (coronaria estomáquica) origina hasta 11 ramas ascendentes de gran tamaño que irrigan principalmente las caras anterior y derecha de la porción inferior del esófago[35,37] (véase fig. 1-17). Los vasos originados en la arteria esplénica irrigan la pared esofágica posterior y parte de la curvatura mayor del estómago. Algunas ramas de gran tamaño se dirigen hacia arriba a través del hiato diafragmático y luego penetran en la pared esofágica (véase figs. 1-17 y 1-

La esofagectomía transhiatal sin toracotomía propuesta por Denk[9] en 1913 y por Grey Turner[21] en 1935 para el cáncer de esófago tiene un número creciente de defensores.[2,29,33,48,59] Se describe como un procedimiento relativamente seguro[35,48] que implica una hemorragia relativamente escasa, siempre que la disección se lleve a cabo cerca del esófago. Cuando se produjo hemorragia después de disecar el esófago la mayoría de las veces se originó a partir de un sitio de adherencia del tumor maligno y, en especial, debido a la lesión de la vena ácigos.

Drenaje venoso

La descripción macroscópica más minuciosa del drenaje venoso esofágico probablemente es la realizada por Butler[7] en 1951. Este autor clasificó las venas esofágicas en *intrínsecas* y *extrínsecas*, según se encontraran dentro o fuera de la pared esofágica. Las venas intraesofágicas incluyen el plexo subepitelial en la lámina propia de la mucosa cerca del epitelio. Este plexo recibe sangre de los capilares adyacentes y drena hacia el plexo submucoso, que incluye vasos que se unen y forman venas comunicantes pequeñas. Éstas se disponen principalmente a lo largo del eje longitudinal.[64] Aharinejad y cols.[1] estudiaron la microvasculatura del esófago humano minuciosamente. Describieron dos pequeñas venas que por lo general acompañan las arterias circunferenciales de la lámina submucosa

como venas perforantes originadas a partir de las pequeñas venas comunicantes del plexo submucoso y atraviesan la pared muscular del esófago junto con las arterias perforantes. Éstas reciben venas tributarias provenientes de la capa muscular y forman entonces las venas extrínsecas extramurales en la superficie del esófago.[1,7,64] En el sistema circulatorio venoso del esófago no se encontraron válvulas.[1,7,64] Las venas extrínsecas drenan hacia los vasos locales de mayor tamaño correspondientes; éstos son las venas tiroideas superior e inferior, que desembocan en las venas braquiocefálica y yugular, las venas ácigos y hemiácigos (o ácigos menor) y las venas gástrica y esplénica.

Tal como demostraron Elze y Beck[16] en 1918 existen dos plexos venosos bien definidos dentro de la extremadamente delgada submucosa por debajo de la mucosa de la hipofaringe (fig. 1-20), exactamente a la altura de la unión faringoesofágica. Un plexo se ubica en la cara posterior del músculo constrictor inferior y el otro se encuentra en la línea media por detrás del cartílago cricoides (véase fig. 1-20). En las 10 piezas estudiadas por Liebermann-Meffert[39,43] ambos plexos tenían un tamaño similar, de aproximadamente 2 a 3 cm de ancho y 4 cm de alrgo, y estaban formados por varias venas de hasta 4 mm de diámetro orientadas principalmente en sentido longitudinal y unidas entre sí por varias anastomosis transversales. Estas venas reciben sangre proveniente de la hipofaringe, la laringe y el esófago y drenan hacia las venas tiroideas y yugulares.[16] Los plexos venosos pueden explicar la impre-

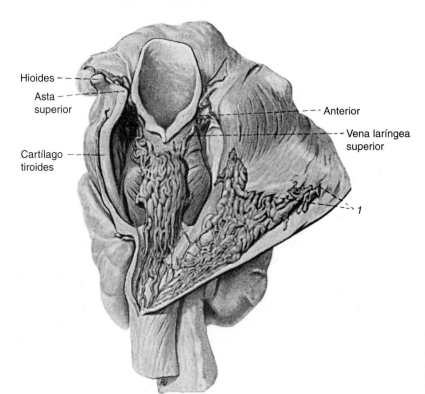

Hioides

Asta superior

Cartílago tiroides

Anterior

Vena laríngea superior

1

Fig. 1-20. Plexos venosos hipofaríngeos-esofágicos, localizados inmediatamente por debajo de la mucosa. Dibujo original. (De Elze C y Beck K: Die venösen Wundernetze des Hypopharynx. Z Ohrenheilk 77:185,1918.)

sión observada en el esófago por detrás del cartílago cricoides[16] y pueden participar en la sensación de "nudo en la garganta" descrita cuando existe estasis venosa y tumefacción tisular.[16,26] Los plexos pueden contribuir en cierta medida a la competencia y la acción del esfínter esofágico superior.

La presencia de una disposición venosa especializada en el esófago terminal, claramente comprobada por Vianna y cols.,[64] puede ser de interés clínico (fig. 1-21). Se ha señalado que estas anastomosis venosas posiblemente constituyen una comunicación entre los sistemas de la vena ácigos y la vena porta. La "zona de empalizada" intermedia (véase fig. 1-21) puede actuar

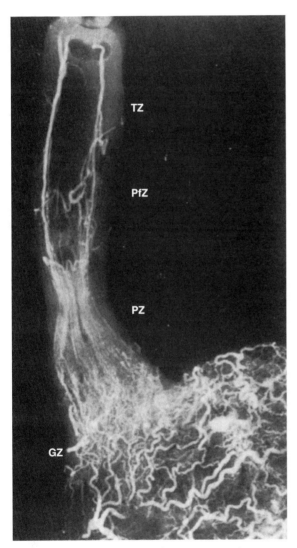

Fig. 1-21. Radiografía de la circulación venosa en la unión esofagogástrica y en el esófago tras la inyección de gelatina de bario. Este ejemplo muestra distintas zonas con diferente arquitectura venosa, como la zona gástrica (GZ), la zona en empalizada (PZ), la zona perforante (PfZ) y la zona troncal (TZ), así como la red poligonal irregular de las venas gástricas propiamente dichas. (De Vianna A, Hayes PC, Moscoso G y cols.: Normal venous circulation of the gastroesophageal junction: A route of understanding varices. Gastroenterology 93:876, 1987, con permiso.)

como un área "divisoria de aguas" entre ambos sistemas con una resistencia elevada, con un flujo bidireccional.[64] Asimismo, en la submucosa y la lámina propia del extremo inferior del esófago existen anastomosis entre los sistemas porta y general. Las venas superficiales con paredes delgadas pueden agrandarse cuando existe obstrucción de la vena porta y formar várices.[7,64]

Existen algunos otros aspectos de interés quirúrgico. Debido a su proximidad con el hilio pulmonar y sus ganglios linfáticos, la vena ácigos es una de las estructuras afectadas inicialmente durante la diseminación extramural de las neoplasias localizadas en la porción intermedia del esófago (véase fig. 1-10). En estos casos la vena ácigos puede lesionarse fácilmente durante la resección esofágica. En especial durante la disección roma de rescate, esta vena representa un factor de riesgo elevado de causar una hemorragia mortal. La circulación colateral entre la vena ácigos y la vena hemiácigos es bien conocida.[46,66] Sin embargo, la vena hemiácigos, la vena ácigos menor accesoria y los troncos venosos intercostales superiores también pueden formar un vaso no comunicado con la vena ácigos.[46] La vena hemiácigos, si no se diseca, puede ocasionar una hemorragia grave cuando se extirpa el esófago a través de toracotomía derecha.

Drenaje linfático

Supuestamente debido a la considerable dificultad técnica para identificar los conductos diminutos tanto *in vivo* como *post mortem*, el conocimiento anatómico del sistema linfático del esófago es muy escaso y las descripciones previas no se han comprobado.[40,41] No obstante, puede aceptarse que el sistema linfático del esófago incluye conductos y ganglios linfáticos, como los descritos en otras partes del intestino.[30,49,50,53]

Los capilares linfáticos pueden nacer en el espacio intersticial como una red de conductos endoteliales o como sáculos endoteliales ciegos (fig. 1-22) semejantes a los encontrados en los tejidos mesentéricos.[30] La submucosa del estómago humano contiene una red de numerosos vasos linfáticos orientados paralelamente al eje longitudinal del órgano (fig. 1-23). Los plexos originan ramas ocasionales dirigidas hacia los troncos colectores subadventicios y superficiales.[30,53] A diferencia de las venas esofágicas, todos estos conductos poseen válvulas (véase fig. 1-23).

Nuestros propios estudios realizados en autopsias mediante técnicas de microscopia electrónica sugieren que en el esófago existe una distribución similar. Los linfáticos parecen originarse exclusivamente entre la mucosa y la submucosa y formar conductos colectores dispuestos longitudinalmente en la submucosa.

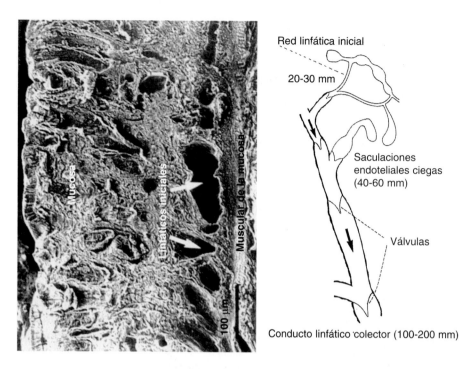

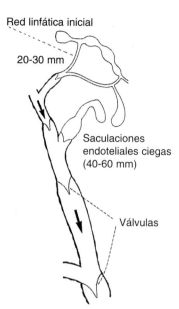

Fig. 1-22. Linfáticos iniciales (*flechas*) entre el límite inferior de la túnica mucosa y la tela submucosa observados en una microfotografía histológica (**A**) y en un esquema (**B**). Esta imagen proviene de la pared gástrica, pero también parece guardar relación con el esófago. (De Lehnert y cols.: Lymph and blood capillaries of the human gastric mucosa. Gastroenterology 89:939, 1985.)

Conductos y ganglios linfáticos

Los conductos linfáticos ubicados en la superficie del esófago pueden drenar hacia los ganglios linfáticos regionales. Tal como se postuló,[46,50,57,66] el esófago drena hacia los ganglios linfáticos paratraqueales, traqueobronquiales, de la carina traqueal, yuxtaesofágicos e intraaorticoesofágicos y el esófago abdominal drena hacia los ganglios linfáticos gástricos superiores, pericardíacos y diafragmáticos inferiores (fig. 1-24).

Sin embargo, las exploraciones realizadas por los autores en condiciones normales no pudieron comprobar la clásica cadena de ganglios linfáticos que rodea el esófago descrita en los libros de texto e ilustrada por Netter.[46] En 17 piezas no neoplásicas obtenidas en autopsias los autores encontraron sólo unos pocos ganglios linfáticos periesofágicos pequeños. Esta observación coincide con el informe de Wirth y Frommhold,[70] quienes encontraron ganglios linfáticos mediastínicos en sólo el 5% de 500 linfografías normales.

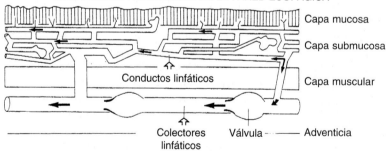

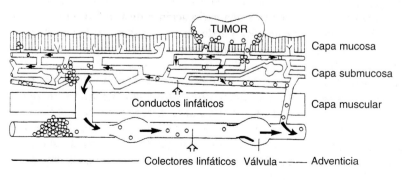

Fig. 1-23. Vías linfáticas de la pared esofágica. Se muestra la distribución del flujo linfático propuesta para explicar la posible diseminación local y a distancia de células tumorales, incluso la obstrucción de los linfáticos distales. El desarrollo embriológico y la presencia y la alineación de las válvulas indican este patrón de flujo linfático, aunque hasta la actualidad no se ha comprobado experimentalmente.

Fig. 1-24. El conocimiento de la dirección del flujo linfático y de la ubicación de los ganglios linfáticos principales es esencial para comprender la diseminación potencial de una neoplasia maligna esofágica. La linfa proveniente de las zonas ubicadas por encima de la bifurcación traqueal fluye principalmente hacia el cuello y la proveniente de las regiones ubicadas por debajo de la bifurcación traqueal fluye principalmente hacia el eje celíaco. El flujo linfático de la bifurcación parece ser bidireccional. Las dimensiones de los ganglios linfáticos no están a escala. En un estado normal, sin neoplasias malignas, los ganglios esofágicos y mediastínicos son difíciles de visualizar debido a su pequeño diámetro de sólo 3 a 7 mm. Los ganglios linfáticos que drenan los pulmones por lo general son más grandes y pueden identificarse fácilmente por su contenido de partículas de carbón.

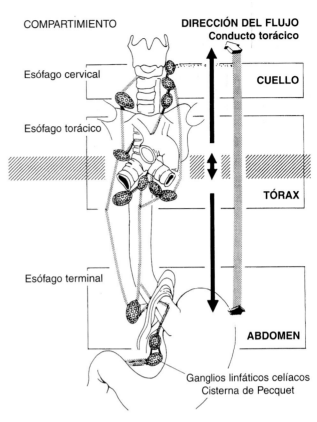

Aunque los ganglios linfáticos pequeños con un diámetro inferior a 1 mm no son visibles macroscópicamente, microscópicamente pueden detectarse muchos ganglios pequeños, por ejemplo en el surco traqueoesofágico. Es concebible que estos pequeños ganglios linfáticos aumenten de tamaño, incrementando así el número de ganglios visibles. Asimismo, existen diferencias regionales. Los ganglios linfáticos, que de vez en cuando son grandes y numerosos, pueden concentrarse alrededor de la bifurcación traqueal (carina traqueal).[43] De los ganglios estudiados por los autores, la mayoría contenía partículas de carbón; sin embargo, los autores no pudieron establecer mediante las técnicas disponibles si estos ganglios drenaban el esófago, los pulmones o ambas estructuras, ni si el flujo se dirigía en dirección proximal o distal.[43]

Los ganglios linfáticos de la porción externa y anterior del mediastino se localizan principalmente en el tercio superior del tórax, mientras que los ganglios ubicados en el mediastino posterior se encuentran principalmente en el tercio inferior del tórax. Estos datos coinciden en cierta medida con los obtenidos por Lam y col.,[29] quienes en un estudio amplio encontraron que la mayoría de las metástasis provenientes de neoplasias esofágicas se localizaban en el cardias y el cuello.

El concepto de que la linfa fluye en los conductos submucosos con más facilidad en sentido longitudinal que en sentido transversal a lo largo de las escasas comunicaciones presentes en el músculo (véase fig. 1-23) y de que sólo finalmente la linfa fluye a través de los linfáticos subadventiciales y los pequeños conductos hacia los ganglios linfáticos mediastínicos se apoya en la observación clínica de que la diseminación tumoral inicial sigue el eje longitudinal del esófago dentro de la submucosa más que un sentido transversal. La escasez de linfáticos dentro de la túnica mucosa y la abundancia de conductos linfáticos submucosos[30,40,41,43] pueden explicar por qué los cánceres intramurales se diseminan principalmente dentro de esta última capa. Una lesión maligna inadvertida de la mucosa puede acompañarse con una diseminación tumoral extensa subyacente a la mucosa intacta, y las células tumorales pueden seguir los conductos linfáticos durante una distancia considerable antes de atravesar la capa muscular y alcanzar los ganglios linfáticos. La ausencia de neoplasia en los márgenes de la resección, confirmada desde un punto de vista anatómico, no garantiza una extirpación radical del tumor. Esta característica puede ser compatible con la tasa de recurrencia posoperatoria relativamente elevada en los márgenes de resección e incluso con la presencia de neoplasias satélites y metástasis en la submucosa alejadas del tumor primario,[2,59] aun cuando los márgenes de la resección no demostraron previamente tumor.

Sobre la base de las observaciones clínicas realizadas en pacientes con cáncer,[2,22,29,40,59] puede deducirse (fig. 1-24) que la linfa proveniente de los segmentos ubicados por encima de la carina traqueal fluye en dirección superior hacia el conducto torácico o los troncos linfáticos subclavios, mientras que la linfa proveniente de los segmentos ubicados por debajo de la carina fluye principalmente hacia la cisterna de Pecquet a través de los ganglios linfáticos mediastínicos inferiores, gástricos izquierdos y celíacos. No obstante, en condiciones patológicas el flujo puede cambiar.[30,43] Cuando los vasos linfáticos se bloquean y dilatan debido a la invasión tumoral, las válvulas se tornan incompetentes y el flujo retrocede[71] (véase fig. 1-23). Esto explica la diseminación retrógrada inesperada de ciertas neoplasias malignas y limita el valor de establecer las vías del flujo normal.

Conducto torácico

El conducto torácico comienza en el extremo proximal de la cisterna de Pecquet, a la altura de la duodécima vértebra torácica, y atraviesa el diafragma a través del agujero aórtico. Después asciende por el mediastino posterior, entre la aorta a su izquierda y la vena ácigos mayor a su derecha, y continúa por detrás del esófago (figs. 1-10 y 1-25). A la altura de la quinta vértebra torácica e inmediatamente por encima del cayado de la vena ácigos el conducto torácico se dirige hacia la izquierda, ubicándose a la izquierda del esófago y la columna vertebral.[50,57,70,71] Entonces asciende paralelo a la tráquea y el esófago y desemboca en la confluencia

entre las venas subclavia izquierda y yugular izquierda, volcando la linfa hacia la circulación sanguínea. Existen, no obstante, muchas variaciones anatómicas.[5,24,46,50,57,66,70,71] La gran proximidad entre el frágil conducto torácico y el esófago y la tráquea explica su lesión ocasional durante la esofagectomía con anastomosis cervical, con el consiguiente quilotórax.[48]

Inervación

La inervación del esófago depende del componente visceral (esplácnico) del sistema nervioso autónomo. Éste incluye el sistema simpático y el sistema parasimpático, que ejercen influencias antagónicas sobre el esófago. Las distintas vías nerviosas se han descrito en detalle.[8,20,66] Los troncos nerviosos y sus ramas principales están formados por haces nerviosos paralelos que contienen axones eferentes o aferentes. El tronco nervioso está rodeado por el epineuro, una vaina de tejido conectivo denso.

Inervación extramural

Según la descripción clásica, los nervios simpáticos provienen de las cadenas simpáticas cervical y torácica, ubicadas a los lados de la columna vertebral (fig. 1-26). Las otras fuentes de inervación simpática dirigida hacia las porciones media e inferior del esófago son los nervios esplácnicos cardiobronquial y periesofágico, provenientes del plexo celíaco.[46] Algunas fibras del sistema nervioso simpático viajan asimismo por los nervios vagos, interconectándose con fibras de los plexos parasimpáticos cervical y torácico.[20,46,66]

El nervio vago o neumogástrico es el décimo nervio craneano y se origina en el núcleo vagal posterior. Las fibras que inervan el músculo estriado de la faringe y el esófago, sin embargo, se originan en el núcleo ambiguo. El vago es un nervio mixto e incluye también fibras sensitivas provenientes del ganglio superior y el ganglio inferior (ganglio nudoso). Los gruesos troncos de los nervios vagos derecho e izquierdo descienden bilateralmente (véase fig. 1-26) y emiten fibras para el nervio laríngeo superior (NLS), que inerva la faringe y la laringe. El nervio laríngeo inferior (recurrente, NLR) derecho abandona el vago y se dirige hacia atrás rodeando la arteria subclavia (véase fig. 1-26). El NLR izquierdo abandona el vago y rodea el cayado aórtico. A ambos lados, los NLR ascienden sinuosamente hacia el cuello en forma semejante a un cordón flojo[42] (figs. 1-27 y 1-28). Se ubican dentro del tejido peritraqueal o periesofágico o, menos a menudo, en el surco traqueoesofágico[42] (véase fig. 1-27). El NLR izquierdo está más próximo a la pared del esófago que el derecho. Ambos NLR miden 2 a 3 mm de diámetro y originan en proporción similar 8 a 14 ramas pa-

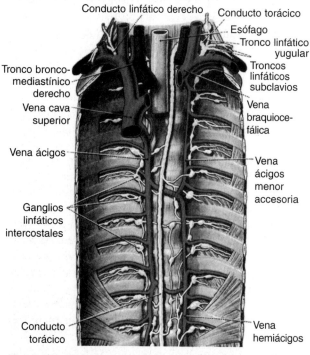

Fig. 1-25. Porción superior del conducto torácico y conductos linfáticos derechos. (De Warwick R y Williams RL [eds.]: Gray's Anatomy, 35th ed. Edinburgh, Longman, 1973, p. 727.)

Conducto linfático derecho
Conducto torácico
Esófago
Tronco linfático yugular
Tronco bronco-mediastínico derecho
Troncos linfáticos subclavios
Vena cava superior
Vena braquiocefálica
Vena ácigos
Vena ácigos menor accesoria
Ganglios linfáticos intercostales
Conducto torácico
Vena hemiácigos

Fig. 1-26. Sistema nervioso simpático y parasimpático. El sistema simpático forma una cadena de ganglios desde la base del cráneo hasta el cóccix. En el cuello la cadena simpática es posterior a la vaina carotídea. En el tórax se ubica por delante y por fuera de los cuerpos vertebrales. Los nervios vagos llevan la inervación parasimpática y se disponen junto al esófago. Se muestran las localizaciones de los nervios laríngeos inferiores (recurrentes) y superiores derechos e izquierdos.

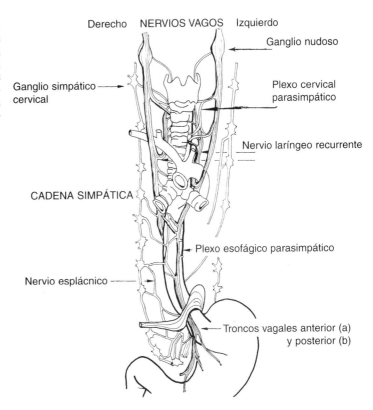

ra el esófago y la tráquea.[42] Por detrás de la glándula tiroides los vasos tiroideos rodean los NLR con un patrón impredecible. Cuando penetran en la hipofarin-ge por fuera y por debajo del músculo cricofaríngeo los NLR aún miden más de 1 mm de diámetro (figs. 1-28 y 1-29; véase también fig. 1-4A). A ambos lados

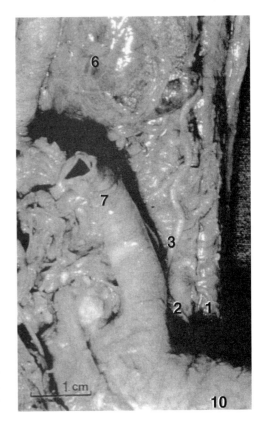

Fig. 1-27. Se muestra el trayecto sinuoso del nervio laríngeo recurrente izquierdo (3) antes de su disección de los tejidos peritraqueales subyacentes (2). La glándula tiroidea (6) aún se encuentra en su sitio. Esófago (1), aorta (10), arteria carótida común (primitiva) izquierda (7).

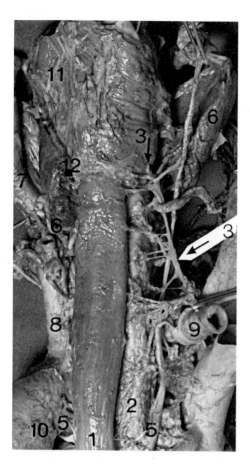

Fig. 1-28. Cara posterior de la pared muscular del esófago (1) y la faringe (11). El nervio laríngeo recurrente derecho (3), ampliamente movilizado de su lecho en el tejido peritraqueal, está traccionado hacia abajo y afuera por detrás de su punto de reflexión (pinza) alrededor de la arteria subclavia (9). Las ramas del nervio laríngeo recurrente penetran en la pared lateral del esófago (1) y la tráquea (2). El lóbulo izquierdo de la glándula tiroides (6) está en su posición normal; el derecho está desplazado hacia atrás. Por debajo del lóbulo inferior la arteria tiroidea y sus ramas rodean los nervios laríngeos recurrentes. Se observa el punto de reflexión del nervio laríngeo recurrente izquierdo por debajo del cayado aórtico (10). Esófago (1), arteria carótida primitiva (7), tronco braquiocefálico (8). Obsérvese la red venosa en la parte superior del músculo faríngeo (11), el esfínter esofágico superior (12) y el nervio frénico (13).

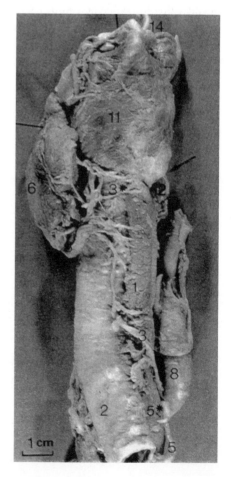

Fig. 1-29. Trayecto del nervio laríngeo recurrente izquierdo (3) desde su punto de reflexión a partir del nervio vago (5) hasta su entrada en la laringe, fotografiado desde el lado externo tras retirarlo de los tejidos peritraqueales. Las fijaciones de la glándula tiroidea (6) se han resecado y la glándula está desplazada hacia atrás para mostrar el nervio laríngeo recurrente (3) y la vasculatura que se encuentra por debajo. Esófago (1), tráquea (2), pared del músculo constrictor inferior de la faringe (11) —es decir, esfínter esofágico superior (12). Obsérvese el divertículo de Zenker del lado derecho (*flecha*).

del cuerpo, los NLR continúan en el surco externo al músculo aritenoide posterior (véase fig. 1-4*A*). Excepto los músculos cricotiroideos, inervan todos los músculos de la laringe a través de ramas pequeñas.[42]

A la altura de la bifurcación traqueal y por detrás de los hilios pulmonares los troncos vagales originan numerosas ramas que forman plexos pulmonares. Más distalmente los troncos vagales se dividen y forman la gruesa red de los plexos esofágicos anterior y posterior (véase fig. 1-26). Antes de atravesar el diafragma por el hiato esofágico estos plexos se unen nuevamente y forman los nervios vagos anterior y posterior. La rama anterior presenta numerosas variantes anatómicas y por lo general se ubica en la pared esofágica anterior, por debajo de la membrana frenoesofágica. El nervio vago posterior por lo general se ubica a cierta distancia del esófago, del lado derecho.

Inervación intramural

La delgada estructura de la inervación esofágica está formada por una red densa de fibras nerviosas que contienen numerosos grupos de ganglios. Los ganglios se localizan entre las capas musculares longitudinal y circular (plexo de Auerbach) o bien en la submucosa (plexo de Meissner). Los ganglios del plexo de Auerbach están dispersos por todo el esófago y contienen una cantidad variable de células. Sin embargo, la concentración de las células ganglionares es mayor en el esófago terminal y en la unión esofagogástrica.[13,46,66]

Bibliografía

1. Aharinejad, S., Bock, P., and Lametschwandtner, A.: Scanning electron microscopy of esophageal microvasculature in human infants and rabbits. Anat. Embryol., 186:33, 1992.
2. Akiyama, H.: Surgery for carcinoma of the esophagus. Curr. Probl. Surg., 17:53, 1980.
3. Banels, H., Stein, H. J., and Siewen, J. R.: Tracheobronchial lesions following oesophagectomy: Predisposing factors, respiratory management and outcome. Br. J. Surg., 85:403, 1998.
4. Bombeck, C. T, Nyhus, L. M., and Donahue, Ph. E.: How far should the myotomy extend on the stomach? In Giuli, R., McCallum, R. W., and Skinner, D. B. eds.): Primary Motility Disorders of the Esophagus. Paris, Libbey Eurotext, 1991, p. 455.
5. Bruna, J.: Types of collateral lymphatic circulation. Lymphology, 7:61. 1974.
6. Bumm, R., Holscher, A. H., Feussner, H., et al.: Endodissection of the thoracic esophagus. Ann. Surg., 218.97, 1993.
7. Butler, H.: The veins of the esophagus. Thorax, 6:276, 1951.
8. Cunningham, E. T., and Sawchenko, P. E.: Central neural control of esophageal motility: A review. Dysphagia, 5:35, 1990.
9. Denk, W.: Zur Radikaloperation des Oesophaguskarzinoms. Z. Chir., 40:1065, 1913.
10. Diamant, N. E.: Physiology of esophageal motor function. Gastroenterol. Clin. North Am., 18:179, 1989.
11. Didio, L. J. A., and Anderson, M. C.: The Sphincters of the Digestive System: Anatomical, Functional and Surgical Considerations. Baltimore, Williams & Wilkins, 1968.
12. Dodds, W J., Stewart, E. T., Hodges, D., et al.: Movement of the feline esophagus associated with respiration and peristalsis. J. Clin. Invest., 52:1, 1983.
13. Eckardt, V F., and LeCompte, P. M.: Esophageal ganglia and smooth muscle in the elderly. Dig. Dis. Sci., 23:443, 1978.
14. Ekberg, O., and Lindstrom, C.: The upper esophageal sphincter area. Acta Radiol., 28:173, 1987.
15. Eliska, O.: Phreno-oesophageal membrane and its role in the development of hiatal hernia. Acta Anat. (Basel), 86:137, 1973.
16. Elze, C., and Beck, K.: Die venösen Wundernetze des Hypopharynx. Z. Ohrenheilk., 77:185, 1918.
17. Enterline, H., and Thompson, J. J.: Pathology of the Esophagus. New York, Springer, 1984.
18. Feguson, M. K., and Aitorki, N. K.: Malignant esophagorespiratory fistula. Postgr. Gen. Surg., 5:107, 1993.
19. Friedland, G. W.: Historical review of the changing concepts of lower esophageal anatomy, 430 .c.-1977. Am. J. Roentgenol., 131:373, 1978.
20. Goyal, R. K., and Cobb, B. W: Motility of the pharynx, esophagus and esophageal sphincters. In Johnson, L. R. (ed.): Physiology of the Gastrointestinal Tract. New York, Raven Press, 1981.
21. Grey Turner, G.: Carcinoma of the esophagus: The question of its treatment by surgery. Lancet, 18:130, 1936.
22. Haagensen, C. D., Feind, C. R., and Herter, F. P: The Lymphatics in Cancer. Philadelphia, WB. Saunders, 1972.
23. Hayek, H. V: Die Kardia und der Hiatus Oesophagus des Zwerchfells. Z. Anat. Entwickl. Gesch., 100:218, 1933.
24. Idanov, D. A.: Anatomie du canal thoracic et des principaux collecteurs lymphatiques du tronc chez l'homme. Acta Anat., 37:20, 1959.
25. Ismail-Beigi, F., Horton, P F., and Pope, C. E.: Histological consequences of gastroesophageal reflux in man. Gastroenterology, 58:163, 1970.
26. Killian, G.: Über den Mund der Speiseröhre. Z. Ohrenheilk. 55:1, 1908.
27. Korn, O., Stein, H. J., Richter, T. H., et al.: Gastroesophageal sphincter: A model. Dis. Esophagus, 10:105, 1997.
28. Laimer, E.: Beitrag zur Anatomie des Oesophagus. Med. Jb. (Wien), 333, 1883.
29. Lam, K. H., Cheung, H. C., Wong, J., et al.- The present state of surgical treatment of carcinoma of the esophagus. J. R. Coll. Surg. Edinb., 27:315, 1982.
30. Lehnen, T. H., Erlandson, A., and Decosse, J. J.: Lymph and blood capillaries of the human gastric mucosa: A morphologic basis for metastasis in early gastric carcinoma. Gastroenterology, 89.939, 1985.
31. Lendrum, F. C.: Anatomic features of the cardiac orifice of the stomach. Arch. Intern Med., 59: 474, 1937.
32. Lerche, W.: The Esophagus and Pharynx in Action: A Study of Structure in Relation to Function. Springfield, IL, Charles C Thomas, 1950.
33. Liebermann-Meffert, D., Ailgöwer, M., Schmid, B, et al.: Muscular equivalent of the lower esophageal sphincter Gastroenterology, 76:31, 1979.
34. Liebermann-Meffert, D., Heberer, M., and Allgöwer, M.: The muscular counterpart of the lower esophageal sphinctet In DeMeester, T. R., and Skinner, D. B. (eds.): Esophageal Disorders: Pathology and Therapy. New York, Raven Press, 1985.
35. Liebermann-Meffert, D., Lüscher, U., Neff, U., et al.: Esophagectomy without thotacotomy: Is there a risk of intramediastinal bleeding? A study on blood supply of the esophagus. Ann. Surg., 206:184, 1987
36. Liebermann-Meffert, D., and Geissdörfer, K.: Is the transition of striated into smooth muscle precisely known? In Giu-

li, R., Mcallum, R. W., and Skinner, D. B. (eds.): Primary Motility Disorders of the Esophagus: 450 Questions—450 Answers. Paris, Libbey Eurotext, 1991.

37. Liebermann-Meffert, D., and Siewert, J. R.: Arterial anatomy of the esophagus: A review of literature with brief comments on clinical aspects. Gullet, 2:3, 1992.

38. Liebermann-Meffert, D., Meier, R., and Siewert, J. R.: Vascular anatomy of the gastric tube used for esophageal reconstruction. Ann. Thonc. Surg., 54:1110, 1992.

39. Liebermann-Meffert, D.: The pharyngoesophageal segment: Anatomy and innervation. Dis. Esophagus, 8:242, 1995.

40. Liebermann-Meffert, D., and Duranceau, A.: Anatomy and embryology. In Orringer, M. B., and Zuidema, G. D. (eds.): Shackelford's Surgery of the Alimentary Tract: The Esophagus, Vol.1, 4th edition. Philadelphia, W.B. Saunders, 1996.

41. Liebermann-Meffert, D.: Funktionsstörungen des pharyngoösophagealen Übergangs: a) Funktionelle und chirurgisch orientierte Anatomie, b) Mobilitätsstörungen des tubulären Ösophagus. In Fuchs, K. H., Stein, H. J., and Thiede, A. (eds.): Gastrointestinale Funktions-störungen, Diagnose, Operationsindikation, Therapie. Berlin, Springer, 1997.

42. Liebermann-Meffert, D., Walbrun, B., Hieben, C. A., et al.: Recurrent and superior laryngeal nerves—a new look with umplications for the esophageal surgeon. Ann. Thorac. Surg., 67:212, 1999.

43. Liebermann-Meffert, D.: Anatomy, embryology, and histology. In Pearson, F. G., Cooper, J. D., Delauriers, J., et al. (eds.): Esophageal Surgery, 2nd ed, Philadelphia, W.B. Saunders, 2000.

44. Meyer, G. W., Austin, R. M., Brady, C. E., et al.: Muscle anatomy of the human esophagus. J. Clin. Gastroenterol., 8:131, 1986.

45. Nathan, H.: Relations of the soft structures of the posterior mediastinum in the scoliotic spine. Acta Anat. (Basel), 133:260, 1988.

46. Netter, F. H.: The Ciba Coliection of Medical Illustrations, Vol. 3: Digestive System. Part 1: Upper Digestive Tract. New York, Ciba Pharmaceutical Embassy, 1971.

47. Ngan, S. Y. F., and Wong, J.: Lengths of different routes for esophageal replacement. J. Thorac. Cardiovasc. Surg., 91:790, 1986.

48. Orringer, M. B., and Orringer, J. S.: Esophagectomy without thoracotomy: A dangerous operation? J. Thorac. Cardiovasc. Surg., 85:72, 1983.

49. Partsch, H. (ed.): Progress in Lymphology. Vol. XI. Amsterdam, Exerpta Medica, 1988.

50. Pernkopf, E.: Topographische Anatomie des Menschen. Lehrbuch und Atlas der regionar-stratigraphischen Präparation. 1. Band: Allgemeines, Brust und Brustglledmaße. Berlin, Urban und Schwarzenberg, 1937.

51. Postlethwait, R. W: Surgery of the Esophagus, Norwalk, CT, Appleton Century-Crofts, 1987.

52. Preiksaitis, H. G., Tremblay, L., and Diamant, N. E.: Regional differences in the in vitro behaviour of muscle fibers from the human lower esophageal sphincter. J. Gastrointest. Motility, 3:195, 1991.

53. Sakata, K.: Ueber die Lymphgefäße des Oesophagus und über seine regionalen Lymphdrüsen mit Berücksichtigung der Verbreitung des Carzinoms. Mitt. Grenzgebiete Med. Chir., 11:634, 1903.

54. Samueison, S. L., Bombeck, C. T., and Nyhus, L. M.: Lower esophageal sphincter competence: Anatomic-physiologic correlation. In DeMeester, T. R., and Skinner, D. B. (eds.): Esophageal Disorders: Pathophysiology and Therapy. New York, Raven Press, 1985.

55. Savary, M., and Miller, G.: The Esophagus: Handbook and Atlas of Endoscopy. Switzerland, Gassmann, 1978.

56. Shapiro, A. L., and Robillard, G. L.: The esophageal arteries: Their configurational anatomy and variations in relation to surgery. Ann. Surg., 131:171, 1950.

57. Shdanow, D. A.: Die Kollaterallymphwwege der Brusthöhle des Menschen. Anat. Anz., 82:417, 1936.

58. Siewert, J. R., Jennewein, H. M., and Waldeck, E: Experimentelle Un-tersuchungen zur Punktion des unteren Oesophagussphinkters nach Intrathorakalverlagerung, Myotomie und zirkularer Myektomie. Bruns Beitr. Klin. Chir., 22:818, 1973.

59. Siewert, J. R., Liebermann-Meffert, D., Fekete, E, et al.: Oesophaguscarcinom. In Siewert, J. R., Harder, F., Allgöwer, M., et al. (eds.): Chirurgische Gastroenterologie, Band 2, 2. Auflage. Berlin, Springer, 1990.

60. Stein, H. J., DeMeester, T. R., Naspetti, R., et al.: Three-dimensional imaging of the lower esophageal sphincter in gastroesophageal reflux disease. Ann. Surg., 214:374, 1991.

61. Stein, H. J., Liebermann-Meffert, D., DeMeester, T. R., et al.: Threedimensional pressure image and muscular structure of the human lower esophageal sphincter. Surgery, 117.92, 1995.

62. Stein, H. J., Korn, O., and Liebermann-Meffert, D.: Manometric vector volume analysis to assess the lower esophageal sphincter function. Ann. Chir. Gynaecol., 84:151, 1995.

63. Vandertoll, D. J., Ellis, F. H., Schlegel, J. F, et al.: An experimental study of the role of gastric and esophageal muscle in gastroesophageal competence. Surg. Gynecol. Obstet., 122:579, 1966.

64. Vianna, A., Hayes, P. C., Moscoso, G., et al.: Normal venous circulation of the gastroesophageal junction: A route of understanding varices. Gastroenterology, 93:876, 1987.

65. Wegener, O. H.: Whole Body Computerized Tomography. Basel, Karger, 1983.

66. Williams, P. L., and Warwick, R.: Gray's Anatomy. Edinburgh Churchill Livingstone, 1980.

67. Williams, D. B., and Payne, W. S.: Observations on esophageal blood supply. Mayo Clin. Proc., 57:448, 1982.

68. Winans, C. S.: Manometric asymmetry of the lower esophageal high pressure zone. Gastroenterology, 62:830, 1972.

69. Winans, C. S.: The pharyngoesophageal closure mechanism: A manometric study. Gastroenterology, 63:768, 1972.

70. Wirth, W, and Frommhold, H.: Der Ductus thoracicus und seine Variationen. Lymphographische Studie. Fortschr. Roentgenstr., 112:450, 1970.

71. Zschiesche, W.: Kompensationsmechanismen des menschlichen Ductus thoracicus bei Lymphabflußstörungen. Fortschr. Med. 81:869, 1963.

Organogénesis del esófago

Los primeros estadios de la vida constituyen el período embrionario, que se extiende desde la fecundación hasta el período fetal. Este último comienza en la novena semana de la gestación y termina en el nacimiento. En los estadios iniciales la edad del embrión se estima mediante el número de somitas presentes, y posteriormente mediante la longitud cráneocaudal (LCC, longitud entre el vértice cefálico y las nalgas), cuando esta medida es adecuada hacia el final de la quinta semana.[11] En la figura 1-30 se muestran los planos de corte usados en este capítulo para describir el desarrollo del embrión. En el cuadro 1-1 se muestra la progresión de los sucesos que tienen lugar durante los distintos estadios del desarrollo esofágico. La información presentada en las páginas siguientes proviene de libros de texto de embriología de prestigio reconocido[4,5,9,10,13,32,38,41,42] así como de los estudios personales de Liebermann-Meffert.[28-30]

FORMACIÓN DEL APARATO DIGESTIVO PRIMITIVO

El aparato digestivo proviene de dos capas germinales, el endodermo y el mesodermo. El endodermo puede reconocerse hacia el octavo día del período embrionario, cuando forma rápidamente el revestimiento del saco vitelino (fig. 1-31*A*). Hasta el día 14 o 15 de la gestación el embrión presenta un disco bilaminar

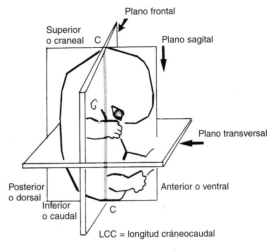

Fig. 1-30. Planos de cortes usados para estudiar los embriones y fetos. Se muestran los planos sagital y transversal; éstos corresponden a las descripciones longitudinal y horizontal usadas a menudo en la literatura.

de ectodermo y endodermo. La tercera capa embrionaria, que aparece en el día 15 entre las dos capas ini-

Cuadro 1-1. *Progresión de los distintos estadios del desarrollo esofágico*

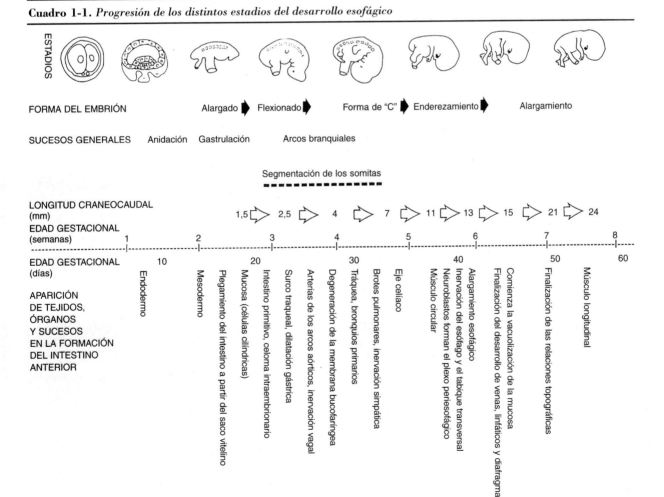

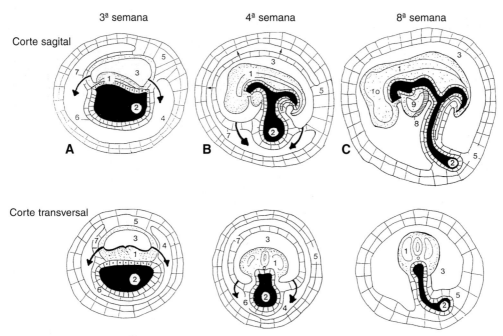

Fig. 1-31. Se muestra el tubo intestinal primitivo en tres estadios de su desarrollo (A-C) durante las semanas tercera, cuarta y octava de la gestación. Antes de la formación del pliegue cefálico, durante la tercera semana el saco vitelino es una cavidad ovoidea. Su techo es el endodermo, que es la capa inferior del disco embrionario. Con la formación del pliegue cefálico durante la cuarta semana una porción del saco vitelino queda incluida dentro del embrión. Esto conduce a la formación de un tubo endodérmico posterior a la cavidad pericárdica y el tabique transversal; adopta una posición medial. Los tejidos de la parte superior del intestino anterior forman la membrana bucofaríngea, que separa el futuro tubo digestivo de la boca primitiva, el estomatodeo. Lateralmente el intestino anterior está limitado por el mesodermo bronquial. El crecimiento rápido del encéfalo con plegamiento transversal y sagital durante la quinta semana ocasiona la aparente flexión del embrión. La constricción simultánea en la unión entre el embrión y el saco vitelino separa el intestino medio primitivo de los restos del saco vitelino. La cavidad amniótica se expande y oblitera el celoma extraembrionario. (1 = embrión, 2 = cavidad del saco vitelino, 3 = cavidad amniótica, 4 = celoma extraembrionario, 5 = citotrofoblasto y mesénquima extraembrionario, 6 = somatopleura, 7 = esplacnopleura, 8 = tabique transversal, 9 = tubo cardíaco.)

ciales, es el mesodermo. Da origen a los tejidos conectivos, las capas musculares del intestino y las serosas. Hacia el día 21 el mesodermo se ha engrosado y forma masas longitudinales, el mesodermo paraaxial, que progresivamente se segmenta en dirección craneocaudal en cubos de tejido denominados somitas (fig. 1-32). Este proceso finaliza con la formación de 33 a 35 somitas hacia el día 31 del período embrionario. La separación del endodermo y el ectodermo por el mesodermo permite que el endodermo lleve a cabo los cambios importantes necesarios para el desarrollo del intestino primitivo, que se forma durante la cuarta semana.[10] Los pliegues cefálico, caudal y laterales comprimen la parte posterior del saco vitelino, que es incorporado como un borde (véase fig. 1-31A y B). Las compresiones sucesivas con formación de un "cilindro corporal" aproximadamente hacia el día 28 dividen el saco vitelino en una parte extraembrionaria (que involuciona y desaparece hacia la semana 12) y una parte intraembrionaria, que representa el origen del tubo digestivo y sus glándulas accesorias (fig. 1-31 C y fig. 1-33). Inicialmente, una membrana bucofaríngea separa la parte superior del tubo endodérmico de la cavidad estomodeal (véanse figs. 1-31B y C, 1-32B y 1-33). En este estadio, el aparato digestivo inicial se divide en intestino anterior, intestino medio e intestino posterior (fig. 1-34).

DESARROLLO DEL INTESTINO ANTERIOR Y SUS DERIVADOS

El intestino anterior primitivo inicialmente tiene una forma regular (véase fig. 1-33A). Posteriormente da origen a sáculos a partir de los cuales se desarrollan la faringe y sus derivados, el esófago, la tráquea y los pulmones, el estómago y el duodeno, el colédoco, el hígado, las vías biliares y el páncreas (véase fig. 1-34).

Tanto la laringe como la tráquea se originan a partir de la parte superior del intestino anterior, a partir del revestimiento endodérmico del sáculo laringotraqueal y a partir del mesénquima circundante, que proviene de los pares de arcos bronquiales cuarto y sexto. Posteriormente el tejido conectivo, el cartílago, el músculo y los vasos sanguíneos y linfáticos se originan a partir del mesodermo esplácnico en la cara anterior del intestino anterior, hacia la cual se extiende después la parte inferior del aparato respiratorio.

Fig. 1-32. Formación del intestino en el embrión humano de 3 mm de LCC, al final del primer mes de la gestación. **A.** Microfotografía electrónica de barrido que muestra un embrión con los somitas dispuestos de a pares (s), que se forman a partir de la placa mesenquimática (p). **B.** Equivalente esquemático en el plano sagital que muestra las estructuras en desarrollo: 1 = intestino anterior, 2 = intestino posterior, 3 = cavidad del saco vitelino, 4 = estomatodeo y membrana bucofaríngea, 5 = corazón en desarrollo, 6 = tabique transversal y 7 = encéfalo. (Parte A de Jirásek, JE: Atlas of Human Prenatal Morphogenesis. Boston, Nijhoff, 1983, con permiso. Parte B de Hinrichsen KV: Human Embryologie. Heidelberg, Springer-Verlag, 1990, con permiso. Modificado de Liebermann-Meffert, D: Anatomy, embryology, and histology. En Pearson EG, Delauriers J, Ginsberg RJ y cols. [eds.]: Esophageal Surgery. Nueva York, Churchill Livingstone, 1995, con permiso.)

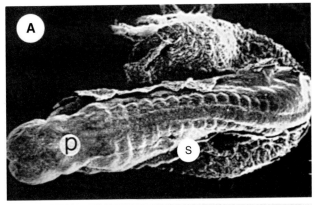

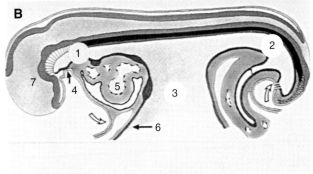

El primordio de la abertura superior de la laringe está delimitado por la eminencia hipobranquial. En un estadio posterior, ésta se convierte en la epiglotis. Por debajo de la abertura laríngea superior primitiva se forman tumefacciones aritenoideas con forma de T a partir de la pared faríngea anterior que cierran su luz. Las tumefacciones se fusionan con los bordes laterales de la epiglotis, formando los pliegues ariepiglóticos. Por encima del sáculo traqueal se forman los cartílagos laríngeos en el mesodermo branquial durante la séptima semana. El desarrollo temprano de la parte inferior del aparato respiratorio comienza con

la saculación de un divertículo anterior en la línea media del intestino anterior (fig. 1-35), denominado brote traqueal, que también forma el surco traqueoesofágico.[10,23,33] Esta protrusión de la pared endodérmica anterior es el primordio de la tráquea y los pulmones y aparece en el estadio de 25 somitas en el día 21[39] (fig. 1-36). Se alarga rápidamente hacia abajo y se bifurca formando dos protrusiones laterales, los brotes pulmonares (véase fig. 1-36). El tubo traqueal en crecimiento se aproxima inmediatamente al esófago, pero nunca se fusiona con éste.[44] Hacia el final de la séptima semana, a lo largo de la tráquea existen

Fig. 1-33. Esquemas de cortes sagitales de embriones humanos en diferentes estadios. El tubo digestivo y sus glándulas accesorias experimentan un desarrollo rápido entre los días 25 y 35 de la gestación. (1 = cabeza, 2 = faringe, 3 = brote traqueal, 4 = esófago, 5 = estómago, 6 = páncreas, 7 = hígado, 8 = corazón, a = intestino anterior, b = intestino medio, c = intestino posterior.) El tabique transversal y la membrana bucofaríngea están indicados por flechas cortas y flechas curvas, respectivamente.

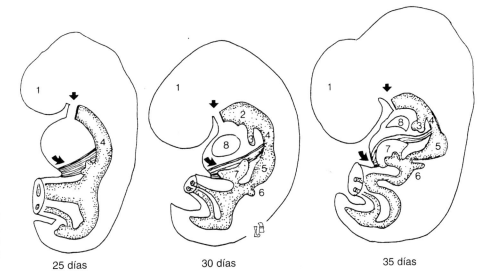

25 días   30 días   35 días

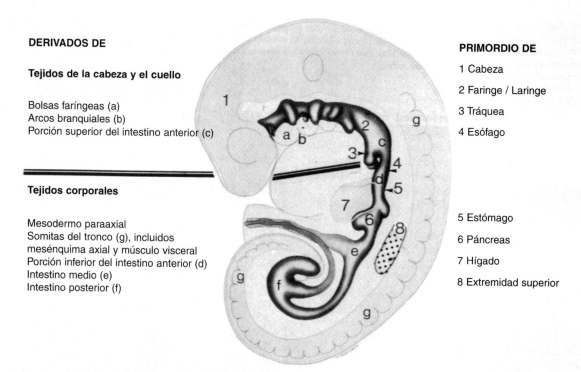

DERIVADOS DE

Tejidos de la cabeza y el cuello

Bolsas faríngeas (a)
Arcos branquiales (b)
Porción superior del intestino anterior (c)

Tejidos corporales

Mesodermo paraaxial
Somitas del tronco (g), incluidos
mesénquima axial y músculo visceral
Porción inferior del intestino anterior (d)
Intestino medio (e)
Intestino posterior (f)

PRIMORDIO DE

1 Cabeza

2 Faringe / Laringe

3 Tráquea

4 Esófago

5 Estómago

6 Páncreas

7 Hígado

8 Extremidad superior

Fig. 1-34. Esquema de un corte transversal realizado a través del cuerpo de un embrión humano de 28 días. Los intestinos anterior, medio y posterior están diferenciados. El estómago, sin embargo, todavía se observa como un segmento asimétrico del tubo. El cuerpo, inicialmente alargado, se dobla debido al número creciente de somitas y a la prominencia de la cabeza. Esto otorga al embrión forma de "C". La línea horizontal del lado izquierdo indica el límite entre los derivados branquiales y aquellos de los somitas. La zona de puntos en el intestino indica el límite caudal del intestino anterior, que es desproporcionadamente grande en comparación con los intestinos medio y posterior. (Según Hinrichsen KV: a. Tubo digestivo, b. Sistema nervioso periférico, c. Venas. En Hinrichsen KV [ed.]: Human Embryologie: Lehrbuch und Atlas der vorgeburtlichen Entwicklung des Menschen. Berlín, Springer-Verlag, 1990, págs. 105, 449, 516, con permiso.)

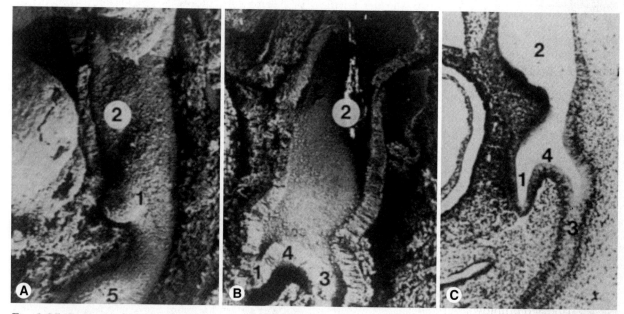

Fig. 1-35. Formación del brote traqueal (1) a partir del intestino anterior. Se muestran la faringe primitiva (2), el esófago (3), el pliegue traqueoesofágico (4) y el estómago (5). Aunque esta fotografía es de un embrión de pollo, se asemeja mucho a las reconstrucciones en placa de cera de los embriones humanos de 3 a 5 mm de LCC estudiados por Zwa-Tun44, que emplearon el material de la colección Carnegie. Cortes sagitales. Imágenes de microscopia electrónica de barrido de las caras externa (**A**) e interna (**B**) y corte histológico (**C**). (Cortesía del Dr. D. Kluth, Hamburgo.)

Fig. 1-36. Esquema que muestra la separación de la tráquea del intestino anterior. Tras la formación del intestino anterior primitivo, la aparición y el alargamiento hacia abajo del brote traqueal y pulmonar convierten la tráquea y el esófago en dos entidades diferentes. Ambas estructuras tienen una ubicación muy próxima pero no se fusionan. Cortes sagitales. El surco traqueal se transformará en el divertículo traqueal, la tráquea y los pulmones.

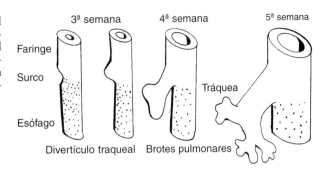

anillos cartilaginosos claramente marcados (fig. 1-37*A* y *B*).

El proceso de diferenciación de la tráquea anterior y el esófago posterior fue analizado en detalle en dos estudios anatómicos y de microscopia electrónica de barrido (MEB) (véase fig. 1-35) realizados en embriones de pollo.[23,24] Estos estudios minuciosos contradicen el concepto clásico enunciado por His en 1887,[14] quien señaló que la tráquea se separa del esófago mediante la formación de un tabique ocasionado por un plegamiento lateral "semejante a un repulgo" en el intestino anterior primitivo.[9,20,22,35] Este concepto se aceptó durante muchos años. Supuestamente fue Smith[39] en 1956 el primero en negar esta interpretación y, como ya se mencionó en 1987 Kluth enunció el concepto de la formación independiente de la tráquea a partir de una protrusión de la hipofaringe primitiva.

Inicialmente el esófago es muy corto. Se extiende desde el surco traqueal hasta la dilatación del intestino anterior, que posteriormente se transformará en el estómago (figs. 1-38 y 1-39). Poco después de la formación del brote traqueal el esófago primitivo se extiende con rapidez. Este alargamiento se debe a dos factores: el crecimiento importante del "cráneo" embrionario y el enderezamiento del cuerpo alejándose del pericardio.[33,34] El desplazamiento de la cabeza y el cuerpo lejos del corazón en este estadio es responsable de la interpretación equivocada clásica de que los órganos migran hacia arriba o hacia abajo. En realidad el alargamiento de la porción distal del esófago es más marcado que el de las porciones proximal y media y, a través del crecimiento rápido adicional de su pared, el esófago alcanza sus relaciones topográficas definitivas con las estructuras circundantes hacia el final de la séptima semana (18 a 22 mm de LCC).

En el momento en que se extiende el brote traqueal aparece una dilatación fusiforme del intestino anterior, el estómago primitivo, por detrás y por debajo el tabique transversal (véanse figs. 1-33 y 1-38). La ubicación de las estructuras que serán el cardias y el píloro se establece definitivamente por los troncos de los vasos celíacos y pancreáticos (véanse figs. 1-38 y 1-39).

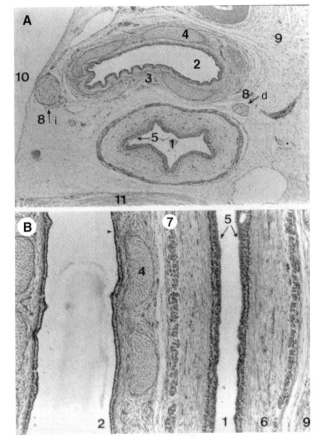

Fig. 1-37. Cortes histológicos teñidos con hematoxilina y eosina, 5 mm, de dos embriones humanos de edad similar, 44 mm (**A**) y 46 mm (**B**) de LCC, y a través de un nivel semejante en la abertura torácica. **A** es un corte en el plano transversal observado desde el lado caudal y **B** es un corte sagital observado desde la izquierda. El esófago se encuentra en posición posterior. Ambos cortes muestran tejidos primitivos en desarrollo pero las relaciones entre los órganos son como las observadas en el adulto, como la relación íntima entre el esófago (1) y la tráquea (2). 3 = membrana traqueal, 4 = cartílagos traqueales, 5 = mucosa en desarrollo (obsérvese la diferencia en las capas celulares entre 1 y 2), 6 = submucosa esofágica (obsérvese la dimensión de la porción tisular en comparación con 7), 7 = túnica muscular con capa muscular circular grande y capa longitudinal pequeña, 8 = futuros nervios laríngeos inferiores (recurrentes) derecho (d) e izquierdo (i), 9 = mediastino primitivo con tejido indiferenciado en los espacios previsceral y retrovisceral, 10 = cavidades pleurales (celoma), 11 = fascia vertebral primitiva. (De la colección de Liebermann-Meffert.)

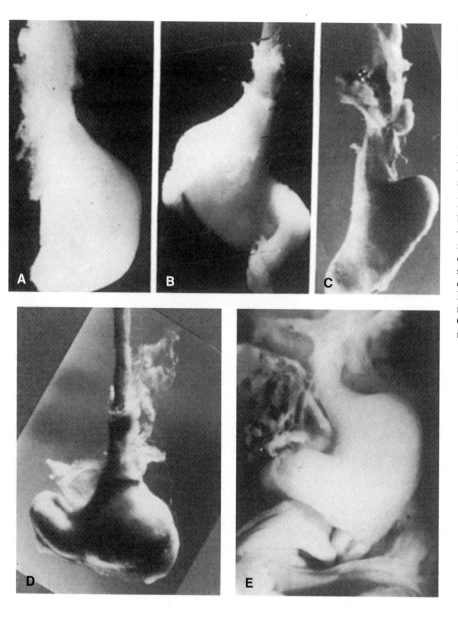

Fig. 1-38. A-E, Vista macroscópica del estómago de embriones humanos de 8 a 22 mm de LCC. Debido a la proliferación celular localizada, la curvatura mayor experimenta un crecimiento importante entre los estadios de 5 a 25 mm de LCC, que también forma el fondo gástrico, el ángulo cardíaco y la unión esofagogástrica. El cardias y el píloro están comunicados por el tronco de los vasos celíacos y mesentéricos superiores. Posteriormente los procesos de crecimiento tienen lugar principalmente en el borde libre del estómago, en la curvatura mayor. La curvatura menor no experimenta este aumento del crecimiento y esto finalmente ocasiona la asimetría gástrica. La serie de embriones humanos de distinta LCC ilustra este suceso (A = 8 mm, B = 14 mm [vista posterior], C = 18 mm, D = 19 mm, E = 22 mm).

El crecimiento asimétrico de la pared gástrica[3,28] sugeriría cambios de posición del estómago[28,29] pero, de hecho, no hay datos que indiquen una rotación mecánica esofágica[19] o gástrica.[11,29] A medida que crece el embrión el lado izquierdo del estómago primitivo se agranda progresivamente y forma la curvatura mayor.[3,29] En comparación con el lado derecho, que se transformará en la curvatura menor, este agrandamiento coincide con un aumento local de la actividad mitótica en la pared de la curvatura mayor, en especial en la zona del futuro fondo gástrico.[3] Los procesos de crecimiento del fondo gástrico establecen la unión esofagogástroca, inicialmente mal delimitada (fig. 1-38*A* a *D*).[27,29,33,34] Las variaciones individuales de la altura del fondo gástrico y la agudeza del ángulo de His (ángulo cardíaco) persisten durante el período fetal posterior.

FORMACIÓN Y DIVISIÓN DE LA CAVIDAD CORPORAL INTRAEMBRIONARIA

Las principales cavidades del tronco surgen a partir de la porción intraembrionaria del celoma (véase fig. 1-31). Aparecen en el mesodermo lateral y cardiógeno en el embrión de 21 días. La degeneración parcial del mesénquima anterior ocasiona la fusión de las cavidades dispuestas de a pares. El celoma se agranda y se extiende desde el tórax hasta la pelvis. La cavidad corporal común puede subdividirse en tres partes: la cavidad pericárdica, las cavidades pericardioperitoneales semejantes a conductos, que originarán la cavidad pleural, y la cavidad peritoneal. El mesotelio prove-

Fig. 1-39. Los cambios de la forma gástrica se deben a un proceso de crecimiento asimétrico que involucra principalmente la curvatura mayor, con una mayor actividad mitótica en la pared gástrica.3,29 El cardias y el píloro conservan su ubicación por delante de la columna vertebral debido a su fijación posterior firme (UGE y Pi) y su relación con los troncos vasculares. LLC = longitud craneocaudal del embrión o el feto. UGE = unión gastroesofágica.

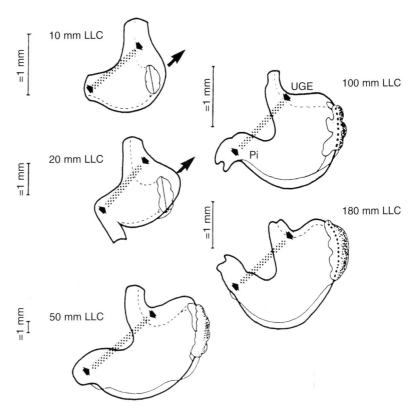

niente del mesodermo somático reviste la pared parietal y el mesotelio proveniente del mesodermo esplácnico reviste la pared visceral.

ESTRUCTURAS DE FIJACIÓN DEL ESÓFAGO Y EL DIAFRAGMA

La porción caudal del intestino anterior, el intestino medio y el intestino posterior están suspendidos en la cavidad peritoneal por el mesenterio posterior, que se forma a partir del mesénquima corporal posterior. La porción craneal del intestino anterior, sin embargo, se ubica en la ancha masa mesenquimática de tejido conectivo embrionario que se extiende desde el esternón hasta la columna vertebral. Esta estructura forma el mediastino anterior y posterior primitivo. Caudalmente la parte anterior está fijada por una placa mesenquimática transversal que separa el primordio del corazón del hígado, llamada tabique transversal (véanse figs. 1-31 y 1-34). En el cordón umbilical y cerca del tabique transversal se ubican las venas onfaloentérica y umbilical.

Los brotes pulmonares crecen dentro del mesénquima rodeando los espacios pericardioperitoneales. Estos pequeños conductos se expanden, separando los tejidos de la pared corporal lateral en protrusiones mesenquimáticas.[39] Durante la sexta semana estas protrusiones se extienden desde una posición posteroexterna hasta una anterointerna. Desarrollan pliegues de tipo mesentérico que posteriormente se convierten en membranas. Hacia el final de la sexta semana los extremos libres de estas membranas se fusionan con el mesodermo anterior y posterior al esófago y con el tabique transversal (véase fig. 1-33). Sostenidas por el rápido crecimiento del hígado, las distintas porciones que se transformarán en el diafragma aíslan la porción caudal del conducto pericardioperitoneal, separando de este modo las cavidades pleural y peritoneal (fig. 1-40).

De vez en cuando y principalmente del lado izquierdo, la cavidad pleuroperitoneal permanece abierta, formando el agujero de Bochdalek congénito que permite una comunicación libre entre el tórax y el abdomen. El contenido abdominal puede entonces herniarse hacia el tórax y ocasionar trastornos neonatales. La infrecuente persistencia del agujero de Morgagni se debe a la persistencia de una brecha en el borde costoesternal del diafragma, esto favorece las hernias hacia el mediastino anterior. El desarrollo incompleto de la musculatura derivada de la pared corporal lateral puede ocasionar una eventración congénita del diafragma.

El diafragma se origina a partir de cuatro estructuras[20,43] (fig. 1-41). La porción mayor proviene del tabique transversal que se ha fusionado con el mesénquima anterior del esófago y finalmente forma el tendón central del diafragma. La porción media proviene

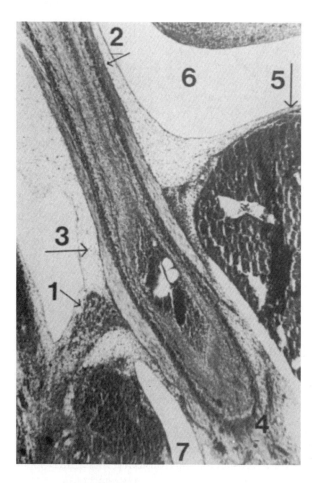

Fig. 1-40. Estructuras de fijación ubicadas por encima de la unión esofagogástrica (corte sagital a través de un embrión humano de 15 mm de LCC). El corte es paralelo al esófago y el estómago, pero no pasa por sus luces. (1 = diafragma, 2 = esófago, 3 = membrana frenoesofágica, 4 = estómago, 5 = hígado, 6 = cavidad pleural, 7 = cavidad abdominal, 8 = vacuolas en la mucosa.) Las flechas pequeñas señalan la pared muscular en diferenciación. (Cortesía del Dr. Fernández de Santos, Madrid.)

del mesénquima posterior del esófago y origina los pilares del diafragma. Los pilares se forman en un sitio donde se fusionan el tabique transversal y la membrana pleuroperitoneal. La porción muscular periférica del diafragma se origina a partir de la porción posteroexterna del tejido de la pared corporal. El agrandamiento de la cavidad pleural ocasiona separación de este tejido con posterior formación de una membrana.

Lo que inicialmente representa la porción más grande del diafragma primitivo finalmente formará la pequeña porción muscular intermedia del diafragma. Ésta se origina a partir de las membranas pleuroperitoneales en el sitio donde se fusionan con el mesénquima posterior del esófago y el tabique transversal. El rápido crecimiento de la porción posterior del cuerpo del embrión, en comparación con el crecimiento más lento

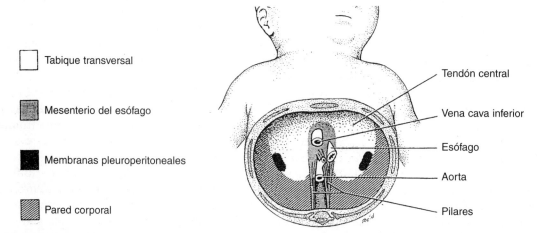

☐ Tabique transversal

▨ Mesenterio del esófago

■ Membranas pleuroperitoneales

▨ Pared corporal

Tendón central

Vena cava inferior

Esófago

Aorta

Pilares

Fig. 1-41. Los cuatro orígenes tisulares del diafragma. (De Moore KL: The Developing Human, Filadelfia. W.B. Saunders, 1988, con permiso.)

del pericardio, ocasiona un descenso aparente del diafragma.[43] Hacia el final de la sexta semana el diafragma se ha formado por completo y se ubica a la altura de los somitas torácicos. Hacia el final de la séptima semana alcanza su posición definitiva a la altura de la primera vértebra lumbar. En el estadio de 15 mm de LCC el diafragma puede identificarse por su musculatura característica (véase fig. 1-40). Se supone que la musculatura del diafragma se origina a partir de los miotomas cervicales. La porción mayor, no obstante, probablemente proviene de los miotomas torácicos cuando la pared corporal lateral se agranda debido a la expansión de las cavidades pleurales. La membrana frenoesofágica, que mantiene el esófago en su lugar dentro del hiato diafragmático (véase fig. 1-40), se diferencia tras la especialización de la musculatura esofágica.

Hacia el final del período embrionario, a comienzos de la novena semana, se han establecido las formas definitivas de los principales órganos. De aquí en adelante el aspecto externo de los órganos es menos afectado por el desarrollo adicional. Durante el período fetal, que comienza en la novena semana, tiene lugar la maduración y el crecimiento de los distintos tejidos y órganos.

ORGANIZACIÓN TISULAR DEL INTESTINO ANTERIOR

Musculatura

La musculatura esofágica se desarrolla a partir de los mioblastos del mesodermo que rodea el intestino primitivo. Estas células provienen de células mesenquimáticas. En el intestino anterior aparecen dos tipos de tejido muscular en localizaciones específicas. Estos son músculo estriado esquelético en la faringe, la laringe y la porción superior del esófago, y músculo liso visceral en las porciones media e inferior del esófago y el intestino. El músculo estriado proviene de los arcos branquiales caudales y está inervado por las ramas branquiomotoras de los nervios vagos. El músculo liso del intestino anterior proviene del mesodermo visceral esplacnopleural y está inervado por el sistema nervioso simpático. Las células mesenquimáticas que originan la musculatura son todas morfológicamente similares antes de que los mioblastos se diferencien en células musculares estriadas y lisas. Ambos tipos musculares aparecen simultáneamente en la cara externa del tubo esofágico y se observan como una condensación anular de núcleos alargados en el embrión de 10 mm de LCC (figs. 1-42A y 1-43). Estas células forman la capa muscular circular de la lámina muscular. En este estadio, en la pared gástrica no existe una dis-

posición semejante. La capa muscular longitudinal está mal establecida pero en el embrión de 15 mm de LCC está diferenciada. En el estadio de 20 mm de LCC ambas capas musculares, circular y longitudinal, están desarrolladas y forman una lámina completa alrededor del esófago (véase Fig. 1-42B). Sin embargo, en este estadio la musculatura forma una lámina de tejido muy delgada en comparación con el espesor de la mucosa y la submucosa. Hacia el estadio de 24 mm de LCC puede observarse la muscular de la mucosa y ésta está bien establecida en el estadio de 65 mm de LCC (véanse figs. 1-42 C y D).

Los haces musculares del esófago pueden distinguirse macroscópicamente en el feto de 76 a 90 mm de LCC.[34] En ese momento, la disposición de las fibras en las capas musculares del esófago y en la unión esofagogástrica es comparable con la observada en el adulto.[28,29]

Lámina mucosa y luz esofágica

El debate acerca de los cambios de la mucosa esofágica durante el desarrollo se remonta a los comienzos del siglo XX.[1,17,25,27,35,37] La descripción brindada en este capítulo proviene de los estudios iniciales y de investigaciones más recientes[6,16,36,39] e incluye también los estudios realizados por Liebermann-Meffert (cuadro 1-2).

En el embrión de 2,5 mm de LCC, de aproximadamente tres semanas de gestación, puede identificarse diferenciación de la mucosa a partir del endodermo (véase cuadro 1-1). El intestino anterior está revestido con dos o tres capas de epitelio cilíndrico seudoestratificado, que tiene un espesor uniforme en todo el esófago y está rodeado por células mesenquimáticas indiferenciadas (figs. 1-42, 1-43 y 1-44). Este aspecto seudoestratificado de la mucosa persiste hasta el estadio embrionario de 12 a 13 mm de LCC.[16,33] En ese momento la mucosa forma múltiples capas y aumenta de espesor debido a la proliferación celular (véase fig. 1-42 y cuadro 1-2). Cuando el embrión mide 12 mm de LCC comienzan a aparecer diminutos espacios huecos de paredes delgadas en la capa basal del epitelio (figs. 1-44 y 1-45A). Posteriormente, cuando el embrión mide unos 25 mm de LCC puede observarse que los espacios delgados representan vacuolas. Éstas se hacen más numerosas y pueden tornarse más grandes que la luz esofágica en sí (véase fig. 1-45) y son más evidentes en el estadio de 25 a 29 mm de LCC. Las vacuolas se localizan entre las células cilíndricas o cerca de la superficie luminal (véanse figs. 1-42 y 1-45). La condensación y el tamaño presentan variaciones individuales, pero las vacuolas son más grandes y más numerosas en los segmentos cercanos a la bifurcación traqueal. La ma-

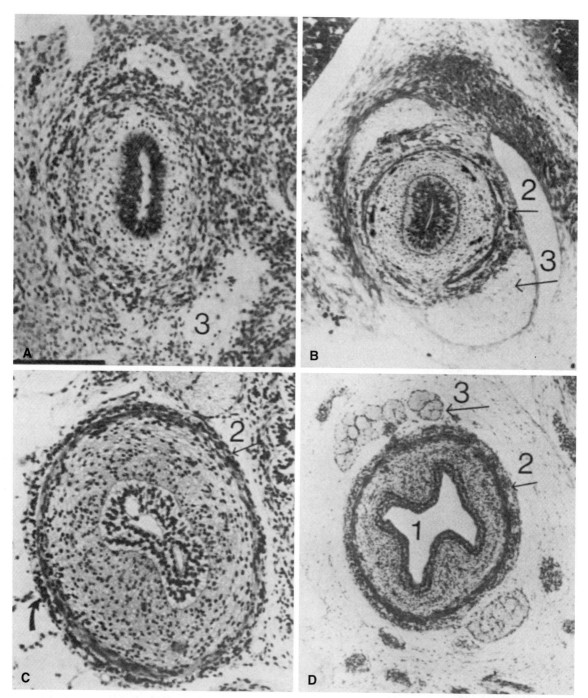

Fig. 1-42. Cortes transversales del esófago en embriones de 8,5 mm (**A**), 12,5 mm (**B**), 20 mm (**C**) y 40 mm (**D**) de LCC. El epitelio de la mucosa que reviste la luz (1) es cilíndrico estratificado en el embrión de 8,5 mm de LCC, se vacuoliza entre los estadios de 12,5 a 20 mm de LCC y se hace cilíndrico estratificado en el embrión de 40 mm de LCC. En el embrión de 8,5 mm el tejido que rodea el epitelio está formado principalmente por mesénquima indiferenciado. La diferenciación de la capa muscular interna puede identificarse por la condensación celular alrededor del anillo mucoso observada en **A** (2). En la parte exterior del tubo del intestino anterior se observan áreas claras de células nerviosas, precursoras de los nervios laríngeos recurrentes (3). En los estadios de 12 y 20 mm de LCC la capa muscular interna está más desarrollada. La capa muscular longitudinal externa y la muscular de la mucosa, sin embargo, pueden identificarse sólo en el embrión de 40 mm de LCC. Durante este desarrollo, la inervación extrínseca y en especial el nervio laríngeo recurrente han adquirido un tamaño notorio (3). Se observan también los cambios del diámetro y la forma de la luz esofágica que tienen lugar durante el desarrollo. (A, B y D de la colección de Liebermann-Meffert; C de Enterline H y Thompson J: Pathology of the Esophagus. Heidelberg, Springer, 1984, con permiso.)

yoría de las vacuolas más grandes contienen un material algo fibroso (véase fig. 1-45A y B). Con la desaparición de las vacuolas, que es completa en el feto de 75 mm de LCC, la luz esofágica, que era angosta hasta este período y se asemejaba mucho a una vacuola (véase fig. 1-45), comienza a ensancharse

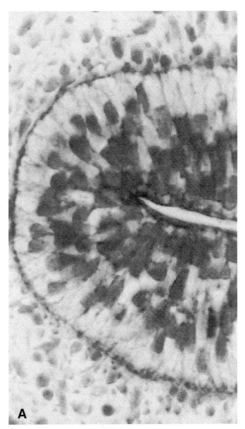

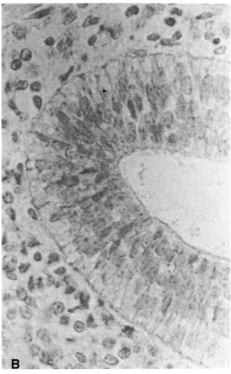

Fig. 1-43. Comparación de cortes transversales realizados a través del esófago (**A**) y el estómago (**B**) en un embrión de 8,5 mm de LCC. El epitelio esofágico cilíndrico estratificado está formado por tres capas; presenta una capa de células basales con grandes núcleos ovales. La membrana basal observada en este caso puede no ser visible en todos los embriones en este estadio de desarrollo. El estómago presenta un epitelio con menos capas y una membrana basal claramente visible. (De la colección de Liebermann-Meffert.)

(véanse fig. 1-42 y cuadro 1-2). Se ha señalado que la rotura de las vacuolas aumentaría el ancho de la luz esofágica.[1,21] Sin embargo, los sucesos que tienen lugar durante la formación de las vacuolas y los motivos de su aparición y su rotura nunca han sido explicados satisfactoriamente,[32] y la importancia de este proceso no está clara.

En la capa basal del epitelio del embrión de 30 a 40 mm de LCC aparecen grandes células oscuras. El epitelio cilíndrico estratificado por lo general tiene cuatro células de espesor (véase fig. 1-45*A*). La células epiteliales basales se proyectan hacia la luz y se transforman en células cilíndricas ciliadas (fig. 1-46*A* y cuadro 1-2). Estas células progresan desde el tercio medio del esófago en dirección craneal y caudal. En el embrión de 60 mm de LCC las células ciliadas revisten toda la mucosa del esófago, excepto los extremos superior e inferior. En estos sitios el epitelio está formado por una capa única de grandes células cilíndricas[17,34,35] que contienen mucina (células caliciformes). En el feto de aproximadamente 200 mm de LCC la superficie ocupada por estas células, que se encuentran en continuidad con la mucosa gástrica, está disminuida (véase fig. 1-46*B* y *C*) y desaparece en el estadio de 240 mm de LCC.

Menard y Arsenault estudiaron un aspecto interesante de los mecanismos involucrados en el desarrollo de la mucosa esofágica.[31] Estos investigadores estudiaron explantes de esófago obtenidos a partir de fetos humanos en estadios tempranos conservados en cultivos de órganos. Usaron este material recién preparado para seguir los cambios ultraestructurales de la epitelización esofágica durante la maduración tisular. Observaron que durante el reemplazo del epitelio los islotes de células ciliadas de hecho formaron epitelio.

El epitelio pavimentoso estratificado aparece en los fetos de 90 a 130 mm de LCC (véase fig. 1-46*C*). Nuevamente, este epitelio migra desde el tercio medio del esófago, extendiéndose en dirección craneal y caudal hasta que en el feto de 250 mm de LCC el epitelio pavimentoso reemplaza progresivamente y casi por completo el epitelio cilíndrico ciliado. De vez en cuando, no obstante, algunos sectores de células cilíndricas ciliadas persisten hasta el nacimiento y éstos por lo general se encuentran en la porción proximal del esófago.

Las primeras glándulas superficiales se observan durante el estadio de 160 mm de LCC (véase cuadro 1-2). Estas glándulas contienen ácinos y son numerosas en el esófago de los fetos de 210 mm de LCC y se localizan principalmente a la altura del cartílago cricoides y en el extremo inferior del esófago.[16,34] Durante los últimos tres meses de gestación el crecimiento descendente del epitelio superficial comienza a generar glándulas submucosas (fig. 1-47).

Cuadro 1-2. *Desarrollo prenatal de la mucosa del esófago humano*

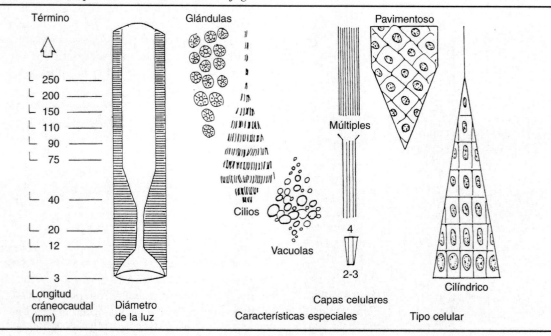

La formación de la luz esofágica es influida en gran medida por el desarrollo de la mucosa. Debido a la proliferación celular y a la aparición de las vacuolas en los estadios de 10 a 21 mm de LCC la luz esofágica, inicialmente con forma de hendidura (véanse figs. 1-42 y 1-44) o elíptica, se torna angosta y asimétrica y posteriormente adopta una forma singular (véase fig. 1-42*A* a *C*). Este fenómeno es más pronunciado en los

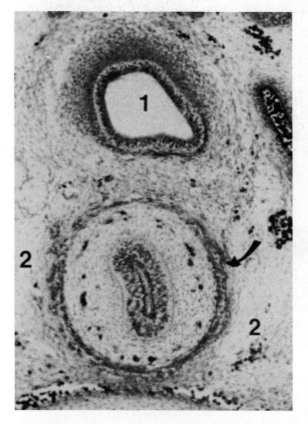

Fig. 1-44. Corte transversal de la parte superior del esófago de un embrión de 12,5 mm de LCC realizado por encima de la bifurcación traqueal en desarrollo que muestra estrechamiento de la luz debido a proliferación celular. La flecha señala la capa muscular circular en diferenciación del esófago (1 = primordio de la tráquea, 2 = nervio laríngeo recurrente). (De la colección de Liebermann-Meffert.)

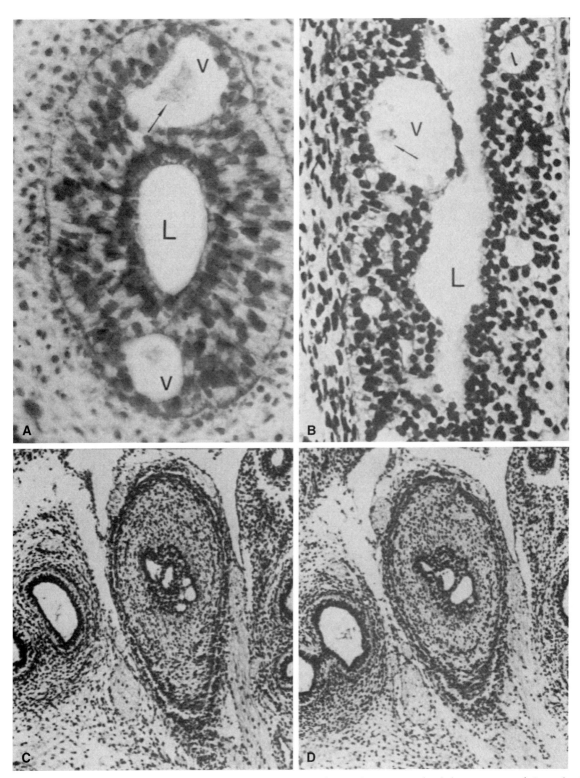

Fig. 1-45. Corte transversal de la porción media del esófago que muestra los estadios con vacuolas de la mucosa en embriones de 12,5 mm (**A**), 20 mm (**B**) y 40 mm (**C** y **D**) de LCC. Las vacuolas se ubican entre las células epiteliales. Algunas de ellas son grandes, con un diámetro que de vez en cuando es mayor que la luz esofágica. Los cortes seriados sugieren que algunas vacuolas pueden ser incluso multiloculadas (**C** y **D**). Células epiteliales estiradas pequeñas forman tabiques que las separan de la luz esofágica (**C**). Algunas de las vacuolas contienen cúmulos de material fibrilar (*flechas* en **A** y **B**). (L = luz esofágica, V = vacuola). (*A* de la colección de Liebermann-Meffert; *B* de Enterline H y Thompson J: Diseases of the Esophagus. Heidelberg, Springer-Verlag, 1984, con permiso; *C* y *D* por cortesía de los Dres. Fernández de Santos y Tello López, Madrid.)

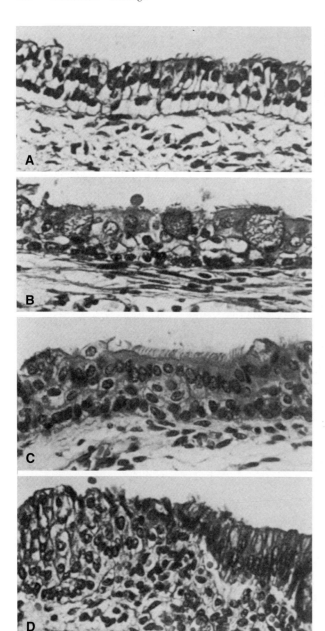

Fig. 1-46. Cortes transversales del esófago en distintos estadios del desarrollo de la mucosa. **A.** Epitelio cilíndrico ciliado seudoestratificado en un embrión de 28 mm de LCC. **B.** Células cilíndricas ciliadas. Las células caliciformes están presentes en la parte superior de varias capas de células poligonales que representan el reemplazo inicial por epitelio pavimentoso encontrado en el feto de 190 a 230 mm de LCC. **C.** Estadio más avanzado del proceso de reemplazo pavimentoso en el cual pueden persistir hasta el nacimiento zonas residuales de epitelio ciliado. **D.** Islote residual de células secretoras de mucina en el esófago de un recién nacido. (De Enterline H y Thompson J: Diseases of the Esophagus. Heidelberg, Springer-Verlag, 1984, con permiso.)

segmentos localizados entre la abertura esofágica y la bifurcación traqueal y es causado por proliferación celular (véase fig. 1-44). A medida que continúa el proceso de vacuolización y aparecen vacuolas de mayor tamaño, comienza a verse el estrechamiento de toda la luz esofágica. Durante este período de vacuolización,

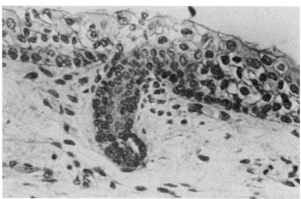

Fig. 1-47. Durante el último trimestre del desarrollo fetal el crecimiento descendente del epitelio superficial comienza a generar las futuras glándulas submucosas. En la superficie ubicada por encima del epitelio pavimentoso hay unas pocas células ciliadas. (De Enterline H y Thompson J: Diseases of the Esophagus. Heidelberg, Springer-Verlag, 1984, con permiso.)

cuando se obtienen cortes de la pared esofágica en su parte más gruesa, puede observarse una imagen de oclusión sólida de la luz (figs. 1-44 y 1-48). Esta imagen es la que probablemente indujo a Kreuter[25] en 1905 a señalar equivocadamente que durante este estadio del desarrollo tiene lugar una oclusión fisiológica sólida de la luz esofágica. Este autor concluyó que si no tiene lugar la repermeabilización de la luz mediante vacuolización puede presentarse atresia esofágica. Aunque ningún investigador confirmó posteriormente las ideas de Kreuter, su opinión todavía aparece en varios libros de texto actuales de cirugía y anatomía. La vacuolización de la mucosa esofágica tiene lugar durante un período en el cual la tráquea y los pulmones ya están completamente desarrollados. A partir de esta observación se ha sugerido que la atresia del esófago se debe principalmente a un defecto del crecimiento del esófago y la tráquea combinado con un sobrecrecimiento del epitelio, que protruye hacia el intestino anterior.[7,25]

Con la desaparición de las vacuolas la luz esofágica se agranda. Debido a los procesos de crecimiento de la submucosa se desarrollan cuatro o cinco pliegues grandes (véase fig. 1-42*D*). Estos pliegues son paralelos al eje longitudinal del esófago y representan la configuración definitiva de la luz esofágica.

VASCULARIZACIÓN DEL INTESTINO ANTERIOR

Los vasos se forman en el estadio somítico temprano en el mesénquima somatopleural de la pared corporal. El intestino anterior está irrigado por dos arterias principales. Una se localiza en el mesénquima de los arcos faríngeos cuarto a sexto y representa el siste-

Fig. 1-48. Cortes sagitales a través del esófago de un embrión de 15 mm de LCC en dos niveles consecutivos. **A.** La musculatura esofágica está cortada en sus límites periféricos. La luz parece estar obliterada por la musculatura y se asemeja a una estructura sólida. **B.** Un corte más profundo a través de la pared esofágica muestra la luz esofágica vacuolada pero permeable. (A = aorta, E = esófago, D = diafragma, p = páncreas, S = estómago.) (Cortesía de los Dres. Fernández de Santos y Tello López, Madrid.)

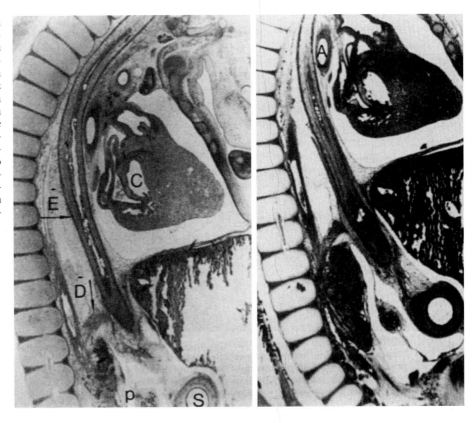

ma arterial de los arcos aórticos que rodea parcialmente la faringe (fig. 1-49). Estos vasos también irrigan el intestino anterior superior y medio. Hacia el final del período somítico (5 mm de LCC) se desarrollan un par de arterias de los arcos faríngeos en el mesénquima del sexto arco branquial, que originan ramas vasculares que descienden e irrigan la región de la tráquea y los brotes pulmonares. La tercera fuente principal de irrigación se desarrolla en el mesénquima alrededor del intestino medio primitivo, donde las aortas dorsales inicialmente dobles se fusionan caudalmente para formar un vaso único en la línea me-

Fig. 1-49. Esquema de un corte sagital a través del intestino anterior. Tal como se muestra, dos de los tres orígenes principales de la irrigación del adulto provienen de arterias de los arcos branquiales. Estos son las ramas esofágicas derivadas de I —las futuras arterias tiroideas— y las arterias traqueobronquiales derivadas de II. La tercera fuente de irrigación (III) proviene de las ramas gástrica y esplénica de la arteria celíaca. (Modificado de Moore KL: The Developing Human, Filadelfia, W.B. Saunders, 1988, con permiso.)

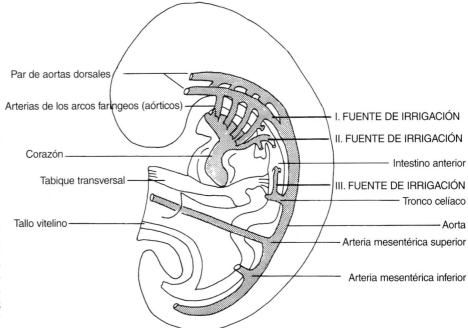

dia. Los vasos viscerales de la aorta infradiafragmática se fusionan para formar el tronco celíaco, que origina ramas para la porción inferior del intestino anterior y para las arterias mesentéricas superior e inferior (véase fig. 1-49).

Por tanto, existen varios cambios en la distribución vascular primitiva que llevan al establecimiento de la distribución arterial definitiva. Sin embargo, los vasos provenientes de la región branquial, incluso tras el enderezamiento del embrión y el alargamiento del esófago, tienen un flujo dirigido distalmente, mientras que los vasos provenientes del tronco celíaco contribuyen a la irrigación del esófago pero con un flujo dirigido cranealmente (véase fig. 1-49). Una característica que merece una atención especial es que el drenaje venoso y el drenaje linfático siguen el mismo patrón de flujo bidireccional pero con sentido inverso (fig. 1-50). Esta orientación nunca cambia desde la vida fetal hasta la adultez.

Debe recordarse que el esófago se forma a partir de dos orígenes tisulares distintos: el tejido de la cabeza y el cuello y el mesénquima corporal (véanse figs. 1-31 y 1-34). Este origen ocasiona la formación de dos áreas que se desarrollan simultáneamente mientras conservan una delimitación común a la altura de la bifurcación traqueal (véase fig. 1-50). Este hecho tiene cierta importancia en cuanto a la dirección del flujo linfático y, en especial, en cuanto a las neoplasias esofágicas.

El sistema linfático aparece simultáneamente con el sistema venoso, dos semanas después del aparato cardiovascular. En la región yugular se desarrollan saculaciones linfáticas (fig. 1-51) y los vasos linfáticos definitivos pueden identificarse en el intestino anterior y la tráquea del embrión de 11 mm de LCC durante la sexta semana.[8,32]

INERVACIÓN DEL INTESTINO ANTERIOR

El nervio vago está formado por la fusión temprana de nervios provenientes de los últimos tres arcos branquiales (fig. 1-52). Los componentes generales eferentes y aferentes se distribuyen por todo el intestino anterior.[2,9,13,15] Las fibras eferentes surgen a partir de los núcleos motores posteriores especializados, mientras que las fibras aferentes surgen a partir de neuroblastos de la cresta neural. La eliminación de la cresta neural en un estadio temprano del desarrollo ocasiona ausencia de ganglios en el esófago.[13,18]

El nervio frénico, responsable de la inervación del músculo diafragmático en desarrollo, se forma a partir de las ramas primarias anteriores del tercero al quinto nervios cervicales.[39]

Las células del sistema nervioso simpático migran a lo largo de las ramas de los nervios raquídeos torácicos en el estadio somítico tardío.[26] Las fibras nerviosas abandonan entonces su posición interna y pasan por detrás de la aorta correspondiente, donde forman el primordio del sistema nervioso simpático. El origen exacto de estas células aún no está aclarado. Smith y Taylor[40] analizaron el desarrollo del sistema vagal, subrayando las opiniones diversas que existen sobre este tema. Liebermann-Meffert identifica los dos troncos vagales en el embrión de 8,5 mm de LCC,[29] así como los nervios laríngeos inferiores (recurrentes) (véase fig. 1-42*A*). En el estadio de 12 a 20 mm de LCC ya tienen un tamaño grande (véanse figs. 1-42 y 1-44). Ambos nervios vagales (véase fig. 1-52) y los nervios laríngeos recurrentes adoptan su ubicación definitiva junto al esófago en un estadio

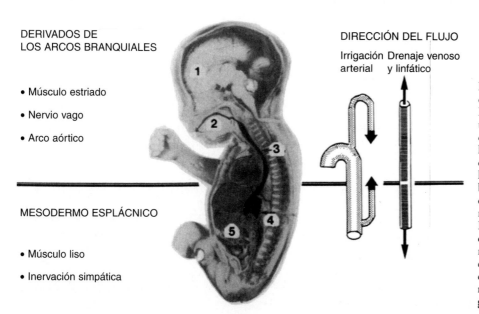

DERIVADOS DE
LOS ARCOS BRANQUIALES

• Músculo estriado

• Nervio vago

• Arco aórtico

MESODERMO ESPLÁCNICO

• Músculo liso

• Inervación simpática

DIRECCIÓN DEL FLUJO

Irrigación Drenaje venoso
arterial   y linfático

Fig. 1-50. Esófago en el feto con su desarrollo topográfico. Las estructuras que se encuentran por encima de la bifurcación traqueal (vasos, nervios y linfáticos) se originan a partir del tejido de los arcos branquiales y las bolsas faríngeas. Por debajo de ella las estructuras se originan a partir de la placa lateral del mesénquima corporal. Este límite, ubicado a la altura de la bifurcación traqueal, determina definitivamente la dirección del flujo vascular. (1 = cabeza, 2 = cavidad bucal y faringe, 3 = esófago, 4 = estómago, 5 = intestino.)

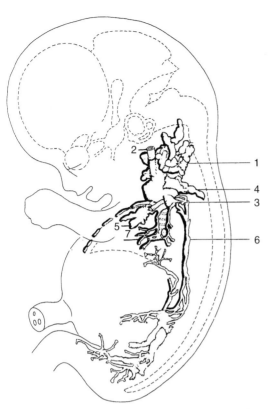

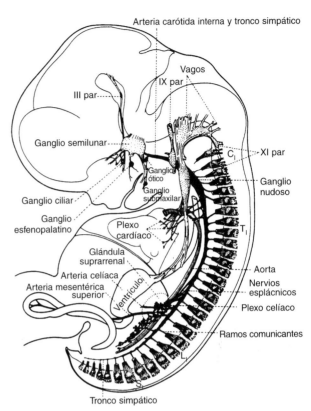

Fig. 1-51. Esquema del sistema linfático sacular en el embrión de 30 mm de LCC, en la octava semana de la gestación. La porción branquiógena hacia la cual drena la parte superior del intestino anterior es mucho más voluminosa que la de la parte posterior del intestino anterior, el intestino medio y el intestino posterior. Se observan el saco yugular (1), la vena yugular (2), las protrusiones linfáticas supraescapular (3), supraclavicular (4) y axilar (5), el conducto torácico (6) y los linfáticos broncoesofagicomediastínicos (7). Según Von Gaudecker B: Lymphatische Organe. En Hinrichsen KV [ed.]: Human Embryologie: Lehrbuch und Atlas der vorgeburtlichen Entwicklung des Menschen. Berlín, Springer-Verlag, 1990, pág. 340, con permiso.)

Fig. 1-52. Sistemas nerviosos parasimpático y simpático en relación con el intestino anterior en un embrión humano de 18 mm de LCC. (De Hinrichsen KV: a. Tubo digestivo, b. Sistema nervioso periférico, c. Venas. En Hinrichsen KV [ed.]: Human Embryologie: Lehrbuch und Atlas der vorgeburtlichen Entwicklung des Menschen. Berlín, Springer-Verlag, 1990, págs. 305, 449, 516, con permiso.)

temprano del desarrollo, cuando el cuerpo embrionario se endereza.[18,41]

Campenhout[2] observó que neuroblatos provenientes del plexo periesofágico penetran en la pared esofágica en etapas muy tempranas del desarrollo, es decir, antes de que el embrión alcance una longitud de 10 mm de LCC. Los neuroblastos forman una red periesofágica completa en los límites externos de la capa muscular circular del esófago antes de que se diferencie el músculo longitudinal. En el embrión de 40 mm de LCC, rodean el esófago 8 a 12 fascículos nerviosos. Cuando el embrión alcanza 65 mm de LCC el plexo periesofágico está formado por grandes haces vagales entrelazados que contienen ganglios. El plexo mientérico puede identificarse en el feto de 10 semanas.[12,13,40] En este estadio no pueden identificarse células ganglionares pero éstas están representadas por numerosas áreas claras en el plexo mientérico. El número de células, el tamaño celular y la densidad nerviosa alcanzan el máximo entre las semanas 16 y 20 de

la gestación.[15] En el embrión de 35 mm de LCC pueden identificarse fibras nerviosas submucosas dispersas. Estas fibras se transforman en el plexo submucoso. Según Hewer,[12] este plexo no está bien desarrollado hasta el estadio de 67 mm de LCC, pero su desarrollo es completo en el feto de 80 mm de LCC.[40] En el feto de 90 mm de LCC el plexo submucoso es extenso y está formado por fibras nerviosas delgadas y ganglios. La inervación de la muscular de la mucosa es especialmente abundante en el feto de 140 mm de LCC.

Referencias

1. Boerner-Patzelt, D.: Die Entwicklung der Magenschleimhautinseln im oberen Anteil des Oesophagus von ihrem ersten Auftreten bis zur Geburt. Anat. Anz., 55:162, 1922.
2. Campenhout, E. van: Le développement du systeme nerveux sympathique chez le poulet. Arch Biol. (Paris), 42.479, 1931.
3. Dankmeijer, J., and Miete, M.: Sur le développement de l'estomac. Acta Anat., 47:84, 1961.
4. David, G., and Haegel, P: Embryologie: Traveaux Practiques et Enseignement Dirigé. Paris, Masson, 1968.
5. England, M. A.: Farbaths der Embrvologie. Deutsche Ausgabe, Litjen-Drecoll, E. (ed.). Stuttgart, Schattauer, 1985.

6. Enterline, H., and Thompson, J: Pathology of the Esophagus. New York, Springer, 1984.

7. Forssner, H.: Die angeborene Darm- und Oesophagusatresie. Arb Anat. Inst. Wiesbaden, 34:1, 1907.

8. Gaudecker, B. von: Lymphatische Organe. In Hinrichsen, K. V (ed.): Human Embryologie. Lehrbuch und Atlas der vorgeburtlichen Entwicklung des Menschen. Berlin, Springer, 1990, p. 340.

9. Gray, S. W., and Skandalakis, J. E.: Embryology for Surgeons. The Embryological Basis for the Treatment of Congenital Defects. Philadelphia, W.B. Saunders, 1972, p. 63.

10. Hamilton, W. J., and Mossman, H. W.: Hamilton, Boyd and Moss-man's Human Embryology. Prenatal Development of Form and function, 4th ed. London, Macmillan, 1978.

11. Heuser, C. H., and Corner, G. W: Developmental horizons in human embryos—age groups xi to xxiii. Collected papers from the Contributions to Embryology. Washington, Carnegie Institution of Washington, 1951.

12. Hewer, E.: Development of nerve endings in the foetus. J. Anat. (Lond.), 69:369. 1934.

13. Hinrichsen, K. V: a) Intestinaltrakt, b) peripheres Nervensystem, c) Venen. In Hinrichsen, K. V (ed.): Human Embryologie. Lehrbuch und Atlas der vorgeburtlichen Entwicklung des Menschen. Berlin Springer, 1990, pp. 516, 449, 305.

14. His, W.: Zur Bildungsgeschichte der Lungen beim menschlichen Embryo. Arch. Anat. Entwickl. Gesch., 17:89, 1887.

15. Hitchcock, R. J. I., Pemble, M. J., Bishop, A. E., et al.: Quantitative study of the development and maturation of human oesophageal innervation. J. Anat., 180:175, 1992.

16. Johns, B. A. E.: Developmental changes in the esophageal epithelium in man. J. Anat. (Lond.), 86:431, 1952.

17. Johnson, F D.: The development of the mucous membrane of the esophagus, stomach and small intestine in the human embryo. Am. J. Anat., 10:521, 1910.

18. Jones, D. S.: Origin of the vagi and the parasympathetic, cells of the viscera of the chick. Anat. Rec., 82:185, 1942.

19. Kanagasuntheram, R.: Development of the human lesser sac. J. Anat. (Lond.), 91:188, 1957.

20. Keith, A.: The nature of the mammalian diaphragm and cavities. J. Anat. Lond.), 39:243, 1905.

21. Keith, A.: Human Embryology and Morphology, 5th ed. London, Arnold, 1933, p. 303.

22. Keith, A., and Spicer, J. E.: Three cases of malformation of the tracheooesophageal septum. J. Anat. Physiol., 41:52, 1906.

23. Kluth, D., and Habenicht, R.: The embryology of usual and unusual types of esophageal atresia. Pediatr Surg. Int., 2:223, 1987.

24. Kluth, D., Steding, G., and Seidl, Wk The embryology of foregut malform tions. J. Pediatr. Surg., 22:389, 1987.

25. Kreuter, EA Die angeborenen Verschliessungen und Verengerungen des Darmkanals im Lichte der Entvvicklungsgeschichte. Dtsch. Z. Chir., 79:1, 1905.

26. Kuntz, A.: The role of the vagi in development of the sympathetic nervous system. Anat. Anz., 35:381, 1909.

27. Lewis, E. T: The form of the stomach in human embryos with notes upon the nomenclature of the stomach. Am. J. Anat., 13:477, 1912.

28. Liebermann-Meffert, D.: Die Muskelarchitektur der Magenwand des menschiichen Föten im Vergleich zum Aufbau der Magenwand des Erwachsenen. Morphol. Jb., 108:391, 1966.

29. Liebermann-Meffert, D.: Form und Lageentwicklung des menschlichen Magens und seiner Mesenterien. Acta Anat., 72:376, 1969.

30. Liebermann-Meffert, D.: Die Frühentwicklung der Milz menschlicher Feten mit Befunden zur Problematik der Erythropoese. Embryonic development of the human spleen and erythropoiesis. In Lennert, K., and Harms, D. (eds.): Die Milz/The Spleen. Berlin, Springer, 1970, pp. 222-236.

31. Menard, D., and Arsenault, El: Maturation of human fetal esophagus maintained in organ culture. Anat. Rec., 217:348, 1987.

32. Moore, K. L.: The Developing Human: Clinically Oriented Embryology, 4th ed. Philadelphia, W.B. Saunders, 1988.

33. Mueller-Botha, G. S.: Organogenesis and growth of the gastroesophageal region in man. Anat. Rec. 133:219, 1959.

34. Neumann, J.: Die Metaplasie des foetalen Oesophagusepithels.Fortschr. Med., 15:366, 1897.

35. Rosenthal, A. H.: Congenital atresia of the esophagus with tracheoesophageal fistula: Report of eight cases. Arch. Pathol., 12:756, 1931.

36. Sakai, N., Suenaga, T., and Tanaka, K.: Electron microscopic study on the esophageal mucosa in human fetuses. Auris Nasus Larynx (Tokyo), 16:177, 1989.

37. Schridde, H.: IJeber die Epithelproiiferationen in der embryonalen menschlichen Speiseröhre. Virchows Arch. Pathol. Anat., 191:178, 1908.

38. Skandalakis, J. E., and Gray, S. W. (eds.): Embryology for Surgeons: The Embryological Basis for the Treatment of Congenital Anomalies, 2nd ed. Baltimore, Williams & Wilkins, 1994.

39. Smith, E. I.: The early development of the trachea and esophagus in relation to atresia of the esophagus and tracheoesophageal fistula. Contrib. Embryol. Carnegie Inst., 36:43, 1956.

40. Smith, R. B., and Taylor, J. M.: Observations on the intrinsic innervation of the human fetal esophagus between the 10-mm and 140-mm crown-rump length stages. Acta Anat., 81:127, 1972.

41. Stephens, T D.: Atlas of Human Embryology. New York, Macmillan, 1980.

42. Tuchmann-Duplessis, H., and Haegel, P.: Illustrated Human Embryology, Vol. II: Organogenesis. New York, Springer, 1972.

43. Wells, L. J.: Development of the human diaphragm and pleural sacs. Contrib. Embryol. Carnegie Inst., 24.93, 1954.

44. Zwa-Tun, H. A.: The tracheo-esophageal septum—fact or fantasy? Acta Anat. (Basel), 114.1, 1982.

2

Fisiología del esófago

ANDRÉ DURANCEAU Y DOROTHEA LIEBERMANN-MEFFERT

FARINGE

Durante la deglución tiene lugar una secuencia organizada de sucesos que comprenden una acción de barrido de la lengua, el cierre de la nasofaringe por los músculos velofaríngeos y contracciones secuenciales posteriores de los músculos constrictores superior, medio e inferior. Esta secuencia es difícil de evaluar debido a la rapidez y a la variedad de los acontecimientos que tienen lugar.[18]

Acontecimientos y control neurógeno

Los receptores táctiles de la faringe desencadenan varias actividades musculares reflejas que elevan la faringe y el hueso hioides, llevando la faringe hacia arriba y adelante. La respiración se interrumpe y las cuerdas vocales falsas y verdaderas cierran la laringe mientras la epiglotis cubre el orificio laríngeo. Al mismo tiempo los músculos constrictores superior y medio, que forman una vaina muscular continua, se activan secuencialmente mientras que el constrictor inferior permanece inhibido durante la mayor parte de la actividad muscular faríngea (fig. 2-1).

Deglución faríngea

La deglución faríngea se divide en seis fases:

1. Cuando el bolo alimenticio se encuentra en la cavidad bucal, el paladar blando se opone a la porción posterior de la lengua, cerrando la bucofaringe.

2. Se produce elevación del paladar blando y del hueso hioides mientras se eleva toda la faringe con un movimiento semejante al de un pistón.

3. La compresión activa de la lengua sobre el bolo alimenticio lo empuja contra el paladar duro y a lo largo del mismo hacia la entrada de la bucofaringe. El paladar blando se eleva hacia atrás y se opone a la pared de los constrictores, cerrando la nasofaringe. Cuando el bolo alimenticio atraviesa los límites de la bucofaringe se produce la deglución involuntaria y comienza la onda peristáltica descendente.

4. El hueso hioides alcanza su elevación máxima y la laringe se eleva aproximándose al hioides. En este mo-

mento se cierra el vestíbulo laríngeo y la epiglotis se inclina hacia abajo mientras el peristaltismo faríngeo desciende hacia la hipofaringe.

5. Con la contracción faríngea, la aproximación de la pared faríngea, el paladar blando y la parte posterior de la lengua crea una cámara cerrada en la cual el bolo alimenticio es empujado hacia la hipofaringe a través del esfínter cricofaríngeo, que se encuentra abierto.

6. La vía aérea faríngea se abre nuevamente y el paladar blando, la lengua, la laringe y el hueso hioides regresan a sus posiciones de reposo. La epiglotis se coloca nuevamente en posición vertical y la vía aérea laríngea se abre nuevamente mientras la unión faringoesofágica se cierra y recupera su presión de reposo elevada.[16]

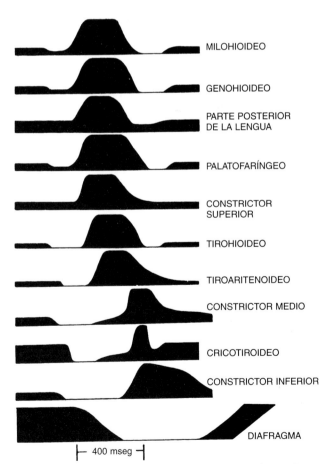

Fig. 2-1. Activación segmentaria de los músculos que forman los constrictores faríngeos superior, medio e inferior. (De Doty, RW y Bosma JE: Electromyographic activity of pharyngeal muscles during swallowing. J. Neurophysiol., *19*:44, 1956, con permiso.)

MILOHIOIDEO

GENOHIOIDEO

PARTE POSTERIOR DE LA LENGUA

PALATOFARÍNGEO

CONSTRICTOR SUPERIOR

TIROHIOIDEO

TIROARITENOIDEO

CONSTRICTOR MEDIO

CRICOTIROIDEO

CONSTRICTOR INFERIOR

DIAFRAGMA

⊢ 400 mseg ⊣

Sokol y asociados estudiaron la actividad cinerradiográfica y manométrica de la faringe y la hipofaringe en personas asintomáticas empleando técnicas de perfusión continua.[44] En reposo las presiones en la cavidad faríngea son iguales a la presión atmosférica. En la hipofaringe, cuando la pared faríngea está colapsada y no hay una columna de aire, las presiones de reposo aumentan progresivamente hasta alcanzar una presión máxima a la altura del músculo cricofaríngeo. Al tragar, los registros de presión muestran una onda de presión máxima doble inicial que corresponde a la elevación de la laringofaringe y al empuje simultáneo de la lengua (ondas E e I). A estas dos ondas iniciales sigue la contracción faríngea máxima; es una secuencia peristáltica que radiológicamente comienza como una onda compresiva con cierre de los músculos velofaríngeos y que vacía el contenido faríngeo hacia la hipofaringe. En esta última se identifica la misma onda máxima pequeña y doble al tragar, atribuida al movimiento ascendente de la laringe, el empuje de la lengua y la progresión del aire atrapado o del bolo alimenticio.

No es posible obtener un registro preciso de los acontecimientos motores faríngeos empleando un sistema lleno de agua o perfundido con agua. Por este motivo, Dodds y asociados estudiaron la función motora faríngea en el ser humano en 12 registros empleando un sistema de sonda de presión intraluminal.[14] Estos autores observaron que la presión era más elevada en la hipofaringe, con amplitudes de presión durante la contracción de 200 mmHg en promedio. En una persona las contracciones máximas ocasionaron una presión de 600 mmHg. Las presiones durante la contracción alcanzaron en promedio 100 mmHg en la bucofaringe y 150 mmHg en la nasofaringe. La duración de la onda disminuyó progresivamente desde la nasofaringe hacia la hipofaringe desde 1 segundo hasta 0,3 segundos y la velocidad de la onda peristáltica varió entre 9 y 25 cm/seg (fig. 2-2). Las observaciones de Kahrilas y asociados[30,31] y de Castell y colegas[5] confirman las dificultades que existen para obtener información precisa acerca de la función faríngea.

Esfínter esofágico superior

Sokol y cols. comunicaron que entre el extremo de la columna de aire de la faringe y la presión intratorácica negativa existe una zona de alta presión de 2,5 a 4,5 cm de longitud.[44] Dentro de esta zona existe una zona de alta presión más corta de 1 cm de longitud con una presión máxima que corresponde a la ubicación del músculo cricofaríngeo (fig. 2-3). El cricofaríngeo es un músculo dispuesto en cabestrillo, unido por detrás a ambas láminas del cartílago cricoides. Ejerce su presión máxima en dirección anteroposterior, cerrando la unión faringoesofágica y formando la

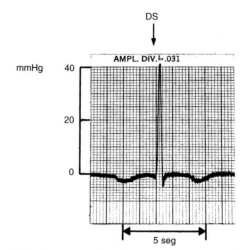

Fig. 2-2. Contracción faríngea. Contracción única potente con una duración de 0,4 seg. Esta onda progresa a una velocidad de 9 a 25 cm/seg. (DS, deglución seca.)

hendidura semilunar observada en la esofagoscopia rígida que representa el límite superior del esófago.

Winans estudió la zona de alta presión faringoesofágica en 18 personas[48] empleando un catéter de registro especial con ocho luces, con orificios de registro distribuidos alrededor de la circunferencia del catéter. Este autor observó diferencias significativas de presión relacionadas con la posición del puerto de registro y este hecho condujo al concepto de asimetría del esfínter. En el esfínter esofágico superior las presiones más elevadas (100 mmHg en promedio) se registraron a través de los orificios anterior y posterior. Asoh y Goyal demostraron que el esfínter esofágico superior es una zona de alta presión generada principalmente por los músculos cricofaríngeo y constrictor inferior de la faringe.[2] Observaron asimismo que su asimetría no es solamente radial sino también axial (fig. 2-4).

Mecanismos de control

Se piensa que la zona de alta presión del esfínter esofágico superior se debe a la contracción muscular activa continua y a la elasticidad de las estructuras circundantes. En reposo, el cricofaríngeo es un músculo estriado que recibe sus nervios motores a partir de los núcleos vagales a través de los vagos, sin interrupción sináptica. Las terminaciones nerviosas se ponen en contacto directo con las placas motoras terminales y una descarga vagal continua mantiene el tono del esfínter en reposo.[2,8]

Durante la deglución, la desaparición de los potenciales de acción en las fibras musculares ocasiona una secuencia de relajaciones en los grupos musculares faringoesofágicos. El desplazamiento hacia adelante y arriba de la laringe también interviene en el mecanismo de apertura del esfínter.

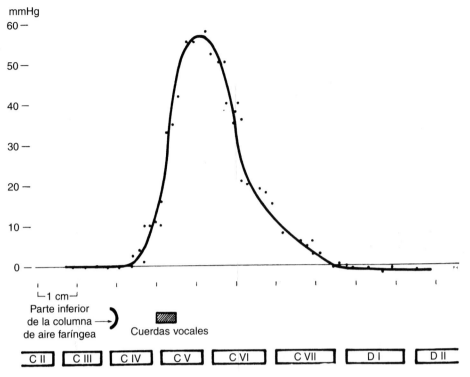

Fig. 2-3. Relación de la zona de alta presión faringoesofágica con la columna vertebral. (De Sokol EM, Hellmann P, Wolf BS y cols.: Simultaneous cineradiographic and manometric study of the pharynx, hypopharynx and cervical esophagus. Gastroenterology, *51*:960, 1966, con permiso.)

Aunque existe consenso general en cuanto a que el cricofaríngeo es el componente principal del esfínter esofágico superior (EES), la zona de presión más ancha observada por Sokol,[44] Winans[48] y Welch[47] debe explicarse por otros factores: las fuerzas elásticas pasivas pueden mantener el EES cerrado. Si se elimina la inervación del esfínter, las presiones de cierre residuales se conservan.[2] El músculo circular de la unión faringoesofágica también puede desempeñar un papel.[51]

Curva de presión

Durante la deglución la zona de alta presión del EES disminuye hasta alcanzar la presión atmosférica de reposo y permanece abierta para permitir el transporte del bolo alimenticio a través del esfínter. Esta relajación se debe a la interrupción de la estimulación nerviosa vagal y al desplazamiento vertical ascendente de la laringe, que tracciona el EES hacia arriba unos 2 cm. La relajación completa del esfínter se observa durante 0,5 a 1,2 segundos y, tras la contracción hipofaríngea, el esfínter se cierra con una contracción que crea una presión que a menudo es dos veces más elevada que la presión de reposo del esfínter (figs. 2-5 y 2-6).

En la evaluación del EES existen problemas de registro. Un registro obtenido mediante un catéter con orificio de un solo lado debe considerar la asimetría del esfínter. El catéter de registro con ocho luces dispuestas circunferencialmente no sigue el movimiento ascendente del esfínter que se produce al tragar. Las técnicas de tracción rápida registran un tono basal anteroposterior más elevado.[20,47] Dent[11] propuso un dispositivo de registro manométrico[15] y Kahrilas[28] adaptó el mismo al EES; es un dispositivo con

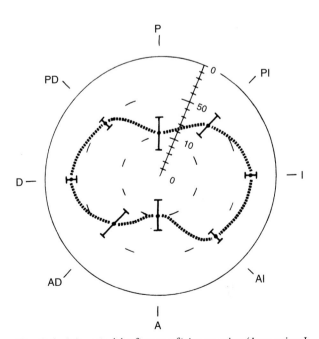

Fig. 2-4. Asimetría del esfínter esofágico superior. (A, anterior; I, izquierda; AI, anterior izquierda; PI, posterior izquierda; P, posterior; D, derecha; AD, anterior derecha; PD, posterior derecha.) (De Winans CS: The pharyngoesophageal closure mechanism: A manometric study. Gastroenterology, *63*:768, 1972, con permiso.)

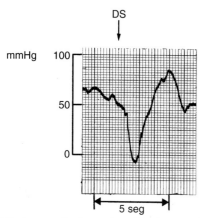

Fig. 2-5. La zona de alta presión del esfínter esofágico superior se debe a la contracción activa continua del músculo cricofaríngeo. (DS, deglución seca.)

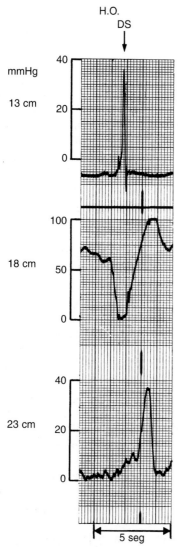

Fig. 2-6. Faringe, esfínter esofágico superior y esófago cervical en acción. Durante la contracción única rápida de la faringe (13 cm) la zona de alta presión del esfínter esofágico superior (18 cm) disminuye hasta alcanzar la presión atmosférica. El paso de la contracción hacia la hipofaringe cierra el esfínter y la onda continúa hacia el esófago cervical (23 cm). (DS, deglución seca.)

forma de manguito y se considera que registra la presión del EES a pesar de los movimientos del esfínter durante la deglución. Sin embargo, la evaluación de la relajación y la coordinación con la contracción faríngea continúan siendo difíciles. Castell y colaboradores propusieron ubicar el sensor de registro por encima de la zona de alta presión del esfínter, permitiendo así estudiar el esfínter abierto en su excursión ascendente.[5,6]

Kahrilas y colegas usaron este sensor de manguito para controlar las presiones anteriores y posteriores en el EES durante períodos prolongados.[29] En comparación con los registros manométricos convencionales, el método del manguito demostró presiones más bajas en el EES y menor variabilidad entre distintas personas, lo que indica que el método del manguito ocasiona una menor estimulación del esfínter durante el registro. El registro de la función del EES mediante este método también mostró menor susceptibilidad al movimiento axial. Durante estos registros prolongados las presiones basales de reposo del EES variaron entre 16 y 118 mmHg, con un promedio general de 42 mm Hg. Las presiones medidas antes de una comida (45 mmHg) no fueron diferentes de las medidas después de una comida (43 mmHg). A partir de estos valores, las presiones de reposo del EES disminuyeron a 20 mmHg durante la fase I del sueño y decrecieron adicionalmente hasta 8 mmHg durante el sueño profundo. El despertar se asoció con un aumento súbito de la presión de reposo del EES. En forma análoga, el sueño disminuye el ritmo deglutorio desde un promedio de 1,6/min durante la vigilia hasta 0,24/min durante la fase I del sueño y 0,06/min durante el sueño profundo. El empleo de un sensor de presión circunferencial permite obtener registros con la persona sentada. Este dispositivo suministra mediciones directas de la presión circunferencial ejercida por el esfínter.[5]

Kahrilas y asociados estudiaron el mecanismo del eructo y comprobaron que el EES respondía a la distensión del cuerpo del esófago de dos formas distintas: cuando el esófago era distendido con bolos de aire se producía una relajación súbita y cuando se usaban bolos líquidos para distender el esófago se comprobaba un aumento de la presión.[27]

Gerhardt y cols. mostraron que el EES responde al estímulo del volumen intraesofágico.[20] También comprobaron que responde a un estímulo ácido intraluminal con una intensidad superior a la explicable solamente por su efecto de volumen. Los cambios de la osmolalidad de los líquidos infundidos durante una infusión breve no alteran la presión del EES. La respuesta de presión del EES ante la infusión ácida intraesofágica es dependiente de la dosis: el aumento del ritmo de infusión ácida dentro del esófago ocasionó aumentos crecientes de la presión de reposo del EES.

CUERPO DEL ESÓFAGO

Inervación y mecanismos de control

La función del cuerpo del esófago depende de la actividad de las capas musculares longitudinal y circular. Estas dos capas musculares presentan una disposición estriada en el esófago proximal y una organización muscular lisa en los dos tercios distales del órgano. La porción estriada del esófago recibe inervación directa de los núcleos nerviosos vagales, que terminan en unidades motoras de células musculares estriadas. El músculo liso del cuerpo del esófago está inervado por nervios simpáticos y parasimpáticos que se ramifican formando los plexos intramurales mientérico y submucoso. Los nervios motores para la porción esofágica con músculo liso son diferentes de los que se dirigen al músculo estriado, pero la coordinación de los movimientos de todo el esófago está controlada a nivel central.[8] La activación del músculo estriado se lleva a cabo mediante nervios colinérgicos excitadores de origen central. El curare y la succinilcolina impiden esta activación.[9] La porción del esófago que contiene músculo liso presenta contracciones coordinadas con las de la porción estriada. Los nervios colinérgicos excitadores que actúan a través de receptores muscarínicos son los únicos nervios motores presentes en la capa muscular longitudinal. En la capa circular existe una única excitación nerviosa, pero el músculo presenta diferentes respuestas a los estímulos: tras el final del período de estimulación nerviosa sigue una contracción muscular breve. La respuesta del músculo circular está organizada de tal modo que la estimulación directa del músculo ocasionada por la dilatación es seguida, por encima de la zona distendida, por una respuesta "de activación", un aumento brusco de los potenciales de acción en las células musculares. Inmediatamente tras la finalización de esta estimulación aparece una respuesta "de apagado", que consiste en un aumento brusco de los potenciales de acción en las células musculares que se encuentran por debajo de la zona estimulada y que tiene lugar a lo largo de un segmento largo del esófago, con propagación caudal.[7] La respuesta "de activación" probablemente es una respuesta directa del músculo al estiramiento, mientras que la respuesta "de apagado" es una excitación neural no colinérgica. Sugarbaker y asociados demostraron que durante la deglución y la estimulación vagal inicialmente se contrae el músculo longitudinal durante un período prolongado mientras que el músculo circular se inhibe, mostrando hiperpolarización antes de su propia contracción.[45] Los mecanismos integradores de ambas capas musculares que constituyen la base de las contracciones esofágicas normales no están aclarados (fig. 2-7).

Respuestas de presión

En el cuerpo esofágico se observan tres tipos de ondas de presión. El peristaltismo primario es una onda propulsora bien organizada desencadenada por la deglución voluntaria. El peristaltismo secundario consiste en ondas peristálticas no controladas por la deglución: por lo general aparecen tras la dilatación esofágica ocasionada por un bolo alimenticio retenido o por la distensión activa del esófago. Las contracciones terciarias no son propulsoras y se observan tras la deglución voluntaria, o espontáneamente entre las degluciones (fig. 2-8).

El peristaltismo primario es desencadenado por la deglución y a partir de ese momento no se encuentra bajo control voluntario. Cuando la sustancia tragada es seca la respuesta observada es diferente a la que tiene lugar cuando se administra una sustancia líquida (deglución húmeda). Solamente se observa una respuesta de contracción completa en alrededor de dos tercios de las degluciones "secas" voluntarias.[13] Los bolos de agua de 2 a 10 mL deben producir secuencias peristálticas completas en más del 96% de todas las degluciones.[17]

Con el cierre del esfínter esofágico proximal la contracción esofágica se propaga hacia abajo por el cuerpo del esófago a una velocidad de 2 a 5 cm/seg.[17,26,35,40] Esta velocidad es más lenta en la mitad proximal y se acelera significativamente en la mitad distal antes de enlentecerse a medida que se aproxima a la zona ubicada inmediatamente por encima del esfínter esofágico inferior (EEI). La contracción dura 2 a 6 segundos y recorre todo el esófago en 8 a 10 segundos (fig. 2-9).

Los valores de presión obtenidos en el cuerpo esofágico después de la deglución pueden depender del método de registro, el ritmo deglutorio y el lugar de contracción en el cuerpo del esófago (cuadro 2-1).[24,37,43] En el esófago proximal, inmediatamente por debajo del esfínter proximal, la amplitud de presión alcanza un valor promedio de 53 mmHg. Las presiones durante la contracción máxima alcanzan los valores más elevados en el tercio inferior del esófago, con presiones que llegan a 69 mmHg[26] (fig. 2-10). Estos autores confirmaron también la presencia de una zona de baja presión en la unión de los tercios proximal y medio, a unos 15 a 20 cm del EEI. La amplitud de las contracciones en ese sitio era significativamente más baja que la observada en el resto del esófago (véase fig. 2-2). Esta zona de baja presión puede explicarse mejor por la variación en la respuesta muscular en la zona de transición entre el músculo estriado y el músculo liso. Hollis y Castell observaron que en las personas de más de 80 años se producía una disminución marcada de la amplitud de las contracciones esofágicas sin aumento de la motilidad espontánea anormal.[25] Esta disminución probablemente se debe a un debilitamiento del músculo liso esofágico sin alteración de la

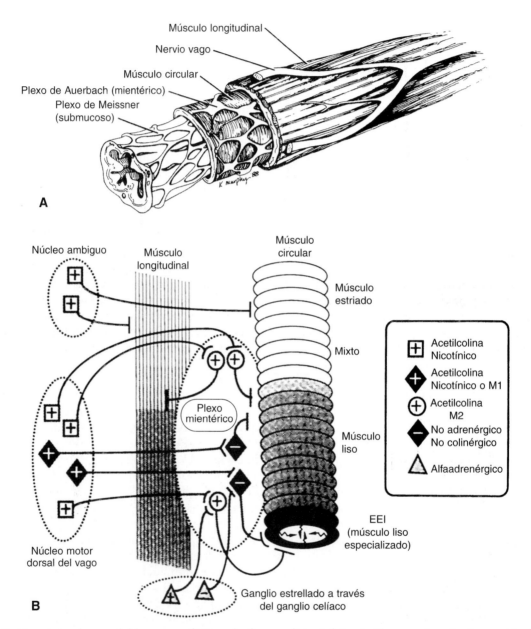

Fig. 2-7. Mecanismos de control del cuerpo esofágico y el esfínter esofágico inferior. **A.** Plexos nerviosos intrínsecos del esófago. **B.** Inervación intrínseca y extrínseca del esófago. (EEI, esfínter esofágico inferior.) (De Castell DO: The esophagus. Boston, Little, Brown, 1992, con permiso.)

Fig. 2-8. Contracciones esofágicas. La onda primaria es una contracción normal en respuesta a la deglución voluntaria. Las ondas secundarias son contracciones peristálticas normales que se producen en respuesta a la distensión o la irritación. Las ondas terciarias son contracciones no propulsoras; se producen espontáneamente o en respuesta a la deglución. (DH, deglución húmeda.)

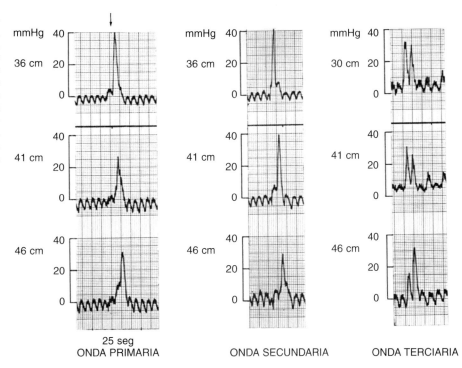

ONDA PRIMARIA   ONDA SECUNDARIA   ONDA TERCIARIA

inervación. En una población amplia de voluntarios sanos, las contracciones más prolongadas con dos intensidades máximas se consideraron una variante de la normalidad y se limitaron al segmento de músculo liso del esófago distal. En las personas sanas no se observan ondas con tres intensidades máximas.[39]

El peristaltismo secundario consiste en ondas propulsoras que se propagan a lo largo del esófago en respuesta a la distensión o la irritación. Antes de estas contracciones no se registra deglución. Cuando se inyecta un bolo ácido dentro del esófago, un aumento transitorio de presión de 20 a 60 mm Hg por lo gene-

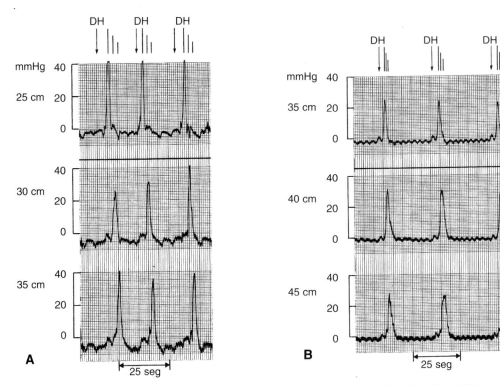

Fig. 2-9. A. Peristaltismo normal en respuesta a la deglución en los 10 cm proximales del esófago. (DH, deglución húmeda.) **B.** La misma onda primaria en los 10 cm distales del esófago muestra una contracción más intensa y ligeramente más prolongada.

Cuadro 2-1. *Presiones esofágicas generadas con la deglución*

Investigadores	Método de registro	Presiones en el cuerpo del esófago (mmHg)		
		Proximal	*Medio*	*Distal*
Nagler-Spiro (1961)	Llenado con agua, sin perfusión	–	20-90	–
Vantrappen-Hellemans (1967)	Llenado con agua, sin perfusión	28	35	37
Pope (1970)	Perfusión con agua	20-50	30-90	35-100
Duranceau (1983)	Perfusión con agua	48-59	–	55-74
Siet y cols. (1974)	Microtransductor	51	–	74
Hollis-Castell (1972)	Microtransductor	–	–	58-219
Humphries-Castell (1977)	Microtransductor	35	53	69

ral es seguido 5 a 15 segundos después por una secuencia peristáltica secundaria, que reduce el volumen ácido intraesofágico al mínimo[23] (fig. 2-11). Cuando el ácido queda reducido a una cantidad residual pequeña se produce neutralización del mismo debido a la deglución activa con saliva, lo que regresa el pH intraesofágico a la normalidad. El peristaltismo secundario es modulado por un mecanismo neuromuscular periférico y local. La distensión rápida del esófago también ocasiona peristaltismo secundario con una contracción que comienza por encima de la zona distendida y progresa con la misma fuerza y velocidad que las contracciones primarias.

Las contracciones terciarias se producen tras la deglución voluntaria o bien espontáneamente entre degluciones (figs. 2-12 y 2-13). El 3 al 4% de todas las degluciones van seguidas de contracciones no propulsoras. La actividad terciaria espontánea tiene lugar con una frecuencia de 40 a 50 contracciones totales por hora (0,84/min). La presión máxima generada por estas contracciones espontáneas es de 10 a 13 mmHg, y parece haber una influencia psicológica importante sobre este tipo de actividad.[17] Robin también sugirió una relación entre contracciones anormales y el estado emocional del paciente durante el registro.

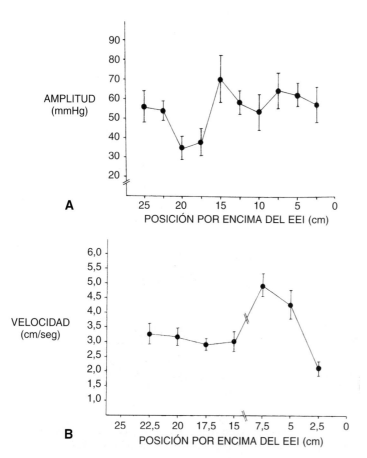

Fig. 2-10. A. Curva de presión del peristaltismo esofágico a lo largo del órgano en personas sanas, medida en forma directa mediante transductores intraesofágicos. (EEI, esfínter esofágico inferior.) **B.** Velocidad de la onda esofágica en el cuerpo del esófago humano. (De Humphries TJ y Castell DO: Pressure profile of esophageal peristalsis in normal humans as measured by direct intraesophageal transducers. Digest. Dis., *22*:641, 1977, con permiso.)

Fig. 2-11. El peristaltismo primario aparece después de las degluciones voluntarias (degluciones húmedas [DH] 1-3). Cuando se perfunde el esófago con ácido aparece la actividad terciaria espontánea (E) con una contracción repetitiva más prolongada que finaliza con una contracción secundaria. Una deglución voluntaria durante la perfusión ácida va seguida por una onda terciaria (DH 5).

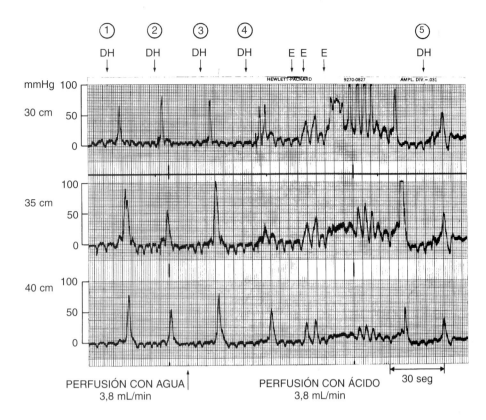

Fig. 2-12. A y B. Las contracciones terciarias aparecen en respuesta a la deglución. Estas contracciones son anormales. (DH, deglución húmeda.)

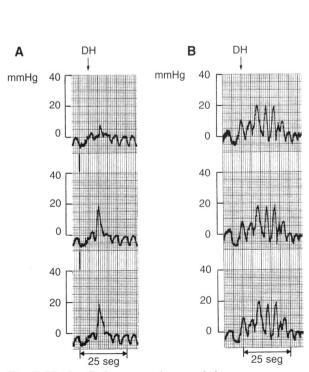
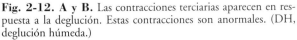

Fig. 2-13. Actividad terciaria espontánea. Estas contracciones pueden representar una actividad anormal. También pueden ser influidas en gran medida por factores psicológicos.

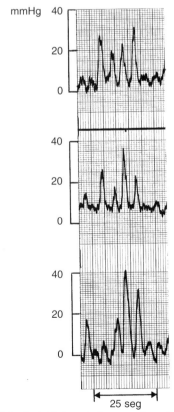

ESFÍNTER ESOFÁGICO INFERIOR

Desde comienzos de siglo se sabe que la unión esofagogástrica normalmente está cerrada en reposo y se relaja con la deglución, el eructo y el vómito. En los años 50 se identificó claramente un esfínter fisiológico que conserva un tono basal superior a la presión intragástrica, se relaja con la deglución y se contrae cuando la onda peristáltica pasa por ese lugar.[4,19,42] Los avances en los registros manométricos de las presiones esofágicas permitieron obtener una mayor precisión y comprensión del comportamiento del EEI.[36,50] El empleo de un catéter de manguito permite un registro prolongado de los cambios de presión que tienen lugar en la región del EEI.[11]

Mecanismos de control

Los mecanismos de control que intervienen en la conservación del tono basal del esfínter aún no están aclarados. Puede demostrarse contracción tónica del EEI en pequeñas tiras de músculo cortadas de la región del esfínter, mientras que tiras similares cortadas un poco por encima y por debajo de esta región no muestran este tono.[9] Esta contracción tónica se origina en la capa muscular circular presente en este nivel, posiblemente debido a propiedades intrínsecas especiales del músculo asociadas a un control neurohormonal. El músculo de la unión se contrae con la excitación de receptores colinérgicos pero es inhibido por receptores betaadrenérgicos. La relajación del músculo del esfínter también está confinada a esta región especializada cuando se la estimula deliberadamente. En las regiones adyacentes, la misma estimulación causa contracción. Es posible que la relajación sea activada por el centro de la deglución de los núcleos vagales y que mecanorreceptores locales actúen modulándola.

Curva de presión

La curva de presión del EEI muestra una asimetría radial considerable. Las presiones más elevadas se registran en una orientación posterior e izquierda[49] (fig. 2-14*B*). Con la deglución el esfínter se relaja para permitir el paso del contenido luminal que es impulsado hacia el estómago por la actividad peristáltica (fig. 2-14*A*). Esta relajación se ve en más del 98% de las degluciones y el EEI permanece abierto durante 6 a 9 segundos.[17] La relajación del EEI también está presente cuando se produce distensión del cuerpo esofágico o cuando se distiende el fondo gástrico. Dent observó una relajación transitoria del EEI de 5 a 30 segundos

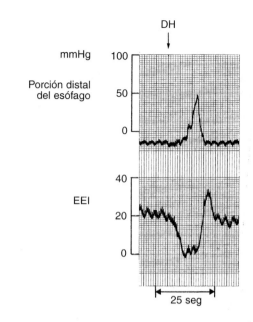

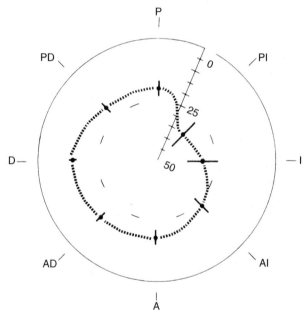

Fig. 2-14. A. Esfínter esofágico inferior (EEI) normal durante la deglución. (DH, deglución húmeda.) La presión de reposo disminuye hasta alcanzar la presión intragástrica. El período de relajación se encuentra coordinado con la contracción de la porción distal del esófago. El paso de la onda peristáltica a través de la zona del esfínter cierra la unión esofagogástrica una vez que el bolo alimenticio se encuentra en el estómago. El esfínter recupera entonces su presión normal de reposo. **B.** Configuración radial del esfínter esofágico inferior (A, anterior; I, izquierda; AI, anterior izquierda; PI, posterior izquierda; P, posterior; D, derecha; AD, anterior derecha; PD, posterior derecha.) (De Winans CS: Manometric asymmetry of the lower esophageal high pressure zone. Digest. Dis., *22*:348, 1977, con permiso.)

de duración.[11,12] Esta relajación puede ser un factor importante en la producción del reflujo fisiológico y patológico.[15] La distensión gástrica que ocasiona una inhibición del tono del EEI independiente de los sistemas adrenérgico y colinérgico es un mecanismo posible para explicar estas relajaciones transitorias.

El tono basal registrado en el EEI es variable y depende de la orientación del catéter dentro del esfínter, el movimiento esofágico con la respiración y la deglución, el método de registro, el tiempo transcurrido desde la última comida y el equipo de registro empleado.[34] El EEI también es afectado por muchas sustancias neurohumorales y farmacológicas (cuadro 2-2). La presión normal de reposo del EEI varía entre 13 y 26 mmHg.[22] Richter refirió presiones medias de 29 mmHg empleando un método de registro de tracción rápida.[38] En el mismo grupo de voluntarios sanos el EEI mostró una presión de reposo media de 24 mmHg cuando se estudió con una técnica de tracción estándar. El gradiente de presión entre la presión intratorácica negativa y la presión intragástrica positiva representa los valores de presión que se oponen al reflujo del contenido gástrico hacia el esófago. Esta barrera de presión proporcionada por el esfínter guarda una correlación lineal con la tendencia al reflujo.[1] Haddad también observó una correlación significativa entre la presión del EEI y el reflujo.[21] Otros informes, no obstante, no avalan tal correlación.[3,33] Además, se ha propuesto la existencia de un reflejo protector frente al reflujo tras observar que un aumento de la presión intraabdominal ocasionó un aumento de la presión del EEI en forma independiente de la posición del esfínter.[10,32]

Tras la relajación, el esfínter inferior se contrae con el paso de la onda peristáltica. Esta contracción es prolongada y de baja amplitud cuando sucede por encima del punto de inversión de la presión. Por debajo de este punto, la relajación simplemente va seguida por la recuperación del tono de reposo.

Referencias

1. Ahtaridis, G., Snape, WJ., and Cohen, S.: Lower esophageal sphincter pressure as an index of gastroesophageal acid reflux. Dig. Dis. Sci., 26.993, 1981.
2. Asoh, R., and Goyal, R.K.: Manometry and electromyography of the upper esophageal sphincter in the uposum. Gastroenterology, 74:514, 1978.
3. Bennett, J.R., and Stancun, C.: Correlation between a physiological test of gastroesophageal reflux and sphincter squeee. Rendicond. Gastroenterol., 5:132, 1973.
4. Botin, J.W., Olsen, A.M., Muersch, HJ., et al.: A study of esophageal pressure in normal persons and patients with cardiospasm. Gastroenterology, 23:278, 1953.
5. Castell, J.A., Dalton, C.B., and Castell, D.O.: Pharyngeal and upper esophageal sphincter manometry in humans. Am. J. Physiol., 21.G173, 1990.
6. Castell, J.A., and Dalton, C.B.: Esophageal manometry. In Castell, D.O. (ed.): The Esophagus. Boston, Little, Brown, 1992, p. 143.
7. Christensen, J.: Patterns and origin of some esophageal responses to stretch and electrical stimulation. Gastroenterology, 59.909, 1970.
8. Christensen, J.: The controls of oesophageal movement. Clin. Gastroenterol., 5:15, 1976.
9. Christensen, J.: The innervation and motility of the oesophagus. Front. Gastrointest. Res., 3:18, 1978.
10. Cohen, S., and Harris, L.D.: Lower esophageal pressure as an index of lower esophageal sphincter strength. Gastroenterology, 58:157, 1970.
11. Dent, J.A.: A new technique for continuous sphincter pressure measurement. Gastroenterology, 71:2637, 1976.
12. Dent, J., Dodds, WJ., Friedman, R., et al.: Mechanisms of gastroesophageal reflux in recumbent asymptomatic human subjects. J. Clin. Invest., 65:256, 1980.
13. Dodds, WJ., Hogan, W.EI, Reid, D.P., et al.: A comparison between primary esophageal peristalsis following wet swallows. J. Appl. Physiol., 35:851, 1973.
14. Dodds, WJ., Hogan, WJ., Lyndon, S.B., et al.: Quantification of pharyngeal motor function in normal human subjects. J. Appl. Physiol., 39.692, 1975.
15. Dodds, WJ., Dent, J., Hogan, WJ., et al.: Mechanism of gastroesophageal reflux in patients with reflux esophagitis. N. Engl. J. Med. 307:154, 1982.
16. Donner, M.W., Bosma, J.E, and Robertson, D.L.: Anatomy and physiology of the pharynx. Gastrointest. Radiol., 10:196, 1985.
17. Duranceau, A.C., Devroede, G., Lafontaine, E., et al.: Esophageal motility in asymptomatic volunteers. Surg. Clin. North Am. 63:777, 1983.
18. Ergun, G.A., Kahrilas, PJ., and Logemann, J.A.: Interpretation of pharyngeal manometric recordings: Limitations and variability. Dis. Esophagus, 6:11, 1993.

Cuadro 2-2. *Factores que afectan la presión del esfínter esofágico inferior*

Factores que disminuyen la presión del EEI	Factores que aumentan la presión del EEI
Sustancias ingeridas	
Alcohol	Antiácidos
Alimentos grasos	Comidas proteicas
Chocolate	
Menta	
Café, té	
Fármacos	
Anticolinérgicos	Fármacos colinérgicos (por ej., betanecol)
Diazepam	
Morfina	Domperidona
Bloqueantes adrenérgicos	Guayacol
Bloqueantes de los canales de calcio	
Hormonas	
Progesterona	Gastrina
Secretina	
Colecistocinina	
Glucagón	
Varios	
Aumento del pH	Aumento de la presión intragástrica
Distensión gaseosa del fondo gástrico	
Tabaquismo	

19. Fyke, F.E., Code, C.F., and Schlegel, F.J.: The gastroesophageal sphincter in healthy human beings. Gastroenterologia, 86:135, 1956.

20. Gerhardt, D.C.: Human upper esophageal sphincter: Response to volume, usmotic and acid stimuli. Gastroenterology, 75:268, 1978.

21. Haddad, J.R.: Relaxation in gastroesophageal reflux to yield sphincter pressures. Gastroenterology, 58:175, 1970.

22. Hellemans, J., and Vantrappen, G.: Manometric measurements of the resting pressure in the lower esophageal sphincter In Hellemans, J., and Vantrappen, G. (eds.): Diseases of the Esophagus. New York, Springer-Verlag, 1974, p. 48.

23. Helm, F.H., Dodds, W.J., Pelc, L.R., et ai.: Effect of esophageal emptying and saliva on clearance of acid from the esophagus. N. Engl. J. Med., 310:284, 1984.

24. Hollis, J.B., and Castell, D.O.: Amplitude of esophageal peristalsis as determined by rapid infusion. Gastroenterology, 63:417, 1972.

25. Hollis, J.B., and Castell, D.O.: Esophageal function in elderly men: A new look at "presbyesophagus". Ann. Intern. Med., 80:371, 1974.

26. Humphries, IJ., and Castell, D.O.: Pressure profile of esophageal peristalsis in normal humans as measured by direct intraoesophageal transducers. Dig. Dis., 22.641, 1977.

27. Kahrilas, PJ., Dodds, WJ., Dent, J., et al.: Upper esophageal sphincter function during belching. Gastroenterology, 91:133, 1986.

28. Kahrilas, PJ., Dent, J., Dodds, WJ., et al.: A method for continuous monitoring of upper esophageal sphincter pressure. Dig. Dis. Sci. 32:121, 1987.

29. Kahrilas, PJ., Dodds, WJ., Dent, J., et al.: Effect of sleep, spontaneous gastroesophageal reflux, and a meal on upper esophageal sphincter pressure in normal human volunteers. Gastroenterology, 92:466, 1987.

30. Kahrilas, PJ., Dodds, WJ., and Dent, J., et al.: Upper esophageal sphincter function during deglutition. Gastroenterology, 95:52, 1988.

31. Kahrilas, PJ., Logemann, J.A., Lin, S., and Ergun, G.A.: Pharyngeal clearance swallow: A combined manometric and video fluoroscopic study. Gastroenterology, 103:128, 1992.

32. Lind, J.E, Warrian, WG., and Wankling, WJ.: Responses of the gastroesophageal junctional zone to increases in abdominal pressure. Can. J. Surg., 9:32, 1966.

33. MacLaurin, C.: The intrinsic sphincter in the prevention of gastroesophageal reflux. Lancet, 2:801, 1963.

34. Meyer, G.W., and Castell, D.O.: In support of the clinical usefulness of lower esophageal sphincter pressure determination. Dig. Dis. Sci., 26:1028, 1981.

35. Nagier, R., and Spiro, H.M.: Serial esophageal motility studies in asymptomatic young subjects. Gastroenterology, 41:371, 1961.

36. Pope, C.E.: A dynamic test of sphincter strength: Its application to the lower esophageal sphincter Gastroenterology, 52:779, 1967.

37. Pope, C.E.: Effect of infusion on force of closure measurements in the human esophagus. Gastroenterology, 58:616, 1970.

38. Richter, J.E.: Normal values for esophageal manometry. Chap. 6. In Castell, D.U., Richter, J.E., and Bohg Daiton, U. (eds.): Esophageal Motility Testing. New York, Elsevier Science Publishing, 1987, pp. 79-90.

39. Richter, J.E., Chi-Li Wu, W., and Castell, D.O.: Double-peaked contraction waves in a variant of normal. Gastroenterology, 89:479, 1985.

40. Richter, J.E.. Chi-Li Wu, W., Johns, D.N., et al.: Esophageal manometry in 95 healthy adult volunteers. Dig. Dis. Sci., 32:583, 1987.

41. Robin, J., Nagier, R., Spiro, H., et al.: Measuring the effect of emotions on esophageal motility. Psychosom. Med., 24:170, 1962.

42. Sanchez, G.C., Draer, P, and Ingelfinger, PJ.: Motor mechanisms of the esophagus, particularly of its distal portion. Gastroenterology, 25:321, 1953.

43. Siet, JJ., Dodds, WJ., Hogan, WJ., et al.: Intraluminal esophageal manometry: An analysis of variables affecting recording fidelity of peristaltic pressure. Gastroenterology, 67:221, 1974.

44. Sokol, E.M., Hellmann, P., Wolf, B.S., et al.: Simultaneous cineradiographic and manometric study of the pharynx, hypopharynx and cervical esophagus. Gastroenterology, 51.60, 1966.

45. Sugarbaker, D.J., Ratian, S., and Goyal, R.K.: Mechanical and electrical activity of esophageal smooth muscle during peristalsis. Am. J, Physiol., 246:G145, 1984.

46. Vantrappen, G., and Hellemans, J.: Studies on the normal deglutition complex. Am. J. Dig. Dis., 12 255, 1967.

47. Welch, R.W., Lockmann, K., Ricks, PM., et al.: Manometry of the normal upper esophageal sphincter and its alterations in laryngectomy. J. Clin. Invest., 63.1036, 1979.

48. Winans, C.S.: The pharyngoesophageal closure mechanism: A manometric study. Gastroenterology, 63:768, 1972.

49. Winans, C.S.: Manometric asymmetry of the lower esophageal high pressure zone. Am. J. Dig. Dis., 22:348, 1977.

50. Winans, C.S., and Harris, L.D.: Quantification of lower esophageal sphincter competence. Gastroenterology, 52:773, 1967.

51. Zaino, C., Jacobson, H.G., Lepow, H., et ai.: The Pharyngo-Esophageal Sphincter. Springfield, IL, Charles C Thomas, 1970.

3

Anomalías congénitas del esófago

CARROLL M. HARMON Y ARNOLD G. CORAN

Las anomalías congénitas principales del esófago son la atresia esofágica (AE) y la fístula traqueoesofágica (FTE). Este capítulo se centra principalmente en estas dos anomalías e incluye una descripción breve de las otras anomalías congénitas que se encuentran con menor frecuencia en el esófago: hendidura laringotraqueoesofágica (HLTE), estenosis congénita del esófago (ECE), duplicación esofágica y obstrucción vascular congénita del esófago. También se proporciona una descripción breve del reemplazo esofágico en los niños.

ATRESIA ESOFÁGICA Y FÍSTULA TRAQUEOESOFÁGICA

Historia

La forma frecuente de AE, la AE con FTE distal, fue descrita inicialmente por Thomas Gibson en 1697.[1] Antes, en 1670, William Durston había realizado la primera descripción de AE congénita.[2] Durante los 250 años siguientes el tratamiento no quirúrgico presentó una mortalidad del 100%.

El enfoque quirúrgico de este trastorno requirió el desarrollo de la cirugía torácica como especialidad en la década de 1920. En 1929 Vogt[3] describió los distintos tipos de malformaciones esofágicas, que constituyeron los fundamentos para las posteriores clasificaciones clínicas de la anomalía. En 1936 Lanman[4] intentó por primera vez una reparación primaria de la AE con FTE y en 1940 comunicó la experiencia del Boston Children's Hospital con 30 lactantes tratados quirúrgicamente, todos los cuales murieron. Los primeros sobrevivientes con anomalías fueron pacientes internados en días sucesivos a fines de 1939, informados en forma independiente por William Ladd[5] de Boston y Logan Leven[6] de Minneapolis. Ambos pacientes se trataron en varios tiempos quirúrgicos, con gastrostomía inicial, ligadura o sección secundaria de la fístula con esofagostomía cervical y creación de un conducto cutáneo pretorácico desde la esofagostomía hasta la gastrostomía.

La Universidad de Michigan comunicó su primer paciente con AE en 1935 y éste fue tratado sin éxito con gastrostomía sola. En 1939 Cameron Haight intentó por primera vez una reparación primaria.[7] Tras cuatro intentos que fracasaron, sin lograr la supervivencia del paciente con una reparación primaria, surgió cierto entusiasmo cuando el siguiente paciente con este trastorno fue derivado al Hospital de la Universidad de Michigan a comienzos de 1941. El lactante era una niña de 12 días "excepcionalmente robusta" que pesaba 3,742 kg en el momento del alta hospitalaria. En esta paciente se llevó a cabo la primera reconstrucción primaria satisfactoria de AE con FTE usando un abordaje extrapleural izquierdo y anastomosis en un solo plano. Tras la intervención quirúrgica la paciente presentó una fuga en la anastomosis que se trató en forma no quirúrgica. Más tarde la paciente presentó una estenosis en la anastomosis que se resolvió con una sola dilatación.

En 1943 Haight modificó este procedimiento y propuso un abordaje extrapleural derecho porque consideró que desde ese lado se obtenía una mejor exposición del segmento distal. Entre 1939 y 1969 Haight trató más de 280 lactantes con AE y refirió una tasa de supervivencia del 52%.[8] Muchas de las enseñanzas iniciales de Haight continúan guiando el tratamiento actual del lactante con atresia congénita del esófago.

Embriología

La patogenia de la AE con FTE asociada no está clara, en gran medida debido a que los detalles de la embriología normal del esófago y la tráquea aún no están establecidos. Wilhelm His, el fundador del estudio de la embriología humana, fue el primero en describir el desarrollo del sistema respiratorio.[9] Este autor consideró que la división del intestino anterior era consecuencia de la fusión de crestas longitudinales laterales que sufrían invaginación, creando un tabique que dividía el intestino anterior en un tubo digestivo posterior y un sistema respiratorio anterior. La mayoría de las teorías modernas sobre la división del intestino anterior, así como las teorías patogénicas de las anomalías del esófago, se fundamentan en esta descripción.[10-14] Sin embargo, estudios más recientes indican que en el embrión humano no se produce este crecimiento hacia adentro de las crestas de la pared del in-

53

testino anterior; por tanto, se han propuesto diferentes teorías para describir la patogenia de las anomalías esofagotraqueales.

En estudios morfológicos de embrión de pollo realizados con microscopia electrónica, Kluth y col.[15] comprobaron que el esófago y la tráquea normalmente se forman y se separan a consecuencia de los pliegues craneano, ventral y dorsal que se producen en el intestino anterior. Los pliegues craneanos bilaterales descendentes representan la laringe primitiva. El pliegue ventral ascendente caudal, que parecía corresponder al tabique traqueoesofágico en los informes iniciales, separa la tráquea del esófago. El pliegue faringoesofágico dorsal separa la faringe primitiva del esófago. Se ha propuesto que la AE con fístula distal se debe a una invaginación ventral excesiva del pliegue faringoesofágico que crea un saco esofágico superior y evita que los pliegues craneanos desciendan y se unan con el pliegue ventral, conservando de este modo la unión entre el esófago y la tráquea. Kluth y cols. propusieron que la atresia aislada podría explicarse por trastornos del desarrollo de la circulación esofágica, tal como se observa en la atresia intestinal.

O´Rahilly y Muller[16] propusieron una hipótesis alternativa del desarrollo normal y anormal de las vías respiratorias y el esófago sobre la base del examen de más de 100 embriones humanos de la Colección Carnegie. El saco vitelino, a partir del cual se forma la mayor parte del tubo digestivo, se observa entre los días 9 y 13 posteriores a la ovulación y, hacia el día 20, la mayoría de los embriones poseen un intestino anterior.[16] Hacia el día 22 se forma un surco faríngeo longitudinal en la línea media en la cara ventral del intestino anterior y hacia el día 26 se forma el brote pulmonar a partir de este surco. Hacia el día 28 el brote pulmonar está claramente separado del tubo digestivo, rápidamente se torna bilateral y desciende en dirección caudal hacia el mesénquima ventral del intestino anterior. La parte de este mesénquima ubicada entre los tubos respiratorio y digestivo constituye el tabique traqueoesofágico, considerado necesario para la separación normal de los dos tubos.[16] Según O´Rahilly y Muller, no hay extensión cefálica de este punto de separación como postulan muchos autores sino que, en cambio, el límite más superior de este tabique permanece fijo a medida que la tráquea y su bifurcación descienden en dirección caudal y dorsal. Puesto que el punto de separación traqueoesofágico tiene una ubicación rostral a la altura de C2 aproximadamente y debido a que la mayoría de las FTE se encuentran en la bifurcación traqueal o cerca de la misma, esta teoría se opone a que la FTE se deba a la falta de división de un conducto común en los tubos respiratorio y digestivo. Por el contrario, debe considerarse que esta fístula se debe a una comunicación anormal revestida por epitelio que se forma entre los dos tubos originalmente separados. Este suceso tendría lugar más probablemente alrededor de los 33 días de gestación, cuando la región de la bifurcación traqueal alcanza su máxima proximidad con el esófago. Estas observaciones podrían explicar la aparición de FTE aislada sin AE pero no explican la AE, sea sola o combinada con FTE. O´Rahilly y Muller apoyan la teoría de Politzer,[17] quien sugiere que la AE aislada se produce porque el crecimiento importante de la capa mesenquimática del esófago supera la división celular de su revestimiento epitelial, lo que ocasiona estiramiento y posterior interrupción del epitelio.

Recientemente Diez-Pardo y col.[18] refirieron un modelo animal potencialmente importante para estudiar la AE con FTE y la asociación VACTERL (anomalías vertebrales, anorrectales, cardíacas, traqueoesofágicas, renales y de los miembros [en inglés, *limb*]) mediante el empleo del antibiótico glucosídico antraciclínico doxorrubicina como teratógeno en fetos de rata de 8 a 9 días de edad. Muchos investigadores usaron posteriormente este modelo para estudiar la patogenia de la AE y la FTE. Mediante técnicas de microdisección embrionaria, Crisera y cols.[19] señalaron que en este modelo animal, la FTE se forma como una rama media de una trifurcación traqueal con fistulización distal hacia el estómago, sugiriendo que el defecto primario se encuentra en el aparato respiratorio y no en el tubo digestivo.

Los genes que parecen ser responsables por la AE pueden pertenecer al grupo HOX D, involucrados en la formación de los miembros y el intestino anterior, y podrían estar relacionados con la asociación VACTERL.[20] Se requiere una mayor comprensión de las señales celulares, bioquímicas y genéticas responsables de las interacciones intercelulares y entre las células y la matriz celular, la migración y la organogénesis posterior para entender con mayor claridad la patogenia de las anomalías esofagotraqueales y sus anomalías asociadas.

Epidemiología

La incidencia informada de AE varía ampliamente, desde 1:2 440 en Finlandia[21] hasta 1:4500 en los Estados Unidos[22] y Australia.[23] Harris y cols.[24] resumieron los datos de tres bases de datos extensas de malformaciones congénitas, describieron la epidemiología de la atresia intestinal y comunicaron una tasa de AE significativamente más baja en la población no blanca (0,55 por cada 10.000 nacimientos) en comparación con la población blanca (1 por cada 10.000 nacimientos) en California. La tasa promedio global de AE es de 2,4 por cada 10.000 nacimientos.

Los estudios de población han referido una mayor preponderancia, ligera pero estadísticamente significativa, en los varones, en personas de raza no blanca y en lactantes primogénitos, así como una asociación con el aumento de la edad materna.[24] La tasa de nacimientos gemelares entre los lactantes con AE es elevada y esta anomalía se produce en aproximadamente el 6% de los casos, en comparación con el 1% en la población general.[24] Las anomalías cromosómicas también son relativamente frecuentes y se presentan en el 6,6% de los lactantes con AE; incluyen trisomía 13 y 18, además de la asociación VACTERL, bien descrita.[24]

En la patogenia de la AE también se han implicado a teratógenos ambientales y se ha observado AE en lactantes cuyas madres consumieron píldoras anticonceptivas,[25] talidomida[26] y metimazol durante períodos prolongados.[27]

La AE se produce más a menudo en forma esporádica y parece tener una etiología heterogénea. De vez en cuando se observa en pacientes con síndrome de Di-George, síndrome de poliesplenia, síndrome de Holt-Oram y síndrome de Pierre-Robin.[28] Existen varios estudios que han descrito casos familiares transversales y verticales de todas las variedades de AE.[28-34] En cuanto al consejo genético familiar, hasta el presente y según la literatura existe un riesgo empírico de recidiva del 0,5 al 2% para los padres de un único niño afectado, que aumenta al 20% si están afectados más niños.[28] El riesgo empírico para un progenitor afectado de tener un hijo afectado es del 3 al 4%.[28] Hasta el presente, los datos sugieren tanto un desarrollo anormal por causas no genéticas como causas genéticas.

Anomalías asociadas

La AE se asocia con frecuencia con otras anomalías congénitas (50 a 70%) y a menudo la anomalía asociada altera significativamente el tratamiento y afecta la supervivencia (cuadro 3-1).[35] Las anomalías son más frecuentes en los casos de AE sin FTE y menos frecuentes en los casos de fístula de tipo "H".[36] Las anomalías más frecuentes son las cardiovasculares (11 a 49%), seguidas por las genitourinarias (20 a 25%),[37,38] digestivas (10 a 24%)[38,39] y esqueléticas

Cuadro 3-1. *Incidencia de anomalías asociadas a la atresia esofágica*

Anomalía	Incidencia (%)
Cardiovascular	35
Genitourinaria	20
Gastrointestinal	24
Neurológica	10
Esquelética	13
Asociación VACTERL	25
General	50 a 70

(13 a 55%).[40,41] Las anomalías neurológicas incluyen defectos del tubo neural (2,3%), hidrocefalia (5,2%), holoprosencefalia (2,3%) y anoftalmia o microftalmia (3,7%).[24] Otras anomalías comprenden atresia de las coanas (5,2%), hendidura facial (7,2%), defectos de la pared abdominal (4,3%) y hernia diafragmática (2,9%).[24]

Las anomalías digestivas importantes comprenden atresia anorrectal (9%), atresia duodenal (5%), atresia ileal, malrotación (4%), páncreas anular y estenosis pilórica.[42] Los defectos genitourinarios son variables e incluyen hipospadias, criptorquidia, agenesia o hipoplasia renal, nefropatía quística, hidronefrosis, reflujo vesicoureteral, duplicación uterina, obstrucción pieloureteral y vesicoureteral, anomalías del uraco, genitales ambiguos y extrofia cloacal o vesical.[24,37,43]

La mayoría de las muertes asociadas con AE se relacionan con malformaciones cardíacas complejas. Se ha comunicado que el riesgo de muerte en un lactante con AE asociada con malformaciones cardíacas graves es de 30%.[44] La anomalía única más frecuente es la comunicación interventricular, que se asocia a una mortalidad del 16%. Otras anomalías cardíacas frecuentes incluyen tetralogía de Fallot, conducto arterioso permeable y comunicación interauricular. En el 1 a 5% de los lactantes con AE, FTE o ambas anomalías existe coartación aórtica.[45]

En 1973 se describieron varias malformaciones que se presentan conjuntamente y se asocian con AE.[46] La asociación se denominó según su acrónimo VATER (defectos *v*ertebrales, atresia *a*nal, fístula *t*raqueoesofágica, atresia *e*sofágica y defectos *r*enales). A medida que el fenotipo se extendió, se denominó a la asociación con el acrónimo **VACTERL**.[47] La gran incidencia de anomalías de las vías urinarias que deben considerarse entre las alteraciones renales incluyen megauretra, duplicación uretral, válvulas y estenosis uretral e hipospadias. Los lactantes con AE y VACTERL tienen una mortalidad elevada (25%), constituyendo las anomalías cardiovasculares la principal causa de muerte.[48]

La AE también se encuentra con la asociación **CHARGE** (coloboma, defectos cardíacos [en inglés, *heart defects*], atresia de coanas, retraso del desarrollo, hipoplasia genital y deformidades auditivas con sordera [en inglés, *ear deformities*]). Aunque en forma infrecuente, también se ha comunicado AE en la asociación **Schisis** (onfalocele, defectos del tubo neural, paladar hendido y labio leporino e hipoplasia genital),[50] trisomía 18, hipoplasia cerebral y síndrome de Potter (agenesia renal bilateral).[51,52]

Además de FTE, existen otras anomalías pulmonares y traqueobronquiales asociadas con AE, como agenesia pulmonar, ectopia o ausencia del bronquio del lóbulo superior derecho, estenosis bronquial congénita y disminución de la proporción entre la tráquea cartilaginosa y la tráquea membranosa.[53] Otros síndromes cu-

Cuadro 3-2. *Incidencia de anomalías en la atresia esofágica*

Tipo	Incidencia (%)	Tipo anatómico
1. Atresia esofágica con fístula traqueoesofágica distal	85,8	C
2. Atresia esofágica sin fístula traqueoesofágica	7,8	A
3. Fístula traqueoesofágica sin atresia esofágica	4,2	E
4. Atresia esofágica con fístula en ambos sacos	1,4	D
5. Atresia esofágica con fístula traqueoesofágica proximal	0,8	B

ya asociación con la AE se ha comunicado son el síndrome de Down, la anemia constitucional de Fanconi, el síndrome de Townes-Brock, el síndrome de Bartsocas-Papas y el síndrome de McKusick-Kaufman.[28,54-58]

Clasificación

En el cuadro 3-2 se muestra la incidencia de varios tipos de anomalías, sobre la base de un resumen de más de 2.200 casos de varias anomalías esofágicas estudiadas en seis estudios amplios.[52,59-63]

Se han propuesto y empleado numerosas clasificaciones para describir la AE; sin embargo, la clasificación más útil y práctica puede ser la descripción anatómica simple mancionada antes. Muchas instituciones todavía emplean la clasificación de Gross (fig. 3-1).

Además de la clasificación descriptiva mencionada, los lactantes con AE se han clasificado según su supervivencia. La clasificación de Waterston de 1962, realizada sobre la base de los factores de riesgo, divide a los lactantes con AE y FTE en grupos según su peso al nacer y la presencia o no de neumonía y anomalías congénitas asociadas. Los lactantes incluidos en la categoría con "riesgo aceptable" (A) típicamente se trataban con una reparación quirúrgica inmediata, los lactantes con "riesgo moderado" (B) se trataban con una reparación diferida y los lactantes con "riesgo elevado" (C) se trataban con una reparación en varios tiempos quirúrgicos. Aunque la clasificación de Waterston continúa usándose para comparar resultados entre distintos centros, muchos investigadores han puesto en duda su validez con respecto a la atención de estos lactantes.[35,44,51,64] Con el advenimiento de los modernos cuidados intensivos neonatales sobreviven más lactantes de bajo peso al nacer y existen más opciones terapéuticas para los lactantes con múltiples anomalías congénitas. En consecuencia, la búsqueda de criterios más modernos para el pronóstico y la supervivencia ha llevado a la aparición de varias clasificaciones nuevas que se basan en otros criterios, como el estado general del lactante[64] o la extensión de la separación esofágica.[65] Se han propuesto también otras clasificaciones pronósticas. Poenaru y cols.[51] propusieron la clasificación de Montreal, en la cual solamente la afección pulmonar grave que requiere ventilación mecánica prequirúrgica y las anomalías graves asociadas constituyen factores de predicción independientes de la supervivencia. En una revisión de 357 pacientes con AE atendidos en el Hospital for Sick Children de Londres entre 1980 y 1992, Spitz y cols.[52] identificaron al peso al nacer y las cardiopatías graves como factores de predicción importantes para la supervivencia (cuadro 3-3). Las clasificaciones de Montreal y de Spitz son las empleadas con mayor frecuencia.

Manifestaciones clínicas y diagnóstico

La ecografía prenatal tiene un valor predictivo positivo de 56% en la detección de AE.[66,67] La observa-

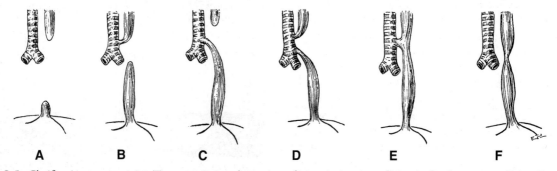

Fig. 3-1. Clasificación macroscópica. Tipos anatómicos de atresia esofágica. **A.** Atresia esofágica sin fístula traqueoesofágica. Esta malformación casi siempre se asocia con una "separación extensa". **B.** Atresia con fístula traqueoesofágica proximal. Es una anomalía infrecuente: el abdomen no contiene aire y el diagnóstico puede pasarse por alto si no se llevan a cabo estudios con contraste. **C.** Atresia esofágica con fístula traqueoesofágica distal; es la forma de anomalía esofágica más frecuente. **D.** Atresia con fístula doble (proximal y distal). Aunque es rara, esta forma se encuentra más a menudo que lo considerado inicialmente. **E.** Fístula traqueoesofágica sin atresia (fístula tipo H). Esta anomalía puede pasarse por alto en el período neonatal porque permite la deglución. Se asocia con tos, neumonía y distensión abdominal recidivantes. **F.** Estenosis esofágica. (De Gross RE: The Surgery of Infancy and Childhood. Filadelfia, WB Saunders, 1953, p .76.)

Cuadro 3-3. *Factores de predicción de supervivencia en las anomalías esofágicas*

Grupo	N° total de pacientes	N° de pacientes que murieron	Tasa de supervivencia (%)
I Peso al nacer mayor a 1500 g sin cardiopatía congénita importante	293	10	97
II Peso al nacer menor a 1500 g o cardiopatía congénita importante	70	29	59
III Peso al nacer menor a 1500 g y cardiopatía congénita importante	9	7	22

ción de una región anecoica en la parte media del cuello fetal asociada con polihidramnios y un estómago pequeño puede aumentar la precisión del diagnóstico prenatal de AE.[68]

La mayoría de los lactantes con AE presentan síntomas en las primeras horas de vida, y los signos clínicos iniciales son salivación excesiva a medida que las secreciones se acumulan en la faringe posterior y regurgitación de la primera alimentación, a menudo asociada con ahogo y tos. Otras características son cianosis asociada o no a la alimentación, dificultad respiratoria, incapacidad para tragar e imposibilidad para introducir una sonda a través de la nariz o la boca hacia el estómago. Si existe una fístula distal el abdomen se distiende a medida que el aire inspirado pasa a través de la fístula hacia el estómago. La afectación pulmonar puede ser importante a medida que el líquido gástrico asciende y atraviesa la FTE, volcándose en la tráquea y los pulmones y ocasionando neumonitis química. A medida que el abdomen se distiende con aire el diafragma se eleva y el cuadro respiratorio empeora. La aspiración de saliva a partir del reservorio superior hacia la tráquea también exacerba el compromiso pulmonar. Cuanto mayor es la FTE distal, más importante es la distensión intestinal y el consiguiente compromiso respiratorio. Si existe además una obstrucción congénita distal del intestino, como atresia duodenal o ano imperforado, la distensión intestinal proximal es aun mayor y el compromiso respiratorio más importante.

El diagnóstico de AE puede confirmarse introduciendo una sonda firme a través de la boca hacia el esófago hasta el punto en que se encuentra resistencia. Pueden inyectarse algunos mililitros de aire a través de la sonda, que actúan como sustancia de contraste para distender el saco esofágico superior mientras se obtienen radiografías de frente y de perfil. Si es necesario pueden usarse 0,5 a 1 mL de bario diluido como sustancia de contraste, inyectándolos en el reservorio superior para confirmar el diagnóstico. Bajo control radioscópico minucioso, también puede emplearse bario para detectar una FTE proximal; sin embargo,

habitualmente se obtiene una radiografía en la unidad de cuidados neonatales con un equipo portátil, y la identificación de bario en el árbol traqueobronquial probablemente representa sustancia de contraste aspirada a través de la laringe más que a través de una FTE proximal. Sin embargo, un reservorio superior ciego pequeño sugiere la presencia de una FTE proximal. El aire en el estómago y el intestino confirma la presencia de una FTE distal. La ausencia de aire en el abdomen suele indicar una AE aislada sin FTE (fig. 3-2). El diagnóstico de FTE sin AE es más difícil y es necesario tenerlo presente y considerarlo según los síntomas clínicos. El diagnóstico puede realizarse mediante esofagografía con bario con el paciente en decúbito ventral; sin embargo, a menudo se requieren broncoscopia y esofagoscopia para confirmar el diagnóstico.

Puesto que la incidencia de otros defectos congénitos asociados con AE es del 50 al 70%, deben considerarse los signos clínicos de estas otras anomalías en la evaluación diagnóstica de la AE. Además de un examen físico dirigido para evaluar los defectos asociados conocidos, como los de las asociaciones VACTERL y CHARGE, otras pruebas son ecocardiograma, ecografía renal y análisis cromosómico. De hecho, no es infrecuente detectar una malformación anorrectal, por

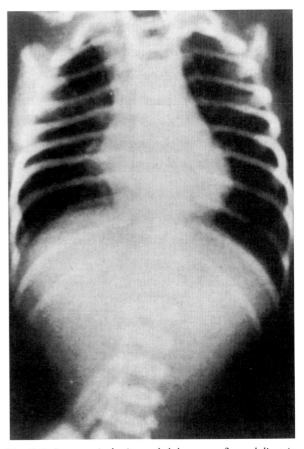

Fig. 3-2. La ausencia de aire en el abdomen confirma el diagnóstico de atresia esofágica aislada.

ejemplo, después de la evaluación de los signos y síntomas clínicos de la AE.

Tratamiento preoperatorio

La neumonitis es el problema más importante que requiere atención en el período preoperatorio inmediato. Se debe a la aspiración del contenido faríngeo y al reflujo del jugo gástrico a través de la FTE hacia el árbol traqueobronquial. El tratamiento preoperatorio evita una mayor aspiración y reflujo y trata la neumonitis existente. Debe colocarse una sonda de doble luz con succión en el reservorio esofágico superior para aspirar continuamente la saliva mediante succión de baja presión (fig. 3-3). Para esto, la sonda "tipo Replogle®" es la más adecuada porque las perforaciones presentes en la parte lateral del catéter se localizan solo cerca del extremo del mismo, lo que reduce al mínimo la posibilidad de succionar aire oxigenado a partir de la laringe. Debe ubicarse al lactante en una posición adecuada para reducir al mínimo el reflujo de jugo gástrico a través de la FTE. Tradicionalmente se ha recomendado la posición de sentado; sin embargo, algunos autores sostienen que la posición de decúbito ventral con la cabeza elevada es más eficaz para disminuir el reflujo. También deben iniciarse la administración de antibióticos de amplio espectro y la fisioterapia respiratoria. Debe comenzarse el tratamiento con líquidos intravenosos con dextrosa al 10% y solución salina hipotónica para conservar el equilibrio hidroelectrolítico y de la glucemia. Antes de la intervención quirúrgica también deben administrarse análogos de la vitamina K. La intubación endotraqueal sistemática debe evitarse debido al riesgo de perforación gástrica y empeoramiento de la dificultad respiratoria a medida que el abdomen se distiende debido a la ventilación a través de la FTE.

Tratamiento quirúrgico

El abordaje quirúrgico del lactante con AE depende en gran medida del tipo específico de anomalía y de la presencia de anomalías asociadas.

Atresia esofágica con fístula traqueoesofágica distal

Raras veces es necesario llevar a cabo una intervención quirúrgica inmediata en la AE con FTE distal, y un período de 24 a 48 horas entre el diagnóstico y la intervención permite una evaluación completa del lactante y el tratamiento de la insuficiencia pulmonar, inclusive de la atelectasia y la neumonitis. En un lactante por lo demás sano sin anomalías importantes asociadas o prematuridad significativa, es posible realizar la sección de la fístula con anastomosis primaria del esófago y éste es el procedimiento quirúrgico de elección.

Se suele ubicar al lactante en la posición adecuada para una toracotomía posterolateral derecha convencional con el brazo derecho extendido por encima de la cabeza y la cabeza ligeramente flexionada (fig. 3-4). Si en un ecocardiograma preoperatorio se observa rectificación del cayado aórtico, se prefiere una toracotomía izquierda. Se realiza una incisión cutánea curva alrededor del borde inferior del omóplato que se extiende desde la línea axilar anterior hasta la región paravertebral por detrás. Se ingresa al tórax a través del cuarto espacio intercostal seccionando los músculos intercostales, con precaución para no incidir la pleura. La mayoría de los cirujanos pediátricos continúan prefiriendo el abordaje extrapleural para la reparación de la AE y FTE porque una fuga anastomótica importante no ocasionaría empiema sino que solo produciría una fístula esofagocutánea, que suele cerrarse en 1 a 2 semanas. En el abordaje extrapleural la pleura se empuja con suavidad alejándola de la pared torácica, permitiendo la inserción de un separador costal (fig. 3-5). Pueden emplearse torundas, hisopos o gasas húmedas para disecar la pleura en dirección anterointerna a medida que el separador costal se abre progresivamente y se expone y secciona la vena ácigos. Cuando se expone el mediastino posterior se identifican el

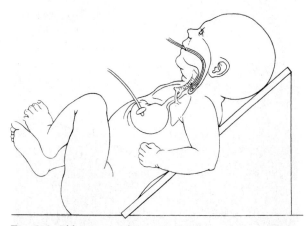

Fig. 3-3. El lactante se ubica en posición erecta hasta que se lleve a cabo la intervención quirúrgica definitiva. Antes de la operación no se coloca una sonda de gastrostomía en forma sistemática.

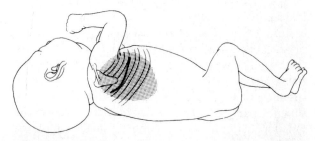

Fig. 3-4. Se emplea una toracotomía posterolateral derecha.

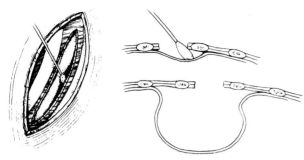

Fig. 3-5. Los hisopos humedecidos facilitan la disección extrapleural.

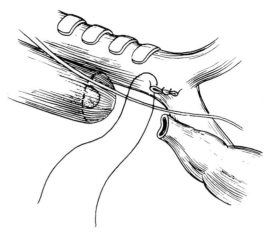

Fig. 3-7. El extremo traqueal de la fístula se cierra con puntos separados de seda o polipropileno 5-0 o 6-0.

reservorio superior, la FTE distal, la tráquea y el nervio vago (fig. 3-6). Se diseca la circunferencia de la porción inferior del esófago a la altura de la fístula y debe intentarse por todos los medios preservar las fibras vagales que inervan la porción distal del esófago. La tracción con una sutura de seda gruesa o cinta colocados alrededor de la porción distal del esófago controla el flujo de aire y permite la exposición necesaria para el cierre de la fístula, que suele realizarse empleando puntos separados de seda o de polipropileno 5-0 o 6-0 (fig. 3-7).

Debe reducirse al mínimo la movilización distal para evitar lesionar las ramas vagales y la irrigación segmentaria. Sin embargo, si es necesaria la movilización distal para llevar a cabo una anastomosis primaria, ésta debe realizarse. A continuación se identifica el reservorio esofágico superior pidiendo al anestesista que empuje hacia abajo el tubo de aspiración. Puede colocarse una sutura de tracción en el extremo del reservorio para facilitar la disección proximal y evitar el traumatismo ocasionado por la aplicación reiterada de pinzas al reservorio proximal (fig. 3-8). La movilización del reservorio superior debe ser suficiente para

aproximarlo hasta el segmento esofágico distal. Esto por lo general implica una disección hasta la abertura torácica. La disección circunferencial amplia del saco proximal permite asimismo identificar una FTE proximal no diagnosticada. Debe tenerse gran precaución durante la disección entre el esófago y la tráquea membranosa para evitar incidir accidentalmente la tráquea.

Se extirpa el extremo inferior del reservorio superior hasta que su diámetro se corresponda con la luz de la porción distal del esófago. Se realiza una anastomosis terminoterminal empleando puntos separados 5-0 o 6-0 en la pared esofágica posterior, anudándolos en el interior de la luz (fig. 3-9). Debe tenerse mucho cuidado de incluir todo el espesor de la pared esofágica, inclusive la mucosa y la capa muscular. Excepto que los dos extremos del esófago estén muy próximos, es mejor colocar toda la hilera posterior de suturas antes de anudarlas. Entonces puede introducirse una sonda nasogástrica pequeña a través de la anastomosis hasta el estómago para verificar la permeabilidad esofágica distal y para administrar alimentación enteral posoperatoria temprana si así se desea.[69-71] Se completa entonces la cara anterior de la anastomosis sobre la sonda ubicando los nudos hacia el exterior. Suele colocarse una sonda pleural o un drenaje de aspiración cerrado en el espacio retropleural, fijándolo con una sutu-

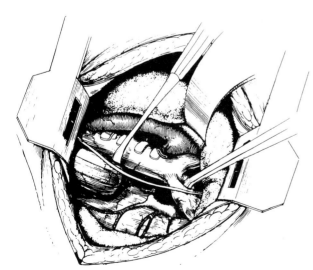

Fig. 3-6. El dibujo muestra la vena ácigos seccionada con la fístula traqueoesofágica debajo.

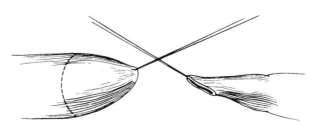

Fig. 3-8. Evaluación de la factibilidad de una anastomosis primaria entre los dos segmentos esofágicos.

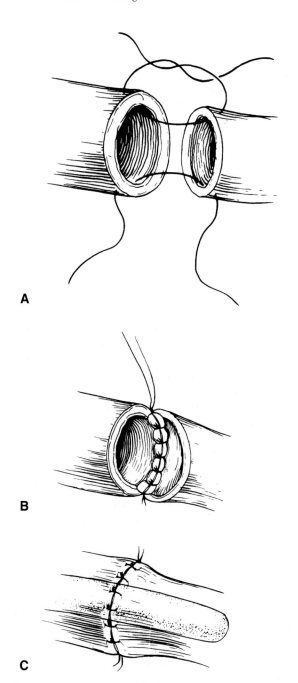

A

B

C

Fig. 3-9. La anastomosis se lleva a cabo en un solo plano ubicando los nudos por dentro en la parte posterior (**A**) y por fuera en la parte anterior (**B**). La hilera anterior de puntos se coloca empleando una sonda introducida en la luz (**C**).

ra reabsorbible floja a la pared torácica lateral, un poco apartada de la anastomosis.

Debe prestarse una atención especial a los lactantes con AE y una FTE distal amplia con síndrome de dificultad respiratoria grave. En estos casos, a menudo es necesaria la intubación endotraqueal preoperatoria; sin embargo, la ventilación asistida con presión elevada puede empeorar la ventilación pulmonar y la distensión abdominal a medida que el aire inspirado se desvía a través de la FTE hacia el estómago, exacerbando

de este modo el compromiso respiratorio. En estos casos el lactante puede necesitar una intervención quirúrgica de urgencia para estabilizar el cuadro respiratorio y evitar la perforación gástrica, que en estos casos a menudo es mortal. Se han descrito varias maniobras preoperatorias para aliviar esta situación, que incluyen la ubicación del extremo del tubo endotraqueal por debajo del orificio fistuloso[72] y la colocación broncoscópica de una sonda con un balón en su extremo a través de la fístula para evitar que el aire ventilado fluya a través de la fístula.[73] Se han descrito varios abordajes quirúrgicos transabdominales de urgencia para tratar este problema, que comprenden la sección gástrica,[74] la colocación de una banda en la unión gastroesofágica[75] y la gastrostomía de urgencia para descomprimir el estómago y el intestino delgado llenos de aire. Este último método, aunque es relativamente rápido, pone al lactante en riesgo de atelectasia pulmonar a medida que el volumen respiratorio ventilado evita los pulmones pasando preferentemente a través de la FTE y escapando por el tubo de gastrostomía, que ofrece baja resistencia. La colocación del tubo de gastrostomía bajo agua puede aumentar la resistencia aérea y disminuir el flujo a través de la fístula. Nosotros, al igual que Templeton y col.[76] y Spitz,[20] recomendamos una toracotomía temprana y sección de la fístula en el lactante con síndrome de dificultad respiratoria grave que requiere ventilación asistida con presión elevada y consideramos que representa el enfoque más eficaz y rápido para mejorar la insuficiencia respiratoria. En muchos casos el lactante mejora notablemente tras la ligadura de urgencia de la fístula, permitiendo la reparación primaria del esófago y eliminando de este modo la necesidad de una segunda intervención.

Atresia esofágica con separación extensa

En los lactantes con AE aislada, y en ocasiones los lactantes con AE y FTE, el reservorio superior es alto y la distancia entre los segmentos esofágicos superior e inferior limita la posibilidad de realizar una esofagoesofagostomía terminoterminal sin tensión con relativa facilidad. Aunque se ha dicho y escrito mucho sobre este tema, no existe una definición precisa de la *atresia esofágica con separación extensa.* La medición de la longitud de la separación puede estar sesgada por el método usado. Algunos autores llevan a cabo una medición preoperatoria de la separación colocando un tubo o dilatador radioopaco en el reservorio superior y sustancia de contraste o un endoscopio flexible en el reservorio distal a través de un tubo de gastrostomía colocado previamente.[77] Otras definiciones de la longitud de la separación se apoyan en mediciones intraoperatorias, sea antes o después de la movilización del reservorio proximal y, a veces, de la movilización de los reservorios proximal y distal.

En el caso de AE aislada, en el cual se espera una "separación extensa", la mayoría de los cirujanos pediátricos colocarían un tubo de gastrostomía, y luego de un período de observación, realizarían un intento de reparación primaria diferida. Está bien comprobado que durante los primeros meses de vida, la separación entre los dos extremos del esófago tiende a disminuir debido al crecimiento espontáneo, haciendo que la reparación primaria sea más factible.[78,79] Además, se han descrito muchas técnicas mecánicas preoperatorias que disminuyen la separación esofágica. El método usado más a menudo es la colocación de un dilatador en el reservorio superior. Se introduce un dilatador por la boca en el reservorio superior y se aplica presión anterógrada una o dos veces por día durante 6 a 12 semanas antes de intentar una reparación primaria diferida.[80,81] También se ha descrito la colocación preoperatoria de dilatadores en el reservorio superior e inferior (a través del tubo de gastrostomía) para disminuir la separación.[20]

Se han propuesto varios métodos preoperatorios e intraoperatorios nuevos para tratar la AE con separación extensa. Además de los intentos preoperatorios para alargar el esófago, se han usado varias técnicas intraoperatorias para establecer una anastomosis esofágica primaria, sea como operación inicial en el período neonatal o en el momento de la operación diferida tras usar los métodos de alargamiento antes descritos. Una de las técnicas usadas más a menudo para disminuir la separación entre los reservorios superior e inferior y reducir la tensión de la anastomosis es la miotomía circular del saco superior descrita por Livaditis y col.[82-84] y otros autores.[85-92] Puede inflarse una sonda con balón en el reservorio esofágico superior para facilitar la movilización y la miotomía (fig. 3-10).[85,93-95]

Se han descrito varias modificaciones técnicas de la miotomía circunferencial única para alargar más el esófago. Pueden realizarse varias miotomías del reservorio superior, inclusive con el agregado de una incisión cervical derecha para movilizar el reservorio esofágico superior hacia arriba y fuera del cuello y realizar una segunda o una tercera miotomía circular más proximal.[96] Además de la miotomía proximal del reservorio esofágico, Lai y col.[97] comunicaron su experiencia con cinco lactantes en quienes se realizó miotomía esofágica circular distal además de miotomía proximal. También se ha propuesto el empleo de miotomía en espiral del reservorio superior con cierre oblicuo de la capa muscular para disminuir el riesgo de complicaciones posoperatorias y teóricamente mejorar la motilidad.[98,99] Otra modificación descrita de la miotomía esofágica es el empleo de incisiones circunferenciales de la capa muscular del reservorio superior con miotomías horizontales cortas dispuestas en hileras de modo que cuando se tracciona distalmente el reservorio superior se alarga y se angosta, permitien-

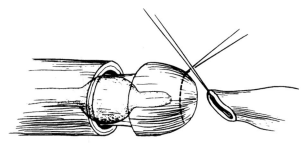

Fig. 3-10. Dibujo que muestra el empleo de esofagomiotomía proximal para obtener una longitud adicional.

do un mejor ajuste con el segmento esofágico distal más pequeño.[100] Otro método para alargar el reservorio superior es la creación de un colgajo anterior de espesor total en la pared del reservorio, que cuando se pliega distalmente puede enrollarse formando un tubo y unirse al segmento esofágico inferior.[101-104] Otro método descrito para facilitar el alargamiento esofágico es una técnica extratorácica llevada a cabo en varios tiempos quirúrgicos mediante la cual la porción superior del esófago se moviliza y lleva hacia el exterior inicialmente en forma de esofagostomía cervical terminal. Cada dos a tres semanas el esófago y su estoma cutáneo se movilizan quirúrgicamente y se translocan hacia abajo a lo largo de la pared torácica anterior hasta que se alcanza una longitud suficiente para llevar a cabo una anastomosis esofágica terminoterminal.[105]

Se han descrito complicaciones relacionadas con la miotomía circular usada con frecuencia; como esofagotomía de espesor total con fuga esofágica, retención de partículas de alimentos a largo plazo[87] y dilatación globosa en el lugar de la miotomía, con formación de un seudodivertículo esofágico. Se ha comunicado que esta última complicación es potencialmente grave en algunos pacientes, con compresión traqueal y dificultad respiratoria; sin embargo, este problema grave suele presentarse cuando existe una estenosis anastomótica distal.[85,87,106] Además de la formación de un seudodivertículo, se ha señalado que la miotomía circular ocasiona disfunción de la motilidad esofágica.[87,107] Varios estudios han señalado que la motilidad esofágica es anormal en los niños sometidos a miotomía y reparación primaria de AE.[108-111] Sin embargo, la AE ocasiona motilidad anormal y Sumitomo y col.[112] no refirieron diferencias en varios parámetros usados para evaluar la motilidad cuando compararon pacientes con miotomía y sin ella.

En algunos casos, en el momento de la reparación primaria inicial o demorada no es posible aproximar los segmentos esofágicos, a pesar de haberse empleado uno o varios de los métodos antes descritos. Se han descrito varias técnicas para facilitar la anastomosis esofágica. A pesar de la opinión sostenida durante mucho tiempo de que la irrigación de la porción distal del esófago es escasa y puede resultar comprometida por la movilización, muchos cirujanos han comprobado que este segmento puede movilizarse, y con frecuencia se lleva a cabo esta movilización, para facilitar una anastomosis primaria. Nosotros hemos conseguido realizar con éxito anastomosis esofágica terminoterminal primaria movilizando completamente la porción distal del esófago hacia abajo hasta el hiato esofágico del diafragma, y a veces inclusive a través de este último. Mediante esta técnica, una porción del techo gástrico puede llevarse hacia arriba dentro del tórax para facilitar la anastomosis[96] (fig. 3-11). Ampliando este concepto, Schärli[113] describió un procedimiento combinado abdominal y torácico en el cual el alargamiento de la porción distal del esófago se conseguía mediante la ligadura y sección de la arteria gástrica izquierda, sección diagonal o transversal de la curvatura menor del estómago y movilización del cardias y la parte superior del techo gástrico hacia el tórax para obtener una anastomosis esofágica primaria. Se recomienda realizar una fundoplicatura parcial para tratar el reflujo gastroesofágico (RGE) esperable. Con un enfoque semejante, también se ha descrito el empleo de gastroplastia de Collis para alargar la porción distal del esófago y evitar el reemplazo esofágico.[114]

Además de las técnicas quirúrgicas analizadas aquí para conservar y usar el esófago nativo como conducto de elección para la reparación de la AE con separación extensa, algunos autores han defendido enérgicamente el empleo de la flexión posoperatoria de la cabeza, la parálisis y la ventilación mecánica asistida para reducir al mínimo el riesgo de dehiscencia de la anastomosis en los casos en que la anastomosis esofágica se encuentra bajo una tensión significativa.[20,39,115] El fundamento de este enfoque es evitar las fuerzas que pueden traccionar la anastomosis mediante la flexión del cuello y la parálisis de los músculos estriados de la porción proximal del esófago.[20]

Atresia esofágica sin fístula traqueoesofágica

Los lactantes que nacen con AE aislada casi no tienen esófago dentro del tórax. Es importante tener presente este hecho para establecer un plan de tratamiento adecuado y evitar una toracotomía exploradora inútil. El tratamiento preoperatorio e intraoperatorio de esta lesión se analizó ampliamente en la sección previa de atresia esofágica con separación extensa. Las anomalías congénitas asociadas son más frecuentes en la AE sin FTE, tal como se señaló en una revisión de 69 lactantes con AE aislada tratados durante un período de 50 años. Ein y Shandling[116] comunicaron una incidencia de 52% de prematuridad, una incidencia de 10 a 20% de síndrome de Down y una incidencia de 10% de atresia duodenal. La presentación clínica de un lactante con AE aislada es semejante a la de la AE con FTE en cuanto a la incapacidad para tragar; sin embargo, el abdomen suele estar excavado y en el tubo disgestivo no se observa aire en las radiografías simples del abdomen. Debe colocarse inmediatamente un tubo de aspiración en el reservorio superior y en las primeras 24 horas de vida un tubo de gastrostomía, y debe intentarse una reparación primaria diferida empleando los métodos antes analizados. La colocación del tubo de gastrostomía permite administrar en forma temprana alimentación enteral, y logra agrandar el estómago diminuto. Esto permite usar el estómago como reemplazo esofágico si es necesario. En el momento de la colocación puede llevarse a cabo un estudio de tránsito intestinal con contraste para evaluar la posibilidad infrecuente de atresia duodenal simultánea, así como de una fístula traqueoesofágica distal ocluida, que podría indicar la necesidad potencial de una reparación esofágica temprana. Se inicia un período de observación y sostén nutricional enteral con o sin colocación diaria de dilatadores en el reservorio esofágico superior. Cuando después de las 10 a 12 semanas no se observa alargamiento adicional o cuando los dos extremos del esófago

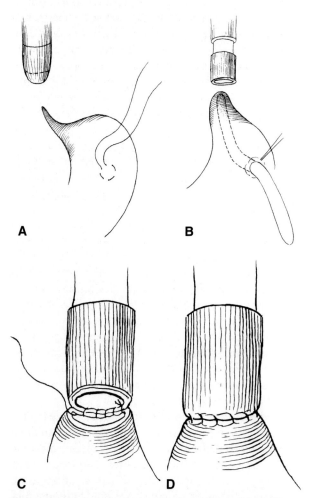

Fig. 3-11. Se moviliza el estómago hacia el tórax (**A**), se lleva a cabo una esofagomiotomía proximal (**B**) y se realiza la anastomosis (**C** y **D**) de acuerdo a lo descrito en la figura 3-14 *A* y *B*.

pueden aproximarse, se lleva a cabo la intervención quirúrgica. En ocasiones el lactante puede ser atendido en su domicilio; sin embargo, no es raro que presente síntomas respiratorios cuando se obstruye el tubo de aspiración colocado en el reservorio superior, ocasionando aspiración bucofaríngea.

Para intentar realizar una anastomosis primaria se lleva a cabo una toracotomía con disección retropleural y movilización de los segmentos esofágicos proximal y distal, con miotomía circular y apertura del hiato esofágico para conseguir una movilización más distal, si es necesario. Si estas maniobras no permiten una anastomosis primaria, puede realizarse esofagoplastia con colgajo del saco proximal o agregar un abordaje abdominal para movilizar parte o todo el estómago para llevar el mismo hacia el tórax (o el cuello). Cuando los dos extremos del esófago están demasiado alejados para intentar una anastomosis esofágica primaria, a pesar de los intentos preoperatorios para alargarlos, nosotros hemos realizado una transposición gástrica primaria hasta el esófago cervical sin toracotomía. En este último caso algunos cirujanos, no tanto en la actualidad, llevan a cabo una esofagostomía cervical, preferentemente del lado izquierdo, con miras a un futuro procedimiento de reemplazo esofágico. Cuando el paciente tiene entre 6 meses y 1 año de edad por lo general se realiza transposición gástrica, coloesofagoplastia o interposición de un conducto gástrico.

Las complicaciones posoperatorias tras la reparación de la AE aislada son semejantes a las observadas en los lactantes con AE y FTE y comprenden fuga y estenosis de la anastomosis, disfagia y RGE. Se ha comunicado que los lactantes con AE sin FTE tienen traqueomalacia importante, lo que es compatible con los informes de anomalías traqueobronquiales asociadas con AE.[116,117]

Fístula traqueoesofágica aislada (tipo H)

La FTE congénita sin AE, o FTE tipo "H" (o quizás con más precisión anatómica, tipo "N"), se presenta en aproximadamente el 4% de las anomalías esofágicas referidas. Esta anomalía por lo general se presenta en los primeros días de vida cuando el recién nacido se ahoga al alimentarse o tiene episodios de cianosis inexplicados. Los lactantes de mayor edad y los niños más a menudo se presentan con episodios recidivantes de neumonía, que suele afectar el lóbulo superior derecho. Puesto que estos síntomas son inespecíficos, es necesario tener presente el diagnóstico de FTE aislada y considerarlo en el diagnóstico diferencial.

El diagnóstico de FTE aislada puede sospecharse al observar radiografías de tórax simples que muestran signos de neumonitis por aspiración con distensión gástrica. Un método fiable para establecer el diagnóstico es mediante un videoesofagograma en decúbito ventral, que implica la introducción de una sonda nasogástrica pequeña en la porción distal del esófago, con inyección gradual de sustancia de contraste a medida que se retira la sonda lentamente. Es fundamental que el radiólogo que realiza el estudio esté familiarizado con este método diagnóstico, porque más del 50% de las fístulas tipo H pueden ser pasadas por alto en los estudios sistemáticos de tránsito esofágico con contraste. La broncoscopia con esofagoscopia puede confirmar el diagnóstico y, si se realiza inmediatamente antes de la intervención quirúrgica dirigida a seccionar la fístula, permite introducir una sonda delgada a través de la fístula para facilitar la posterior identificación durante la exploración quirúrgica.

La mayoría de las FTE aisladas pueden seccionarse satisfactoriamente a través de un abordaje cervical derecho (fig. 3-12). El músculo esternocleidomastoideo se retrae hacia atrás, seccionando el fascículo esternal si es necesario, y la disección continúa hacia la línea media hasta la vaina carotídea. La identificación de la tráquea y el esófago se facilita mediante la palpación del tubo endotraqueal y la sonda nasogástrica, respectivamente. Debe identificarse y preservarse el nervio laríngeo recurrente. La identificación de la fístula se facilita rodeando el esófago con cabestrillos; sin embargo, es importante tener presente que con esta maniobra puede lesionarse el nervio laríngeo recurrente contralateral. Una vez identificada la fístula deben colocarse pun-

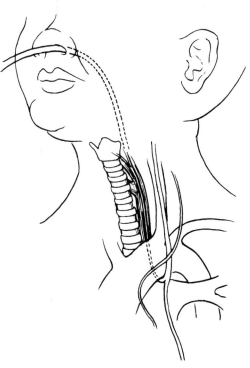

Fig. 3-12. En una fístula traqueoesofágica aislada se emplea un abordaje cervical. Puede usarse un abordaje cervical izquierdo (como el mostrado en la figura), aunque el autor prefiere una incisión cervical derecha.

tos de tracción cerca del esófago, a menudo más altos que lo esperado, a través de la extensión superior e inferior de la fístula para evitar la posterior rotación del esófago tras la sección de la fístula. En el lado traqueal se colocan puntos de sutura de seda o polipropileno 5-0 en los extremos superior e inferior de la fístula. La fístula se secciona entonces cerca del esófago y se colocan puntos de sutura separados de seda o polipropileno 5-0 en el lado traqueal para cerrar la fístula (fig. 3-13). El extremo esofágico de la fístula se cierra con puntos separados de seda finos o de ácido poliglicólico reabsorbible. Algunos cirujanos proponen interponer tejido muscular entre las dos líneas de suturas opuestas para disminuir la probabilidad de recidiva de la fístula. En el caso raro en que la fístula se encuentra en la profundidad del tórax o cuando se trata una fístula recidivante ocasionada por una AE previa es conveniente realizar una toracotomía derecha.

Las complicaciones posoperatorias incluyen dificultad respiratoria secundaria a edema de la tráquea, o lesión de los nervios laríngeos recurrentes. El grado de neumopatía previa y la preocupación acerca del desarrollo de edema traqueal pueden justificar el dejar el tubo endotraqueal colocado varios días tras la intervención. Las fugas esofágicas y la recidiva de la FTE aislada son raras.

Atresia esofágica con fístula del reservorio superior

La incidencia de una fístula entre el reservorio esofágico superior y la tráquea se ha referido en varios informes.[52,59-61,63,118-120] La incidencia exacta de este tipo de fístula posiblemente se ha subestimado debido a que algunas fístulas del reservorio proximal inicialmente no detectadas se han comunicado como FTE recidivantes tras la reparación de AE con FTE distal.[120] Existen dos formas de esta anomalía: 1) fístula del reservorio proximal asociada con FTE distal (fístula doble), con una incidencia de 1,4% y 2) fístula del reservorio proximal sin FTE distal, con una incidencia de 0,8% (promedio obtenido a partir de varios informes amplios). Aunque esta fístula es rara, su identificación y tratamiento son importantes para evitar la aspiración pulmonar permanente con neumonía recidivante. El diagnóstico debe realizarse con un estudio con contraste preoperatorio del reservorio proximal, realizado preferentemente por un radiólogo pediátrico experimentado, en condiciones óptimas en la sala de radiología con radioscopia y registro en video. Este estudio por lo general muestra un reservorio superior pequeño, además de identificar la fístula. Un motivo de confusión durante la realización y la interpretación de este estudio es el derrame de sustancia de contraste a partir del reservorio esofágico hacia la laringe y hacia abajo dentro de la tráquea. Debido a la posibilidad de una interpretación inexacta, muchos cirujanos se basan en la broncoscopia con esofagoscopia preoperatoria para hacer o confirmar el diagnóstico de fístula del reservorio proximal. Lamentablemente, una fístula proximal pequeña también puede pasar inadvertida durante la endoscopia. Otro método empleado con frecuencia para el diagnóstico de esta anomalía es movilizar completamente el reservorio superior durante la reparación de la AE para localizar y reparar una fístula no sospechada. Tal como sucede con las otras modalidades diagnósticas mencionadas, las fístulas del reservorio superior también han pasado inadvertidas durante la exploración quirúrgica, en parte debido a la ubicación extremadamente proximal de algunas de ellas. Debe sospecharse la presencia de una fístula del saco proximal si éste es especialmente angosto o corto en el momento de la exploración, lo que sugiere descompresion a través de una fístula.

Una vez identificada, la fístula proximal debe ligarse y seccionarse quirúrgicamente del mismo modo que una FTE distal. Si se diagnostica una fístula del reservorio superior tras la reparación inicial de AE con FTE distal o sin ella, a menudo puede emplearse un abordaje cervical como se ha descrito antes en la FTE de tipo H.

Tratamiento posoperatorio

La atención posoperatoria de un lactante tras la reparación de una AE con FTE o sin ella a menudo se modifica debido a la complejidad del procedimiento

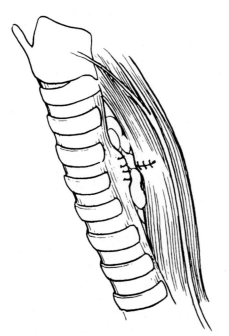

Fig. 3-13. Se secciona la fístula y se cierran ambos lados con puntos separados de seda 5-0 o 6-0.

quirúrgico. Tras la intervención quirúrgica, muchos lactantes con AE y FTE sin anomalías asociadas se colocan en un asiento especial para mantenerlos erectos y se adhiere con cinta a la incubadora del niño una sonda nasogástrica previamente medida, de modo que si se requiere aspiración la sonda no se introducirá más allá de un punto proximal a la anastomosis esofágica. La sonda se mide durante la intervención quirúrgica. La administración de antibióticos se continúa hasta que se retira el drenaje torácico y la administración de líquidos por vía intravenosa hasta que se comienza con la alimentación a través de la gastrostomía. La nutrición intravenosa periférica se comienza en el primer día tras la operación. Si el estado del niño es estable y no hay signos de fugas de saliva a través del drenaje torácico, a veces se comienza con la alimentación a través de la gastrostomía en el cuarto día tras la operación. Entre el quinto y el décimo día tras la intervención se lleva a cabo un estudio de tránsito esofágico con Hypaque®; si no se observan fugas se realiza un estudio con bario para visualizar la anastomosis completamente. La alimentación con fórmula se inicia inmediatamente después de obtener radiografías que confirmen la ausencia de fugas y de retirar el drenaje torácico.

Resultados

La supervivencia de los lactantes con AE sea con o sin fístula traqueoesofágica FTE ha mejorado drásticamente desde la década de 1950, con revisiones que informan tasas de supervivencia generales de 85 a 95%, en comparación con las tasas de menos del 40% observadas antes de esta época.[20,59,60,62,63,121] Sin embargo, algunos grupos de lactantes con AE todavía tienen mal pronóstico. El esquema de clasificación del riesgo de Waterston tradicionalmente ayudó a identificar a los lactantes con AE con un riesgo especial de mal pronóstico y ayudó a elegir las opciones terapéuticas.[122] Se han propuesto nuevas clasificaciones del riesgo. Al parecer los lactantes con AE que presentan riesgo elevado incluyen aquellos con: 1) peso al nacer inferior a 1500 g, 2) cardiopatía congénita importante, 3) anomalías graves asociadas y requerimientos de ventilación asistida y posiblemente 4) separación extensa entre los dos extremos del esófago.[20,51,65]

Complicaciones tempranas

Fuga anastomótica

La fuga anastomótica en la esofagoesofagostomía se observa en aproximadamente 14 a 16% de los pacientes. La gran mayoría son clínicamente insignificantes y pueden tratarse con un drenaje adecuado y sostén nutricional. Cuando se lleva a cabo un abordaje retropleural y el drenaje mediastínico se encuentra en su lugar y es permeable, hasta el 95% de las fugas anastomóticas se cierran espontáneamente.[60,63] Incluso cuando se produce rotura tras una reparación transtorácica y el espacio pleural se contamina, por lo general puede obtenerse un drenaje adecuado, que permite un cierre espontáneo de la fuga. La rotura de la anastomosis con frecuencia va seguida por la formación de una estenosis en el lugar de la fuga y a veces se asocia con recidiva de la FTE. Las roturas graves de la anastomosis esofágica ocasionan solo el 3 al 5% de las fugas posoperatorias y suelen detectarse en forma temprana (24 a 48 horas) tras la reparación, cuando el lactante empeora debido a neumotórax a tensión o a mediastinitis no controlada por el drenaje y los antibióticos. Los factores que contribuyen a la fuga anastomótica incluyen una técnica quirúrgica deficiente, isquemia de los extremos del esófago y tensión excesiva en la anastomosis. En estos casos se justifica realizar una nueva operación para controlar la sepsis con un drenaje adecuado e intentar reparar la fuga anastomótica. Un parche pleural o pericárdico, con o sin el soporte de un colgajo de músculo intercostal, puede ayudar a afirmar el cierre anastomótico.[123,124] Si la anastomosis esofágica no puede repararse, puede ser necesario realizar esofagostomía cervical y reemplazo esofágico diferido.

Estenosis esofágica

La estenosis esofágica es una complicación frecuente tras la anastomosis del esófago en la AE; sin embargo, la incidencia referida varía ampliamente según los criterios empleados para definir estenosis. En un estudio amplio se ha referido que la tasa de estenosis que requiere dilatación es de hasta el 40%.[39,63] Spitz y Hitchcock[125] propusieron que la definición de estenosis implique la presencia de síntomas en el paciente (disfagia, trastornos respiratorios recidivantes debido a aspiración u obstrucción por cuerpo extraño) y un estrechamiento comprobado mediante endoscopia o esofagografía con contraste. Los factores implicados en la patogenia de la estenosis esofágica comprenden una técnica anastomótica deficiente (tensión excesiva, anastomosis en dos capas, sutura de seda), isquemia en los extremos del esófago, RGE y fuga anastomótica. El tratamiento de una estenosis clínicamente importante en el lugar de la anastomosis esofágica es la dilatación, con colocación de un dilatador en forma anterógrada o retrógrada. En nuestra experiencia, se prefiere el empleo de dilatadores tipo Savary que se introducen en forma anterógrada por encima de un alambre guía, debido a que este método permite realizar una evaluación radioscópica durante las dilaciones sucesivas y emplear inyecciones de contraste durante la sesión de dilatación, ya que suele eliminar la necesidad de esofagoscopia rígida. Se ha informado el empleo de catéteres con balón tipo Grunzig para dilatar las estenosis esofágicas, inclusive tras la reparación de una AE, y este método tiene la ventaja teórica de producir una fuerza radial y uniforme en el lugar de la estenosis, más que la fuerza axial de desplazamiento aplicada con los dilatadores tradicionales.[126,127] Muchas estenosis responden a una a tres dilataciones (53%) en los primeros meses tras la reparación esofágica. Sin embargo, en ocasiones una estenosis es resistente a las dilataciones reiteradas y requiere una resección con nueva anastomosis o inclusive un reemplazo esofágico. Es fundamental establecer si la estenosis esofágica se asocia con RGE mediante esofagografía con contraste, control del pH o ambos métodos. Muchas estenosis no responderán a las dilataciones si un RGE grave continúa bañando la estenosis con ácido. A menudo la estenosis se resuelve tras una intervención quirúrgica antirreflujo.

Fístula traqueoesofágica recidivante

La FTE recidivante se produce en el 3 al 14% de los pacientes tras la sección o ligadura quirúrgica inicial.[39,59,60,63,128,129] La FTE recidivante se ha atribuido a una fuga anastomótica con inflamación local y erosión en el lugar de una reparación previa de FTE. Se han descrito técnicas para reducir al mínimo la probabilidad de FTE recidivante, que incluyen el empleo de colgajo pleural,[63] colgajo pericárdico vascularizado[123,130,131] y colgajo de la vena ácigos[132] interpuestos entre las líneas de sutura esofágica y traqueal. Aunque la FTE recidivante suele presentarse en el período posoperatorio temprano, puede no detectarse durante meses o años. Los síntomas pueden ser los típicos de una FTE congénita de tipo H, inclusive tos y ahogos o cianosis con la alimentación; sin embargo, son más frecuentes síntomas menos evidentes como infecciones pulmonares recidivantes. El diagnóstico se sospecha por la presencia de aire dentro del esófago en las radiografías simples de tórax. Los estudios de tránsito esofágico con contraste sistemáticos llegan a pasar por alto hasta el 50% de las fístulas recidivantes. Al igual que en la fístula congénita de tipo H, la esofagografía realizada en decúbito ventral bajo radioscopia es un método fiable para establecer el diagnóstico. La broncoscopia con introducción de un catéter N° 2 o 3 Fr en la fístula también es un método fiable de diagnóstico y su utilidad es invalorable para localizar la fístula durante el procedimiento quirúrgico. Una FTE recidivante raras veces se cierra en forma espontánea y suele requerir una reparación quirúrgica. La intervención de elección es una toracotomía con ligadura y sección de la fístula. Para reducir al mínimo la posibilidad de una nueva recidiva de la fístula, suceso que se ha referido en el 10 al 20% de los pacientes con una primera recidiva de la FTE, debe interponerse pleura, músculo intercostal o pericardio entre el esófago y la tráquea.[133] Se ha comunicado la resolución endoscópica de una FTE usando varias sustancias químicas o electrocoagulación,[134-136] y en un caso se informó la utilización de goma de fibrina para este fin.[137]

Complicaciones tardías

Reflujo gastroesofágico

En los lactantes en quienes se ha reparado una AE el RGE es frecuente, y la incidencia aumenta a medida que crecen la frecuencia de sospecha clínica y evaluación diagnóstica de esta complicación. La magnitud del problema se refleja en el hecho de que se produce RGE en el 40 al 70% de los pacientes tras la reparación de una AE.[60,63,138,139] La causa del RGE en este grupo de lactantes probablemente se relaciona con el acortamiento del esófago intraabdominal debido a la tensión de la anastomosis o a disfunción motora esofágica, sea adquirida en forma secundaria a la manipulación quirúrgica o intrínseca debida a la anomalía congénita en sí.[139-141] El diagnóstico de RGE patológico debe sospecharse cuando hay vómitos, disfagia y estenosis recidivante de la anastomosis, que en ocasiones se asocia con la retención de un cuerpo extraño o bolo alimenticio. Además, los síntomas respiratorios como estridor, episodios de cianosis, neumonía recidivante y trastornos reactivos de la vía aérea pueden indicar RGE, en oposición a otros trastornos como traqueomalacia. En estos pacientes con frecuencia se observa esofagitis y en los niños mayores y adolescentes se diagnóstico esófago de Barrett en el seguimiento a largo plazo de los pacientes con AE.[139,142-145] En un paciente de 20 años en quien se había realizado reparación de una FTE en la lactancia se informó adenocarcinoma esofágico.[146]

Un tránsito gastrointestinal alto con contraste puede sugerir el diagnóstico de RGE patológico en lactantes y niños tras la reparación de AE. Los datos proporcionados por una sonda de pH durante las 24 horas, aunque en los niños el método no está tan estandarizado como en los adultos, suelen indicar reflujo patológico.[139] Los estudios manométricos esofágicos extensos constantemente han comprobado la presencia de peristaltismo esofágico anormal y disminución de la presión del esfínter esofágico inferior tras la reparación de una AE; en consecuencia, esta prueba probablemente no es útil para diagnosticar RGE.

En los lactantes y niños con RGE patológico suele adoptarse un tratamiento médico enérgico, con espesamiento de los alimentos, ubicación del lactante en posición de decúbito ventral o sentado y empleo de fármacos que disminuyen la acidez gástrica (bloqueantes H_2 como cimetidina o ranitidina) y fármacos procinéticos como cisaprida o metoclopramida. No obstante, en 45 a 75% de estos lactantes finalmente deben realizarse intervenciones quirúrgicas antirreflujo debido a la falta de respuesta al tratamiento médico, estenosis de la anastomosis resistente a otros tratamientos o formación de una estenosis esofágica distal.[60,63,138] La elección de la intervención antirreflujo es motivo de debate. En general la fundoplicatura de Nissen se ha considerado la mejor opción[140,147,148]; sin embargo, tras el plegamiento de 360° son frecuentes las complicaciones y disfagia que ocasiona debilidad.[60,138,149,150] El motivo propuesto para los resultados comparativamente peores de la fundoplicatura de Nissen en los lactantes y niños con AE es que el esófago discinético no genera la fuerza propulsora coordinada suficiente para vencer la mayor resistencia de la porción inferior del esófago ocasionada por el plegamiento circunferencial. En nuestra experiencia con 21 pacientes en quienes se llevó a cabo fundoplicatura de Nissen tras la reparación de AE, sólo 8 tuvieron una evolución sin complicaciones con resolución del RGE y sin disfagia.[138] La disfagia prolongada fue frecuente y la rotura del plegamiento con recidiva del RGE se produjo en el 33% de los pacientes, en comparación con el 10% de los lactantes y niños con RGE sin AE. Debido a los resultados generales malos con la fundoplicatura de Nissen en estos casos, en estos pacientes nosotros hemos empleado la fundoplicatura de Thal, un método anterior, o una modificación de la fundoplicatura de Nissen con un plegamiento muy corto y suelto (1 a 5 cm sobre un dilatador grande).

Traqueomalacia

Los síntomas respiratorios importantes que se producen tras la reparación de una AE con FTE pueden deberse a traqueomalacia (TM). La TM afecta aproximadamente a un 10 a 20% de los lactantes tras la reparación de una AE con FTE, y aproximadamente la mitad de ellos requieren una corrección quirúrgica.[151] Con frecuencia es difícil diferenciar clínicamente estos síntomas de los de una FTE recidivante, fuga anastomótica o RGE.[152] La TM se define como una debilidad generalizada o localizada de la tráquea que permite que sus paredes anterior y posterior se pongan en contacto durante la espiración o la tos. En los lactantes con FTE asociada se identificaron anomalías estructurales de la tráquea en el 75% de 40 lactantes durante la autopsia, lo que sugiere que los sucesos embriológicos que ocasionan FTE quizás contribuyen al desarrollo de TM.[153] Se comprobó que el cartílago era más corto que lo normal y, por tanto, no proporcio-

naba el sostén necesario para mantener la vía aérea permeable.[153] Además, la tráquea puede comprimirse fácilmente entre la aorta por delante y la porción superior del esófago, con frecuencia dilatada, por detrás en los lactantes tras la reparación de AE con FTE y se ha considerado que este suceso representa una causa importante de TM. El informe de Kimura y cols.,[154] quienes estudiaron la TM mediante cinetomografía computarizada, apoya el concepto de que la etiología primaria de la TM se relaciona con una debilidad esofágica intrínseca. Es interesante advertir que, en un estudio, no había signos de TM en lactanes con AE sola, lo que sugiere que la AE y la TM tienen una patogenia independiente.[155] El colapso de la tráquea por lo general tiene lugar en la región original de la FTE o inmediatamente por encima, en el tercio distal de la tráquea.

La presentación clínica de la TM es muy variable, desde tos "metálica" o "de perro" en los casos leves hasta neumonía recidivante o episodios de apnea agudos potencialmente mortales. Los lactantes con TM a menudo rechazan el alimento debido a la dificultad para respirar mientras comen o a la aparición de episodios de cianosis. Estos síntomas por lo general aparecen cuando el lactante tiene algunos meses de edad.[156] En 27 de 32 niños con TM comunicados por Filler y col. en 1992[157] había episodios de apnea potencialmente mortales. Típicamente estos episodios se presentaban durante una comida o 5 a 10 minutos después y se caracterizaban por cianosis que progresaba a apnea, bradicardia y finalmente paro cardiorrespiratorio si no se trataban. El diagnóstico se establece mediante broncoscopia, que muestra una luz con aspecto de hendidura en la zona afectada de la tráquea.

El tratamiento de la TM continúa siendo controvertido. La mayoría de los lactantes con síntomas leves a moderados de TM no requieren una intervención quirúrgica, puesto que los síntomas tienden a mejorar con el tiempo. En los lactantes con síntomas graves, inclusive aquellos que padecen episodios potencialmente mortales, el tratamiento quirúrgio de elección es una aortopexia.[158,159] Esta operación suele realizarse a través de una toracotomía lateral; la aorta ascendente y el cayado aórtico se suturan a la cara posterior del esternón. La elevación de la aorta eleva también la pared anterior de la tráquea y abre su luz.[156,160,161] Se ha propuesto una modificación de esta operación que emplea un colgajo pericárdico con base en la raíz de la aorta, que se sutura al esternón en los casos en que el cayado aórtico no alcanzaría la cara posterior del esternón sin una tensión excesiva.[162] El papel de varias endoprótesis en el tratamiento de la TM tras la reparación de AE, aunque ha sido satisfactorio en observaciones clínicas, aún debe ser validado como método de tratamiento convencional.[163-165] Filler y col.[157] recomiendan considerar la colocación de una endopró-

tesis para la vía aérea en los niños en quienes la aortopexia no evita el colapso traqueal. La traqueostomía es
la última opción terapéutica.

Alteración del peristaltismo

Como fue analizado antes, el esófago de un lactante
con AE tiene una actividad peristáltica anormal secundaria al defecto congénito en sí, y quizás debido a
la reparación quirúrgica de la lesión. Este trastorno es
muy importante clínicamente puesto que es responsable de muchos síntomas a largo plazo tras la reparación de la AE, inclusive disfagia y trastornos respiratorios recidivantes. Aunque estos síntomas pueden mejorar con el tiempo, los problemas tempranos con in-
tolerancia alimentaria y obstrucción del bolo alimenticio pueden ocasionar retraso del crecimiento.

HENDIDURA LARINGOTRAQUEOESOFÁGICA

La hendidura laringotraqueoesofágica (HLTE) es
una anomalía congénita rara que consiste en una comunicación entre la laringe, la tráquea y el esófago localizada en la línea media. La malformación posiblemente fue descripta por primera vez en 1792 por
Richter en su tesis doctoral, en la cual describió un
lactante que se ahogaba y vomitaba al alimentarse. Sin
embargo no se realizó autopsia, y el diagnóstico no fue
confirmado.[166] La siguiente descripción de un lactante con HLTE es la de Finlay de 1949.[167] En 1955 Pettersson realizó la primera corrección satisfactoria de
HLTE.[168]

Tal como sucede con la AE y la FTE, la embrioge-
nesis de la HLTE no se comprende completamente.
La teoría más tradicional es que existe una detención
de la extensión craneana del tabique traqueoesofágico,
que permite la persistencia de un esófago-trá-
quea.[9,11,169] Los estudios señalan que al igual que en
la FTE existe un desarrollo inicial normal seguido por
una fusión importante de la tráquea y el esófago.[16]
Aunque no hay un patrón de herencia constante, se
han descrito asociaciones familiares esporádicas[170] y se
ha comunicado HLTE en los síndromes "G" y de Pa-
llister-Hall.[171] La incidencia por sexos de la HLTE favorece a los varones, con una proporción de 5:3 respecto de las mujeres.[172]

Existen varias anomalías congénitas asociadas a HL-
TE, inclusive anomalías gastrointestinales, genitourinarias y cardíacas.[172] En 20 a 37% de los pacientes con
HLTE se observa EA con FTE.[172-174] Otras malformaciones gastrointestinales asociadas incluyen defectos
anales (21%), malrotación o defectos de la fijación intestinal (13%) e íleo meconial (8%).[172,175] Las anoma-

lías genitourinarias tienen una incidencia de 14 al 44%
y comprenden hipospadias, hernia inguinal, criptorquidia y agenesia renal.[172,175] Se han identificado anomalías cardiovasculares en 16 al 33% de los pacientes
que incluyen comunicación interventricular, coartación aórtica y transposición de los grandes vasos.[172]

Se han descrito varios esquemas de clasificación para
establecer el tratamiento más adecuado. Al comunicar
la primera reparación quirúrgica en 1955, Pettersson[168] describió tres tipos de hendiduras: tipo I, limitada a la laringe y que afecta parte o toda la placa
cricoides, tipo II, la que se extiende más allá de la lámina cricoides hasta la tráquea cervical y tipo III, la
que afecta toda la tráquea y llega hacia abajo hasta la
carina. Ryan y col.[176] en 1991 sugirieron un tipo IV
en la cual la hendidura se extiende más allá de la carina y afecta uno o ambos bronquios principales.

Los síntomas de HLTE varían según la extensión de
la hendidura; sin embargo, la mayoría de los pacientes
presentan inmediatamente después del nacimiento dificultad respiratoria agravada por la alimentación. Los
síntomas adicionales pueden incluir un llanto ronco o
monótono, cianosis, ahogos, aumento de las secreciones y neumonía por aspiración recidivante. No es raro que la gravedad de las anomalías asociadas oculte la
presencia de la HLTE, en especial si la anomalía es
una lesión mínima de tipo I o II. Nosotros tratamos
un lactante con ano imperforado en quien se comprobó la presencia de una HLTE tipo II tras episodios rei-
terados de dificultad respiratoria. De acuerdo a los
síntomas frecuentes de la HLTE, la evaluación diagnóstica suele seguir los procedimientos de los diagnósticos de AE con o sin FTE o TM, anomalías que se
sospechan con mayor frecuencia. La esofagografía con
contraste muestra una confluencia rápida de la sustancia de contraste en la porción superior del esófago y la
tráquea; sin embargo, con frecuencia es difícil determinar si la imagen se debe a derrame del contraste a la
altura de la laringe o al paso del mismo a través de una
hendidura. La endoscopia es el método de diagnóstico definitivo para la HLTE, pero aún puede ser difícil
identificar una hendidura excepto que el diagnóstico
se tenga muy presente y el plegamiento mucoso con
frecuencia presente a la altura de la región subglótica
se abra para revelar la hendidura.

El tratamiento de los lactantes con HLTE comienza
con maniobras destinadas a reducir al mínimo la aspiración y estabilizar la vía aérea. Donahoe y Hendren[174] recomiendan evitar la intubación endotraqueal en el período preoperatorio siempre que sea posible; sin embargo, con frecuencia es necesario intubar
la tráquea y realizar una gastrostomía con sonda antes
de emprender la reparación quirúrgica definitiva. Los
procedimientos quirúrgicos para la reparación de una
HLTE varían según la gravedad de la misma. Las hendiduras de tipo I asintomáticas pueden no requerir

una intervención quirúrgica y las sintomáticas se han reparado satisfactoriamente mediante endoscopia.[172] Las HLTE tipo II pueden abordarse mediante faringotomía lateral, faringotomía posterior o laringofisura anterior. La exposición comunicada más a menudo es la lateral; permite acceder a la hendidura con facilidad, así como realizar incisiones asimétricas en la mucosa, evitando de este modo las suturas contiguas. La principal desventaja de este abordaje es el riesgo de lesión de los nervios laríngeos recurrentes. El abordaje laríngeo anterior proporciona exposición de la laringe y la parte superior de la tráquea y no presenta riesgo de lesión de los nervios laríngeos recurrentes. Se ha planteado preocupación con respecto a la estabilidad laríngea tras la intervención y algunos cirujanos recomiendan emplear una endoprótesis durante el proceso de curación.[172,177]

El tratamiento quirúrgico de la HLTE tipo III y tipo IV requiere un abordaje combinado cervical y to-

rácico. Donohoe y Hendren[174] describieron el empleo de un tubo endotraqueal bifurcado diseñado especialmente con extremos terminados en un reborde que puede colocarse durante la broncoscopia y sujetarse contra la cara anterior de la tráquea con un catéter ureteral dispuesto en cabestrillo (fig. 3-14). Este tubo endotraqueal permite controlar con seguridad la vía aérea durante los múltiples cambios de posición con frecuencia necesarios durante la operación. Se realiza una toracotomía derecha y se expone la hendidura traqueoesofágica por detrás de la pleura. Se incide el surco traqueoesofágico del lado derecho y se abre desde la carina hasta la abertura torácica. La separación de los dos conductos se completa incidiendo a lo largo el lado izquierdo de la pared esofagotraqueal común, dejando un colgajo de esófago de aproximadamente 1 cm a lo largo de la longitud de la tráquea para facilitar la creación de la porción neomembranosa de la tráquea. Es importante dimensionar correctamente el colgajo

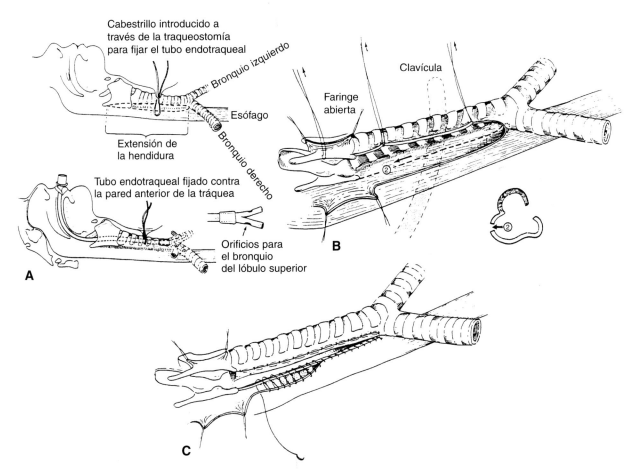

Fig. 3-14. Reparación de una HLTE tipo III. **A.** La estabilización de un tubo endotraqueal bifurcado se realiza durante la broncoscopia usando un lazo introducido a través de una traqueostomía, que lleva el tubo endotraqueal hacia adelante. **B.** Un abordaje cervical y torácico permite la exposición retropleural de la hendidura. Se realiza una incisión longitudinal en el surco traqueoesofágico derecho por debajo de los anillos traqueales. La incisión se extiende hacia abajo y a través del esófago y luego hacia arriba por el lado izquierdo, dejando aproximadamente 1 cm de pared esofágica unida a la tráquea para contar con un tejido suficiente para cerrar la tráquea. **C.** La tráquea se ha cerrado con puntos separados y el esófago se cierra con una sutura continua hasta la abertura torácica superior. El cierre de la porción laríngea de la hendidura y la pared faríngea lateral aún no se ha llevado a cabo. (De Donahoe PK y Gee PE: Complete laryngotracheal cleft: management and repair. J Pediatr Surg 19:143, 1984. Usado con permiso.)

esofágico para evitar la estenosis o la formación de una pared traqueal posterior laxa, que puede ocasionar TM. A medida que continúa la disección, es importante también apartar y proteger los nervios vago izquierdo y laríngeos recurrentes. El cierre de la tráquea y el esófago comienza en dirección inferosuperior, con una sutura continua de polipropileno para el esófago y puntos separados de polipropileno para la tráquea. Una incisión cervical derecha expone entonces la porción superior del esófago y la tráquea, la faringe y la laringe, continuando la reparación con un cierre en tres planos de la laringe y la colocación de un tubo de traqueostomía, que puede ser fabricado a medida para evitar la presión excesiva contra la reparación en la parte posterior de la tráquea. Algunos cirujanos prefieren un abordaje anterior seccionando la laringe y la tráquea en la línea media, según lo descrito en los defectos de tipo II.

La supervivencia posquirúrgica continúa siendo bastante mala; en promedio es del 75%, según la gravedad de la malformación. Se ha comunicado que se producen fugas anastomóticas en aproximadamente 50% de las reparaciones y éstas suelen requerir una nueva intervención a través de un abordaje diferente.[172] Asimismo, son complicaciones posoperatorias frecuentes la imposibilidad de interrumpir la respiración asistida, la disfunción faringoesofágica y el RGE. La disminución de las tasas de morbimortalidad depende en parte del reconocimiento temprano para evitar las complicaciones secundarias.

ESTENOSIS CONGÉNITA DEL ESÓFAGO

La auténtica estenosis congénita del esófago (ECE) es rara e históricamente se ha confundido con estenosis esofágicas secundarias a inflamación y en particular a RGE. Se ha comunicado que la ECE se presenta una vez cada 25.000 a 50.000 nacimientos,[178,179] y hasta 1995 se habían descrito solo 500 casos en la bibliografía mundial.[180] Por motivos desconocidos, la incidencia de ECE parece ser más elevada en Japón que en otras partes del mundo.[181] Se ha comunicado que la incidencia de otras anomalías asociadas con ECE es de 17 a 33% y éstas comprenden AE con o sin FTE, FTE tipo H, anomalías cardíacas, atresia intestinal, malrotación del intestino medio, malformaciones anorrectales, hipospadias, malformaciones de la cabeza, la cara y los miembros y anomalías cromosómicas.[179]

Los esquemas de clasificación de la ECE han sido muchos y confusos, en parte debido a la dificultad para diferenciar las lesiones congénitas de las adquiridas. La definición y clasificación propuestas por Nihoul-Fekete y cols.[179] son quizás las más claras. La ECE se define como una estenosis intrínseca del esófago presente en el nacimiento y causada por una malformación congénita de la arquitectura de la pared esofágica.[179] Se han descrito tres formas de ECE: 1) ocasionada por una membrana o diafragma, 2) causada por un engrosamiento fibromuscular y 3) secundaria a vestigios traqueobronquiales en la pared del esófago.

La *membrana congénita* o *diafragma* es la más rara de las tres formas de ECE.[180] Se ha considerado que representa una forma incompleta de AE[182] y puede ser análoga a las membranas presentes en otras partes del tubo digestivo. Por lo general esta lesión ocasiona obstrucción parcial y suele localizarse en la porción media o inferior del esófago. La membrana está cubierta en ambos lados por epitelio pavimentoso y suele tener una abertura excéntrica. Los síntomas por lo general se presentan algunos meses después del nacimiento, cuando el lactante comienza a ingerir alimentos sólidos.

El segundo tipo de ECE se ha denominado *hipertrofia muscular idiopática* o *estenosis fibromuscular* y en algunos informes es la forma de ECE más frecuente.[179] Histológicamente estas lesiones parecen mostrar proliferación submucosa de fibras musculares lisas y tejido conectivo fibroso cubierto con epitelio pavimentoso normal.[179] Se ha señalado una semejanza con la estenosis pilórica hipertrófica; sin embargo, no hay una explicación embriológica o patogénica clara de estas lesiones.

En algunos informes se describe que la ECE debida a vestigios traqueobronquiales es el tipo de ECE más frecuente y ciertamente es el tipo de ECE más descrito y mejor comprendido de los tres. Se cree que la ECE debida a vestigios traqueobronquiales se presenta como parte de un espectro de anomalías, que comprende la AE con FTE, relacionadas con la separación del intestino anterior de las vías respiratorias alrededor del día 25 del período embrionario.[184] Se considera que el tejido traqueobronquial queda retenido en la pared del esófago, persistiendo en su localización distal típica debido al mayor ritmo de crecimiento del esófago en comparación con el del árbol traqueobronquial.

La ECE debida a vestigios traqueobronquiales fue descrita inicialmente en 1936 por Frey y Duschel[185] en una niña de 19 años que murió con diagnóstico de acalasia. En 1964 Holder y cols.[36] comprobaron tres casos de estenosis esofágica distal en su revisión de 1058 lactantes con AE, FTE o ambos trastornos. Tras varios otros informes,[186,187] Spitz[188] demostró por primera vez en 1973 un origen congénito claro para este trastorno. Hasta 1991 se habían referido menos de 50 casos de ECE secundaria a vetigios traqueobronquiales en la literatura publicada en inglés y alemán.[184] Además, se habían comunicado 71 casos en la literatura japonesa hasta 1981[181] y, de un total de 76 casos de ECE publicados en 1987, seis provenían de la literatura publicada en chino.[189]

Diagnóstico

Los síntomas de ECE por lo general comienzan en la lactancia con disfagia progresiva y vómitos, típicamente tras la introducción de los alimentos sólidos o semisólidos alrededor de los 6 meses de edad. Existen, no obstante, observaciones clínicas de síntomas graves de regurgitación y dificultad respiratoria en recién nacidos.[179] En algunos pacientes el primer síntoma advertido puede ser un cuerpo extraño dentro del esófago.[190] Con frecuencia es difícil establecer el diagnóstico correcto. La esofagografía con contraste suele mostrar un estrechamiento brusco en la porción distal del esófago, con frecuencia interpretado como una estenosis relacionada con RGE. La estenosis secundaria a hipertrofia fibromuscular muestra un estrechamiento más gradual (véase fig. 3-16). La ECE causada por membranas o hipertrofia fibromuscular a veces puede presentarse como estenosis en la porción media o inclusive superior del esófago.[191] Con el tiempo, el esófago proximal a la estenosis puede dilatarse y los estudios con contraste pueden interpretarse como acalasia.[192] Los estudios útiles para diferenciar la ECE de la acalasia y las estenosis debidas a RGE comprenden la manometría esofágica y el control del pH. En la ECE la esofagoscopia suele mostrar estrechamiento esofágico con una mucosa de aspecto normal a la altura de la estenosis.

Tratamiento

El tratamiento de la ECE busca aliviar los síntomas de estenosis y conservar el mecanismo antirreflujo de la unión gastroesofágica. La introducción de dilatadores típicamente ha sido satisfactoria en el tratamiento de la ECE secundaria a hipertrofia fibromuscular. Esto se ha llevado a cabo tradicionalmente con dilatadores anterógrados y retrógrados terminados en punta, pero la dilatación con un balón hidrostático también ha sido satisfactoria.[179,192] Para resolver la estenosis pueden ser necesarias varias dilataciones. Las membranas a veces se han tratado satisfactoriamente con dilataciones y se informó una escisión endoscópica satisfactoria de una membrana congénita.[193]

La mayoría de las ECE secundarias a membranas y restos traqueobronquiales deben tratarse mediante escisión quirúrgica, sea como tratamiento primario o tras intentos infructuosos de dilatación. Es importante identificar con claridad la ubicación de la estenosis antes de la intervención quirúrgica mediante esofagografía con contraste para planificar el abordaje quirúrgico. En la estenosis localizada en la porción media del esófago suele usarse una toracotomía derecha, y en la estenosis localizada en la porción inferior una toracotomía izquierda. En la ECE de la porción abdominal del esófago debe usarse un abordaje abdominal. Durante la exploración puede ser difícil establecer la extensión exacta de la estenosis y se ha sugerido que la introducción de un catéter con balón más allá de la estenosis con posterior inflado y retiro del mismo hacia atrás contra la estenosis es una técnica útil.[194] En la mayoría de los casos la estenosis mide menos de 3 cm y puede realizarse una resección segmentaria con anastomosis terminoterminal, teniendo la precaución de no lesionar los nervios frénicos y vagos. En los casos de hipertrofia fibromuscular extensa con intentos de dilatación infructuosos puede ser necesaria una resección esofágica con reemplazo del esófago por colon, estómago o yeyuno. Cuando la estenosis se encuentra cerca de la unión gastroesofágica, la mayoría de los cirujanos proponen la resección segmentaria con anastomosis esofágica y un procedimiento antirreflujo para evitar el reflujo posoperatorio. Los procedimientos más usados han sido la gastropexia de Hill modificada y la fundoplicatura de Nissen, con o sin piloroplastia;[179,194] sin embargo, se ha comunicado que una gastroplastia de Collis combinada con fundoplicatura de Nissen es eficaz para tratar el acortamiento esofágico y el RGE posoperatorio.[195]

Resultados

Se han referido buenos resultados a largo plazo con la dilatación y la resección quirúrgica.[179] En los pacientes en quienes se realizó resección de ECE de la porción distal del esófago sin un procedimiento antirreflujo se produjo RGE significativo que requirió una operación antirreflujo posterior. Las complicaciones comunicadas del tratamiento mediante dilatación incluyen fuga esofágica y falta de respuesta al tratamiento. Las complicaciones tras la resección y anastomosis comprenden fuga esofágica con mediastinitis, que suele tratarse satisfactoriamente mediante drenaje mediastínico.

DUPLICACIONES ESOFÁGICAS

En el mediastino pueden aparecer varios quistes revestidos por epitelio. Los quistes enterógenos o las duplicaciones esofágicas representan la cuarta parte de estos quistes mediastínicos. Estos quistes se encuentran en el mediastino posterior y están recubiertos por una pared muscular intestinal. Están revestidos por epitelio intestinal, más frecuentemente epitelio gástrico. De vez en cuando estos quistes pueden estar revestidos por epitelio respiratorio ciliado.[196] Las anomalías de las vértebras cervicales y torácicas superiores, tales como hemivértebra, son muy frecuentes.[197-201] No es raro que haya duplicaciones intestinales en el mismo paciente. De hecho, algunas de las duplicaciones esofágicas atraviesan el diafragma y se comunican con duplicaciones del yeyuno o con el yeyuno en sí.[202-204] De vez en cuando los quistes pueden estar unidos o comunicados con el conducto raquídeo; en estos casos se denominan *quistes neuroentéricos.*[200,201]

Por lo general estos quistes están comunicados estrechamente con el esófago, pero pueden ser disecados con facilidad durante la extirpación. En general no tienen comunicación con la luz del esófago y suelen estar llenos de material mucoide. La incidencia elevada de revestimiento epitelial gástrico puede ocasionar ulceración péptica de estos quistes con el consiguiente dolor retroesternal, erosión hacia el bronquio o el esófago y hemorragia pulmonar.[196]

Estos quistes ocasionan síntomas debidos a su tamaño y localización y a la formación de úlcera péptica. Por lo general deben extirparse completamente, teniendo presente la posible extensión del quiste entérico a través del diafragma hacia el abdomen.

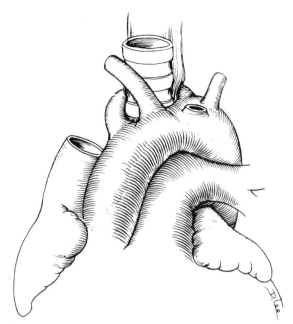

Fig. 3-15. Anatomía típica de la duplicación del cayado aórtico. En este caso el cayado anterior es mayor, pero en algunos casos el cayado posterior es más importante.

ANILLOS VASCULARES

Los anillos vasculares son una causa relativamente rara de obstrucción esofágica y se deben a un defecto del desarrollo embriológico del cayado aórtico. Pueden ser completos o incompletos y ocasionan obstrucción de la tráquea, el esófago o ambos órganos.[205-208]

Anillos completos

El cayado aórtico doble representa el tipo más frecuente de anillo vascular completo (fig. 3-15). Se debe a la persistencia de los arcos aórticos embrionarios derecho e izquierdo. El cayado aórtico doble se forma como una bifurcación de la aorta ascendente; una rama va hacia la derecha por detrás de la tráquea y el esófago y la otra se dirige hacia la izquierda por delante de la tráquea. Estas dos ramas se unen nuevamente y forman la aorta descendente. Cada arco origina una arteria carótida primitiva y una arteria subclavia; el tronco braquiocefálico por lo general falta. El conducto arterioso puede estar a la izquierda, a la derecha, o ser bilateral. El tamaño de los cayados es variable, pero el cayado izquierdo anterior suele ser más pequeño.

El otro anillo completo es un cayado aórtico derecho con un ligamento arterioso o un conducto arterioso izquierdo. Se forma un anillo completo entre al aorta ascendente y la arteria pulmonar por delante, el cayado aórtico a la derecha y el conducto arterioso o el ligamento arterioso y la arteria subclavia izquierda a la izquierda.

Anillos incompletos

La anomalía vascular más frecuente de la aorta es una arteria subclavia derecha aberrante y se produce en alrededor de 0,5% de la población. La arteria aberrante se origina como última rama del cayado aórtico y cruza por detrás del esófago para alcanzar el brazo derecho (fig. 3-16). Esta anomalía raras veces ocasiona síntomas pero puede causar disfagia (disfagia lusoria) (fig. 3-17).

Una arteria pulmonar en cabestrillo es una anomalía rara que no produce compresión esofágica. Está formada por una arteria pulmonar izquierda aberrante que se origina a partir de la arteria pulmonar derecha hacia atrás y cruza por encima del bronquio principal derecho, causando compresión del mismo y de la porción distal de la tráquea. En forma semejante, un tronco braquiocefálico anómalo, originado en la aorta en una posición más distal que lo normal, ocasiona sólo compresión traqueal.[209]

Cuadro clínico

Los síntomas producidos por anillos vasculares se deben a compresión de la tráquea, el esófago o ambos

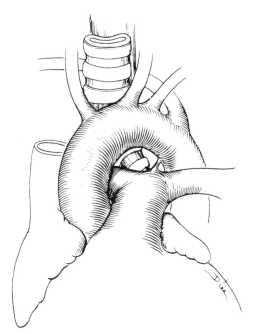

Fig. 3-16. Anatomía típica de una arteria subclavia aberrante.

órganos. El niño con cayado aórtico doble por lo general presenta la mayoría de los síntomas en la primera etapa de la lactancia. El cuadro clínico característico consiste en sibilancias inspiratorias, tos, respiración ruidosa, disnea, estridor y episodios frecuentes de neumonía. Cuando se introducen los alimentos sóli-

dos se manifiestan las dificultades durante la alimentación. El diagnóstico puede realizarse mediante un tránsito esofágico con bario; sin embargo, la prueba diagnóstica definitiva es una tomografía computarizada con contraste intravenoso. La angiografía y endoscopia por lo general no se necesitan para realizar el diagnóstico definitivo.

Tratamiento

El paciente con síntomas debidos a un anillo vascular debe tratarse quirúrgicamente.[210,211] La mayoría de los anillos vasculares puede abordarse a través de una toracotomía anterolateral izquierda en el tercer o cuarto espacio intercostal. En el caso de un cayado aórtico doble, el conducto arterioso o ligamento arterioso se secciona y el cayado más pequeño se secciona distalmente al nacimiento de la arteria subclavia izquierda cuando el cayado anterior (izquierdo) es hipoplásico o cerca de su unión con la aorta descendente cuando es hipoplásico el cayado posterior (derecho). Si ambos cayados tienen el mismo tamaño, preferentemente se secciona el cayado derecho o posterior. Tras seccionar el cayado, debe seccionarse completamente el tejido fibroso ubicado alrededor del esófago y la tráquea para liberar estas dos estructuras. Un cayado aórtico derecho con un ligamento arterioso izquierdo se trata seccionando el ligamento y eliminando en forma adecuada el tejido fibroso ubicado alrededor del esófago y la tráquea. Una arteria subclavia derecha aberrante sintomática debe seccionarse en su origen en la aorta mediante una toracotomía posterolateral izquierda. Un tronco braquiocefálico anómalo se trata mediante aortopexia, en la cual el cayado aórtico se sutura a la cara posterior del esternón para abrir la luz de la tráquea.

REEMPLAZO ESOFÁGICO EN LOS NIÑOS

Es necesario realizar un análisis breve del reemplazo esofágico en los niños. Este tema se trata más extensamente en los capítulos 24 y 25. En el pasado, el reemplazo esofágico en los niños se realizaba en la AE con separación extensa con o sin FTE, lesión cáustica grave del esófago, várices esofágicas, estenosis pépticas debidas a RGE y destrucción esofágica secundaria a candidiasis en el paciente inmunodeprimido. Sin embargo, la frecuencia de estas indicaciones ha disminuido notablemente. En los pacientes con AE con separación extensa la mayoría de los cirujanos intentan por todos los medios estirar el reservorio esofágico superior ciego[212] y realizar miotomías en el reservorio

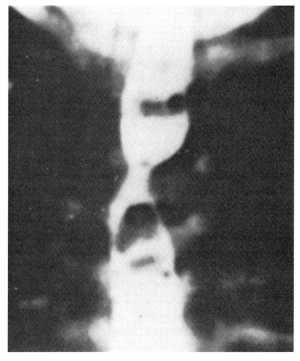

Fig. 3-17. Anillos incompletos. El esofagograma con bario muestra indentaciones laterales típicas.

superior[83,213] para realizar una anastomosis primaria. Este método ha ocasionado una disminución marcada de la necesidad de reemplazo esofágico en los pacientes con esta anomalía. En forma semejante, la necesidad de reemplazo esofágico en los pacientes con lesiones caústicas graves ha disminuido significativamente debido al tratamiento inicial satisfactorio de esta lesión y a la disminución de la incidencia de estos accidentes. La introducción de la endoesclerosis[214] y los resultados satisfactorios de las derivaciones portosistémicas en los niños han eliminado el uso de reemplazo esofágico para el tratamiento de las várices esofágicas en los niños.[215,216] Aunque de vez en cuando se requiere reemplazo esofágico para una estenosis esofágica distal grave secundaria a esofagitis péptica debida a RGE, la detección temprana de esta anormalidad en los niños ha disminuido la frecuencia de este tipo de estenosis.[217]

Para el reemplazo esofágico se han usado varios tejidos, inicialmente conductos cutáneos pretorácicos (usados en los primeros sobrevivientes de AE por Ladd,[5] Lanman[4] y Gross[218]) y luego segmentos de yeyuno, varias partes del colon,[219-222] conductos gástricos, ascenso gástrico e injertos libres de yeyuno. Las técnicas usadas más a menudo en el reemplazo esofágico son 1) conductos de colon transverso o derecho,[223,232] 2) conductos gástricos[233-237] y 3) ascenso gástrico.[238,239] En todos los casos el reemplazo actúa solamente como conducto y no hay signos de actividad peristáltica. En la mayoría de los casos el reflujo gástrico hacia el conducto es mínimo; si se presenta, el conducto por lo general es resistente a los efectos del ácido. En el paciente con AE tratado con esofagostomía cervical y gastrostomía en el período neonatal la edad ideal para el reemplazo esofágico es alrededor del año de edad, cuando el niño pesa unos 9 kg.

El reemplazo con colon derecho se realiza a través de laparotomía e incisión cervical, en la cual se seccionan las arterias cólica derecha e ileocólica y la irrigación del conducto de colon derecho proviene de la arteria cólica media.[240] El colon derecho se coloca por detrás del esternón en forma isoperistáltica con el ciego anastomosado a la esofagostomía cervical en el cuello. El extremo inferior del colon se anastomosa al estómago.

Un reemplazo colónico más popular es el que emplea colon transverso irrigado por la arteria cólica izquierda,[223,226,227] en la forma originalmente descrita por Waterston.[222] La operación se realiza a través de una incisión toracoabdominal izquierda a través del séptimo espacio intercostal, con sección circunferencial del diafragma para exponer el contenido intraabdominal. La irrigación del conducto de colon transverso proviene de la arteria cólica izquierda y la arteria cólica media se secciona para conseguir la movilización. El conducto se lleva hacia arriba por detrás del páncreas y el estómago y se ubica en el tórax por de-

trás del hilio del pulmón izquierdo. La parte proximal del conducto se ubica por detrás de los vasos subclavios y por fuera de la vaina carotídea, donde se anastomosa a la esofagostomía cervical. El extremo distal del conducto se anastomosa con el esófago residual distal o el estómago en los pacientes con AE o con el estómago en los pacientes con lesiones por sustancias cáusticas.

Los resultados de la interposición de colon por lo general son muy buenos. La mortalidad es casi nula y las complicaciones son razonables. La complicación más frecuente es una fuga anastomótica en el cuello, que suele cerrarse en forma espontánea. Esta fuga puede ocasionar una estenosis en la anastomosis cervical, que puede dilatarse con facilidad. De vez en cuando se produce isquemia total del conducto debido a obstrucción venosa o a una irrigación arterial insuficiente. Esta última también puede ser secundaria a tensión excesiva. Esta complicación no es muy frecuente pero requiere el retiro inmediato del conducto. El seguimiento a largo plazo de estos niños indica que la mayoría crece y se desarrolla normalmente con una buena nutrición.

Un conducto gástrico es una alternativa excelente a la interposición de colon en los pacientes con anomalías del colon tales como ano imperforado alto o fracaso de una interposición de colon previa. Tras la introducción del conducto gástrico por Gavriliu y Heimlich para el reemplazo esofágico en adultos, Burrington y Stephens[234] difundieron el empleo del procedimiento en los niños. En 1973 Anderson y Randolph[233] comunicaron su experiencia con 23 niños con resultados excelentes. El abordaje se lleva a cabo a través de una incisión abdominal y cervical. Se secciona el epiplón gastrocólico a una distancia segura de los vasos gastroepiploicos. Se secciona la arteria gastroepiploica derecha en el punto de origen del conducto gástrico, lugar que debe elegirse cuidadosamente para evitar el estrechamiento de la salida pilórica. Por lo general este lugar se ubica a 2 cm del píloro en dirección proximal. Se coloca la engrapadora GIA (United States Surgical Corporation) a 2 cm de la curvatura mayor abarcando las paredes gástricas anterior y posterior, usando un tubo torácico N° 18 a 24 Fr colocada en el estómago a lo largo de la curvatura mayor como guía para la grapadora y para garantizar la obtención de un conducto gástrico del tamaño adecuado. El bazo se conserva, tras la sección de los vasos gástricos cortos. Las grapas se refuerzan con suturas no reabsorbibles. El conducto gástrico puede llevarse hasta el cuello a través de un túnel retroesternal o por detrás del hilio pulmonar izquierdo a través de una toracotomía pequeña. El extremo distal del conducto gástrico se anastomosa con la esofagostomía cervical. La mortalidad de esta operación es semejante a la de la interposición de colon. La tasa de complicaciones también es semejante. La complicación más frecuente es una fuga en la anastomosis cervical, que por lo general cierra en forma espontánea. Las otras complicaciones incluyen estenosis isquémica del conducto, obstrucción de la salida pilórica que requiere piloroplastia y fuga temprana hacia el tórax a partir de la línea de sutura del conducto gástrico. Aunque el seguimiento con esta operación no es tan prolongado como con la interposición de colon, la mayoría de los estudios señalan un crecimiento y desarrollo excelente en los niños sometidos a esta operación en la lactancia y la primera infancia.

La última operación para el reemplazo esofágico en los niños es el ascenso gástrico.[238,239] Aunque existe amplia experiencia con esta operación en los adultos con carcinoma del esófago, existe gran preocupación con respecto al efecto fisiológico de este procedimiento en los niños pequeños. Las dos preocupaciones son el efecto sobre la nutrición de un estómago colocado en la cavidad torácica y la posible compresión del pulmón por el estómago intratorácico. De hecho, hasta la fecha ninguna de ellas ha sido un problema en los niños tratados con este procedimiento. La operación puede realizarse a través de un abordaje cervical y abdominal o mediante una exposición toracoabdominal junto con una incisión vertical. El Hospital for Sick Children de la calle Great Ormond en Londres tiene una experiencia importante con esta operación (más de 100 casos), con resultados excelentes.[239] De hecho, sus resultados con esta operación parecen ser mejores que su amplia experiencia con la coloesofagoplastia de Waterston, que fue desarrollada en esa institución.

Referencias

1. Gibson, T.: The Anatomy of Humane Bodies Epitomized, 5th ed. London, Ansham and Churchill, 1697.
2. Durston, W.: Philosophical Transaction of the Royal Society. 1670.
3. Vogt, E.C.: Congenital atresia of the esophagus. Am. J. Roentgenol., 22:463, 1929.
4. Lanman, T.H.: Congenital atresia of the esophagus: A study of thirty-two cases. Arch. Surg., 41:1060, 1940.
5. Ladd, W.E.: The surgical treatment of esophageal atresia and tracheoesophageal fistulas. N. Engl. J. Med., 230.625, 1944.
6. Leven, N.L.: Congenital atresia of the esophagus with tracheoesophageal fistula. J. Thorac. Surg., 648, 1940.
7. Haight, C., and Towsley, H.: Congenital atresia of the esophagus with tracheoesophageal fistula: Extrapleural ligation of fistula and end-to-end anastomosis of esophageal segments. Surg. Gynecol. Obstet., 76.672, 1943.
8. Haight, C.: Congenital esophageal atresia and trachesophageal fistula. In Mustard, W.T., et al. (eds.): Pediatric Surgery. Chicago, Year-Book Medical Publishers, 1969, p. 357.
9. His, W.: Zur Bildungsgeschischte der Lungen beim menschlischen Embryo. Arch. Anat., 89, 1887.
10. Grosser, O., Lewis, F.T., and McMurrich, J.P: The development of the intestinal tract and respiratory organs. In Keibel, F., and Mall, F.P. (eds.): Manual of Human Embryology. Philadelphia, J.B. Lippincott, 1912, p. 291.
11. Smith, E.I.: The early development of the trachea and esophagus in relation to atresia of the esophagus and tracheoesophageal fistula. Embryol. Carnegie Inst., 36:41, 1957.
12. Rosenthal, A.H.: Congenital atresia of the esophagus with tracheoesophageal fistula: Report of eight cases. Arch. Pathol., 12:756, 1931.
13. Streeter, G.L.: Development horizons in human embryos: Description of age groups XV, XVI, XVII, XVIII. Contr Embryol. Carnegie Inst., 32:133, 1945.
14. Skandalakis, J.E., and Gray, S.W.: Embryology for Surgeons. Philadelphia, W.B. Saunders, 1994, p. 65.
15. Kluth, D., Steding, G., and Seidl, W: The embryology of foregut malformations. J. Pediatr. Surg., 22:389, 1987.
16. O'Rahilly, R., and Muller, F.: Chevalier Jackson lecture. Respiratory and alimentary relations in staged human embryos: New embryological data and congenital anomalies. Ann. Otol. Rhinol. Laryngol., 93:421, 1984.
17. Politzer, G.: Die formale Benese der kongenitalen atresia des darmes beim Menschen. Roux'Arch Entwicklungsmechanik, 147:119, 1954.
18. Diez-Pardo, J.A., et al.: A new rodent experimental model of esophageal atresia and tracheoesophageal fistula: Preliminary report. J. Pediatr. Surg., 31:498, 1996.
19. Crisera, C., et al.: TTF-I and HNF-3b in the developing tracheoesophageal fistula: Further evidence for the respiratory origin of the 'distal esophagus.' J. Pediatr. Surg., 34:1322, 1999.
20. Spitz, L.: Esophageal atresh: Past, present, and future. J. Pediatr. Surg., 31:19, 1996.
21. Kyyronen, P., and Hemminki, K.: Gastro-intestinal atresias in Finland in 1970-79, indicating time-place clustering. J. Epidemiol. Commun. Health, 42:257, 1988.
22. Haight, C.: Some observations on esophageal atreshs and tracheoesophageal fistulas of congenital origin. J. Thorac. Surg., 34:141, 1957.
23. Myers, N.A.: Oesophageal atresia: The epitome of modern surgery. Ann. R. Coll. Surg. Engl., 54:277, 1974.
24. Harris, J., Kallen, B., and Robert, E.: Descriptive epidemiology of alimentary tract atresia. Teratology, 52:15, 1995.
25. Szendrey, T., Danyi, G., and Czeizel, A.: Etiological study on isolated esophageal atresia. Hum. Genet., 70:51, 1985.
26. Chen, H., Goei, G.S., and Hertzler, J.H.: Family studies in congenital esophageal atresh with or without tracheoesophageal fistula. In Epstein, CJ., et al. (eds.): Risk, Communication, and Decision Making in Genetic Counseling, Vol. BD:OAS XV(5C). New York, Alan R. Liss for the National Foundation March-of-Dimes, 1979, p 27.
27. Johnsson, E., Larsson, G., and Ljunggren, M.: Severe malformations in infant born to hyperthyroid woman on methimazole. Lancet, 350:1520, 1997.
28. Pletcher, B.A., et al.: Familial occurrence of esophageal atresh with and without tracheoesophageal fistula: report of two unusual kindreds. Am. J. Med. Genet., 39:380, 1991.
29. Grieve, J.G., and McDermott, J.G.: Congenital atresia of the oesophagus in two brothers. Can. Med. Assoc. J., 41:185, 1939.
30. Engel, PM., et al.: Esophageal atresia with tracheoesophageal fistula in mother and child. J. Pediatr. Surg., 5:564, 1970.
31. Forrester, R.M., and Cohen, SJ.: Esophageal atresia associated with an anorectal anomaly and probably laryngeal fissure in three siblings. J. Pediatr. Surg., 5.674, 1970.
32. Warren, J., Evans, K., and Carter, C.O.: Off spring of patients with tracheo-oesophageal fistula. J. Med. Genet., 16:338, 1979.
33. Van-Staey, M., et al.: Familial congenital esophageal atresia: Personal case report and review of the literature. Hum. Genet., 66:260, 1984.

34. Lipson, A.H., and Berry, A.B.: Oesophageal atresia in father and daughter. Aust. Paediatr. J., 20:329, 1984.

35. Dunn, J.C., Fonkalsrud, E., and Atkinson, J.B.: Simplifying the Waterston's stratification of infants with tracheoesophageal fistula. Am. Surg., 65.908, 1999.

36. Holder, T M ., et al.: Esophageal atresia and tracheoesophageal fistula: A survey of its members by the surgical section of the American Academy of Pediatrics. Pediatrics, 34:542, 1964.

37. Beasley, S.W., et al.: Urinary tract abnormalities in association with oesophageal atresia frequency, significance, and influence on management. Pediatr. Surg. Int., 7.94, 1992.

38. Rejjal, A.: Congenital anomalies associated with esophageal atresia: Saudi experience. Am. J. Perinatol., 16:239, 1999.

39. Spitz, L., et al.: Management of esophageal atresia. World J. Surg., 17:296. 1993

40. German, J.C., Mahour, G.H., and Wooliey, M.M.: Esophageal atresia and associated anomalies. J. Pediatr. Surg., 11:299, 1976.

41. Xia, H., et al.: Skeletal malformations associated with esophageal atresia: Clinical and experimental studies. J. Pediatr. Surg. 34:1385, 1999.

42. Cieri, M.V, Arnold, G.L., and Torfs, C.P.: Malrotation in conjunction with esophageal atresia/tracheo-esophageal fistula. Teratology 60:114, 1999.

43. Cord-Udy, C.L., Wright, V.M., and Drake, D.P.: Association of ambiguous genitalia with VATER anomalies and its significance in management. Pediatr. Surg. Int., 11:50, 1996.

44. Spitz, L.: Esophageal atresia and tracheoesophageal fistula in children. Curr. Opin. Pediatr., 5:347, 1993.

45. Tsang, T.M., Tam, P.K.H., and Westaby, S.: Management of coexisting coarctation of the aorta and oesophageal atresia. Pediatr. Surg. Int., 11:107, 1996.

46. Quan, L., and Smith, D.W.: The VATER association: Vertebral defects, anal atresia, T-E fistula with esophageal atresia, radial and renal dysplasia: A spectrum of associated defects. J. Pediatr. 82.104, 1973.

47. Baumann, W, et al.: VATER oder ACTERL syndrom. Klin. Pediatr., 188:328, 1976.

48. Iuchtman, M., et al.: Morbidity and mortality in 46 patients with the VACTERL association. Isr. J. Med. Sci., 28:281, 1992.

49. Kutiyanawala, M., et al.: CHARGE and esophageal atresia. J. Pediatr. Surg., 27:558, 1992.

50. Chittmittrapap, S., et al.: Oesophageal atresia and associated anomalies. Arch. Dis. Chiid., 64:364, 1989.

51. Poenaru, D., et al.: A new prognostic classification for esophageal atresh. Surgery, 113:426, 1993.

52. Spitz, L., et al.: Esophageal atresia: At-risk groups for the 1990s. J. Pediatr. Surg., 29:723, 1994.

53. Steadiand, K.M., et al.: Unilateral pulmonary agenesis, esophageal atresia, and distal tracheoesophageal fistula. Ann. Thorac. Surg. 59:511, 1995.

54. Perel, Y., et al.: Oesophageal atresia, VACTERL association: Fanconi's anaemia related spectrum of anomalies. Arch. Dis. Child. 78:375, 1998.

55. Ein, S.H., et al.: Esophageal atresia with distal tracheoesophageal fistula: Associated anomalies and prognosis in the 1980s. J. Pediatr. Surg., 24:1055, 1989.

56. Parent, P, et al.: Clinical heterogeneity of Townes-Brocks syndrome. Arch. Pediatr., 2:551, 1995.

57. Hennekam, R.C., Huber, J., and Variend, D.: Bartsocas-Papas syndrome with internal anomalies: Evidence for a more generalized epithelial defect or new syndrome? Am. J. Med. Genet., 53:102, 1994.

58. Pul, N., Pul, M., and Gedik, Y.: McKusick-Kaufman syndrome associated with esophageal atresia and distal tracheoesop-

hageal fistula: A case report and review of the literature. Am. J. Med. Genet., 49:341, 1994.

59. Louhimo, I, and Lindahl, H.: Esophageal atresia: Primary results of 500 consecutively treated patients. J. Pediatr. Surg., 18:217; discussion 225, 1983.

60. Manning, P.B., et al.: Fifty years' experience with esophageal atresia and tracheoesophageal fistula: Beginning with Cameron Haight's first operation in 1935. Ann. Surg., 204:446, 1986

61. Randolph, J.G.: Esophageal atresia and congenital stenosis— Esophageal atresia and associated malformations, including laryngotracheoesophageal cleft. In Welch, M.D., et al. (eds.): Pediatric Surgery. Chicago/London, Year-Book Medical Publishers, Inc., 1986, p. 682.

62. Beasley, S.W, et al.: Developments in the management of oesophageal atresia and tracheo-oesophageal fistulas. Med. J. Aust. 150:501, 1989.

63. Engum, S.A., et al.: Analysis of morbidity and mortality in 227 cases of esophageal atresia and/or tracheoesophageal fistula aver two decades. Arch. Surg., 130:502; discussion 508, 1995.

64. Randolph, J.G., Newman, K.D., and Anderson, K.D.: Current results in repair of esophageal atresia with tracheoesophageal fistula using physiologic status as a guide to therapy. Ann. Surg., 209:526; discussion 530, 1989.

65. Brown, A.K., and Tam, P.K.: Measurement of gap length in esophageal atresia: A simple predictor of outcome. J. Am. Coll. Surg., 182:41, 1996.

66. Stringer, M.D., et al.: Prenatal diagnosis of esophageal atresia. J. Pediatr. Surg., 30:1258, 1995.

67. Farrant, P: The antenatal diagnosis of oesophageal atresia by ultrasound. Br. J. Radiol., 53:1202, 1980.

68. Satoh, S., et al.: Antenatal sonographic detection of the proximal esophageal segment: Specific evidence for congenital esophageal atresia. J. Clin. Ultrasound, 23:419, 1995.

69. Sweed, Y, Bar-Maor J.A., and Shoshany, G.: Insertion of a soft Silastic nasogastric tube at operation for esophageal atresia: A new technical method. J. Pediatr. Surg., 27.650, 1992.

70. Shandiing, B.: The insertion of a soft Silastic nasogastric tube at an operation for an esophageal atresia. J. Pediatr Surg., 28:280, 1993.

71. Moriarty, K.P., et al.: Transanastomotic feeding tubes in repair of esophageal atresia. J. Pediatr Surg., 31:53, 1996.

72. Salem, M.R., et al.: Prevention of gastric distention during anesthesia for newborns with tracheoesophageal fistulas. Anesthesiology 38:82, 1973.

73. Filston, H.C., et al.: The Fogarty balloon catheter as an aid to management of the infant with esophageal atresia and tracheoesophageal fistula complicated by severe RDS or pneumonia. J. Pediatr. Surg., 17:149, 1982.

74. Randolph, J.G., Tunell, W.P, and Lilly, J.R.: Gastric division in the criticaily ill infant with esophageal atresia and tracheoesophageal fistula. Surgery, 63:496, 1968.

75. Leininger, B.J.: Silastic banding of esophagus with subsequent repair of esophageal atresia and tracheosesophageal fistula. J. Pediatr Surg., 7:404, 1972.

76. Templeton, J., Jr., et al.: Management of esophageal atresia and tracheoesophageal fistula in the neonate with severe respiratory distress syndrome. J. Pediatr. Surg., 20:394, 1985.

77. Chan, K.L., and Saing, H.: Combined flexible endoscopy and fluoroscopy in the assessment of the gap between the two esophageal pouches in esophageal atresia without fistula. J. Pediatr Surg., 30.68, 1995.

78. Puri, P., et al.: Delayed primary anastomosis for esophageal atresia: 18 months' to 11 years' follow-up. J. Pediatr. Surg., 27:1127, 1992.

79. Ein, S.H., Shandling, B., and Heiss, K.: Pure esophageal atresia: Outlook in the 1990s. J. Pediatr. Surg., 28:1147, 1993.

80. Howard, R., and Myers, N.A.: Esophageal atresia: A technique for elongating the upper pouch. Surgery, 58:725, 1965.

81. Mahour, G.H., Woolley, M.M., and Gwinn, J.L.: Elongation of the upper pouch and delayed anatomic reconstruction in esophageal atresia. J. Pediatr. Surg., 9:373, 1974.

82. Livadias, A.: End-to-end anastomosis in esophageal atresia: A clinical and experimental study. Scand. J. Thorac. Cardiovasc. Surg., 2:Suppl 2:7, 1969.

83. Livaditis, A., Radberg, L., and Odensjo, G.: Esophageal end-to end anastomosis. Reduction of anastomotic tension by circular myotomy. Scand. J. Thorac. Cardiovasc. Surg., 6:206- discussion 209, 1972.

84. Livadias, A,: Esophageal atresia: A method of over-bridging long segmental gaps. Z. Kinderchir., 13:298, 1973.

85. Eraklis, AJ., Rosselio, PJ., and Ballintine, T.UN.: Circular esophagomyotomy of the upper pouch in primary repair of long segment esophageal atresia. J. Pediatr. Surg., 11:709, 1976.

86. Kontor, EJ.: Esophageal atresia with wide gap: Primary anastomosis following Livadias procedure. J. Pediatr. Surg., 11:583, 1976.

87. Slim, M.S.: Circular myotomy of the esophagus: Clinical application in esophageal atresia. Ann. Thorac. Surg., 23:62, 1977.

88. Izas, D., Ein, S.H., and Simpson, J.S.: The valve of circular myotomy for esophageal atresia. J. Pediatr. Surg., 13:357, 1978.

89. de Lorimer, A.A., and Harrison, M.R.: Long gap esophageal atresia. J. Thorac. Coardiovasc. Surg., 79:138, 1980.

90. Janik, J.S., et al.: Long-term follow-up of circular myotomy for esophageal atresia. J. Pediatr Surg., 15:835; discussion 840, 1980.

91. Hoffman, D.G., and Moazam, F.: Transcervical myotomy for widegap esophageal atresia. J. Pediatr. Surg., 19:680, 1984.

92. Lindahl, H., and Louhimo, I.: Livaditis myotomy in long-gap esophageal atresia. J. Pediatr. Surg., 22:109, 1987.

93. Schwartz, M.Z.: An improved technique for circular myotomy in long-gap esophageal atresia. J. Pediatr. Surg., 17:833, 1983.

94. Lindahl, H.: Esophageal atresia: A simple technical detail aiding the mobilization and circular myotomy of the proximal segment. J. Pediatr. Surg., 22:113, 1987.

95. De Carvalho, J.L., Maynard, J., and Hadley, G.P.: An improved technique for in situ esophageal myotomy and proximal pouch mobilization in patients with esophageal atresia. J. Pediatr. Surg., 24.872, 1989.

96. Coran, A.G.: Ultra-long-gap esophageal atresia: How long is long? Ann. Thorac. Surg., 57:528, 1994.

97. Lai, J.Y., et al.: Experience with distal circular myotomy for long-gap esophageal atresia. J. Pediatr. Surg., 31:1503, 1996.

98. Kimura, K., et al.: A new approach for the salvage of unsuccessful esophageal atresia repair: A spiral myotomy and delayed definitive operation. J. Pediatr. Surg., 22.981, 1987.

99. Rosselio, PJ., Lebron, H., and Franco, A.A.: The technique of myotomy in esophageal reconstruction: An experimental study. J. Pediatr. Surg., 15:430, 1980.

100. Lindell-Iwan, L.: Modification of Livaditis' myotomy for long gap oesophageal atresia. Ann. Chir. Gynaecol., 79:101, 1990.

101. Gough, M.: Esophageal atresia—Use of an anterior flap in the difficult anastomosis. J. Pediatr. Surg., 15:310, 1980.

102. Ten Kate, J.: A method of suturing in operations for congenital oesophageal atresia. J. Arch. Chir. Neder., 4:43, 1952.

103. Bar-Maor, J.A., Shoshany, G., and Sweed, Y: Wide gap esophageal atresia: A new method to elongate the upper pouch. J. Pediatr. Surg., 24:882, 1989.

104. Davenport, M., and Bianchi, A.: Early experience with oesophageal flap oesophagoplasty for repair of oesophageal atresia. Pediatr. Surg. Int., 5:332, 1990.

105. Kimura, K., and Soper, R.T.: Multistaged extrathoracic esophageal elongation for long gap esophageal atresia. J. Pediatr. Surg., 29:566, 1994.

106. Otte, J.B., et al.: Diverticulum formation after circular myotomy for esophageal atresia. J. Pediatr. Surg., 19:68, 1984.

107. Siegel, MJ., et al.: Circular esophageal myotomy simulating a pulmonary or mediastinal pseudocyst. Pediatr. Radiol., 136:365, 1980.

108. Shepard, R., Fenn, S., and Sieber, W.K.: Evaluation of esophageal function in postoperative esophageal atresia and tracheoesophageal fistula. Surgery, 59.608, 1966.

109. Duranceau, A., et al.: Motor function of the esophagus after repair of esophageal atresia and tracheoesophageal fistula. Surgery, 82:116, 1977.

110. Orringer, M.B., Kirsh, M.M., and Sloan, H.: Long-term esophageal function following repair of esophageal atresia. Ann. Surg., 186:436, 1977.

111. Wearlin, S.L., et al.: Esophageal function in esophageal atresia. Dig. Dis. Sci., 26:796, 1981.

112. Sumitomo, K., Ikeda, K., and Nagasaki, A.: Esophageal manometrical assessment after esophageal circular myotomy for wide-gap esophageal atresia. Jpn. J. Surg., 18:218, 1988.

113. Schärli, A.F.: Esophageal reconstruction in very long atresias by elongation of the lesser curvature. Pediatr. Surg. Int., 7:101, 1992.

114. Evans, M.: Application of Collis gastroplasty to the management of esophageal atresia. J. Pediatr. Surg., 30:1232, 1995.

115. MacKinlay, G.A., and Burtles, R.: Oesophageal atresia: Paralysis and ventilation in management of the wide gap. Pediatr Surg. Int., 2:10, 1987.

116. Ein, S.H., and Shandling, B.: Pure esophageal atresia: A 50-year review. J. Pediatr. Surg., 29: 1208, 1994.

117. Usui, N., et al.: Anomalies of the tracheobronchial tree in patients with esophageal atresia. J. Pediatr. Surg., 31:258, 1996.

118. Beasley, S.W., Auldist, A.W., and Myers, N.A.: Current surgical management of oesophageal atresia and/or tracheo-oesophageal fistula. Aust. A.Z. J. Surg., 59:707, 1989.

119. Dudgeon, D.L., Morrison, C.W, and Woolley, M.M.: Congenital proximal tracheoesophageal fistula. J. Pediatr. Surg., 7:614, 1972.

120. Johnson, A.M., et al.: Esophageal atresia with double fistula: The missed anomaly Ann. Thorac. Surg., 38:195, 1984.

121. O'Neill, J., Jr., G. Holcomb, Jr., and Neblett, W.D.: Recent experience with esophageal atresia. Ann. Surg., 195:739, 1982.

122. Waterston, DJ., Bonham-Carter, R.E., and Aberdeen, E.: Esophageal atresia: tracheooesophageal fistula: A study of survival in 218 infants. Lancet, 819, 1962.

123. Wheatley, MJ., and Coran, A.G.: Pericardial flap interposition for the definitive management of recurrent tracheoesophageal fistula. J. Pediatr. Surg., 27:1122, 1992.

124. Chavin, K., et al.: Save the child's esophagus: Management of major disruption after repair of esophageal atresia. J. Pediatr Surg., 31:48, 1996.

125. Spitz, L., and Hitchcock, R.: Oesophageal atresia and tracheoesophageal fistula. In Freeman, N., et al. (eds.): Surgery of the Newborn. New York, Churchill Livingstone, 1994, p. 22.

126. Tam, PK., et al.: Endoscopy-guided balloon dilatation of esophageal strictures and anastomotic strictures after esophageal replacement in children. J. Pediatr Surg., 26:1101, 1991.

127. Allmendinger, N., et al.: Balloon dilation of esophageal strictures in children. J. Pediatr. Surg., 31:334, 1996.

128. Ein, S.H., et al.: Recurrent tracheoesophageal fistulas: Seventeen-year review. J. Pediatr Surg., 18:436, 1983.

129. McKinnon, LJ., and Kosloske, A.M.: Prediction and prevention of anastomotic complications of esophageal atresia and tracheoesophageal fistula. J. Pediatr Surg., 25:778, 1990.

130. Coran, A.G.: Pericardioesophageoplasty: A new operation for partial esophageal replacement. Am. J. Surg., 125:294, 1973.

131. Botham, MJ., and Coran, A.G.: The use of pericardium for the management of recurrent tracheoesophageal fistula. J. Pediatr. Surg., 21:164, 1986.

132. Kosloske, A.M.: Azygous flap technique for reinforcement of esophageal closure. J. Pediatr Surg., 25:793, 1990.

133. Spitz, L.: Recurrent tracheoesophageal fistula. In Pediatric Surgery, 5th ed. Spitz, L., and Coran, A.G. (eds.): London, Chapman & Hall Medical, 1995, p. 4.

134. Gdanietz, K., and Krause, I.: Plastic adhesives for closing esophagotracheal fistulae in children. Z. Kinderchir., 17:137, 1975.

135. Pompino, HJ.: Endoscopic closure of tracheoesophageal fistulae. Z. Kinderchir., 27:90, 1979.

136. Rangecroft, L., et al.: Endoscopic diathermy obliteration of recurrent tracheoesophageal fistulae. J. Pediatr. Surg., 19:41, 1984.

137. Gutierrez, C., et al.: Recurrent tracheoesophageal fistula treated with fibrin glue. J. Pediatr. Surg., 29:1567, 1994.

138. Wheatley, MJ., Coran, A.G., and Wesley, J.R.: Efficacy of the Nissen fundoplication in the management of gastroesophageal reflux following esophageal atresia repair. J. Pediatr. Surg., 28:53, 1993.

139. Tovar, J.A., et al.: Ambulatory 24-hour manometric and pH metric evidence of permanent impairment of clearance capacity in patients with esophageal atresia. J. Pediatr. Surg., 30:1224, 1995.

140. Jolley, S.G., et al.: Patterns of gastroesophageal reflux in children following repair of esophageal atresia and distal tracheoesophageal fistula. J. Pediatr. Surg., 15:857, 1980.

141. Ashcraft, K.W., et al.: Early recognition and aggressive treatment of gastroesophageal reflux following repair of esophageal atresia. J. Pediatr. Surg., 12:317, 1977.

142. Tibboel, D., et al.: Prospective evaluation of postoperative morbidity in patients with esophageal atresia. Pediatr. Surg. Int., 4:252, 1988.

143. Parker, A.F., Christie, D.L., and Cahill, J.L.: Incidence and significance of gastroesophageal reflux following repair of esophageal atresia and tracheoesophageal fistula and the need for anti-reflux procedures. J. Pediatr. Surg., 14:5, 1979.

144. Tovar, J.A., et al.: Barrett's oesophagus in children and adolescents. Pediatr. Surg. Int., 8:389, 1993.

145. Cooper, J.E., Spitz, L., and Wilkins, B.M.: Barrett's esophagus in children: A histologic and histochemical study of 11 cases. J. Pediatr. Surg., 22:191, 1987.

146. Adzick, N.S., et al.: Esophageal adenocarcinoma 20 years after esophageal atresia repair. J. Pediatr. Surg., 24:741, 1989.

147. Fonkalsrud, E.W.: Gastroesophageal fundoplication for reflux following repair of esophageal atresia: Experience with nine patients. Arch. Surg., 114:48, 1979.

148. Spitz, L., Kiely, E., and Brereton, RJ.: Esophageal atresia: Five year experience with 148 cases. J. Pediatr. Surg., 22:103, 1987.

149. Lindahl, H., Rintala, R, and Louhimo, I.: Failure of the Nissen fundoplication to control gastroesophageal reflux in esophageal atresia patients. J. Pediatr. Surg., 24.985, 1989.

150. Corbally, M.T., Muftah, M., and Guiney, EJ.: Nissen fundoplication for gastro-esophageal reflux in repaired tracheoesophageal fistula. Eur. J. Pediatr. Surg., 2:332, 1992.

151. Filler, R.M., Rosselio, PJ., and Lebowitz, R.L.: Life-threatening anoxic spells caused by tracheal compression after repair of esophageal atresia: correction by surgery. J. Pediatr. Surg., 11:739, 1976.

152. Delius, R.E., Wheatley, MJ., and Coran, A.G.: Etiology and management of respiratory complications after repair of esophageal atresia with tracheoesophageal fistula. Surgery, 112:527, 1992.

153. Wailoo, M.P., and Emery, J.L.: The trachea in children with tracheooesophageal fistula. Histopathology, 3:329, 1979.

154. Kimura, K., et al.: Aortosternopexy for tracheomalacia following repair of esophageal atresia: Evaluation by cine-CT and technical refinement. J. Pediatr. Surg., 25:769, 1990.

155. Rideout, D.T., et al.: The absence of clinically significant tracheomalacia in patients having esophageal atresia without tracheoesophageal fistula. J. Pediatr. Surg., 26:1303, 1991.

156. Kiely, E.M., Spitz, L., and Brereton, R.: Management of tracheomalacia by aortopexy. Peidatr. Surg. Int., 2:13, 1987.

157. Filler, R.M., Messineo, A., and Vinograd, I.: Severe tracheomalacia associated with esophageal atresia: Results of surgical treatment. J. Pediatr. Surg., 27:1136; discussion 1140, 1992.

158. Gross, R.E., and Neuhauser, E.B.D.: Compression of the trachea by an anomalous innominate artery. Am. J. Dis. Child., 75:570, 1945.

159. Schwartz, M.Z., and Filler, R.M.: Tracheal compression as a cause of apnea following repair of tracheoesophageal fistula: Treatment by aortopexy. J. Pediatr. Surg., 15:842, 1980.

160. Benjamin, B., Cohen, D., and Glasson, M.: Tracheomalacia in association with congenital tracheoesophageal fistula. Surgery, 79:504, 1976.

161. Cohen, D.: Tracheopexy—Aorto-tracheal suspension for severe tracheomalacia. Aust. Paediatr. J., 17:117, 1981.

162. Applebaum, H., and Woolley, M.M.: Pericardial flap aortopexy for tracheomalacia. J. Pediatr. Surg., 25:30, 1990.

163. Vinogra, I., Filler, R.M., and Bahoric, A.: Long-term functional results of prosthetic airway splinting in tracheomalacia and bronchomalacia. J. Pediatr. Surg., 22:38, 1987.

164. Johnston, M.R., et al.: External stent for repair of secondary tracheomalacia. Ann. Thorac. Surg., 30:291, 1980.

165. Bousamra, M., et al.: Wire stent for tracheomalacia in a five-year-old girl. Ann. Thorac. Surg., 61:1239, 1996.

166. Richter, C.F.: Dissertatio Medica de Infanticido in Artis Obstetricae. Leipzig, 1792.

167. Finlay, H.V.L.: Familial congenital stridor. Arch. Dis. Child., 24:219, 1949.

168. Pettersson, G.: Inhibited separation of the larynx and the upper part of the trachea from the esophagus in a newborn: Report of a case successfully operated upon. Acta Chir. Scand., 10:250, 1955.

169. Blumberg, J.B., et al.: Laryngotracheo-esophageal cleft, the embryologic implications: Review of the literature. Surgery, 57:559, 1965.

170. Phelan, PD., et al.: Familial occurrence of congenital laryngeal defects. Arch Dis. Child., 48:275, 1973.

171. Greenberg, C.R., and Schraufnagel, D.: The G syndrome: A case report. Am. J. Med. Genet., 3:59, 1979.

172. DuBois, JJ., et al.: Current management of laryngeal and laryngotracheoesophageal defts. J. Pediatr. Surg., 25:855, 1990.

173. Welch, R.G., and Husain, O.A.N.: Atresia of the oesophagus with common tracheoesophageal tube. Arch. Dis. Child., 367, 1958.

174. Donahoe, PK., and Hendren, WH.: The surgical management of laryngotracheoesophageal cleft with tracheoesophageal fistula and esophageal atresia. Surgery, 71:363, 1972.

175. Tyler, D.C.: Laryngeal cleft: Report of eight patients and review of the literature. Am. J. Genet., 21.61, 1990.

176. Ryan, D.P., et al.: Laryngotracheoesophageal cleft (type IV): Management and repair of lesions beyond the carina. J. Pediatr. Surg., 26.962; discussion 969, 1991.

177. Bell, D.W, et al.: Laryngotracheoesophageal cleft: The anterior approach. Ann. Otol. Rhinol. Laryngol., 86.616, 1977.

178. Valerio, D., Jones, P.F, and Stewart, A.M.: Congenital oesophageal stenosis. Arch. Dis. Child., 52:414, 1977.

179. Nihoul-Fekete, C., et al.: Congenital esophageal stenosis: A review of 20 cases. Pediatr. Surg. Int., 2:86, 1987.

180. Murphy, S.G., Yazbeck, S., and Russo, : Isolated congenital esophageal stenosis. J. Pediatr. Surg., 30:1238-1241, 1995.

181. Nishina, T., Tsuchida, Y., and Saito, S.: Congenital esophageal stenosis due to tracheobronchial remnants and its associated anomalies. J. Pediatr. Surg., 1:190, 1981.

182. Kluth, D.: Atlas of esophageal atresia. J. Pediatr. Surg., 11.01, 1976.

183. Todani, T, et al.: Congenital oesophageal stenosis due to fibromuscular thickening. Z. Kinderchir., 39:11, 1984.

184. Yeung, C.K., et al.: Congenital esophageal stenosis due to tracheobronchial remnants: A rare but important association with esophageal atresia. J. Pediatr. Surg., 27:852, 1992.

185. Frey, E.K., and Duschel, L.: The cardiospasms. Ergeb. Chirur. Orthop., 29.37, 1936.

186. Tuqan, N.A.: Annular stricture of the esophagus disul to congenital tracheoesophageal fistula. Surgery, 52:394, 1962.

187. Mahour, G.H., et al.: Congenital esophageal stenosis distal to esophageal atresia. Surgery, 69.936, 1971.

188. Spitz, L.: Congenital esophageal stenosis disul to associated esophageal atresia. J. Pediatr. Surg., 8:973, 1973.

189. Liu, Y.X., and Xue, F.: Congenital esophageal stenosis due to tracheobronchial cartilage. Int. J. Pediatr. Otorhinolaryngol., 14:95, 1987.

190. Bluestone, C.D., Kerry, R., and Sieber, W.K.: Congenital esophageal stenosis. Laryngoscope, 79:1095, 1969.

191. Grabowski, S.T., and Andrews, D.A.: Upper esophageal stenosis: Two case reports. J. Pediatr. Surg., 31:1438, 1996.

192. Neilson, I.R., et al.: Distal congenital esophageal stenosis associated with esophageal atresia. J. Pediatr. Surg., 26.478; discussion 481, 1991,

193. Sharma, A.K., et al.: Congenital esophageal obstruction by intraluminal mucosal diaphragm. J. Pediatr. Surg., 26:213, 1991.

194. Ohi, R., and Tseng, S.W.: Congenital oesophageal stenosis. In Puri, P (ed.): Newborn Surgery. London, Butterworth-Heinemann, 1996

195. Chahine, A.A., Campbell, A.B., and Hoffman, M.A.: Management of congenital distal esophageal stenosis with combined Collis gastroplasty-Nissen fundoplication. Pediatr. Surg. Int., 10:23, 1995.

196. Macpherson, R.I., Reed, M.H., and Ferguson, C.C.: Intrathoracic gastrogenic cysts: A cause of lethal pulmonary hemorrhage in infants. J. Can. Assoc. Radiol., 24:362, 1973.

197. Bentley, J.F.R., and Smith, J.R.: Developmental posterior enteric remnants and spinal malformations: The split notochord syndrome. Arch. Dis. Child, 35:76, 1960.

198. Elwood, J.S.: Mediastinal duplication of the gut. Arch. Dis. Child., 35:474, 1959

199. Fallon, M., Gordon, A.R.G., and Lendrum, A.C.: Mediastinal cysts of foregut origin associated with vertebral abnormalities. Br. J. Surg., 41:520, 1954.

200. Holmes, G.L., Tader, S., and Ignatiadis, P: Intraspinal enterogenous cysts. Am. J. Child., 132.906, 1978.

201. Mann, K.S., et al.: Spinal neurenteric cyst: Association with vertebral anomalies, diastematomyelia, dorsal fistula. Surg. Neurol., 32:358, 1984.

202. Leider, H.J., Snodgass, J.J., and Mishridk, A.S.: Intathoacic alimentary duplications communicating with small intestine. Arch. Surg., 71:203, 1955.

203. Pokorny, W.J., and Goldstein, I.R.: Enteric thoacoabdominal duplication in children. J. Thorac. Cardiovasc. Surg., 87.21, 1984.

204. Shepherd, M.P: Thoacic, thoaco-abdominal and abdominal duplication. Thorax, 20:82, 1965.

205. Arciniegas, E., et al.: Surgical management of congenital vascular ring. J. Thorac. Cardiovasc. Surg., 77:721, 1979.

206. Binet, J.P., and Langiois, J.: Aortic arch anomalies in children and infants. J. Thorac. Cardiovasc. Surg., 73:248, 1977.

207. Edwards, J.E.: Anomalies of the derivatives of aortic arch system. Med. Clin. North Am., 32.925, 1948.

208. Park, C.D., et al.: Tracheal compression by the great arteries in the mediastinum. Arch. Surg., 103:626, 1971.

209. Gross, R.E., and Neuhauser, E.B.D.: Compression of the trachea by an anomalous innominate artery: An operation for its relief. Am . J. Dis. Child., 75:570, 1948.

210. Richardson, J.V., et al.: Surgical management of vascular ring. Ann. Surg., 31:426, 1981.

211. Roesler, M., et al.: Surgical management of vascular ring. Ann. Surg., 197:139, 1983.

212. Woolley, M.M.: Esophageal atresia and tracheoesophageal fistula: 1939 to 1979. Am. J. Surg., 139:771, 1980.

213. Ricketts, R.R., Luck, S.R., and Raffensperger, J.G.: Circular esophagomyotomy for primary repair of long-gap esophageal atresia. J. Pediatr. Surg., 16:365, 1981.

214. Lilly, J.R., VanStiegmann, A., and Stellin, A.: Esophageal endosclerosis in children with portal vein thrombosis. J. Pediatr. Surg., 17:571, 1982.

215. Altman, R.P: Portal decompression by interposition mesocaval shunt in patients with biliary atresia. J. Pediatr. Surg., 11:809, 1976.

216. Clatworthy, H.W, Jr, and Boles, E.J.: Extrahepatic portal bed block in children: Pathogenesis and treatments. Ann. Surg., 150:371, 1959.

217. Skinner, D.B., and DeMeester, T.R.: Gastroesophageal reflux. Curr Probl. Surg., 131, 1976.

218. Gross, R.E.: The Surgery of Infancy and Childhood. Philadelphia, W.B. Saunders, 1955.

219. Othersen, H.B., and Clanvorthy, H.W: Functional evaluation of esophageal replacement in children. J. Thorac. Cardiovasc. Surg., 53.53, 1967.

220. Schiller, M., Frey, T.R., and Boles, E.T: Evaluation of colonic replacement of the esophagus in children. J. Pediatr Surg., 6:75, 1971.

221. Singh, A., and Rickham, PP: Subtotal colonic replacement of the esophagus in infancy. Br. J. Surg., 58:377, 1977.

222. Waterston, D.: Colonic replacement of esophagus (intrathoracic). Surg. Clin. North Am., 44:1441, 1964.

223. Azar, H., Crispin, A.R., and Waterston, DJ.: Esophageal replacement with transverse colon in infants and children. J. Pediatr Surg., 6:3, 1971.

224. Blanchard, H., et al.: Retrosternal esophageal replacement in children. Can. J. Surg., 15:137, 1972.

225. Campbell, J.R., et al.: Esophageal replacement in infants and children by colon interposition. Am. J. Surg., 144:29, 1982.

226. Freeman, N.U, and Cass, D.T: Colon interposition: A modification of the Waterston technique using the normal esophageal route. J. Pediatr. Surg., 17:17, 1982.

227. German, J.C., and Waterston, DJ.: Colon interposition for the replacement of the esophagus in children. J. Pediatr. Surg., 11:227, 1976.

228. Gross, R.E., and Firestone, F.N.: Colonic reconstruction of the esophagus in infants and children. Surgery, 61.955, 1967.

229. Kelly, J.P, Shackelford, G.D., and Rober, C.L.: Esophageal replacement with colon in children: Functional results and long-term growth. Ann. Thorac. Surg., 36.634, 1983.

230. I,ongino, L.A., Woolley, M.M., and Gross, R.E.: Esophageal replacement in infants and children with use of a segment of colon. J.A.M.A., 171:1187, 1959.

231. Neville, W.E., and Closes, G.H.A., Jr.: Colon replacement of the esophagus in children for congenital and acquired disease. J. Thorac. Cardiovasc. Surg., 40:507, 1960.

232. Neville, WE., and Najem, A.Z.: Colon replacement of the esophagus for congenital and benign disease. Ann. Thorac. Surg., 36:626, 1983.

233. Anderson, K.D., and Randolph, J.G.: The gastric tube for esophageal replacement in infants and children. J. Thorac. Cardiovasc. Surg., 66:33, 1973.

234. Burrington, J.D., and Stephens, C.A.: Esophageal replacement with a gastric tube in infants and children. J. Pediatr Surg., 3:246, 1968.

235. Cohen, D.H., Middleton, A.W., and Fletcher, J.: Gastric tube esophagoplasty J. Pediatr. Surg., 9:451, 1974.

236. Ein, S.H.H., et al.: A further look at the gastric tube as an esophageal replacement in infants and children. J. Pediatr. Surg., 8:859, 1973

237. Lindahl, H., Louhimo, I., and Virkola, K.: Colon interposition or gastric tube? Follow-up study of colon-esophagus and gastric tube esophagus patients. J. Pediatr Surg., 1858, 1983.

238. Coran, A.G.: Gastric pull-up for esophageal replacement in infants and children. Movie presented at annual meeting of American College of Surgeons, October 1986.

239. Spitz, L., Kiely, E., and Sparnon, T.: Gastric transposition for esophageal replacement in children. Ann. Surg., 206.69, 1987.

240. Mahoney, E.B., and Sherman, C.D.: Total esophagoplasty using intrathoracic right colon. Surgery, 35.936, 1954.

Evaluación radiológica y endoscópica, estudios fisiológicos y ecografía

4

Evaluación radiológica del esófago

KAREN M. HORTON, BRONWYN JONES Y ELLIOT K. FISHMAN

La endoscopia a menudo se considera la técnica diagnóstica de elección para evaluar las alteraciones esofágicas. Sin embargo, los estudios radiológicos continúan desempeñando un papel fundamental en el diagnóstico de muchas enfermedades benignas y malignas del esófago. Aunque la endoscopia alta puede usarse para evaluar la luz y la mucosa esofágica, no permite detectar las alteraciones extrínsecas y suministra una información limitada sobre la función. La esofagografía con contraste permite visualizar en tiempo real el peristaltismo esofágico, proporcionando así información funcional y anatómica. La centellografía permite evaluar y cuantificar el peristaltismo esofágico y el reflujo gastroesofágico. La tomografía computarizada (TC) se emplea para observar la luz esofágica y las estructuras adyacentes.

Este capítulo analiza varios estudios radiológicos usados a menudo para evaluar las alteraciones esofágicas. Se analizan y brindan ejemplos de las técnicas, los protocolos de estudio y los signos radiográficos.

ESTUDIOS CON CONTRASTE

Debido a la disponibilidad y la popularidad crecientes de la endoscopia alta, la cantidad de estudios digestivos altos con contraste continúa disminuyendo. Sin embargo, estos estudios desempeñan todavía un papel fundamental en el diagnóstico de muchos trastornos esofágicos y en el seguimiento posterior a una intervención quirúrgica u otros procedimientos. La esofagografía con contraste es el principal estudio con contraste llevado a cabo para visualizar el esófago.

TÉCNICA

La esofagografía con contraste puede llevarse a cabo con varias técnicas y sustancias de contraste, según la indicación clínica.

El método más sensible para explorar la mucosa esofágica es el *esofagograma con doble contraste*. La técnica permite visualizar los procesos que afectan la mucosa

esofágica tales como úlceras esofágicas, carcinomas incipientes, esófago de Barrett y esofagitis, entre otros. Durante este examen el paciente se encuentra de pie y en un ángulo ligeramente oblicuo. Se le indica que trague 4 a 6 g de gránulos efervescentes con 10 mL de agua y luego inmediatamente traga aproximadamente 50 a 75 mL de bario de alta densidad (espeso, 250% peso/volumen). Los gránulos efervescentes liberan dióxido de carbono dentro del esófago y el estómago; el esófago por tanto se distiende y reviste con el bario espeso (fig. 4-1). La distensión es transitoria, de modo que el radiólogo debe obtener con rapidez las radiografías de detalle necesarias del esófago mientras éste presenta la distensión máxima.

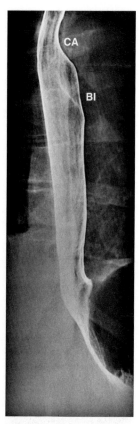

Fig. 4-1. Esofagograma con doble contraste normal que muestra buena distensión y revestimiento esofágico. Las impresiones extrínsecas ocasionadas por el cayado aórtico (CA) y por el bronquio principal izquierdo (BI) son normales.

En los pacientes que no pueden permanecer de pie o no toleran los gránulos efervescentes puede realizarse un examen del esófago con *contraste simple* con una solución de bario diluida. Para obtener imágenes del esófago con contraste simple el paciente suele ubicarse en decúbito ventral en posición oblicua derecha y bebe con rapidez la sustancia de contraste a través de una pajilla. Si el paciente no puede permanecer en decúbito ventral, puede ubicarse en decúbito dorsal en posición oblicua. Con la técnica de contraste simple, la luz esofágica se llena con la sustancia de contraste y se observa como una columna continua (fig. 4-2). En los pacientes en quienes se sospecha estenosis, anillos u obstrucción, se prefiere un examen con bario diluido, y esta técnica también es más sensible para demostrar hernias hiatales. El peristaltismo esofágico también puede evaluarse mejor en decúbito ventral en posición oblicua anterior derecha con una suspensión diluida de bario. No obstante, las anormalidades leves de la mucosa tales como úlceras superficiales, carcinomas superficiales y esofagitis leve no se detectan en forma fiable mediante la técnica de contraste simple. Para evaluar en forma completa el esófago se realizan ambos exámenes, con doble contraste y con contraste simple.

Si se sospecha perforación esofágica, debe llevarse a cabo un esofagograma con contraste simple con una sustancia hidrosoluble. Estas incluyen Gastrografin® u Omnipaque® y se absorben rápidamente a partir del mediastino, el espacio pleural y la cavidad peritoneal. Sin embargo, estas sustancias no revisten el esófago en forma adecuada y no permiten observar las anormalidades leves de la mucosa. Asimismo, ciertas sustancias hidrosolubles como Gastrografin® no deben usarse en los pacientes en quienes se sospecha aspiración. Esta sustancia es hiperosmolar respecto del suero y otros líquidos corporales y, si es aspirada, incluso en pequeñas cantidades, puede ocasionar espasmo laríngeo, edema pulmonar y la muerte del paciente.[15,90]

Técnicas auxiliares

La técnica del relieve mucoso permite visualizar los pliegues mucosos revestidos con contraste en el esófago colapsado y relajado y es especialmente eficaz para demostrar las várices esofágicas.[18] El paciente traga pequeñas cantidades de pasta de bario en varias degluciones para obtener un revestimiento esofágico adecuado, y luego deja de tragar durante varios minutos para detener el peristaltismo. Durante este período debe darse al paciente un recipiente donde expectorar. Se obtienen así imágenes fijas del esófago relajado revestido por la sustancia de contraste. Esta técnica permite demostrar incluso pequeñas várices (fig. 4-3) pero por lo general no se emplea porque las várices se observan bien mediante TC y endoscopia.

En los pacientes con disfagia pueden administrarse varias sustancias sólidas o semisólidas; éstas incluyen pasta de bario, bario mezclado con puré de manzana, galletas de bario, malvaviscos de bario o comprimidos de bario.

En algunos pacientes la motilidad esofágica anormal puede ser provocada por ciertos tipos específicos de alimento. Por ejemplo, algunos pacientes presentan espasmo esofágico solo con alimentos sólidos y tienen una motilidad normal con los líquidos. En situaciones clínicas especiales puede agregarse ácido al bario para intentar reproducir los síntomas del paciente y para facilitar el diagnóstico de esofagitis.[27] Asimismo, la solución de bario puede enfriarse. Puesto que los líquidos fríos disminuyen el peristaltismo esofágico, esto ayuda a mejorar la distensión de la parte inferior del esófago.[84]

ANATOMÍA RADIOLÓGICA NORMAL DEL ESÓFAGO

El esófago comienza a la altura del cuerpo vertebral de C5-6, inmediatamente por debajo del músculo cricofaríngeo. El esófago continúa hacia abajo dentro del tórax, por detrás de la tráquea, hasta la unión gastroesofágica. Algunas estructuras normales ocasionan impresiones ex-

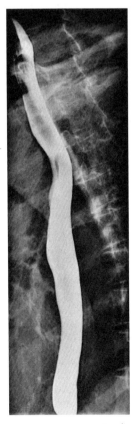

Fig. 4-2. Esofagograma con contraste simple normal. El esófago se observa como una columna continua llena con bario fluido.

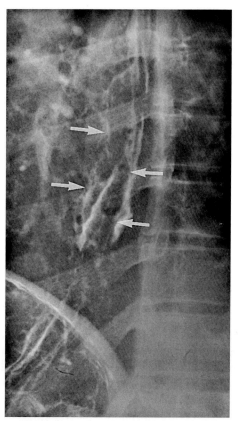

Fig. 4-3. Esofagograma con pasta de bario con técnica de relieve mucoso que muestra múltiples defectos de relleno serpiginosos *(flechas)* es las porciones media y distal del esófago, compatibles con várices esofágicas. Con esta técnica el esófago se colapsa y se reviste con pasta de bario.

trínsecas en el esófago, tales como el cayado aórtico en el lado izquierdo del esófago torácico, el bronquio principal izquierdo más hacia abajo y la aurícula izquierda en la porción distal del esófago (véase fig. 4-1). También existe por lo general un estrechamiento en la porción distal del esófago cuando atraviesa el hiato diafragmático, por lo general aproximadamente a la altura del cuerpo vertebral de D10. Un pequeño segmento del esófago torácico distal (el vestíbulo) puede ser ligeramente más ancho que el resto del esófago y no debe ser confundido con una hernia hiatal. Una porción del esófago es infradiafragmática: el segmento sumergido.

En la esofagografía con contraste la mucosa esofágica normal no muestra características especiales. Los pliegues esofágicos normales no deben medir más de 1 o 2 mm de diámetro y deben tener un contorno liso.

HERNIA HIATAL Y REFLUJO GASTROESOFÁGICO

La esofagografía con contraste es un método sensible para evaluar la hernia hiatal. La técnica más sensi-

ble comprende un tránsito gastrointestinal alto con contraste simple con el paciente en decúbito ventral en posición oblicua derecha, apoyado en una almohada cilíndrica (fig. 4-4). Ésta aumenta la presión intraabdominal y aumenta al máximo la distensión de la hernia. La relación entre la hernia hiatal y el reflujo gastroesofágico continúa siendo motivo de debate. En un estudio de 13 pacientes con hernia hiatal, Ott y col.[84] correlacionaron la presencia de una hernia hiatal con los resultados del monitoreo de pH durante un período de 24 horas. En el 31% de los pacientes con hernia hiatal se encontraron resultados anormales en el control de pH, en comparación con el 18% de los pacientes sin hernia hiatal.[84] Por tanto, la presencia o ausencia de hernia hiatal no guarda buena correlación con los resultados del control de pH. Sin embargo, los pacientes con hernias hiatales grandes presentaron alteraciones en el control de pH con mayor frecuencia.

Aunque el control del pH esofágico es la prueba más sensible para diagnosticar el reflujo gastroesofágico, es un método costoso y no siempre se dispone de él. Existe controversia con respecto al papel de los estudios con bario en la detección de reflujo. Durante los

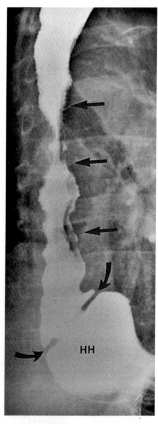

Fig. 4-4. Esofagograma con contraste simple que muestra una hernia hiatal (HH). También se observa un anillo de Schatzki no estenótico *(flechas curvas)* con un diámetro de 2,5 cm. El paciente no presentaba síntomas. Se observa una hernia hiatal moderada. En la porción inferior del esófago existe espasmo *(flechas rectas)*.

tránsitos gastrointestinales altos con contraste doble y simple convencionales, el radiólogo observa mediante radioscopia la unión gastroesofágica mientras el paciente cambia de posición. Esto puede detectar reflujo espontáneo. Es posible realizar maniobras adicionales para aumentar la sensibilidad de la detección de reflujo, como la elevación de las piernas estiradas o toser para aumentar la presión intraabdominal. Asimismo, puede llevarse a cabo la prueba del sifón de agua. En este estudio, el paciente se ubica en decúbito dorsal en posición oblicua derecha, de modo que el cardias y el techo gástrico se llenen con la sustancia de contraste. Entonces el paciente bebe algunos sorbos de agua a través de una pajilla. El radiólogo observa mediante radioscopia la unión gastroesofágica. Cuando el agua atraviesa la unión gastroesofágica crea un efecto de sifón y puede detectarse reflujo. En un estudio de 117 pacientes realizado por Thompson y col.[107] se relacionaron los datos obtenidos mediante una sonda de pH con el examen con bario. Este último incluyó maniobras como cambios de posición, tos y la prueba del sifón de agua. En este estudio el examen convencional con bario mostró reflujo no provocado en solamente el 26% de los pacientes con reflujo demostrado mediante el estudio de pH. Sin embargo, cuando se empleó la prueba del sifón de agua, la sensibilidad del examen con bario aumentó al 70%. En términos generales, en este estudio la prueba del sifón de agua demostró una especificidad del 74% y un valor predictivo positivo del 80%.[107]

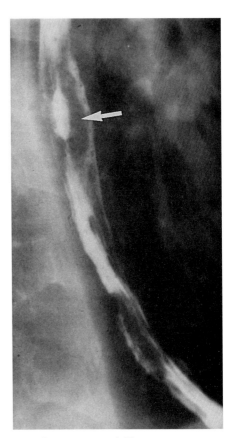

Fig. 4-5. Esofagograma con doble contraste que muestra una gran úlcera *(flecha)* en un paciente con esófago de Barrett. (De Wall, SD y Jones, B: Gastrointestinal tract in the immunocompromised host: Opportunistic infections and other complications. Radiology, *185*:327,1992.)

ESÓFAGO DE BARRETT

Debido a que los pacientes con esófago de Barrett tienen predisposición para desarrollar carcinoma esofágico, es importante identificarlos en forma temprana para llevar a cabo una vigilancia sistemática. El esofagograma con bario con doble contraste es el estudio radiográfico más sensible para detectar el esófago de Barrett. Sin embargo, los signos radiográficos a menudo pueden ser poco perceptibles y difíciles de detectar excepto que la técnica sea óptima. Los defectos del contorno, las alteraciones leves de la mucosa esofágica o las úlceras son signos típicos[14,36,37] (fig. 4-5). Además, la presencia de una estenosis en la porción media del esófago asociada con un aspecto reticular de la mucosa o una úlcera profunda pueden sugerir el diagnóstico. Otros signos como hernia hiatal, engrosamiento de los pliegues mucosos y reflujo gastroesofágico también son manifestaciones frecuentes, aunque inespecíficas. En un estudio de 29 casos de esófago de Barrett confirmado mediante endoscopia, los estudios con bario revelaron pliegues mucosos irregulares y engrosados en 28 de 29 pacientes, hernia hiatal en 26 de

29 pacientes, estenosis esofágica en 25 de 29 pacientes, úlcera en 20 de 29 pacientes y un aspecto granuloso de la mucosa en 16 de 24 pacientes.[14] Sin embargo, no existe un signo específico del esófago de Barrett en los estudios con contraste y, por tanto, es necesario llevar a cabo endoscopia para realizar el diagnóstico definitivo.

ESOFAGITIS

La esofagitis es el trastorno más frecuente observado durante el examen radiológico del esófago.[60] El objetivo del radiólogo es detectar la esofagitis en sus estadios tempranos e intentar identificar las diferentes causas. Esto requiere una técnica minuciosa.

El esofagograma con doble contraste es la técnica más sensible para detectar las anormalidades leves que se presentan en las fases tempranas de la esofagitis. Por lo general se combina con imágenes con contraste simple del esófago en decúbito ventral en posición oblicua mientras el paciente bebe en forma continua. El paciente se coloca luego en decúbito ventral y se observa la unión gastroesofágica para detectar reflujo de la sustancia de contraste hacia el esófago.

Las características radiológicas de la esofagitis en la esofagografía con contraste incluyen erosiones, úlceras, placas, espasmo, engrosamiento de los pliegues y formación de estrías transversales.[60] El análisis minucioso de estos signos, junto con la anamnesis, pueden ayudar a señalar la causa específica de la esofagitis.

Esofagitis infecciosa

La esofagitis infecciosa no es rara y puede deberse a varios microorganismos. Ciertas infecciones producen signos característicos en la esofagografía con contraste que permiten al radiólogo sugerir el posible agente etiológico.

Por ejemplo, la esofagitis candidiásica (moniliásica) suele mostrar lesiones con aspecto de placa separadas orientadas longitudinalmente en el esófago, que se corresponden con las placas blancas observadas durante la endoscopia[65] (fig. 4-6). La mucosa intermedia por lo general es normal. Puede haber úlceras, por lo general en las placas. En los casos graves de esofagitis candidiásica, el esófago tiene un contorno "peludo", ocasionado por el bario atrapado entre las placas mucosas coalescentes[60] (fig. 4-7). Este aspecto radiográfico es muy sugerente de esofagitis por *Candida*. La sensibilidad de la esofagografía con doble contraste para el diagnóstico de esofagitis candidiásica es de aproximadamente el 90%.[65]

A diferencia de la esofagitis por *Candida*, la esofagitis herpética suele mostrar úlceras superficiales separadas en la porción media del esófago sobre una mucosa normal. Estas úlceras pueden detectarse en más del 50% de los pacientes con enfermedad comprobada mediante endoscopia.[64] Aunque la esofagitis herpética clásicamente se presenta en pacientes inmunocomprometidos, se ha observado en un grupo de varones jóvenes sanos.[103]

El citomegalovirus (CMV) puede ocasionar un aspecto idéntico de ulceración superficial sobre una mucosa normal.[2] Sin embargo, en algunos pacientes con esofagitis por CMV puede haber una o más úlceras grandes (más de 1 a 2 cm) planas, muy sugerentes de CMV, porque las úlceras herpéticas raras veces alcanzan este tamaño.

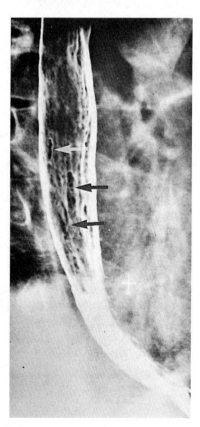

Fig. 4-6. Esofagograma con doble contraste que muestra múltiples defectos de relleno ovales y lineales *(flechas)*, compatibles con placas de esofagitis por *Candida*. (De Jones, B y Braver JM [eds.]: Essentials of Gastrointestinal Radiology. Filadelfia, W.B. Saunders, 1982.)

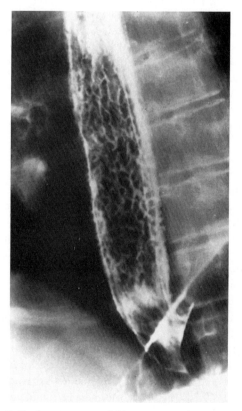

Fig. 4-7. Esofagograma con doble contraste que muestra múltiples úlceras lineales y horizontales entrecruzadas con zonas de edema que ocasionan un aspecto de empedrado difuso. Corresponde a una esofagitis candidiásica grave. (De von Heuck, E: Klinische Radiologie Diagnostik mit bildgebenden Verfahren. *En* von Fuchs, HE y Donner MW [eds.]: Gastrointestinaltrakt. Berlín, Springer-Verlag, 1990.)

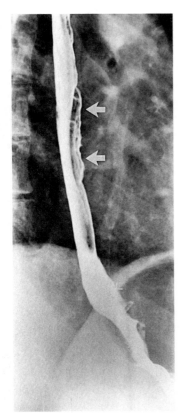

Fig. 4-8. Esofagograma con contraste que muestra una gran úlcera *(flechas)* compatible con una úlcera por CMV. Una úlcera por VIH podría tener un aspecto idéntico. Para diferenciarlas es necesario llevar a cabo una endoscopia con biopsia. (De Jones, B y Braver JM [eds.]: Essentials of Gastrointestinal Radiology. Filadelfia, W.B. Saunders, 1982.)

Además de la infección por CMV y herpes simple, se ha comunicado que la infección del esófago por VIH puede ocasionar esofagitis y una úlcera esofágica gigante. En un estudio de cuatro pacientes realizado por Levine y col.[63], todos ellos tenían una gran úlcera esofágica. Se realizó endoscopia y los pacientes mostraron resultados negativos para CMV y herpes simple. En un grupo de 21 pacientes seropositivos para VIH estudiados por Sor y col.,[104] 16 de ellos tenían úlceras causadas por VIH, 3 tenían úlceras producidas por CMV y 2 tenían úlceras causadas por CMV y VIH asociados. No fue posible diferenciar las úlceras ocasionadas por VIH de aquellas producidas por CMV según criterios clínicos o radiográficos. Para realizar un diagnóstico definitivo es necesaria una endoscopia. Cuando existe una úlcera esofágica grande única, debe considerarse al VIH como el posible causante cuando las biopsias no muestran CMV o herpes simple.

Esofagitis por reflujo

El aspecto radiográfico de la esofagitis causada por reflujo gastroesofágico es variable. En los pacientes con esofagitis por reflujo leve, la mucosa puede presentar un ligero aspecto granuloso o nodular debido a la inflamación de la misma[60] (fig. 4-9). La esofagitis por reflujo es la causa más frecuente de ulceración del esófago. En la porción distal del esófago o en la unión gastroesofágica se observan una o más úlceras o erosiones sobre una mucosa alterada y con engrosamiento de los pliegues esofágicos.[60] También pueden demostrarse hernia hiatal o reflujo de la sustancia de contraste durante el examen radiológico. Los surcos transversales se describieron inicialmente en los niños pero también representan un signo de esofagitis en los adultos.

El reflujo crónico prolongado puede ocasionar estenosis o cicatrización que, por lo general, comienzan en la unión gastroesofágica y se extienden hacia arriba (fig. 4-10). También puede existir reflujo crónico tras una intubación nasogástrica prolongada y en estos casos deben considerarse métodos alternativos de alimentación como una gastrostomía o yeyunostomía.

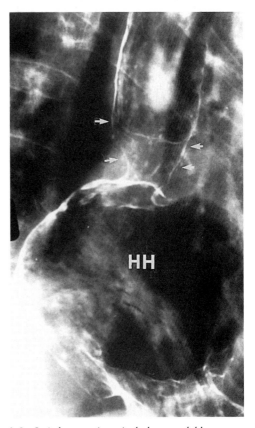

Fig. 4-9. Seriada gastrointestinal alta con doble contraste que muestra una gran hernia hiatal (HH) con estrechamiento mínimo en la unión gastroesofágica. En la porción distal del esófago se observan muchas acumulaciones pequeñas de bario debidas a ulceración *(flechas).* Éste es un ejemplo de esofagitis. (De von Heuck, E: Klinische Radiologie Diagnostik mit bildgebenden Verfahren. *En* von Fuchs, HE y Donner MW [eds.]: Gastrointestinaltrakt. Berlín, Springer-Verlag, 1990.)

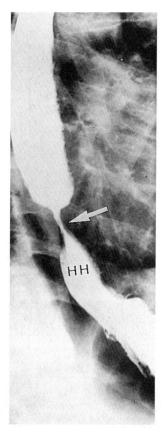

Fig. 4-10. Esofagograma con contraste simple que muestra una estenosis esofágica distal *(flecha)* debida a reflujo gastroesofágico. También existe una pequeña hernia hiatal (HH). (De Jones B, Ravich WJ y Donner, MV: Dysphagia in systemic disease. Curr. Imaging 3: 158, 199.)

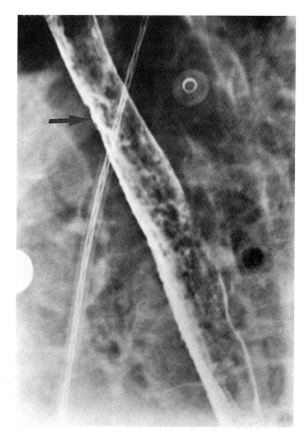

Fig. 4-11. Esofagograma con doble contraste que muestra esofagitis aguda con una úlcera de 1 cm *(flecha)*. La lesión fue ocasionada por quinidina.

Otras causas de esofagitis

Algunos fármacos como tetraciclinas, doxiciclina, cloruro de postasio, quinidina y aspirina pueden ocasionar esofagitis, en especial si se ingieren sin agua o inmediatamente antes de ir a dormir[51] (figs. 4-11 y 4-12). El contacto prolongado con la mucosa esofágica puede producir esofagitis focal, por lo general en la porción media del esófago a la altura del cayado aórtico o el bronquio principal izquierdo.[51] La radiación, la ingestión de cáusticos y la enfermedad de Crohn también pueden ocasionar esofagitis aguda. En estos casos por lo general existen antecedentes que apoyan el diagnóstico.

SEUDODIVERTICULOSIS INTRAMURAL

La seudodiverticulosis intramural consiste en glándulas submucosas dilatadas en el esófago. En los esofagogramas aparecen como pequeñas (1 a 3 mm) evaginaciones con forma de matraz en la pared del esófago (fig.

4-13). Pueden ser generalizadas o segmentarias y no deben confundirse con úlceras. A diferencia de las úlceras, cuando se observan de perfil los seudodivertículos no parecen comunicarse con la luz esofágica.[13] Más del 90% de los pacientes con seudodiverticulosis intramural tienen una estenosis asociada, con mayor frecuencia en el tercio superior del esófago.[11,17] Se cree que el trastorno representa una secuela del reflujo gastroesofágico prolongado.[66] También existen algunos datos que sugieren una asociación entre la seudodiverticulosis intramural y la infección candidiásica.[11,17] Además, en un estudio realizado por Plavsic y col.[87] se observó una prevalencia significativamente más elevada de seudodiverticulosis intramural en pacientes con carcinoma esofágico. Por tanto, en los pacientes con seudodiverticulosis intramural debe considerarse la realización de estudios sistemáticos periódicos mediante esofagografía con contraste o endoscopia.

VÁRICES ESOFÁGICAS

Aunque las várices esofágicas pueden detectarse mediante una esofagografía con contraste, esta técnica no

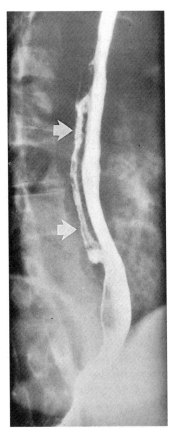

Fig. 4-12. Esofagograma con contraste simple en un paciente que consumía sulfato ferroso que muestra estrechamiento de la luz esofágica y extensión intramural del contraste *(flechas)*.

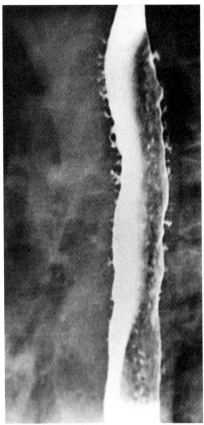

Fig. 4-13. Esofagograma con doble contraste que muestra múltiples evaginaciones con aspecto de matraz en el esófago, que corresponden al relleno de las glándulas submucosas. Éste es un ejemplo de seudodiverticulosis. De von Heuck, E: Klinische Radiologie Diagnostik mit bildgebenden Verfahren. *En* von Fuchs, HE y Donner MW [eds.]: Gastrointestinaltrakt. Berlín, Springer-Verlag, 1990.)

es sensible. La detección de várices esofágicas en estudios con contraste requiere una técnica minuciosa.[10] Si el esófago está distendido las várices se aplanan y son ocultadas con facilidad por la sustancia de contraste dentro de la luz. Además, si el esófago está muy distendido las várices pueden colapsarse. Aunque las imágenes del relieve mucoso son útiles para demostrar la presencia de várices esofágicas, éstas también pueden pasarse por alto con esta técnica si no se detiene el peristaltismo esofágico.[61] Por tanto, si se lleva a cabo un esofagograma para evaluar la posibilidad de várices esofágicas debe realizarse un estudio con contraste simple además de obtener imágenes del relieve mucoso. Asimismo, la administración de anticolinérgicos (por ej., bromuro de propantelina o *N*-butilbromuro de hioscina) pueden ser útiles debido a la disminución del peristaltismo esofágico.[23]

Las várices esofágicas ocasionadas por hepatopatía e hipertensión portal son más prominentes en el tercio distal o la mitad inferior del esófago y se observan como defectos de relleno serpiginosos o longitudinales, nodulares y festoneados dentro del esófago (véase fig. 4-3). Debido a que las várices pueden distenderse, colapsarse o ambas cosas durante el peristaltismo y con la distensión esofágica, el aspecto cambiante de las várices du-

rante la radioscopia ayuda a diferenciarlas de otros trastornos inflamatorios o neoplásicos que podrían presentar un aspecto nodular semejante.

Cuando se detectan várices esofágicas en la porción superior del esófago, suelen deberse a la obstrucción de la vena cava superior. Estas várices en el esófago torácico proximal por lo general se denominan *várices con circulación descendente*, porque la sangre venosa fluye hacia abajo desde la cabeza y las extremidades superiores a través de vasos colaterales para regresar al corazón. Las várices localizadas en la porción distal del esófago por lo general se denominan *várices con circulación ascendente*, puesto que el flujo se dirige desde el abdomen hacia arriba para desembocar en la vena ácigos y regresar al corazón.

ESTENOSIS BENIGNAS

Una estenosis esofágica es un estrechamiento de la luz esofágica focal o generalizado ocasionado por cicatrización. Este trastorno puede evaluarse mejor mediante un esofagograma con contraste simple. La determinación de la longitud y el diámetro de la estenosis por lo general se realiza mediante radiografías de detalle. Sin embargo, estas mediciones serán afectadas por la ampliación, hasta en un 30%. Puede realizarse una medición más exacta de la luz del segmento estenótico usando un bolo sólido con un diámetro conocido, como un comprimido o un malvavisco de bario.[28]

El aspecto, la longitud y la localización de la estenosis pueden ayudar a sugerir la causa. Por ejemplo, las estenosis pépticas suelen estar en la porción distal del esófago y se asocian con hernia hiatal y reflujo gastroesofágico[72] (véase fig. 4-10). Las estenosis secundarias a intubación nasogástrica prolongada por lo general aparecen como estrechamientos alargados lisos ubicados en las porciones media e inferior del esófago[4,115] (fig. 4-14). Por el contrario, las estenosis asociadas con esófago de Barrett por lo general presentan un diámetro decreciente o un aspecto anular y se observan en la porción media del esófago, por lo general en el epitelio de transición, y a veces se asocian con anormalidades de la mucosa adyacente.[57] En forma semejante, las estenosis por radiación o debidas a ingestión de medica-

mentos como cloruro de potasio suelen presentarse en la porción media del esófago, en áreas de compresión anatómica como la ocasionada por el cayado aórtico o el bronquio principal izquierdo.[58] Otras causas, como afecciones cutáneas tales como la epidermólisis ampollar, el penfigoide y el liquen plano de mucosas, también pueden ocasionar estenosis o membranas esofágicas benignas.[76,81] En estos casos, por lo general existen antecedentes que pueden ayudar a establecer la causa.

La enfermedad de Crohn también es una causa posible de alteraciones esofágicas, que incluyen úlceras y estenosis.[35] Sin embargo, cuando se presentan las alteraciones esofágicas por lo general existen antecedentes de enfermedad de Crohn avanzada que afecta el intestino delgado o el colon.

LESIONES POR SUSTANCIAS CÁUSTICAS

La ingestión de sustancias químicas de uso doméstico frecuente puede ocasionar lesiones graves en el esófago. Aunque es más frecuente en los niños debido a ingestión accidental, la ingestión de sustancias cáusticas en los adultos puede ocurrir debido a un intento de suicidio. Las lesiones más graves son las causadas por la ingestión de limpiadores domésticos que contienen lejía de soda cáustica. Esta sustancia produce lesión y necrosis esofágicas graves.[39] Los ácidos también pueden causar necrosis, pero ésta suele ser más superficial.[78]

Los signos radiográficos en el esofagograma tras la ingestión de sustancias cáusticas varían según la sustancia química ingerida y la gravedad y el estadio de la lesión. En los estadios agudos puede haber alteraciones de la motilidad esofágica, como espasmo o falta de peristaltismo y el contorno esofágico es irregular y festoneado debido a la ulceración y el esfacelo de la mucosa.[33] Puede encontrarse extravasación del contraste hacia trayectos intramurales o inclusive fístulas. En los estadios subagudo y crónico el signo más frecuente es una estenosis esofágica extensa. Ésta con frecuencia es muy irregular y puede causar un estrechamiento importante de la luz esofágica.[61] En los casos graves todo el esófago puede tener un aspecto delgado semejante a un cordón (fig. 4-15). Esta imagen es compatible con estenosis ocasionada por ingestión de sustancias cáusticas, puesto que las otras causas de estenosis esofágica raras veces ocasionan un estrechamiento esofágico tan importante y extenso. Cuando se examina el esófago tras la ingestión de una sustancia cáustica también debe evaluarse cuidadosamente el estómago, porque aproximadamente el 20% de los pacientes con lesión esofágica posterior a la ingestión de un álcali tienen afectación gástrica. Ésta a menudo se manifies-

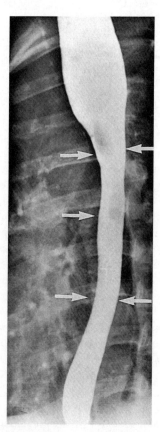

Fig. 4-14. Esofagograma con contraste simple que muestra una estenosis lisa extensa que afecta las porciones media y distal del esófago con dilatación mínima de la porción superior del esófago. Es consecuencia de intubación nasogástrica prolongada.

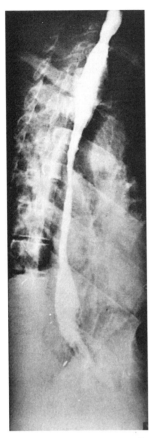

Fig. 4-15. Esofagograma con contraste simple que muestra una estenosis lisa extensa de la porción inferior del esófago con bordes gradualmente decrecientes. Éste es un ejemplo de estenosis ocasionada por lejía. (De Jones, B y Braver JM [eds.]: Essentials of Gastrointestinal Radiology. Filadelfia, W.B. Saunders, 1982.)

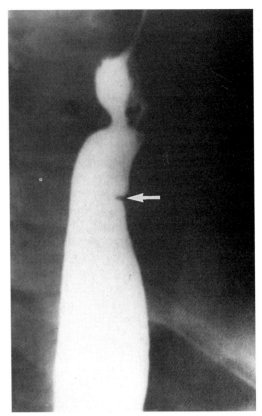

Fig. 4-16. Proyección oblicua con contraste simple de la faringe y la porción superior del esófago que muestra un defecto de relleno lineal horizontal delgado en la pared anterior, compatible con una membrana. (De Taveras, JM y Ferrucci, JT [eds.]: Radiology Diagnosis: Imaging and Intervention. Volumen 4. Filadelfia, J.B. Lippincott, 1992, p. 12.)

ta por estenosis, engrosamiento de los pliegues o úlcera que afecta el antro gástrico.[79]

MEMBRANAS Y ANILLOS

Una *membrana* es un pliegue delgado de mucosa que se localiza más a menudo en la cara anterior de la porción superior del esófago, por lo general en la unión de la hipofaringe y el esófago cervical.[29,109] Sin embargo, también pueden presentarse membranas en la porción distal del esófago. En el esofagograma con contraste, una membrana se observa como un defecto de relleno aislado semejante a un anaquel que suele medir entre 1 y 2 mm de espesor (fig. 4-16). En el esófago cervical la membrana se encuentra más a menudo solo en la cara anterior del esófago. Sin embargo, puede afectar toda la circunferencia del esófago y ocasionar estrechamiento de la luz y disfagia. Si la membrana ocasiona un estrechamiento importante de la luz puede producir un efecto de chorro. Éste es un *fenómeno de flujo* que se produce cuando la sustancia

de contraste fluye con rapidez a través del segmento estrecho. La detección radiográfica de membranas se relaciona con el tamaño del bolo administrado y puede ser evidente solo con una distensión máxima. Por tanto, una membrana puede observarse solo cuando se administra un bolo sólido.

Existe una relación entre las membranas cervicales y la anemia ferropénica. Esta asociación fue comunicada por primera vez en 1921 por Vinson[114] y la asociación posteriormente se conoció como *síndrome de Plummer-Vinson*. En Europa la asociación se denomina *síndrome de Paterson-Kelly*. Existen ciertos indicios de que los pacientes con síndrome de Plummer-Vinson presentan mayor riesgo de carcinoma de la faringe o del esófago.[61]

Las membranas que se producen en la porción inferior del esófago pueden deberse a cicatrización ocasionada por reflujo gastroesofágico.[74] Estas membranas se producen por encima de la unión gastroesofágica, lo que permite diferenciarlas de un anillo de Schatzki.[116]

Las membranas por lo general tienen contornos lisos y no se modifican en las deglusiones sucesivas. Con frecuencia estas membranas son difíciles de detectar durante la radioscopia en tiempo real. El empleo de registros en película o video puede ayudar.

Asimismo, en la región poscricoides puede haber mucosa redundante capaz de producir el aspecto radiográfico de una membrana. Sin embargo, se considera que este signo es una variante normal y por lo general es transitorio y no puede reproducirse.

El anillo de Schatzki es una indentación anular bien definida de la porción distal del esófago descrita inicialmente por Templeton en 1944[106] y comunicada posteriormente por Schatzki en 1953[99] asociada a disfagia. Es un anillo mucoso localizado en la unión del esófago con el estómago (véase fig. 4-4). Los síntomas principales son disfagia o retención de alimento. Los anillos de la porción inferior del esófago pueden observarse hasta en el 18% de los pacientes en quienes se realiza un tránsito gastrointestinal alto sistemático.[49] En general no ocasionan síntomas, excepto que el anillo se estreche. En el informe original de Schatzki los pacientes solían presentar síntomas cuando el diámetro de la luz era inferior a 14 mm y los pacientes con luces esofágicas de 14 a 18 mm podían tener síntomas o no. Otros autores han comunicado síntomas con un diámetro de 11 mm o menos, en especial si había inflamación asociada.[74] Para facilitar la detección de un anillo en la porción inferior del esófago el paciente debe ubicarse en decúbito ventral en posición oblicua sobre una almohada cilíndrica, o solicitarle que realice la maniobra de Valsalva.[96] Se prefiere un examen con contraste simple para llenar completamente la luz del esófago y el estómago y facilitar la demostración de una hernia hiatal o un anillo de Schatzki. Puede administrarse un bolo sólido tal como un malvavisco o un comprimido de bario para medir con exactitud el diámetro del anillo, si es necesario.

DIVERTÍCULOS

Los divertículos se forman en tres sitios definidos del esófago: en el segmento faringoesofágico, en el tercio medio del esófago y en la porción distal del esófago, en una ubicación inmediatamente proximal al hiato esofágico. La esofagografía con contraste permite la detección de estos divertículos así como su seguimiento posoperatorio.

Divertículo de Zenker

Un divertículo de Zenker se forma en una zona anatómicamente débil de la pared posterior de la faringe entre las fibras horizontales y oblicuas del músculo cricofaríngeo.[61] Esta región se denomina *triángulo* o *dehiscencia de Killian*. En la faringoesofagografía con contraste un divertículo de Zenker se observa como una acumulación extraluminal de contraste a la altura

de C5-6, por encima de la altura del músculo cricofaríngeo (fig. 4-17). Se ubica en la pared posterior de la faringe y suele inclinarse hacia la izquierda. Puede haber llenado preferencial del divertículo y retención de la sustancia de contraste en el mismo entre las degluciones. El examen con video puede demostrar reflujo del contraste desde el divertículo hacia la faringe, que puede predisponer a aspiración. Con frecuencia se encuentra agrandamiento asociado del músculo cricofaríngeo y tanto los estudios manométricos como los estudios con contraste han demostrado un cierre prematuro del cricofaríngeo en estos pacientes.[53,118] La mayoría de los pacientes con divertículo de Zenker tienen otros signos radiográficos asociados tales como reflujo gastroesofágico, hernia hiatal o un anillo de Schatzki.[61] Tras la resección quirúrgica o endoscópica del divertículo de Zenker pueden realizarse estudios con contraste para evaluar las complicaciones como extravasación de contraste o recidiva del divertículo.

Divertículo de la porción media del esófago

Los divertículos también pueden formarse en la parte media del esófago. Tradicionalmente estos se consideraron divertículos por tracción, por lo general debidos a cicatrización o inflamación del mediastino en enfermedades como la tuberculosis.[109] Estos divertículos por tracción a menudo son triangulares debido a la cicatrización y a la tracción extrínseca ocasionada por la fibrosis mediastínica. Más recientemente se describieron divertículos por pulsión de la porción media del esófago asociados con trastornos de la motilidad del esófago[100] (fig. 4-18).

Divertículo epifrénico

Un divertículo epifrénico se forma en la porción distal del esófago, por lo general por encima del hiato esofágico (fig. 4-19). Estas lesiones suelen extenderse hacia la izquierda de la línea media y pueden tener un tamaño variable. Por lo general miden entre 1 y 10 cm. Los divertículos epifrénicos se consideran divertículos por pulsion y se producen más a menudo por trastornos motores del esfínter esofágico inferior.[31] Por tanto, los divertículos epifrénicos pueden observarse en trastornos como la acalasia.

RETENCIÓN DE ALIMENTO

En los pacientes con obstrucción esofágica aguda debida a retención de alimento el esofagograma con con-

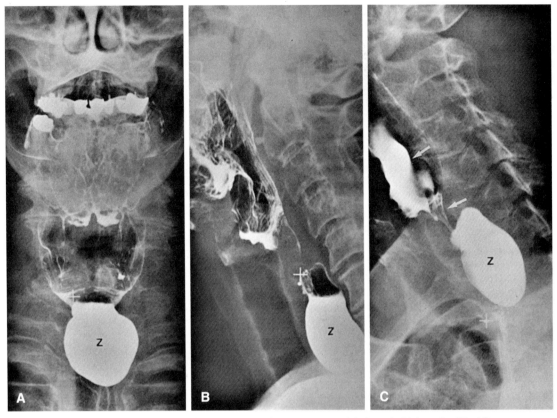

Fig. 4-17. Radiografías de detalle de un videofaringograma en las proyecciones (**A**) frontal, (**B**) lateral y (**C**) oblicua que muestran un divertículo de Zenker de 4,5 x 3 x 4,5 cm (Z). Éste se llena con contraste y se observa por encima de la altura del cricofaríngeo. La sustancia de contraste del interior del divertículo refluye hacia la faringe *(flechas).*

traste puede ser diagnóstico y terapéutico. Por lo general se lleva a cabo un estudio con contraste simple con bario o una sustancia de contraste hidrosoluble. El esofagograma suele revelar una masa de alimento intraluminal móvil. Ésta puede causar una obstrucción parcial o incluso total de la luz esofágica (fig. 4-20). En estos casos el radiólogo puede intentar aliviar la obstrucción empleando glucagón intravenoso, gránulos efervescentes, agua o a veces bario de alta densidad. En un estudio de 43 pacientes realizado por Robbins y Shortsleeve,[94] el empleo de glucagón intravenoso, gránulos efervescentes y agua alivió la obstrucción en el 69% de los pacientes, evitando de este modo la endoscopia.[94] Puesto que existe un riesgo teórico de perforación esofágica debido a la distensión brusca del esófago con las sustancias efervescentes, éstas no deben administrarse si la obstrucción tiene más de 24 horas de evolución.[61] Asimismo, es importante estudiar nuevamente a estos pacientes con esofagograma una vez que se ha resuelto la obstrucción. Este estudio puede identificar una causa subyacente como un anillo o una estenosis. La práctica de administrar sustancias digestivas proteolíticas como ablandadores de carne en los pacientes con obstrucción debida a alimentos ya no se aconseja debido a complicaciones como perforación, mediastinitis y muerte del paciente.[1,46]

PERFORACIÓN ESOFÁGICA

La perforación del esófago puede ser mortal. La observación de aire en el mediastino o en el tejido subcutáneo en una radiografía de tórax pueden sugerir el diagnóstico. Para confirmarlo se suele realizar un esofagograma con contraste y éste por lo general muestra extravasación del contraste (fig. 4-21) o, cuando existe un desgarro contenido, extensión intramural del contraste (véase fig. 4-12). El medio de contraste de elección para demostrar una perforación esofágica es una sustancia hidrosoluble porque, a diferencia del bario, se absorbe fácilmente desde el mediastino. Sin embargo, se han comunicado resultados falsos negativos en hasta el 25% de los exámenes con contraste.[117] Cuando se sospecha una perforación gastrointestinal, si no se observan fugas con una sustancia de contraste hidrosoluble, debe administrarse bario. Esto permite una mayor precisión, porque el bario es más radioopaco. En un grupo de pacientes estudiados por Foley y col.[32] se diagnosticaron seis desgarros mucosos o perforaciones del esófago empleando bario después de obtener resultados negativos usando sustancias de contraste hidrosolubles. En un estudio amplio de 67 pacientes realizado

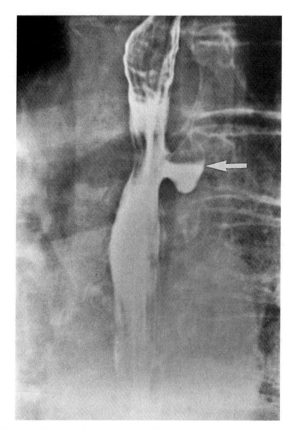

Fig. 4-18. Esofagograma con doble contraste que muestra un divertículo de 2 cm *(flecha)* en la porción media del esófago con un pequeño nivel hidroaéreo.

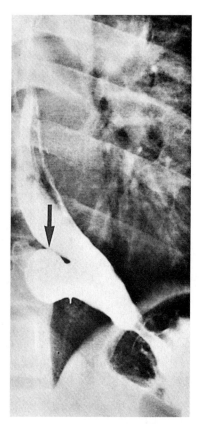

Fig. 4-19. Esofagograma con contraste simple que muestra un divertículo epifrénico en la porción distal del esófago *(flecha).* De von Heuck, E: Klinische Radiologie Diagnotik mit bildgebenden Verfahren. *En* von Fuchs, HE y Donner MW [eds.]: Gastrointestinaltrakt. Berlín, Springer-Verlag, 1990.)

por Buecker y col.,[12] en 4 de 18 pacientes sin signos de extravasación con el empleo de sustancias de contraste hidrosolubles, posteriormente se demostró perforación usando bario. En un estudio realizado por Brick y Palmer,[10] los estudios de seguimiento realizados con bario en 26 pacientes no proporcionaron información importante adicional. En general, cuando existe una sospecha importante de perforación esofágica, debe usarse una sustancia de contraste hidrosoluble. Si no muestra una fuga, debe administrase bario para conseguir una mayor sensibilidad. Teóricamente existe riesgo de mediastinitis por bario, aunque éste es escaso. En un estudio realizado por Gollub y Bains[41] en 29 perforaciones esofágicas diagnosticadas en 12 pacientes usando bario no se comunicaron casos de mediastinitis.[41]

El *síndrome de Boerhaave* es una perforación esofágica espontánea potencialmente mortal que requiere un diagnóstico temprano así como un tratamiento enérgico para evitar una mediastinitis fulminante, septicemia y la muerte del paciente. Aproximadamente el 40% de los pacientes con rotura espontánea del esófago tienen antecedentes de alcoholismo o consumo excesivo de alcohol.[8] Las perforaciones espontáneas del esófago suelen presentarse inmediata-

mente por encima de la unión gastroesofágica. Las radiografías de tórax pueden demostrar un derrame pleural izquierdo o neumomediastino. En la esofagografía con contraste estas perforaciones suelen observarse en el lado izquierdo de la porción distal del esófago, donde puede haber una debilidad intrínseca.[70] Las perforaciones suelen medir 1 a 4 cm de longitud y orientarse verticalmente. Puede haber neumomediastino o neumopericardio.[95] Las perforaciones pequeñas pueden reconocerse por la presencia de acumulaciones localizadas de sustancia de contraste extravasada. Las perforaciones más grandes pueden observarse como extravasación libre de la sustancia de contraste hacia el mediastino. Los registros en video pueden facilitar la detección de las perforaciones pequeñas.

Los *desgarros de Mallory-Weiss* representan desgarros de la mucosa solamente y clásicamente se presentan con hematemesis tras un episodio de vómitos. El esofagograma con contraste suele ser negativo y el diagnóstico se realiza mediante endoscopia. La rotura intramural del esófago demostrará disección intramural ocasionada por la sustancia de contraste con o sin un colgajo mucoso.

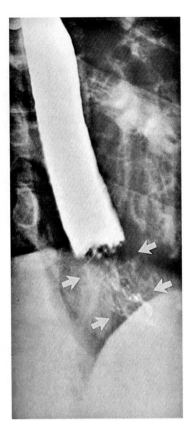

Fig. 4-20. Esofagograma con contraste simple en un niño de 12 años que presentó disfagia después de una comida abundante. Existe dilatación mínima de las porciones superior y media del esófago con un cambio brusco de calibre en la porción distal del esófago *(flechas),* compatible con retención de alimento. Solo pasan hacia el estómago cantidades mínimas de contraste a través de la obstrucción. Fue necesario realizar endoscopia para retirar la carne retenida. Un carcinoma esofágico infiltrante podría tener un aspecto semejante.

TRASTORNOS DE LA MOTILIDAD ESOFÁGICA

Los estudios con contraste del esófago pueden suministrar información funcional y anatómica. Por lo general el método óptimo para evaluar el peristaltismo esofágico es la combinación de radiografías de detalle y videorradioscopia. Con el paciente en decúbito ventral en posición oblicua puede seguirse una deglución de sustancia de contraste a lo largo del esófago. El peristaltismo normal se observa como una onda peristáltica progresiva que elimina la sustancia de contraste del esófago. El esfínter esofágico inferior está cerrado entre las degluciones y se abre para permitir el paso del bolo.

Espasmo esofágico

Durante un esofagograma con contraste pueden observarse contracciones simultáneas no propulsoras (es-

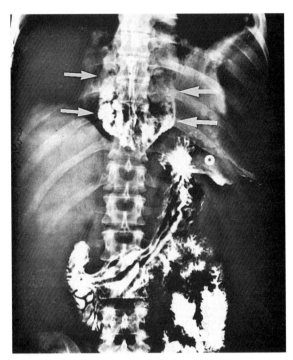

Fig. 4-21. Seriada gastrointestinal alta con contraste en un paciente con síndrome de Boerhaave que muestra contraste extravasado libre en el mediastino adyacente al esófago. (De Jones, B y Braver JM [eds.]: Essentials of Gastrointestinal Radiology. Filadelfia, W.B. Saunders, 1982.)

pasmo). El espasmo es una contracción aperistáltica que puede presentarse espontáneamente o en respuesta a la deglución (véase fig. 4-4). Puede ser leve o grave y obliterar la luz esofágica. El espasmo esofágico puede ser transitorio o persistente y ocasionar una retención de la sustancia de contraste en el esófago o incluso el movimiento retrógrado del contraste. El espasmo puede producirse en varios trastornos, inclusive el reflujo y la esofagitis. Algunos pacientes presentan espasmo solamente con un bolo alimenticio sólido, el llamado "espasmo inducido por sólidos".

El espasmo esofágico generalizado es un trastorno que se caracteriza por dolor torácico y disfagia. Por lo general se detecta espasmo en al menos 10% de las degluciones.[93] El diagnóstico radiográfico de espasmo esofágico generalizado requiere la demostración de peristaltismo normal en algún momento durante el examen (fig. 4-22). Esto ayuda a diferenciar el espasmo esofágico de otros trastornos, como una acalasia marcada. En algunos pacientes el dolor torácico aparece cuando tragan líquidos fríos, y en esos casos puede enfriarse el bario antes del examen. Algunos investigadores consideran que el espasmo esofágico generalizado pertenece al mismo espectro de trastornos que la acalasia.[69,101]

El "esófago en rompenueces" es un trastorno que genera controversias, en el cual las ondas peristálticas tienen una mayor duración y amplitud y se asocian con

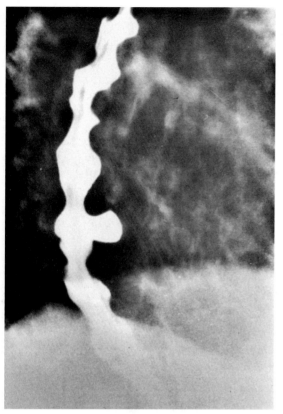

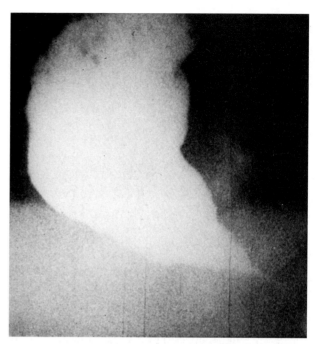

Fig. 4-23. Esofagograma con contraste simple en un paciente con acalasia que muestra el estrechamiento característico de la porción distal del esófago. Esta imagen se denomina "en pico de pájaro".

Fig. 4-22. Esofagograma con contraste simple que muestra espasmo esofágico generalizado. El espasmo puede ocasionar una obliteración parcial o total de la luz esofágica. Esto puede ocasionar seudodivertículos entre las áreas adyacentes de espasmo. De von Heuck, E: Klinische Radiologie Diagnotik mit bildgebenden Verfahren. *En* von Fuchs, HE y Donner MW [eds.]: Gastrointestinaltrakt. Berlín, Springer-Verlag, 1990.)

dolor torácico.[111] El esofagograma con contraste por lo general es normal. La relación entre el esófago en rompenueces y el espasmo esofágico generalizado no se comprende bien. Es posible que este trastorno sea un precursor del espasmo esofágico generalizado.[19,80]

Acalasia

En los casos avanzados el diagnóstico radiológico de acalasia por lo general es característico. El esofagograma suele mostrar dilatación del esófago con retención de líquido y alimento. La porción distal del esófago suele presentar un aspecto liso y con un diámetro decreciente, adoptando un aspecto de "pico de pájaro" (fig. 4-23). Esta deformidad se produce en la región del esfínter esofágico inferior. Cuando se observa mediante radioscopia éste se relaja en forma intermitente, permitiendo que pequeñas cantidades de la sustancia de contraste pasen a través del esfínter hacia el estómago. Esto se observa mejor cuando el paciente se encuentra en posición de pie oblicua. En los pacientes con acalasia incipiente el diagnóstico radiográfico pue-

de ser difícil porque existe solamente una dilatación mínima del esófago y un estrechamiento mínimo de la unión gastroesofágica. La clave del diagnóstico es la observación de una apertura intermitente del esfínter esofágico inferior y la ausencia de peristaltismo normal. La acalasia vigorosa suele diagnosticarse cuando existe además espasmo grave.[7] Sin embargo, la distinción entre la acalasia clásica y la acalasia vigorosa como entidades separadas ha sido puesta en duda.[38,110]

En los pacientes con acalasia el vaciamiento esofágico puede evaluarse usando un tránsito con bario cronometrado. Esta técnica fue descrita por de Oliveira y col.[24] Se administra a los pacientes 100 a 200 mL de bario y se obtienen radiografías de detalle 1, 2 y 5 minutos después de la ingestión. Este examen sirve como estudio de referencia, y se repite y compara con un examen realizado después de la inyección de toxina botulínica. Éste es un ejemplo de cómo el estudio con contraste puede proporcionar información cuantitativa además de detalles anatómicos.

Esclerodermia

En los pacientes con esclerodermia el compromiso esofágico es frecuente.[34] El signo más temprano en la esofagografía con contraste es una disminución o ausencia de la movilidad esofágica normal.[61] Esto suele observarse en la porción inferior y distal del esófago, porque solo está afectado el músculo liso. Asimismo, en los pacientes con esclerodermia el esófago por lo general está dilatado y el esfínter esofágico inferior es incompetente. Esto ocasiona reflujo gastroesofágico importante y puede finalmente ocasionar esofagitis grave y estenosis.[34] El compromiso esofágico por la esclerodermia también puede ocasionar esófago de Barrett y adenocarcinoma.[89]

TUMORES BENIGNOS

Los tumores esofágicos benignos pueden detectarse en esofagogramas con contraste sistemáticos. El tumor esofágico benigno más frecuente es un leiomioma.[40] Estos tumores suelen detectarse en la porción media y distal del esófago y tienen un tamaño variable (fig. 4-24). Debido a que los leiomiomas se localizan dentro de la pared del esófago se observan en los estudios con contraste como tumores lisos redondos cubiertos por una mucosa lisa intacta, aunque pueden presentar una úlcera central.[61] Cuando los leiomiomas son grandes suele ser difícil diferenciarlos de tumores extrínsecos. Otros tumores intramurales benignos, como el lipoma, el hamartoma o el neuroma, pueden tener un aspecto liso semejante. Sin embargo, son menos frecuentes. Los quistes esofágicos congénitos pueden tener un aspecto idéntico en los estudios con contraste. En estos casos una TC resulta útil para demostrar la atenuación de agua de un quiste congénito, diferente a la atenuación de músculo liso de un leiomioma. En forma semejante, un lipoma puede diagnosticarse en forma concluyente mediante una TC que muestra atenuación de grasa.

CÁNCER ESOFÁGICO

La esofagografía con doble contraste es la técnica radiológica más sensible para diagnosticar el cáncer esofágico. El aspecto radiológico del cáncer esofágico depende de su localización y su estadio. El cáncer esofágico incipiente puede ocasionar alteraciones leves en el esofagograma con doble contraste (fig. 4-25). Puede presentarse como lesiones polipoides peque-

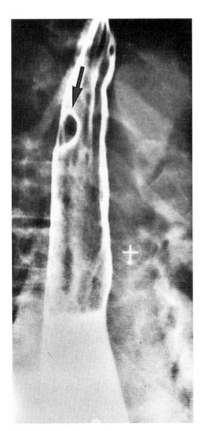

Fig. 4-24. Esofagograma con doble contraste que muestra un tumor intramural (submucoso) liso de 1,5 cm *(flecha)* en la porción superior del esófago, compatible con un leiomioma. De von Heuck, E: Klinische Radiologie Diagnotik mit bildgebenden Verfahren. *En* von Fuchs, HE y Donner MW [eds.]: Gastrointestinaltrakt. Berlín, Springer-Verlag, 1990.)

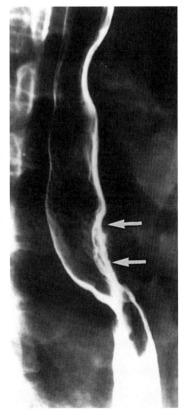

Fig. 4-25. Esofagograma con doble contraste que muestra una lesión infiltrante de 5 cm en la pared lateral izquierda del esófago *(flechas).* La biopsia reveló que se trataba de un carcinoma epidermoide. De von Heuck, E: Klinische Radiologie Diagnotik mit bildgebenden Verfahren. *En* von Fuchs, HE y Donner MW [eds.]: Gastrointestinaltrakt. Berlín, Springer-Verlag, 1990.)

ñas o lesiones planas con aspecto de placa.[54,62] Además, puede haber deformidad focal, úlceras o nódulos en la mucosa.[62] Las lesiones incipientes pueden producir alteraciones leves en el esofagograma con doble contraste que no serían visibles con técnica de contraste simple. Aunque la mayoría de los cánceres esofágicos incipientes se presentan como lesiones focales, el carcinoma superficial diseminado del esófago puede afectar un área extensa. Los cánceres esofágicos más avanzados suelen ocasionar estrechamiento de la luz con bordes elevados y ulceración de la mucosa (fig. 4-26). Con frecuencia existe una transición brusca entre el esófago normal y el carcinoma. Los cánceres esofágicos infiltrantes pueden presentar bordes gradualmente decrecientes con un aspecto semejante al de las estenosis benignas. En los estudios con contraste también pueden detectarse complicaciones del carcinoma esofágico avanzado; éstas incluyen perforación, obstrucción esofágica y fístula traqueoesofágica.

Cuando se detecta un carcinoma esofágico en la porción distal del esófago es necesario llevar a cabo un examen minucioso del cardias y el techo gástrico para detectar infiltración tumoral a través del esfínter esofágico inferior. Los adenocarcinomas gástricos que surgen en el techo gástrico pueden extenderse hacia

arriba y afectar la porción inferior del esófago, simulando de este modo un carcinoma esofágico primario. Por lo general es necesario realizar endoscopia y biopsia para diferenciar ambos trastornos.

COMPLICACIONES DESPUÉS DE ESOFAGECTOMÍA TRANSHIATAL

En el tratamiento de trastornos esofágicos benignos y malignos habitualmente se lleva a cabo esofagectomía transhiatal. El procedimiento implica la creación de un nuevo conducto usando el estómago (preferentemente) o el colon. Después de estos procedimientos pueden presentarse diversas complicaciones, muchas de las cuales pueden detectarse mediante estudios con contraste de la faringe y el esófago.

La fuga en la anastomosis quirúrgica entre el esófago residual y el ascenso gástrico se produce hasta en el 15% de los pacientes y puede detectarse mediante radioscopia con contraste hidrosoluble.[50] La fuga se observa como una acumulación extraluminal de la sustancia de contraste que suele presentarse cerca de la anastomosis esofagogástrica (fig. 4-27). El empleo de videograbación, que permite ver nuevamente las imágenes en cámara lenta, facilita la detección de las fugas leves.

La neumonía por aspiración después de la esofagectomía es una fuente importante de complicaciones y mortalidad, independientemente del abordaje quirúrgico. Se produce hasta en el 15% de los pacientes. El uso sistemático de videorradioscopia después de esofagectomía es una técnica sensible y precisa para evaluar la función bucal y faríngea y de este modo identificar a los pacientes con aspiración o con riesgo de ella (fig. 4-28). Los factores que pueden contribuir a la aspiración incluyen la parálisis faríngea o de las cuerdas vocales, el reflujo hacia el ascenso gástrico y la interposición colónica y obstrucción cricofaríngea. Si se comprueba aspiración mediante videorradioscopia pueden instaurarse las modificaciones necesarias de la dieta y la rehabilitación de la deglución. Un estudio encontró que en el 47% de los pacientes se producía penetración o aspiración laríngea transitoria después de esofagectomía transhiatal.[45] En la mayoría de los pacientes el trastorno había mejorado o se había resuelto al mes.

La fístula traqueoesofágica es una complicación infrecuente de la esofagectomía.[75] Durante la esofagectomía puede producirse lesión de la tráquea, por lo general debido a la disección roma de un tumor grande con adherencia traqueal o debido al inflado excesivo del tubo endotraqueal. La lesión de la tráquea junto con otros factores, como el tratamiento radiante o una

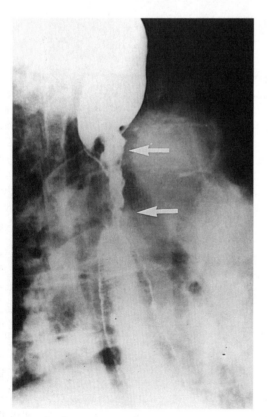

Fig. 4-26. Esofagograma con contraste simple que muestra un estrechamiento de la luz esofágica moderado con bordes que sobresalen horizontalmente *(flechas)*. Se comprobó mediante biopsia que era un adenocarcinoma.

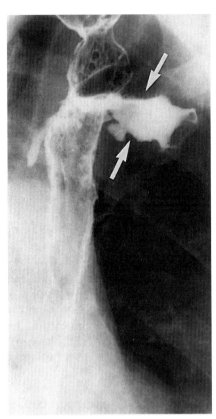

Fig. 4-27. Esofagograma con contraste en un paciente después de esofagectomía y ascenso gástrico que muestra extravasación de contraste *(flechas)* en el lugar de la anastomosis.

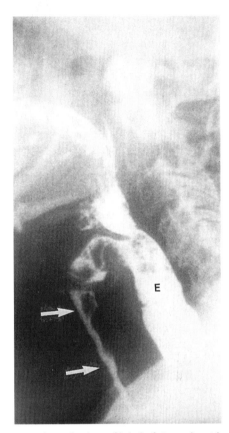

Fig. 4-28. Radiografía de perfil de la faringe obtenida durante un videofaringograma en un paciente después de esofagectomía y ascenso gástrico que muestra aspiración moderada *(flechas)*. E, esófago.

fuga de la anastomosis, puede ocasionar formación de una fístula entre la tráquea y el esófago, por lo general en la anastomosis esofagogástrica. En los estudios con contraste ésta se observa como un trayecto lineal de contraste que se extiende desde la anastomosis hasta la vía aérea. Si clínicamente se sospecha una fístula traqueoesofágica debe administrarse Omnipaque® o bario diluido. No deben administrarse soluciones hipertónicas como Gastrografin® debido al riesgo de edema pulmonar.

La formación de una estenosis benigna en la anastomosis esofagogástrica es una causa importante de complicaciones y mortalidad en los pacientes después de esofagectomía y ascenso gástrico (fig. 4-29). La frecuencia comunicada de esta complicación es de 15% en promedio.[47] La estenosis se observa como un estrechamiento liso en la luz de la anastomosis.

CENTELLOGRAMA GASTROESOFÁGICO

El centellograma gastroesofágico es una prueba de detección alternativa para evaluar la presencia de reflujo gastroesofágico. El procedimiento no es invasivo

y se tolera bien. El paciente bebe agua con azufre coloidal marcado con tecnecio. Se emplea una cámara gamma para detectar y cuantificar el reflujo del contenido gástrico hacia el esófago. El paciente suele ubicarse en decúbito dorsal y se estudia durante 20 a 30 minutos. En comparación con el control de pH esofágico, el centellograma gastroesofágico tiene una sensibilidad de 75 a 90% y una especificidad de 90 a 95%.[6,71,98] El centellograma es más sensible que el control de pH para detectar contenido gástrico amortiguado.[102]

También puede realizarse centellograma del tránsito esofágico usando agua con azufre coloidal marcado con tecnecio y esta técnica es especialmente útil cuando no se dispone de manometría esofágica o cuando ésta es dudosa.[2] Esta prueba permite medir y cuantificar el movimiento de líquidos a través del esófago. Las imágenes se obtienen inmediatamente después de que el paciente ingiere al radiomarcador. Se obtienen imágenes cada segundo durante 20 a 30 segundos. El tránsito del radiomarcador puede evaluarse visualmente y cuantificarse mediante un programa informático. Esta técnica puede ser útil para evaluar la respuesta al tratamiento en pacientes con acalasia.[67] El examen también puede llevarse a cabo con un bolo só-

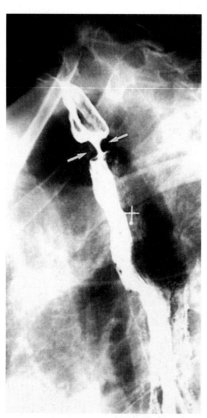

Fig. 4-29. Radiografía de detalle tomada durante un videofaringoesofagograma en un paciente después de esofagectomía y ascenso gástrico que muestra una estenosis grave en la anastomosis *(flechas).*

lido formado por un sandwich de huevo con azufre coloidal marcado con tecnecio.

Una aplicación interesante de los estudios de medicina nuclear en los pacientes con cáncer esofágico es el uso de tomografía de emisión de positrones corporal total (TEP). En una observación clínica comunicada por Yasuda y cols.[120] se administró al paciente (^{18}F)-2-fluoro-2-D-desoxiglucosa y se obtuvieron imágenes una hora después. Las imágenes de TEP corporal total detectaron no solo el cáncer esofágico primario sino también metástasis ganglionares múltiples en el mediastino y el abdomen, que posteriormente se confirmaron mediante TC. Ésta es una aplicación potencial fascinante de la TEP y puede desempeñar un papel útil en la detección y estadificación del cáncer esofágico.

TOMOGRAFÍA COMPUTARIZADA

Generalidades

Aunque el esofagograma con contraste suele considerarse la mejor modalidad radiológica para obtener imágenes del esófago, permite visualizar solo la muco-

sa esofágica y, en menor grado, alteraciones intramurales. La esofagografía con contraste proporciona información limitada en cuanto a la diseminación extraluminal del trastorno esofágico. Sin embargo, la TC puede usarse para visualizar la luz y la pared esofágica y las estructuras adyacentes y evaluar la presencia de adenopatías, así como para detectar simultáneamente la presencia de metástasis alejadas. Por tanto, la TC desempeña un papel importante en la evaluación de varios trastornos esofágicos.

La TC helicoidal ofrece ventajas definidas con respecto a la TC convencional en el estudio con imágenes de los trastornos esofágicos. La TC helicoidal combina una obtención de imágenes en tiempos inferiores a un segundo, administración rápida del contraste intravenoso, colimación estrecha y espaciado próximo entre las imágenes. Además, en la actualidad se dispone ampliamente de manejo y presentación tridimensional de los datos, lo que convierte a la TC helicoidal en un complemento importante de los estudios con bario y la endoscopia en la evaluación de los trastornos benignos y malignos del esófago.

Técnica de exploración

La obtención de imágenes precisas del esófago requiere una técnica minuciosa. Para obtener imágenes óptimas del esófago es necesario administrar contraste bucal e intravenoso.

Cuando se sospecha un trastorno esofágico, nosotros sistemáticamente administramos 750 mL de solución bucal de Hypaque® al 3% (Hypaque®; Nycomed, Princeton, NJ) aproximadamente 30 a 60 minutos antes del estudio para opacificar por completo el estómago y la porción proximal del intestino delgado. Inmediatamente antes del estudio se administran 250 mL adicionales de sustancia de contraste por vía bucal para asegurar una distensión gástrica máxima. Inmediatamente antes del inicio del estudio se administra una pasta especial de bario (Esoph-o-CAT®; E-Z-M Co., Westbury, NY), después de ubicar al paciente en la camilla de TC. Esto ocasiona una buena opacificación del esófago sin crear artificios veteados en el mediastino.[20] Si se desea una distensión esofágica adicional pueden administrarse gránulos efervescentes de Citrocarbonate® (4 a 6g) con 30 mL de agua, inmediatamente antes de comenzar el estudio. Esto distenderá el esófago con aire.

La administración de sustancia de contraste intravenosa es esencial para realizar una evaluación completa del trastorno esofágico, en especial en los pacientes en quienes se ha comprobado o se sospecha cáncer esofágico. Nosotros administramos sistemáticamente 110 a 120 mL de Omnipaque 350® (Omnipaque®; Nycomed, Princeton, NJ) por vía intravenosa a un ritmo de

2 a 3 mL/seg mediante un inyector mecánico. Las imágenes deben obtenerse durante la fase venosa portal, aproximadamente 45 segundos después del inicio de la inyección, para aumentar al máximo la detección de metástasis hepáticas en los pacientes con cáncer esofágico. Deben obtenerse imágenes desde la parte superior de la abertura torácica hasta el hígado, para obtener imágenes de todo el esófago y estudiar además las posibles metástasis en el tórax y el hígado, o adenopatías cerca del tronco celíaco. Nosotros sistemáticamente realizamos la colimación cada 5 mm con una velocidad de camilla de 8 mm/seg y un intervalo de reconstrucción de 5 mm. En ciertos casos, cuando se sospecha extensión tumoral local puede ser útil una colimación más estrecha (es decir, 3 mm). Asimismo, lo ideal es obtener imágenes en inspiración profunda mientras el paciente contiene la respiración porque esto ocasiona una mejor distensión de la pared posterior de la tráquea, lo que es útil cuando se evalúa la posi-

ble invasión traqueal ocasionada por un tumor esofágico adyacente.[119]

Los adelantos de la tecnología informática permiten mostrar los datos de la TC en forma tridimensional interactiva. Los datos tridimensionales pueden manipularse usando diferentes orientaciones y planos de corte y ajustando la altura, el centro, el brillo y la opacidad de la ventana para visualizar mejor la alteración esofágica. Los datos son especialmente útiles cuando se evalúa la posible extensión local del cáncer esofágico o cuando se evalúa una fístula traqueoesofágica.

Esófago normal

En la TC el esófago puede identificarse con facilidad debido al contraste natural que lo rodea proporcionado por los pulmones y el tejido adiposo mediastínico (fig. 4-30). En los pacientes normales el esófago por lo

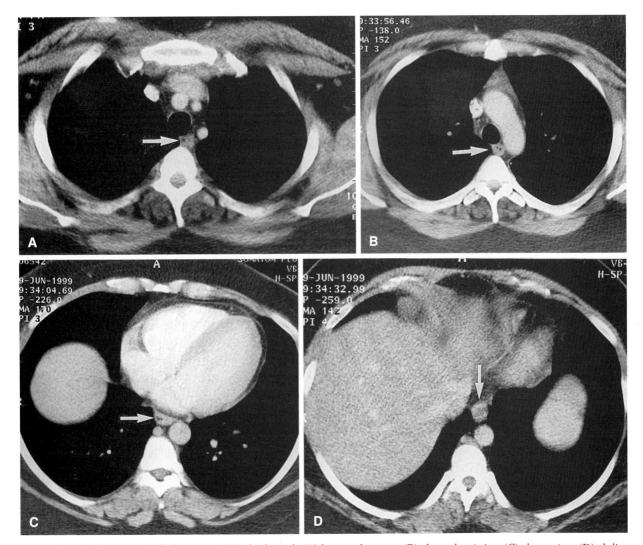

Fig. 4-30. Esófago normal *(flecha)* en una TC a la altura de (**A**) los grandes vasos, (**B**) el cayado aórtico, (**C**) el corazón y (**D**) el diafragma. El esófago normal se encuentra colapsado y rodeado por planos grasos periesofágicos.

general está colapsado, aunque se considera normal la presencia de una pequeña cantidad de aire dentro de la luz, en especial en los pacientes inquietos.[26] Sin embargo, la presencia de niveles hidroaéreos o de un esófago lleno de líquido es anormal. Un diámetro luminal de más de 10 mm por lo general es anormal y puede indicar una obstrucción distal o una alteración de la motilidad esofágica. La pared del esófago normal es muy delgada, por lo general de menos de 3 mm cuando la luz está bien distendida.[92] La pared puede ser más gruesa (hasta 5 mm) cuando el esófago está colapsado o a la altura del esfínter esofágico inferior.[26] Esto no debe confundirse con un engrosamiento patológico.[73] Si es necesario pueden administrarse gránulos efervescentes y repetir la obtención de imágenes para distender mejor los segmentos colapsados.

Cáncer esofágico

Aunque el diagnóstico inicial del cáncer esofágico suele llevarse a cabo mediante endoscopia o esofagografía con contraste, la TC desempeña un papel valioso en la planificación de la intervención quirúrgica y el tratamiento, así como un papel limitado en la estadificación. La TC preoperatoria puede mostrar el tamaño del tumor, la extensión local, la invasión de órganos adyacentes y la presencia de metástasis alejadas.

Tumor primario

Debido a que la mayoría de los tumores esofágicos malignos se encuentran en un estadio avanzado cuando se realiza el diagnóstico (TNM estadio III) el tumor primario suele ser visible en la TC en los pacientes no tratados. Existe escasa información acerca de la evaluación con TC de los tumores esofágicos en estadio tem-

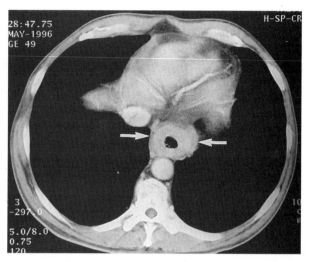

Fig. 4-31. Tomografía computarizada helicoidal con contraste de tórax de un varón de 53 años con dolor torácico que muestra engrosamiento circunferencial marcado de la porción distal del esófago *(flechas)* de 1,5 cm de espesor. Mediante endoscopia se confirmó cáncer esofágico.

prano.[30,42] Una limitación de la estadificación de los tumores esofágicos con TC es que no puede determinarse la profundidad exacta de la infiltración tumoral de la pared esofágica, que es importante para estadificar el carcinoma incipiente. La ecografía endoscópica ofrece una ventaja marcada con respecto a la TC en los pacientes que presentan un tumor limitado a la pared esofágica, en la reestadificación de la profundidad tumoral después del tratamiento quimiorradiante y en la detección de la recidiva en la anastomosis.[68]

El aspecto en la TC de un carcinoma esofágico primario puede incluir: 1) un tumor intraluminal bien definido, 2) engrosamiento excéntrico de la pared focal o segmentario o 3) engrosamiento circunferencial de la pared focal o segmentario (figs. 4-31 a 4-33). La

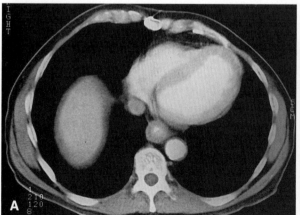
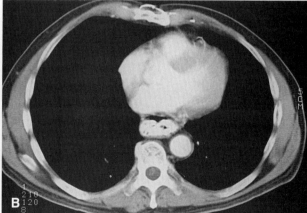

Fig. 4-32. A, Tomografía computarizada helicoidal con contraste intravenoso y bucal en un varón de 63 años con cáncer esofágico recién diagnosticado que muestra una zona de engrosamiento circunferencial en la porción distal del esófago, en la unión gastroesofágica. **B,** Imagen del tórax superior que muestra dilatación de la porción proximal del esófago, que está llena con el contraste bucal *(flecha).* Esta imagen es compatible con obstrucción parcial ocasionada por el tumor.

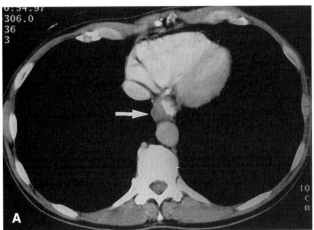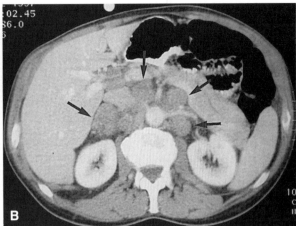

Fig. 4-33. Tomografía computarizada helicoidal con contraste de tórax de un varón de 67 años con cáncer esofágico que muestra (**A**) un tumor de 1,5 cm en la pared derecha de la porción distal del esófago *(flecha)*. **B.** Imagen de la parte superior del abdomen en el mismo paciente que muestra adenopatías alrededor del eje celíaco y en la región periportal *(flechas)*.

TC es un método preciso para evaluar el ancho del tumor, un dato importante porque existe correlación entre una lesión de más de 3 cm de ancho en la TC y la presencia de diseminación periesofágica.[59,85] Sin embargo, la evaluación tomográfica de la longitud del tumor puede no ser tan precisa, en especial en pacientes después de tratamiento quimiorradiante y en los tumores de la porción distal del esófago, donde puede ser difícil establecer con precisión la diseminación hacia el estómago mediante TC axial.[59] El empleo de reconstrucción multiplanar o de imágenes tridimensionales puede mejorar la evaluación de la longitud tumoral y la extensión hacia el cardias gástrico (fig. 4-34).

El aspecto del cáncer esofágico en la TC puede superponerse con el ocasionado por trastornos inflamatorios del esófago tales como esofagitis. Por tanto, cuando se detecta un trastorno esofágico no sospechado mediante TC se recomienda llevar a cabo endoscopia para realizar una evaluación adicional, y una biopsia si es necesario.

Extensión local

Los tumores avanzados se caracterizan por extensión mediastínica del tumor con o sin adenopatía local. La invasión del mediastino puede afectar el tejido graso periesofágico, la aorta, el árbol traqueobronquial, el pericardio o el diafragma.

Aunque la TC no puede establecer la profundidad intramural del tumor, con frecuencia permite detectar la diseminación transmural del tumor hacia el tejido graso periesofágico. El tejido adiposo periesofágico normalmente presenta atenuación baja (grasa) en la TC. En los pacientes con cáncer esofágico la invasión periesofágica incipiente puede observarse como una mayor atenuación en el tejido adiposo que rodea al esófago.[21] Este aspecto no es específico de la invasión

tumoral y puede presentarse en pacientes con esofagitis o con cáncer esofágico después de tratamiento quimiorradiante.

Normalmente existe un plano graso claramente marcado entre el esófago y otros órganos mediastínicos. En los pacientes con cáncer esofágico la pérdida de este plano graso entre la aorta y el esófago, en especial si se permite un contacto de 90 grados o más, es muy sugerente de invasión tumoral de la aorta[85] (fig. 4-35). En forma semejante, la pérdida de un plano graso separado entre el esófago y el pericardio sugiere invasión tumoral. La TC no detecta con precisión la invasión diafragmática,[112] aunque ésta no suele impedir el intento de resección quirúrgica. Aunque la pérdida de planos grasos mediastínicos específicos es un rasgo importante en la TC para detectar invasión local, la ausencia de los planos grasos de todo el mediastino puede ser una variante normal en pacientes caquécticos o en pacientes sometidos a tratamiento radiante o una intervención quirúrgica.[82,108]

Cuando la pared posterior de la tráquea o el bronquio principal presentan desplazamiento, compresión o invasión directa por el tumor adyacente debe sospecharse compromiso del árbol traqueobronquial[85,108] (figs. 4-36 y 4-37). Las fístulas traqueoesofágicas malignas pueden detectarse mediante TC. Cuando se sospecha una fístula traqueobronquial debe llevarse a cabo una colimación estrecha (2 mm). Las imágenes tridimensionales son especialmente útiles para visualizar la fístula y para planificar la intervención quirúrgica[55] (fig. 4-37).

En términos generales la sensibilidad de la TC para detectar invasión del mediastino en los pacientes con carcinoma esofágico varía de 88 a 100%, con una especificidad de 85 a 100%.[21,22,44,85,108] En un estudio realizado por Takashima y col.[105] en 35 pacientes con cáncer esofágico la RM y la TC mostraron una preci-

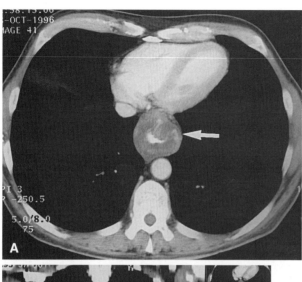

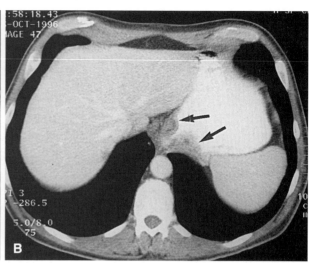

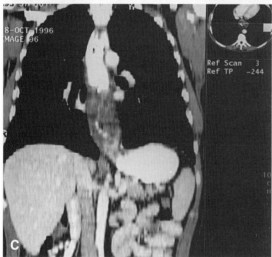

Fig. 4-34. A. Tomografía computarizada helicoidal con contraste de tórax que muestra engrosamiento circunferencial marcado del esófago compatible con cáncer esofágico *(flecha)*. **B.** También existe engrosamiento a la altura de la unión gastroesofágica, que indica extensión hacia el cardias gástrico *(flechas)*. **C.** Una reconstrucción coronal muestra muy bien la extensión del compromiso tumoral.

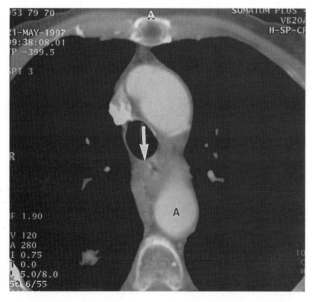

Fig. 4-35. Tomografía computarizada helicoidal con contraste de tórax realizada con fines de estadificación en un varón de 63 años con carcinoma esofágico que muestra engrosamiento circunferencial del esófago *(flecha)*. La grasa periesofágica presenta un aspecto difuso con aumento de la atenuación y existe pérdida del plano graso normal entre el esófago y la aorta descendente (A). Esta imagen es compatible con extensión local del tumor.

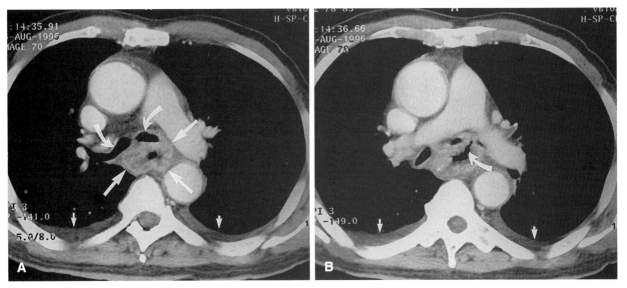

Fig. 4-36. Tomografía computarizada helicoidal con contraste de un varón de 83 años con cáncer esofágico que muestra (**A**) engrosamiento esofágico circunferencial moderado *(flechas rectas)* a la altura de los bronquios principales *(flechas curvas)*. **B.** Existe una fístula traqueoesofágica *(flecha curva)* que se extiende desde el tumor hasta el bronquio principal izquierdo.

sión semejante para predecir la resecabilidad, de 87% y 84% respectivamente.

Adenopatías

En los pacientes con cáncer esofágico la presencia de metástasis ganglionares es un indicador pronóstico importante y disminuye significativamente la tasa de supervivencia a los cinco años.[113] La sensibilidad de la TC para detectar adenopatías mediastínicas es de aproximadamente 85%, porque las metástasis en los ganglios periesofágicos pueden no ocasionar un agran-

damiento ganglionar importante.[112] En un estudio realizado por Picus y col.[85] casi todos los ganglios periesofágicos que contenían tumor medían menos de 7 mm y eran indistinguibles en la TC de los ganglios no afectados. Los ganglios inflamatorios localizados en el mediastino por lo general miden hasta 1 cm en su diámetro menor.

La precisión de la TC para predecir el compromiso de los ganglios linfáticos abdominales varía entre el 83 y el 87%.[119] La TC es especialmente precisa para detectar ganglios metastásicos en los ligamentos celíaco y gastrohepático, un lugar frecuente de compromiso

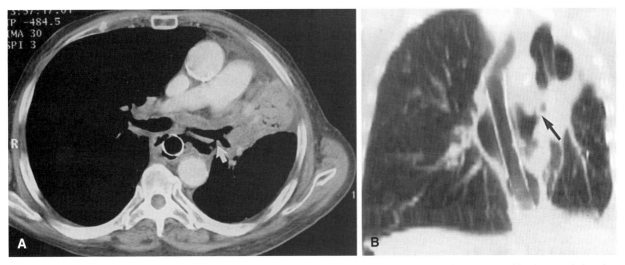

Fig. 4-37. A. Tomografía computarizada helicoidal con contraste en un paciente con cáncer esofágico inoperable, después de la colocación de una endoprótesis esofágica. Se observa un marcado engrosamiento circunferencial del esófago con aumento de la densidad de la grasa mediastínica adyacente, compatible con invasión local. Existe una fístula entre el tumor esofágico y el bronquio principal izquierdo *(flecha)*. Ésta ocasiona atelectasia e infiltración del pulmón izquierdo. **B.** La imagen tridimensional con proyección coronal muestra perfectamente la endoprótesis esofágica y la comunicación entre el esófago y la vía aérea y el pulmón *(flecha)*.

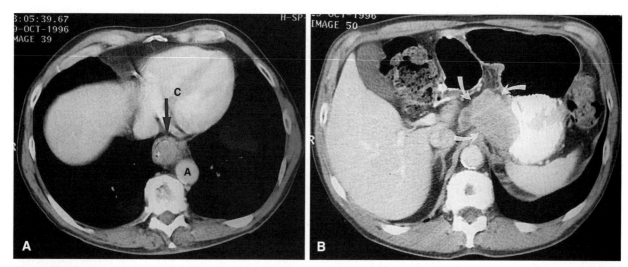

Fig. 4-38. A, Tomografía computarizada helicoidal con contraste de un varón de 60 años con disfagia que muestra un tumor de 3 cm en la porción distal del esófago *(flecha)*. Existe un buen plano graso entre el tumor esofágico y la aorta (A) y el corazón (C). **B.** Tomografía computarizada del abdomen superior en el mismo paciente que muestra un tumor ganglionar de 4 x 6 cm *(flechas curvas)* en el ligamento gastrohepático. Mediante endoscopia se diagnosticó un carcinoma epidermoide del esófago.

ganglionar (fig. 4-38; véase fig. 4-33). Los ganglios del tronco celíaco que miden más de 5 o 6 mm en su eje menor son sugerentes de compromiso tumoral.

La principal limitación de la TC es su incapacidad para diferenciar ganglios benignos de ganglios metastásicos, solamente sobre la base del tamaño de estos. El cambio en la atenuación en la TC en los ganglios afectados, como intensidad central baja debido a necrosis, es un signo tomográfico útil de compromiso metastásico pero se observa solamente en unos pocos casos.

Aunque los pacientes con diseminación ganglionar localizada pueden presentar una menor tasa de supervivencia posoperatoria, las metástasis localizadas en pequeños ganglios periesofágicos no siempre se consideran una contraindicación de la resección quirúrgica.[43,97]

Metástasis distantes

La metástasis del cáncer esofágico con frecuencia se localizan en el hígado y, por tanto, los estudios por imágenes hepáticos son fundamentales para estadificar la enfermedad en forma precisa. La demostración de metástasis hepáticas puede evitar una intervención quirúrgica innecesaria y orientar el tratamiento hacia uno paliativo en lugar de hacia uno curativo. La TC helicoidal con contraste es la técnica preferida para obtener imágenes del hígado y es más sensible que la técnica convencional para detectar metástasis. Un estudio sobre detección de tumores hepáticos realizado por Kuszyk y cols.[56] usando TC helicoidal demostró una sensibilidad superior al 90% para detectar lesiones hepáticas de más de 1 cm y una sensibilidad de 56% para detectar lesiones de menos de 1 cm. Estos valores son superiores a los que proporciona la TC tradicional no helicoidal.

La precisión de la TC con realce dinámico y la RM sin realce para detectar metástasis hepáticas parecen ser iguales, del 85%.[121] En un grupo de 478 pacientes con cáncer colorrectal, la especificidad de la TC (97%) y la RM (94%) para detectar metástasis hepáticas fue semejante a la comunicada en la mayoría de los estudios publicados.[121] La sensibilidad de las dos técnicas en este estudio fue de 62% y 70% respectivamente. Aunque la RM puede detectar lesiones más pequeñas que la TC, estas lesiones pequeñas no pueden caracterizarse en forma concluyente como benignas o malignas y por lo general requieren un seguimiento continuo para evaluar su aumento de tamaño o de número.

En la TC las metástasis hepáticas por lo general se observan como lesiones hipodensas (fig. 4-39). La mayoría de las metástasis se observan mejor durante la fase venosa portal de realce hepático y, por tanto, es fundamental coordinar en forma minuciosa la inyección del contraste con la adquisición de los datos para obtener una sensibilidad máxima. Las metástasis por lo general son múltiples y tienen un tamaño variable. Si se detecta solamente una lesión puede llevarse a cabo una biopsia guiada por TC o ecografía para obtener la confirmación histopatológica.

Tumores esofágicos benignos

En la TC pueden encontrarse en forma accidental tumores esofágicos benignos como leiomioma, lipoma, fibroma, neurofibroma, hamartoma y hemangioma. Estos tumores suelen ser intramurales y tener un contorno liso (figs. 4-40 y 4-41). En la TC solo se detectarán los tumores grandes (más de 1 a 2 cm). En al-

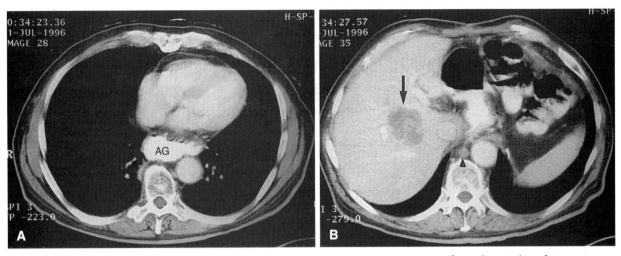

Fig. 4-39. Tomografía computarizada helicoidal con contraste en un paciente con carcinoma esofágico después de esofagectomía y ascenso gástrico. **A.** La TC muestra el estómago intratorácico lleno con contraste, compatible con el ascenso gástrico (AG). **B.** Existe un tumor de 4 cm con atenuación baja dentro del hígado *(flecha)*, compatible con metástasis.

gunos casos, la TC puede permitir un diagnóstico concluyente o emplearse para resolver dudas diagnósticas. Por ejemplo, el diagnóstico de lipoma puede llevarse a cabo en forma concluyente mediante TC, que mostrará atenuación de grasa característica. En forma semejante, los quistes esofágicos como quistes de duplicación congénitos o quistes de retención adquiridos, pueden mostrar atenuación acuosa en la TC según el contenido del quiste.

Estudio posquirúrgico del esófago

La TC desempeña un papel importante en los pacientes después de la esofagectomía transhiatal. Este procedimiento quirúrgico es complejo y puede ocasionar varias complicaciones posquirúrgicas. La TC es especialmente valiosa para evaluar complicaciones posoperatorias tales como perforación, absceso mediastínico, quilotórax o linfocele.[91] El absceso mediastínico es una complicación potencial importante de la esofagectomía que por lo general se debe a una fuga en la anastomosis. Puede sospecharse por la aparición de fiebre, leucocitosis y dolor torácico. En la TC un absceso mediastínico se observa como una acumulación de líquido loculada en el mediastino y suele mostrar realce en la pared y contener gas o un nivel hidroaéreo (fig. 4-42).

El quilotórax también es una complicación bien conocida de la esofagectomía transhiatal que ocurre en el 0,8 al 3% de los pacientes. El quilotórax se debe a la lesión del conducto torácico.[83,91] Durante la esofagectomía puede lesionarse el conducto torácico, por lo

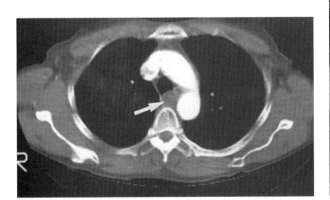

Fig. 4-40. Tomografía computarizada helicoidal con contraste en una mujer de 51 años con una lesión submucosa observada en el esofagograma con bario que muestra un tumor de baja densidad en el esófago *(flecha)*. La biopsia demostró que se trataba de un leiomioma.

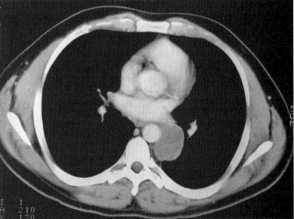

Fig. 4-41. Tomografía computarizada helicoidal con contraste en un varón de 33 años con un tumor advertido accidentalmente en una radiografía de tórax que muestra un tumor quístico con atenuación baja íntimamente relacionado con el esófago, compatible con un quiste de duplicación.

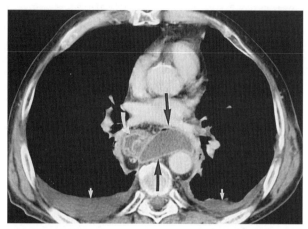

Fig. 4-42. Tomografía computarizada helicoidal con contraste en un varón de 64 años después de esofagectomía y ascenso gástrico debido a cáncer esofágico que muestra una acumulación de líquido de 6 x 4 cm en el mediastino *(flechas)* adyacente al ascenso gástrico *(flecha curvas)*. Existe una pequeña cantidad de aire dentro de la colección. Este aspecto tomográfico es compatible con un absceso. También existen derrames pleurales bilaterales pequeños *(flechas pequeñas)*.

general entre el hiato diafragmático y la carina, donde el conducto se encuentra por delante de las vértebras y por detrás del esófago antes de cruzar hacia el lado izquierdo de la columna vertebral a la altura de D4 y D5. En la TC puede observarse un derrame pleural persistente o creciente. La TC a veces permite diferenciar un derrame quiloso de uno no quiloso cuando se observa un nivel hidrograso en el derrame quiloso. Sin embargo, en la mayoría de los casos es necesaria la correlación con la toracocentesis y el análisis de laboratorio para realizar un diagnóstico específico.

Un linfocele es otra complicación ocasionada por la lesión del conducto torácico durante la intervención quirúrgica. En la TC se observa como una acumulación de líquido más localizada (fig. 4-43) en comparación con el quilotórax, que se dispone en capa y fluye libremente. Después de esofagectomía puede formarse un linfocele en el tórax o la parte superior del abdomen.[91]

Trastornos esofágicos benignos

Esofagitis

Aunque para diagnosticar o evaluar una esofagitis no suele realizarse una TC, este trastorno puede ser un hallazgo cuando se realiza TC para evaluar un dolor torácico o molestias gastrointestinales mal definidas. La esofagitis se observa como un engrosamiento circunferencial de la pared esofágica en la TC. En los casos graves la pared esofágica puede mostrar una densidad baja debido a edema e inflamación importantes.[82] Además del engrosamiento de la pared esofágica puede haber úlcera esofágica, disección intramural o fístula, en especial en los pacientes con infecciones infrecuentes como la tuberculosis.[25] En los pacientes con esofagitis grave y formación de estrías inflamatorias en el tejido adiposo mediastínico, los signos tomográficos pueden parecerse a los ocasionados por un carcinoma esofágico invasor (fig. 4-44). En estos casos se recomienda realizar endoscopia porque los aspectos tomográficos del cáncer esofágico y la esofagitis pueden ser semejantes.

En términos generales, los signos observados en la TC en los pacientes con esofagitis son inespecíficos. La TC puede sugerir el diagnóstico, pero en la mayoría de los casos los signos tomográficos no indican la causa específica de la esofagitis. La TC es útil para evaluar complicaciones de la esofagitis grave, como la perforación esofágica.

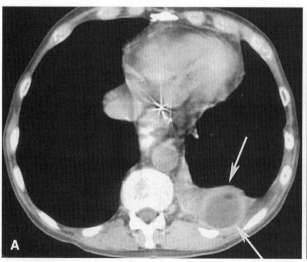
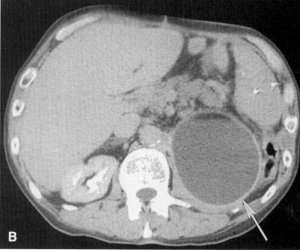

Fig. 4-43. Tomografía computarizada con contraste en un paciente después de esofagectomía y ascenso gástrico que muestra un linfocele de 12 x 10 x 20 cm *(flechas)*, que se extiende desde el tórax posterior izquierdo (**A**) hasta el retroperitoneo (**B**).

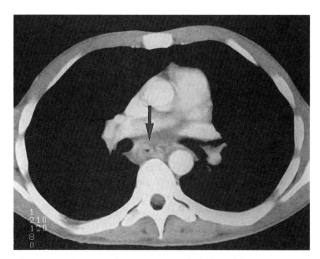

Fig. 4-44. Tomografía computarizada helicoidal con contraste en un varón de 33 años con dolor torácico seropositivo para VIH que muestra engrosamiento circunferencial moderado del esófago *(flecha)* de baja densidad, compatible con edema. También existe aumento de la densidad de la grasa mediastínica adyacente compatible con inflamación. En este contexto clínico estos signos son compatibles con esofagitis, que fue confirmada mediante endoscopia. Un cáncer esofágico con invasión local podría tener un aspecto tomográfico semejante.

Esófago de Barrett

El papel de la TC en los pacientes con esófago de Barrett no se conoce bien. Aunque el diagnóstico de esófago de Barrett requiere esofagografía con bario o endoscopia, la TC puede desempeñar un papel en la vigilancia de los pacientes con esófago de Barrett conocido y disfagia grave. En un estudio de 15 pacientes realizado por Pietras y col.[86] se revisaron las TC y se compararon las mismas con muestras anatomopatológicas después de esofagectomía debido a esófago de Barrett con displasia grave. En este estudio la TC predijo correctamente la presencia o ausencia de cáncer esofágico en 10 de los 15 pacientes. En 5 de 7 pacientes con cáncer y en 5 de 8 pacientes sin cáncer se llevó a cabo una predicción correcta.[86] Los criterios tomográficos de cáncer esofágico incluyeron engrosamiento de la pared, presencia de tumor, adenopatía celíaca o metástasis hepáticas. Por tanto, en los pacientes con esófago de Barrett y displasia grave suelen realizarse endoscopia y biopsias de vigilancia. Sin embargo, debido a que el diagnóstico de carcinoma es difícil de establecer en las biopsias de estos pacientes, la TC también puede ser útil en la vigilancia.

Cuerpos extraños

Los cuerpos extraños deglutidos, como huesos de pollo o de pescado, con frecuencia se observan bien en las radiografías simples o en los estudios con contraste de la faringe o el esófago. Sin embargo, cuando éstas técnicas son dudosas o cuando el cuerpo extraño es peque-

ño y poco radioopaco puede llevarse a cabo una TC. La TC puede demostrar fácilmente la presencia de cuerpos extraños debido a su excelente contraste y resolución espacial y permite evaluar simultáneamente la presencia de perforación asociada de la pared esofágica.[9]

Várices gastroesofágicas

El aspecto tomográfico de las várices esofágicas depende de su tamaño y su extensión. Por lo general, en las imágenes sin contraste las várices esofágicas pequeñas se observan como un engrosamiento de la pared esofágica distal o el cardias gástrico.[16] Las várices grandes pueden simular adenopatías del mediastino posterior en las imágenes sin contraste, lo que representa un problema potencial. Por tanto, cuando se sospecha la presencia de várices gastroesofágicas es fundamental emplear sustancia de contraste intravenosa. De este modo las várices esofágicas se observan como vasos realzados ubicados en la unión gastroesofágica[3] (fig. 4-45).

También puede emplearse angiografía por TC tridimensional para evaluar mejor los vasos colaterales portosistémicos y demostrar con claridad venas esofágicas colaterales y su relación con los sistemas venosos portal y general (fig. 4-46). A pesar de la inyección de contraste rápida y la obtención rápida de imágenes, en la actualidad la TC helicoidal no puede emplearse para detectar en forma sistemática hemorragia activa originada en várices esofágicas.

Acalasia

Aunque el diagnóstico de acalasia por lo general se realiza mediante estudios con bario y endoscopia con

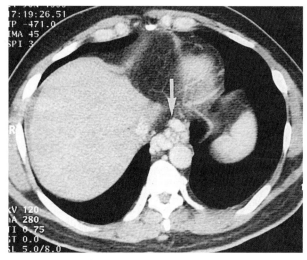

Fig. 4-45. Tomografía computarizada helicoidal con contraste en un paciente con cirrosis e hipertensión portal que muestra várices esofágicas.

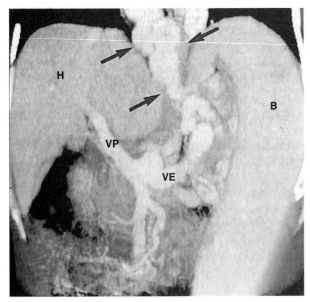

Fig. 4-46. Imagen tridimensional coronal de una TC helicoidal con contraste en un paciente con cirrosis e hipertensión portal que muestra várices gastroesofágicas de gran tamaño *(flechas)*. Existe esplenomegalia moderada. H, hígado; B, bazo; VP, vena porta; VE, vena esplénica.

manometría, la TC puede ser el primer estudio por imágenes realizado en los pacientes con síntomas inespecíficos o en los pacientes en quienes se detecta un tumor mediastínico en una radiografía de tórax. En los pacientes con acalasia la TC muestra dilatación moderada a marcada del esófago, que con frecuencia contiene una cantidad moderada de alimento y moco retenido, mezclado con la sustancia de contraste bucal (fig. 4-47). El diámetro esofágico medio en los pacien-

tes con acalasia en quienes se lleva a cabo TC es de 4,5 cm a la altura de la carina, con una transición brusca a la altura del esfínter esofágico inferior.[88] La pared esofágica suele tener un espesor normal. Si se sospecha una complicación como perforación esofágica puede realizarse TC después de la dilatación neumostática.

Perforación esofágica

La perforación del esófago puede producirse espontáneamente o debido a un traumatismo torácico, aspiración de cuerpo extraño, neoplasia esofágica o procedimientos endoscópicos. La perforación puede ser fatal y debe detectarse en forma temprana. Aunque se considera que la radiografía con contraste es el método radiográfico de referencia para la evaluación de los pacientes en quienes se sospecha perforación esofágica, hasta 10% de los pacientes con perforación esofágica pueden presentar resultados falso negativos en la esofagografía con contraste.[5] Además, si los síntomas son atípicos pueden realizarse TC en las etapas tempranas de la evolución y ésta puede sugerir inicialmente el diagnóstico.[117] Por tanto, es importante reconocer los signos de la perforación esofágica en la TC. Asimismo, la TC puede detectar complicaciones extraluminales de la perforación como neumomediastino, absceso mediastínico y empiema.

La TC es útil en el diagnóstico de la perforación esofágica y puede ayudar a dirigir el tratamiento quirúrgico. El signo más útil en la TC es la presencia de aire extraluminal, que se observa en más del 90% de los casos[117] (fig. 4-48). Aunque el aire en el mediastino es

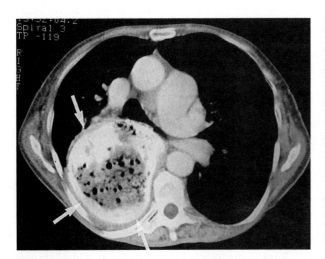

Fig. 4-47. Tomografía computarizada helicoidal de tórax con contraste bucal e intravenoso en un paciente con un tumor pulmonar derecho grande identificado en la radiografía de tórax que muestra dilatación marcada del esófago con retención de alimento mezclado con el contraste bucal. Este grado de dilatación es compatible con acalasia.

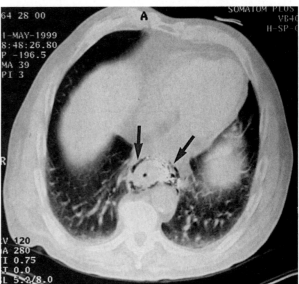

Fig. 4-48. Tomografía computarizada helicoidal de tórax de un paciente con cáncer esofágico que presentó dolor torácico después de la colocación de una endoprótesis esofágica. La TC muestra aire y sustancia de contraste fuera de la luz esofágica en el mediastino *(flechas)*, compatible con perforación.

un indicador sensible de perforación esofágica, no es específico. Los pacientes con neumotórax o neumoperitoneo pueden presentar desplazamiento de aire hacia el mediastino, sin lesión esofágica. Otros signos en la TC comprenden la presencia de derrame mediastínico o pleural o engrosamiento de la pared esofágica. Cuando la perforación es transmural puede demostrarse extravasación de la sustancia de contraste. En los casos con perforación intramural contenida la TC muestra la presencia de aire o contraste dentro de la pared esofágica.

En los pacientes en quienes la perforación se debe a carcinoma esofágico la TC permite evaluar la ubicación y extensión local del tumor y la presencia de metástasis distantes. En los pacientes en quienes se sospecha lesión o perforación esofágica ocasionadas por la ingestión de una sustancia cáustica puede llevarse a cabo TC porque durante la endoscopia existe riesgo de perforación del esófago con inflamación aguda.

Vasos anómalos

Las anomalías de la aorta torácica y los grandes vasos no son infrecuentes y pueden ocasionar compresión esofágica y disfagia. La TC helicoidal con contraste con reconstrucción tridimensional es un método excelente para identificar estas anomalías complejas y demostrar su efecto sobre las estructuras mediastínicas adyacentes. La RM, debido a su capacidad multiplanar y a la ausencia de radiación ionizante, también puede demostrar estas anomalías vasculares.

La anomalía congénita de la aorta más frecuente es una arteria subclavia derecha aberrante aislada. En la TC puede observarse el vaso aberrante originado distalmente a la arteria subclavia izquierda que cruza el mediastino por detrás del esófago.[77] El efecto de masa ocupante de espacio ocasionado sobre el esófago puede producir disfagia (fig. 4-49). Un cayado aórtico derecho con una arteria subclavia izquierda aberrante es menos frecuente pero también puede ocasionar compresión esofágica.[48] Un cabestrillo pulmonar se produce cuando se origina una arteria pulmonar izquierda aberrante a partir de la arteria pulmonar derecha y ésta pasa entre la tráquea y el esófago. Puede producir compresión de la tráquea y el esófago. Esta anomalía también puede detectarse mediante TC con contraste.[77]

CONCLUSIÓN

Desde los años 80 los estudios radiológicos han desempeñado un papel fundamental en la obtención de imágenes del tubo digestivo. Los estudios con contraste continúan suministrando información importante

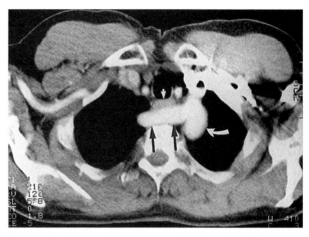

Fig. 4-49. Tomografía computarizada helicoidal con contraste en un varón de 64 años con disfagia que muestra una gran arteria subclavia derecha aberrante *(flechas rectas)* que se origina a partir de un cayado aórtico izquierdo *(flecha curvas)*. El vaso aberrante cruza por detrás del esófago *(flecha pequeña)* y causa compresión extrínseca. Éste es un ejemplo de disfagia lusoria.

sobre la anatomía y la función del esófago y con frecuencia representan un complemento valioso de la endoscopia. Debido a su capacidad para visualizar la luz y la pared esofágicas y los órganos mediastínicos adyacentes la TC es útil para evaluar trastornos benignos y malignos del esófago. Con los avances continuos en la tecnología de la TC, las sustancias de contraste y los programas informáticos es probable que aumente la importancia de la TC en el estudio por imágenes del esófago.

Bibliografía

1. Andersen, H.A., Bematz, P.E., and Grindlay, J.H.: Perforation of the esophagus after use of a digestive agent: Report of a case and experimental study. Ann. Otol. Rhinol. Laryngol., 68:890, 1959.

2. Balthazar, E.J., Megibow, AJ., Hulnick, D., et al.: Cytomegalovirus esophagitis in AIDS: Radiographic features in 16 patients. Am. J. Radiol., 149.919, 1987.

3. Balthazar, E.J., Naidich, D.P., Megibow, AJ., and Lelleur, R.S.: CT evaluation of esophageal varices. Am. J. Radiol., 148:131, 1987.

4. Banfield, W.J., and Hurwitz, A.L.: Esophageal stricture associated with nasogastric intubation. Arch. Intern. Med., 134:1083, 1974.

5. Bladergroen, M.R., Lowe, J.E., and Postlethwait, R.W.: Diagnosis and recommended managenent of esophageal perforation and rupture. Ann. Thorac. Surg., 42:235, 1986.

6. Blumhagen, J.D., Rudd, T.G., and Christie, D.L.: Gastroesophageal reflux in children: Radionuclide gastroesophagography. Radiology, 135:1001, 1980.

7. Bondi, J.L. Godwin, D.H., and Garrett, J.M.: "Vigorous achalasia": Its clinical interpretation and significance. Am. J. Gastroenterol., 58:145, 1972.

8. Brauer, R.B., Liebermann-Meffert, D., Stein, HJ., et al.: Boerhaave's syndrome: Analysis of the literature and report of 18 new cases. Dis. Esophagus, 10.64, 1997.

9. Braverman, I., Gomori, J.M., Polv, O., and Saah, D.: The role of CT imaging in the evaluation of cervical esophageal foreign bodies. J. Otolaryngol., 22:311, 1993.

10. Brick, I.B., and Palmer, E.D.: Comparison of esophagoscopic and roentgenologic diagnosis of esophageal varices in cirrhosis of the liver. Am. J. Radiol., 73:387, 1955.

11. Bruhlmann, W.E, Zollikofer, C.L., Maranta, E., et al.: Intramural pseudodiverticulosis of the esophagus: Report of seven cases and literature review. Gastrointest. Radiol., 6:199, 1981.

12. Buecker, A., Wein, B.B., Neuerburg, J.M., and Guenther, R.W: Esophageal perforation: Comparison of use of aqueous and barium-containing contrast media. Radiology, 202.683, 1997.

13. Castillo, S., Aburashed, A., Kimmelman, J., and Alexander, L.C.: Diffuse intramural esophageal pseudodiverticulosis: New cases and review. Gastroenterology, 72:541, 1977.

14. Chen, Y.M., Gelfand, D.W, Ott, D.J., and , W.C.: Barrett esophagus as an extension of severe esophagitis: Analysis of radiologic signs in 29 cases. Am. J. Radiol., 145:275, 1985.

15. Chiu, C.L., and Gambach, R.R.: Hypaque pulmonary edema: A case report. Radiology, 111: 91, 1974.

16. Cho, K.C., Patel, Y.D, Wachsberg, R.H., and Seeff, J.: Varices in portal hypertension: Evaluation with CT. Radiographics, 15.609, 1995

17. Cho S.R., Sanders M.M., Turner M.A., et al.: Esophageal intramural pseudodiverticulosis. Gastrointest. Radiol., 6.9, 1981.

18. Cockrill, E.M., Miller, R.E., Chernish, S.M., et al.: Optimal visualization of esophageal varices. Am. J. Radiol., 126:512, 1976.

19. Cole, MJ., Paterson, W.G., Beck, I.T., and DaCosta, L.R: The effect of acid and bethanechol stimulation in patients with symptomatic hypertensive peristaltic (nutcracker) esophagus: Evidence that this disorder may be a precursor to diffuse esophageal spasm. J. Clin. Gastroenterol., 8:223, 1986.

20. Conces, DJ., Jr., Tarver, R.D., and Lappas, J.C.: The value of opacification of the esophagus by low denisty barium paste in computed tomography of the thorax. J. Comput. Assist. Tomogr., 12:202, 1988.

21. Coulomb, M., Lebas, J.F., Sarrazin, R., and Geindre, M.: Oesophageal cancer extension: Diagnostic contribution and effects of therapy of computed tomography (French). J. Radiol., 62.475, 1981.

22. Daffner, R.H., Halber, M.D., Postlethwalt, R.W:, et al.: CT of the esophagus. II. Carcinoma. Am. J. Radiol., 133:1051, 1979.

23. Dailnka, M.K., Smith, E.H., Wolfe, R.D., et al.: Pharmacologically enhanced visualization of esophageal varices by Pro-Banthine. Radiology, 102:281, 1972.

24. de Oliveira, J.M., Birgisson, S., Doinoff, C., et al.: Timed barium swallow: A simple technique for evaluating esophageal emptying in patients with achalasia. Am. J. Radiol., 169:473, 1997.

25. de Silva, R., Stoopack, PM., and Raufman, J.P: Esophageal fistulas associated with mycobacterial infection in patients at risk for AIDS. Radiology, 175:449, 1990.

26. Desai, R.K., Tagliabue, J.R., Wegryn, S.A., and Einstein, I.M.: CT evaluation of wall thickening in the alimentary tract. Radiographics, 11:771, 1991.

27. Donner, M.V, Silbiger, M.L., Hookman, B., and Hendrix, TR.: Acid-barium swallows in the radiographic evaluation of clinical esophagitis. Radiology, 87:220, 1966.

28. Dyet, J.F., Bennett, J.R., Buckton, G., and Ashworth, D.: The radiological measurement of oesophageal stricture diameter. Clin. Radiol., 34.47, 1983.

29. Ekberg, O., and Nylander, G.: Webs and web-like formations in the pharynx and cervical esophagus. Diagn. Imaging, 52:10, 1983.

30. Endo M., Takemoto, T., and Shirakabe, H.: Minute lesions of esophageal cancer. Semin. Surg. Oncol., 2:177, 1986.

31. Ferraro P, and Durnanceau, A.: Esophageal diverticula. Chest Surg Clin. North Am., 4:741, 1994.

32. Foley, MJ., Ghahremani, G.G., and Rogers, L.F: Re-appraisal contrast media used to detect upper gastrointestinal perforations: Comparison of ionic water soluble media with barium sulfate Radiology, 144:231, 1982.

33. Franken E.A., Jr.: Caustic damage of the gastrointestinal tract: Roentgen features. Am. J. Radiol., 118:77, 1973.

34. Fulp, S.R., and Castell, D.O.: Seleroderma esophagus. Dysphagia, 5:204, 1990.

35. Gheorghe, C., Aposteanu, G., Popescu, C., et al.: Long esophageal stricture in Crohn's disease: A case report. Hepatogastroenterology, 45:738, 1998.

36. Glick, S.N.: Barium studies in patients with Barretts esophagus: Importance of focal areas of esophageal deformity. Am. J. Radiol., 163:65, 1994.

37. Glick, S.N., Teplick, S.K., and Amenta, P.S.: The radiologic diagnosis of Barrett esophagus: Importance of mucosal surface abnormalities on air-contrast barium studies. Am. J. Radiol., 157.951, 1991.

38. Goldenberg, S.P, Burrell, M., Fette, C.G, et al.: Classic and vigorous achalash: A comparison of manometric, radiographic? and clinical findings. Gastroenterology, 101:743, 1991.

39. Goldman, L.P., and Weigert, J.M.: Corrosive substance ingestion: A review. Am. J Gastroenterol., 79:85, 1984.

40. Goldstein, H.M., Zornoza, J., and Hopens, T.: Intrinsic disease of the adult esophagus: Benign and malignant tumors. Semin. Roentgenol., 3:183, 1981.

41. Gollub, M.J., and Bains, M.S.: Barium sulfate: A new (old) contrast agent for diagnosis of postoperative esophageal leaks. Radiology, 202:360, 1997.

42. Guanrei, Y, Songliang, Q., He, H., and Guizen, F: Natural history of early esophageal squamous carcinoma and early adenocarcinoma of the gastric cardia in the People's Republic of China. Endoscopy, 20:95, 1988.

43. Gunnlaugsson, G.H., Wychulis, A.R., Roland, C., and Ellis, F.H., Jr.: Analysis of records of 1,657 patients with carcinoma of the esophagus and cardia of the stomach. Surg. Gynecol. Obstet., 130.997, 1970

44. Halvorsen, R.A., Jr., and Thompson, WM.: Computed tomographic staging of gastrointestinal malignancies. Part 1. Esophagus and stomach. Invest. Radiol., 22:2, 1987.

45. Heitmilier, R.F, and Jones, B.: Transient diminished airway protection after transhiatal esophagectomy. Am. J. Surg., 162:442, 1991.

46. Holsinger, L.W, Jr., Fuson, R.L., and Sealy, W.C.: Esophageal perforation following meat impaction and papain ingestion. J.A.M.A., 203:734, 1968.

47. Honkoop, P., Siersema, P.D., Tilanus, H.W., et al.: Benign anastomotic strictures after transhiatal esophagectomy and cervical esophagogastrostomy: Risk factors and management. J. Thorac. Cardiovasc. Surg., 111:1141, 1996.

48. Jaffe, R.B.: Radiographic manifestations of congenital anomalies of the aortic arch. Radiol. Clin. North Am., 29:319, 1991.

49. Johnson, A.C., Lester, P.D., Johnson, S., et al.: Esophagogastric ring: Why and when we see it and what it implies: A radiologic-pathologic correlation. South Med. J., 85.946, 1992.

50. Katariya, K., Harvey, J.C., Pina, E., and Beattie, EJ.: Complications of transhiatal esophagectomy. J. Surg. Oncol., 57: 157, 1994.

51. Kikendall, J.W, Friedman, A.C., Oyewole, M.A., et al.: Pill-induced esophageal injury: Case reports and review of the medical literature. Dig. Dis. Sci., 28:174, 1983.

52. Klein, H.A.: Esophageal transit scintigraphy. Semin. Nucl. Med., 25:306, 1995.

53. Knuff, T.E., Benjamin, S.B., and Casteli, D.O.: Pharyngoe-sophageal (Zenker's) diverticulum: A reappraisal. Gastroente-rology, 82:734, 1982.
54. Koehler, R.E., Moss, A.A., and Margulis, A.R.: Early radio-graphic manifestations of carcinoma of the esophagus. Radio-logy, 119:1, 1976.
55. Kozuka, T., Minaguchi, K., Yamaguchi, R., et al.: Three di-mensional imaging of the tracheobronchial system using spi-ral CT. Comput. Methods Prog. Biomed., 57:133, 1998.
56. Kuszyk, B.S., Bluemke, D.A., Urban, B.A., et al.: Portal-phase contrast enhanced helical CT for the detection of malignant hepatic tumors: Sensitivity based on comparison with intraope-rative and pathologic findings. Am. J. Radiol., 166:91, 1996.
57. Lackey, C, Rankin, R.A., and Welsh, J.D.: Stricture location in Barrett's esophagus. Gastrointest. Endosc., 30:331, 1984.
58. Lambert, J.R., and Newman, A.: Ulceration and stricture of the esophagus due to oral potassium chloride (slow release ta-blet) therapy. Am. J. Gastroenterol., 73:508, 1980.
59. Lefor, A.T., Merino, M.M., Steinberg, S.M., et al.: Compute-tized tomographic prediction of extraluminal spread and prognostic implications of lesion width in esophageal cancer. Cancer, 62:1287, 1988.
60. Levine, M.S.: Radiology of esophagitis: A pattern approach. Radiology, 179:1, 1991.
61. Levine, M.S.: Radiology of the Esophagus. Philadelphia, W.B. Saunders, 1988.
62. Levine, M.S., Dillon, E.C., Saul, S.H., and Laufer, I.: Early esophageal cancer. Am. J. Radiol., 146:507, 1986.
63. Levine, M.S., Loercher, G., Katzka, D.A., et al.: Giant, hu-man immunodeficiency virus-related ulcers in the esophagus. Radiology, 180:323, 1991.
64. Levine, M S., Loevner, L.A., Saul, S.H., et al.: Herpes esop-hagitis: Sensitivity of double-contrast esophagography. Am. J. Radiol., 151:57, 1988.
65. Levine, M.S., Macones, AJ., Jt, and Laufer, I.: Candida esop-hagitis: Accuracy of radiographic diagnosis. Radiology, 154:581, 1985.
66. Levine, M.S., Moolten, D.N., Herlinger, H., and Laufer, L.: Esophageal intramural pseudodiverticulosis: A reevaluation. Am. J. Radiol., 147:1165, 1986.
67. Lichtenstein, G.R.: Esophageal scintigraphy in achalasia and achalasia-like disorders. J. Nucl. Med., 33:590, 1992.
68. Lightdale, CJ., and Botet, J.F.: Esophageal carcinoma: Preo-perative staging and evaluation of anastomotic recurrence. Gastrointest. Endosc., 36:11, 1990.
69. Longstreth, G.F., and Foroozan, P: Evolution of symptomatic diffuse esophageal spasm to achalasia. South Med. J., 75:217, 1982.
70. Love, L., and Berkow, A.E.: Trauma to the esophagus. Gas-trointest. Radiol., 2:305, 1978.
71. Malmud, L.S., and Fisher, R.S.: Gastroesophageal scinti-graphy. Gastrointest. Radiol., 5:195, 1980.
72. Marks, R.D., and Richter, J.E.: Peptic strictures of the esop-hagus. Am. J. Gastroenterol., 88:1160, 1993.
73. Marks, W.M., Callen, P.W, and Moss, A.A.: Gastroesophageal region: Source of confusion on CT. Am. J. Radiol., 136:359, 1981.
74. Marshall, J.B., Kretschmar, J.M., and Diaz-Arias, A.A.: Gas-troesophageal reflux as a pathogenic factor in the develop-ment of symptomatic lower esophageal rings. Arch. Intern. Med., 150:1669, 1990.
75. Marty-Ane, C.H., Prudhome, M., Fabre, J.M., et al.: Tra-cheoesophagogastric anastomosis fistula: A rare complication of esophagectomy. Ann. Thorac. Surg., 60.690, 1995.
76. Mauro, M.A., Parker, L.A., Hartley, WS., et al.: Epidermoly-sis bullosa: Radiographic findings in 16 cases. Am. J. Radiol., 149:925, 1987.
77. McLoughlin, MJ., Weisbrod, G., Wise, DJ., and Yeung, H.P.: Computed tomography in congenital anomalies of the aortic arch and great vessels. Radiology, 138:399, 1981.
78. Muhletaler, C.A., Gerlock, AJ., Jr., de Soto, L., and Halter, S.A.: Acid corrosive esophagitis: Radiographic findings. Am. J. Radiol., 134:1137, 1980.
79. Muhletaler, C.A., Gerlock, AJ., Jr., de Soto, L., and Halter, S.A.: Gastroduodenal lesions of ingested acids: Radiographic findings. Am . J. Radiol., 135: 1247, 1980.
80. Narducci, F, Bassotti, G., Gaburri, M., and Morelli, A.: Tran-sition from nutcracker esophagus to diffuse esophageal spasm. Am. J. Gastroenterol., 80:242, 1985.
81. Naylor, M.F., MacCarty, R.L., and Rogers, R.S., 3rd: Barium studies in esophageal cicatricial pemphigoid. Abdom. Ima-ging, 20:97, 1995.
82. Noh, H.M., Fishman, E.K., Forastiere, A.A., et al.: CT of the esophagus: Spectrum of disease with emphasis on esophageal carcinoma. Radiographics, 15:1113, 1995.
83. Orringer, M.B., Bluett, M., and Deeb, G.M.: Aggressive treatment of chylothorax complicating transhiatal esophagec-tomy without thoracotomy. Surgery, 104:720, 1988.
84. Ott, DJ., Gelfand, D.W., Munitz, H.A., and Chen, Y.M.: Cold barium suspensions in the clinical evaluation of the esophagus. Gastrointest. Radiol., 9:193, 1984.
85. Picus, D., Balfe, D.M., Koehler, R.E., et al.: Computed to-mography in the staging of esophageal carcinoma. Radiology, 146:433, 1983.
86. Pietras, E.S., Fishman, E.K., Jones, B., and Heitmiller, R.E: Carcinoma of the esophagus arising in Barrett esophagus: Va-lue of CT. Appl. Radiol., 25:26, 1996.
87. Plavsic, B.M., Chen, M.Y., Gelfand, D.W, et al.: Intramural pseudodiverticulosis of the esophagus detected on barium esophagograms: Increased prevalence in patients with esopha-geal carcinoma. Am. J. Radiol., 165:1381, 1995.
88. Rabushka, L.S., Fishman, E.K., and Kuhlman, J.E.: CT evalua-tion of achalasia. J. Comput. Assist. Tomogr., 15:434, 1991.
89. Recht, M.P., Levine, M.S., Katzka, D.A., et al.: Barrett's esop-hagus in scleroderma: Increased prevalence and radiographic findings. Gastrointest. Radiol., 13:1, 1988.
90. Reich, S.B.: Production of pulmonary edema by aspiration of water-soluble nonabsorbable contrast media. Radiology, 92:367, 1969.
91. Reichle, R.L., Fishman, E.K., Nixon, M.S., et al.: Evaluation of the postsurgical esophagus after partial esophagogastrec-tomy for esophageal cancer: Normal postoperative appearan-ce and complications. Invest. Radiol., 2&:247, 1993.
92. Reinig, J.W., Stanley, J.H., and Schabel, S.I.: CT evaluation of thickened esophageal walls. Am. J. Radiol., 140:931, 1983.
93. Richter, J.E., and Castell, D.O.: Diffuse esophageal spasm: A reappraisal. Ann. Intern. Med., 100:242, 1984.
94. Robbins, M.I., and Shortsleeve, MJ.: Treatment of acute esophageal food impaction with glucagon, an effervescent agent, and water. Am. J. Radiol., 162:325, 1994.
95. Rogers, L.F., Puig, W., Dooley, B.N., and Cuello, L.: Diagnos-tic considerations in mediastinal emphysema: A pathophysiolo-gicoentgenologic approach to Boerhaave's syndrome and spon-taneous pneumomediastinum. Am. J. Radiol., 115:495, 1972.
96. Rohrmann, C.A., Jr.: When is a Schatzki ring clinically signi-ficant and what is the best maneuver to demonstrate it on ba-rium swallow? Does the abnormality progress if it is not trea-ted? Am. J. Radiol., 163:215, 1994.
97. Rosenberg, J.C., and Franklin, R.Z.S.: Squamous cell carci-noma of the thoracic esophagus: An interdisciplinary ap-proach. Curr. Probl. Cancer, 5:1, 1981.
98. Rudd, TG., and Christie, D.L.: Demonstration of gastroesop-hageal reflux in children by radionuclide gastroesophago-graphy. Radiology, 131.483, 1979.

99. Schatzki, R.GJ.: Dysphagia due to diaphragm-like localized narrowing in the lower esophagus (lower esophageal ring). Am. J. Radiol., 70.911, 1953.

100. Schima, W., Schober, E., Stacher, G., et al.: Association of mid esophageal diverticula with oesophageal motor disorders: Video-fluoroscopy and manometry. Acta Radiol., 38:108, 1997.

101. Shah, S.W., Khan, A.A., Alam, A., et al.: Diffuse esophageal spasm: Transformimg into achalasia. J. Pakistan Med. Assoc., 48:58, 1998.

102. Shay, S.S., Abreu, S.H., and Tsuchida, A.: Scintigraphy in gastroesophageal reflux disease: A comparison to endoscopy, LESp and 24h pH score, as well as to simultaneous pH monitoring. Am. J. Gastroenterol., 87:1094, 1992.

103. Shortsleeve, M.J., and Levine, M.S.: Herpes esophagitis in other-wise healthy patients: Clinical and radiological findings. Radiology, 182:859, 1992.

104. Sor, S., Levine, M.S., Kowalski, T.E., et al.: Giant ulcers of the esophagus in patients with human immunodeficiency virus: Clinical, radiographic, and pathologic findings. Radiology, 194:447, 1995.

105. Takashima, S., Takeuchi, N., Shiozaki, H., et al.: Carcinoma of the esophagus: CT vs MR imaging in determining resectability. Am. J. Radiol., 156:297, 1991.

106. Templeton, F.E.: X-Ray Examination of the Stomach: A Description of the Roentgenologic Anatomy, Physiology and Pathology of the Esophagus, Stomach and Duodenum. Chicago, University of Chicago Press, 1944.

107. Thompson, J.K., Koehler, R.E., and Richter, J.E.: Detection of gastroesophageal reflux: Value of barium studies compared with 24-hr pH monitoring. Am. J. Radiol., 162.621, 1994.

108. Thompson, W.M., Halvorsen, R.A., Foster, W.L., Jr., et al.: Computed tomography for staging esophageal and gastroesophageal cancer: reevaluation. Am. J. Radiol., 141.951, 1983.

109. Tobin, R.W.: Esophageal rings, webs, and diverticula. J. Clin. Gastroenterol., 27:285, 1998.

110. Todorczuk, J.R., Aliperti, G., Staiano, A., and Clouse, R.E.: Reevaluation of manometric criteria for vigorous achalasia? Is this a distinct clinical disorder? Dig. Dis. Sci., 36:274, 1991.

111. Traube, M., Albibi, R., and McCallum, R.W: Highamplitude peristaltic esophageal contractions associated with chest pain. J.A.M.A., 250:2655, 1983.

112. van Overhagen, H., Lameris, J.S., Berger, M.Y., et al.: CT assessment of resectability prior to transhiatal esophagectomy for esophageal/gastroesophageal junction carcinoma. J. Comput. Assist. Tomogr., 17:367, 1993.

113. van Overhagen, H., Larneris, J.S., Berger, M.Y., et al.: Supraclavicular lymph node metastases in carcinoma of the esophagus and gastroesophageal junction: Assessment with CT, US, and US-guided fine-needle aspiration biopsy. Radiology, 179:155, 1991.

114. Vinson, P.O.: Hysterical dysphagia. Minn. Med., 5:107, 1921.

115. Waldman, I., and Berlin, L.: Stricture of the esophagus due to nasogastric intubation. Am. J. Radiol., 94:321, 1965.

116. Weaver, J.W, Kaude, J.V., and Kamlin, DJ.: Webs of the lower esophagus: A complication of gastroesophageal reflux. Am. J. Radiol., 142:289, 1984.

117. White, C.S., Templeton, P.A., and Attar, S.: Esophageal perforation: CT findings. Am. J. Radiol., 160:767, 1993.

118. Winans, C.S.: The pharyngoesophageal closure mechanism: A manometric study. Gastroenterology, 63:768, 1972.

119. Wolfman, N.T., Schariing, E.S., and Chen, M.Y: Esophageal squamous carcinoma. Radiol. Clin. North Am., 32:1183, 1994.

120. Yasuda, S., Raja, S., and Hubner, K.F: Application of whole-body positron emission tomography in the imaging of esophageal cancer: Report of a case. Surg. Today, 25:261, 1995.

121. Zerhouni, E.A., Rutter, C., Hamilton, S.R., et al.: CT and MR imaging in the staging of colorectal carcinoma: Report of Radiology Diagnostic Oncology Group 11. Radiology, 200:443, 1996.

5

Evaluación endoscópica del esófago

MARK K.FERGUSON

ANATOMÍA ENDOSCÓPICA DEL ESÓFAGO

La longitud del esófago se relaciona directamente con la talla de la persona y en el adulto es de 25 cm en promedio. El músculo cricofaríngeo se ubica a unos 15 a 18 cm de los incisivos, y el esfínter esofágico inferior, aproximadamente a 40 cm de los incisivos. El diámetro interno del esófago es de 1,5 a 2,5 cm y es máximo en la porción distal. La compresión de la luz ocasionada por el cayado aórtico en el lado izquierdo se encuentra aproximadamente a 25 cm de los incisivos y la compresión ocasionada por el bronquio principal izquierdo con frecuencia se observa en una posición inmediatamente distal a la anterior. Más distalmente, es común encontrar impresiones debidas a estructuras cardíacas, en especial la aurícula izquierda. El esfínter esofágico inferior suele ser menos distensible que el resto del esófago y mide de 2 a 2,5 cm de longitud. El diafragma por lo general se ubica a 2 cm por encima de la unión esofagogástrica. El extremo verdadero del esófago puede identificarse endoscópicamente por la localización del esfínter esofágico inferior o visualizando la terminación de la onda peristáltica tubular.

La superficie mucosa se dispone en columnas longitudinales de 2 a 4 mm de ancho, excepto cuando el esófago presenta una distensión máxima. Esta columnas convergen distalmente en la "roseta cardial" a la altura del diafragma. La mucosa esofágica escamosa suele ser de color rosado traslúcido y tiene una red vascular submucosa fácilmente identificable, que se dispone longitudinalmente. A la altura de la unión esofagogástrica la mucosa esofágica escamosa cambia en forma brusca a mucosa cilíndrica, de color anaranjado-rojizo. La unión mucosa puede presentar un borde aserrado, con frecuencia denominado línea Z, que se ubica a 2 cm por encima del esfínter esofágico inferior.

INDICACIONES DE ESOFAGOSCOPIA

La esofagoscopia diagnóstica se realiza para llevar a cabo una exploración visual completa de todo el esó-fago y las porciones importantes del estómago y el duodeno, descubrir anormalidades importantes y tomar biopsias de las lesiones cuando es necesario. Por lo general se indica cuando los resultados de la endoscopia pueden modificar el tratamiento del paciente o cuando una prueba terapéutica empírica para un trastorno esofágico no es satisfactoria (cuadro 5-1).[4]

Debe realizarse esofagoscopia cuando existen molestias abdominales altas asociadas con signos de enfermedad orgánica, como anorexia o pérdida de peso, o cuando los síntomas persisten a pesar de un curso de tratamiento adecuado. La disfagia o la odinofagia siempre deben evaluarse mediante endoscopia. Los síntomas de reflujo gastroesofágico que persisten o progresan a pesar de un tratamiento adecuado merecen una evaluación endoscópica. La esofagoscopia también está indicada para confirmar los signos radiográficos que sugieren una lesión neoplásica, una úlcera gástrica o esofágica o una estenosis o un tumor que ocasionan obstrucción del esófago. En todos los pacientes con esófago de Barrett deben realizarse esofagoscopias periódicas para vigilar la degeneración maligna y realizar un seguimiento de las úlceras grandes y comprobar su curación. La esofagoscopia se emplea como método inicial de evaluación en la mayoría de los casos de hemorragia digestiva aguda como alternativa a los estudios radiológicos. También se indica esofagoscopia cuando se considera el tratamiento quirúrgico de dicha hemorragia o para evaluar una anemia ferropénica que se sospecha se debe a hemorragia crónica. La evaluación inicial de la extensión de una lesión aguda posterior a la ingestión de sustancias cáusticas también se lleva a cabo mediante endoscopia.

ESOFAGOGASTRODUODENOS-COPIA FLEXIBLE

Equipo

La esofagogastroduodenoscopia (EGD) flexible es la técnica usada más a menudo para la exploración endoscópica del esófago y los órganos relacionados. Los endoscopios tienen un diámetro externo de 6 a 13,2 mm (cuadro 5-2). Suelen tener una sección distal de 8

Cuadro 5-1. *Indicaciones de exploración endoscópica del esófago**

1. Molestias digestivas altas asociadas con síntomas que sugieren enfermedad orgánica grave (p. ej., anorexia y pérdida de peso).
2. Disfagia u odinofagia.
3. Síntomas de reflujo esofágico persistentes o recurrentes a pesar de un tratamiento adecuado.
4. Confirmación y diagnóstico histológico de un tumor, una estenosis o una úlcera esofágicos demostrados radiográficamente.
5. Hemorragia digestiva.
6. Vigilancia periódica del esófago de Barrett.
7. Pacientes con cirrosis en quienes se considera la realización de escleroterapia profiláctica.
8. Evaluación de lesiones agudas tras la ingestión de sustancias cáusticas.

* De la American Society for Gastrointestinal Endoscopy: Appropriate Use of Gastrointestinal Endoscopy. Manchester, MA, American Society for Gastrointestinal Endoscopy, 1992, p. 5, con permiso.

cm que se dobla hacia arriba 210 grados, hacia abajo 90 grados y hacia la derecha y la izquierda 100 grados. La flexión del extremo del endoscopio se controla manualmente por medio de dos ruedas montadas cerca del cabezal. La longitud de trabajo habitual del endoscopio es de aproximadamente 103 cm, con una longitud total de 135 cm. Los sistemas ópticos convencionales proporcionan una dirección de visión de cero grados (visión anterógrada) con un campo visual de 100 a 120 grados y una profundidad de campo de 3 a 100 mm. Los conductos para instrumentación tienen un diámetro de entre 2 y 3,7 mm y permiten emplear una gran variedad de pinzas de biopsia (fig. 5-1), cepillos de citología y catéteres de irrigación.

Técnica

Preparación del paciente

Al igual que en todos los procedimientos que se realizan en pacientes deben explicarse al mismo las indicaciones del procedimiento, el modo en que se llevará a cabo y sus posibles complicaciones para aumentar al máximo la comprensión y la cooperación del paciente y reducir tanto como sea posible el miedo y la ansie-

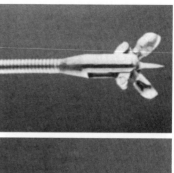
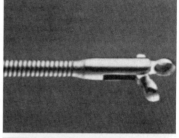
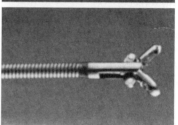

Fig. 5-1. Existen distintos tipos de pinzas de biopsia para endoscopios flexibles, como la pinza de biopsia en cuchara con aguja *(superior)*, la pinza de biopsia en cuchara en ángulo recto *(medio)* y la pinza de biopsia elíptica *(inferior)*.

dad. Se indica al paciente que no ingiera nada (incluso medicaciones) durante seis horas como mínimo antes de la exploración. Se le pide que dé su autorización por escrito. Se registran las constantes vitales iniciales, inclusive la presión arterial y la frecuencia cardíaca. Se monitorean el electrocardiograma y la saturación de oxígeno mediante un oxímetro de pulso en forma continua.

Después de una endoscopia digestiva alta la bacteriemia es frecuente. En la mayoría de los procedimientos la incidencia varía de 0 a 10%, pero la dilatación esofágica y la escleroterapia endoscópica pueden tener tasas de hasta el 50%.[9,51] Hay que administrar anti-

Cuadro 5-2. *Dimensiones de los esofagoscopios flexibles**

Instrumento	Diámetro externo (mm)	Diámetro del conducto de instrumental (mm)	Ángulo de flexión (°)		
			Hacia arriba	Hacia abajo	Hacia la derecha o la izquierda
GIF N230	6	2	180	180	160
GIF XP240	7,7	2,2	210	90	100
GIF P140	8,7	2,2	210	90	100
GIF XQ140	9,4	2,8	210	90	100
GIF Q140	10,5	2,8	210	90	100
GIF LT100	13,2	2,8; 3,7	210	90	100

* Marca Olympus

bióticos profilácticos en los pacientes con prótesis valvular, derivación sistemicopulmonar quirúrgica o antecedentes de endocarditis. El empleo de antibióticos profilácticos en los pacientes con valvulopatía y soplo es controvertido. La pauta convencional recomendada por la American Heart Association incluye ampicilina y gentamicina por vía parenteral 30 a 60 minutos antes del procedimiento. En los pacientes alérgicos a la penicilina se emplea en su reemplazo vancomicina.[5,16]

Se aplica un anestésico tópico en la bucofaringe posterior. Algunos endoscopistas también aplican simeticona para intentar reducir la formación de espuma en los líquidos en el campo endoscópico. La mayoría de los endoscopistas administran un sedante intravenoso para aumentar la comodidad del paciente, más a menudo diazepam o midazolam en una dosis suficiente para producir letargo leve. A veces se emplea también una premedicación adicional de meperidina por vía intramuscular antes del procedimiento o por vía intravenosa junto con el sedante. Las ventajas de esta medicación adicional no están demostradas.[19] Algunos endoscopistas administran además atropina para intentar disminuir las secreciones bucales y la motilidad gástrica, aunque los beneficios de este fármaco tampoco están demostrados.

Instrumentación

La elección de endoscopios flexibles para explorar el esófago, el estómago y el duodeno se apoya en varios factores. Los endoscopios de mayor diámetro (11 a 13 mm) por lo general se emplean para endoscopia terapéutica; cuentan con uno o a veces dos conductos de instrumentación de gran calibre. La mayoría de las EGD diagnósticas pueden llevarse a cabo con un endoscopio de calibre intermedio (9 a 11 mm), que tiene un conducto de instrumentación único de 2,8 mm de diámetro. Este endoscopio permite introducir todas las pinzas excepto las más grandes, todos los cepillos de citología y la mayoría de los catéteres de irrigación. En los pacientes ancianos, los pacientes con deformidad del tubo digestivo superior y los niños deben emplearse los endoscopios de menor diámetro (6 a 9 mm) para reducir al mínimo las molestias y aumentar al máximo la probabilidad de llevar a cabo una exploración completa.

Exploración

El paciente se ubica en decúbito lateral izquierdo con el tronco elevado y las rodillas flexionadas para su comodidad. Durante la intubación de la hipofaringe se flexiona el cuello aproximando el mentón a la pared torácica, con el objeto de aumentar al máximo el espacio entre el cartílago cricoides y la pared posterior de la hipofaringe. Se coloca en la boca del paciente un

anillo de oclusión para evitar que los dientes dañen el endoscopio. Se introduce el extremo del endoscopio a través del anillo y se dobla el mismo a lo largo de la base de la lengua bajo visión directa. Algunos endoscopistas intuban a ciegas, pero este procedimiento presenta el riesgo de intubar o lesionar la glotis, la hipofaringe o el esófago, en especial en los pacientes con un divertículo cervical. Además, los endoscopios de diámetro pequeño con frecuencia no poseen la rigidez suficiente para atravesar el músculo cricofaríngeo durante la intubación a ciegas, aumentando de este modo el riesgo de intubación traqueal.

El endoscopista sigue la base de la lengua hasta la epiglotis y por detrás de este punto visualiza las estructuras glóticas y la hipofaringe posterior. El cartílago cricoides se encuentra en la posición de la hora 6 y normalmente empuja la pared posterior de la hipofaringe. En los pacientes ancianos las alteraciones de la columna vertebral cervical pueden comprometer adicionalmente la luz de la hipofaringe posterior. En ellos y en la mayoría de los demás pacientes es conveniente doblar el endoscopio hacia el seno piriforme izquierdo o derecho y luego regresar el mismo hacia la línea media cuando atraviesa el músculo cricofaríngeo.

El cricofaríngeo se encuentra en la línea media o inmediatamente a la izquierda del centro, a unos 15 a 18 cm de los incisivos; se reconoce por la confluencia de varios pliegues. Si se pide al paciente que trague mientras se visualiza esta estructura con frecuencia se consigue una intubación sencilla del esófago bajo visión directa. Sin embargo, con frecuencia es difícil examinar esta región minuciosamente mientras se introduce el endoscopio porque el desplazamiento de estructuras hipofaríngeas durante la deglución ocasiona pérdida de la visión del cricofaríngeo. En estos casos cuando se observa el cricofaríngeo se ejerce una presión suave sobre el endoscopio y se aumenta suavemente la presión a medida que el paciente traga. Usando esta técnica casi siempre se introduce el endoscopio en el esófago sin ocasionar traumatismos o malestar al paciente.

Después de atravesar el cricofaríngeo el endoscopio se avanza lentamente a lo largo del esófago. Una insuflación leve con aire conserva la permeabilidad luminal. Después de una deglución pueden observarse ondas peristálticas primarias y con frecuencia se observan ondas peristálticas secundarias después de la insuflación con aire. A unos 23 a 25 cm de los incisivos una indentación en la superficie anteroexterna izquierda del esófago señala el punto de contacto del mismo con el cayado aórtico. Una compresión excesiva o las irregularidades en la mucosa de esta región pueden indicar la presencia de un aneurisma aórtico, disección aórtica o fístula aortoesofágica. Inmediatamente por debajo de este punto se observa una impresión diagonal en la cara anterior del esófago que se extiende desde su cara superointerna hasta su cara inferoexterna; esta impresión es ocasionada por el bronquio principal izquierdo. Distalmente a este punto se observan pulsaciones dobles en la pared esofágica anterointerna debidas a las contracciones de la aurícula izquierda.

Debe prestarse una atención especial a los 5 a 10 cm más distales del esófago y a la unión esofagogástrica. En esta región es más probable encontrar anormalidades de la mucosa, incluso revestimiento cilíndrico del esófago (esófago de Barrett) y esofagitis. Se miden las distancias hasta la unión escamocilíndrica y la unión esofagogástrica desde los incisivos. También es útil registrar la altura del hiato diafragmático, que se visualiza claramente pidiendo al paciente que inhale en forma franca a través de la nariz, una maniobra con frecuencia denominada "prueba de inhalación". Durante la inhalación franca los pilares ocasionan una indentación marcada en las caras interna y externa del esófago.

Excepto que el estómago y el duodeno se hayan examinado recientemente durante un procedimiento endoscópico previo se recomienda explorar en forma sistemática estos órganos durante cualquier EGD porque existe una incidencia elevada de hallazgos anormales no sospechados en esta región. Una vez que el endoscopio se ha introducido en el estómago el cabezal de control y el endoscopio se rotan 60 a 90 grados en el sentido de las agujas del reloj para alinear el instrumento con el eje longitudinal del estómago. Se avanza suavemente el endoscopio a medida que se insufla aire para expandir el estómago.

El ángulo gástrico es una semiluna mucosa que se encuentra entre las posiciones de hora 3 y hora 9 y señala la unión entre el cuerpo del estómago y el antro. Después de atravesar el ángulo pueden visualizarse e intubarse el conducto pilórico y el píloro. De vez en cuando, un píloro alto exige doblar el endoscopio hacia arriba para su visualización.

Una vez que se introduce el endoscopio en el conducto pilórico se examina el bulbo duodenal comenzando con la insuflación de aire para inflar el bulbo. El duodeno descendente puede intubarse penetrando en él directamente o girando el endoscopio 90 grados más y alineando el extremo con la pared interna del duodeno. En esta posición el avance del endoscopio permite una intubación indirecta de la porción descendente del duodeno hasta su unión con la tercera porción.

La inspección de la luz duodenal muestra anillos mucosos concéntricos o pliegues de Kerckring, así como la papila duodenal (de Wirsung) en la pared interna y la papila accesoria (de Santorini) en una posición 2 cm proximal a la anterior. Al retirar gradualmente el endoscopio se visualizan en forma minuciosa todas las mucosas. Se lleva a cabo una segunda inspección por-

menorizada del bulbo duodenal para evitar pasar por alto una úlcera o una neoplasia. Durante el retiro gradual del endoscopio se explora cuidadosamente el conducto pilórico. Una vez que el extremo del endoscopio se encuentra nuevamente dentro del estómago se lleva a cabo un examen sistemático de todas las superficies mucosas gástricas. El antro se examina en detalle realizando movimientos en forma de arco con el extremo del endoscopio a medida que se lo retira de modo gradual.

El fondo gástrico y el lado gástrico del cardias se pueden visualizar y examinar en forma adecuada solo mediante maniobras de retroflexión. Hay que realizar una maniobra de retroflexión "en J" doblando el extremo del endoscopio al máximo hacia arriba a lo largo de la curvatura menor, llevando a cabo una retroflexión de 180 grados. El endoscopio puede retirarse gradualmente hasta observar el fondo y el cardias, rotando de vez en cuando el instrumento en sentido contrario a las agujas del reloj para mover el extremo a lo largo de la curvatura mayor. Estas estructuras pueden visualizarse mejor realizando una retroflexión "en U". El endoscopio se alinea a lo largo del eje esofágico más que a lo largo del eje gástrico, rotándolo 60 a 90 grados en sentido contrario a las agujas del reloj cuando el extremo se encuentra en la unión entre el cuerpo y el fondo. El extremo se dobla hacia arriba y se avanza el endoscopio a ciegas; el contacto del endoscopio contra la curvatura mayor del estómago facilita la retroflexión. El instrumento se retira gradualmente en la posición de retroflexión, doblando de vez en cuando el extremo hacia la derecha para visualizar adecuadamente el fondo y el cardias.

Se endereza el endoscopio y se evacua del estómago el aire insuflado tanto como sea posible para aumentar al máximo la comodidad del paciente. Se examinan nuevamente el hiato diafragmático, la unión esofagogástrica, la unión escamocilíndrica y la porción distal del esófago. El endoscopio se retira nuevamente en forma gradual hasta la región que se encuentra inmediatamente por debajo del cricofaríngeo. Se lleva a cabo un examen minucioso de esta región mientras se retira lentamente el instrumento para comprobar que no se ha pasado por alto ninguna lesión durante la intubación. Una vez retirado el endoscopio se mantiene al paciente en observación hasta que se recupere en forma adecuada de los efectos del sedante intravenoso.

Para llevar a cabo una EGD diagnóstica satisfactoria es fundamental seguir técnicas adecuadas de biopsia y cepillado endoscópico y de procesamiento de la muestra. Por lo general, debe emplearse la pinza de biopsia más grande que pueda introducirse a través del conducto de instrumentación. En los conductos de biopsia de más de 2,6 mm de diámetro pueden usarse pinzas de biopsia grandes (8 Fr) con una bayoneta central. Las pinzas de mayor tamaño (3,6 mm de diámetro) requieren un conducto de biopsia de 3,7 mm. Es importante identificar cuidadosamente el lugar de la biopsia (distancia desde los incisivos) y su orientación circunferencial dentro del esófago, o la región correspondiente dentro del estómago o el duodeno. Excepto que se requiera un diagnóstico inmediato por congelación, debe retirarse el tejido suavemente de la pinza mediante una aguja y colocar el mismo en solución fijadora.

En sectores patológicos puede realizarse citología mediante aspiración con aguja introduciendo una aguja retráctil dentro de la lesión y aspirando manualmente con una jeringa. Una técnica citológica más frecuente es el cepillado dirigido, que se lleva a cabo introduciendo un cepillo a través del conducto de instrumentación del endoscopio hasta el área deseada, extendiendo el cepillo y frotando el mismo vigorosamente contra la superficie mucosa antes de introducir nuevamente el mismo en su vaina para retirarlo. El cepillado debe ser el último examen realizado para eliminar posibles anormalidades histológicas en las muestras de biopsia posteriores tomadas del mismo lugar y para eliminar el sangrado que puede obstaculizar las biopsias dirigidas. La muestra de citología típica debe colocarse sobre un portaobjetos y sumergirse de inmediato en solución fijadora para evitar que se seque. El citólogo la examina después de teñirla con la técnica de Papanicolaou habitual.

ESOFAGOSCOPIA RÍGIDA

Hasta la década de 70 la esofagoscopia rígida era la técnica usada con más frecuencia en la evaluación endoscópica del esófago. Su papel era limitado por la frecuente necesidad de anestesia general, una iluminación insuficiente, un ángulo de visión estrecho en el extremo del largo tubo hueco y, en algunos casos, por las alteraciones de la columna vertebral cervical. El desarrollo de lentes cilíndricas en la década de 60 y la aplicación de esta tecnología a los endoscopios rígidos mejoró en gran medida el ángulo de visión y la calidad de la imagen. Al mismo tiempo, las fuentes de luz de fibra óptica mejoraron el brillo de la imagen. Aunque en la actualidad la EGD flexible es la técnica de elección para la mayoría de las exploraciones endoscópicas del esófago, los endoscopios rígidos en la actualidad aún son útiles. Las indicaciones específicas de esofagoscopia rígida incluyen el retiro de cuerpos extraños, la dilatación de ciertas estenosis, la necesidad de llevar a cabo una biopsia más grande o más profunda que la que puede realizarse a través de un endoscopio flexible y la evacuación de una hemorragia profusa mediante grandes dispositivos de aspiración.

Equipo

Los esofagoscopios para adultos miden aproximadamente 50 cm de longitud y tienen un diámetro externo máximo de 10 y 12 mm para los tubos redondos o de 16 mm para los tubos ovalados (cuadro 5-3). Los extremos suelen ser redondeados para reducir al mínimo el traumatismo y aumentar al máximo la visualización de la superficie mucosa. Los endoscopios pediátricos miden 20 a 45 cm de longitud y tienen diámetros de 3,5 a 10 mm. La porción proximal del extremo sesgado puede ser ranurada para la escleroterapia de várices. La iluminación se consigue mediante un deflector de luz prismático proximal o mediante un portador de luz rígido de fibra óptica insertado dentro del endoscopio. Puede adaptarse al esofagoscopio una lente de aumento externa para mejorar el tamaño de la imagen. Los instrumentos rígidos suelen tener un adaptador para insuflar aire, por lo general mediante una pera de goma. Se dispone de telescopios

Cuadro 5-3. *Dimensiones de los esofagoscopios rígidos*

Fabricante	Estilo	Diámetro (mm)	Longitud (cm)
Pediátrico			
Pilling	Holinger	3,5	25, 30
		4	30
		6	30, 45
		7	30, 45
		8	45, 53
		9	30, 45, 53
		10	53
Storz		4,8	20
		5,6	20
		6,7	30
		7,7	30
		8,2	30
	Benjamin	7 × 8	22
		9 × 10	22
		10 × 12	27
Wolf		4	17
		5	22
		5,5	27
		6,5	32
Adulto			
Pilling	Jackson	7 × 10	25
		8 × 12	50
		9 × 13	25
		10 × 14	30, 40, 50
		12 × 16	50
		12 × 18	35
Storz	Óptico	12	51
		13	51
	Roberts-Jesberg	7 × 10	30
		8 × 12	30, 50
		10 × 14	30, 50
		12 × 16	30, 50
	Benjamin	12 × 14	37
		16 × 18	37
		18 × 20	47
Wolf		6 × 8	25, 35
		8 × 12	25, 45
		10 × 14	30, 40, 50

ópticos para la mayoría de los endoscopios rígidos, con lentes distales para visión anterógrada (0 grados), visión en ángulo (30 grados) y visión lateral (90 grados). Estos telescopios pueden incorporarse dentro de pinzas de biopsia ópticas o de pinzas de sujeción.

Técnica

Preparación del paciente

Al igual que en la esofagoscopia flexible, debe explicarse al paciente en forma detallada las indicaciones del procedimiento y sus posibles complicaciones para reducir al mínimo la ansiedad y obtener una cooperación máxima. El paciente no debe ingerir nada durante al menos las seis a ocho horas previas al procedimiento. Antes de la intervención a veces se realizan electrocardiograma, análisis bioquímicos y de coagulación. Las recomendaciones relacionadas con la profilaxis antibiótica de la endocarditis antes descritas son también adecuadas para los pacientes sometidos a endoscopia rígida.

Exploración

La esofagoscopia rígida en la mayoría de los casos se lleva a cabo con el paciente bajo anestesia general. Las técnicas anestésicas modernas han eliminado muchos de los riesgos de la anestesia general y proporcionan al paciente más comodidad que la realización del procedimiento con anestesia tópica y sedación. La principal desventaja de la anestesia general con un relajante muscular es la pérdida del tono muscular con colapso de las estructuras hipofaríngeas posteriores, que a veces ocasiona dificultad en la identificación del cricofaríngeo y la intubación. A veces es mejor que el paciente conserve la respiración espontánea durante el procedimiento.

Se coloca al paciente en decúbito dorsal con la cabeza y los hombros sobre un apoyacabezas móvil, que permite flexionar y extender el cuello del paciente cuando el endoscopista lo desee. Tras administrar el anestésico general y llevar a cabo la intubación endotraqueal se intuba el esófago. Los dedos de la mano guía del endoscopista (por lo general la mano no dominante) se usan para evitar lesionar los dientes o las encías del paciente, mientras el pulgar y el índice de la mano guía sostienen el endoscopio. El instrumento se avanza a través del lado derecho de la boca y se emplea para elevar la lengua y la epiglotis. Tras identificar el cartílago aritenoides derecho se introduce el extremo del endoscopio por detrás dentro del seno piriforme derecho. Usando la mano guía se avanza y se eleva suavemente el extremo del endoscopio hasta visualizar el cricofaríngeo. Es fundamental que en este momento el eje del endoscopio esté alineado con el eje esofágico.

Debido a la relación entre el cricofaríngeo y la porción posterior del cartílago cricoides y la columna vertebral cervical el mayor riesgo de perforación del esófago se produce durante la intubación del cricofaríngeo. Se emplea una presión suave para avanzar el endoscopio a través del cricofaríngeo.

Con el endoscopio dentro del esófago se extiende el cuello y se mantiene el mismo en esta posición a medida que el instrumento se avanza hacia la porción distal del esófago. El endoscopio debe avanzarse solamente cuando la luz del esófago es claramente visible. La insuflación de aire ayuda a abrir la luz y proporciona una visualización mejor de la mucosa esofágica. El endoscopio se avanza principalmente con la mano operatoria mientras que la mano guía siempre se ubica para proteger los dientes y el reborde alveolar.

Cuando se alcanza el cardias se extiende el cuello un poco más y se gira la cabeza hacia la derecha para orientar el esofagoscopio diagonalmente de derecha a izquierda en dirección superoinferior para permitir la introducción del mismo a través del cardias y el hiato diafragmático dentro del estómago. Un pequeño sector de la porción proximal del estómago puede examinarse en forma relativamente superficial.

COMPLICACIONES DE LA ESOFAGOSCOPIA

Aunque la morbimortalidad de la endoscopia es baja, el número real de complicaciones asociadas con la misma no es despreciable debido a la gran cantidad de procedimientos que se realizan. Las principales complicaciones incluyen perforación, hemorragia, alteraciones cardiopulmonares, reacciones a los medicamentos e infecciones (cuadro 5-4).[6,33,36,41,47,50,53] La incidencia y la gravedad de estas complicaciones varía según se realice endoscopia diagnóstica o terapéutica y según se emplee un endoscopio flexible o rígido. La morbilidad general varía entre 0,1 y 1,5% y la mortalidad varía entre 0,01 y 0,5%.[33,50]

Perforación

La perforación del esófago durante la esofagoscopia se produce en 0,05 a 2,5% de los pacientes.[36,42,47] Aunque es una complicación rara, puede ser devastadora porque la rotura de la pared del esófago intratorácico pone en contacto a los tejidos mediastínicos con secreciones bucales muy contaminadas y, con frecuencia, con contenido gástrico. Por tanto, se produce rápidamente mediastinitis química con sobreinfección debida a microorganismos aerobios y anaerobios. Aunque una perforación cervical con frecuencia ocasiona una fuga más limitada

Cuadro 5-4. *Complicaciones de la esofagoscopia**

	Incidencia (cada 1.000 casos)	
Complicación	*Endoscopia flexible*	*Endoscopia rígida*
Perforación	0,1	2,5
Hemorragia	0,07	0,04
Aspiración	0,5	0,7
Arritmia	1,2	1,4
Muerte	0,3	0,4

* De referencias 6, 33, 36, 41, 47, 50:

Ancona E, and Gayet B: Esophageal perforations. I: Etiology, diagnosis, localization and symptoms. *En* Siewert, J.R., and Holscher, A.H. (eds.): Diseases of the Esophagus. Berlín, Springer-Verlag, 1988, p. 1327.

Maroy, B., and Moullot, P: Safety of upper gastrointestinal endoscopy with intravenous sedation by the endoscopist at office: 17963 examinations performed in a community center by two endoscopists over 17 years. J. Clin. Gastroenterol., *27*:368, 1998.

Nashef, S.A.M., and Pagliero, K.M.: Instrumental perforation of the esophagus in benign disease. Ann. Thorac. Surg., *44*:360, 1987.

Quine, MA., Bel, G.D., McCloy, RE, et al: Prospective audit of upper gastrointestinal endoscopy in two regions of England: Safety, staffing, and sedation methods. Gut, *36*:462, 1995.

Sarr, MG., Pemberton, J.H., and Payne, WS.: Management of instrumental perforations of the esophagus. J. Thorac. Cardiovasc. Surg., *84*:211, 1982.

Shamir, M., and Schuman, B.M.: Complications of fiberoptic endoscopy. Gastrointest. Endosc., *26*:86, 1980.

que a veces puede controlarse con medidas conservadoras, una perforación no detectada en esta área también puede tener consecuencias fatales. En el 40% de los pacientes el lugar de la perforación es el esófago cervical, en el 25% el esófago medio y en el 35% la porción distal del esófago.[47] Las mujeres parecen tener una frecuencia mayor de perforaciones cervicales, mientras que los varones presentan más a menudo perforaciones en el esófago torácico. Los esofagoscopios rígidos ocasionan relativamente más perforaciones que los instrumentos flexibles (80% del total en un estudio), aunque la distribución real varía según la frecuencia de empleo de cada técnica. Las alteraciones de la columna vertebral cervical representan un factor de riesgo de perforación, en especial en los pacientes sometidos a esofagoscopia rígida, al igual que la inflamación y la estenosis.

Hemorragia

La hemorragia grave después de una esofagoscopia flexible o rígida es infrecuente y se produce en 0,01 a 0,1% de los casos. Se observa más a menudo en el estómago que en el esófago y por lo general es secundaria a una biopsia enérgica, lesión de várices o, en algunos casos, a un desgarro de Mallory-Weiss durante la esofagoscopia o poco después.

Complicaciones cardiopulmonares

Las complicaciones cardiopulmonares debidas a endoscopia incluyen neumonía aspirativa, arritmias cardíacas, hipoxemia, paro respiratorio y paro cardíaco. Estas últimas tres complicaciones también pueden deberse a errores en la administración del sedante. La estimulación de la glotis puede ocasionar bradicardia de origen vagal. Otras arritmias que pueden presentarse son taquicardia sinusal, taquicardia ventricular y extrasístoles auriculares; de vez en cuando puede haber alteraciones isquémicas. Algunas arritmias se deben a una descarga simpática durante el procedimiento y otras pueden relacionarse con hipoxia, que puede suceder debido a la obstrucción parcial de la vía aérea.[20] Se recomienda llevar a cabo monitoreo sistemático de la saturación de oxígeno, que puede realizarse fácilmente con un oxímetro de pulso.[17]

ANORMALIDADES ESPECÍFICAS

Esofagitis péptica

En los pacientes en quienes se sospecha esofagitis por reflujo con frecuencia se lleva a cabo endoscopia. Este trastorno se observa en 5 a 10% de los pacientes en quienes se realizan EGD diagnóstica[1] y en el 50 al 60% de los pacientes en quienes se sospecha enfermedad por reflujo gastroesofágico ácido.[1,39] Según los criterios endoscópicos la esofagitis puede clasificarse en cuatro niveles:

Grado 1 (esofagitis mínima): eritema de la porción distal del esófago con dilatación de los capilares y, en algunos casos, friabilidad de la mucosa.

Grado 2 (esofagitis leve): pérdida de definición del detalle mucoso en la unión esofagogástrica con erosiones discret (fig. 5-2). Las erosiones tienen un tono rojo más intenso que la mucosa circundante y con frecuencia se extienden distalmente a la unión esofagogástrica. De vez en cuando se produce formación de seudomembranas.

Grado 3 (esofagitis grave): úlceras con tejido de granulación que se manifiesta por un exudado inflamatorio o un lecho ulceroso claro (fig. 5-3). También existen signos de fibrosis en la pared del esófago, que limita la distensibilidad durante la insuflación con aire.

Grado 4 (estenosis): signos de esofagitis de grado 3 junto con estrechamiento marcado de la luz esofágica (fig. 5-4).

Además de estos signos típicos de esofagitis péptica, las complicaciones infrecuentes de inflamación esofágica son seudotumores inflamatorios del esófago, seudopólipos y puentes de mucosa.[55]

Por lo general no existe acuerdo acerca de los criterios endoscópicos para el diagnóstico de la esofagitis

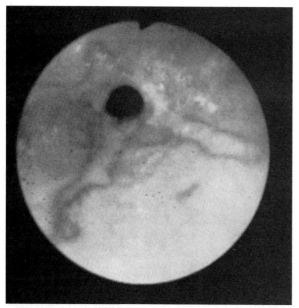

Fig. 5-2. Esofagitis de grado 2, caracterizada por erosiones lineales y úlceras.

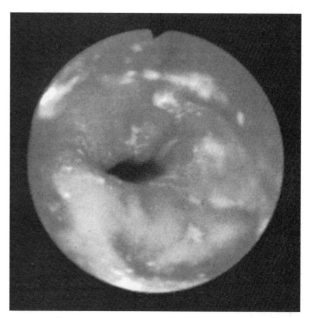

Fig. 5-4. Esofagitis de grado 4 con inflamación intensa y estenosis.

péptica. Aunque varios de los sistemas de clasificación son bastante semejantes, existe disparidad en el número de grados de compromiso y no se acepta universalmente la inclusión del eritema y la estenosis como criterios de esofagitis. Puesto que el diagnóstico endoscópico de esofagitis mínima con frecuencia es impreciso, existen dificultades considerables para correlacionar los signos histológicos obtenidos a partir de biopsias endoscópicas con las descripciones visuales de la mucosa.[23] En consecuencia, cuando no hay una úlcera evidente con frecuencia se requieren signos histológicos de esofagitis para confirmar el diagnóstico.

Estenosis benignas

Las estenosis pépticas ocasionadas por reflujo gastroesofágico ácido se presentan con más frecuencia en la unión escamocilíndrica o inmediatamente por encima de la misma. En los casos de reflujo grave la estenosis puede ser extensa y permitir el paso de solo una columna delgada de bario desde la porción superior del esófago hacia el estómago en los estudios radiológicos con contraste. Otras estenosis por reflujo menos típicas se observan en los pacientes con esófago de Barrett, en quienes la unión escamocilíndrica está desplazada hacia la boca. En estos casos la estenosis inflamatoria, aunque se encuentra en la unión escamocilíndrica o inmediatamente por encima, se observa endoscópica y radiográficamente bastante por encima del hiato esofágico, con frecuencia a la altura del cayado aórtico.

La diferenciación entre estenosis por reflujo benignas y estenosis esofágicas debidas a otras causas, inclusive neoplasias, irradiación e ingestión de sustancias cáusticas, no siempre es sencilla. Como de costumbre, un enfoque endoscópico minucioso que incluya la evaluación de la longitud, la localización, la vascularidad y la friabilidad de la estenosis tiene una importancia fundamental para realizar el diagnóstico correcto. Las biopsias por lo general deben obtenerse a partir de la región de la estenosis en sí, así como de las regiones ubicadas por encima y por debajo de la estenosis. Una estenosis benigna puede ocultar un carcinoma más distal, en especial cuando se asocia con esófago de Barrett.

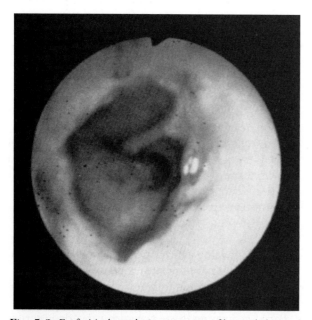

Fig. 5-3. Esofagitis de grado 3, que muestra fibrosis de la pared esofágica, úlceras profundas y seudomembranas.

Anillo esofágico inferior

El anillo esofágico inferior (anillo de Schatzki) fue descrito inicialmente en 1953 como una membrana delgada de tejido cercana a la unión esofagogástrica, cubierta por encima por epitelio escamoso y por debajo por mucosa cilíndrica (gástrica).[49] Endoscópicamente estos anillos se visualizan tras la insuflación con aire a la altura de la porción distal del esófago. Aunque con frecuencia existe una hernia hiatal, la esofagitis no es frecuente. Muchos de estos anillos miden más de 20 mm de diámetro interno máximo y por tanto no ocasionan síntomas.[40] Cuando el síntoma inicial es la disfagia el anillo puede romperse mediante el paso forzado del endoscopio a través de la luz residual. Pero los anillos de menos de 10 mm de diámetro interno no pueden romperse de este modo y suele requerirse dilatación mediante otra técnica.[30] El aspecto endoscópico de estos anillos es tan característico que por lo general no es necesario llevar a cabo una biopsia para confirmar el diagnóstico o descartar otras lesiones más importantes.

Tumores malignos del esófago

Diagnóstico temprano

En las áreas geográficas donde el cáncer esofágico es endémico con frecuencia se diagnostica en forma temprana mediante estudios de detección citológicos realizados a ciegas o dirigidos endoscópicamente. Estas técnicas también se han empleado en los Estados Unidos en poblaciones de riesgo elevado con resultados alentadores. El diagnóstico temprano es el principal método por el cual puede obtenerse una mejoría de las estadísticas de supervivencia en el cáncer esofágico.

El diagnóstico endoscópico de displasia y de cáncer incipiente del esófago representa un desafío importante para el endoscopista. Para reconocer las alteraciones relativamente leves presentes en estos estadios es necesario llevar a cabo una observación minuciosa. Los signos tempranos que deben buscarse incluyen: cambio de color, enrojecimiento leve, depresiones superficiales de la mucosa, aspecto granuloso o desparejo de la mucosa y elevaciones con aspecto de meseta (fig. 5-5).[15,26,37,56]

Además de las biopsias y cepillados dirigidos mediante endoscopia de todas las regiones anormales sospechosas se recomienda realizar cepillados y biopsias sistemáticas de otras regiones, en especial en la porción distal del esófago, en los pacientes con riesgo elevado de cáncer esofágico en quienes se lleva a cabo un estudio de detección. En los cánceres incipientes la tasa general de identificación endoscópica positiva es de aproximadamente 93%, inclusive 80% para la biopsia endoscópica y 88% para el cepillado dirigido para citología.[24]

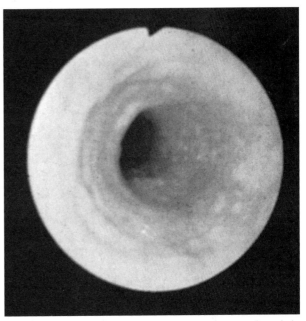

Fig. 5-5. Cáncer esofágico incipiente con aspecto granuloso de la pared esofágica.

Tinción vital

Las tinciones vitales pueden emplearse satisfactoriamente para identificar lesiones incipientes del esófago y para dirigir las biopsias y cepillados hacia las áreas adecuadas.[28,35,38,56] Las tinciones vitales, incluso el yodo (solución de Lugol), tiñen la mucosa escamosa esofágica normal haciendo que el glucógeno de las células escamosas se torne negro. Por tanto, la mucosa esofágica normal se observa de color marrón-gris oscuro o negro después de la tinción con yodo, mientras que las áreas de carcinoma in situ o las neoplasias con invasión evidente no se tiñen.[35] Este método no detecta la displasia en forma fiable, que se tiñe igual que la mucosa normal aproximadamente en la mitad de los casos.

El azul de toluidina tiñe la mucosa displásica y neoplásica de color violeta intenso. El método es inespecífico porque las áreas de inflamación, las erosiones pépticas y las úlceras también se tiñen positivamente. El azul de toluidina es captado por los puentes intracelulares ensanchados y tiene una gran afinidad por los núcleos celulares.[27] En términos generales tiene una precisión de 85 a 90% para teñir cánceres escamosos del esófago.[14]

Los tejidos con crecimiento rápido, como los tumores malignos, tienen afinidad por la porfirina. Se sabe que las células tumorales captan y retienen en forma selectiva los derivados de la hemoporfirina. Esta propiedad se ha empleado para suministrar una técnica de detección sistemática adicional para el cáncer esofágico. Tiene valor teórico pero hasta el momento no se ha perfeccionado lo suficiente para alcanzar un uso clínico amplio. Se inyecta un derivado de hemoporfirina o protoporfirina por vía intravenosa y se lleva a cabo endoscopia después de que la sustancia ha sido eliminada de la mayoría de los tejidos normales y es retenida en forma selectiva por las células tumorales. Estos derivados pueden tornarse fluorescentes ante la exposición a la luz azul-violeta en los carcinomas escamosos del esófago.

Técnicas diagnósticas

Cuando se identifica un área con un tumor evidente se realizan biopsias y cepillados minuciosos para realizar el diagnóstico (fig. 5-6). La precisión de la endoscopia para diagnosticar estos tumores es de aproximadamente 95%, aunque la precisión de la biopsia aislada es de solo 83% y la de la citología sola es de 85%, lo que subraya la utilidad de combinar estas técnicas.[25,46] La precisión diagnóstica aumenta a medida que se obtienen más biopsias y el número óptimo es aproximadamente cuatro.[46] La unión esofagogástrica es una región en la cual es especialmente difícil obtener biopsias adecuadas. En esta región el cepillado con citología es significativamente mejor que la biopsia para el diagnóstico de una neoplasia maligna esofágica. Los tumores que ocasionan estenosis también se diagnostican más precisamente mediante cepillado con citología, porque con frecuencia es difícil dirigir la pinza de biopsia hacia la localización deseada dentro de la estenosis, en especial cuando el endoscopio no puede introducirse en el segmento con estenosis. Cuando estas medidas no permiten realizar el diagnóstico en un área en la que se sospecha una anormalidad debe considerarse una biopsia mediante un endoscopio rígido, porque éste permite una tasa de éxito diagnóstico cercana al 100%.[46]

Otros tumores esofágicos

El tumor esofágico más importante, aparte de la neoplasia maligna primaria del esófago o la unión esofagogástrica, es el leiomioma, una lesión relativamente rara. En estudios realizados en autopsias se encuentra en 1 cada poco más de 1.000 casos y, por cierto, la detección clínica de esta lesión benigna se produce aun con menos frecuencia.[52] El tumor no tiene predilección por ninguna región específica del esófago. Característicamente en la endoscopia se observa como un tumor que protruye hacia la luz esofágica y casi siempre se encuentra recubierto por mucosa normal. Suele ser móvil, a diferencia de los tumores invasores, que son fijos. Cuando se llevan a cabo biopsias los resultados diagnósticos positivos son muy bajos en estas lesiones. Debido a que la enucleación es el método preferido para el tratamiento de estos tumores por lo general se recomienda evitar la biopsia endoscópica. Esto elimina el riesgo de lesionar la mucosa y el riesgo potencial posterior de perforación perioperatoria. Los leiomiomas pueden ser múltiples y debe considerarse esta posibilidad.

Esófago de Barrett

El esófago de Barrett es un trastorno premaligno que requiere vigilancia endoscópica o citológica a ciegas. Es importante reconocer la presencia de este epitelio durante el examen endoscópico inicial e identificar adecuadamente a los pacientes que requieren dicha vigilancia.[21]

El esófago de Barrett se observa endoscópicamente como una mucosa roja con aspecto plumoso que se extiende proximalmente a la unión esofagogástrica. Se diagnostica cuando se identifica una línea Z regular a 3 cm o más del extremo distal del esfínter esofágico inferior o cuando se encuentran proyecciones de mucosa cilíndrica (fig. 5-7). Con frecuencia en estos pacientes la unión escamocilíndrica se visualiza mal debido a esofagitis péptica, que con frecuencia afecta la región de la unión mucosa y la mucosa escamosa proximal a la misma, o debido a estenosis en esta región.

La presencia de una estenosis benigna alta debe alertar acerca de la posible existencia de mucosa de Barrett y en estos casos es obligatorio llevar a cabo biopsias de la mucosa distal a la estenosis para realizar el diagnóstico.[48] La mucosa de Barrett en sí puede presentar úlceras pépticas superficiales típicas o, menos a menu-

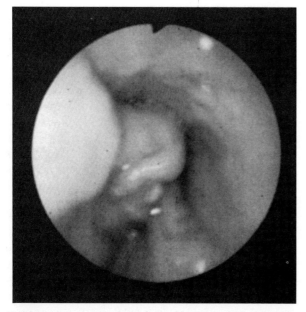

Fig. 5-6. Carcinoma epidermoide esofágico que forma un tumor que prácticamente ocluye la luz distal.

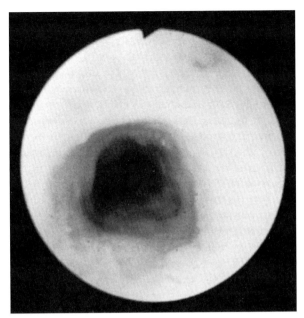

Fig. 5-7. Esófago de Barrett con proyecciones de epitelio rojo con aspecto plumoso que se extienden proximalmente hacia el endoscopio.

do, úlceras profundas semejantes a las úlceras gástricas verdaderas. A veces estas úlceras pueden penetrar en el mediastino.[22]

La sensibilidad general del diagnóstico endoscópico visual en el esófago de Barrett es del 75 al 85% y la especificidad del 85 al 90%.[21] En consecuencia, es necesario comprobar este trastorno histológicamente. Se realizan biopsias a intervalos de 1 cm comenzando inmediatamente por debajo del esfínter esofágico inferior y llegando proximalmente hasta la región de mucosa escamosa de aspecto normal. Las biopsias de la mucosa escamosa normal son importantes porque se ha comunicado sobrecrecimiento escamoso del epitelio de Barrett. La precisión de la detección endoscópica del esófago de Barrett puede mejorarse realizando tinción vital con azul de toluidina, que actúa como tinción positiva en el esófago de Barrett. Esta técnica aumenta la sensibilidad de la detección endoscópica de esófago de Barrett hasta un 95 a un 100%.[13]

Trastornos de la motilidad esofágica

La endoscopia no es el método principal para diagnosticar trastornos de la motilidad esofágica. Para comprobar estos problemas son más fiables las esofagografías con bario y los estudios de motilidad esofágica. Se realiza endoscopia cuando se considera una intervención quirúrgica en un paciente con un trastorno de la motilidad o cuando existen otros síntomas como disfagia.

Acalasia

En la mayoría de los pacientes con acalasia diagnosticada radiográfica o manométricamente debe realizarse un examen endoscópico inicial. En estos pacientes existe un mayor riesgo de carcinoma esofágico. Además, existe una incidencia apreciable de seudoacalasia ocasionada por tumores de la unión esofagogástrica que no pueden identificarse en forma fiable empleando las otras dos técnicas. En los pacientes con acalasia no tratada con frecuencia existe una dilatación marcada del cuerpo del esófago, a menudo con alimento retenido. En estos casos por lo general es sensato colocar un tubo de Ewald para evacuar el contenido esofágico y después irrigar el esófago hasta que esté limpio antes de intentar realizar endoscopia. Este procedimiento no solo mejora significativamente la visualización endoscópica sino que además reduce al mínimo el riesgo de aspiración durante la endoscopia.

Espasmo esofágico difuso

En los pacientes con espasmo esofágico difuso por lo general se recomienda endoscopia para descartar una lesión obstructiva que puede ocasionar la disfagia. El aspecto endoscópico muestra contracciones anulares concéntricas en los dos tercios distales del cuerpo esofágico que se corresponden con el aspecto en tirabuzón que con frecuencia se observa radiográficamente. En los pacientes ancianos a veces se observa un aspecto similar durante la endoscopia que corresponde al trastorno llamado presbiesófago.

Esclerodermia

La esclerodermia ocasiona un trastorno de la motilidad esofágica caracterizado por la ausencia de peristaltismo en los dos tercios distales del esófago y ausencia de la zona de alta presión del esófago inferior. Debido a la deficiencia intrínseca de los mecanismos antirreflujo y de aclaramiento de la porción distal del esófago muchos pacientes con esclerodermia esofágica tienen reflujo importante. El aspecto endoscópico, por tanto, con frecuencia es de una esofagitis por reflujo grave asociada con estenosis. En este trastorno también es frecuente la candidiasis.

Várices esofágicas

Las várices esofágicas son una complicación importante de la cirrosis y con frecuencia se encuentran en ausencia de hemorragia digestiva alta evidente. En su forma más simple se presentan como columnas de color azul-gris ligeramente elevadas dentro de la mucosa esofágica, o pueden adoptar un aspecto serpenteante o formas interconectadas muy complejas dentro de la pared esofágica. De vez en cuando su aspecto es nodular (fig. 5-8) y a veces, cuando el endoscopista no sospecha su presencia, pueden ocasionar una hemorragia importante al realizar una biopsia inadecuada.

Es útil clasificar el tamaño de las várices con el objeto de realizar una documentación inicial y el seguimiento del tratamiento.[10,58] Una técnica consiste en comparar el ancho de la várice con la abertura de 5 mm de la copa de una pinza de biopsia convencional, a 2 cm por encima de la unión esofagogástrica. De este modo, el grado I corresponde a una várice que mide un cuarto del ancho de la pinza, el grado II equivale a la mitad del ancho de la pinza, el grado III a tres cuartos del ancho de la pinza y el grado IV a uno o más anchos.

Esofagitis infecciosa

La esofagitis puede deberse a varias infecciones diferentes, en especial a las infecciones oportunistas que se presentan en los pacientes inmunosuprimidos. Los signos y síntomas típicos de esofagitis infecciosa incluyen odinofagia, dolor torácico, fiebre y hemorragia. En los pacientes en quienes se sospecha esofagitis infecciosa la preparación adicional previa a la endoscopia incluye esterilizar el endoscopio y las pinzas de biopsia y disponer de servicios adicionales para tinción citológica y cultivos.

El género *Candida* ocasiona un porcentaje importante de los casos de esofagitis infecciosa. Se sospecha candidiasis esofágica cuando existe muguet bucal, o irregularidad importante y de vez en cuando forma-

ción de seudodivertículos en la pared esofágica en la esofagografía con bario. Su distribución no suele corresponder a la de la esofagitis péptica porque puede presentarse en cualquier lugar del cuerpo del esófago en forma discontinua. El cuadro endoscópico es variable e incluye placas blancas elevadas, úlceras y estenosis.[7] Por lo general no hay exudado. Los cepillados se envían para realizar cultivo y tinciones y el examen histológico de las biopsias por lo general muestra hifas.

La esofagitis viral se debe más a menudo a citomegalovirus y a virus del herpes simple.[2,34,54] En los pacientes inmunosuprimidos la mayoría de los casos de esofagitis infecciosa son causados por virus. El cuadro endoscópico puede incluir esofagitis erosiva, ampollas o úlceras francas, de vez en cuando gigantes. El diagnóstico se realiza mediante cepillado y citología o mediante biopsias e histología. Las muestras de biopsia adicionales se remiten para cultivo en un medio de transporte viral especial, aunque el cultivo permite identificar virus solo en el 40% de los casos de esofagitis viral.

Lesiones por sustancias cáusticas

La esofagoscopia es útil en la evaluación inicial de la gravedad de las lesiones esofágicas debidas a ingestión de sustancias cáusticas.[12,18,57,59] La presencia o ausencia de quemaduras en los labios y la bucofaringe no es un indicador fiable de la existencia o la gravedad de la lesión esofágica. La endoscopia flexible se realiza en las 24 horas siguientes a la lesión y la gravedad de la misma se evalúa en la forma siguiente: grado 1, eritema; grado 2, úlceras y hemorragia leve y grado 3, úlceras profundas múltiples o necrosis. El endoscopio se avanza solamente hasta observar signos de lesión. Si se observan solo lesiones de grado 1 el intento adicional cuidadoso para evaluar la gravedad de la lesión más distalmente puede ser beneficioso porque las lesiones más graves a veces se encuentran en la unión esofagogástrica o cerca de ésta. Los intentos de avanzar el endoscopio a través de regiones con lesiones de grado 2 o de grado 3 presentan riesgo de perforación.

Traumatismos penetrantes

Los traumatismos torácicos penetrantes de baja o alta velocidad ocasionan lesiones esofágicas infrecuentes pero potencialmente mortales.[31,45] Algunos autores proponen la esofagoscopia como método diagnóstico principal o como complemento de la esofagografía con contraste en los pacientes estables que presentan riesgo de dicha lesión. La endoscopia puede llevarse a cabo mediante un instrumento rígido o flexible, pero

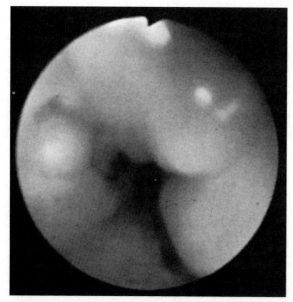

Fig. 5-8. Várice esofágica con aspecto polipoide.

en ambos casos se requiere insuflación con aire para visualizar adecuadamente todas las superficies mucosas. La región más difícil de examinar es la cervical y desafortunadamente es la región lesionada más a menudo. Los signos de traumatismos esofágicos penetrantes incluyen hemorragia, desgarros mucosos o rotura manifiesta con pérdida de la continuidad de la luz. La tasa de resultados falsamente positivos para detectar una perforación al realizar endoscopia en los traumatismos penetrantes se aproxima a 0 mientras que la tasa de resultados falsamente negativos es de 10 a 20%.

Enfermedad de Crohn del esófago

La enfermedad de Crohn del esófago puede presentarse como esofagitis ulcerosa leve en sus estadios iniciales o como esofagitis con estenosis en sus estadios más avanzados.[32] Estas alteraciones se limitan principalmente a la porción distal del esófago pero en los casos graves pueden extenderse más proximalmente. El reconocimiento endoscópico de la enfermedad de Crohn puede hacerse solo cuando existe el aspecto típico en empedrado, semejante al observado en el colon. En otros casos el aspecto endoscópico es inespecífico y el diagnóstico se sospecha solamente sobre la base de los signos histológicos y radiográficos, la anamnesis y el examen físico.

ECOGRAFÍA ESOFÁGICA

La ecografía esofágica fue factible técnicamente a comienzos de los años 80 con la introducción de sondas ecográficas modificadas unidas a endoscopios. Aunque la óptica de los endoscopios actuales es inferior a la óptima, proporcionando solamente visión lateral en condiciones normales, con esta tecnología pueden observarse detalles intraesofágicos y extraesofágicos importantes en el cuello, el mediastino y la porción superior del abdomen. Algunos modelos de endoscopios permiten aspiración con aguja para citología y cultivo dirigida mediante videoscopia. Otros instrumentos pueden emitir dos frecuencias separadas que permiten obtener imágenes a profundidades diferentes y con grados distintos de resolución.

Equipo

La ecografía esofágica se realiza con un endoscopio que mide 12 mm de diámetro con visión lateral y un extremo modificado que contiene un emisor-receptor de ultrasonido. La mayoría de los endoscopios para

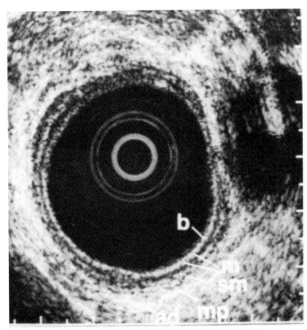

Fig. 5-9. Ecografía esofágica normal que muestra cinco capas en la pared esofágica. (ad = adventicia, b = membrana basal [lámina propia], m = mucosa, mp = muscular propia, sm = submucosa). (De Tio T.L. y Tytgat, G.N.J. [eds.]: Atlas of Transintestinal Ultrasonography. Aalsmeer, The Netherlands, Smith, Kline & French, 1986, p. 29, con permiso.)

ecografía contienen un conducto para instrumentos que permite realizar biopsias dirigidas. Además, se dispone de sondas ecográficas pequeñas (8,5 mm) para evaluar áreas de estenosis que no permitirían la introducción de los endoscopios para ecografía convencionales de mayor tamaño. Estos endoscopios, sin embargo, no permiten visualización o realizar biopsias.[8] La porción distal del endoscopio (excluyendo el extremo emisor de ultrasonido) es flexible y el operador puede controlar su dirección.

El endoscopio emite señales de 7,5, 10, 12 o 20 MHz, ondas ultrasónicas que no se emplean en la mayoría de las técnicas extracorporales y proporcionan ecografías de alta resolución con penetración tisular profunda. Permiten asimismo obtener imágenes de 180 grados o de 360 grados. Un extremo con globo que puede llenarse con agua desgasificada proporciona el contacto necesario con la pared esofágica para mejorar la evaluación ecográfica. El endoscopio está conectado a una unidad que procesa y muestra las imágenes ecográficas y permite conservar y evaluar las mismas.

Técnica

La ecografía endoscópica por lo general se realiza después de la evaluación endoscópica formal del esófago. El endoscopio se introduce y se avanza usando

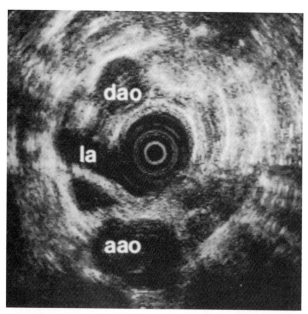

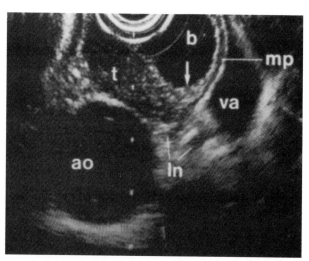

Fig. 5-12. Ecografía esofágica de un paciente con un tumor polipoide grande (t) que se extiende a través de la pared esofágica. El globo ecográfico (b) está comprimido en forma excéntrica. Se observan parte de la muscular propia (mp) y un ganglio linfático (ln). (ao = aorta, va = vena ácigos.) (De Tio T.L. y Tytgat, G.N.J. [eds.]: Atlas of Transintestinal Ultrasonography. Aalsmeer, The Netherlands, Smith, Kline & French, 1986, p. 95, con permiso.)

Fig. 5-10. Ecografía de la porción media del esófago que muestra la aorta ascendente (aao), la aurícula izquierda (la) y la aorta descendente (dao). (De Tio T.L. y Tytgat, G.N.J. [eds.]: Atlas of Transintestinal Ultrasonography. Aalsmeer, The Netherlands, Smith, Kline & French, 1986, p. 41, con permiso.)

una técnica igual a la empleada en la endoscopia normal. Deben examinarse en forma sistemática todas las áreas del esófago y se registran las regiones de especial interés. Al evaluar un carcinoma esofágico se recomienda realizar registros en múltiples niveles del esófago para evaluar las alteraciones mediastínicas simultáneas, en especial en los ganglios linfáticos. Al examinar regiones dentro del estómago o el duodeno los órganos pueden llenarse con agua desgasificada para trasmitir las señales ecográficas. De este modo pueden visualizarse ganglios linfáticos en la porción superior del abdomen, en especial en las regiones perigástrica y celíaca.

Estadificación de las neoplasias malignas esofágicas

La ecografía endoscópica se ha empleado en Japón y el norte de Europa desde comienzos de los años 80 para estadificar los cánceres del tubo digestivo alto. En una imagen ecográfica típica se identifican cinco capas en la pared esofágica normal (figs. 5-9 y 5-10). Por lo general es posible identificar un tumor que corresponde a un carcinoma esofágico y correlacionar la profundidad de la penetración tumoral con la presencia de la anormalidad ecográfica en una o más capas del esófago (fig. 5-11). Además, pueden detectarse metástasis en los ganglios linfáticos, incluso en ausencia de agrandamiento de los mismos, si se advierte alguna de las siguientes anormalidades sugerentes de la presencia de una neoplasia en un ganglio: 1) forma esférica, 2) borde bien marcado y 3) puntos ecógenos heterogéneos dentro de los ganglios (fig. 5-12).[11] Empleando estos criterios puede evaluarse correctamente la profundidad de penetración del tumor primario hasta en un 80 a un 90% de los casos y puede evaluarse la afectación de los ganglios linfáticos mediastínicos identificables con una precisión del 70 al 80%.[3,29,43,44,60]

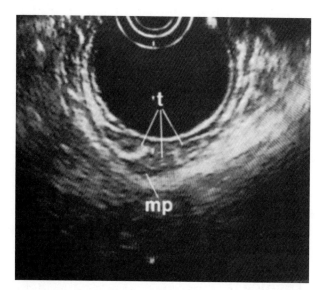

Fig. 5-11. En esta ecografía esofágica se observa un tumor incipiente (t), con conservación de la muscular propia (mp). (De Tio T.L. y Tytgat, G.N.J. [eds.]: Atlas of Transintestinal Ultrasonography. Aalsmeer, The Netherlands, Smith, Kline & French, 1986, p. 99, con permiso.)

Bibliografía

1. Akdamar, K., Ertan, A., Agrawal, N. M., et al.: Upper gastrointestinal endoscopy in normal asymptomatic volunteers. Gastrointest. Endosc., 32:78, 1986.
2. Allen, J. I., Silvis, S. E., Sumner, H. W., et al.: Cytomegalic inclusión disease diagnosed endoscopically. Dig. Dis. Sci., 26:133, 1981.
3. Altorki, N. K., Snady, H., and Skinner, D. B.: Endosonography for cancer of the esophagus and cardia: Is it worthwhile? Dis. Esophagus, 9:198, 1996.
4. American Society for Gastrointestinal Endoscopy: Appropriate use of gastrointestinal endoscopy. Manchester, MA, 1992, p. 5.
5. American Society for Gastrointestinal Endoscopy: Antibiotic prophylaxis for gastrointestinal endoscopy. Gastrointest. Endosc., 42.630, 1995.
6. Ancona, E., and Gayet, B.: Esophageal perforations. I: Etiology, diagnosis, localization and symptoms. In Siewert, J. R., and Holscher, A. H. (eds.): Diseases of the Esophagus. Berlin, Springer-Verlag, 1988, p. 1327.
7. Bianchi Porro, G., Parente, F., and Cernuschi, M.: The diagnosis of esophageal candidiasis in patients with acquired immune deficiency syncrome: Is endoscopy always necessary? Am. J. Gastroenterol., 84:143, 1989.
8. Binmoelier, K. F., Seifert, H., Seitz, U., et al.: Ultrasonic esophagoprobe for TNM staging of highly stenosing esophageal carcinoma. Gastrointest. Endosc., 41:547, 1995.
9. Botoman, V A., and Surawicz, C. M.: Bacteremia with gastrointestinal endoscopic procedures. Gastrointest. Endosc., 32:342, 1986.
10. Cales, P., Zabotto, B., Meskens, C., et al.: Gastroesophageal endoscopic features in cirrhosis. Observer variability, interassociations, and relationship to hepatic dysfunction. Gastroenterology, 98:156, 1990.
11. Catalano, M. F, Sivak, M. V, Jr., Rice, T., et al.: Endosonographic features predictive of lymph node metastasis. Gastrointest. Endosc., 40:442, 1994.
12. Cello, J. P., Fogel, R. P., and Boland, R.: Liquid caustic ingestion. Arch. Intern. Med., 140:501, 1980.
13. Chobanian, S. J., Cattau, E. L., Jr., Winters, C. A., Jr., et al.: In vivo staining with toluidine blue as an adjunct to the endoscopic detection of Barrett's esophagus. Gastrointest. Endosc., 33:99, 1987.
14. Contini, S., Consigli, G. F, Di Lecce, E, et al.: Vital staining of oesophagus in patients with head and neck cancer: Still a worth-while procedure. Ital. J. Gastroenterol., 23:5, 1991.
15. Crespi, M., Grassi, A., Munoz, N., et al.: Endoscopic features of suspected precancerous lesions in high-risk areas for esophageal cancer. Endoscopy, 16:85, 1984.
16. Dajani, A. S., Taubert, K. A., Wilson, W., et al.: Prevention of bacterial endocarditis. JAMA, 277:1794, 1997.
17. Dark, D. S., Campbell, D. R., and Wesselius, L. J.: Arterial oxygen desaturation during gastrointestinal endoscopy. Am. J. Gastroenterol., 85:1317, 1990.
18. Di Costanzo, J., Noirclerc, M., Jouglard, J., et al.: New therapeutic approach to corrosive burns of the upper gastrointestinal tract. Gut, 21:370, 1980.
19. Diab, F. H., King, P D., Barthel, J. S., and Marshall, J. B.: Efficacy and safeq of combined meperidine and midazolam for EGD sedation compared with midazolam alone. Am. J. Gastroenterol., 91:1120, 1996
20. DiSario, J. A., Waring, J. B, Talbert, G., and Sanowski, R. A.: Monitoring of blood pressure and heart rate during routine endoscopy: A prospective, randomized, controlled study. Am. J. Gastroenterol., 86: 956, 1991.
21. Ferguson, M. K., Little, A. G., and Skinner, D. B.: Barrett's esophagus In Tompkins, R. K. (ed.): Advances in Surgery, Vol. 21. Chicago, Year Book Medical Publishers, 1987, p. 127.
22. Ferguson, M. K., Little, A. G., and Skinner, D. B.: The clinical spectrum of benign penetrating Barrett's ulcers. In Siewert, J. R., and Holscher, A. H. (eds.): Diseases of the Esophagus. Berlin, Springer-Verlag, 1988, p. 542.
23. Funch-Jensen, P., Kock, K., Christensen, L. A., et al.: Microscopic appearance of the esophageal mucosa in a consecutive series of patients submitted to upper endoscopy. Correlation with gastroesophageal reflux symptoms and macroscopic findings. Scand. J. Gastroenterol. 21.5, 1986.
24. Guanrei, Y., He, H., Sungliang, Q., et al.: Endoscopic diagnosis of 115 cases of early esophageal carcinoma. Endoscopy, 14:157, 1982.
25. Gupta, R. K., and Rogers, K. E.: Endoscopic cytology and biopsy in the diagnosis of gastroesophageal malignancy. Acta Cytol., 27:17, 1983.
26. Hameeteman, W., den Hartog Jager, F. C. A., Tio, T. L., et al.: Early adenocarcinoma of the esophagus. In Siewert, J. R., and Holscher, A. H. (eds.): Diseases of the Esophagus. Berlin, Springer-Verlag, 1988, p. 555.
27. Herlin, P., Marnay, J., Jacob, J. H., et al.: A study of the mechanism of the toluidine blue dye test. Endoscopy, 15:4, 1983.
28. Hix, W. R., and Wilson, W. R.: Detection of occult carcinoma of the esophagus by toluidine blue staining in high risk patients. In Siewert, J. R., and Holscher, A. H. (eds.): Diseases of the Esophagus. Berlin, Springer-Verlag, 1988, p. 118.
29. Holscher, A. H., Dittler, H. J., and Siewert, J. R.: Staging of squamous esophageal cancer: Accuracy and value. World J. Surg., 18:312, 1994
30. Jamieson, J., Hinder, R. A., DeMeester, T. R., et al.: Analysis of thirty-two patients with Schatzki's ring. Am. J. Surg., 158:563, 1989.
31. Kelly, J. P, Webb, W R., Moulder, P V, et al.: Management of airway trauma. II: Combined injuries of the trachea and esophagus. Ann. Thorac. Surg., 43:160, 1987.
32. Maffei, V. J., Zaatari, G. S., McGarity, W. C., et al.: Crohn's disease of the esophagus. J. Thorac. Cardiovasc. Surg., 94:302, 1987.
33. Maroy, B., and Moullot, P.: Safety of upper gastrointestinal endoscopy with intravenous sedation by the endoscopist at office: 17,963 Examinations performed in a community center by two endoscopists over 17 years. J. Clin. Gastroenterol., 27:368, 1998.
34. McBane, R. D., Gross, J. B., Jr: Herpes esophagitis: Clinical syndrome, endoscopic appearance, and diagnosis in 23 patients. Gastrointest. Endosc. 37:600, 1991.
35. Mori, M., Adachi, Y., Matsushima, T., et al.: Lugol staining pattern and histology of esophageal lesions. Am. J. Gastroenterol., 88:701, 1993.
36. Nashef, S. A. M., and Pagliero, K. M.: Instrumental perforation of the esophagus in benign disease. Ann. Thorac. Surg., 44:360, 1987.
37. Nishizawa, M., Okada, T., Hosoi, T., et al.: Detecting early esophageal cancers with special reference to the intraepithelial stage. Endoscopy, 16:92, 1984.
38. Norberto, L., Cusumano, A., Bonavina, L., et al.: Endoscopic vital staining in the diagnosis of esophageal cancer In Siewert, J. R., and Holscher, A. H. (eds.): Diseases of the Esophagus. Berlin, Springer-Verlag, 1988, p. 135.
39. Olden, K., and Triadafilopoulos, G.: Failure of initial 24-hour esophageal pH monitoring to predict refractoriness and intracubility in reflux esophagitis. Am. J. Gastroenterol., 86:1142, 1991.
40. Ott, D. J., Kelley, T. F:, Chen, M. Y., et al.: Use of a marshmallow bolus for evaluating lower esophageal mucosal rings. Am. J. Gastroenterol., 86:817, 1991.

41. Quine, M. A., Bell, G. D., McCloy, R. F., et al.: Prospective audit of upper gastrointestinal endoscopy in two regions of England: Safety, staffing, and sedation methods. Gut, 36:462, 1995.

42. Quine, M. A., Bell, G. D., McCloy, R. E, and Matthews, H. R.: Prospective audit of perforation rates following upper gastrointestinal endoscopy in two regions of England. Br. J. Surg., 82:530, 1995.

43. Reed, C. E., Mishra, G., Sahai, A., et al.: Esophageal cancer suging: Improved accuracy by endoscopic ultrasound of celiac lymph nodes. Ann. Thorac. Surg., 67:319, 1999.

44. Rice, T. W, Boyce, G. A., and Sivak, M. V: Esophageal ultrasound and the preoperative staging of carcinoma of the esophagus. J. Thorac. Cardiovasc. Surg., 101:536, 1991.

45. Richardson, J. D., Flint, L. M., Snow, N. J., et al.: Management of transmediastinal gunshot wounds. Surgery, 90:671, 1981.

46. Ritchie, A. J., McGuigan, J., McManus, K., et al.: Diagnostic rigid and flexible oesophagoscopy in carcinoma of the oesophagus: A comparison. Thorax, 48:115, 1993.

47. Sarr, M. G., Pemberton, J. H., and Payne, W S.: Management of instrumental perforations of the esophagus. J. Thorac. Cardiovasc. Surg., 84:211, 1982.

48. Savary, M., Ollyo, J. B., and Monnier, P.: Frequency and importance of endobrachyesophagus in reflux disease. In Siewert, J. R., and Holscher, A. H. (eds.): Disease of the Esophagus. Berlin, Springer Verlag, 1988, p. 529.

49. Schatzki, R., and Gray, J. E.: Dysphagia due to a diaphragrn-like localized narrowing in the lower esophagus (lower esophageal ring). Am. J. Roentgenol., 70.911, 1953.

50. Shamir, M., and Schuman, B. M.: Complications of fiberoptic endoscopy. Gastrointest. Endosc. 26:86, 1980.

51. Shorvon, P. J., Eykyn, S. J., and Cotton, P. B.: Gastrointestinal instrumentation, bacteraemia, and endocarditis. Gut, 24:1078, 1983.

52. Solomon, M. P., Rosenblum, H., and Rosato, F. E.: Leiomyoma of the esophagus. Ann. Surg., 199:246, 1984.

53. Spach, D. H., Silverstein, F. E., and Stamm, W: E.: Transmission of infection by gastrointestinal endoscopy and bronchoscopy. Ann. Intern. Med., 118:117, 1993.

54. St. Onge, G., and Bezahler, G. H.: Giant esophageal ulcer associated with cytomexalovirus. Gastroenterology, 83:127, 1982.

55. Staples, D. C., Knodell, R. G., and Johnson, L. F.: Inflammatory pseudotumor of the esophagus. Gastrointest. Endosc., 24:175, 1978.

56. Sugimachi, K., Kitamura, K., Baba, K., et al.: Endoscopic diagnosis of early carcinoma of the esophagus using Lugol's solution. Gastrointest. Endosc., 38:657, 1992.

57. Symbas, P N., Vlasis, S. E., Hatcher, C. R., Jr.: Esophagitis secondary to ingestion of caustic material. Ann. Thorac. Surg., 36:73, 1983.

58. The Italian Liver Cirrhosis Project: Reliability of endoscopy in the assessment of variceal features. J. Hepatol., 4:93, 1987.

59. Wiburg, F. A., Beukers, M. M., Bartelsman, J. E, et al.: Nasogastric intubation as sole treatment of caustic esophageal lesions. Ann. Otol. Rhinol. Laryngol., 94:337, 1985.

60. Ziegler, K., Sanft, C., Zeitz, M., et al.: Evaluation of endosonography in TN staging of oesophageal cancer. Gut, 32:16, 1991.

CAPÍTULO

6

Estudios diagnósticos fisiológicos

RODNEY J. MASON Y TOM R. DEMEESTER

La medicina clínica ha avanzado a través del análisis retrospectivo, la relación de los síntomas con lesiones o estructuras anatómicas y el uso de esta relación en forma prospectiva para diagnosticar enfermedades. Con el tiempo se identificaron anormalidades bioquímicas o histológicas que se consideraron muy probablemente ocasionadas por una enfermedad, tales como alteraciones metabólicas, neoplasias, inflamación e isquemia. En consecuencia, en los pacientes sintomáticos se emplean parámetros bioquímicos o histológicos para reconocer e identificar enfermedades específicas. Sin embargo, existen anormalidades que ocasionan síntomas sin marcadores anatómicos, histológicos o bioquímicos. En su mayoría éstas son anormalidades de la función que originan síntomas antes de que se desarrollen lesiones reconocibles mediante cambios estructurales, histológicos o bioquímicos.

Los trastornos funcionales del esófago se encuentran dentro de estas anormalidades. Pueden existir durante un período de tiempo sin ocasionar cambios morfológicos mientras causan síntomas considerables. Los síntomas típicos de los trastornos esofágicos funcionales son pirosis, regurgitación y disfagia. La asociación de estos síntomas con una anormalidad esofágica específica sin signos estructurales o histológicos y sin investigaciones adicionales puede llevar a errores diagnósticos. Esto se debe a que varios trastornos gástricos, duodenales, cardíacos y pulmonares a veces ocasionan síntomas semejantes a los trastornos esofágicos, y es difícil diferenciarlos. Además, los trastornos esofágicos funcionales pueden presentarse con síntomas atípicos como dolor torácico, tos crónica o disnea, que confunden y llevan al médico a sospechar anormalidades del corazón o los pulmones. Para complicar más aún las cosas los trastornos esofágicos funcionales pueden presentarse simultáneamente con trastornos gastroduodenales, cardíacos y pulmonares. En consecuencia, se requieren métodos objetivos para confirmar la presencia de una alteración esofágica funcional y diferenciar la misma de otros trastornos.

Inclusive cuando existen signos histológicos, endoscópicos o radiográficos que clásicamente han apoyado el diagnóstico de una enfermedad específica, el diagnóstico puede estar incompleto sin una investigación adicional. Esto se debe a que la anormalidad funcional subyacente que ocasionó el signo no se detecta.

Por ejemplo, la esofagitis puede deberse a un medicamento o ser secundaria a enfermedad por reflujo gastroesofágico (RGE). El aumento de la exposición esofágica al jugo gástrico en sí puede deberse a un defecto mecánico del esfínter esofágico inferior, a la ineficacia de la función de evacuación esofágica o a trastornos gastroduodenales. El diagnóstico correcto de la anormalidad y la identificación de la causa subyacente son esenciales para la elección del tratamiento adecuado y para evitar el fracaso del mismo o una recidiva. Esto requiere una comprensión clara de la fisiología esofágica normal y de las anormalidades funcionales que pueden ocasionar lesión tisular cuando persisten.[15,59]

ASPECTOS FISIOLÓGICOS DE LA FUNCIÓN ESOFÁGICA

La alimentación requiere el tránsito de alimento y bebidas desde la boca hacia el estómago. La boca y la hipofaringe representan un tercio de esta distancia y el esófago representa los dos tercios restantes. Para comprender la mecánica de la alimentación es útil considerar las fauces como un modelo mecánico en el cual la lengua y la faringe actúan como una bomba de pistón con tres válvulas y el cuerpo del esófago y el cardias funcionan como una bomba de tornillo sin fin con una única válvula. Las tres válvulas del cilindro faríngeo son el paladar blando, la epiglotis y el cricofaríngeo. La válvula de la bomba esofágica es el esfínter esofágico inferior. Las fallas en las válvulas o las bombas ocasionan anormalidades de la deglución, es decir, dificultad en la propulsión del alimento desde la boca hacia el estómago o regurgitación del contenido gástrico desde el estómago hacia la faringe.

El alimento introducido en la boca tiene tamaños variables y en este sitio se tritura, se mezcla con saliva y se lubrica. Una vez iniciada la deglución ésta es completamente refleja. Cuando el alimento está listo para ser deglutido la lengua, actuando como un pistón, mueve el bolo alimenticio hacia la bucofaringe posterior y empuja el mismo hacia la hipofaringe (fig. 6-1). Simultáneamente con el movimiento hacia atrás de la lengua el paladar blando se eleva, cerrando de este

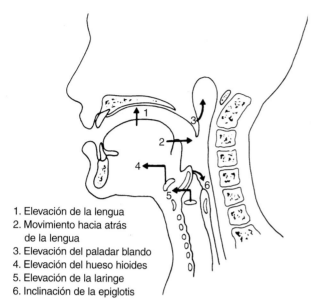

1. Elevación de la lengua
2. Movimiento hacia atrás de la lengua
3. Elevación del paladar blando
4. Elevación del hueso hioides
5. Elevación de la laringe
6. Inclinación de la epiglotis

Fig. 6-1. Secuencia de sucesos durante la fase bucofaríngea de la deglución.

modo el paso entre la bucofaringe y la nasofaringe. Esta separación evita que la presión generada en la bucofaringe se disipe a través de la nariz. Cuando el paladar blando se encuentra paralizado, como sucede tras un accidente cerebrovascular, el alimento habitualmente regurgita hacia la nasofaringe. Durante la deglución el hueso hioides se mueve hacia arriba y adelante, elevando la laringe y abriendo el espacio retrolaríngeo. Esto lleva la epiglotis debajo de la lengua (fig. 6-1). La inclinación hacia atrás de la epiglotis cubre la abertura de la laringe para evitar la aspiración. La fase faríngea de la deglución dura 1,5 segundos.

La presión en la hipofaringe aumenta bruscamente durante la deglución hasta alcanzar al menos 60 mmHg. Entre la presión faríngea y la presión en la porción media del esófago o intratorácica, inferior a la atmosférica, se desarrolla una diferencia de presión considerable (fig. 6-2). Este gradiente de presión acelera el movimiento del alimento desde la hipofaringe hacia el esófago cuando el cricofaríngeo o esfínter esofágico superior se relaja y se abre y el esófago cervical presenta una distensibilidad adecuada. La acción de pistón de la lengua y las contracciones peristálticas de los constrictores posteriores de la faringe impulsan el bolo alimenticio a través del esfínter abierto y la presión diferencial succiona el bolo hacia el esófago torácico. La distensibilidad del músculo estriado del esófago cervical es fundamental en esta fase de la deglución y cuando es defectuosa se produce disfagia grave. El esfínter esofágico superior se cierra 0,5 segundos después y la presión de cierre inmediata alcanza aproximadamente el doble del nivel de reposo de 30 mmHg. Esta contracción posterior a la relajación se desplaza hacia abajo por el esófago como onda peristáltica (fig. 6-3). La presión de cierre elevada y el comienzo de la onda peristáltica evitan la regurgitación del bolo alimenticio desde el esófago hacia la faringe. Después de que la onda peristáltica ha avanzado hacia abajo a lo largo del esófago la presión del esfínter esofágico superior regresa a su nivel de reposo (fig. 6-3).

La deglución puede iniciarse en forma voluntaria o puede desencadenarse en forma refleja debido a la estimulación de áreas de la boca y la faringe, que incluyen los pilares amigdalinos anteriores y posteriores o las paredes posterolaterales de la hipofaringe. Los nervios aferentes de la faringe son el nervio glosofaríngeo y las ramas laríngeas superiores del vago. Los estímulos viajan a través de estos nervios hasta el centro de la deglución de la médula, que coordina todo el acto de la deglución enviando impulsos a través de los nervios craneanos quinto, séptimo, décimo, undécimo y duodécimo, así como a través de las motoneuronas de C1 a C3. Las

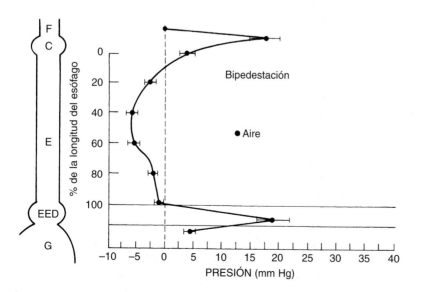

Fig. 6-2. Curva de presión de reposo del intestino anterior que muestra la presión diferencial entre la presión faríngea atmosférica (F), la presión de la porción media del esófago inferior a la atmosférica (E) y la presión intragástrica superior a la atmosférica (G), con las zonas de alta presión interpuestas del cricofaríngeo (C) y el esfínter esofágico distal (EED). Es evidente que se requiere una relajación coordinada del cricofaríngeo y el EED para transportar un bolo alimenticio hacia el estómago. Cuando un bolo es empujado a través del gradiente de presión desde la porción media del esófago (E) hacia el estómago (G) se produce trabajo esofágico. (De Waters, P.F. y DeMeester, T.R.: Foregut motor disorders and their surgical management. Med. Clin. North Am., 65:1237, 1981, con permiso.)

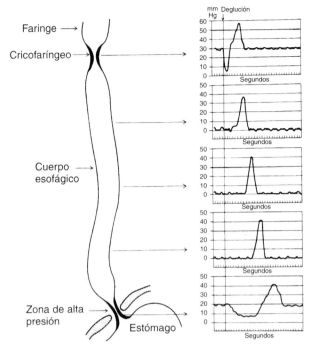

Fig. 6-3. Presiones esofágicas intraluminales en respuesta a la deglución. (De Waters, P.F. y DeMeester, T.R.: Foregut motor disorders and their surgical management. Med. Clin. North Am., 65:1238, 1981, con permiso.)

descargas a través de estos nervios siguen un patrón bastante específico y duran aproximadamente 0,5 segundos. Se sabe poco acerca de la organización del centro de la deglución, excepto que puede desencadenar la deglución después de varios estímulos, pero la respuesta siempre consiste en un patrón de descargas eferentes muy ordenado. Después de un accidente cerebrovascular estos impulsos eferentes coordinados pueden alterarse y ocasionar trastornos leves de la deglución. En las lesiones más graves la deglución puede estar muy alterada y hasta producirse aspiración reiterada.

Los músculos estriados del cricofaríngeo y del tercio superior del esófago son activados por fibras eferentes que se distribuyen a través del nervio vago y sus ramas laríngeas recurrentes. Se requiere una inervación íntegra para que el cricofaríngeo se relaje en forma coordinada con la contracción faríngea y recupere su tono de reposo una vez que el bolo alimenticio ha penetrado en la porción superior del esófago. Simultáneamente, el músculo estriado del esófago cervical debe tener la distensibilidad necesaria para dilatarse y recibir el bolo deglutido. Las lesiones del sistema nervioso central ocasionadas por varias causas pueden alterar la inervación de la laringe, el cricofaríngeo y la porción superior del esófago. La pérdida de la función y la distensibilidad muscular pueden predisponer al paciente a la aspiración o a la disfagia.

La actividad faríngea en la deglución inicia la fase esofágica. El cuerpo del esófago actúa como una bom-ba impulsora de tornillo sin fin debido a la disposición helicoidal de sus músculos circulares y transporta el bolo alimenticio desde la porción distal del esófago hasta el estómago. La fase esofágica de la deglución representa el trabajo que realiza el esófago durante la alimentación, mediante el cual el alimento se transporta hacia el estómago desde una presión intratorácica de -6 mmHg hasta una presión intraabdominal de +6 mmHg en promedio (es decir, un gradiente de 12 mmHg [véase fig. 6-2]). La función del músculo liso en el tercio inferior del esófago eficaz y coordinada es por tanto importante para impulsar el alimento hacia el estómago. La onda peristáltica genera una presión oclusiva que varía entre 0,30 y 150 mmHg (véase fig. 6-3). La onda alcanza su intensidad máxima en un segundo, permanece en ella durante alrededor de 0,5 segundos y luego disminuye en aproximadamente 1,5 segundos. El aumento y la disminución de la presión oclusiva pueden ocupar un punto del esófago durante 3 a 5 segundos. La intensidad máxima de una contracción peristáltica primaria iniciada por una deglución se desplaza hacia abajo a lo largo del esófago a una velocidad de 2 a 4 cm/seg y alcanza la porción distal del esófago unos nueve segundos después del inicio de la deglución (véase fig. 6-3). Las degluciones consecutivas producen ondas peristálticas primarias semejantes, pero cuando la deglución se repite rápidamente el esófago permanece relajado y la onda peristáltica se produce solo después del último movimiento de la faringe. Este fenómeno se conoce como *inhibición posdeglutoria*.

La progresión de la onda hacia abajo a lo largo del esófago se debe a la activación secuencial de sus músculos iniciada por las fibras nerviosas vagales eferentes originadas en el centro de la deglución. Si los nervios están intactos, la continuidad del músculo esofágico no es necesaria. Si se seccionan los músculos pero no los nervios, la onda de presión comienza distalmente por debajo del sitio seccionado, porque se extingue en el extremo proximal por encima del corte. Esto permite realizar una resección en manguito del esófago sin eliminar su función normal. Los impulsos aferentes originados en los receptores de la pared esofágica no son esenciales para el avance de la onda coordinada. Sin embargo, existen nervios aferentes dispuestos entre el esófago y el centro de la deglución. Si se distiende el esófago en cualquier punto comienza una onda de contracción con un cierre forzado del esfínter esofágico superior que progresa hacia abajo a lo largo del esófago. Esta contracción secundaria se produce sin que ocurran movimientos de la boca o la faringe. Las contracciones secundarias pueden producirse como un reflejo local independiente para vaciar el esófago del alimento residual después del paso de la onda primaria pero son menos frecuentes que lo que se pensaba.

A pesar de que la presión oclusiva del esófago es muy potente, su fuerza propulsora es relativamente débil. Si se intenta tragar un bolo unido por un cordón a un contrapeso el peso máximo que puede superarse es de 5 a 10 gramos. Para que se produzca una propulsión eficiente se requieren contracciones ordenadas de la pared muscular y la fijación del extremo inferior del esófago. La pérdida de la fijación inferior, como la que se produce en una hernia hiatal grande, puede ocasionar una propulsión ineficiente.

El esfínter esofágico inferior proporciona una barrera de presión entre el esófago y el estómago y actúa como válvula de la bomba de tornillo sin fin representada por el cuerpo del esófago. Aunque ha sido difícil identificar un esfínter esofágico inferior anatómicamente separado, los estudios de microdisección muestran que en los seres humanos la función esfinteriana de este segmento se relaciona con la arquitectura de las fibras musculares presentes en la unión del conducto esofágico con el reservorio gástrico[42] (fig. 6-4). El esfínter permanece cerrado en forma activa para evitar el reflujo del contenido gástrico hacia el esófago y se abre mediante una relajación que coincide con una deglución faríngea (véase fig. 6-3). La presión del esfínter esofágico inferior regresa a su nivel de reposo una vez que la onda peristáltica ha pasado a través del esófago. En consecuencia, el reflujo de jugo gástrico que puede producirse a través de la válvula abierta durante una deglución es bombeado nuevamente hacia el estómago. Un factor desencadenante importante de reflujo gastroesofágico parece ser la distensión gástrica, que ocasiona un acortamiento del esfínter esofágico inferior cuando asciende el fondo gástrico. El acortamiento progresivo del esfínter alcanza un punto en el cual se supera la presión del segmento residual y el esfínter se abre, permitiendo el reflujo. También se produce pérdida de la función de barrera del esfínter cuando la deglución faríngea no inicia una contracción peristáltica; en estos casos, la relajación simultánea del esfínter esofágico inferior facilita el reflujo de jugo gástrico. Ésta parece ser la causa principal de las llamadas relajaciones transitorias o espontáneas del esfínter esofágico inferior, que algunos consideran un factor causante de RGE.[19] En los perros, el bloqueo parasimpático cervical bilateral inhibe la relajación del esfínter esofágico inferior que se produce con la deglución faríngea o la distensión del esófago.[49] Esto indica que la función vagal es importante para mantener la función de barrera del esfínter esofágico inferior y para coordinar la relajación del mismo con la contracción esofágica.

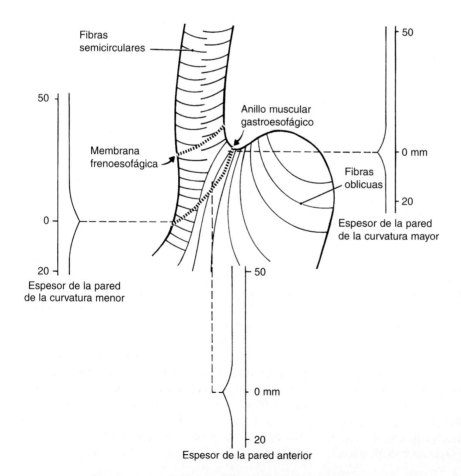

Fig. 6-4. Esquema que muestra el espesor de la pared y la orientación de las fibras del cardias de acuerdo a estudios de microdisección: en la unión del conducto esofágico con el saco gástrico existe un anillo muscular oblicuo formado por un aumento de la masa muscular en el interior de la capa muscular interna. En el lado del cardias correspondiente a la curvatura menor las fibras musculares de la capa interna se orientan transversalmente y forman fijaciones musculares semicirculares que se insertan en los tejidos conectivos de la submucosa. En el lado del cardias correspondiente a la curvatura mayor estas fibras musculares forman asas oblicuas largas que se disponen paralelamente a la curvatura menor del estómago y rodean el extremo distal del cardias y el fondo gástrico. (De DeMeester, T.R. y Skinner, D.B.: Evaluation of esophageal function and disease. *En* Glenn, W.W.L. [ed.]. Thoracic and Cardiovascular Surgery, 4th ed. Norwalk, CT, Appleton-Century-Crofts, 1983, p. 461, con permiso.)

La capacidad del esfínter esofágico inferior para proteger la mucosa esofágica de la exposición excesiva al jugo gástrico depende de la resistencia que oponga al reflujo de jugo gástrico desde un sector que se encuentra por encima de la presión atmosférica, el estómago, hasta otro que se encuentra por debajo de la misma, el esófago. Los estudios clínicos y estudios in vitro han demostrado que esta resistencia se debe al efecto mecánico integrado de la presión del esfínter, la longitud total del mismo y la longitud expuesta a la presión positiva del abdomen.[8,60,67]

ASPECTOS FISIOPATOLÓGICOS DE LA FUNCIÓN ESOFÁGICA

En condiciones normales existe una interrelación coordinada entre el esófago y sus válvulas y compartimientos adyacentes para impulsar el alimento desde la boca hasta el estómago. Una falla en la capacidad de propulsión de un compartimiento dificulta el movimiento anterógrado del alimento y facilita la regurgitación. La falla de una válvula entre dos compartimientos adyacentes ocasiona exposición del compartimiento proximal al contenido luminal del compartimiento distal (es decir, reflujo gastroesofágico y esofagofaríngeo).

Trastornos de la deglución faringoesofágica

Los trastornos de la fase faringoesofágica de la deglución se deben a una falta de coordinación de los fenómenos neuromusculares involucrados en la masticación, el inicio de la deglución y la propulsión del alimento desde la bucofaringe hasta el esófago cervical. Esto ocasiona disfagia, regurgitación nasal, aspiración e infecciones respiratorias reiteradas. Los trastornos pueden clasificarse en una o más de las siguientes categorías: 1) transporte bucofaríngeo inadecuado del bolo alimenticio, 2) incapacidad para presurizar la faringe, 3) incapacidad para elevar la laringe y abrir el esfínter esofágico superior, 4) alteración de la relajación del músculo cricofaríngeo y la contracción faríngea y 5) disminución de la distensibilidad del segmento faringoesofágico y el esófago cervical secundaria a miopatía restrictiva.

Los trastornos de la deglución faringoesofágica por lo general se deben a una enfermedad adquirida que compromete los sistemas nerviosos central y periférico. Las posibles enfermedades y trastornos incluyen accidentes cerebrovasculares, tumores del tronco encefálico, poliomielitis, esclerosis múltiple, enfermedad de Parkinson, parálisis seudobulbar, neuropatía perifé-

rica y lesión quirúrgica de los nervios craneanos que intervienen en la deglución. Las enfermedades musculares como miopatía producida por radiación, dermatomiositis, distrofia miotónica y miastenia gravis son menos frecuentes. De vez en cuando la compresión extrínseca ocasionada por tiromegalia, adenopatía cervical o hiperostosis de la columna vertebral cervical pueden ocasionar disfagia cervical. Debe advertirse, sin embargo, que en nuestro estudio casi el 40% de los pacientes no tenía una enfermedad subyacente identificable.

La rapidez de la fase bucofaríngea de la deglución, el movimiento de las fauces y la asimetría del cricofaríngeo explican la dificultad para evaluar los trastornos de la deglución esofagofaríngea mediante manometría. La videocinerradiografía es la prueba más objetiva para evaluar el movimiento bucofaríngeo del bolo alimenticio, la contracción faríngea, la relajación del cricofaríngeo y la dinámica de la protección de la vía aérea durante la deglución.[36] El análisis minucioso de los estudios de videocinerradiografía y manometría con un catéter especialmente diseñado, idealmente realizados en forma simultánea, puede identificar la causa de la disfunción faringoesofágica en la mayoría de los casos.[45]

En los pacientes con divertículo de Zenker ha sido difícil demostrar en forma constante una alteración de la motilidad de la fase faríngea de la deglución. La anormalidad más frecuente es una pérdida de la distensibilidad del segmento faringoesofágico que se manifiesta por un aumento de la presión del bolo (fig. 6-5).[13] La biopsia de músculo esofágico en los pacientes con divertículo de Zenker muestra signos histológicos de miopatía restrictiva que se correlacionan con una disminución de la distensibilidad de la porción superior del esófago en los estudios de videocinerradiografía y de manometría. Estos resultados sugieren que el divertículo se forma a consecuencia de la tensión reiterada ocasionada por el transporte del bolo alimenticio a través de un músculo no distensible en el segmento faringoesofágico. Otras manifestaciones radiográficas de la falta de distensibilidad del segmento proximal del esófago son un estrechamiento corto en el sector del cricofaríngeo o un estrechamiento más extenso del segmento faringoesofágico. La falta de coordinación entre la relajación del esfínter y la contracción faríngea junto con la alteración de la apertura del esfínter es otra causa de divertículo de Zenker. Éste puede no producirse en toda la longitud del esfínter y puede ser pasado por alto fácilmente durante la evaluación manométrica debido al movimiento del cricofaríngeo durante la deglución. En los pacientes con divertículo de Zenker también se ha observado falta de relajación del músculo cricofaríngeo durante la deglución, llamada acalasia cervical, y falta de inicio de una contracción esofágica después de una deglución faríngea.[9]

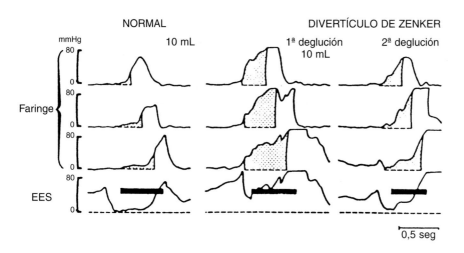

Fig. 6-5. Trazados manométricos de la faringe y el esfínter esofágico superior (EES) durante una deglución con 10 mL. En un paciente con divertículo de Zenker existe una onda de presión dentro del bolo mucho más elevada (*área de puntos*) que en las personas sanas de control. Obsérvese que cuando el paciente realizó una segunda deglución para evacuar el bolo residual de la faringe este bolo de menor volumen se asoció con una presión dentro del bolo más baja pero todavía anormal y con una apertura más breve del EES observada en una videorradioscopia llevada a cabo simultáneamente (*barra*). (De Cook, I.J., Gibb, M., Panagopoulos, V. y col.: Pharyngeal [Zenker's] diverticulum is a disorder of upper esophageal sphincter opening. Gastroenterology, *113*:1229, 1992, con permiso.)

Trastornos motores primarios del cuerpo del esófago y el esfínter esofágico inferior

La disfagia sin obstrucción (es decir, la disfagia sin anormalidades estructurales) es el síntoma principal en los trastornos motores del esófago. La percepción del paciente depende del equilibrio entre la gravedad de la causa subyacente que ocasiona la dificultad y la adaptación del paciente a la misma mediante la modificación de los hábitos alimentarios. En consecuencia, la disfagia requiere una evaluación minuciosa de los antecedentes alimentarios del paciente además de una comprensión clara de las alteraciones fisiológicas que pueden ocasionar los síntomas.[59]

Las alteraciones que se producen en la bomba de tornillo sin fin del cuerpo del esófago o en el esfínter esofágico inferior pueden originar varios trastornos de la fase esofágica de la deglución. Estos trastornos se deben a alteraciones primarias del esófago o a enfermedades neurales, musculares o sistémicas más generalizadas (cuadro 6-1). Con la introducción de la manometría esofágica convencional se han clasificado nuevamente varios trastornos primarios de la motilidad esofágica como enfermedades separadas en lugar de como trastornos inespecíficos; estos incluyen la acalasia, el espasmo esofágico generalizado, el llamado esófago en rompenueces y la hipertensión del esfínter esofágico inferior (cuadro 6-1).[65] La clasificación de estos trastornos por lo general se realiza sobre la base del análisis de los registros manométricos de 10 degluciones húmedas llevadas a cabo en el laboratorio (cuadro 6-2).[12]

La técnica de control ambulatorio de la actividad motora esofágica durante 24 horas amplía la cantidad de contracciones esofágicas disponibles para analizar y permite evaluar la función motora esofágica en distintas situaciones fisiológicas. Esto aumenta la precisión y la fiabilidad de las determinaciones.[22] La aplicación del control ambulatorio de la motilidad esofágica durante 24 horas ha demostrado que existen diferencias marcadas en la clasificación de los trastornos motores esofágicos entre la manometría convencional y el control ambulatorio de la motilidad (fig. 6-6).[58] La reclasificación que tiene lugar cuando se analiza la función motora esofágica sobre la base de la manometría ambulatoria indica que las categorías clásicas de trastornos motores esofágicos son inadecuadas. Esto parece deberse a la expresión intermitente de trastornos motores esofágicos que pueden sobrediagnosticarse o subdiagnosticarse en la situación no fisiológica de la manometría convencional pero que se detectan con mucha más fiabilidad cuando se monitorea la actividad motora durante 24 horas ante varias situaciones fisiológicas. Según estas observaciones, los trastornos de la motilidad esofágica deben considerarse un espectro de alteraciones que reflejan distintos estadios de

---

Cuadro 6-1. *Trastornos de la motilidad esofágica*

Primarios

Acalasia, acalasia "vigorosa"
Espasmo esofágico segmentario y generalizado
Esófago en rompenueces
Hipertensión del esfínter esofágico inferior
Trastornos de la motilidad esofágica inespecíficos

Trastornos de la motilidad esofágica secundarios

Colagenopatías: esclerosis sistémica progresiva, polimiositis y dermatomiositis, enfermedad mixta del tejido conectivo, lupus eritematoso sistémico
Seudoobstrucción intestinal crónica idiopática
Enfermedades neuromusculares
Trastornos endocrinos y metastásicos

Cuadro 6-2. *Características manométricas de los trastornos de la motilidad esofágica primarios*

___

Acalasia

Relajación incompleta del EEI
Falta de peristaltismo en el cuerpo del esófago
Elevación de la presión del EEI
Aumento de las presiones intraesofágicas basales con respecto a los
    valores basales gástricos

Espasmo esofágico generalizado

Simultáneo (contracciones no peristálticas) (> 20% de las degluciones
    húmedas)
Contracciones repetitivas máximas múltiples
Contracciones espontáneas
Peristaltismo normal intermitente
Contracciones con aumento de la amplitud y la duración

Esófago en rompenueces

Aumento de la amplitud peristáltica en la porción distal del esófago
    (≥ 180 mm Hg)
Aumento de la duración media de las contracciones (> 7 segundos)
Secuencia peristáltica normal

Hipertensión del esfínter esofágico inferior

Elevación de la presión del EEI
Relajación normal del EEI
Peristaltismo normal en el cuerpo del esófago

Trastornos de la motilidad esofágica inespecíficos

Disminución de la amplitud o ausencia de peristaltismo esofágico
Aumento del número de contracciones no peristálticas o atenuadas
Ondas peristálticas con morfología anormal
Presión y relajación del EEI normales

___

EEI = esfínter esofágico inferior.

___

deterioro de la función motora esofágica más que entidades separadas.[59] La observación de que la gravedad de los trastornos motores esofágicos puede empeorar o mejorar durante la evolución natural de la enfermedad avala este concepto.

En los pacientes sin anormalidades estructurales del esófago la disfagia puede deberse a obstrucción distal ocasionada por la falta de relajación del esfínter esofágico inferior o a contracciones desorganizadas del cuerpo esofágico. En los pacientes con falta de relajación del esfínter la función del cuerpo esofágico se deteriora secundariamente a la obstrucción distal y puede recuperarse si se resuelve la obstrucción en las fases iniciales del trastorno. En los pacientes con un trastorno motor primario del cuerpo esofágico la disfagia parece deberse a la incapacidad del cuerpo esofágico para organizar su actividad motora en contracciones peristálticas durante la alimentación. El control ambulatorio de la función del cuerpo del esófago durante 24 horas ha demostrado que en voluntarios sanos asintomáticos la frecuencia de "contracciones eficaces" (es decir, contracciones peristálticas con una amplitud suficiente para impulsar un bolo alimenticio) aumenta cuanto mayor es el estado de conciencia (es decir, desde el sueño a la posición de pie y más aún durante las comidas). Esto probablemente se debe a un efecto modulador del sistema nervioso central sobre la actividad motora esofágica. Los pacientes con disfagia no obstructiva carecen de esta capacidad para aumentar la frecuencia de las contracciones eficaces con los estados crecientes de conciencia.[52,57] Los estudios clínicos realizados usando control ambulatorio de la motilidad esofágica han demostrado que la frecuencia de las contracciones eficaces aumenta durante las comidas. El control puede emplearse para expresar la gravedad de la disfunción del cuerpo del esófago en una escala lineal. Ésta puede relacionarse con la presencia de disfagia no obstructiva (fig. 6-7) y evita la necesidad de emplear las categorías actuales de trastornos motores esofágicos y permite una evaluación objetiva del efecto del tratamiento médico o quirúrgico sobre la función del cuerpo del esófago.[57]

Se ha sugerido que las contracciones esofágicas con mucha amplitud o muy prolongadas son responsables del dolor torácico en los pacientes con trastornos motores esofágicos.[10] Sin embargo, el control ambulatorio de la motilidad durante 24 horas realizado en es-

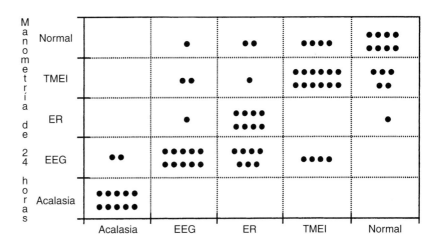

Fig. 6-6. Clasificación de los trastornos motores esofágicos en 108 pacientes con disfagia o dolor torácico no cardíaco según los resultados de la manometría ambulatoria durante 24 horas o la manometría convencional. (EEG, espasmo esofágico generalizado; ER, esófago en rompenueces; TMEI, trastorno motor esofágico inespecífico.) (De Stein, H.J., DeMeester, T.R., Eypasch, E.P. y Klingman, R.P.: Ambulatory 24-hour esophageal manometry in the evaluation of esophageal motor disorders and noncardiac chest pain. *Surgery,* *110*:753, 1991, con permiso.)

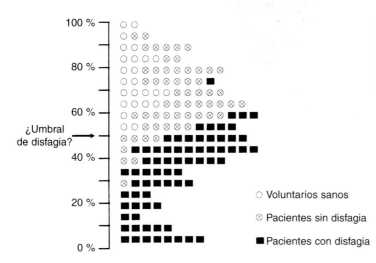

○ Voluntarios sanos

⊗ Pacientes sin disfagia

■ Pacientes con disfagia

Fig. 6-7. Prevalencia de "contracciones eficaces" durante las comidas en voluntarios sanos, pacientes con disfagia no obstructiva y pacientes sin disfagia. La presencia de menos de 50% de contracciones eficaces durante las comidas se asocia con una prevalencia elevada de disfagia no obstructiva.

tos pacientes ha demostrado que la amplitud y la duración de las contracciones esofágicas asociadas con episodios de dolor torácico son semejantes a las de las contracciones asintomáticas durante el registro en posición de pie o en decúbito. Los episodios de dolor torácico de origen esofágico estaban precedidos inmediatamente por un aumento marcado de la frecuencia de contracciones simultáneas y repetitivas (fig. 6-8).[58] Tal como sucede en el corazón, la irrigación esofágica puede interrumpirse durante los episodios de contracciones musculares desorganizadas. Esto puede ser crucial en los casos en que el flujo sanguíneo de reposo del esófago ya se encuentra comprometido, como en el músculo esofágico hipertrófico de los pacientes con trastornos motores esofágicos. En estos casos un episodio de actividad motora desorganizada puede originar dolor de tipo isquémico. En consecuencia, el dolor torácico ocasionado por un episodio de actividad motora esofágica incoordinada en condiciones isquémicas se denomina *claudicación esofágica*.[58]

Las alteraciones radiográficas observadas en los trastornos de la motilidad como espasmos segmentarios con formación de compartimentos en el esófago o de un divertículo son el resultado anatómico de la desorganización de la función motora esofágica. Un análisis minucioso mostrará por lo general que en los años previos a la comprobación de estos signos radiográficos existía un trastorno de la motilidad. El desarrollo de un divertículo puede aliviar transitoriamente la disfagia y reemplazar este síntoma por el de regurgitación posprandial de alimento no digerido. En los pocos pacientes con un divertículo en quienes no puede identificarse una alteración de la función del cuerpo esofágico o el esfínter esofágico inferior por manometría debe considerarse una etiología por tracción o congénita para el divertículo.

Trastornos motores esofágicos secundarios

Los trastornos de la motilidad esofágica también pueden deberse a alteraciones nerviosas, musculares o metabólicas generalizadas. El esófago resulta afectado

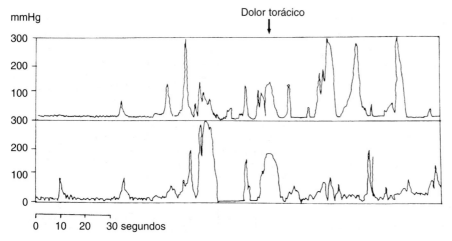

Fig. 6-8. Registro de motilidad ambulatorio de un paciente con episodios frecuentes de dolor torácico no cardíaco. Se registró la actividad motora esofágica 10 cm *(trazado superior)* y 5 cm *(trazado inferior)* por encima del esfínter esofágico inferior. El paciente experimentó un episodio espontáneo de dolor torácico intenso asociado con una frecuencia elevada de contracciones repetitivas y simultáneas en la porción distal del esófago. (De Stein, H.J., DeMeester, T.R., Eypasch, E.P. y Klingman, R.P.: Ambulatory 24-hour esophageal manometry in the evaluation of esophageal motor disorders and noncardiac chest pain. Surgery, *110*:753, 1991, con permiso.)

en especial por casi todas las colagenopatías; las más frecuentes son la esclerosis sistémica progresiva, la enfermedad mixta del tejido conectivo, la polimiositis y la dermatomiositis (véase cuadro 6-1).[44,63,66] El 80% de los pacientes con esclerosis sistémica progresiva tienen una alteración motora del esófago. En la mayoría de los casos la enfermedad sigue una evolución prolongada y por lo general afecta solamente el músculo liso de los dos tercios distales del esófago. Los signos típicos en la manometría esofágica son peristaltismo normal en el esófago proximal estriado con peristaltismo débil o ausente en la porción distal de músculo liso. La presión del esfínter esofágico inferior disminuye progresivamente a medida que avanza la enfermedad y esto ocasiona una exposición creciente del esófago al jugo gástrico debido al defecto mecánico del esfínter esofágico inferior y a la escasa función evacuatoria del cuerpo del esófago.[66]

En los pacientes con polimiositis o dermatomiositis el lugar principal de compromiso esofágico es la porción superior de músculo estriado y esto causa aspiración, regurgitación nasofaríngea y disfagia cervical. La enfermedad mixta del tejido conectivo muestra resultados manométricos mixtos entre la esclerosis sistémica progresiva y la polimiositis.

Reflujo gastroesofágico

El RGE es el trastorno del intestino anterior más frecuente en el mundo occidental y representa aproximadamente el 75% de los trastornos esofágicos. En alrededor del 50% de los pacientes afectados puede ocasionar complicaciones como esofagitis, estenosis, úlceras, esófago de Barrett, aspiración pulmonar reiterada, neumonía recidivante y fibrosis pulmonar progresiva.[17] A pesar de su frecuencia el RGE representa uno de los mayores desafíos diagnósticos entre los trastornos esofágicos benignos, porque los síntomas y los signos endoscópicos o histológicos de las lesiones mucosas esofágicas no son fiables para diagnosticar la enfermedad. Con el control de pH esofágico durante 24 horas se ha cuantificado la alteración fisiopatológica básica del RGE (es decir, el aumento de la exposición esofágica al jugo gástrico).[16,33] Esto ha permitido conceptualizar la fisiopatología de un proceso patológico complejo, ha estimulado un enfoque racional dirigido a determinar la causa del aumento de la exposición esofágica al jugo gástrico y permitió planificar un tratamiento específico enfocado a corregir las anormalidades subyacentes.

Existen tres causas conocidas de aumento de la exposición esofágica al jugo gástrico. La primera es un defecto mecánico del esfínter esofágico inferior. Esta causa explica alrededor del 60 al 70% del RGE y se debe a la lesión inflamatoria del músculo del esfín-

ter.[67] La identificación de esta causa es importante porque una intervención quirúrgica antirreflujo es el único tratamiento adecuado para corregir la anormalidad. Las otras dos causas son una evacuación esofágica ineficiente del reflujo de jugo gástrico y alteraciones del vaciamiento gástrico que ocasionan pérdida transitoria de la función de barrera del esfínter debido al acortamiento progresivo del esfínter que acompaña a la distensión gástrica. Conceptualmente, estas tres causas principales de reflujo gastroesofágico pueden considerarse como anormalidades de una bomba, una válvula o un reservorio (fig. 6-9). Las contribuciones relativas de cada uno de estos componentes del mecanismo antirreflujo a la mayor exposición esofágica al jugo gástrico deben determinarse antes de considerar el tratamiento quirúrgico.

El funcionamiento inadecuado del esfínter esofágico inferior puede deberse a una presión, una longitud total o una longitud intraabdominal (es decir, la porción del esfínter expuesta a la presión positiva del abdomen en la manometría) insuficientes. La deficiencia de uno o dos componentes del esfínter puede compensarse por la evacuación realizada por el cuerpo del esófago. La falla de los tres componentes del esfínter inevitablemente ocasiona un aumento de la exposición esofágica al jugo gástrico. La causa más frecuente de un defecto mecánico del esfínter esofágico inferior es la pérdida de la función miógena debida a inflamación. Esto puede ocasionar disminución de la presión del esfínter, la longitud total o la longitud ab-

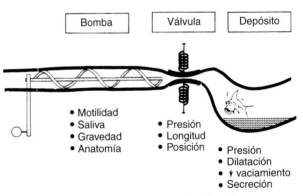

Fig. 6-9. Modelo mecánico que considera al esófago como una bomba impulsora, al esfínter esofágico inferior como una válvula y al estómago como un depósito. La evacuación esofágica del reflujo de jugo gástrico depende de la actividad motora esofágica, la salivación, la gravedad y la presencia de una alteración anatómica como la hernia hiatal. La competencia del esfínter esofágico inferior depende de su presión, su longitud total y su longitud expuesta a la presión abdominal. Las anormalidades de la función gástrica que ocasionan reflujo gastroesofágico incluyen aumento de la presión intragástrica, dilatación gástrica, disminución del ritmo de vaciamiento y aumento de la secreción ácida gástrica. (De DeMeester, T.R. y Attwood, S.E.: Gastroesophageal reflux disease, hiatus hernia, achalasia of the esophagus and spontaneous rupture. *En* Schwartz, S.I. y Ellis, H. [eds.]: Maingot's Abdominal Operations. 9th ed. Norwalk, CT, Appleton & Lange, 1989, con permiso.)

dominal, o una combinación de los factores anteriores. Una longitud abdominal insuficiente o una longitud total anormalmente corta pueden anular una presión normal del esfínter.[67] La suficiencia de la longitud abdominal del esfínter es importante para evitar el reflujo causado por los aumentos de la presión intraabdominal. Una longitud total suficiente es importante para evitar el reflujo ocasionado por la distensión gástrica como la que puede suceder tras una comida.

Los efectos combinados de la presión del esfínter, la longitud total y la longitud abdominal pueden establecerse integrando las presiones radiales que se ejercen sobre toda la longitud del esfínter. Esto puede llevarse a cabo calculando el volumen de la curva de presión tridimensional del esfínter (volumen del vector de presión del esfínter).[7,60] En la figura 6-10 se muestran las curvas de presión tridimensional de un voluntario sano, un paciente con esófago de Barrett y defecto del esfínter y el mismo paciente después de practicada la fundoplicatura de Nissen.

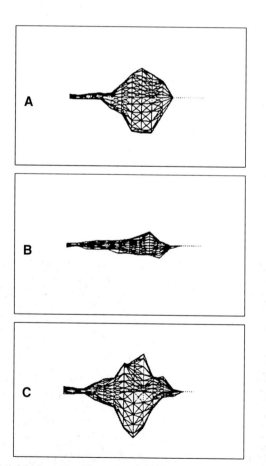

Fig. 6-10. Imagen tridimensional de la presión del esfínter esofágico inferior en un voluntario sano (**A**), un paciente con defecto mecánico del esfínter (**B**) y el mismo paciente un año después de practicada la fundoplicatura de Nissen (**C**). (De Stein, H.J., DeMeester, T.R., Naspetti, R. y cols.: The three-dimensional lower esophageal sphincter pressure profile in gastroesophageal reflux disease. Ann. Surg, *214*:374,1991, con permiso.)

Una segunda causa de aumento de la exposición esofágica al jugo gástrico es la evacuación esofágica ineficiente de material refluido.[27] La falta de evacuación del reflujo fisiológico puede ocasionar una exposición esofágica anormal al jugo gástrico en personas con un esfínter esofágico inferior mecánicamente intacto y una función gástrica normal. Esta situación es relativamente rara y la evacuación ineficiente se asocia más a menudo a un esfínter mecánicamente defectuoso y en este caso aumenta la exposición esofágica al jugo gástrico prolongando la duración de cada episodio de reflujo. Los cuatro factores importantes que participan en la evacuación esofágica son la gravedad, la actividad motora esofágica, la salivación y la fijación del esófago distal en el abdomen. La mayor parte del reflujo de jugo gástrico se evacua del esófago mediante una onda peristáltica primaria iniciada por una deglución faríngea. El peristaltismo secundario iniciado por la distensión de la porción inferior del esófago o por una disminución del pH intraesofágico es menos importante. Los estudios de videocinerradiografía y manometría combinados han demostrado que la disminución de la evacuación esofágica puede deberse a contracciones esofágicas no peristálticas o a contracciones de amplitud baja.[37] La salivación facilita la evacuación esofágica neutralizando la pequeña cantidad de ácido residual presente después de una onda peristáltica. La presencia de una hernia hiatal también puede aumentar la exposición al ácido disminuyendo la eficacia de las contracciones esofágicas debido a la pérdida de la fijación distal del esófago.

Las alteraciones gástricas que pueden aumentar la exposición esofágica al jugo gástrico incluyen dilatación gástrica, aumento de la presión intragástrica, demora del vaciamiento gástrico y aumento de la secreción ácida gástrica.[17] La dilatación gástrica acorta la longitud total del esfínter esofágico inferior, ocasionando una disminución de la resistencia del esfínter al reflujo. El aumento de la presión intragástrica se observa en los pacientes con obstrucción de la salida gástrica debido a cicatrización pilórica o duodenal, vagotomía o neuropatía diabética. La demora del vaciamiento gástrico es secundaria a alteraciones miógenas como las observadas en los pacientes con diabetes avanzada, trastornos neuromusculares generalizados e infecciones virales. La hipersecreción gástrica puede aumentar la exposición esofágica al jugo gástrico debido al reflujo fisiológico de un volumen excesivo de jugo gástrico con pH bajo que se produce en este trastorno.

Las complicaciones del reflujo gastroesofágico se deben a la lesión producida por el jugo gástrico sobre la mucosa esofágica o el epitelio respiratorio y a las alteraciones ocasionadas por la posterior reparación y fibrosis. Las complicaciones del RGE comprenden esofagitis, estenosis, esófago de Barrett y fibrosis pulmonar secundaria a aspiración reiterada. Las complicaciones del RGE se relacionan directamente con la frecuencia de un defecto mecánico del esfínter (fig. 6-11).[55] Esto indica que un esfínter mecánicamente defectuoso es el principal factor en el desarrollo de complicaciones de la enfermedad.

La observación de que en los pacientes con un esfínter defectuoso no siempre se producen complicaciones del RGE y de que éstas pueden presentarse en los pacientes con un esfínter esofágico inferior normal sugiere que la composición del jugo gástrico que refluye también es un factor importante en la patogenia de la lesión de la mucosa esofágica. Estudios experimentales han demostrado que el 34% de los pacientes con RGE se identifican debido a reflujo de jugo gástrico con un pH inferior a 4. El 9% se identifica debido la presencia de reflujo de jugo duodenal con bilirrubina y el 57% se identifica debido a reflujo de jugo gástrico y duodenal; esta última situación ocasiona las lesiones más importantes por reflujo de jugo gástrico sobre la mucosa esofágica.[35] Los estudios clínicos confirmaron este concepto y demostraron que en los pacientes con aumento de la exposición esofágica al jugo gástrico contaminado con contenido duodenal alcalino las complicaciones son más frecuentes y más graves que en aquellos que solo presentan aumento de la exposición del esófago al ácido (fig. 6-12).[55] Las complicaciones del RGE son frecuentes y graves sobre todo en los pacientes con un

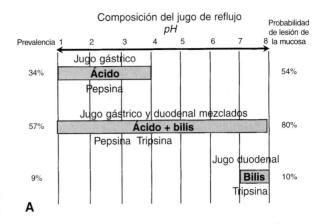
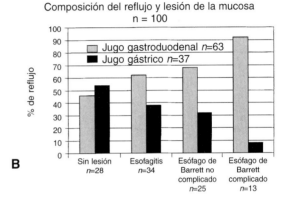

Fig. 6-12. *A*, Prevalencia de reflujo gástrico ácido, reflujo gastroduodenal y reflujo duodenal hacia el esófago y probabilidad de lesión de la mucosa, según el control de 100 pacientes consecutivos con enfermedad por reflujo gastroesofágico, definida como un aumento de la exposición esofágica al ácido o a la bilirrubina. *B*, Prevalencia de reflujo de jugo gástrico ácido o ácido gástrico y jugo duodenal en 100 pacientes con distintos grados de lesión de la mucosa esofágica. (De Fein, M., Ireland, A.P., Ritter, M.P. y cols.: Duodenogastric reflux potentiates the injurious effects of gatroesophageal reflux. J. Gastrointest Surg., *1*:27,1997.)

defecto mecánico del esfínter y reflujo de jugo mixto gastroduodenal.

EVALUACIÓN OBJETIVA DE LOS TRASTORNOS ESOFÁGICOS

Se dispone de varias pruebas para diagnosticar los trastornos esofágicos pero éstas presentan gran variación en cuanto a su fiabilidad y su aplicabilidad. Las pruebas diagnósticas pueden dividirse en cinco grupos amplios: 1) pruebas para detectar alteraciones estructurales del esófago, 2) pruebas para detectar alteraciones funcionales del esófago, 3) pruebas para detectar aumento de la exposición esofágica al jugo gástrico y duodenal, 4) pruebas para provocar síntomas esofági-

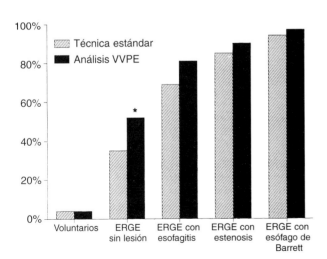

Fig. 6-11. Prevalencia de defecto mecánico del esfínter en pacientes con aumento de la exposición esofágica al jugo gástrico sin lesión mucosa y con esofagitis, estenosis y esófago de Barrett usando técnicas manométricas convencionales o análisis de la imagen tridimensional del esfínter (análisis del volumen del vector de presión del esfínter, VVPE). *p* < 0,05 en comparación con la técnica convencional. (De Stein, H.J., DeMeester, T.R., Naspetti, R. y cols.: The three-dimensional lower esophageal sphincter pressure profile in gastroesophageal reflux disease. Ann. Surg, *214*:374,1991, con permiso.)

cos y 5) pruebas de función gastroduodenal relacionadas con los trastornos esofágicos.

Pruebas para detectar alteraciones estructurales del esófago

El primer estudio diagnóstico en los pacientes en quienes se sospecha un trastorno esofágico debe ser un examen radiográfico con contraste del esófago con una evaluación completa del estómago y el duodeno, seguido por endoscopia digestiva alta con biopsia. Una evaluación radiográfica eficaz se apoya en el empleo combinado de distintas técnicas de exploración. Éstas se describen en el capítulo 4.

En cualquier paciente con disfagia se indica endoscopia aun cuando exista un estudio radiográfico normal. Independientemente de la interpretación radiológica de un signo anormal, cada anormalidad estructural del esófago debe confirmarse visualmente y mediante una biopsia. También se requiere endoscopia y biopsia para evaluar la presencia de complicaciones del RGE (esofagitis, estenosis y esófago de Barrett). La exploración endoscópica con fibra óptica de la deglución (EEFD) es otra técnica valiosa para evaluar la sensibilidad faríngea y la deglución. Proporciona una visión clara y directa de la hipofaringe y la laringe y permite observar en forma directa aspiración o signos de ésta. Permite una evaluación clínica rápida de pacientes internados en instituciones para enfermos crónicos, pacientes ambulatorios o pacientes internados en unidades de cuidados intensivos cuando no se dispone de examen videorradioscópico o éste no es adecuado. Permite evaluar el movimiento de las cuerdas vocales y el aspecto físico de las estructuras faríngeas y laríngeas.[41] Los resultados satisfactorios de la EEFD han llevado al desarrollo de la endoscopia diagnóstica transnasal y transbucal sin sedación usando endoscopios de pequeño diámetro (5,3 mm).[14]

Los avances en ecografía endoscópica permiten una mejor evaluación de la pared esofágica. Se realiza con un endoscopio con visión lateral con una sonda de ultrasonido radial montada en su extremo. El contacto con la pared esofágica se obtiene mediante un balón lleno con agua ubicado sobre la sonda de ultrasonido. Esta técnica suministra un corte transversal circular de la pared esofágica que puede visualizarse en un procesador de imagen. En la imagen ecográfica la pared del esófago está formada por cinco capas que corresponden a las reflexiones acústicas y a las interfases presentes entre ellas. Con esta técnica puede demostrarse con facilidad el engrosamiento de la pared de la porción distal del esófago en los pacientes con acalasia y el espasmo esofágico generalizado. En los pacientes con esclerodermia puede reconocerse la fibrosis de la pared esofágica. Pueden detectarse también tumores intramurales no observados mediante tomografía computarizada o endoscopia y en algunos casos puede observarse un trastorno motor.[59]

Pruebas para detectar alteraciones funcionales del esófago

Muchos pacientes con síntomas de un trastorno esofágico no presentan una anormalidad estructural detectable en la evaluación radiográfica y endoscópica convencional. En estos casos son necesarias pruebas de función esofágica para identificar el trastorno funcional. Las pruebas modernas para evaluar la función esofágica incluyen la manometría estacionaria del segmento faringoesofágico, el cuerpo del esófago y el esfínter esofágico inferior, el control ambulatorio de la motilidad esofágica durante 24 horas, la videocinerradiografía y el centellograma del tránsito esofágico.

Manometría esofágica estacionaria

La manometría esofágica estacionaria es una técnica ampliamente usada para explorar la función motora del esófago y sus esfínteres. Se indica cuando se sospecha un trastorno motor del esófago sobre la base de síntomas como disfagia, odinofagia o dolor torácico no cardíaco y cuando el estudio radiográfico con bario o la endoscopia no muestran una anormalidad estructural evidente.[59] La manometría esofágica es especialmente necesaria para confirmar el diagnóstico de un trastorno de la motilidad esofágica primario específico (por ejemplo, acalasia, espasmo esofágico generalizado, esófago en rompenueces e hipertensión del esfínter esofágico inferior).[65] También permite identificar alteraciones de la motilidad esofágica inespecíficas y trastornos motores esofágicos secundarios a enfermedades generalizadas, tales como esclerodermia, dermatomiositis, polimiositis y enfermedad mixta del tejido conectivo. La manometría estacionaria es el método más preciso para evaluar la función del esfínter esofágico inferior y sobre ella se basa la identificación y la clasificación de los trastornos motores del cuerpo del esófago.[12] En los pacientes con trastornos de la fase faringoesofágica de la deglución la manometría complementa a la videocinerradiografía e idealmente estas técnicas deben llevarse a cabo en forma simultánea.[11,38] En los pacientes con RGE la manometría del cuerpo del esófago puede identificar un defecto mecánico del esfínter esofágico inferior causante del aumento de la exposición esofágica al ácido y permite evaluar la suficiencia de la función de evacuación del esófago.[17]

La manometría esofágica se lleva a cabo usando transductores electrónicos sensibles a la presión ubicados dentro de un catéter o mediante catéteres perfundidos con agua con orificios laterales unidos a transductores ubicados fuera del cuerpo. El catéter por lo general está formado por un grupo de cinco o más transductores de presión o de conductos perfundidos con agua unidos entre sí con aberturas laterales ubicadas cada 5 cm desde el extremo y orientadas radialmente. Un catéter especial con cuatro u ocho aberturas laterales ubicadas al mismo nivel, orientadas radialmente a 90 o 45 grados entre sí, es útil para obtener una imagen tridimensional del esfínter esofágico inferior. Para evaluar el esfínter esofágico superior se emplean otros catéteres diseñados especialmente. Cuando se emplean catéteres llenos con agua debe ajustarse el ritmo de infusión de agua para obtener trazados de presión fiables y reproducibles. Esto se consigue mejor mediante un sistema de infusión capilar neumohidráulico con baja distensibilidad.[1]

El catéter de manometría se introduce a través de la nariz y el esófago hasta el estómago y se confirma el patrón de presión gástrico. Se retira el catéter a través del cardias para identificar la zona de alta presión del esfínter esofágico inferior. Aunque algunos autores proponen retirar el catéter en forma rápida y uniforme mientras el paciente contiene la respiración, nosotros hemos comprobado que retirar el catéter gradualmente a intervalos de 0,5 a 1 cm o hacerlo en forma lenta a una velocidad de 1 mm/seg durante 60 segundos proporciona información reproducible y más cuantitativa y permite al paciente respirar normalmente durante el procedimiento.[59,67] A medida que el transductor de la presión atraviesa la unión gastroesofágica un aumento de presión por encima del valor basal gástrico identifica el comienzo del esfínter esofágico inferior. El punto de inversión respiratoria (PIR) se identifica cuando las excursiones positivas que se producen con la respiración en la cavidad abdominal cambian a deflexiones negativas en el tórax. El punto de inversión respiratoria (PIR) sirve de punto de referencia y en ese momento se miden la amplitud de la presión del esfínter esofágico inferior y la longitud del esfínter expuesta a la presión abdominal. A medida que el transductor se retira hacia el cuerpo del esófago se identifica el límite superior del esfínter esofágico inferior por la disminución de la presión hacia el valor basal esofágico. A partir de estas determinaciones se establecen la presión de reposo, la longitud abdominal y la longitud total del esfínter (fig. 6-13). Para tomar en cuenta la asimetría del esfínter la curva de presión se repite a medida que se retira a través del esfínter cada uno de los cinco transductores orientados radialmente, y finalmente se obtiene un promedio de los valores de presión del esfínter que se encuentran por encima del valor basal gástrico, la longitud total del esfínter y la longitud abdominal del mismo. En cambio, si los transductores sensibles a la presión se orientan radialmente a la misma altura en los catéteres, todo lo que se requiere es retirarlos en su solo tiempo.

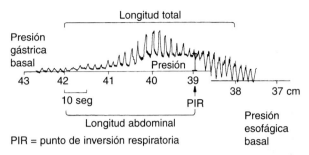

Fig. 6-13. Determinación manométrica del esfínter esofágico inferior. Las distancias están medidas desde las fosas nasales. (PIR, punto de inversión respiratoria.) (De Zaninotto, G., DeMeester, T.R., Schwizer, W. y cols.: The lower esophageal sphincter in health and disease. Am. J. Surg., *155*:105, 1988, con permiso.)

El cuadro 6-3 muestra los valores de estos parámetros en 50 voluntarios sanos sin signos subjetivos u objetivos de trastornos del intestino anterior. El nivel en el cual se presenta incompetencia del esfínter esofágico inferior se estableció comparando la distribución de frecuencia de estos valores en los 50 voluntarios sanos con los valores encontrados en una población de pacientes con síntomas de RGE estudiados en forma semejante.[67] La presencia de aumento de la exposición esofágica al jugo gástrico se comprobó mediante control del pH esofágico durante 24 horas. Sobre la base de estos estudios puede identificarse un esfínter mecánicamente defectuoso como aquel que tiene una o más de las siguientes características: presión media del esfínter esofágico inferior menor a 6 mmHg, longitud media expuesta a la presión positiva del abdomen de 1 cm o menos y longitud total media del esfínter de 2 cm o menos. En comparación con los voluntarios sanos estos valores de presión, longitud total y longitud abdominal del esfínter se encuentran por debajo del percentil 2,5.

Si la manometría del esfínter esofágico inferior se lleva a cabo con cuatro a ocho transductores de pre-

Cuadro 6-3. *Valores manométricos normales del esfínter esofágico inferior (n = 50)*

		Percentilo	
	Mediana	**2,5**	**97,5**
Presión (mmHg)	13	5,8	27,7
Longitud total (cm)	3,6	2,1	5,6
Longitud abdominal (cm)	2	0,9	4,7

	Media	**Media − 2 DS**	**Media + 2 DS**
Presión (mmHg)	13,8	4,6	23
Longitud total (cm)	3,7	2,1	5,3
Longitud abdominal (cm)	2,2	0,6	3,8

De DeMeester, T.R. y Stein, H.J.: Gastroesophageal reflux disease. *En* Moody, F.G., Jones, R.S., Kelly, K.A. y cols.: Surgical Treatment of Digestive Disease, 2nd ed. Chicago, Year Book Medical Publishers, 1989, p. 65, con permiso.

DS = desviación estándar.

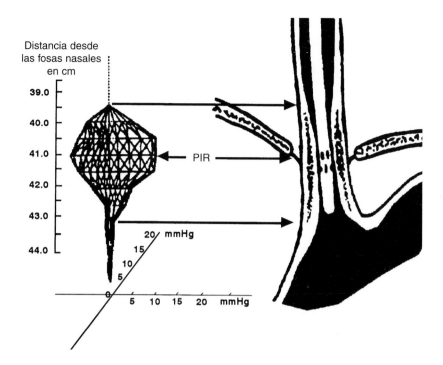

Fig. 6-14. Imagen tridimensional computarizada del esfínter esofágico inferior. Se muestra un catéter con 4 a 8 agujeros laterales radiales que está siendo retirado a través de la unión gastroesofágica. En cada nivel las presiones medidas radialmente se grafican alrededor de un eje que representa la presión gástrica basal. (De Stein, H.J., DeMeester, T.R., Naspetti, R. y cols.: The three-dimensional lower esophageal sphincter pressure profile in gastroesophageal reflux disease. Ann. Surg, 214:374, 1991, con permiso.)

sión orientados radialmente puede obtenerse una imagen tridimensional del esfínter representando las presiones medidas en cada paso del retiro del catéter en forma radial alrededor de un eje que representa el valor basal gástrico (fig. 6-14).[7,60] Por motivos visuales la reconstrucción tridimensional de la imagen de la presión del esfínter puede mejorarse aplicando una interpolación cúbica que suavice las curvas, que conserva los puntos originales agregando otros intermedios para dar a la imagen tridimensional del esfínter una superficie más lisa y mejorar su legibilidad. Se dispone de programas informáticos en el comercio que permiten crear imágenes tridimensionales del esfínter y rotar las mismas en la pantalla de la computadora. Esto permite inspeccionar la imagen del esfínter y observar su asimetría (fig. 6-15).

El volumen circunscripto por la imagen tridimensional del esfínter integra las presiones que se ejercen sobre toda la longitud y la circunferencia del esfínter en un valor que representa la resistencia del esfínter al reflujo del contenido gástrico. Este valor se ha denominado *volumen del vector de presión del esfínter*. El volumen del vector de presión del esfínter puede calcularse usando fórmulas trigonométricas convencionales. Los estudios de validación y la aplicación de esta técnica en un número amplio de pacientes con RGE han demostrado que el cálculo del volumen del vector de presión del esfínter es superior a las técnicas convencionales para evaluar la resistencia del esfínter al reflujo de jugo gástrico (véase fig. 6-11).[60] Esto es especialmente cierto en los pacientes con aumento de la exposición ácida esofágica pero sin lesión mucosa y en los pacientes con alteraciones limítrofes del esfínter.

Para evaluar la relajación y la contracción posrelajación del esfínter esofágico inferior se coloca un transductor de presión dentro de la zona de alta presión con un transductor distal ubicado en el estómago y un

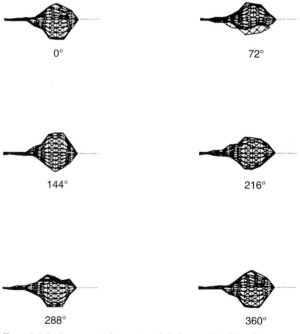

Fig. 6-15. Imagen tridimensional de la presión del esfínter esofágico inferior de un voluntario sano mostrada desde distintos ángulos. Esto se obtiene rotando la imagen alrededor de un eje que representa el valor gástrico basal. Obsérvese la asimetría marcada del esfínter. (De Stein, H.J., DeMeester, T.R., Naspetti, R. y cols.: The three-dimensional lower esophageal sphincter pressure profile in gastroesophageal reflux disease. Ann. Surg, *214*:374, 1991, con permiso.)

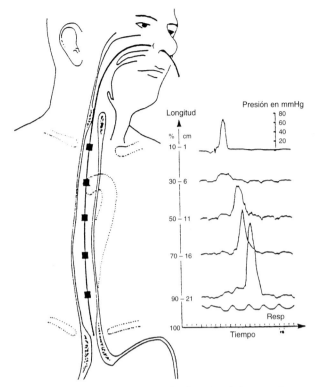

Fig. 6-16. Esquema que muestra la ubicación de los transductores de manometría convencional y las presiones en el cuerpo del esófago. (De Stein, H.J., DeMeester, T.R. y Hinder, R.A.: Outpatient physiologic testing and surgical management of foregut motility disorders. Curr. Probl. Surg., *29*:415, 1992, con permiso.)

jo del esfínter cricofaríngeo bien delimitado, con los orificios distales a intervalos de 5 cm a lo largo de todo el esófago. Con este método puede estudiarse la respuesta de presión en todo el esófago durante la deglución (fig. 6-16). Se registra la respuesta a 10 degluciones húmedas con 5 mL de agua a temperatura ambiente. La amplitud, la duración y la morfología de las contracciones (es decir, el número de valores máximos y la actividad repetitiva) después de cada deglución se calculan en todos los niveles de registro del cuerpo del esófago. La demora entre las contracciones esofágicas en los distintos niveles del esófago se emplea para calcular la velocidad de propagación de la onda y para clasificar las contracciones en peristálticas, simultáneas o no transmitidas. Según esta información se identifican y clasifican los trastornos motores del esófago (véase cuadro 6-2). En las figuras 6-17 a 6-19 se muestran los trazados manométricos típicos de pacientes con esófago en rompenueces, espasmo esofágico generalizado y acalasia. La representación de los valores de un paciente en los distintos niveles del esófago en comparación con los valores normales puede hacer a las anormalidades más evidentes[59] (fig. 6-20).

Debido a la rapidez de los sucesos durante la fase faríngea de la deglución en los pacientes en quienes se sospecha disfunción cricofaríngea la manometría debe realizarse con catéteres diseñados especialmente. Se han empleado sistemas perfundidos con agua y electrónicos. Algunos autores sostienen que los transductores electrónicos de presión son superiores porque tienen una respuesta de frecuencia mucho más elevada que los catéteres perfundidos con agua y evitan la irritación faríngea que produce un sistema perfundido con agua.[11] La posición, la longitud y la presión del esfínter cricofaríngeo se evalúan mediante una técnica estacionaria. El catéter de manometría se retira con intervalos de 0,5 cm desde la porción superior del esófago a través de la región del esfínter esofágico superior hacia la faringe. Para considerar la asimetría ana-

transductor proximal dentro del cuerpo del esófago. Se llevan a cabo entonces 10 degluciones húmedas con 5 mL de agua. La presión del esfínter esofágico inferior debe disminuir hasta el nivel de la presión gástrica durante cada deglución húmeda. La función del cuerpo del esófago se evalúa con tres a cinco transductores de presión ubicados a distintos niveles en el esófago. Para estandarizar el procedimiento el transductor de presión más proximal se coloca 1 cm por deba-

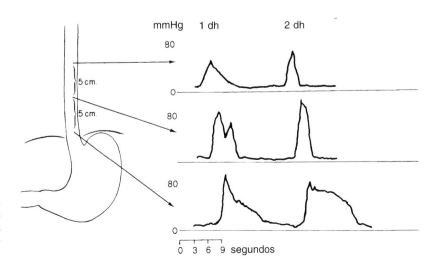

Fig. 6-17. Registro manométrico de un paciente con esófago en rompenueces que muestra contracciones peristálticas en la porción distal del esófago con una amplitud excesiva, que siguen a degluciones húmedas (dh, deglución húmeda).

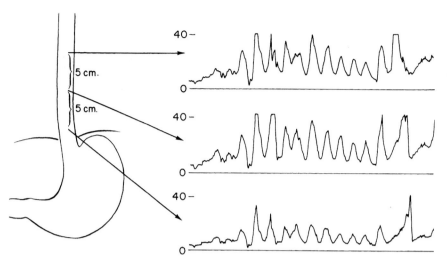

Fig. 6-18. Registro manométrico de un paciente con espasmo esofágico generalizado que muestra contracciones simultáneas repetitivas en el cuerpo del esófago a lo largo de una longitud de 10 cm. (De Waters, P.F. y DeMeester, T.R.: Foregut motor disorders and their surgical management. Med. Clin. North Am., 65:1248, 1981, con permiso.)

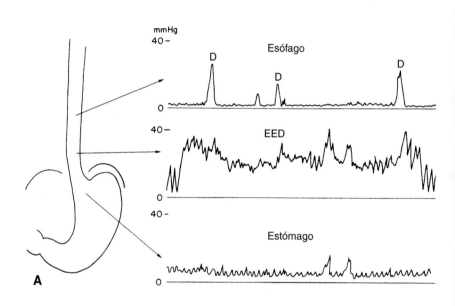

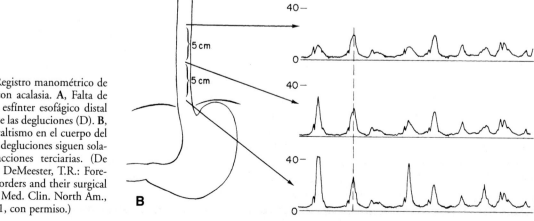

Fig. 6-19. Registro manométrico de un paciente con acalasia. **A,** Falta de relajación del esfínter esofágico distal (EED) durante las degluciones (D). **B,** Falta de peristaltismo en el cuerpo del esófago. A las degluciones siguen solamente contracciones terciarias. (De Waters, P.F. y DeMeester, T.R.: Foregut motor disorders and their surgical management. Med. Clin. North Am., 65:1245, 1981, con permiso.)

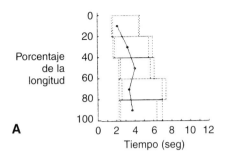

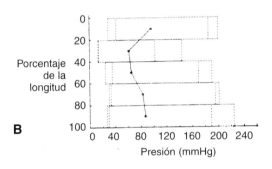

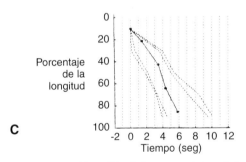

Fig. 6-20. Representación gráfica de las características de la contracción esofágica en cinco niveles del esófago (degluciones húmedas). Se muestran los valores del paciente *(línea continua)* en comparación con los valores normales obtenidos a partir de 60 voluntarios asintomáticos *(líneas interrumpidas:* percentilos 5, 10, 90 y 95). **A,** Duración de las contracciones esofágicas. **B,** Amplitud de las contracciones esofágicas. **C,** Progresión de la onda.

tómica del esfínter esofágico superior (fig. 6-21) se realizan cinco determinaciones con los transductores de presión orientados en varias direcciones y se calcula el promedio. El catéter especial perfundido con agua con ocho orificios laterales localizados a intervalos de 0,5 cm es especialmente útil para evaluar las anormalidades de la apertura del esfínter y detectar signos de aumento de la resistencia al flujo de salida a través del segmento faringoesofágico. La apertura del esfínter esofágico superior se estudia colocando uno de los ocho orificios intermedios de presión laterales

en el límite superior del esfínter cricofaríngeo, mientras los otros orificios se ubican en la hipofaringe y la porción superior del esófago (fig. 6-22).[11] Se requieren registros gráficos de alta velocidad (50 mm/seg) para evaluar la coordinación de la relajación del cricofaríngeo con la contracción de la hipofaringe. Los estudios de motilidad realizados minuciosamente pueden mostrar una alteración de la apertura del esfínter, una relajación insuficiente (fig. 6-23) o contracciones prematuras del cricofaríngeo (fig. 6-24), un aumento de la presión del esfínter o una presurización insuficiente de la faringe (fig. 6-25). La disminución de la distensibilidad del esfínter esofágico superior causada por miopatía restrictiva puede reconocerse manométricamente por la observación de un pequeño hombro en la curva de presión de la hipofaringe (véase fig. 6-5). El tamaño de este hombro se correlaciona directamente con el grado de obstrucción al flujo de salida. La videocinerradiografía simultánea aumenta aún más la sensibilidad de la manometría para detectar anormalidades de la función faringoesofágica.[13,38]

Debe recordarse que todas las presiones manométricas registradas resultan afectadas por variables como la edad del paciente, la postura, las características del bolo ingerido, el diámetro del catéter, la frecuencia de deglución y la distensibilidad del sistema de perfusión.[43] Debido a que estos parámetros no siempre están estandarizados deben controlarse en cada laboratorio. Cada laboratorio debe establecer valores normales a partir de individuos voluntarios sin signos subjetivos u objetivos de trastornos del intestino anterior; otra opción es que el laboratorio adopte los valores normales de otro laboratorio, siempre que se empleen procedimientos y equipos idénticos.

Manometría esofágica ambulatoria durante 24 horas

La aparición intermitente e impredecible de alteraciones motoras y síntomas en los pacientes con trastornos de la motilidad esofágica limita el valor diagnóstico de los estudios de motilidad estacionarios realizados en el laboratorio, que consisten en 10 degluciones durante un período de tiempo breve. La técnica de manometría esofágica ambulatoria se desarrolló para superar estas desventajas controlando la actividad motora esofágica durante un período de tiempo prolongado y ante varias actividades fisiológicas y para correlacionar las alteraciones motoras esofágicas con los síntomas espontáneos.[22,32,48]

Debido a que para evaluar la actividad motora esofágica es necesario obtener muestras muy frecuentes se dispuso el control ambulatorio prolongado de la motilidad esofágica solo después de la introducción de grabadoras de datos digitales portátiles con una gran capacidad de almacenamiento. En la actualidad el

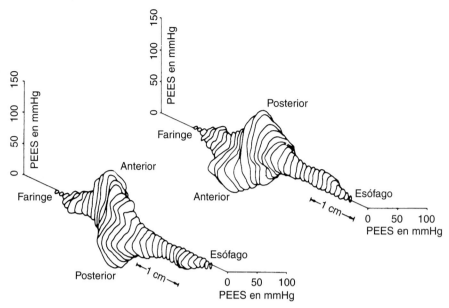

Fig. 6-21. Imagen tridimensional de la presión del esfínter esofágico superior que muestra la zona axial corta de presión máxima y la asimetría radial marcada. (PEES, presión del esfínter esofágico superior.) (De Welch, R.W. y col.: Manometry of the normal upper esophageal sphincter and its alteration of laryngectomy. J. Clin. Invest, *63*:1039, 1979, con permiso.)

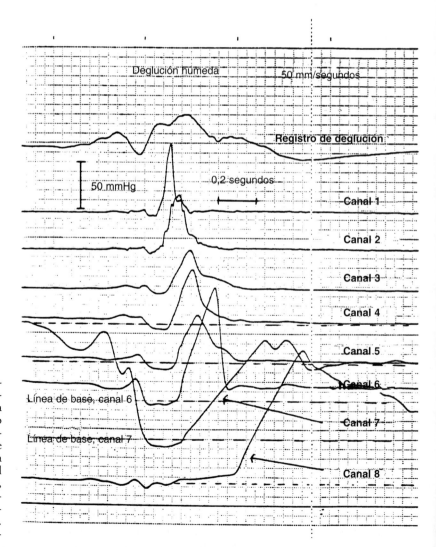

Fig. 6-22. Registro de un estudio manométrico minucioso de la fase faringoesofágica de la deglución que muestra la correlación manométrica del peristaltismo faríngeo, la elevación de la laringe, la apertura del esfínter esofágico superior desde su porción proximal a su porción distal, la elevación del cricoides y el comienzo del peristaltismo esofágico. (De Stein, H.J., DeMeester, T.R. y Hinder, R.A.: Outpatient physiologic testing and surgical management of foregut motility disorders. Curr. Probl. Surg., *29*:415, 1992, con permiso.)

Fig. 6-23. Registro manométrico que muestra ausencia de relajación del cricofaríngeo (esfínter esofágico superior) en respuesta a la contracción faríngea. (De Waters, P.F. y DeMeester, T.R.: Foregut motor disorders and their surgical management. Med. Clin. North Am., *65*:1259, 1981, con permiso.)

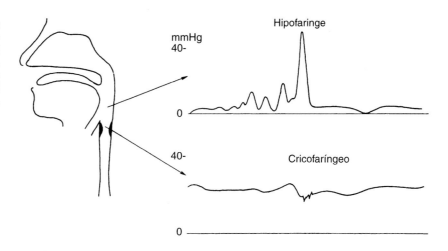

control esofágico ambulatorio permite evaluar la función motora esofágica sobre la base de más de 1.000 contracciones registradas durante todo un ciclo circadiano bajo varias situaciones fisiológicas (es decir, actividad en bipedestación, alimentación y sueño) (fig. 6-26). Esto proporciona una base de datos 100 veces más grande que la manometría convencional para evaluar la función motora esofágica.[57]

El control ambulatorio de la motilidad esofágica por lo general se lleva a cabo usando un catéter con tres o más transductores de presión electrónicos ubicados cada 5 cm por encima del límite superior del esfínter esofágico inferior determinado manométricamente

(fig. 6-27). Los transductores están conectados a una grabadora de datos digital portátil con memoria suficiente para almacenar los registros de presión de cada canal durante todo un ciclo circadiano. Después de colocar los transductores se indica al paciente que lleve un diario durante las siguientes 24 horas, indicando en el mismo el momento en que se acuesta por la noche y en que se despierta por la mañana, el momento en que come y cada vez que experimente un síntoma. El paciente regresa a su casa y se le indica que realice sus actividades diarias normales durante el estudio y que presione un indicador de acontecimientos cuando experimenta un síntoma espontáneo. Después del

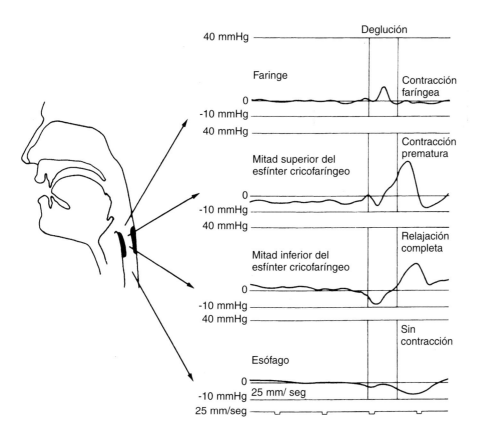

Fig. 6-24. Registro manométrico que muestra contracción prematura de la porción superior del esfínter cricofaríngeo (esofágico superior) durante la contracción faríngea. En el esófago cervical no se observa inicio del peristaltismo. (De Waters, P.F. y DeMeester, T.R.: Foregut motor disorders and their surgical management. Med. Clin. North Am., *65*:1258, 1981, con permiso.)

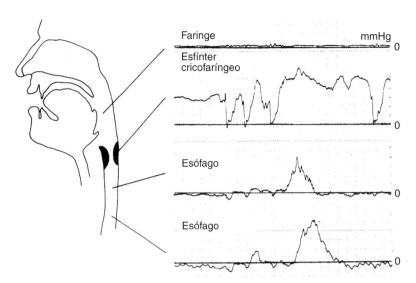

Faringe   mmHg
                                            0
Esfínter
cricofaríngeo

                                            0

Esófago

                                            0

Esófago

                                            0

Fig. 6-25. Registro manométrico que muestra ausencia de una onda de presión faríngea. La relajación del esfínter cricofaríngeo (esofágico superior) es normal e inicia ondas de presión en el esófago cervical. (De Bonavina, L., Khan, N.A. y DeMeester, T.R.: Pharingoesophageal dysfunction. Arch. Surg., 20:546, 1985, con permiso.)

período de 24 horas el paciente regresa a laboratorio donde se retiran los transductores de presión y se descargan los datos registrados a un ordenador personal. Por lo general los datos se analizan en forma separada para los períodos de bipedestación, decúbito, comidas y síntomas mediante un programa informático. Este enfoque permite cuantificar los sucesos motores esofágicos anormales y correlacionar en forma directa los síntomas espontáneos con las alteraciones motoras.

Tras su introducción clínica en 1985 el control ambulatorio de la motilidad esofágica se empleó principalmente para identificar alteraciones motoras esofágicas causantes de dolor torácico no cardíaco.[32,48] Estudios recientes realizados en un número amplio de pacientes no seleccionados han revelado que muchos pacientes no experimentan estos síntomas típicos durante el período de control de 24 horas.[54,58] Incluso cuando se produjo un episodio de dolor torácico espontáneo durante el período de control las anormalidades motoras asociadas con los síntomas fueron raras y se comprobó que el reflujo gastroesofágico era una causa de dolor torácico no cardíaco mucho más frecuente que los trastornos motores esofágicos. En consecuencia, en estos casos la manometría ambulatoria

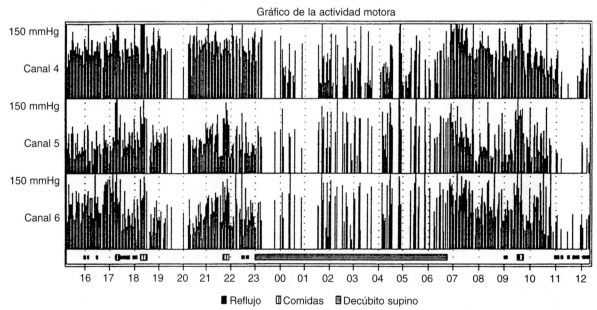

Fig. 6-26. Trazado de motilidad esofágica condensado de tres canales durante un ciclo circadiano. El registro se inició a las 15 horas y finalizó a las 12:30 horas del día siguiente. El tiempo se muestra en el eje de abscisas. Los tres transductores se ubicaron a 15 cm *(trazado superior),* 10 cm *(trazado medio)* y 5 cm *(trazado inferior)* por encima del esfínter esofágico inferior. En la parte inferior se indican los períodos de comidas y sueño nocturno y los episodios de reflujo. Cada contracción registrada se muestra como una línea vertical cuya altura refleja la amplitud de la contracción. Puede reconocerse con facilidad la variabilidad circadiana de la actividad motora esofágica.

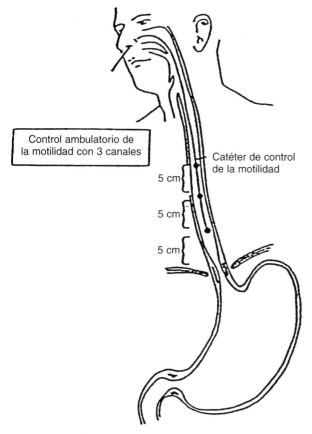

Fig. 6-27. Colocación de transductores de presión electrónicos para control ambulatorio de la motilidad esofágica durante 24 horas. (De Stein, H.J. y DeMeester, T.R.: Indications, technique, and clinical use of ambulatory 24-hour esophageal motility monitoring in a surgical practice. Ann. Surg., 217:128, 1993, con permiso.)

debe llevarse a cabo simultáneamente con el control del pH esofágico y debe reservarse para los pacientes con síntomas diarios.

Debido a la base de datos más amplia y a las situaciones más fisiológicas en que se obtienen los datos la manometría ambulatoria es superior a la manometría convencional para evaluar la función del cuerpo del esófago en los pacientes con síntomas sugerentes de un trastorno motor esofágico primario o secundario.[57] El patrón motor circadiano puede graficarse mostrando la frecuencia de las secuencias de contracciones peristálticas, simultáneas y mixtas (fig. 6-28). La eficacia de la actividad motora esofágica puede observarse graficando la frecuencia de las contracciones peristálticas con amplitud suficiente para impulsar un bolo y evacuar el reflujo de contenido gástrico durante los distintos períodos de control (fig. 6-29). La comprobación de menos de 50% de contracciones eficaces durante las comidas en el control ambulatorio de la motilidad esofágica indica la presencia de una anormalidad motora esofágica grave (véase fig. 6-7). Nuestra experiencia con más de 300 registros ambulatorios de la motilidad esofágica en pacientes con trastornos motores esofágicos muestra que este enfoque permite cuantificar la gravedad de un trastorno motor y evaluar objetivamente los efectos del tratamiento médico o quirúrgico.[57]

Videocinerradiografía

El registro cinematográfico o en video de alta velocidad de los estudios radiográficos con contraste faringoesofágicos permite reevaluar cada deglución revi-

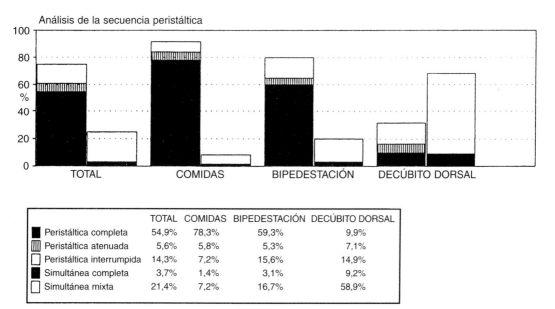

Fig. 6-28. Análisis de la secuencia peristáltica de la motilidad esofágica circadiana registrada que se muestra en la figura 6-26. Se muestra la prevalencia de las secuencias de contracciones peristálticas, simultáneas y mixtas durante los distintos períodos de control.

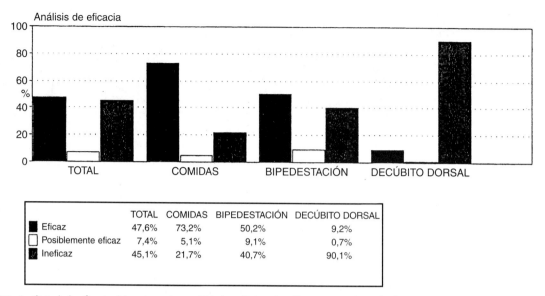

Análisis de eficacia

	TOTAL	COMIDAS	BIPEDESTACIÓN	DECÚBITO DORSAL
■ Eficaz	47,6%	73,2%	50,2%	9,2%
□ Posiblemente eficaz	7,4%	5,1%	9,1%	0,7%
▦ Ineficaz	45,1%	21,7%	40,7%	90,1%

Fig. 6-29. Análisis de la eficacia del registro de motilidad esofágico circadiano mostrado en la figura 6-26. Se muestra la prevalencia de contracciones eficaces (es decir, contracciones peristálticas con amplitud suficiente para impulsar un bolo) durante los distintos períodos de monitoreo.

sando el estudio a diferentes velocidades. El estudio es muy útil para evaluar la fase faríngea de la deglución. Los signos que sugieren disfunción bucofaríngea o cricofaríngea incluyen la desviación del bario hacia la tráquea o la nasofaringe, la prominencia del músculo cricofaríngeo (es decir, una indentación cricofaríngea [fig. 6-30]), un divertículo de Zenker (fig. 6-31), un segmento faringoesofágico estrecho y estasis de la sustancia de contraste en las valéculas epiglóticas o los recesos hipofaríngeos (fig. 6-32).[20] Estos signos por lo general no son específicos pero son manifestaciones frecuentes de trastornos neuromusculares que afectan la región faringoesofágica. Los estudios con bario líquido, sólidos impregnados con bario o comprimidos radioopacos son muy útiles para evaluar la motilidad normal y anormal en el cuerpo del esófago. La pérdida de la onda evacuatoria normal o la segmentación de la columna de bario con el paciente en decúbito puede correlacionarse con una disminución de la amplitud de las contracciones o con ondas manométricas anormales en el cuerpo del esófago (fig. 6-33).[37,46] Además, anormalidades estructurales leves como pequeños divertículos, membranas y compresiones extrínsecas del esófago pueden reconocerse solamente mediante técnicas de registro del movimiento.

Centellograma del tránsito esofágico

El centellograma del tránsito esofágico es otra técnica usada para evaluar la función esofágica.[64] Se registra con una cámara gamma el tránsito esofágico de un bolo de 10 mL de agua con azufre coloidal. Se mide el tiempo de tránsito en forma separada en las porciones

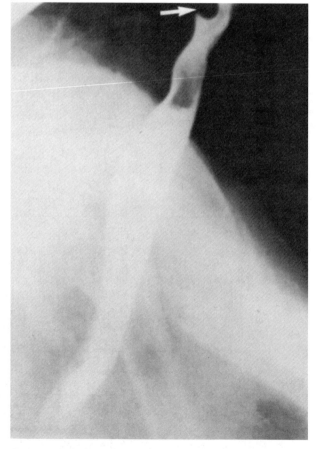

Fig. 6-30. Radiografía con contraste con bario de la deglución faríngea, que muestra una indentación cricofaríngea prominente *(flecha)* en un paciente que presentaba disfagia ocasionada por poliomielitis bulbar. (De Bonavina, L., Khan, N.A. y DeMeester, T.R.: Pharingoesophageal dysfunction. Arch. Surg., *120*:543, 1985, con permiso.)

Fig. 6-31. *Izquierda,* Divertículo de Zenker descubierto inicialmente 15 años antes y que no fue tratado. *Derecha,* Obsérvese su agrandamiento marcado y los signos de aspiración laríngea en un esofagograma reciente. (De Waters, P.F. y DeMeester, T.R.: Foregut motor disorders and their surgical management. Med. Clin. North Am., *65*:1257, 1981, con permiso.)

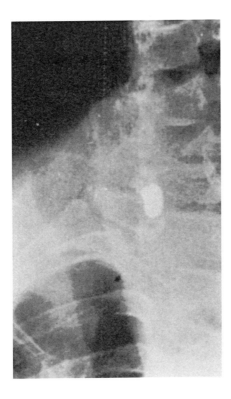
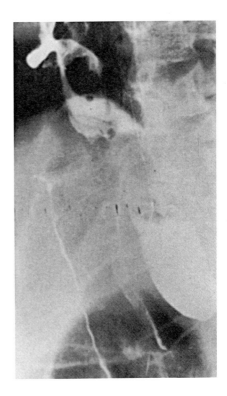

proximal y distal del esófago. Con esta técnica puede demostrarse demora en el tránsito del bolo en los pacientes con varios trastornos motores esofágicos, como acalasia, esclerodermia, espasmo esofágico generalizado, esófago en rompenueces y trastornos motores inespecíficos. El centellograma del tránsito esofágico parece ser una técnica fiable para cuantificar y comprobar las anormalidades del tránsito esofágico.[51] Sin embargo, la prueba carece de especificidad porque no permite establecer el tipo preciso de una alteración de

Fig. 6-32. Esofagograma de un paciente con acalasia cricofaríngea. **A,** Radiografía anteroposterior que muestra retención de la sustancia de contraste a la altura de las valéculas y los recesos piriformes, sin tránsito de bario hacia el esófago. **B,** Radiografía de perfil tomada a la altura de las vértebras C5-C6 que muestra indentación posterior del cricofaríngeo, retención del contraste en la hipofaringe y aspiración traqueal. (De Lafontaine, E.: Pharyngeal dysphagia. *En* DeMeester, T.R. y Matthews, H. [eds.]: International Trends in General Thoracic Surgery, Vol. 3, Benign Esophageal Disease. St. Louis, C.V. Mosby, 1987, p. 345, con permiso.)

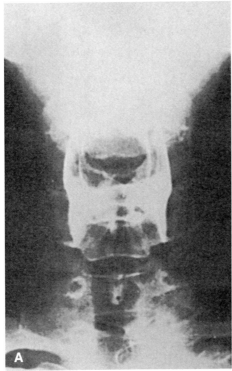
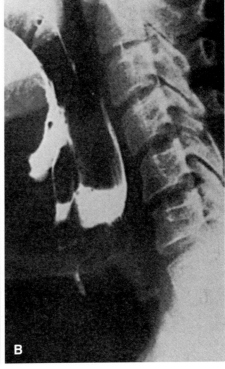

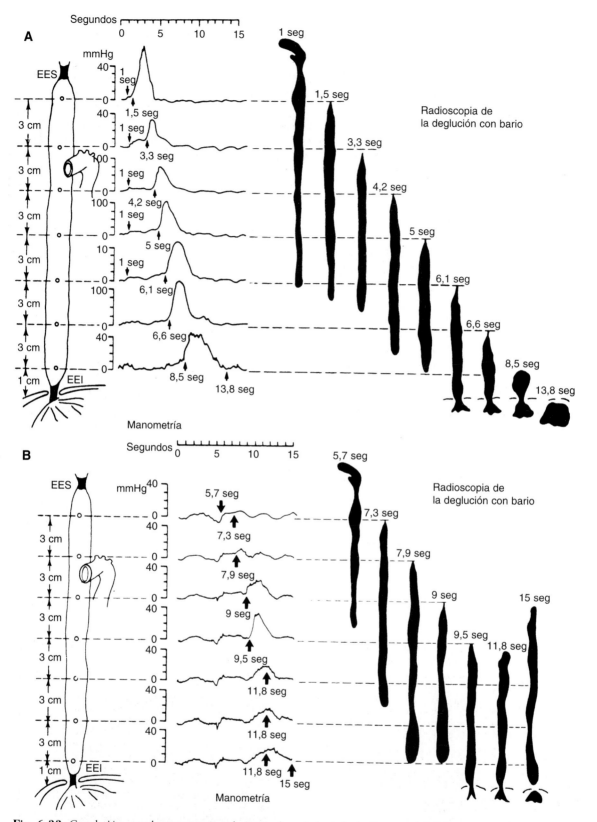

Fig. 6-33. Correlación entre la manometría y el tránsito de un bolo de bario. Los trazados de las imágenes de video en el lado derecho muestran la distribución del bolo de bario en los momentos indicados por las flechas en el registro manométrico. **A**, Normal. **B**, Anormal. En este ejemplo se evacua un volumen mínimo debido a la falta de contracción peristáltica. La onda peristáltica evacuatoria progresó distalmente al cayado aórtico hasta la porción media del esófago pero no se propagó más allá, dejando la mayor parte del bolo de bario en la porción distal del esófago. A la *izquierda* se muestra la correlación manométrica de este suceso. La evacuación esofágica inicial se asoció con una contracción peristáltica débil que progresó solamente hasta el lugar alcanzado por la onda evacuatoria. Después de la falla de la contracción peristáltica secuencial, indicada por la marca a los 11,8 segundos, se registraron ondas simultáneas en el interior de la cavidad común del esófago distendido con bario. Las ondas simultáneas, registradas en los tres sitios de registro distales, presentaron una amplitud baja y una morfología casi idéntica. Tras la finalización de la actividad contráctil (15 segundos) parte del bario se redistribuyó hacia el esófago torácico. Este movimiento retrógrado pudo ser pasivo o bien consecuencia de la contracción del segmento esofágico distal que no obliteró la luz. (De Kahrilas, P.J., Dodds, W.J., Hogan, W.J. y cols.: Effect of peristaltic dysfunction on esophageal volume clearance. Gastroenterology, *94*:74, 1988, con permiso.)

la deglución. Su mayor utilidad consiste en cuantificar el efecto de una anormalidad motora del esófago midiendo el tiempo de vaciamiento esofágico.

Pruebas para detectar el aumento de la exposición esofágica al jugo gástrico

Para llevar a cabo un tratamiento racional de la ERGE es necesario confirmar objetivamente la presencia de un aumento de la exposición esofágica al jugo gástrico. La experiencia clínica amplia ha demostrado que el control del pH esofágico durante 24 horas tiene la mayor sensibilidad y especificidad para detectar reflujo gastroesofágico ácido (Fig. 6-34). En los pacientes en quienes el reflujo de jugo gástrico tiene una gran probabilidad de estar contaminado con jugo duodenal pueden ser útiles el control combinado del pH gástrico y esofágico o la aspiración esofágica con análisis directo del reflujo de jugo gástrico. La prueba de reflujo ácido convencional es útil en los pacientes con resección gástrica previa o aclorhidria o cuando los resultados del control de pH son dudosos debidos a la acción prolongada de agentes antisecretores como el omeprazol. El diagnóstico de reflujo gastroesofágico mediante métodos radiográficos o centellográficos carece de sensibilidad.

Control del pH esofágico durante 24 horas

El método más directo para medir el aumento de la exposición esofágica al jugo gástrico es el control del pH de la luz esofágica durante 24 horas mediante una sonda de pH permanente colocada 5 cm por encima del límite superior del esfínter esofágico inferior. Este método cuantifica el tiempo real en que la mucosa esofágica se encuentra expuesta al jugo gástrico ácido, determina la capacidad del esófago para evacuar el reflujo ácido y correlaciona la exposición del esófago al ácido con los síntomas del paciente. Se requiere un período de control de 24 horas con el objeto de realizar las determinaciones durante un ciclo circadiano completo.[18] Esto permite evaluar el efecto de actividades fisiológicas como comer o dormir sobre el reflujo de jugo gástrico hacia el esófago (fig. 6-35).

Es importante subrayar que el control de pH esofágico durante 24 horas no es una prueba para detectar reflujo sino más bien una determinación de la exposición esofágica al jugo gástrico. La determinaciones se expresan como el tiempo durante el cual el pH esofágico se encuentra por debajo de un umbral determinado durante el período de 24 horas. Esta evaluación, aunque es precisa, no indica cómo tuvo lugar la exposición. Es decir, ¿se produjo en pocos episodios prolongados o en varios episodios breves? En consecuencia, es necesario evaluar también la frecuencia de los episodios de reflujo y su duración.

Las unidades empleadas para expresar la exposición esofágica al jugo gástrico son: 1) el total del tiempo durante el cual el pH esofágico se encuentra por debajo de un umbral determinado (expresado como porcentaje del tiempo total controlado en bipedestación y en decúbito), 2) la frecuencia de los episodios de reflujo por debajo de un umbral determinado (expresada como el número de episodios en 24 horas) y 3) la duración de los episodios (expresada como el número

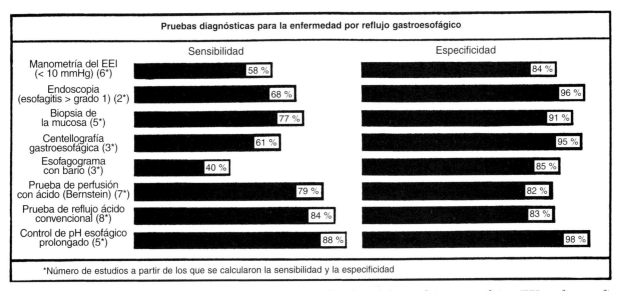

Fig. 6-34. Sensibilidad y especificidad de la prueba diagnóstica para la enfermedad por reflujo gastroesofágico. (EEI = esfínter esofágico inferior.) (De DeMeester, T.R. y Stein, H.J.: Gastroesophageal reflux disease. *En* Moody, F.G., Jones, R.S., Kelly, K.A. y cols. [eds.]: Surgical Treatment of Digestive Disease, 2nd ed. Chicago, Year Book Medical Publishers, 1989, p. 67, con permiso.)

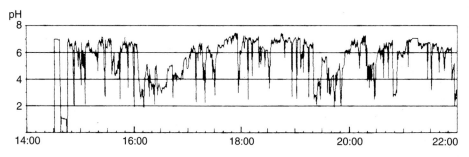

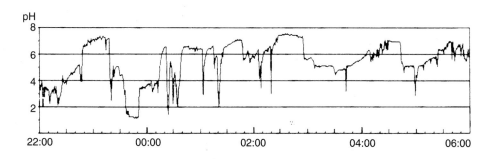

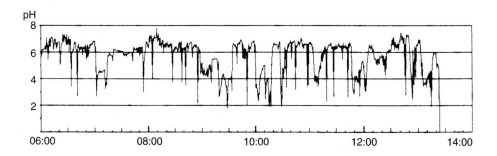

Fig. 6-35. Trazado de control de pH esofágico durante 24 horas en un paciente con aumento de la exposición esofágica al ácido.

de episodios de más de 5 minutos en 24 horas y el tiempo [en minutos] del episodio más prolongado registrado).[18] El cuadro 6-4 muestra los valores normales de estos seis componentes del registro de 24 horas en cada umbral de pH provenientes de 50 individuos control asintomáticos. Los límites superiores de la normalidad se establecieron en el percentil 95. La figura 6-36 muestra la mediana y el percentil 95 de los valores normales para cada componente (los valores de

los pacientes se muestran en negro). Si los valores de un paciente sintomático se encuentran por encima del percentil 95 de las personas normales, se considera que el paciente es anormal para el componente medido. La mayoría de los centros usan un pH de 4 como umbral; con este umbral existe uniformidad en los valores normales de los seis componentes en todo el mundo.[21] Esto indica que las personas sanas tienen valores semejantes de exposición esofágica al ácido independientemente de su nacionalidad o sus hábitos alimentarios.

Para combinar el resultado de los seis componentes en una expresión de la exposición general esofágica al ácido por debajo de un umbral de pH se calcula una puntuación de pH usando la desviación estándar de la media de cada uno de los seis componentes medidos en las 50 personas normales como factor de ponderación.[34] Admitiendo un nivel cero abstracto ubicado dos desviaciones estándar por debajo de la media los datos medidos en las personas sanas pueden tratarse como si tuvieran una distribución normal. Por tanto, cualquier valor medido en un paciente puede referirse a este punto cero y, a su vez, pueden

Cuadro 6-4. *Valores normales de exposición esofágica a un pH <4 (n = 50)*

Componente	Media	DS	Percentilo 95
Tiempo total	1,51	1,36	4,45
Tiempo en posición de pie	2,34	2,34	8,42
Tiempo en decúbito supino	0,63	1	3,45
Número de episodios	19	12,76	46,90
Número de episodios de más de 5 minutos	0,84	1,18	3,45
Episodio más prolongado	6,74	7,85	19,80

De DeMeester, T.R., y Stein, H.J.: Gastroesophageal reflux disease. *En* Moody, F.G., Jones, R.S., Kelly, K.A., y cols. (eds.): Surgical Treatment of Digestive Disease, 2nd ed. Chicago, Year Book Medical Publishers, 1989, p. 65, con permiso.

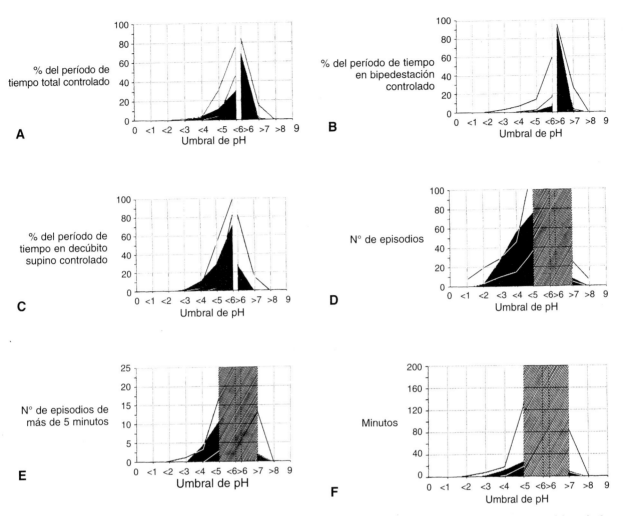

Fig. 6-36. Representación gráfica de la mediana y de los valores del percentil 95 de los umbrales de pH por encima y por debajo de 6 en 50 personas sanas. El *área negra* representa las determinaciones realizadas en el paciente. Cuando el *área negra* excede la línea del percentilo 95 para un determinado umbral de pH el paciente presenta un valor anormal para el componente medido. **A,** Porcentaje de la exposición acumulativa del tiempo total. **B,** Porcentaje de la exposición acumulativa del tiempo en bipedestación. **C,** Porcentaje de la exposición acumulativa del tiempo en decúbito supino. **D,** Número de episodios. *E,* Número de episodios de más de cinco minutos. *F,* Duración del episodio más prolongado. (De DeMeester, T.R. y Stein, H.J.: Gastroesophageal reflux disease. *En* Moody, F.G., Jones, R.S., Kelly, K.A. y cols. [eds.]: Surgical Treatment of Digestive Disease, 2nd ed. Chicago, Year Book Medical Publishers, p. 67, 1989, con permiso.)

adjudicarse puntos según se encuentre por debajo o por encima del valor medio normal para ese componente. La ecuación usada para el cálculo que se muestra en la figura 6-37 es:

Puntuación del componente = valor del paciente − [media(DS + 1)]

Esta fórmula se emplea para puntuar cada uno de los seis componentes del registro de pH de 24 horas obtenido a partir de las 50 personas sanas. Se suma la puntuación de cada componente para obtener una puntuación compuesta para cada una de las 50 personas sanas y se establece el nivel superior de una puntuación normal en el percentil 95. En el cuadro 6-5 se muestran los límites superiores de la normalidad para la puntuación compuesta para cada umbral de pH. La

mediana y el percentil 95 de la puntuación compuesta para cada umbral de pH también pueden expresarse gráficamente (fig. 6-38).

Las curvas características operativas relativas confirmaron que la expresión de la exposición general del esófago al ácido usando la puntuación compuesta es superior a cada componente individual de la puntuación para diferenciar a los pacientes con y sin RGE. La sensibilidad, la especificidad y el valor predictivo de una prueba positiva y negativa fueron de 96% cuando se empleó la puntuación compuesta para expresar la exposición esofágica al ácido.[31] Sobre la base de estos estudios y de una experiencia clínica amplia el control del pH esofágico durante 24 horas se ha convertido en el "método de referencia" para determinar el aumento de la exposición esofágica al ácido.

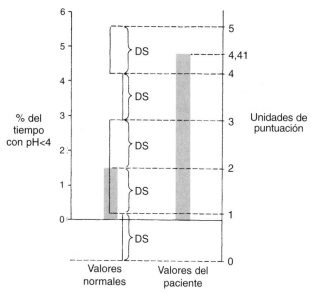

Fig. 6-37. Empleo de la desviación estándar como unidad de puntuación para puntuar el porcentaje del tiempo total en que el pH se encuentra por debajo de cuatro. Obsérvese que se establece un punto cero abstracto ubicado 2 desviaciones estándares por debajo del valor medio de la exposición al ácido durante el período total medido en las personas normales. En teoría, esto permite puntuar las determinaciones obtenidas en los pacientes como si los valores normales fueran paramétricos. Mediante este método, un paciente con una exposición al ácido total inferior a un pH de 4 de 4,8% tendría una puntuación para este componente de 4,41. (De DeMeester, T.R. y Stein, H.J.: Gastroesophageal reflux disease. *En* Moody, F.G., Jones, R.S., Kelly, K.A. y cols. [eds.]: Surgical Treatment of Digestive Disease, 2nd ed. Chicago, Year Book Medical Publishers, p. 67, 1989, con permiso.)

En los pacientes con síntomas como tos crónica, ronquera o aspiración puede ser útil colocar otro electrodo de pH en la porción proximal del esófago o la faringe. Si los episodios de reflujo alcanzan la porción proximal del esófago o la faringe y puede comprobarse una relación temporal entre estos episodios de reflujo y el comienzo de los síntomas puede suponerse que el reflujo gastroesofágico es la causa de los síntomas del paciente.[30]

Cuadro 6-5. *Puntuación compuesta normal para varios umbrales de pH*

Umbral de pH	Nivel superior del valor normal (percentil 95)
<1	14,2
<2	17,37
<3	14,10
<4	14,72
<5	15,76
<6	12,76
>7	14,90
>8	8,50

De DeMeester, T.R., y Stein, H.J.: Gastroesophageal reflux disease. *En* Moody, F.G., Jones, R.S., Kelly, K.A., y cols. (eds.): Surgical Treatment of Digestive Disease, 2nd ed. Chicago, Year Book Medical Publishers, 1989, p. 65, con permiso.

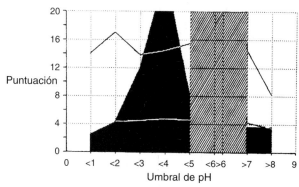

Fig. 6-38. Puntuación compuesta usada para expresar el resultado de pH general. La *línea inferior* representa la mediana de puntuación y la *línea superior* el percentil 95 de 50 personas normales. El *área negra* representa la puntuación compuesta del paciente de la figura 6-34 con aumento de la exposición esofágica al ácido medida a un pH inferior a 4. (De DeMeester, T.R. y Stein, H.J.: Gastroesophageal reflux disease. *En* Moody, F.G., Jones, R.S., Kelly, K.A. y cols. [eds.]: Surgical Treatment of Digestive Disease, 2nd ed. Chicago, Year Book Medical Publishers, p. 67, 1989, con permiso.)

Detección ambulatoria durante 24 horas de la exposición esofágica a la bilirrubina

Los componentes potencialmente nocivos del jugo duodenal son los ácidos biliares y las enzimas pancreáticas activadas, que pueden producir alteraciones epiteliales cuando se incuban con fragmentos de mucosa esofágica. Su presencia en el esófago puede comprobarse en forma concluyente solo mediante aspiración durante un período prolongado y la evaluación del jugo aspirado (fig. 6-39). La aspiración ambulatoria del contenido esofágico, sin embargo, es engorrosa y requiere la cooperación del paciente, y en gran medida se ha dejado de emplear. Un método indirecto más nuevo emplea una sonda especial capaz de detectar bilirrubina en el material de reflujo.

El instrumento usado para medir la presencia de bilirrubina está formado por una grabadora de datos opticoelectrónica portátil que pesa 1.200 g y puede ajustarse con correas en el flanco del paciente, y una sonda de fibra óptica que se introduce a través de la nariz y se ubica en cualquier sitio de la luz del intestino anterior (Bilitec 2000®; Prodotec SRL, Florencia, Italia; y Synectics Medical, Mineápolis, MN). El sistema permite realizar determinaciones espectrofotométricas de la concentración intraluminal de bilirrubina.[4] Las sondas espectrofotométricas miden 3 mm de diámetro y 140 cm de longitud y contienen 30 fibras ópticas plásticas de 250 nm de diámetro cada una, unidas entre sí y recubiertas con poliuretano biocompatible. Dos enchufes conectan el 50% de las fibras ópticas a los diodos emisores de luz, y el 50% a los fotodiodos receptores. El extremo de la sonda contiene un espa-

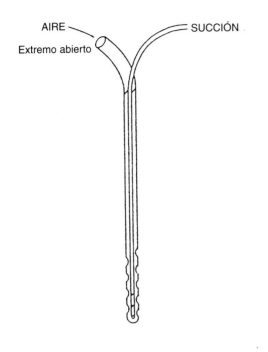

rencia se estimulan en forma alternada durante 0,5 segundos. Para evitar fluctuaciones en la fuente se emplean los últimos 20 milisegundos de cada pulso para el procesamiento de la señal. Un fotodiodo convierte las señales ópticas reflejadas en impulsos eléctricos. Esta señal eléctrica se amplifica y se procesa en la grabadora de datos. Cada dos ciclos se promedian las lecturas de absorbancia. El sistema puede registrar 225 valores de absorbancia individuales por hora y permite un control continuo de hasta 30 horas. Los estudios de validación realizados in vitro e in vivo han demostrado que la espectrofotometría basada en la absorción a una longitud de onda de 453 nm es específica de la bilirrubina y que el espectro de absorbancia es suficiente para detectar la bilirrubina presente en los valores fisiológicos del ser humano. Asimismo, las determinaciones son altamente reproducibles a pesar de los cambios de pH ocasionados por el entorno o la ingestión de alimentos. Además, en un estudio clínico se comprobó que un umbral de absorbancia de 0,20 era fiable para diferenciar las personas sanas (fig. 6-40) de

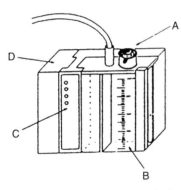

Fig. 6-39. Sistema de catéter *(esquema superior)* y bomba de vacío portátil *(esquema inferior)* usado para aspiración ambulatoria del reflujo esofágico. **A,** Indicadores de vacío. **B,** Recipiente reemplazable para el material aspirado. **C,** Unidad de control. **D,** Batería recargable. (De Stein, H.J., Feussner, H., Kaver, W. y cols.: "Alkaline" gastroesophageal reflux: Assessment by ambulatory esophageal and pH monitoring. Am. J. Surg., *167*:163,1994, con permiso.)

cio de 2 mm para obtener muestras. Los líquidos y sólidos procesados en una licuadora fluyen con facilidad a través del espacio y puede determinarse su concentración de bilirrubina. Las sondas son flexibles, durables, fácilmente esterilizables y reutilizables. La unidad opticoelectrónica actúa simultáneamente como generador de la señal de luz, procesador de datos y dispositivo de almacenamiento de datos. Asimismo, la unidad tiene dos conductos que permiten una medición dual con dos sondas si así se desea. La fuente de luz de cada conducto consiste en dos diodos emisores de luz que emiten una luz de señal de 470 nm (espectro azul) y una luz de referencia de 565 nm (espectro verde). Los diodos emisores de luz de señal y de refe-

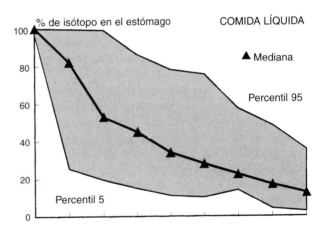

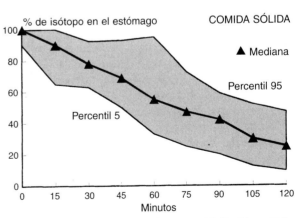

Fig. 6-40. Vaciamiento gástrico de una comida líquida y sólida. El *área sombreada* y la *línea* representan el intervalo normal y la mediana en 20 voluntarios. (De Stein, H.J., DeMeester, T.R. y Hinder, R.A.: Outpatient physiologic testing and surgical management of foregut motility disorders. Curr. Probl. Surg., *29*:415,1992, con permiso.)

los pacientes con reflujo. Los pacientes con esófago de Barrett presentaron los valores individuales más elevados y una exposición significativamente más elevada que los individuos control cuando el pH esofágico era inferior a 4 o se encontraba entre 4 y 7, valores en los cuales el control de pH no puede detectar reflujo alcalino (pH > 7).[39]

Por tanto, esta prueba es un método complementario muy útil y fiable para controlar el pH esofágico en el estudio de los pacientes con síntomas originados en el intestino anterior. La combinación de control esofágico de pH y bilirrubina mejorará la comprensión y la atención de los pacientes con RGE.

Prueba de reflujo ácido convencional

El desarrollo de fármacos antisecretores potentes como los inhibidores de la bomba de protones ha dificultado en algunos pacientes la determinación de la exposición esofágica al ácido. Muchos pacientes reciben estos medicamentos antes del estudio y esto altera la fisiología normal y complica la interpretación del control ambulatorio de pH esofágico durante 24 horas. Los efectos reductores de la secreción ácida del omeprazol se han detectado hasta 40 días después de la suspensión del fármaco. Cuando se sospecha que los resultados del control de pH están alterados debido a la medicación o cuando los pacientes no toleran un período prolongado sin tomar los medicamentos puede emplearse la prueba de reflujo ácido convencional (PRAC) para obtener información.

La PRAC se lleva a cabo después de la manometría colocando un electrodo de pH 5 cm por encima del límite superior del esfínter esofágico inferior. La sonda de manometría se introduce transitoriamente hacia el estómago y se infunden 300 mL de ácido clorhídrico 0,1N. En los niños la carga gástrica de ácido se reduce proporcionalmente. Se lava la sonda de manometría y se retira la misma hasta el cuerpo del esófago. Se controla el pH del esófago 5 cm por encima del límite superior del esfínter mientras el paciente se encuentra en reposo en decúbito y mientras se realizan cuatro maniobras: respiración profunda, Valsalva, Mueller (inspiración contra una glotis cerrada) y tos. Estas maniobras se repiten en decúbito lateral derecho e izquierdo y con la cabeza inclinada 20 grados hacia abajo, lo que proporciona 16 situaciones en las que puede presentarse reflujo ácido. Una disminución del pH esofágico por debajo de 4 se considera signo de reflujo. Al comienzo de la prueba, antes de que el paciente se ubique en decúbito, la porción distal del esófago debe tener un pH superior a cuatro. Para obtener esto algunos pacientes necesitan estar de pie y tragar reiteradamente para evacuar el ácido del esófago. Los pacientes que no pueden evacuar el esófago en bipedestación después

de 20 degluciones eficaces controladas mediante un registro de motilidad se consideran siempre anormales. Entre 90 voluntarios sanos solo dos personas tuvieron más de dos episodios de reflujo. En consecuencia, una o dos disminuciones de pH durante estas provocaciones al cardias se consideran normales y tres o más disminuciones de pH se consideran signo de incompetencia mecánica del cardias. Los pacientes con reflujo grave pueden ser incapaces de evacuar el ácido del esófago una vez que se ha documentado el reflujo.[53]

Cuando se evaluó la PRAC en una población de prueba con una distribución equivalente de personas sanas y pacientes con síntomas clásicos de ERGE la prueba tuvo una sensibilidad de 59% y una especificidad de 98%. Esto indica un valor predictivo positivo de 96% y un valor predictivo negativo de 75% con una precisión general de 81%.[25]

Detección radiográfica del reflujo gastroesofágico

La definición de reflujo gastroesofágico radiográfico varía según sea el reflujo espontáneo o inducido por distintas maniobras. El radiólogo observa reflujo espontáneo (reflujo de bario desde el estómago hacia el esófago en un paciente en posición de pie) solamente en alrededor del 40% de los pacientes con síntomas clásicos de ERGE. En la mayoría de los pacientes con esta anormalidad el diagnóstico de aumento de la exposición esofágica al ácido puede confirmarse mediante control del pH esofágico durante 24 horas. Por tanto, la demostración radiográfica de regurgitación espontánea de bario hacia el esófago en posición de pie es un indicador fiable de la presencia de reflujo. Sin embargo, la ausencia de este signo no indica la ausencia de la enfermedad.

Detección centellográfica de reflujo gastroesofágico

En 1976 Fisher y asociados[24] introdujeron una prueba centellográfica para detectar RGE. Se mezcla azufre coloidal marcado con ^{99m}Tc (100 Ci) con 300 mL de solución fisiológica y se da de beber o se instila en el estómago del paciente por una sonda nasogástrica. El paciente se ubica en decúbito y se aumenta la presión abdominal mediante un dispositivo. Se identifica y cuantifica el reflujo gastroesofágico mediante una cámara gamma. Una desventaja importante de la prueba es la escasa duración del período de control y el método no fisiológico por el cual se induce el reflujo. En consecuencia, se han puesto en duda la sensibilidad y la especificidad de esta prueba para el diagnóstico de RGE.[28]

Pruebas para provocar síntomas esofágicos

La aparición espontánea de síntomas durante un estudio de motilidad esofágica convencional es rara, en especial en los pacientes con dolor torácico no cardíaco. En consecuencia, se han diseñado varias pruebas de provocación para identificar el origen esofágico de estos síntomas. Entre éstas, las más frecuentes son la perfusión intraesofágica con ácido (prueba de Bernstein), la prueba de edrofonio (Tensilon®) y la distensión intraesofágica con globo. Estas pruebas de provocación tienen en común que dependen de la percepción del paciente e identifican indirectamente al esófago como causa de los síntomas. No demuestran en forma concluyente el origen esofágico de un síntoma que se presenta en forma espontánea.

Prueba de perfusión con ácido (Bernstein)

Desde su introducción en 1958 por Bernstein y Baker[6] la prueba de perfusión con ácido del esófago se ha empleado ampliamente para determinar si los síntomas de un paciente pueden reproducirse mediante la infusión de ácido dentro del esófago. Si es positiva, la prueba indica que la esofagitis es sensible al ácido y se supone que existe un aumento de la exposición esofágica al ácido. En la técnica original se perfunde la porción distal del esófago con HCl 0,1N a un ritmo de 6 a 8 mL/min con el paciente sentado en posición erecta. Idealmente se infunde también un placebo (se alterna la perfusión de ácido con la de solución fisiológica, sin que el paciente sepa qué se está infundiendo). Se pide al paciente que informe cualquier síntoma que aparezca durante la infusión. La reproducción constante de los síntomas habituales del paciente solamente durante la perfusión con ácido y el cese rápido de los mismos durante la perfusión con solución fisiológica indican una prueba positiva. El desarrollo de síntomas durante la prueba con solución fisiológica y la prueba con perfusión de ácido, o la aparición de síntomas diferentes a los que el paciente experimenta habitualmente representan una prueba dudosa. La falta de aparición de síntomas durante una perfusión con ácido de 30 minutos indica una prueba normal.

Varios investigadores han comunicado que 34 a 100% de los pacientes con síntomas típicos de RGE tienen una prueba de perfusión con ácido positiva. La falta de inclusión de ciertos componentes del jugo gástrico (por ej., pepsina, bilis, enzimas pancreáticas, alimento) en el líquido perfundido puede explicar algunos de los resultados normales. También puede producirse un resultado falso negativo en los pacientes con un esófago insensible. En el 15% de los pacientes sintomáticos se observan resultados falsos positivos.

Es preocupante que los pacientes sintomáticos cuyo dolor no se debe a reflujo puedan tener una incidencia semejante de pruebas falsas positivas, que ocasionan un diagnóstico equivocado.

Prueba de edrofonio (Tensilon®)

La prueba de edrofonio se introdujo para identificar el dolor torácico de origen esofágico en los pacientes en quienes se ha descartado la presencia de cardiopatías.[5,50] Se inyecta por vía intravenosa el inhibidor de la colinesterasa clorhidrato de edrofonio (Tensilon®) en una dosis de 80 μ/kg. Cuando se lleva a cabo la prueba debe tenerse siempre a mano una jeringa con 1 mg del antídoto atropina. Idealmente la prueba debe controlarse con un placebo. Una prueba se considera positiva cuando ésta reproduce un dolor torácico semejante al que experimenta el paciente espontáneamente después de la inyección de edrofonio pero no después de la inyección de placebo. La prueba es positiva en 20 a 30% de los pacientes con dolor torácico no cardíaco pero no en los voluntarios asintomáticos.[50] En los voluntarios sanos y en los pacientes sintomáticos el edrofonio ocasiona un aumento marcado de la amplitud y la duración de las contracciones esofágicas. Debido a que se considera que el criterio de valoración de la prueba es la reproducción de los síntomas típicos del paciente más que un cambio específico de la motilidad esofágica no es necesario llevar a cabo manometría. Las desventajas de la prueba son que su utilidad está limitada solamente a una pequeña proporción de pacientes con dolor torácico, presenta riesgo de efectos adversos y reproduce los síntomas empleando un estímulo no fisiológico. La prueba no debe realizarse en pacientes con asma, enfermedad obstructiva crónica de la vía aérea o arritmias cardíacas. Esta prueba raras veces se lleva a cabo.

Distensión esofágica con balón

La distensión del esófago con un balón se describió en 1955 como una prueba diagnóstica para diferenciar el dolor torácico de origen esofágico del dolor de origen cardíaco.[40] Se coloca un balón inflable 10 cm por encima del esfínter esofágico inferior y se infla el mismo con aire gradualmente con incrementos de 1 mL. Se controla la motilidad esofágica en forma simultánea. La prueba se considera positiva cuando se reproducen síntomas típicos con la distensión gradual del balón. Los estudios indican que el procedimiento induce actividad motora esofágica espástica y reproduce los episodios de dolor torácico hasta en el 50% de los pacientes con dolor torácico no cardíaco pero no en los voluntarios.[3] Aunque la prueba tiene un valor diagnóstico mayor que los estudios de provocación con fármacos es relativamente invasiva y no suministra información sobre los síntomas que se presentan en forma espontánea.

Pruebas de función gastroduodenal relacionadas con los trastornos esofágicos

Los trastornos esofágicos con frecuencia se deben a alteraciones de la función gastroduodenal. La demora del vaciamiento gástrico o el aumento de la secreción ácida gástrica pueden ser responsables por el aumento de la exposición esofágica al jugo gástrico. Se considera que el reflujo de jugo gástrico contaminado con contenido duodenal (es decir, sales biliares y enzimas pancreáticas) participa en la patogenia de la esofagitis y el esófago de Barrett complicado.[59] Asimismo, los trastornos funcionales del esófago con frecuencia no se limitan al esófago sino que se asocian con trastornos funcionales en el resto del intestino anterior (es decir, el estómago y el duodeno). En cualquier paciente en quien se sospecha un trastorno gastroduodenal es esencial determinar la anatomía gastroduodenal para descartar alteraciones estructurales y una causa mecánica de los síntomas antes de llevar a cabo estudios funcionales.

El estado de la secreción gástrica clásicamente se ha evaluado mediante el análisis del ácido gástrico. El vaciamiento gástrico y la función motora gastroduodenal pueden evaluarse mediante estudios centellográficos del vaciamiento, manometría y electromiografía. Con frecuencia se emplea colecistogammagrafía para evaluar la presencia de reflujo duodenogástrico excesivo. El control de pH gástrico durante 24 horas permite evaluar simultáneamente la secreción ácida gástrica y estimar el reflujo duodenogástrico y el vaciamiento gástrico.

Análisis del ácido gástrico

El estado secretor del estómago por lo general se evalúa determinando el ácido titulable en el jugo gástrico aspirado. La prueba se lleva a cabo después de una noche de ayuno con el paciente en posición semisentado. Se intuba el estómago y se aspira completamente el contenido. Se instila una alícuota de solución fisiológica y se aspira inmediatamente. La recuperación completa del volumen instilado indica que la sonda se encuentra en la posición correcta. El ácido gástrico se aspira entonces cada 5 minutos durante una hora para evaluar la secreción ácida basal. Se estimula la secreción ácida con pentagastrina o histamina y se continúa la aspiración durante una hora adicional. Se mide el volumen de jugo gástrico aspirado y se titula el contenido de hidrogeniones.[59]

La secreción ácida gástrica basal o interdigestiva se mide en ausencia de estimulación y ésta varía entre 0 y 5 mEq/hora en los voluntarios sanos. La capacidad secretora máxima del estómago, que refleja la masa de células parietales disponible, se calcula tras la estimulación con pentagastrina o histamina y varía entre 10 y 15 mEq/hora en los voluntarios sanos. La secreción ácida máxima, representada por los dos valores de ácido de 15 minutos consecutivos más elevados multiplicados por 2, es otra forma de informar la capacidad secretora potencial de ácido del estómago y evita los errores ocasionados por valores de ácido bajos aislados. Las personas con hipersecreción ácida presentan una secreción ácida basal de más de 5 mEq/hora y una secreción ácida máxima de más de 30 mEq/hora.[59]

Recientemente el control del pH gástrico durante 24 horas ha suministrado otra determinación de la producción gástrica de ácido. Se grafica la distribución de frecuencia acumulativa del valor de pH gástrico registrado cada 4 a 6 segundos durante un período de ayuno en decúbito supino como porcentaje del tiempo en que el pH gástrico se encuentra en distintos valores de pH. Se identifica un paciente con hipersecreción o aclorhidria cuando sus valores se encuentran por encima o por debajo de los valores normales (fig. 6-41).

Pruebas de vaciamiento gástrico

El vaciamiento gástrico puede evaluarse mejor usando alimentos marcados con radionúclidos. El vacia-

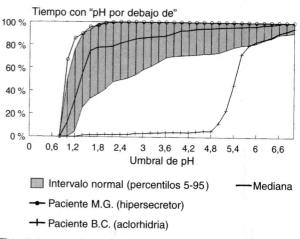

Fig. 6-41. Distribución de frecuencia acumulativa de los valores de pH gástrico registrados durante el período de bipedestación. El *área sombreada* representa los percentiles 5 y 95 en 50 voluntarios sanos; la *línea continua* muestra la mediana. El paciente M.G. tiene una "desviación a la izquierda" marcada de su curva de pH por fuera del intervalo normal, lo que sugiere hipersecreción gástrica de ácido. El paciente B.C. tiene una "desviación a la derecha" de su curva de pH, lo que indica hipoclorhidria. (De Stein, H.J., y DeMeester, T.R.: Integrated 24-hour ambulatory foregut monitoring in patients with complex foregut symptoms. Surg. Ann., 24:161,1992, con permiso.)

miento de sólidos y líquidos puede evaluarse simultáneamente cuando ambas fases están marcadas con radiotrazadores diferentes como ^{99m}Tc o ^{111}In. Los alimentos sólidos y líquidos marcados usados a menudo incluyen hígado de pollo, huevos, avena, jugo de naranja o agua. Tras la ingestión de un alimento convencional marcado se obtienen imágenes centellográficas en proyección anterior y posterior del área del estómago cada 5 a 15 minutos durante 1,5 a 2 horas. Tras corregir la desintegración, se grafican los recuentos del área gástrica como porcentaje del recuento total al comienzo del estudio. Los datos pueden mostrarse como curvas de vaciamiento de sólidos o líquidos en función del tiempo, con los percentiles 5 y 95 de los valores normales con fines comparativos (véase fig. 6-40). Una técnica más simple de evaluación es calcular la semivida, que es el tiempo que demora el estómago en vaciar el 50% del alimento ingerido.[59]

Una limitación de los estudios de vaciamiento gástrico mediante centellografía es que no consideran los cambios rápidos tales como el vaciamiento rápido durante los primeros minutos después de una comida, como el que se observa tras una resección gástrica. Es importante llevar a cabo pruebas con alimentos líquidos y sólidos porque algunos pacientes pueden mostrar alteraciones con uno de ellos pero no con el otro y en estos casos puede considerarse equivocadamente que el paciente tiene un ritmo normal de vaciamiento gástrico. El desarrollo de cámaras gamma pequeñas portátiles y de ecografía del estómago ofrece nuevas oportunidades para estudiar el vaciamiento gástrico.

Colecistocentellografía

Las imágenes hepatobiliares centellográficas se obtienen tras la inyección intravenosa de derivados del ácido iminodiacético marcados con ^{99m}Tc tales como disofenina (DISIDA). Se obtienen entonces imágenes gammagráficas del abdomen superior que incluyen la vesícula biliar y el estómago cada cinco minutos durante 60 minutos. Tras la estimulación de la contracción de la vesícula biliar con el octapéptido carboxiloterminal sintético de colecistocinina se obtienen imágenes durante 30 minutos adicionales. El reflujo duodenogástrico se detecta mediante un aumento de radiactividad en el área del estómago en las imágenes secuenciales (fig. 6-42). El valor clínico de esta prueba es limitado debido a su duración

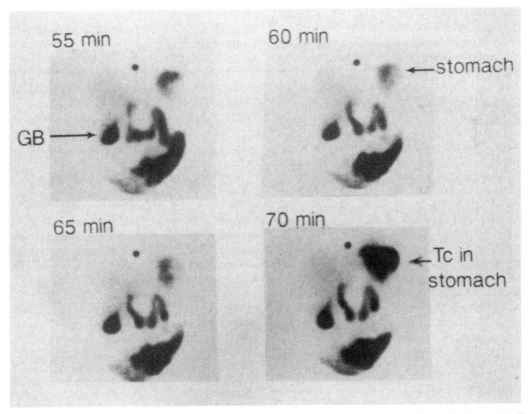

Fig. 6-42. Colecistocentellografía que muestra reflujo duodenogástrico. Se observa actividad en la región del estómago 55, 60 y 65 minutos después de la inyección del radionúclido. La posición del estómago se confirma al final del estudio mediante la administración por vía bucal de ^{99m}Tc pertecnetato, como se observa en la imagen final. (De Stein, H.J., Hinder, R.A., DeMeester ,T.R. y cols.: Clinical use of 24-hour gastric pH monitoring versus DISIDA scanning in the diagnosis of pathologic duodenogastric reflux. Arch. Surg., *125*:966, 1990, con permiso.)

breve y a una tasa de resultados falsos positivos de alrededor de 20% en voluntarios sanos. Esto se debe a la incapacidad de la colecistocentellografía para diferenciar el reflujo duodenogástrico fisiológico del patológico.[62]

Otras pruebas

Existen varias otras técnicas y métodos que se han empleado y se emplean para diagnosticar alteraciones del intestino anterior. Sin embargo, estos métodos son

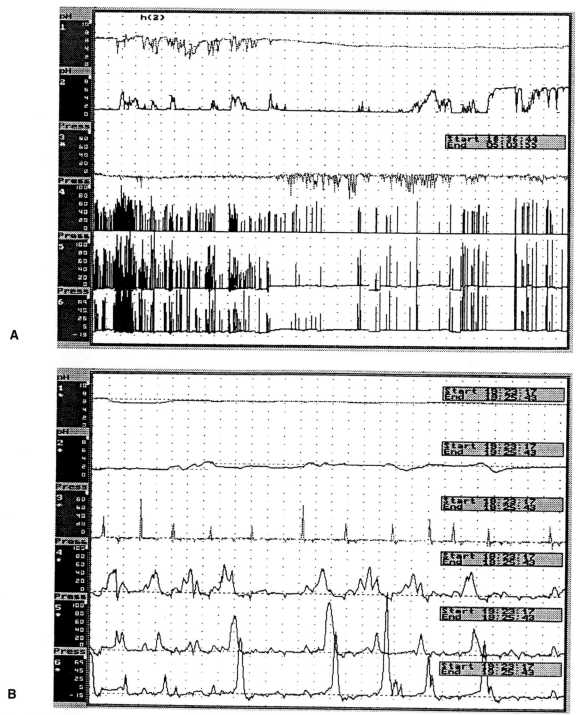

Fig. 6-43. Trazado representativo en un paciente en quien se llevó a cabo monitoreo integral del intestino anterior, es decir, monitoreo simultáneo del pH esofágico (primer trazado en la parte superior, 1), el pH gástrico (segundo trazado, 2), la presión faríngea (tercer trazado, 3) y las presiones en el cuerpo del esófago 15, 10 y 5 centímetros por encima del esfínter esofágico inferior (cuarto, quinto y sexto trazado, 4 a 6) durante un ciclo circadiano completo. **A,** Datos comprimidos registrados entre las 18:36 y las 05:00 horas de la mañana siguiente. **B,** Registro de 2 minutos obtenido durante la cena desde las 19:23 hasta las 19:25 horas.

en gran medida experimentales y se llevan a cabo principalmente en el ámbito de la investigación o la universidad. En muchos casos la tecnología asociada con estas técnicas es aún demasiado primitiva o el procedimiento es demasiado engorroso o incómodo para el paciente. Los métodos y técnicas usados incluyen:

1. El Barostat® mide el tono en la porción proximal del estómago.
2. La motilidad antroduodenal se emplea para evaluar los cambios de presión que se producen en el estómago, el píloro y el duodeno después de una comida.
3. El control cutáneo extrínseco se lleva a cabo mediante la pequeña actividad eléctrica intestinal.
4. Control del pH gástrico durante 24 horas.
5. La impedanciometría permite medir el transporte de un bolo en órganos huecos como el esófago.
6. La manovideorradioscopia es la determinación simultánea de manometría y videorradioscopia.

Estas técnicas pueden suministrar información adicional que puede ser útil para los pacientes. Aún debe determinarse su papel en la evaluación sistemática de los pacientes.

Control ambulatorio integral del intestino anterior

El desarrollo de grabadoras de datos digitales portátiles con gran capacidad de almacenamiento en la actualidad permite controlar en forma ambulatoria la motilidad faríngea y esofágica durante 24 horas y simultáneamente controlar el pH esofágico y gástrico.[56] Por tanto, es posible llevar a cabo una evaluación integral de la función motora y secretora del intestino anterior durante un ciclo circadiano completo (fig. 6-43A y B). Los estudios iniciales muestran que el control ambulatorio simultáneo del pH esofágico, el pH gástrico y la función motora esofágica con múltiples traductores de presión y electrodos de pH durante 24 horas se tolera bien, con molestias leves solamente o con ninguna molestia en más del 95% de los pacientes. En un estudio, el control integral del intestino anterior estableció una o más alteraciones funcionales o secretoras como la causa subyacente de los síntomas en el 84% de los pacientes estudiados.[56] Los diagnósticos más frecuentes fueron reflujo gastroesofágico, trastornos motores esofágicos, alcalinización posprandial prolongada del pH gástrico sugerente de demora del vaciamiento gástrico (fig. 6-44) o una combinación de los anteriores. Esta nueva tecnología representa el modo más fisiológico de evaluar la función del intestino anterior y potencialmente puede reemplazar a las distintas pruebas de cada laboratorio que se han requerido para evaluar minuciosamente a los pacien-

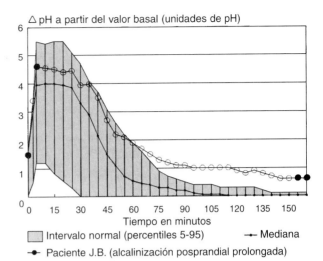

Fig. 6-44. Alcalinización posprandial del pH gástrico medido como cambio respecto del pH basal. El *área sombreada* representa los percentiles 5 y 95 de 50 voluntarios sanos; la *línea continua* muestra la mediana. El paciente J.B. presentó una alcalinización posprandial prolongada marcada, que sugiere demora del vaciamiento gástrico. (De Stein, H.J., y DeMeester, T.R.: Integrated 24-hour ambulatory foregut monitoring in patients with complex foregut symptoms. Surg. Ann., 24:161, 1992, con permiso.)

tes con trastornos complejos del intestino anterior. El control ambulatorio integral del intestino anterior y la evaluación computarizada de los datos registrados permiten al médico evaluar las alteraciones motoras y secretora del intestino anterior en su consultorio. Esto a su vez hará que el tratamiento médico y quirúrgico de los trastornos funcionales del intestino anterior se apoye sobre una base más científica.[59]

Bibliografía

1. Arndorfer, R.C., Stef, JJ., Dodds, WJ., et al.: Improved infusion system for intraluminal esophageal manometry. Gastroenterology, 73:23, 1977.
2. Azpiroz, F., and Malagelada, J.R.: Gastric tone measured by an electronic barostat in heaith and postsurgical gastroparesis. Gastroenterology, 92:934, 1987.
3. Barish, C.F., Casteli, D.O., and Richter, J.E.: Graded esophageal balloon distention: A new provocation test for non-cardiac chest pain. Dig. Dis. Sci., 31:1292, 1986.
4. Bechi, P., Pucciani, F., Baldini, F., et al.: Long-term ambulatory enterogastric reflux monitoring: Validation of a new fiberoptic technique. Dig. Dis. Sci., 38:1297, 1993.
5. Benjamin, S.B., Richter, J.E., Cordova, C.M., et al.: Prospective manometric evaluation with pharmacologic provocation of patients with suspected esophageal motility dysfunction. Gastroenterology, 84.893, 1983.
6. Bernstein, L.M., and Baker, C.A.: A clinical test for esophagitis. Gastroenterology, 34:760, 1957.
7. Bombeck, C.T., Vaz, O., DeSaivo, J., et al.: Computerized axial manometry of the esophagus. Ann. Surg., 206:465, 1987.
8. Bonavina, L., Evander, A., DeMeester, T.K., et al.: Length of the distal esophageal sphincter and competency of the cardia. Am. J Surg., 151:25, 1986.

9. Bonavina, L., Khan, N.A., and DeMeester, T.R.: Pharyngoesophageal dysfunctions: The role of cricopharyngeal myotomy. Arch. Surg., 120:541, 1985.

10. Brand, D.L., Martin, D., and Pope, C.E.: Esophageal manometrics in patients with anginal type chest pain. Am. J. Dig. Dis., 23:300, 1977.

11. Castell, D.A., Dalton, D.B., and Castell, D.O.: Pharyngeal and upper esophageal sphincter manometry in humans. Am. J. Physiol., 258:173, 1990.

12. Castell, D.O., Richter, J.E., and Dalton, C.B. (eds.): Esophageal Motility Testing. New York, Elsevier, 1987.

13. Cook, I. J., Gibb, M., Panagopoulos, V., et al.: Pharyngeal (Zenker's) diverticulum is a disorder of upper esophageal opening. Gastroenterology, 103:1229, 1992.

14. Craig, A., Hanlon, J., Dent, J., and Schoeman, M.: A comparison of transnasal and transoral endoscopy with small-diameter endoscopes in unsedated patients. Gastrointest. Endosc., 49:292, 1999.

15. DeMeester, TR.: Die chirurgische Perspektive der Funktionsdiagnostik. In Fuchs, K.H., and Hamelmann, H. (eds.): Gastrointestunale Funktionsdiagnostik in der Chirurgie. Berlin, Blackwell Wissenschaft, 1991, p. 3.

16. DeMeester, T.R., Johnson, L.F., Joseph, G.J., et al.: Patterns of gastroesophageal reflux in health and disease. Ann. Surg., 184:459, 1976.

17. DeMeester, T.R., and Stein, HJ.: Gastroesophageal Reflux Disease. In Moody, F.G., Jones, R.S., Kelly, K.A., et al. (eds.): Surgical Treatment of Digestive Disease, 2nd ed. Chicago, Year Book Medical Publishers, 1989, p. 65.

18. DeMeester, TR., Wang, C.I., Wernly, J.A., et al.: Technique, indications and clinical use of 24-hour esophageal pH monitoring. J. Thorac. Cardiovasc. Surg., 79:656, 1980.

19. Dodds, W.J., Dent, J., Hogan, W.J., et al.: Mechanism of gastroesophageal reflux in patients with reflux esophagitis. N. Engl. J. Med., 307:1547, 1982.

20. Ekberg, O., and Wahlgren, L.: Dysfunction of pharyngeal swallowing: A cineradiographic investigation in 854 dysphagial patients. Acta Radiol. Diagn., 26:389, 1985.

21. Emde, C., Garner, A., and Blum, A.: Technical aspects of intraluminal pH-metry in man: Current status and recommendations. Gut, 23:1177, 1987.

22. Eypasch, E. P., Stein, H.J., DeMeester, T.R., et al.: Ambulatory 24 hour esophageal motility monitoring: A new technique to define and clarify esophageal motor disorders. Am. J. Surg., 159:144, 1990.

23. Fimmel CJ., Etienne, A., Cilluffo, T., et al.: Long-term ambulatory gastric pH monitoring: Validation of a new method and effect of H-antagonists. Gastroenterology, 88:1842, 1985.

24. Fisher, R.S., Maimud, L.S., Roberts, G.S., et al.: Gastroesophageal (GE) scintiscanning to detect and quantitate GE reflux. Gastroenterology, 70:301, 1976.

25. Fuchs, K.H., DeMeester, T.R., and Albertucci, M.: Specificity and sensitivity of objective diagnosis of gastroesophageal reflux disease. Surgery, 102:575, 1987.

26. Fuchs, K.H., Hinder, R.A., DeMeester, T.R., et al.: Computerized identification of pathologic duodenogastric reflux using 24 hour gastric pH monitoring. Ann. Surg., 213:13, 1991.

27. Helm, J.F., Riedel, D.R., Dodds, W.J., et al.: Determinants of esophageal acid clearance in normal subjects. Gastroenterology, 85:607, 1983.

28. Hoffman, G.C., and Vansant, H.H.: The gastroesophageal scintiscan: Comparison of methods to demonstrate gastroesophageal reflux. Arch. Surg., 114:727, 1979.

29. Houghton, L.A., Read, N.W., Heddle, R., et al.: Motor activity of the gastric antrum, pylorus, and duodenum under fasted conditions and after a liquid meal. Gastroenterology, 94:1276, 1988.

30. Jacob, P., Kahrilas, PJ., and Herzon, G.: Proximal esophageal pH-metry in patients with "reflux laryngitis." Gastroenterology, 100:305, 1991.

31. Jamieson, J.R., Steun, HJ., DeMeester, T.R., et al.: Ambulatory 24 hour esophageal pH monitoring: Normal values, optimal thresholds, specificity, sensitivity, and reproducibility. Am. J. Gastroenterol., 87:1102, 1992.

32. Janssens, J., Vantrappen, G., and Chillibert, G.: 24 hour recording of esophageal pressure and pH in patients with non cardiac chest pain. Gastroenterology, 90: 1978, 1986.

33. Johnson, L.F., and DeMeester, T.R.: Twenty-four hour pH monitoring of the distal esophagus: A quantitative measure of gastroesophageal reflux. Am. J. Gastroenterol., 62:325, 1974.

34. Johnson, L.F., and DeMeester, T.R.: Development of 24 hour intraesophageal pH monitoring composite scoring. J. Clin. Gastroenterol., 8:52, 1986.

35. Johnson, L.F, and Harmon, J.W: Experimental esophagitis in a rabbit model. J. Clin. Gastroenterol., 8(Suppl.):26, 1986.

36. Kahrilas, P.J., Dodds, W.J., Dent, J., et al.: Upper esophageal sphincter function during deglutition. Gastroenterology, 95:52, 1988.

37. Kahrilas, P.J., Dodds, W.J., and Hogan, W.J.: Effect of peristaltic dysfunction on esophageal volume clearance. Gastroenterology, 94:73, 1988.

38. Kahrilas, PJ., Logemann, J.A., Shezhang, L., and Erfun, G.A.: Pharyngeal clearance duting swallowing: A combined manometric and videofluoroscopic study. Gastroenterology, 103:128, 1992.

39. Kauer, W.K.H., Burdiles, P., Ireland, A.P., et al.: Does duodenal juice reflux into the esophagus of patients with complicated GERD? Evaluation of a fiberoptic sensor for bilirubin. Am. J. Surg., 169.98, 1995.

40. Kramer, P, and Hollander, W.: Comparison of experimental esophageal pain with clinical pain of angina pectoris and esophageal diseases. Gastroenterology, 29:719, 1955.

41. Langmore, S.E., Schatz, K., and Olsen, N.: Fiberoptic endoscopic examination of swallowing safety: A new procedure. Dysphagia, 2:216, 1988.

42. Lieberman-Meffert, D., Allgower, M., Schneid, P., and Blum, A.: Muscular equivalent of the esophageal sphincter. Gastroenterology, 76:31, 1979.

43. Lydon, S.B., Dodds, W.J., Hogan, W.J., et al.: The effect of manometric assembly diameter on intraluminal esophageal pressure recording. Dig. Dis. Sci., 20:968, 1975.

44. Marshall, J.B., Kretschmar, J.M., Gerhardt, D.C., et al.: Gastrointestinal manifestations of mixed connective tissue disease. Gastroenterology, 98:1232, 1990.

45. Mason, RJ., Bremner, C.G., DeMeester, T.R., et al.: Pharyngeal swallowing disorders: Selection for and response to myotomy. Ann. Surg., 228:598, 1998.

46. Massey, B.T., Doods, W.J., Hogan, W.J., et al.: Abnormal esophageal motility: An analysis of concurrent radiographic and manometric findings. Gastroenterology, 101:344, 1991.

47. Mintchev, M.P., Kingma, Y.J., and Bowes, K.L.: Accuracy of cutaneous recordings of gastric electrical activity. Gastroenterology, 104:1273, 1993.

48. Peters, L., Maas, L., Petty, D., et al.: Spontaneous non cardiac chest pain: Evaluation by 24hour ambulatory esophageal motility and pH monitoring. Gastroenterology, 94:878, 1988.

49. Price, L.M., El-Sharkiwy, T.Y., Mui, H.Y., and Diamant, N.E.: Effects of bilateral cervical vagotomy on balloon-induced lower esophageal sphincter relaxation in the dog. Gastroenterology, 77:324, 1979.

50. Richter, J.E., Hackshaw, B.T., and Wu, W.C.: Edrophonium: A useful provocative test for esophageal chest pain. Ann. Intern. Med., 103:14, 1985.
51. Russell, C.O.H., Hill, L.D., Holmes, E.F., et al.: Radionuclide transit: A sensitive screening test for esophageal dysfunction. Gastroenterology, 80:887, 1981.
52. Singh, S., Stein, HJ., DeMeester, T.R., and Hinder, R.A.: Nonobstructive dysphagia in gastroesophageal reflux disease—a study with: combined ambulatory pH and motility monitoring. Am. J. Gastroenterol., 87:562, 1992.
53. Skinner, D.B., and Booth, DJ.: Assessment of distal esophageal function in patients with hiatal hernia and gastroesophageal reflux. Ann. Surg., 172.627, 1970.
54. Soffer, E.E., Scalabrini, P., and Wingate, D.L.: Spontaneous noncardiac chest pain: Value of ambuiatory pH and motility monitoring. Dig. Dis. Sci., 34:1G56, 1989.
55. Stein, HJ., Barlow, A.P., DeMeester, TR., and Hinder, R.A.: Complications of gastroesophageal reflux disease: Role of the lower esophageal sphincter, esophageal acid/alkaline exposure, and duodeno gastric reflux. Ann. Surg., 216:35, 1992.
56. Stein, HJ., and DeMeester, T.R.: Integrated 24hour ambuiatory foregut monitoring in patients with complex foregut symptoms. Surg. Ann., 24:161, 1992.
57. Stein, HJ., and DeMeester, TR.: Indications, technique, and clinical use of ambulatory 24hour esophageal motility monitoring in a surgical practice. Ann. Surg., 217:128, 1993.
58. Stein, HJ., DeMeester, T.R., Eypasch, E.P, and Kiingman, R.P.: Ambulatory 24-hour esophageal manometry in the evaluation of esophageal motor disorders and noncardiac chest pain. Surgery, 110:753, 1991.
59. Stein, HJ., DeMeester, T.R., and Hinder, R.A.: Outpatient physiologic testing and surgical management of foregut motility disorders Curr. Probl. Surg., 29:415, 1992.
60. Stein, HJ., DeMeester, T.R., Naspetti, R., et al.: The three-dimensional lower esophageal sphincter pressure profile in gastroesophageal reflux disease. Ann. Surg., 214:374, 1991.
61. Stein, HJ., Feussner, H., Kauer, W., et al.: "Alkaline" gastroesophageal·reflux: Assessment by ambulatory esophageal and pH monitoring. Am. J. Surg., 167:163, 1994.
62. Stein, HJ., Hinder, R.A., DeMeester, T.R., et al.: Clinical use of 24 hour gastric pH monitoring vs. O-diisopropyl iminodiacetic acid (DISIDA) scanning in the diagnosis of pathologic duodenogastric reflux. Arch. Surg., 125:966, 1990.
63. Steven, M.B., Hookman, R, Siegel, C.I., et al.: Aperistalsis of the esophagus in patients with connective-tissue disorders and Raynaud's phenomenon. N. Engl. J. Med., 270:1218, 1964.
64. Tolin, R.D., Malmud, L.S., Reilley, J., and Fisher, R.S.: Esophageal scintigraphy to quantitate esophageal transit (quantitation of esophageal transit). Gastroenterology, 76:1402, 1979.
65. Vantrappen, G., Janssens, J., Hellemans, J., and Coremans, G.: Achalasia, diffuse esophageal spasm, and related motility disorders. Gastroenterology, 76:450, 1979.
66. Zamhost, BJ., Hirschberg, J., Ippoliti, A.F., et al.: Esophagitis in scleroderma: Prevalence and risk factors. Gastroenterology, 92:421, 1987.
67. Zaninotto, G., DeMeester, T.R., Schwizer, W., et al.: The lower esophageal sphincter in health and disease. Am. J. Surg., 155:104, 1988.

7

Ecografía esofágica endoscópica

THOMAS W. RICE Y GREGORY ZUCCARO (h.)

La ecografía esofágica endoscópica (EEE) ha extendido la exploración endoscópica del esófago más allá de la mucosa, hacia la pared esofágica y los tejidos periesofágicos. Las posibilidades diagnósticas de la ecografía de superficie se han ampliado debido a la colocación endoscópica de transductores ecográficos sobre la mucosa digestiva. Estos transductores, que operan con frecuencias relativamente altas, proporcionan una exploración minuciosa de la pared esofágica y los tejidos circundantes. La EEE representa el avance más importante en el diagnóstico de los trastornos esofágicos desde la introducción de la endoscopia flexible de fibra óptica. Estas técnicas de exploración intracorporal son útiles en el diagnóstico y el tratamiento de los trastornos benignos y malignos del esófago y los tejidos periesofágicos.

FUNDAMENTOS DE LA ECOGRAFÍA

Las ondas de sonido se producen por la vibración de una fuente dentro de un medio. La vibración produce compresión y rarefacción (expansión) cíclica de las moléculas del medio y transmiten de este modo la onda sonora a través del medio. El número de ciclos (compresión y rarefacción) de una onda sonora que se producen en un segundo se denomina frecuencia y ésta se mide en hertcios (Hz). Las ondas de sonido audibles por el oído humano tienen una frecuencia de 20 a 20.000 Hz. Las ondas sonoras con frecuencias superiores a éstas (20.000 Hz) son ondas de ultrasonido. En ecografía médica se emplean frecuencias comprendidas entre un millón y 20 millones de Hz (1 a 20 MHz).

Las ondas ultrasónicas pueden producirse mediante la excitación eléctrica de un cristal piezoeléctrico. La aplicación de un voltaje al cristal determina que éste se deforme. La energía eléctrica alterna determina que el cristal vibre y produzca ondas sonoras. Cuando una onda de sonido deforma un cristal se produce energía eléctrica. Esta capacidad de convertir energía eléctrica en energía sonora e inversamente, convertir energía sonora en energía eléctrica, permite a estos cristales actuar como transmisores y receptores (es decir, como

transductores). Estos transductores responden a un intervalo de frecuencias limitado; por lo tanto, para una exploración ecográfica puede requerirse más de un transductor.

La velocidad de una onda de sonido dentro de un medio (tejido) se define mediante la siguiente relación:

$$V = (K/p)^{1/2}$$

donde V es la velocidad de la onda de sonido, K es el módulo de compresibilidad del tejido (una medida de la dureza) y p es la densidad del tejido.

La resistencia al paso de una onda sonora a través de un tejido se denomina impedancia acústica (Z) y se define mediante la siguiente relación:

$$Z = pV = (pK)^{1/2}$$

Las ondas sonoras se propagan mejor a través de tejidos densos o elásticos. A medida que la onda atraviesa el tejido se absorbe parte de la energía de la onda ultrasónica. El grado de absorción depende de las características del tejido y de la frecuencia de la onda sonora. Cuanto más alta es la frecuencia de la onda, mayor es la absorción.

Las interacciones que se producen cuando una onda de sonido atraviesa distintos tejidos son cruciales para las capacidades diagnósticas de la ecografía. Cuando una onda de sonido pasa de un tejido a otro, parte de la onda se transmite hacia el nuevo tejido y parte se refleja. El transductor recibe y procesa estas ondas reflejadas, y suministra la información diagnóstica de la ecografía. La diferencia de impedancia acústica entre los dos tejidos y el ángulo en el cual la onda de sonido penetra en el nuevo medio (ángulo de incidencia) determinan la porción de la onda que se refleja y la porción que se transmite. Cuando las impedancias acústicas son semejantes la mayor parte de la onda se transmite. Los tejidos blandos tienen excelentes calidades de transmisión y la densidad y la velocidad varían solo 12 a 14% entre los diferentes tejidos blandos. Puesto que la impedancia acústica es el producto entre la velocidad y la densidad, el producto de estos pequeños cambios ocasiona una diferencia de impedancia acústica de 22% entre el tejido adiposo y el músculo.[39] Cuando una onda ultrasónica se encuentra con aire o hueso se obtienen imágenes ecográficas brillantes inútiles. El aire es muy compresible y tiene baja densidad mientras que el hueso, aunque es denso, tiene una baja compresibilidad y un alto índice de reflexión. Estas propiedades explican la escasa transmisión de las ondas de ultrasonido desde un tejido hacia el aire o desde un tejido hacia el hueso. El grado de reflexión del sonido también se relaciona con el ángulo de incidencia; a medida que aumenta el ángulo de incidencia se refleja menos sonido. Además, cuando las ondas de sonido pasan de un tejido a otro se desvían. Este proceso se denomina *refracción*.

Cuando una onda de sonido atraviesa un tejido parte de su energía se pierde; este proceso se denomina *atenuación*. La absorción, la reflexión y la refracción son las principales causas de pérdida de energía. Parte de la onda ultrasónica también se pierde por el proceso de dispersión (difusión). La dispersión se produce cuando una onda sonora alcanza un tejido heterogéneo. Las partículas pequeñas del interior del tejido (como tejido adiposo en el músculo) que son más pequeñas que la longitud de onda del ultrasonido dispersan la onda ultrasónica. La atenuación aumenta a medida que la onda atraviesa más tejidos y a medida que ésta se aleja del transductor. Por lo tanto, si la onda ultrasónica que se refleja no se procesa, el mismo tejido proporcionaría imágenes diferentes según la distancia del transductor a la que se encuentre. La intensidad de las ondas reflejadas debe amplificarse (ganancia) para asegurar que las ondas distantes se representen correctamente. A medida que aumenta la frecuencia del ultrasonido aumenta la atenuación.

La *resolución* es la capacidad para discriminar entre tejidos diferentes mediante ondas ultrasónicas. Profundidad o resolución axial es la capacidad para diferenciar entre los tejidos que se encuentran en el camino de la onda ultrasónica. Resolución lateral es la capacidad de diferenciar entre tejidos adyacentes. La resolución depende de las características del transductor y del enfoque. Las frecuencias más altas permiten una mejor resolución pero con menor penetración tisular.

En la ecografía endoscópica se emplea la *técnica pulsada (pulse-eco)*. Las ondas de ultrasonido se emiten durante un período breve, al que sigue un período durante el cual se reciben las ondas ultrasónicas reflejadas. Las ondas sonoras reflejadas se muestran de modo que el brillo es proporcional a la amplitud de las ondas ultrasónicas reflejadas. Esto se conoce como *ecografía en modo B*. Debido a que la amplitud se presenta en una escala del blanco al gris y al negro se denomina también *ecografía en escala de grises*. Las imágenes individuales se muestran a una velocidad a la cual el ojo no puede detectar imágenes únicas (12/seg). Esta visualización rápida se denomina *ecografía en tiempo real* y permite al ecografista estudiar el tejido en forma temporal y espacial.

INSTRUMENTOS Y TÉCNICAS

Debido a que la EEE proporciona una inspección endoscópica insuficiente del tubo digestivo alto cada estudio ecográfico debe ser precedido por una exploración endoscópica flexible convencional del tubo digestivo alto. Esto permite localizar con precisión y definir el estado de la mucosa (biopsia inclusive) de la lesión esofágica y guía la exploración ecográfica. La administración intravenosa de un opioide como ameperidina y de una benzodiazepina como el midazolam por lo general proporciona una sedación suficiente. El endoscopio de ecografía se introduce usualmente a ciegas a través de la bucofaringe y la hipofaringe. Debe tenerse precaución porque el extremo distal que contiene el transductor es rígido. Para llevar a cabo una exploración completa el endoscopio debe introducirse más allá del esófago, dentro del estómago.

El principal instrumento usado para la EEE es el endoscopio de ecografía mecánico radial (fig. 7-1). El transductor ultrasónico se encuentra en el extremo del endoscopio, rota a una velocidad de 7 revoluciones por minuto y produce una imagen de 360 grados perpendicular al extremo del transductor. Debido a que el transductor se encuentra al lado de los tejidos a examinar pueden emplearse frecuencias más altas que las usadas en la ecografía extracorporal. Casi todos los modelos disponen de dos frecuencias. Un transductor obtiene imágenes a 7,5 MHz y el otro a 12 MHz. El transductor de 7,5 MHz permite estudiar en forma adecuada los tejidos hasta una profundidad de 4 a 5 cm, mientras que el transductor de 12 MHz permite el estudio hasta una profundidad de 1 a 2 cm. Para conseguir imágenes ecográficas de buena calidad debe obtenerse una interfase acústica aceptable entre el transductor y el tejido examinado. Esto por lo general se obtiene recubriendo el extremo del endoscopio con un globo de látex que puede llenarse con agua para proporcionar una interfase acústica excelente (véase fig. 7-1). Una técnica empleada con menor frecuencia es la insuflación rápida de la luz esofágica con agua. Este método proporciona una interfase acústica excelente (pero transitoria) sin la compresión tisular que puede ocasionar el globo de látex. Por detrás del transductor se encuentra el extremo de fibra óptica del endoscopio. Este endoscopio proporciona un campo visual limitado en dirección anterógrada oblicua. En este ángulo oblicuo se orienta un conducto de aspiración de 2 mm.

La sección de control contiene los controles de deflexión y válvulas de aire-agua y aspiración semejantes a las de un endoscopio convencional (véase fig. 7-1). Los mecanismos de aire-agua y de aspiración incluyen un sistema de inflado-desinflado del globo con agua. La sección de control contiene también un motor de corriente continua y un mecanismo de transmisión

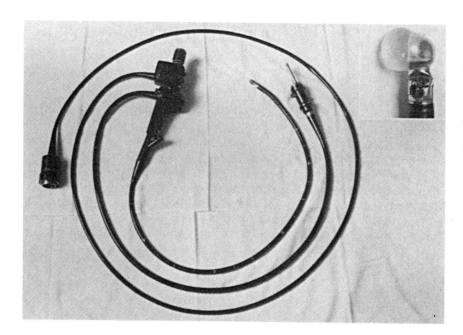

Fig. 7-1. Endoscopio de ecografía Olympus GF-UM20®. *Recuadro superior*, extremo distal del endoscopio ecográfico con el globo de contacto inflado con agua, que recubre el transductor de ultrasonido. El sistema óptico anterógrado oblicuo y el conducto de aspiración se encuentran en posición proximal al transductor de ultrasonido.

que rota el transductor ultrasónico. Los endoscopios de ecografía actuales son completamente sumergibles.

Existe una sonda ciega mecánica radial (fig. 7-2) para evaluar las estenosis esofágicas. Este ecoendoscopio proporciona imágenes ecográficas semejantes a las de los ecoendoscopios mecánicos radiales de mayor diámetro pero no tiene capacidad óptica endoscópica. Por lo tanto, este instrumento mide menos de 8 mm de diámetro.

Estos instrumentos se emplean junto con un procesador de imágenes (fig. 7-3). Los controles del procesador de imagen permiten ajustar la ganancia, el contraste y el control de tiempo de sensibilidad, que regulan la intensidad del eco reflejado a distintas profundidades. El procesador de imagen permite llevar a cabo el calibrado y el etiquetado en la pantalla. La imagen puede visualizarse en un monitor de video o almacenarse en una computadora, una cinta de video o una película Polaroid®. Las sucesivas generaciones de equipos de ecografía endoscópica incorporan procesadores de imagen más complejos y pequeños. Los modelos actuales se montan sobre estantes y pesan unos 36 kg.

El ecoendoscopio electrónico curvilíneo (fig. 7-4), a diferencia del modelo mecánico radial, produce un campo de ligeramente mayor de 100 grados en dirección anterógrada oblicua; incluye transductores de 5 MHz, 7,5 MHz o ambas frecuencias, que permiten una profundidad de penetración de 5 a 10 cm. Este sistema tiene varias ventajas: puede proporcionar Doppler color y permite visualizar en forma directa agujas de citología introducidas en la pared esofágica y más allá de ésta.

La disponibilidad de estos dos sistemas (mecánico radial y electrónico lineal) ha aumentado la precisión de la EEE, pero también su complejidad. Con fines diagnósticos es preferible el sistema mecánico radial porque permite una visión de 360 grados. Por tanto, este sistema de ecoendoscopio continúa siendo la "bestia de carga" de la EEE. Cuando se requiere una muestra de tejido para llevar a cabo una evaluación citológica, sin embargo, el sistema mecánico radial no permite introducir con seguridad una aguja dentro de la pared esofágica o el tejido adyacente. Por lo tanto, en estos casos se emplea un segundo instrumento, el

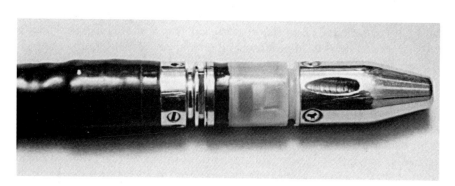

Fig. 7-2. Sonda mecánica radial ciega. El extremo es cónico y permite la introducción del instrumento a través de estenosis estrechas. El transductor de ultrasonido radial se ubica detrás del extremo cónico.

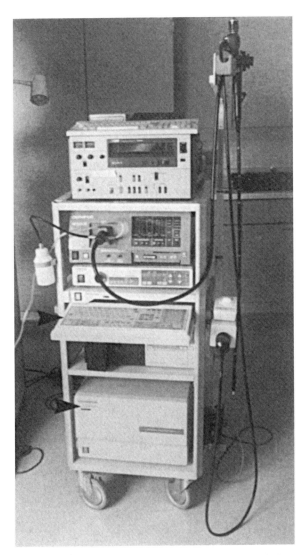

Fig. 7-3. El procesador de imagen Olympus EU-M20 *(flecha inferior)* se monta sobre estantes en un carro convencional, que incluye el resto del equipo endoscópico fundamental. El teclado *(flecha superior)* puede emplearse para realizar mediciones y marcar signos ecográficos.

ecoendoscopio electrónico lineal, alimentado por un sistema costoso independiente. Es posible llevar a cabo una evaluación diagnóstica y biopsia aspiración con aguja fina con el ecoendoscopio electrónico lineal solo, pero la limitación del campo visual requiere una torsión importante sobre el tubo de introducción para obtener imágenes de 360 grados de la pared esofágica y los tejidos adyacentes.

ANATOMÍA ECOGRÁFICA

En la EEE por lo general se observan cinco capas separadas (fig. 7-5). Estas capas se observan como anillos alternados hiperecoicos (blanco) e hipoecoicos (negro). Los estudios han mostrado que las cinco capas observadas mediante EEE corresponden a la interfase entre el globo y la mucosa, la mucosa que se encuentra por debajo de esta interfase, la submucosa y la interfase acústica entre la submucosa y la muscular propia, la muscular propia menos la interfase acústica entre la submucosa y la muscular propia y el tejido periesofágico.[6,38] A los fines clínicos estas capas representan la mucosa superficial, la mucosa profunda, la submucosa, la muscular propia y el tejido periesofágico. En el esófago superior, si el globo del ecoendoscopio produce una distensión excesiva o si el transductor se encuentra demasiado cerca de la pared esofágica pueden observarse solo tres capas en la pared esofágica: la mucosa superficial, la mucosa profunda y la submucosa forman una sola capa hiperecoica. El espesor de cada capa es aproximadamente igual y no representa el espesor de la capa de tejido, sino el tiempo que demora la onda ultrasónica en atravesar cada capa.

CARCINOMA ESOFÁGICO

El estadio de un carcinoma esofágico, definido por su extensión anatómica, es el mejor factor de predicción del pronóstico en los pacientes con carcinoma esofágico. Los avances recientes en la estadificación del carcinoma esofágico han conducido al sistema de estadificación actual, que se apoya en la clasificación TNM[20] (cuadro 7-1). El tumor primario (T) se define solo por la profundidad de la invasión; la EEE es especialmente adecuada para esta determinación. Los tumores T1 se limitan a la submucosa o a las capas esofágicas más superficiales. Los tumores T2 invaden la muscular propia sin traspasarla. Los tumores T3 presentan invasión más allá de la pared esofágica y hacia el tejido paraesofágico pero no invaden estructuras adyacentes. Los tumores T4 invaden directamente estructuras vecinas al esófago.

Los ganglios linfáticos regionales (N) se caracterizan solo por la presencia (N1) o ausencia (N0) de metástasis en los ganglios linfáticos del área del tumor primario. En forma semejante las localizaciones alejadas (M) se caracterizan por la presencia (M1) o la ausencia (M0) de metástasis. La revisión reciente del sistema de estadificación para el carcinoma esofágico subdivide los carcinomas con metástasis a distancia (M1) en M1a (metástasis en ganglios linfáticos no regionales alejados) y M1b (otras metástasis alejadas).[20] La enfermedad en estadio M1a se clasifica adicionalmente según la localización tumoral; los tumores M1a del esófago torácico superior han ocasionado metástasis en los ganglios cervicales y los tumores M1a del esófago torácico inferior han

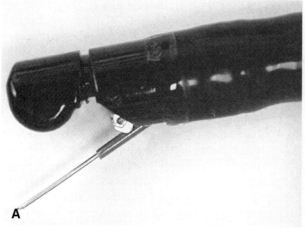

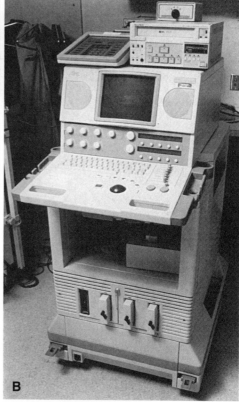

Fig. 7-4. Endoscopio electrónico curvilíneo (**A**) y procesador de imagen (**B**). El sistema óptico y el conducto operativo, a través del que se ha introducido una aguja fina, se ubican detrás del transductor de ultrasonido lineal. Este ecoendoscopio requiere un procesador de imagen separado.

ocasionado metástasis en los ganglios linfáticos celíacos. Los carcinomas esofágicos M1a de la porción torácica media no se subdividen porque los tumores ubicados en esta localización con metástasis en los ganglios linfáticos no regionales tienen un pronóstico equivalente al de los tumores que presentan metástasis en otras localizaciones distantes. Estos conceptos descriptivos TNM se agrupan en estadios con comportamiento y pronóstico semejantes (véase cuadro 7-1).

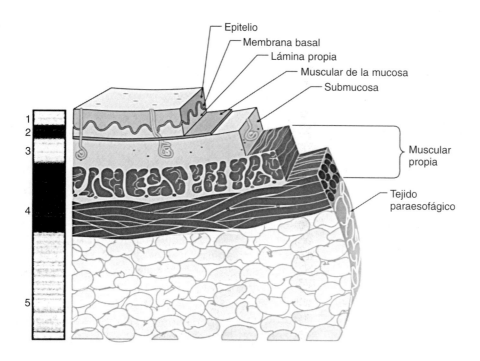

Fig. 7-5. En la ecografía esofágica la pared esofágica se visualiza como cinco capas alternadas con ecogenicidad diferente. La primera capa, hiperecoica (blanca), representa la mucosa superficial (epitelio y lámina propia). La segunda capa, hipoecoica (negra), representa la mucosa profunda (muscular de la mucosa). La tercera capa, hiperecoica (blanca), representa la submucosa. La cuarta capa, negra (hipoecoica), representa la muscular propia. La quinta capa, hiperecoica (blanca) corresponde al tejido paraesofágico.

Cuadro 7-1. *Estadificación TNM del carcinoma esofágico*

T: tumor primario

TX El tumor no puede evaluarse
T0 Sin signos de tumor
Tis Displasia grave
T1 Tumor que invade la lámina propia, la muscular de la mucosa o la submucosa. No atraviesa la submucosa
T2 Tumor que invade la muscular propia pero no se extiende más allá
T3 Tumor que invade el tejido paraesofágico, pero no invade estructuras adyacentes
T4 Tumor que invade estructuras adyacentes

N: ganglios linfáticos regionales

NX Los ganglios linfáticos regionales no pueden evaluarse
N0 Sin metástasis en los ganglios linfáticos regionales
N1 Metástasis en los ganglios linfáticos regionales

M: metástasis distantes

MX Las metástasis distantes no pueden evaluarse
M1a Tumor en el esófago torácico superior con metástasis en los ganglios linfáticos cervicales
    Tumor en el esófago torácico inferior con metástasis en los ganglios linfáticos celíacos
M1b Tumor en el esófago torácico superior con metástasis hacia otros ganglios linfáticos no regionales u otros sitios distantes
    Tumor en la porción torácica media del esófago con metástasis hacia ganglios linfáticos no regionales u otras localizaciones distantes
    Tumor en el esófago torácico inferior con metástasis hacia otros ganglios linfáticos no regionales u otras localizaciones distantes

Grupos de estadios

Estadio 0	Tis	N0	M0
Estadio I	T1	N0	M0
Estadio IIA	T2	N0	M0
	T3	N0	M0
Estadio IIB	T1	N1	M0
	T2	N1	M0
Estadio III	T3	N1	M0
	T4	Cualquier N	M0
Estadio IVA	Cualquier T	Cualquier N	M1a
Estadio IVB	Cualquier T	Cualquier N	M1b

La EEE puede emplearse en dos períodos diferentes de la evolución del carcinoma esofágico. La exploración de estadificación puede llevarse a cabo antes del tratamiento (estadio clínico) o después de éste (estadio de retratamiento).

Estadio clínico

Las imágenes minuciosas de la pared esofágica que suministra la EEE determinan que ésta sea la modalidad disponible más precisa para determinar la profundidad de la invasión tumoral (T) antes del tratamiento[7,14,28,67,71,79] (figs. 7-6 a 7-8). La tomografía computarizada (TC) no brinda la misma definición de la pared esofágica. El engrosamiento de la pared esofágica, el principal signo observado en la TC en el carcinoma esofágico, no es específico de este último y carece de la definición requerida para diferenciar los tumores T1, T2 y T3.[54]

Para diferenciar los tumores T3 de los tumores T4 la EEE es superior a la TC (fig. 7-9). En la exploración con TC se emplea la evaluación de los planos grasos para definir la invasión local. La obliteración o la falta de planos grasos no es sensible para predecir la invasión local, pero la conservación de estos planos es específica de la ausencia de un tumor T4.[12,17,35,40,45,55,61,65] En comparación con la TC, la EEE proporciona una evaluación más sensible y fiable del compromiso vascular.[25]

Para determinar con precisión la profundidad de la invasión tumoral es crucial adquirir experiencia con la técnica de exploración y con la interpretación ecográfica. Para capacitarse es necesario llevar a cabo 75 a 100 exploraciones.[22,63] En una revisión de 21 estudios la precisión de la EEE para determinar el estadio T fue del 84%.[59] La precisión no es constante y varía según el estadio T. En este metaanálisis la precisión para los carcinomas T1 fue de 83,5% y el estadio se sobrestimó en 16,5% de los tumores; en los tumores T2 la precisión fue de 73%, su estadio se sobreestimó en 17% y se subestimó en 10%; en los tumores T3 la precisión fue del 89%, su estadio se sobrestimó en 6% y se subestimó en 5%; y en los tumores T4 la precisión fue del 89% y se subestimó su estadio en 11%.[59] Una revisión de la literatura médica muestra variación en la precisión según el estadio T: 75 a 82% para T1, 64 a 85% para T2, 89 a 94% para T3 y 88 a 100% para T4.[62]

La obstrucción esofágica ocasionada por una estenosis maligna grave impide la estadificación en 19 a 63% de las exploraciones.[13,29,79] La imposibilidad de introducir una sonda ecográfica más allá de una estenosis maligna es un factor de predicción preciso de un estadio avanzado. Más del 90% de estos pacientes tienen enfermedad en estadio III o IV.[69] La exploración limitada del tumor por encima de la estenosis tiene una precisión variable pero puede ser útil para la estadificación si se observa enfermedad en estadio T3 o N1. La dilatación de una estenosis maligna seguida de EEE se asoció con una mayor incidencia de perforación;[69] sin embargo, permitió una exploración completa en el 42% de los pacientes con estenosis malignas.[36] Como alternativa a la dilatación de la estenosis antes de la EEE puede introducirse una sonda ciega mecánica radial (véase fig. 7-2) guiada mediante radioscopia sobre un cable guía a través de la mayoría de las estenosis malignas. Si distalmente a la estenosis se detectan adenopatías sospechosas, el endoscopista puede considerar la dilatación para facilitar la introducción de un endoscopio curvilíneo y realizar una biopsia aspiración con aguja fina del ganglio. Si no se detectan adenopatías sospechosas no se expone al paciente al riesgo de una dilatación. El problema de estadificar estenosis malignas puede superarse empleando sondas ecográficas en miniatura. Estas sondas de

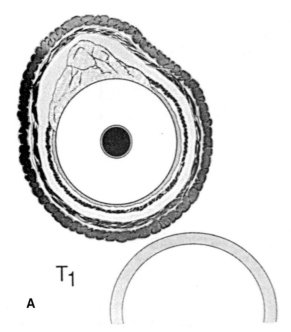

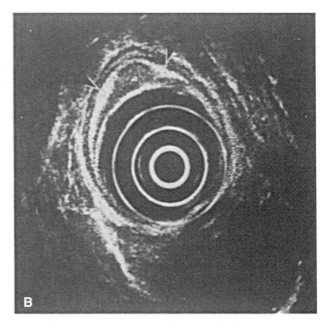

Fig. 7-6. A. Tumor T1 que invade pero no atraviesa la submucosa. **B.** Tumor T1 observado en la ecografía esofágica. El tumor hipoecoico (negro) invade la tercera capa ecográfica (submucosa) hiperecoica (blanca) pero no atraviesa el límite entre la tercera y la cuarta capas *(flechas)*. (De Rice, TW, Boyce GA, Sivak MVJr, et al. Esophageal ultrasound and the preoperative staging of carcinoma of the esophagus. J Thorac Cardiovasc Surg, *101*:536, 1991, con autorización.)

20 MHz se introducen a través del conducto de biopsia de un esofagoscopio y se avanzan a través de la estenosis; han determinado con precisión el estadio T en 85 a 90% de los pacientes.[5,31,46,47] Una limitación de estas sondas es su escasa profundidad de penetración, que impide evaluar con precisión el estado de los ganglios linfáticos.

Determinación del estadio N y del estado de los ganglios linfáticos no regionales

En la evaluación de los ganglios linfáticos regionales, además del tamaño de los ganglios, la EEE ayuda

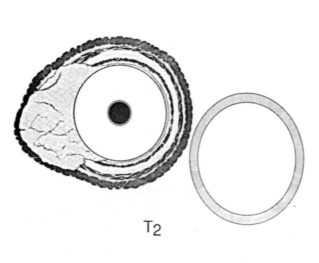

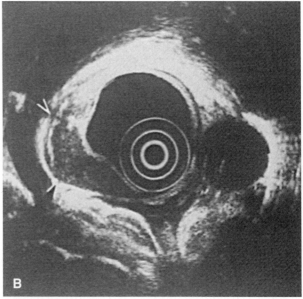

Fig. 7-7. A. Tumor T2 que invade pero no atraviesa la muscular propia. **B.** Tumor T2 observado en la ecografía esofágica. El tumor hipoecoico (negro) invade la cuarta capa ecográfica hipoecoica (negra) pero no atraviesa el límite entre la cuarta y la quinta capas *(flechas)*. (De Rice, TW, Boyce GA, Sivak MVJr, et al. Esophageal ultrasound and the preoperative staging of carcinoma of the esophagus. J Thorac Cardiovasc Surg, *101*:536, 1991, con autorización.)

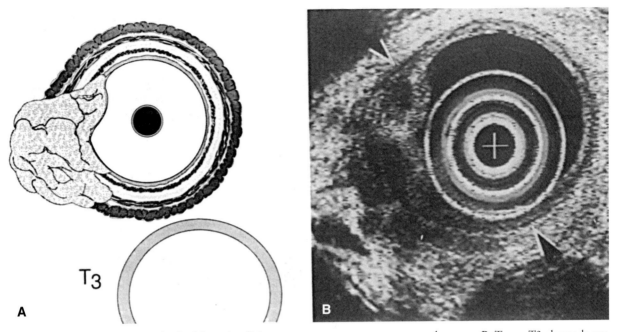

Fig. 7-8. A. Tumor T3 que invade el tejido periesofágico pero no compromete estructuras adyacentes. **B.** Tumor T3 observado mediante ecografía esofágica. El tumor hipoecoico (negro) atraviesa el límite entre la cuarta y la quinta capas ecográficas *(flechas)* e invade la quinta capa ecográfica hiperecoica (blanca, tejido periesofágico).

a evaluar su forma, sus límites y sus características ecógenas internas (fig. 7-10). Los ganglios grandes (más de 1 cm), redondos, hipoecoicos, heterogéneos y bien delimitados son más probablemente malignos; los ganglios linfáticos pequeños, ovales o angulosos, hipe-recoicos, homogéneos y mal delimitados son más probablemente benignos. En una revisión retrospectiva de 100 EEE la determinación mediante EEE del estadio N reveló una sensibilidad de 89%, una especificidad de 75% y una precisión de 84%.[9] El valor predic-

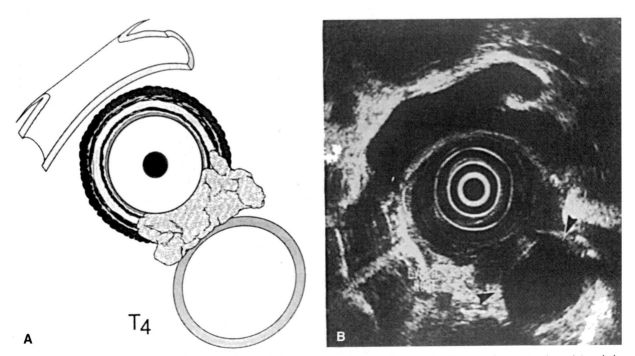

Fig. 7-9. A. Tumor T4 que invade la aorta. **B.** Tumor T4 observado en la ecografía esofágica. El tumor hipoecoico (negro) invade la aorta. El tumor atraviesa el límite entre el tejido periesofágico y la aorta *(flechas)*. (De Rice, TW, Boyce GA, Sivak MVJr: Esophageal ultrasound and the preoperative staging of carcinoma of the esophagus. J Thorac Cardiovasc Surg, *101*:536, 1991, con autorización.)

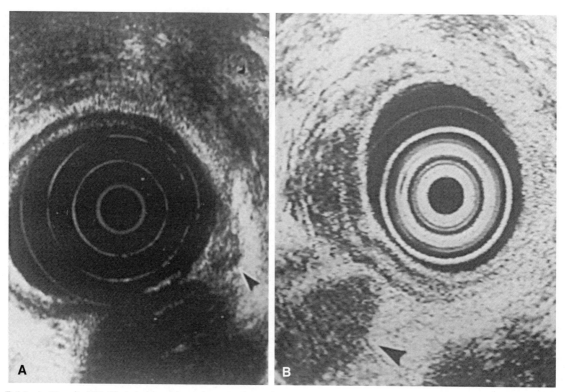

Fig. 7-10. A. Ganglio N0 *(flecha)* observado en la ecografía esofágica (EEE). El ganglio mide 5 mm de diámetro, está mal delimitado y tiene una estructura interna hiperecoica (blanca). **B.** Ganglio N1 *(flecha)* observado en la EEE. Este ganglio grande, de 12 mm de diámetro, está bien delimitado. La estructura interna es hipoecoica (negra) y es semejante a la del tumor primario. (De Rice, TW, Boyce GA, Sivak MV [h]: Esophageal ultrasound and the preoperative staging of carcinoma of the esophagus. J. Thorac Cardiovasc Surg, *101*:536, 1991, con autorización.)

tivo positivo de la EEE para la enfermedad N1 fue de 86%; el valor predictivo negativo fue de 79%. Cuando la EEE detectó ganglios linfáticos regionales el paciente tuvo una probabilidad 24 veces mayor de tener enfermedad N1. El factor de predicción aislado más sensible para detectar N1 fue un patrón de eco interno hipoecoico, seguido por un límite bien definido, una forma redonda y por último un tamaño de más de 1 cm. Cuando se encuentran presentes los cuatro factores la precisión de la detección de N1 es de 80 a 100%.[4,9] Lamentablemente las cuatro características están presentes solo en 25% de los ganglios N1.[4] En un metaanálisis de 21 estudios la precisión de la determinación mediante EEE del estadio N fue de 77%; para N0 69% y para N1 89%.[59] La posibilidad de emplear EEE para diagnosticar metástasis ganglionares varía según la localización. Esta técnica es mejor para evaluar los ganglios celíacos (precisión, 95%; sensibilidad, 83%; especificidad, 98%; valor predictivo positivo, 91%; valor predictivo negativo, 97%) que los ganglios mediastínicos (precisión, 73%; sensibilidad, 79%; especificidad, 63%; valor predictivo positivo, 79% y valor predictivo negativo, 63%).[11]

Otro factor de predicción de la enfermedad N1 es la proximidad estrecha del ganglio regional con el tumor primario. La comparación de las características ecóge-

nas del tumor y los ganglios linfáticos regionales es útil en la evaluación de los ganglios linfáticos mediante EEE. En las exploraciones con EEE debe considerarse la relación entre T y N1. La incidencia de enfermedad N1 aumenta al aumentar la profundidad de la invasión tumoral: en un paciente con un adenocarcinoma mal diferenciado la probabilidad de enfermedad N1 es de 17% para los tumores T1, 55% para los T2, 83% para los T3 y 88% para los T4.[58] En los carcinomas T3 y T4 una evaluación mediante EEE de N0 no garantiza la ausencia de enfermedad N1.

La biopsia aspiración con aguja fina dirigida mediante endoecografía (BAAF EEE) mejora adicionalmente la estadificación clínica al agregar a los resultados endoecográficos la obtención de una muestra de tejido[73,74] (fig. 7-11). En un estudio multicéntrico se realizó BAAF EEE en 192 ganglios linfáticos de 171 pacientes.[75] La precisión de la BAAF EEE para determinar el estado de los ganglios linfáticos fue: sensibilidad, 92%; especificidad, 93%; valor predictivo positivo, 100% y valor predictivo negativo, 86%. En cada ganglio la aguja se introdujo dos o tres veces. Se produjo una complicación no fatal: una perforación esofágica durante la dilatación de una estenosis esofágica antes de la BAAF EEE. La combinación de EEE y BAAF EEE de los ganglios linfáticos celíacos conside-

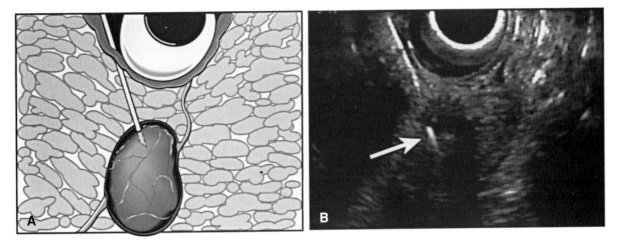

Fig. 7-11. Biopsia aspiración con aguja fina guiada mediante ecografía esofágica de un ganglio linfático regional N1. **A.** Ganglio linfático regional N1 sometido a BAAF guiada mediante exploración con endoscopio electrónico curvilíneo. **B.** Imagen ecográfica en la que se observa la aguja *(flecha)* introducida a través de la pared esofágica dentro del ganglio N1.

rados positivos mediante EEE tuvo una sensibilidad de 72%, una especificidad de 97%, un valor predictivo positivo de 95% y un valor predictivo negativo de 82%.[53] La BAAF confirmó la enfermedad M1a detectada mediante EEE en 88% de los pacientes.

Determinación del estadio M1b no ganglionar

La EEE tiene un valor limitado como estudio de detección de metástasis alejadas (M1b). La EEE es útil cuando el órgano alejado se encuentra en contacto directo con el tubo digestivo superior (p. ej., el segmento lateral izquierdo del hígado y el retroperitoneo) (fig. 7-12).

Estadio de retratamiento

Tras el tratamiento de inducción un grupo de pacientes con cáncer esofágico se curarán. Puesto que las intervenciones quirúrgicas para el cáncer esofágico se asocian con una morbimortalidad importante es aconsejable detectar a los pacientes que no presentan cáncer residual (T0 N0) después del tratamiento de inducción. La ecografía esofágica se ha empleado con este objeto en múltiples estudios clínicos. Los estudios iniciales indicaron que la EEE era muy precisa para determinar el estadio T tras la quimioterapia. En estos estudios, sin embargo, el tratamiento prequirúrgico fue en gran medida ineficaz para retrotraer el estadio tumoral anatomopatológico; por lo tanto, la EEE fue

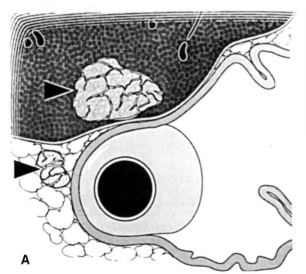

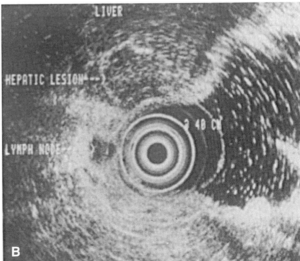

Fig. 7-12. A. Metástasis hepática *(flecha superior)* en el segmento lateral izquierdo del hígado. En el cardias se observa la sonda de ultrasonido esofágico. **B.** Metástasis hepática *(flecha superior)* observada desde el cardias mediante ecografía esofágica. La única imagen de la metástasis se obtuvo mediante ecografía esofágica. (De Rice TW, Boyce GA, Sivak MV, et al.: Esophageal carcinoma: Esophageal ultrasound assessment of preoperative chemotherapy. Ann Thorac Surg, *53*:972, 1992, con autorización.)

precisa meramente para indicar que no se habían producido cambios importantes.[1,30,60] En dos estudios previos en los cuales se administró radioterapia junto con quimioterapia la precisión de la determinación del estadio T también fue alta (72 a 78%), no obstante la prevalencia de la enfermedad T0 anatomopatológica fue baja o no se comunicó.[16,24] Por lo tanto, la precisión de la determinación de T puede atribuirse otra vez principalmente a la falta de respuesta del tumor a la radioquimioterapia.

Los últimos estudios incluyeron pautas de radioquimioterapia más enérgicas, con tasas más altas de descenso en la estadificación y enfermedad anatomopatológica T0 N0. En estos estudios, hasta el 31% de los pacientes presentaron enfermedad anatomopatológica T0 N0 tras la radioquimioterapia.[80] La EEE fue poco precisa para determinar el estadio T, con tasas comunicadas de 37 a 47%.[34,43,80] El error más frecuente en la determinación del estadio T fue una sobrestimación de éste porque la EEE se mostró incapaz de diferenciar el tumor de la inflamación y la fibrosis producidas por la radioquimioterapia. En la estadificación mediante ecografía endoscópica de los cánceres rectales se comunicaron dificultades semejantes para diferenciar el tumor de la inflamación y la fibrosis posteriores a la radioquimioterapia.[21]

La precisión de la EEE para la determinación del estadio N después de radioquimioterapia se ha comunicado solo en dos estudios clínicos. Ambos estudios mostraron resultados notablemente semejantes, con una precisión de 64 a 71%.[43,80] La precisión de la determinación del estadio N después de la radioquimioterapia fue más baja que la observada en la determinación inicial. Esto se debe a una alteración del aspecto ecográfico de los ganglios después de la radioquimioterapia que impide el empleo de los criterios de EEE establecidos y debido a que los focos de cáncer residuales presentes dentro de los ganglios son demasiado pequeños para ser detectados por cualquier modalidad excepto el estudio histopatológico.

La EEE ha sido útil en el diagnóstico y la reestadificación de los pacientes con recidivas en la anastomosis que no son visibles endoscópicamente.[10,44]

ENFERMEDADES ESOFÁGICAS BENIGNAS

La exploración minuciosa de la pared esofágica que posibilita la EEE ha mejorado el diagnóstico de los tumores esofágicos benignos. La identificación mediante EEE de los tumores intramurales se apoya en la identificación de la capa a partir de la cual se origina el tumor (cuadro 7-2) y en las características ecográficas del tumor. Las lesiones homogéneas anecoicas, con

Cuadro 7-2. *Clasificación endoecográfica de los tumores esofágicos*

Ecografía endoscópica	Tumor esofágico
Primera capa/segunda capa (mucosa/ mucosa profunda)	Pólipo fibrovascular
	Quiste de retención
	Papiloma escamoso
	Cáncer esofágico Tis
Tercera capa (submucosa)	Lipoma
	Fibroma
	Neurofibroma
	Tumor de células granulosas
	Cáncer esofágico T1
Cuarta capa	Leiomioma*
	Cáncer esofágico T2

*Los leiomiomas también pueden originarse a partir de la segunda capa ecográfica (muscular de la mucosa), pero estos tumores se originan mucho más a menudo a partir de la cuarta capa ecográfica.

ecogenicidad intermedia o hiperecoicas casi siempre son benignas.[37] En los tumores benignos puede observarse un patrón ecógeno heterogéneo, no obstante este signo endoecográfico, en especial en las lesiones de más de 3 a 4 cm de diámetro mayor, puede indicar una neoplasia maligna.

Los quistes son anecoicos, redondeados y a veces tabicados.[77] Los lipomas son lesiones homogéneas e intensamente hiperecoicas. Estos tumores con frecuencia se reconocen mediante endoscopia solo porque a menudo tienen un matiz amarillo y son blandos. Los tumores de células granulosas suelen encontrarse en la tercera capa ecográfica del esófago y pueden ser hipoecoicos o tener una ecogenicidad intermedia, pero por lo general son menos hiperecoicos que los lipomas.[26,49,66] A diferencia de los lipomas, los tumores de células granulosas son firmes al tacto y pueden diagnosticarse mediante una biopsia endoscópica convencional. Los tumores esofágicos benignos más frecuentes son los tumores originados en el músculo liso de la porción distal del esófago; en nuestra práctica más del 70% de los pacientes con tumores esofágicos intramurales benignos derivados para EEE presentaban estos tumores de músculo liso. En la radiografía estas lesiones se observan como defectos de relleno lisos, la endoscopia muestra una mucosa suprayacente normal y la EEE muestra un tumor hipoecoico originado en la cuarta capa ecográfica (muscular propia) (fig. 7-13). Debido a que las biopsias endoscópicas convencionales muestran solo una mucosa escamosa suprayacente normal la EEE es la prueba más útil para establecer el carácter de la lesión. Si se sospecha una neoplasia puede realizarse BAAF guiada mediante EEE o endoscopia.[8,74] Esta intervención raras veces es requerida porque el diagnóstico puede establecerse mediante EEE sola. Los signos encontrados durante la EEE que sugieren degeneración maligna son un tamaño de más de 4 cm, límites irregula-

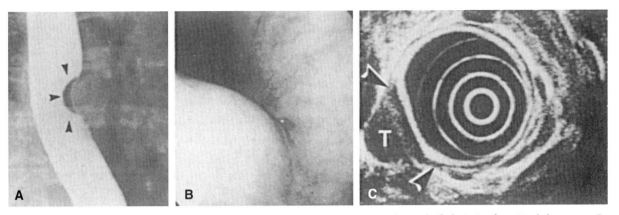

Fig. 7-13. A. Leiomioma esofágico. El esofagograma con bario muestra un tumor extraluminal *(flechas)*, sin afectación de la mucosa. **B.** Aspecto del tumor extraluminal en la esofagoscopia. **C.** En la ecografía esofágica puede observarse un tumor hipoecoico (T) originado a partir de la cuarta capa ecográfica *(flechas)*. Este tumor intramural se encuentra limitado a esta capa y no invade las capas adyacentes.

res, un patrón ecoico interno mixto o la presencia de adenopatías asociadas.[68]

En la EEE las várices esofágicas tienen el aspecto típico de vasos sanguíneos. Se observan como estructuras tubulares, redondeadas o serpiginosas anecoicas. Pueden visualizarse dentro de la capa submucosa de la pared esofágica o en los tejidos adyacentes al esófago (fig. 7-14). Este aspecto ecoendoscópico cambia después de la esclerosis.[76] La esclerosis del interior de las várices llena éstas con una sustancia ecógena, que representa un trombo. La inyección adyacente a la várice ocasiona obliteración de ella con engrosamiento hipoecoico extravaricoso.

Los signos ecoendoscópicos de la acalasia son controversiales. Algunos autores han comunicado engrosamiento de la pared del esófago en la mayoría de los pacientes examinados.[3,15] Sin embargo, este engrosamiento excesivo puede ser un artificio. En un esófago dilatado y con circunvoluciones el transductor puede orientarse oblicuamente a la pared esofágica y esto

puede ocasionar una aspecto falso de engrosamiento de la pared.[19] El principal papel de la EEE en la acalasia consiste en excluir otras anormalidades de la pared esofágica.[2,51,78]

La EEE no ha sido útil en la vigilancia de los pacientes con esófago revestido por epitelio cilíndrico. La definición de la mucosa que suministra la EEE no permite diferenciar la displasia de un carcinoma intramucoso.[18,72]

ENFERMEDADES PARAESOFÁGICAS

La EEE se ha empleado para explorar los ganglios linfáticos mediastínicos en los pacientes con carcinoma broncógeno.[22,41,42,52] En estos casos la EEE tiene un valor predictivo positivo de 77%, un valor predictivo negativo de 93% y una precisión general de 92%,

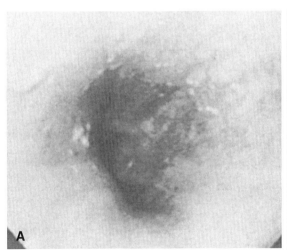

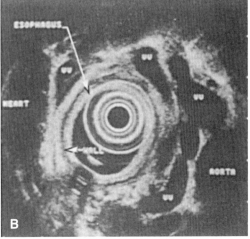

Fig. 7-14. Várices paraesofágicas. **A.** En la endoscopia las várices pequeñas no son visibles. **B.** En la ecografía esofágica las várices (VV) se observan como estructuras prominentes anecoicas, tubulares y redondeadas fuera de la pared esofágica.

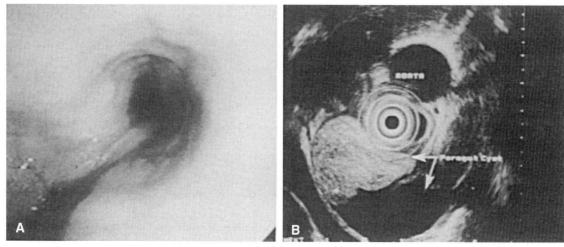

Fig. 7-15. Quiste del intestino anterior. **A.** En la esofagoscopia no se observa compresión esofágica extrínseca. **B.** En la ecografía esofágica el quiste presenta dos componentes, uno anecoico (que representa líquido) y el otro hiperecoico (que representa material proteináceo). El quiste se ubica adyacente a la tráquea y el esófago.

con el empleo de criterios semejantes a los empleados en la evaluación de los ganglios linfáticos regionales en el carcinoma esofágico.[42] Sin embargo, existen consideraciones anatómicas que limitan la utilidad de esta técnica para evaluar los ganglios linfáticos en la proximidad de la vía aérea. La BAAF dirigida mediante EEE permite la diferenciación citológica entre las adenopatías benignas y las malignas.[48] La BAAF dirigida mediante EEE ha permitido diagnosticar de manera satisfactoria lesiones sólidas del mediastino y los pulmones.[23,32, 33,50]

La EEE se ha empleado en forma provechosa para diagnosticar quistes del intestino anterior[56,70] (fig. 7-15). Estos quistes por lo general son hipoecoicos y se localizan fuera de la pared esofágica, aunque de vez en cuando se encuentran dentro de ésta. Si los quistes del intestino anterior contienen material proteináceo pueden tener un aspecto ecográfico hiperecoico o heterogéneo (hiperecoico e hipoecoico). La EEE también permite caracterizar las compresiones esofágicas extrínsecas.[64] Sin embargo, la exploración de estructuras alejadas del esófago se lleva a cabo mejor con transductores de baja frecuencia. La ecocardiografía transesofágica proporciona una definición mejor de estas estructuras usando sondas con frecuencias de 3 a 5 MHz.

Bibliografía

1. Adelstein, DJ., Rice, T.W., Boyce, G.A., et al.: Adenocarcinoma of the esophagus and gastroesophageal junction. Am. J. Clin. Oncol., 17:14, 1994.
2. Barthet, M., Mambrini, P, Audibert, P., et al.: Relationships between endosonographic appearance and clinical or manometric features in patients with achalasia. Eur. J. Gastroenterol. Hepatol., 10:559, 1998.
3. Bergami, G.L., Fruhwith, R., Di Mario, M., et al.: Contribution of uitrasonography in the diagnosis of achalasia. J. Pediatr. Gastroenterol. Nutr., 14:92, 1992.
4. Bhutani, M.S., Hawes, R.H., and Hoffman, BJ.: A comparison of the accuracy of echo features during endoscopic uitrasound (EUS) and EUS-guided fine needle aspiration for diagnosis of malignant lymph node invasion. Gastrointest. Endosc., 45:474, 1997.
5. Binmoeller, K.E, Seifert, H., Seitz, U., et al.: Ultrasonic esophagoprobe for TNM staging of highly stenosing esophageal carcinoma. Gastrointest. Endosc., 41:547, 1995.
6. Bolondi, L., Casonova, P., Santi, V, et al.: The sonographic appearance of the normal gastric wall: An in vivo study. Ultrasound Med. Biol., 12.991, 1986.
7. Botet, J.F., Lightdale, CJ., Zauber, A.G., et al.: Preoperative staging of esophageal cancer: Comparison of endoscopic US and dynamic CT. Radiology, 181:419, 1991.
8. Caletti, G.C., Brocchi, E., Ferrari, A., et al.: Guillotine needle biopsy as a supplement to endosonography in the diagnosis of gastric submucosal tumors. Endoscopy, 23:251, 1991.
9. Catalano, M.F., Sivak, M.V., Jr., Rice, T.W, et al.: Endosonographic features predicave of lymph node metastases. Gastrointest. Endosc., 4:442, 1994.
10. Catalano, M.F., Sivak, M.V., Jr., Rice, T.W, et al.: Postoperative screening for anastomotic recurrence of esophageal carcinoma by endoscopic ultrasonography. Gastrointest. Endosc., 42:540, 1995.
11. Catalano, M.F., Alcocer, E., Chak, A., et al.: Evaluation of metastatic celiac lymph nodes in patients with esophageal carcinoma: Accuracy of EUS. Gastrointest. Endosc., 50:352, 1999.
12. Consigliere, D., Chua, C.L., Hui, F., et al.: Computed tomography for esophageal carcinoma: Its value to the surgeon. J. R. Coll. Surg. Edinb., 37:113, 1992.
13. Dancygier, H., and Classen, M.: Endoscopic uitrasonography in esophageal diseases. Gastrointest. Endosc., 35:220, 1989.
14. Date, H., Miyashita, M., Sasajima, K., et al.: Assessment of adventitial involvement of esophageal carcinoma by endoscopic ultrasonography. Surg. Endosc., 4:195, 1990.
15. DeviEre,l, Dunham, F, Richaert, R., et al.: Endoscopic ultrasonography in achalasia. Gastroenterology, 96:1210, 1989.
16. Dittler, HJ., Fink, U., Siewert, G.R.: Response to chemotherapy in esophageal cancer. Endoscopy, 26:769, 1994.

17. Duignan, J.F, McEntee, G.P, O'Connell, DJ., et al.: The role of CT in the management of carcinoma of the esophagus and cardia. Ann. R. Coll. Surg. Engl., 69:283, 1987.

18. Falk, G.W., Catalano, M.F., Sivak, M.V., Jr., et al.: Endosonography in the evaluation of patients with Barrett's esophagus and high-grade dysplasia. Gastrointest. Endosc., 40:207, 1994.

19. Falk, G.W., Van Dam J., Sivak, M.V, et al.: Endoscopic ultrasonography (EUS) in achalasia. Gastrointest. Endosc., 37:241, 1991.

20. Fleming, I.D., Cooper, J.S., Henson, D.E., et al. (eds): Digestive system: Esophagus. In AJCC Cancer Staging Manual, ed 5. Philadelphia, Lippimcott-Raven, 1997, p. 65.

21. Fleshman, J.W., Myerson, RJ., Fry, R.D., et al.: Accuracy of transrectal ultrasound in predicting stage of rectal cancer before and after preoperative radiation therapy. Dis. Colon Rectum, 35:823, 1992.

22. Fockens, P., van den Brande, J.H.M., van Duliemen, H.M., et al.: Endosonographic T-staging of esophageal carcinoma: A learning curve. Gastrointest. Endosc., 44:58, 1996.

23. Fritscher-Ravens, A, Petrasch, S., Reinacher-Schick, A., et al.: Diagnostic value of endoscopic ultrasonography-guided fine-needle aspiration cytology of mediastinal masses in patients with intrapulmonary lesions and diagnostic bronchoscopy. Respiration, 66:150, 1999.

24. Giovannini, M., Seitz, FJ., Thomas, P, et al.: Endoscopic ultrasonography for assessment of response to combined radiation therapy and chemotherapy in patients with esophageal cancer, Endoscopy, 29:4. 1997.

25. Ginsberg, G.G., Al-Kawas, E.H., Nguyen, C.C., et al.: Endoscopic ultrasound evaluation of vascular involvement in esophageal cancer: A comparison with computed tomography. Gastrointest. Endosc., 39:276, 1993.

26. Goldblum, J.R., Rice, T.W, Zuccaro, G. Jr., et al.: Granular cell tumors of the esophagus: A clinical and pathologic study of 13 cases. Ann. Thorac. Surg., 62.860, 1996.

27. Gress, EG., Savides, TJ., Sandier, A., et al.: Endoscopic ultrasonography, fine-needie aspiration biopsy guided by endoscopic uitrasonography, and computed tomography in the preoperative staging of non-small-eell lung cancer: a comparison study. Ann. intern. Med., 127.604, 1997.

28. Heintz, A., Höhne, U., Sehweden, E, et al.: Preoperative detection of intrathoracic tumor spread of esophageal cancer: Endosonography versus computed tomography. Surg. Endosc., 5:75, 1991.

29 Hordijk, M.L., Zander, H., van Blankenstein, M., et ai.: Influence of tumor stenosis on the accuracy of endosonography in preoperative T staging of esophageal cancer. Endoscopy, 25:171, 1993.

30. Hordijk, M.L., Kok, T.C., Wilson, J.H.P., et al.: Assessment of response of esophageal carcinoma to induction chemotherapy. Endoscopy, 25:592, 1993.

31. Hunerbein, M., Ghadimi, B.M., Haensch, W, et al.: Transendoscopic ultrasound of esophageal and gastric cancer using miniaturized ultrasound catheter probes. Gastrointest. Endosc., 48:371, 1998.

32. Hunerbein, M., Dohmoto, M., Haensch, W., et al.: Endosonography-guided biopsy of mediastinal and pancreatic tumors. Endoscopy, 30:32, 1998.

33. Hunerbein, M., Ghadimi, B.M., Haenseh, W., et al.: Transesophageal biopsy of mediastinal and pulmonary tumors by means of endoscopic ultrasound guidance. J. Thorac. Cardiovasc. Surg., 116:554, 1998

34. Isenberg, G., Chak, A., Canto, M.I., et al.: Endoscopic ultrasound in restaging of esophageal cancer after neoadjuvant chemoradiation. Gastrointest. Endosc., 48:158, 1998.

35. Kasbarian, M., Fuentes, P., Brichon, PY., et al.: Usefulness of computed tomography in assessing the extension of carcinoma of the esophagus and gastroesophageal junction. In Siewart, J.R., and Hoischer, A.H., (eds.): Diseases of the Esophagus. Berlin, Springer-Verlag, 1988, p. 185.

36. Kaliemanjs, G.E., Gupta, P.K. al-Kawas, EH., et al.: Endoscopic ultrasound for staging esophageal cancer, with and without dilation, is clinically important and safe. Gastrointest. Endosc., 41:540, 1995.

37. Kawamoto, K., Yamada, Y., Utsunomiya, T., et al.: Gastrointestinal submucosal tumors: Evaluation with endoscopic US. Radiology 205:733, 1997.

38. Kimmey, M.B., Martin, R.W., Hagitt, R.C., et al.: Histologic correlates of gastrointestinal ultrasound images. Gastroenterology, 96:433, 1989.

39. Kimmey, M.B., and Martin, R.W: Fundamentals of endosonography. Gastrointest. Endosc. Clin. North Am., 2:557, 1992.

40. Kirk, SJ., Moorehead, R.J., McIlrath, E., et al.: Does preoperative computed tomography scanning aid assessment of oesophageal carcinoma? Postgrad. Med. J, 66:191, 1987.

41. Kobayashi, H., Danabara, T., Sugama, Y., et al: Observation of lymph nodes and great vessels in the mediastinum by endoscopic ultrasonography. Jpn. J. Med., 26:253, 1987.

42. Kondo, D., Imaizumi, M., Abe, T., et. al.: Endoscopic ultrasound examination for mediastinal lymph node metastases of lung cancer. Chest, 98:586, 1990.

43. Laterza, E., deManzoni, G., Guglielmi, A., et al.: Endoscopic ultrasonography in the staging of esophageal carcinoma after preoperative radiotherapy and chemotherapy. Ann. Thorac. Surg., 67:1466, 1999.

44. Lightdale, C.J., Botet, J.F., Kelson, D.P, et al.: Diagnosis of recurrent upper gastrointestinal cancer at the surgical anastomosis by endoscopic ultrasound. Gastrointest. Endosc., 35:220, 1989.

45. Markland, C.G., Manhire, A., Davies, P., et al.: The role of computed tomography in assessing the operability of oesophageal carcinoma. Eur. J. Cardiothorac. Surg., 3:33, 1989.

46. McLoughlin, R.F., Cooperberg, P.L., Mathieson, J.R., et al.: High resolution endoluminal ultrasonography in the staging of esophageal carcinoma. J. Ultrasound Med., 14:725, 1995.

47. Menzel, J., Hoepffner, N., Nottberg, H., et al.: Preoperative staging of esophageal carcinoma: Miniprobe sonography versus conventional endoscopic ultrasound in a prospeetive histopathologically verified study. Endoscopy, 31:329, 1999.

48. Mishra, G., Sahai, A.V., Penman, I.D., et al.: Endoscopic ultrasonography with fine-needle aspiration: An accurate and simple diagnostic modality for sarcoidosis. Endoscopy, 31:377, 1999.

49. Palazo, L., Landi, B., Cellier, C., et al.: Endosonographic features of esophageal granular cell tumors. Endoscopy, 29:850, 1997.

50. Pedersen, B.H., Vilmann, P., Folke, K., et al.: Endoscopic ultrasonography and real-time guided ne-needle aspiration biopsy of solid lesions of the mediastinum suspected of malignancy. Chest, 110 539, 1996.

51. Ponsot. P, Chaussade, S., Palao, L., et al.: Endoscopic ultrasonography in achalasia. Gastroenterology, 98:253, 1990.

52. Potepan, P, Meroni, E., Spagnoli, I., et al.: Non-small cell lung cancer: Detection of mediastinal lymph node metastases by endoscopic ultrasound and CT. Eur. Radiol., 6:19, 1996.

53. Reed, C.E., Misha, G., Sarai, A.V, et al.: Esophageal cancer staging: Improved accuracy by endoscopic ultrasound of celiac lymph nodes. Ann. Thorac. Surg., 67:319, 1999.

54. Reinig, J.W, Stanley, J.H., Schabel, S.I.: CT evaluation of thickened esophageal walls. AJR 140.941, 1983.

55. Rice, T.W, Boyce, G.A., Sivak, M.V, Jr., et al.: Esophageal ultrasound and the preoperative staging of carcinoma of the esophagus. J. Thorac. Cardiovasc. Surg., 101:536, 1991.

56. Rice, T.W.: Benign cysts and neoplasms of the mediastinum. Semin. Thorac. Cardiovasc. Surg., 4:25, 1992.

57. Rice, T.W, Boyce, G.A., Sivak, M.V., et al.: Esophageal carcinoma: Esophageal ultrasound assessment of preoperative chemotherapy. Ann. Thorac. Surg., 53.972, 1992.

58. Rice, T.W, Zuccaro, G., Jr., Adelstein, DJ., et al.: Esophageal carcinoma: Depth of tumor invasion is predictive of regional lymph node status. Ann. Thorac. Surg., 65:787, 1998.

59. Rosch, T: Endosonographic staging of esophageal cancer: A review of literature results. (Gastrointest. Endosc. Clin. North Am., 5:537, 1995.

60. Roubein, L.D., DuBroe, R., David, C., et al.: Endoscopic ultrasonography in the quantitative assessment of response to chemotherapy in patients with adenocarcinoma of the esophagus and esophagogastric junction. Endoscopy, 25:587, 1993.

61. Ruol, A., Rossi, M., Ruffatto, A., et al.: Reevaluation of computed tomography in preoperative staging of esophageal and cardial cancers: A prospective study. In Siewert, J.R., and Holscher, A.H. (eds.): Diseases of the Esophagus. New York, Springer-Verlag, 1987, p. 194.

62. Saunders, H.S., Wolfman, N.T, and Ott, DJ.: Esophageal cancer: Radiologic staging. Radiol. Clin. North Am., 35:281, 1997.

63. Schlick, T., Heintz, A., and Junginger, T: The examiner's learning effect and its influence on the quality of endoscopic ultrasonography in carcinoma of the esophagus and gastric cardia. Surg. Endosc., 13:894, 1999.

64. Silva, S.A., Kouzu, T, Ogino, Y., et al.: Endoscopic ultrasonography of oesophageal tumors and compressions. J. Clin. Ultrasound, 16:149, 1988.

65. Sönoenaa, K., Skaane, P, Nygaard, K., et al.: Value of computed tomography in preoperative evaluation of respectability and staging of oesophageal carcinoma. Eur. J. Surg., 158:537, 1992.

66. Tada, S., Iida, M., Yao, T, et al.: Granular cell tumor of the esophagus: Endoscopic ultrasonography demonstration and endoscopic removal. Am. J. Gastroenterol., 85:1507, 1990.

67. Tio, T.L., Cohen, P., Coene, IP., et al.: Endosonography and computed tomography of esophageal carcinoma: Preoperative classification compared to the new (1987) TNM system. Gastroenterology, 96:1478, 1989.

68. Tio, T.L., Tytgat, G.N., and den Hartog Jager, F.C.: Endoscopic ultrasonography for the evaluation of smooth muscle tumors in the upper gastrointestinal tract: An experience with 42 cases. Gastrointest. Endosc., 36:342, 1990.

69. Van Dam, J., Rice, T.W, Catalano, M.F, et al.: High-grade malignant stricture is predictive of esophageal tumor stage: Risks of endosonographic evaluation. Cancer, 71.2910, 1993.

70. Van Dam, J., Rice, T.W., Sivak, M.V., Jr., et al.: Endoscopic ultrasonography and endoscopically guided needle aspiration for the diagnosis of upper gastrointestinal tract foregut cysts. Am. J. Gastroenterol., 87:762, 1992.

71. Vilgrain, V, Mompoint, D., Palazzo, L., et al.: Staging of esophageal carcinoma: Comparison of results with endoscopic sonography and CT AJR 155:277, 1990.

72. Waxman, I.: Endosonography in columnar-lined esophagus. Gastroenterol. Clin. North Am., 26:607, 1997.

73. Wiersema, M.J., Hawes, R.H., Tao, L., et al.: Endoscopic ultrasound as an adjunct to fine needle aspiration cytology of the upper and lower gastrointestinal tracts. Gastrointest. Endosc., 38:35, 1992.

74. Wiersema, M.J., Kochman, M.L., Chak, A., et al.: Real-time endoscopic ultrasound gukled fine needle aspiration of a mediastinal node. Gastrointest. Endosc., 39:429, 1993.

75. Wiersema, M.J., Vilmann, P, Giovannini M., et al.: Endosonography-guided fine-needle aspiration biopsy: Diagnostic accuracy and complication assessment. Gastroenterology, 112:1087, 1997.

76. Yasuda, K., Cho, E., Nakajima, M., et al.: Diagnosis of submucosal lesions of the upper gastrointestinal tract by endoscopic ultrasonography Gastrointest. Endosc., 36:S17, 1990.

77. Yasuda, K., Nakajima, M., and Kawai, K.: Endoscopic ultrasonographic imaging of submucosal lesions of the upper gastrointestinal tract. Gastrointest. Endosc. Clin. North Am., 2.615, 1992.

78. Ziegler, K., Sanft, C., Friedrich, M., et al.: Endosonographic appearance of the esophagus in achalasia. Endoscopy, 22:1, 1990.

79. Ziegler, K., Sanft, C., Zeitz, M., et al.: Evaluation of endosonography in TN staging of oesophageal cancer. Gut, 32:16, 1991.

80. Zuccaro, G., Jr., Rice, T.W., Goldblum, J.R., et al.: Endoscopic ultrasound cannot determine suitability for esophagectomy after aggressive chemoradiotherapy for esophageal cancer Am. J. Gastroenterol., 94:906, 1999.

8

Dilatación esofágica

TIMOTHY T. NOSTRANT Y JOHN C. RABINE

La dilatación esofágica es el tratamiento preferido para la disfagia secundaria a un estrechamiento permanente del esófago. Aunque las estenosis del esófago inducidas por enfermedad ácido péptica constituyen la indicación más frecuente de dilatación esofágica, las estenosis malignas y las ocasionadas por medicamentos representan una indicación cada vez más frecuente de dilatación.[63] En el cuadro 8-1 se enumeran otras indicaciones de dilatación esofágica. Además del estrechamiento permanente del esófago, la obstrucción funcional del esófago debida a acalasia u otros síndromes esofágicos con alteraciones de la motilidad se tratan mediante dilatación neumática, sea como tratamiento inicial o después del fracaso del tratamiento médico conservador.[94]

Si bien todos los sistemas de dilatación actuales producen dilatación de la estenosis mediante el estiramiento o la rotura de las cicatrices fibrosas, existe escasa información sobre los efectos reales de los sistemas de dilatación individuales.[63,71] Las comparaciones entre los sistemas de dilatación por lo general son anecdóticas y con frecuencia en ellas se emplean controles históricos más que simultáneos.[63,71] Además, existen pocos estudios prospectivos en los que se compare el tratamiento médico (medicamentos o dilatación) con el tratamiento quirúrgico. El objetivo de este capítulo es examinar los sistemas de dilatación usados en el pasado y en la actualidad y evaluarlos en forma objetiva con respecto a tolerancia del paciente, facilidad de empleo, costo y eficacia en relación con el costo en comparación con las estrategias terapéuticas alternativas, y analizar los datos disponibles sobre la seguridad y la eficacia. Se analizan asimismo los posibles nuevos sistemas de tratamiento a largo plazo, como la colocación de endoprótesis (tutores o stents) para los trastornos benignos y malignos.

Cuadro 8-1. *Indicaciones de dilatación esofágica*

Esofagitis péptica
Esofagitis por reflujo crónico
Esófago de Barrett

Anillos y membranas
Anillos de Schatzki
Anillos congénitos (superiores e inferiores)
Síndrome de Plummer-Vinson

Lesiones por sustancias cáusticas
Ingestión de lejía (agua lavandina)
Ingestión de ácidos
Esofagitis ocasionada por fármacos

Lesiones iatrógenas
Anastomosis quirúrgicas
Escleroterapia
Intubación nasogástrica
Lesiones por radiación

Enfermedades generalizadas
Esclerodermia
Enfermedad de Crohn
Sarcoidosis
Pénfigo
Penfigoide ampollar
Epidermólisis ampollar
Necrólisis epidérmica tóxica

Trastornos de la motilidad
Acalasia
Espasmo esofágico generalizado
Esófago en cascanueces
Hipertensión del esfínter esofágico inferior
Alteraciones inespecíficas de la motilidad esofágica

Infecciones
Candida
Virus herpes
Citomegalovirus
Virus de la inmunodeficiencia humana

PERSPECTIVA HISTÓRICA

La práctica de la dilatación esofágica comenzó hace cuatro siglos con el empleo de dilatadores de cera en la obstrucción alimentaria en el esófago. Fabricus ab Acquadendente (1537-1619) fue el primer médico que empleó un instrumento romo para empujar un cuerpo extraño desde el esófago hacia el estómago.[27] El primer dilatador (bujía, en inglés y francés, *bougie*, cirio) y la técnica de la dilatación (en inglés y francés, *bougienage*) deben sus nombres a la ciudad argelina de Bouginhay, que fue la capital medieval del comercio de velas de cera.[27,54] Aunque los dilatadores de cera requerían la aplicación de presión para ejercer su efecto, más tarde se desarrolló un instrumento de plomo con forma de oliva para el tratamiento pasivo. Thomas Willis (1621-1675) llevó a cabo el primer intento de dilatación en la acalasia usando un hueso de ballena con una esponja en su extremo.[27,54] En los dos siglos siguientes se realizaron escasos progresos en la dilatación esofágica hasta que Sir Arthur Hurst en 1915 desarrolló el dilatador hueco con un extremo romo relleno de mercurio.[12,27,54] El mercurio se usaba para dar peso al dilatador, que empleaba la gravedad para facilitar la dilatación y en ese momento se consideraba que era secundaria al estiramiento de la estenosis. Maloney perfeccionó el dilatador de mercurio dotándolo de un extremo con diámetro progresivo que facilitaba su introducción a través de estenosis estrechas con mayor comodidad para el paciente.[12,27,54] La dilatación con bujía de mercurio fue la única técnica práctica de dilatación esofágica hasta finales de la década de 1950, cuando se desarrollaron para la dilatación radioscópica de estenosis estrechas dilatadores con punta en forma de oliva dispuestos sobre un eje metálico sólido que se introducían sobre un alambre guía (dilatadores de Eder-Puestow).[91] A pesar de estos avances la dilatación esofágica se empleó con escasa frecuencia hasta la introducción de la endoscopia de fibra óptica en la década de 1960 y su empleo generalizado en el diagnóstico de los trastornos digestivos altos durante los siguientes tres decenios.[90] La visualización de la estenosis permitió una introducción más sencilla de los alambres guía junto con los dilatadores de oliva y aumentó la frecuencia de aplicación de esta técnica.[90] Después de obtener una dilatación suficiente de la estenosis se empleaba entonces bujía con mercurio en forma crónica para mantener la permeabilidad esofágica. La introducción de dilatadores huecos de polivinilo (Savary-Gilliard, American) y de dilatadores por balón con control radiográfico (Grunzig, Rigiflex®) y endoscópico (sistema Rigiflex a través del endoscopio [Rigiflex-TTS]) a mediados de la década de 1980 cambió de manera radical el enfoque de la dilatación esofágica y disminuyó notablemente el empleo de bujías con mercurio en la mayoría de los centros.[4,71]

TIPOS DE DILATADORES

Los dilatadores esofágicos pueden dividirse en dos grupos básicos: los dilatadores rígidos o bujías (fig. 8-1) y los dilatadores con balón (fig. 8-2). Los primeros pueden dividirse adicionalmente en los que requieren la introducción de un alambre guía y los que no lo requieren. Los dilatadores con balón pueden clasificarse adicionalmente en aquellos que deben colocarse mediante radioscopia y los que pueden introducirse a través del endoscopio. Otros tipos de dilatadores propuestos pero raras veces empleados incluyen endoscopios con punta cónica, dilatadores mecánicos que permiten controlar el ancho y la fuerza de dilatación y vainas plásticas con puntas cónicas de diferentes diámetros que se montan sobre endoscopios convencionales pediátricos o de adultos.[60,63,66,71,94] Se puede ad-

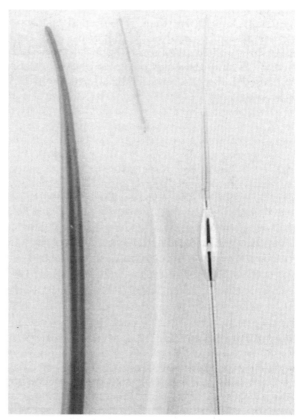

Fig. 8-1. Dilatadores rígidos, bujías: dilatador con mercurio *(izquierda)*; dilatador de polivinilo hueco (American) con alambre guía colocado *(medio)* y dilatador de Eder-Puestow con extremo flexible, dilatador con punta en forma de oliva y alambre guía metálico *(derecha)*.

juntar un balón de polietileno al broncoscopio para dilatar estenosis estrechas o colocar una bola de cinta en el extremo distal del endoscopio por encima de la sección flexible como alternativas más económicas para combinar diagnóstico y tratamiento en un único procedimiento.[60,66] Los sistemas empleados más comúnmente en la actualidad incluyen los dilatadores con mercurio, los dilatadores de polivinilo Savary® (American) con alambre guía y los dilatadores con balón con instrumentación TTS.[63,71,94]

Dilatadores con mercurio

La forma más frecuente de dilatación esofágica es aquella en la que se emplean dilatadores con mercurio (30 a 60% de todas las dilataciones).[47] Los dilatadores llenos con mercurio tienen varias ventajas con respecto a los dilatadores con balón y las bujías sobre alambre guía. No se requiere alambre y, aunque son raras, se evitan las perforaciones ocasionadas por éste. En la mayoría de los casos no se requiere radioscopia para introducir los dilatadores y no se requieren endoscopias repetidas como con el sistema de balón TTS. Las principales

Fig. 8-2. Dilatadores con balón: dilatador con balón para acalasia inflado con alambre guía colocado en su posición *(superior)* y sistema con balón TTS introducido a través del endoscopio *(inferior).*

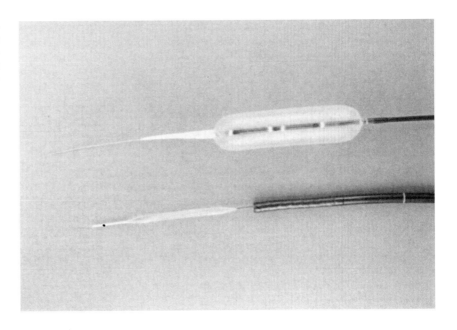

indicaciones para el empleo de dilatadores con mercurio son las estenosis simples por reflujo y los anillos (anillo de Schatzki) y las membranas congénitas.[29,45,47] El tratamiento convencional de los anillos de Schatzki es la introducción única de un dilatador de gran calibre (48 a 60 Fr), que permite obtener intervalos asintomáticos de más de cinco años en más del 50% de los pacientes seguidos durante hasta 75 meses.[45] En las estenosis por reflujo simples se ha observado una eficacia a largo plazo semejante, durante un tiempo de seguimiento medio de 50 meses.[106] Los detalles sobre el número de pacientes con estenosis por reflujo simples que requirieron el empleo de dilatadores de Savary o con punta en forma de oliva además de dilatadores con mercurio son escasos. Stoddard y Simms comunicaron una dilatación satisfactoria en 109 de 111 pacientes, 92 de los cuales tenían estenosis por reflujo.[103] De estos pacientes, 102 requirieron dilatadores con mercurio solamente. La eficacia de la dilatación parece disminuir cuando se incluyen estenosis ocasionadas por radiación, neoplasias malignas o sustancias corrosivas, pero se han presentado tasas de éxito globales de 85% en todos los tipos de pacientes.[29,45,47,58,63,71,103,106] Las estenosis asociadas con esófago de Barrett pueden dilatarse con una eficacia semejante a la obtenida en las estenosis por reflujo simples.[47,71]

El papel de la dilatación por dilatadores con mercurio en las estenosis estrechas no está claro. La mayoría de los autores sugieren que las estenosis con diámetro inferior a 12 mm no son adecuadas para el uso de dilatadores con mercurio.[4,47] Los dilatadores con mercurio con diámetro inferior a 30 Fr (10 mm) son muy blandos y requieren radioscopia para confirmar su pasaje a través de la estenosis. Sin embargo, Kozarek consiguió dilatar de manera satisfactoria estenosis, con diámetros de hasta 3 mm con dilatadores con

mercurio solos y en la mayoría de los casos no requirió radioscopia.[47,60]

La dilatación de estenosis esofágicas altas con dilatadores con mercurio no se ha estudiado en forma sistemática. Las estenosis esofágicas altas se producen más a menudo después de laringectomía o de radioterapia, neoplasias o lesiones por sustancias corrosivas.[47] Las estenosis pépticas son raras excepto en el esófago de Barrett. La dilatación de estenosis esofágicas altas con dilatadores con mercurio fue satisfactoria solo en el 55% de los pacientes, pero la tasa de éxito en los pacientes con estenosis por reflujo distales fue del 96,3%.[58,60] En la actualidad la mayoría de los expertos está de acuerdo en que los dilatadores sobre alambre guía o los dilatadores con balón son mejores para las estenosis ocasionadas por radiación o neoplasias malignas, en especial si son estrechas, excéntricas o extensas (más de 2,5 cm) o presentan ángulos o seudodivertículos.[4,47,60,63,71]

Técnica de introducción

Antes del procedimiento debe llevarse a cabo la exploración con bario y una endoscopia para confirmar el diagnóstico de estenosis esofágica y excluir la presencia de una neoplasia maligna. El paciente debe estar en ayunas desde al menos seis a ocho horas antes de la dilatación. La dilatación puede llevarse a cabo con el paciente sentado o en decúbito lateral izquierdo.[47] La administración de sedantes antes de la dilatación aún es controversial pero con frecuencia se emplean para disminuir la ansiedad del paciente. La elección del dilatador debe apoyarse en el diámetro de la estenosis determinado mediante radiografía o endoscopia. Al principio deben emplearse dilatadores con un tamaño inmediatamente inferior o igual al diámetro de la estenosis

(1 mm = 3 Fr). Los dilatadores deben limpiarse con solución de yodo inmediatamente antes de usarlos.[47,105] Tras aplicar anestesia y lubricante a la faringe se pasa el dilatador por encima del índice y el dedo mayor hacia la faringe posterior y se pide al paciente que trague. Tanto la introducción como el retiro de los dilatadores deben realizarse con un movimiento suave. Se considera que la primera dilatación verdadera es la realizada con el primer dilatador que encuentre resistencia. La dilatación máxima en una única sesión debe limitarse en la mayoría de los casos a la colocación de no más de tres tamaños de dilatadores por encima del primer dilatador que encuentre resistencia (aproximadamente uno N° 9 Fr o de 3 mm) para disminuir el riesgo de perforación (la "regla de 3").[61,105] La dilatación máxima debe obtenerse en una a tres sesiones.[47,61,105]

En la actualidad el papel de la radioscopia en la dilatación por dilatadores con mercurio es controversial. En dos estudios se ha documentado una menor tasa de éxito en la introducción del dilatador en la estenosis y una menor precisión del operador para predecir un resultado satisfactorio cuando se llevó a cabo dilatación a ciegas.[8,114] McClave estudió a 43 pacientes con estenosis benignas en un estudio aleatorizado y controlado de 162 dilataciones.[74] Las tasas de dilatación satisfactoria con radioscopia y sin ella fueron del 96 y el 80%, respectivamente. Se observaron más acontecimientos adversos, como intubación traqueal, cuando no se empleó radioscopia. Lo más preocupante fue la baja frecuencia de percepción por parte del endoscopista y el paciente de un evento adverso (20%). Puesto que no todos los centros disponen de radioscopia, solo debe ser obligatorio el monitoreo radioscópico cuando se emplean dilatadores con mercurio en las estenosis complicadas o resistentes al tratamiento.[47,63,74]

La necesidad de una nueva dilatación tras una dilatación inicial satisfactoria es variable. Algunos pacientes no requieren una nueva dilatación durante períodos prolongados. Hasta el 40% de los pacientes pueden requerir solo una dilatación.[41,87] Las estenosis estrechas requieren en ocasiones dilatación periódica con intervalos breves para garantizar una respuesta con una duración razonable. Una estrategia frecuente es llevar a cabo una dilatación semanal hasta que pueda introducirse con facilidad un dilatador de 44 Fr o de mayor diámetro.[47,63,71,91] Para un anillo de Schatzki es preferible una dilatación con un dilatador de hasta 60 Fr.[29,47] Ni el tamaño del dilatador inicial ni la frecuencia de dilatación permiten predecir la respuesta final y, en la mayoría de los pacientes, la recidiva de la disfagia debe ser el signo para repetir la dilatación.[41,47,63,71,87] Los factores de predicción para la repetición de la dilatación son las causas no pépticas de estenosis, las estenosis fibrosas, más de dos sesiones de dilatación y un tamaño de dilatador máximo inferior a 44 Fr.[41,87,88]

Las complicaciones de la dilatación por dilatadores con mercurio son infrecuentes y ninguna es exclusiva de este sistema de dilatación. Las complicaciones de la dilatación esofágica se analizan más adelante. Los dilatadores con mercurio tienen un tiempo de conservación indicado por el fabricante de dos a cuatro años y después deben desecharse.[20]

Dilatadores de Eder-Puestow y de polivinilo hueco (Savary-Gilliard, American Endoscopy)

El sistema de dilatación de Eder-Puestow se desarrolló en 1951 para dilatar estenosis complicadas mediante la colocación de un dilatador con punta en forma de oliva metálico guiado por un alambre guía usando radioscopia.[4,91] Este sistema fue el único método práctico para dilatar estenosis complicadas o resistentes al tratamiento durante tres décadas y se adaptó para usarse con los endoscopios flexibles.[4,90,91] Los dilatadores de vinilo huecos se introdujeron a mediados de la década de 1980 y han remplazado casi por completo al sistema de Eder-Puestow.[63,71,103]

Existen dos variedades de dilatadores de polivinilo hueco. La primera se conoce como dilatador de Savary-Gilliard (Wilson Cook) y consiste en tubos de polivinilo semitransparente con un extremo de diámetro progresivo de 20 cm y un conducto central para el alambre guía; radioscópicamente es difícil observar la banda radioopaca ubicada en el punto más ancho del dilatador. Si el dilatador se introduce demasiado lejos es posible que choque contra el extremo del alambre guía. Existen juegos de dilatadores disponibles de 70 y 100 cm de longitud. Cada juego contiene 16 dilatadores con un diámetro que varía entre 5 (15 Fr) y 20 mm (60 Fr), con un aumento de diámetro de 1 mm entre los sucesivos dilatadores.[4,60,63,116]

La segunda variedad (Bard®, American Endoscopy) representó un intento de mejorar el sistema Savary. Los dilatadores están impregnados con sulfato de bario para facilitar la radioscopia. El sistema de alambre guía se mejoró para facilitar su introducción y prolongar su vida útil mediante la colocación de un dispositivo de resorte graduado. El aguzamiento distal se acortó de manera significativa y el enclavamiento y acomodamiento son mucho menos frecuentes. Se dispone de marcas estadounidenses (extremo del dilatador hasta los incisivos) y europeas (punto de dilatación máxima hasta los incisivos) para facilitar la introducción a través de la estenosis.[4,60]

Técnica de introducción

El primer paso fundamental es la colocación correcta del alambre guía. Para esto debe realizarse una endoscopia en forma sistemática.[4,60] Los endoscopios pediátricos pueden introducirse en todas las estenosis, excepto en las más estrechas. El alambre debe colocarse al menos 20 a 25 cm más allá de la porción inferior de la estenosis. Por motivos prácticos lo más útil es colocar el alambre guía en el antro (≥ 60 cm). El resorte debe hallarse paralelo a la curvatura mayor del estómago para disminuir la lesión a la pared gástrica ocasionada por el alambre guía. A medida que se retira el endoscopio debe avanzarse el alambre guía la misma distancia para evitar introducirlo en el duodeno o retirar involuntariamente el alambre por encima de la estenosis. La posición del alambre puede evaluarse con facilidad observando las marcas sobre éste; cada marca significa 20 cm (es decir, cuatro marcas = 80 cm desde los incisivos). El extremo distal del alambre es cónico y debe tenerse precaución o colocar un capuchón en éste. A medida que se pasa el dilatador sobre el alambre el ayudante del endoscopista debe ejercer contratensión pero sin tirar activamente del alambre. Esta técnica facilita la introducción a través del esófago cervical y disminuye las lesiones ocasionadas por el alambre. Después de una dilatación satisfactoria se retira el dilatador y se avanza el alambre. La posición del alambre guía debe ser de ± 5 cm de la distancia previa a la dilatación antes de introducir el siguiente dilatador. Con esta técnica, la regla de tres es aún más importante que con los dilatadores con mercurio, porque con los tubos de polivinilo, más duros, es más difícil percibir la resistencia.[4,60] La elección del tamaño de los dilatadores es semejante a la técnica con dilatadores con mercurio. Los dilatadores 48 Fr o de mayor tamaño no pasan a través de todos los tipos de protectores dentales y deben usarse solo los protectores de mayor tamaño si se prevé usar dilatadores de gran calibre. Si bien no es obligatorio llevar a cabo una esofagografía en forma sistemática después del procedimiento, este estudio debe realizarse inmediatamente si existe sospecha de perforación, como indican el dolor en la espalda, el dolor torácico persistente, la fiebre, la hematemesis o los vómitos.

Complicaciones

Las complicaciones exclusivas del sistema Savary incluyen desgarros mucosos y perforación ocasionados por el alambre. Debe revisarse el alambre guía antes de cada uso porque un alambre doblado puede ocasionar perforación esofágica. Las lesiones ocasionadas por el alambre son más frecuentes con el sistema de Eder-Puestow.[4,60] La colocación correcta antes y durante la dilatación es crucial para la eficacia de la dilatación y para la seguridad del paciente. Si existen dudas puede requerirse una confirmación radioscópica. La introducción del dilatador en forma demasiado enérgica puede causar su enclavamiento sobre el alambre guía.

Esto no debe suceder si se emplean las marcas para evaluar la distancia y se evita su introducción adicional después de que el extremo choca contra un punto duro. Una resistencia muy intensa a la introducción del dilatador se debe más a menudo a un enclavamiento inminente del extremo más que a la resistencia ocasionada por la estenosis.[4,60]

Comparación entre los sistemas de Eder-Puestow y de Savary

Las comparaciones directas entre ambos sistemas son escasas. Con ambos sistemas raras veces aparecen complicaciones importantes, aunque el traumatismo del esófago cervical es más frecuente con el sistema de Eder-Puestow.[4,20,49,116] La introducción del dilatador en la estenosis es más lenta con el sistema de Eder-Puestow (cinco minutos en comparación con dos minutos) y los pacientes por lo general prefieren el sistema Savary. La eficacia de la dilatación, determinada por la necesidad de repetir del procedimiento, el alivio de la disfagia, el tamaño de la estenosis después de la dilatación, la recuperación del diámetro inicial de la estenosis después de la dilatación o el tiempo transcurrido hasta la redilatación fueron semejantes con ambas técnicas si la dilatación inicial de la estenosis fue idéntica.[4,49,116] La dilatación de la estenosis hasta un diámetro de 44 Fr o mayor fue más frecuente con el dilatador de Savary en todas las formas de estenosis esofágicas.

Dilatadores con balón

El desarrollo de balones de polietileno para su uso en el tubo digestivo ha posibilitado la dilatación de estenosis previamente inaccesibles ubicadas en colon, páncreas, árbol biliar e intestino delgado.[21,37,38,43,44,48,57,59,67,76,77,79,98] Su empleo en los trastornos esofágicos, aunque es amplio, aún es bastante controversial si se consideran los sistemas de gran eficacia de que se dispone.[21,62]

Los balones de polietileno aptos para el esófago miden entre 4 y 40 mm (12 a 120 Fr). Los tamaños más pequeños se emplean para el árbol biliopancreático y los más grandes para la dilatación neumática en la acalasia. Los tamaños usados con mayor frecuencia para la dilatación de estenosis esofágicas son 36, 45 y 54 Fr. Estos balones se unen a catéteres semiflexibles de 7 Fr cuya longitud varía entre 100 y 200 cm. La longitud del balón de dilatación varía entre 5,1 y 8,5 cm; los balones más largos se emplean para las estenosis rectas más largas y los más pequeños para las estenosis con ángulos, cortas o estrechas. Con un dilatador con balón puede llevarse a cabo una dilatación gradual, comenzando en la porción proximal de la estenosis y avanzando distalmente.[44,57,113] Los balones de dilatación más nuevos, que permiten la dilatación dentro de un intervalo de tamaños variables (12 a 15 mm y 15 a 18 mm) con un único balón descartable, disminuirán la necesidad de introducir múltiples balones de dilatación.

Técnica de introducción

Los balones de dilatación pueden introducirse con control radiográfico o técnica TTS. La técnica de introducción es semejante, excepto que la introducción radiográfica requiere la colocación de un alambre guía y la introducción endoscópica requiere la colocación del balón de dilatación a través de un canal. Es preferible emplear los endoscopios más grandes, con conductos de más de 3,2 mm, y los conductos ideales son los de 4,2 mm.[59,60,63,67] El balón inicial debe tener un diámetro 1 a 2 mm mayor que el diámetro de la estenosis con ambas técnicas. Es necesario colocar silicona en el extremo del balón para facilitar su introducción. El balón se desinfla por completo (se mantiene una presión negativa mientras se lo introduce en la estenosis) y se lubrica en forma abundante. Se pasa completamente a través de la estenosis y debe observarse la funda negra del catéter en la parte superior de la estenosis. Se infla el balón completamente y se tira de éste hasta el borde distal de la estenosis. El balón se desinfla entonces en forma parcial de modo de que pueda retirarse a través de la estenosis y se coloca su porción media cerca del área más estrecha de la estenosis.[43,44] Esta técnica disminuye el retroceso del balón de dilatación dentro del esófago, un suceso frecuente cuando se infla en forma abrupta desde su estado de desinflado completo hasta un inflado máximo. El balón se infla entonces lentamente y se ubica nuevamente de modo de colocar su porción media en la estenosis. La presión de dilatación máxima varía en forma inversa con el tamaño del balón y se encuentra entre 30 y 45 lb/in^2 (2 a 3 atmósferas o kg/cm^2) para los balones de 15 y 10 mm, respectivamente. Para inflar el balón puede emplearse aire o sustancia de contraste diluida (diatrizoato al 10 al 25% [Hypaque®]).[76] El contraste diluido permite obtener mejores imágenes radioscópicas.[76] Debe mantenerse el inflado máximo durante 20 a 30 segundos y repetirse dos o tres veces.[60,76,77] La desaparición radioscópica de la parte más estrecha de la estenosis y la visualización endoscópica de la dilatación de la estenosis son los criterios de estimación de un resultado satisfactorio.[76,77] La dilatación de estenosis con balón de gran tamaño puede llevarse a cabo de un modo semejante en la misma sesión. La dilatación de un estenosis con balón raras veces proporciona un diámetro real (es decir, una dilatación satisfactoria de 36 Fr no equivale a una estenosis de 12 mm de diámetro) y puede ser

significativamente menos eficaz para agrandar el diámetro de la estenosis que el sistema Savary u otros sistemas de empuje con alambre guía.[59,62,63,67] El tamaño final de la dilatación depende de la necesidad clínica y puede no obtenerse en una única sesión de dilatación sin un riesgo importante de complicaciones. Una vez finalizada la dilatación el balón debe desinflarse nuevamente al máximo manteniendo una presión negativa para facilitar su retiro y disminuir al mínimo las lesiones ocasionadas por el balón. Un balón puede usarse entre 1 y 10 veces.[60,63]

Indicaciones y contraindicaciones

La disfagia y la retención de alimentos son las principales indicaciones para la dilatación esofágica. La pérdida de peso por lo general es mínima porque los pacientes tienen buen apetito y adaptan sus dietas para evitar los síntomas de retención de alimentos.[15,21,71] El interrogatorio simple sobre la frecuencia de la disfagia puede subestimar la gravedad de una estenosis porque a veces los cambios de la alimentación reducen al mínimo los síntomas.[15,21] Si se emplea un índice de disfagia cuantitativo con una escala de disfagia y una escala alimenticia como el descrito por Cox, la eficacia de la dilatación puede evaluarse con mayor fiabilidad.[21] Esta escala puntúa la gravedad de la disfagia según la frecuencia de ésta y los tipos de alimento que ocasionan los síntomas. En las estenosis más graves se presentan síntomas al ingerir agua o puré de papas, pero en la mayoría de las estenosis existe retención de la carne. La anamnesis también puede ayudar a excluir factores desencadenantes de la disfagia como fármacos antiinflamatorios no esteroides, quinidina y doxiciclina.

La principal contraindicación de la dilatación esofágica es que el paciente no se encuentre informado y no haya participado en un análisis sincero de las estrategias terapéuticas alternativas.[60,63] Los pacientes no cooperadores y los pacientes con coagulopatías graves, sangrado activo, síntomas abdominales agudos graves o estenosis con úlceras profundas presentan un mayor riesgo de complicaciones y con frecuencia una mala respuesta a la dilatación. La incapacidad para predecir en forma adecuada la ruta que seguirá el dilatador durante el proceso de dilatación es una contraindicación para su introducción a ciegas.[60,63,71] Los seudodivertículos grandes, las bridas importantes de la mucosa, los divertículos epifrénicos o de Zenker, las estenosis con acodamiento importante y una hernia hiatal grande son contraindicaciones relativas para una introducción a ciegas. La dilatación guiada con un alambre también puede estar contraindicada cuando la longitud del alambre más allá de la estenosis es insuficiente, como después de gastrectomía y gastroenteroanastomosis. La hipoxemia o la hipercapnia iniciales graves o las contraindicaciones de la endoscopia o la sedación con frecuencia impiden también llevar a cabo una dilatación esofágica segura, en especial con los dilatadores de mayor tamaño que pueden ocasionar compresión traqueal.

Factores de riesgo y complicaciones

Las complicaciones potenciales de la dilatación esofágica incluyen las relacionadas directamente con la dilatación y las relacionadas con los procedimientos asociados como la endoscopia y la biopsia de la mucosa. El riesgo de hemorragia también es mayor que en la endoscopia diagnóstica, aunque el aumento parece pequeño.[60,63] Estudios recientes informaron un riesgo de perforación de 0,2%, un riesgo de hemorragia grave de 0,07% y un riesgo de mortalidad de 0,01%.[60,63,71] Las complicaciones leves como aspiración, dolor torácico y náuseas y vómitos después el procedimiento se producen en menos del 0,2% de los pacientes.[60,71] Estas tasas son más favorables que el riesgo de perforación de 0,4 a 0,6% comunicado en la encuesta de 1976 de la American Society of Gastrointestinal Endoscopy.[100] Las perforaciones del esófago cervical se produjeron sobre todo con los dilatadores de Eder-Puestow y las perforaciones del esófago toracoabdominal se produjeron inmediatamente por encima de la estenosis y con todos los tipos de dilatadores.[60,63,71,100] La colocación incorrecta del alambre o el acodamiento y la perforación de una gran hernia hiatal observados con la dilatación a ciegas pueden ser más frecuentes. Se consideró que las complicaciones ocasionadas por los sistemas de balón serían menores porque se aplicarían sobre la estenosis solo fuerzas radiales y se consideró que las fuerzas longitudinales ejercidas por los otros sistemas eran la principal causa de perforación.[59,60] Estos argumentos teóricos llevaron a la sugerencia de que las estenosis podrían dilatarse hasta su tamaño máximo en una única sesión con los dilatadores de balón.[59,60] Los informes iniciales de dilatación rápida empleando esta técnica mostraron tasas de complicaciones importantes de hasta 2,1% y subrayaron la necesidad de tener precaución al dilatar estenosis estrechas o con ángulos.[59] Los principales factores de riesgo de perforación incluyeron un diámetro pequeño de la estenosis, una longitud extensa de la estenosis, un acodamiento marcado y una hernia hiatal de gran tamaño.[59,60,63] El tipo de estenosis dilatada no predijo el riesgo de complicaciones. La curva de aprendizaje de los endoscopistas que emplean sistemas de dilatación nuevos también puede intervenir en los riesgos de complicaciones. Hasta el presente no se dispone de estudios aleatorizados y controlados de los diferentes sistemas de dilatación

como dilatación con dilatadores de mercurio, dilatadores de Savary con alambre guía (American) y dilatadores con balón. En el cuadro 8-2 se presentan estudios representativos sobre los diferentes sistemas de dilatación.[21,35,41,46,73,81,87,116]

EVOLUCIÓN NATURAL DE LAS ESTENOSIS DILATADAS

Aunque la dilatación de la estenosis se emplea ampliamente para tratar todas las formas de estenosis esofágicas benignas, la información sobre las tasas de recidiva de la estenosis y la eficacia a largo plazo de la dilatación es limitada. Patterson estudió 154 pacientes y evaluó el tiempo transcurrido hasta la redilatación y el porcentaje de pacientes que requirieron redilatación.[87] Solo en 98 pacientes se obtuvo una dilatación inicial de 40 Fr o mayor y estos pacientes se siguieron hasta 48 meses. El análisis de la tabla de mortalidad mostró que el riesgo más alto de redilatación se encuentra en el primer año y el 48% de los pacientes requirieron redilatación en los primeros 12 meses después de una dilatación inicial satisfactoria. Hacia el final del cuarto año el 64% de los pacientes requirieron redilatación. Después de cada sesión de redilatación cerca del 40% de los pacientes no requirieron dilataciones adicionales. La tasa de perforación no fue más alta en el grupo en que se llevó a cabo redilatación. La gravedad inicial de la estenosis, la causa de ella, la presencia de esofagitis y la extensión inicial de la dilatación no predijeron la necesidad de una nueva dilatación.[87] Glick comprobó también una alta tasa de recidiva de la estenosis con necesidad de dilataciones múltiples.[41] Las estenosis recidivaron en el 65% de 76 pacientes seguidos durante 21,1 meses en promedio tras una dilatación satisfactoria hasta un diámetro de 44 Fr. Después de dos o más recidivas la probabilidad de una nueva dilatación fue de 86 a 94% después de cada recurrencia.[41,87] El intervalo entre las dilataciones

Cuadro 8-2. *Tasas de complicaciones de la dilatación esofágica*

Estudios	n de pacientes	Tipos de dilatadores	Tasa de complicaciones (%)
Ogilvie y col. (1980)	50	EP, C	2
Glick (1982)	76	DM, EP	1,3
Patterson y col. (1983)	154	DM, EP	3,8
Fellows y col. (1986)	100	C	2
Cox y col. (1988)	65	DG, C, EP	0
Hands y col. (1989)	195	EP	3,6
Yamamoto y col. (1992)	123	EP, DG	5,7
Marshall y col. (1996)	354	S	2,1

EP = Eder-Puestow, C = Celestin, DM = dilatadores de mercurio, DG = dilatadores de globo, S = Savary.

también disminuyó con cada redilatación pero fue variable. Sin embargo, después de ocho sesiones de dilatación la frecuencia de dilatación fue mensual. Agnew siguió a 58 pacientes con estenosis pépticas para establecer factores de predicción clínica de dilataciones frecuentes en el futuro.[2] Los pacientes sin pirosis o con pérdida de peso en el momento de la presentación requirieron más dilataciones durante el primer año. La edad, el sexo y la presencia de esofagitis o esófago de Barrett no se correlacionaron con la frecuencia de dilatación.[2] A pesar del gran número de dilataciones, una morbilidad mínima y la ausencia de mortalidad subrayaron la seguridad y la eficacia de la dilatación en las estenosis esofágicas benignas.[41,87,88]

Penagini fue el primero en estudiar los posibles motivos subyacentes a la necesidad de redilatación.[88] Este autor demostró que el diámetro de la estenosis aumentó significativamente desde 7 ± 0,5 mm a 9,1 ± 0,5 mm después de la dilatación, pero regresó a los valores iniciales en 12 semanas. A esta tendencia a la disminución del diámetro siguió un empeoramiento de los síntomas, si bien éstos fueron menos graves que los síntomas iniciales previos a la dilatación. El porcentaje de tiempo durante el cual el pH fue inferior a 4 y el número de episodios de reflujo no fueron diferentes antes y después de la dilatación, y la lesión ocasionada por ácido no intervino en la recidiva de la estenosis en este estudio.[41,87,88]

El papel del tratamiento dirigido a reducir la acidez después de la dilatación aún es controversial. Hasta hace poco los clínicos dirigieron el tratamiento solo a la dilatación mecánica de la estenosis y prestaron poca atención a la esofagitis coexistente. En uno de los estudios iniciales Ferguson comparó cimetidina (400 mg cuatro veces al día) con placebo.[36] La esofagitis mejoró con cimetidina pero la frecuencia de dilatación de la estenosis no fue diferente entre el grupo que recibió cimetidina y el que recibió placebo. Starlinger y col.[102] publicaron resultados semejantes. Debido a que los antagonistas convencionales de los receptores H_2 (ARH_2) reducen relativamente poco la acidez estudios más recientes se han centrado en un inhibidor de la bomba de protones.[16,56,72] Koop y Arnold trataron 31 pacientes con esofagitis resistente a los ARH_2 con omeprazol.[56] Los pacientes se trataron con 40 mg/día de omeprazol hasta la desaparición de la esofagitis y luego comenzaron un tratamiento de mantenimiento con 20 mg/día. Seis pacientes tenían estenosis y ninguno requirió redilatación después del tratamiento con omeprazol. Ching y col. demostraron necesidad de redilatación tras un tratamiento satisfactorio con omeprazol sólo en el 14% de los pacientes durante un período de seguimiento de ocho semanas, pero en todos los pacientes con esofagitis resistente al tratamiento se llevó a cabo redilatación durante la reevaluación.[16] Estudios recientes realizados con evaluación endoscópica secuencial después del tratamiento con omeprazol o ARH_2 dos veces por día revelaron una frecuencia de redilatación del 80% en los pacientes con esofagitis no curada, pero solo el 25% de los pacientes con esofagitis curada requirieron redilatación.[72] Estos datos subrayan el papel crucial de la esofagitis en el estrechamiento de la estenosis. El tratamiento reductor de la acidez en los pacientes con estenosis y reflujo ácido pero con esofagitis mínima o sin ella aún debe estudiarse.

El papel de la dilatación esofágica en las estenosis ocasionadas por intervenciones quirúrgicas o radiación es menos convincente que en las estenosis pépticas. Dhir y col. siguieron a 21 pacientes con estenosis del esófago proximal debidas a intervención quirúrgica o irradiación por cáncer de la cabeza y el cuello. La dilatación alivió la disfagia en el 75% de los pacientes, aunque se obtuvo éxito técnico en el 95%. Veinte por ciento de los pacientes requirieron una nueva dilatación después de tres meses en promedio, no obstante el período de seguimiento más prolongado fue de solo 36 semanas.[25]

La dilatación paliativa en los cánceres esofágicos activos tampoco ha sido bien estudiada. En un estudio prospectivo de 15 pacientes con carcinoma epidermoide tratado con quimioterapia y radioterapia se comparó la dilatación con el sistema Savary con dilatación y empleo simultáneo de láser de Nd:YAG. La dilatación no ocasionó complicaciones y el agregado de tratamiento con láser no mejoró los síntomas.[5]

ESTUDIOS COMPARATIVOS ENTRE LOS SISTEMAS DE DILATACIÓN

Existen pocos estudios aleatorizados controlados entre la dilatación con dilatadores con mercurio, dilatadores de Savary (Bard, American Endoscopy) con alambre guía y dilatadores con balón. Las comparaciones retrospectivas entre los sistemas de Savary y de Eder-Puestow mostraron una tasa de complicaciones más baja, mayor simplicidad de uso y más comodidad para el paciente con el sistema Savary, si bien la eficacia fue igual entre ambos sistemas en las dilataciones iniciales y posteriores.[4,49] Estos hechos fueron los principales motivos por los cuales los dilatadores de Savary (Bard, American Endoscopy) han reemplazado casi por completo al sistema de Eder-Puestow.[60,63,113] Los estudios comparativos entre los sistemas de dilatación de Eder-Puestow y con balón tanto en ensayos aleatorizados como en no aleatorizados mostraron una eficacia igual o una ventaja del sistema con balón sobre el sistema de Eder-Puestow.[21,116] Las tasas de complicaciones fueron iguales o ligeramente mayores con el sistema de Eder-Puestow.[21,116] Cuando la dilatación con balón se comparó con la dilatación seriada realizada con dilatadores Celestin y de Eder-Puestow, los pacientes en quienes se llevó a cabo dilatación con bujías presentaron un mejor control de los síntomas y requirieron menos dilataciones posteriores.[22] Existen pocas comparaciones directas entre el sistema de Savary (Bard, American Endoscopy) y los dilatadores con balón.[98] La tasa de éxito fue de 96% o mayor con ambos sistemas y la frecuencia de redilatación fue igual.[98] El período medio transcurrido hasta la redilatación fue más prolongado (11 meses en comparación con seis meses) en los pacientes tratados con dilatadores de Savary, aunque esta diferencia no fue estadísticamente significativa. Las tasas de complicaciones fueron iguales entre los dos grupos de 30 pacientes. Los dilatadores con balón se usaron preferentemente para dilatar estenosis cervicales altas tortuosas y estenosis posoperatorias, aunque los dilatadores de Savary se consideraron superiores una vez alcanzado un diámetro de 10 mm. La facilidad de uso y la sencillez del equipo favorecieron al sistema Savary. Un estudio prospectivo más reciente de 251 pacientes también mostró una eficacia y seguridad iguales entre los sistemas de Savary y con balón.[97] Otro estudio prospectivo aleatorizado en el que se compararon dilatadores de polivinilo y dilatadores con balón para las estenosis pépticas mostró resultados diferentes. En 34 pacientes se alcanzó el objetivo de dilatación de 45 Fr con el dilatador de polivinilo y de 15 mm con el dilatador con balón. Después de dos años de seguimiento el grupo tratado con dilatadores de polivinilo requirió más sesiones para alcanzar una dilatación completa y presentó una tasa más alta de recidiva de la estenosis.[95,96] Debido a que la dilatación con dilatadores con mercurio se considera el tratamiento convencional para las estenosis esofágicas habituales y otros sistemas de dilatación se consideran los habituales para las estenosis más complejas no existen comparaciones directas entre estos sistemas. En el cuadro 8-3 se muestran estudios representativos no controlados.[21,35,41,46,81,87,116] Por último, la tasa general de bacteriemia después de dilatación es de alrededor del 20% y se ha asociado con la introducción de múltiples dilatadores.[80,117] Esto ha conducido a la sugerencia de que los dilatadores con balón (que pueden introducirse a través del conducto del endoscopio una vez) pueden ocasionar un menor riesgo de bacteriemia, no obstante hasta la fecha esto no se ha estudiado en forma crítica.

ACALASIA

La acalasia del esófago es un trastorno neural degenerativo caracterizado por la pérdida de células gan-

Cuadro 8-3. *Resultados satisfactorios de la dilatación*

Estudio	Tipo de dilatación	Dilatador máximo usado	Necesidad de redilatación (%)
Ogilvie y cols. (1980)	EP, C	> 45 Fre	60
Glick (1982)	DM, EP	≥ 44 Fre	65
Patterson y col. (1983)	DM, EP	> 40 Fre	57
Fellows y col. (1986)	C	≥ 54 Fre	62
Cox y col. (1988)	DG, C, EP	≥ 58 Fre	59
		20 mm	20
Hands y col. (1989)	EP	≥ 54 Fre	54
Yamamoto y col. (1992)	EP, DG	≥ 45 Fre	35
		20 mm	

EP = Eder-Puestow, C = Celestin, DM = dilatadores de mercurio, DG = dilatadores de globo.

glionares del plexo mientérico y la disminución de las fibras nerviosas de la pared esofágica.[1,92,94,108] Estudios histoquímicos recientes han revelado una disminución del péptido intestinal vasoactivo y de óxido nitroso, que son mediadores conocidos de la relajación del músculo liso en muchos esfínteres digestivos en los pacientes con acalasia.[1,94] La contracción esofágica paradójica ante péptidos inhibidores conocidos como la colecistocinina es compatible con la pérdida de neuronas inhibidoras en el esfínter esofágico inferior (EEI) y la porción muscular lisa del cuerpo del esófago.[94]

Los síntomas distintivos de la acalasia son disfagia y regurgitación. La disfagia por lo general comienza con los alimentos sólidos, pero a medida que la enfermedad progresa también se observa retención de líquidos. Es frecuente la sensación de plenitud retroesternal posprandial con dolor torácico leve. Con frecuencia se describe empeoramiento de los síntomas con la progresión de la comida o la tensión emocional.[94] En 60 a 90% de los pacientes se produce regurgitación; ésta no es biliosa y a menudo no es provocada.[94] La regurgitación nocturna precede a la neumonía por aspiración. Esta regurgitación puede considerarse erróneamente como un trastorno de la alimentación como la anorexia nerviosa o la bulimia en las mujeres jóvenes.[94]

Las pruebas diagnósticas convencionales para la acalasia son los estudios con bario, la endoscopia y la manometría esofágica. Los estudios con bario muestran un esófago dilatado con contracciones terciarias en la porción de músculo liso. La porción inferior del esófago muestra una contracción permanente que ocasiona el aspecto característico "en pico de pájaro". En las fases iniciales de la enfermedad los estudios con bario con frecuencia son normales y no pueden emplearse para excluir la acalasia en este estadio.[83,94] La endoscopia es normal excepto que se observe carcinoma esofágico o gástrico. La contracción del EEI puede producir un aspecto arrugado de la porción distal del esófago y a veces se percibe una resistencia leve cuando el endoscopio penetra en el estómago. Puede haber infección por *Candida* y úlceras de la mucosa secundarias a la estasis.[94] En todos los pacientes deben evaluarse ambos lados del EEI y realizarse biopsia de cualquier lesión sospechosa, en especial en los mayores de 50 años, para excluir carcinoma.[94,108] También puede observarse acalasia secundaria asociada con tumores alejados como carcinoma de células de avena, supuestamente debida a un mecanismo neurohumoral.[94,108]

Para establecer el diagnóstico se debe llevar a cabo manometría esofágica. La acalasia se caracteriza por cuatro signos manométricos: 1) falta de peristaltismo del cuerpo esofágico, 2) relajación incompleta o falta de relajación del EEI, 3) presión del EEI normal o aumentada y 4) presión intraesofágica alta. La ausencia de peristaltismo en el cuerpo esofágico y una relajación defectuosa del EEI son imprescindibles para el diagnóstico.[94,108]

Los estudios con radionúclidos son útiles para establecer el grado de alteración de la evacuación esofágica y pueden emplearse para evaluar la mejoría después del tratamiento.[50] Puesto que la alteración del vaciamiento esofágico puede observarse en otros trastornos esofágicos, la obstrucción esofágica inclusive, la prueba debe considerarse complementaria de las pruebas diagnósticas enumeradas antes.

TRATAMIENTO DE LA ACALASIA

Puesto que el defecto neural no puede corregirse es necesario dirigir el tratamiento a aumentar la evacuación esofágica. El tratamiento farmacológico dirigido a disminuir la presión del EEI con fármacos como bloqueantes del calcio o nitratos disminuye la presión del EEI solo en 30 a 40% de los casos y raras veces es eficaz a largo plazo.[18,19,40,99] Estudios recientes mostraron un efecto equivalente entre la nifedipina (20 mg) y la dilatación con balón pero esto debe confirmarse.[18] El tratamiento médico debe reservarse para los pacientes en quienes la dilatación o el tratamiento quirúrgico son demasiado riesgosos o como tratamiento transitorio antes del tratamiento definitivo.

La dilatación con dilatadores con mercurio o guiados con alambre puede ser útil inicialmente pero raras veces es eficaz a largo plazo, incluso con dilatadores de 58 a 60 Fr.[70,71,94] Aunque algunos autores han propuesto la dilatación para los síntomas que recidivan después de dilatación neumática, las tasas de éxito son mejores con la repetición de la dilatación neumática.[75] Estudios recientes de acalasia secundaria a la enfermedad de Chagas han mostrado que la presión del EEI disminuye un 65% tras la dilatación neumática un año después del tratamiento, mientras que la dilatación con dilatadores con mercurio reduce la presión del EEI solo un 15% después de un período semejante.[93] Debido a la escasa respuesta a la dilatación de empuje, la dilatación enérgica se ha convertido en la técnica convencional para el tratamiento de la acalasia.[60,63,71]

Se requiere una dilatación enérgica hasta alcanzar un diámetro de 3 cm o mayor ($\geq$ 90 Fr) para desgarrar el músculo liso esofágico y obtener resultados a largo plazo en los pacientes con acalasia.[94] Varios dilatadores enérgicos, incluso las bolsas de Mosher, el dilatador metálico de Starck, los dilatadores de Brown-McHardy o de Hurst-Tucker, o bolsas con forma de reloj de arena (Rider-Moeller) unidos a un eje metálico semirrígido han sido reemplazados por el sistema con balón neumático Rigiflex®.[94] Los dilatadores con balón colocados mediante endoscopia (dilatadores de Witzel) permiten un tratamiento eficaz y seguro sin requerir control radioscópico, pero no se encuentran disponibles en los Estados Unidos.[10,32]

No solo existen múltiples dilatadores sino, además, la técnica no está estandarizada.[9,10,17,23,24,32,34,39,52,68,82,84,101,109] Si bien debe usarse medicación preanestésica para disminuir la ansiedad del paciente, éste debe estar consciente en todo momento. El diámetro del dilatador inicial varía entre 2,9 y 4 cm. Algunos autores han recomendado el empleo secuencial de dilatadores de 3 a 4 cm para disminuir la posibilidad de perforación esofágica pero conservando resultados clínicos excelentes.[52] La presión máxima requerida y la duración de la dilatación se desconocen. Las presiones han variado desde 7 hasta 15 lb/in^2 (300 a 774 mm Hg).[9,10,17,23,24,32,34,39,52,68,82,84,101,109] Los estudios comparativos son pequeños y muestran una eficacia y complicaciones casi iguales entre todos los sistemas de dilatación.[9,10,17,23,24,32,34,39,52,68,74,82,84,101,109] Un informe proveniente de un único centro sobre dilatación con balón Rigiflex y Witzel en la acalasia mostró una tasa de perforación ligeramente más alta con el dilatador de Witzel (diámetro 4 cm) en comparación con dilataciones secuenciales con Rigiflex (diámetros 3,5 y 4 cm), pero la diferencia no fue significativa (5,2% en comparación con 2,4%).[13] El dilatador de Brown-McHardy puede ser ligeramente más eficaz pero ya no se comercializa.[101]

El procedimiento por lo general se realiza en forma ambulatoria, aunque a veces se requiere que el paciente permanezca internado después del procedimiento, en especial en los pacientes ancianos o enfermos. En el centro donde trabaja el autor se emplean el dilatador de Witzel y el dilatador Rigiflex. El dilatador de Witzel es el dilatador convencional en los adultos y los dilatadores Rigiflex se reservan para los pacientes que no pueden intubarse o para los niños (se emplea un balón de 3 cm). El procedimiento se guía mediante radioscopia o endoscopia. La dilatación de Witzel se lleva a cabo introduciendo el dilatador sobre un gastroscopio de adulto convencional (29 Fr) e intubando el esófago.

Se introduce el extremo del endoscopio dentro del antro y se flexiona hacia atrás. El extremo distal del dilatador se coloca en la unión esofagogástrica y se anota la distancia. Se introduce entonces el endoscopio hasta que la porción media del balón cabalgue sobre la unión esofagogástrica. El balón se infla entonces lentamente con visualización directa constante controlando la ubicación de éste durante uno a tres minutos hasta alcanzar 300 mm Hg o hasta que el paciente tenga dolor importante. El balón se mantiene inflado durante tres minutos. Se desinfla entonces el dilatador con presión negativa y se retira. Debe examinarse la unión esofagogástrica para detectar desgarros o perforación. Al finalizar el procedimiento puede haber pequeñas cantidades de sangre sobre el dilatador. En el centro donde trabaja el autor no se repite el inflado del balón en la primera sesión de tratamiento.

La introducción con radioscopia del dilatador Rigiflex o el dilatador de Brown-McHardy se lleva a cabo de modo semejante con el paciente sentado. El balón se introduce hasta 40 a 50 cm de los incisivos. El paciente se ubica entonces en posición oblicua anterior derecha y se introduce el balón hasta que cabalgue sobre el diafragma. La porción media del balón debe cabalgar sobre la parte más estrecha de la estenosis. A medida que avanza la dilatación el balón tiende a deslizarse hacia el estómago y es necesario ubicarlo nuevamente. Esta tendencia al avance del balón puede evitarse traccionando hacia arriba el dilatador. La presión puede variar desde 9 hasta 15 lb/in^2 (0,6 a 1,05 ATM) pero debe aumentarse hasta borrar la parte más estrecha de la estenosis (cintura). La presión alta puede mantenerse durante 20 segundos a un minuto y luego repetirse.[39] Para borrar la parte más estrecha de la estenosis en las dilataciones sucesivas pueden requerirse presiones más bajas si la primera fue satisfactoria. Si aún se requieren presiones altas para borrar la porción más estrecha, entonces debe repetirse el procedimiento inicial. No se recomienda llevar a cabo más de dos dilataciones en una misma sesión. Puede observarse sangre sobre el dilatador, pero su ausencia no significa una dilatación infructuosa.

Debe mantenerse al paciente en observación durante al menos cuatro horas después del procedimiento y, si existe sospecha de perforación, deben llevarse a cabo estudios radiológicos. La presencia de dolor torácico persistente, vómitos, hematemesis, dolor de espalda, taquicardia o hipotensión obliga a realizar una evaluación radiológica. En principio se emplea contraste hidrosoluble y si no se observan fugas evidentes después se emplea bario. En la mayoría de los casos un hematoma intramural o las perforaciones pequeñas localizadas pueden manejarse con tratamiento médico, si bien el cirujano a cargo debe tener la última palabra. El tratamiento médico incluye reposo intestinal, antibióticos de amplio espectro y nutrición parenteral

total.[55,104] Los síntomas progresivos requieren una corrección quirúrgica.

Si la dilatación fue satisfactoria y el paciente es capaz de abandonar el centro, el primer día solo puede ingerir líquidos diluidos.[9,10,32] Es prudente evaluar otra vez al paciente al día siguiente, de preferencia en persona. A partir de ese momento la dieta puede recomponerse rápidamente y el paciente por lo general advierte mejoría de la deglución incluso en el primer día. La mejoría máxima en la deglución puede alcanzarse después de varios días a una semana y, asimismo, durante algunos días el paciente puede percibir un dolor torácico leve.[9,10,32] El dolor creciente y la fiebre son raros y en estos casos debe llevarse a cabo una evaluación radiológica completa del esófago. El reflujo verdadero después de la dilatación es infrecuente y por lo general responde a un curso breve de ARH$_2$.[9,10,32,94]

RESULTADOS DE LA DILATACIÓN NEUMÁTICA EN LA ACALASIA

El alivio de la disfagia con la dilatación neumática varía entre 32 y 98% de los casos y en la mayoría de los estudios es de 60 a 80%.[9,10,17,23,24,32,34,39,52,68,82,84,101,109] Los estudios en los que se emplean técnicas de consultas clínicas convencionales tienden a sobrestimar el éxito debido al deseo del paciente de agradar al médico y a la falta de conocimiento del paciente de los cambios de la dieta que disminuyen al mínimo los síntomas.[28,94] Los factores predictivos de la eficacia inmediata del tratamiento incluyen la edad (los pacientes más jóvenes [menores de 40 años] responden peor) y el diámetro final del dilatador usado ($\geq 3,6$ cm mejor respuesta).[28] El sexo, la duración de los síntomas y los resultados de la investigación no predijeron la respuesta al tratamiento. La presión del EEI posterior al tratamiento predijo mejor la respuesta clínica a largo plazo (≤ 10 a 30 mm Hg predijo una respuesta favorable); otros factores de predicción a largo plazo de una respuesta satisfactoria incluyeron una edad de más de 20 años, el sexo femenino, un diámetro del cuerpo del esófago mayor de 3 cm y una presión del cuerpo del esófago inferior a 15 mm Hg.[3,28,89] El grado de dolor durante la dilatación, la cantidad de sangre sobre el dilatador, las presiones de inflado y los estudios del vaciamiento esofágico posteriores al procedimiento no predijeron la respuesta.[115] Algunos estudios prospectivos en los que se emplearon criterios de éxito predeterminados y un seguimiento minucioso fueron menos favorables a la dilatación para el tratamiento a largo plazo. Durante los primeros meses después de la dilatación (una a cuatro sesiones) hasta el 80% de los pacientes presentaron una respuesta subjetiva excelente.[28,89] Sin embargo, con una entrevista estructurada y gráficos Kaplan-Meier, una dilatación neumática única mostró una tasa de remisión al año de 59% y una tasa de remisión a los cinco años de solo el 26%.[28] Sin embargo, las nuevas dilataciones no solo reprodujeron el resultado satisfactorio inicial sino que además fueron seguidas por remisiones progresivamente más prolongadas. Los pacientes con dilataciones repetidas y los pacientes sometidos a una dilatación única o no sometidos a dilatación evolucionaron tan bien como los sometidos a cirugía.[28,112] Por lo tanto, las dilataciones repetidas son seguras y eficaces y su número no se encuentra limitado si el paciente prefiere esa opción y presentó resultados iniciales satisfactorios. Las dilataciones neumáticas repetidas en los pacientes que no presentaron una dilatación inicial satisfactoria tienen escasas posibilidades de éxito (< 20%).[10,28,32]

Después de la dilatación los cambios manométricos son frecuentes, con recuperación del peristaltismo progresivo distal intermitente en el 20% de los pacientes después de la dilatación.[10,65,94,108] La presión del EEI disminuye inmediatamente después de la dilatación pero tiende a aumentar con el tiempo.[94,108] La relajación del EEI no se recupera después de la dilatación, pero el grado de relajación (porcentaje de relajación completa) mejora después del tratamiento.[94,108] El tránsito de un bolo a través del esófago continúa siendo anormal, aunque la retención del radionúclido disminuye a 25% o menos del valor inicial después de una dilatación satisfactoria.[50,83,94,108]

Las complicaciones inmediatas que siguen a la dilatación neumática incluyen dolor torácico, sangrado digestivo, hematoma intramural y perforación esofágica. La tasa de complicaciones varía entre 1 y 16%; se produce perforación en 4 a 6% de los casos (intervalo, 1 a 13%).[9,10,17,23,24,32,34,39,52,68,82,84,94,101,109] La mayoría de las perforaciones son pequeñas y localizadas y pueden tratarse médicamente con antibióticos e hiperalimentación. El reflujo gastroesofágico se produce solo en el 2% de los pacientes después de dilatación neumática debido a la presión residual del EEI después de la dilatación.[94,108]

ESTUDIOS COMPARATIVOS CON LA MIOTOMÍA QUIRÚRGICA

Existen pocos estudios aleatorizados controlados en los que se compare la miotomía quirúrgica y la dilatación con balón en la acalasia. En un estudio aleatorizado y controlado se comparó a 39 pacientes tratados con dilatación con balón con 42 pacientes sometidos a miotomía quirúrgica.[23,24] Los resultados a largo plazo de los estudios preliminares y de seguimiento mostraron claramente que la miotomía obtuvo una tasa más alta de resultados satisfactorios a largo plazo, con 95% de los pacientes con una respuesta buena a excelente, mientras que sólo el 65% de los pacientes sometidos a dilatación neumática presentaron una respuesta semejante a los cinco años.[23,24] La respuesta inicial fue igual en ambos grupos, pero solo el grupo tratado mediante cirugía conservó la eficacia con el tiempo. La respuesta del EEI después del tratamiento predijo intensamente la respuesta clínica; en los pacientes en quienes fracasó la dilatación se observó una disminución menor de la presión del EEI. En un estudio más reciente se comparó a 20 pacientes sometidos a dilatación neumática con 20 pacientes en quienes se realizó miotomía que nunca habían sido sometidos a dilatación. Cuatro a seis meses después de los procedimientos el grupo sometido a dilatación presentó mayor frecuencia de pirosis y dolor torácico, aunque ninguno de los grupos presentó una mayor tendencia a desarrollar esofagitis. El grupo de miotomía presentó presiones del EEI significativamente más bajas (7 en comparación con 16 mm Hg), aunque ambas intervenciones tuvieron un eficacia clínica semejante (alivio de los síntomas).[33]

Los estudios comparativos amplios mostraron resultados semejantes.[82,84] Aunque la mortalidad y la morbilidad son similares en lo grupos de pacientes tratados, la eficacia a largo plazo es mayor con la cirugía. La miotomía es más fiable para disminuir la presión del EEI que la dilatación neumática. La complicación más significativa de la miotomía es el reflujo gastroesofágico sintomático, con tasas del 2 al 10%.[23,24,82,84] Este reflujo con frecuencia es muy perjudicial debido a la mala evacuación del ácido en un esófago atónico o con escasa motilidad. Después de la miotomía se producen estenosis péptica, esófago de Barrett y disfagia grave.[23,24,82,84] Si bien se ha propuesto la fundoplicatura laxa como tratamiento profiláctico para disminuir el reflujo ácido posterior a miotomía, si la motilidad esofágica es escasa y la presión del EEI es demasiado alta puede ocasionar disfagia grave.[23,24,92] El monitoreo de pH durante 24 horas ha mostrado reflujo ácido anormal hasta en el 28% de los pacientes después de miotomía, no obstante la mayoría de los pacientes no presentan síntomas.[23,24] Las puntuaciones de reflujo ácido después de dilatación esofágica son mucho más bajas que las puntuaciones después de miotomía debido a la mayor presión residual del EEI después de dilatación.[23,24] No se han llevado a cabo comparaciones directas entre la dilatación endoscópica y la miotomía laparoscópica de Heller. Este abordaje laparoscópico presenta una eficacia clínica del 90%, pero la dilatación previa se asoció con más complicaciones después de la miotomía laparoscópica.[51,78,111] No existen motivos convincentes para pensar que la miotomía laparoscópica es menos eficaz que la técnica a cielo abierto, en especial en comparación con la dilatación endoscópica.

ELECCIÓN DEL TRATAMIENTO

Existe controversia acerca de si el tratamiento inicial en los pacientes con acalasia debe ser la miotomía quirúrgica o la dilatación neumática.[26,30,94,110] Aunque la miotomía tiene una tasa de éxito general más alta, la mayoría de los pacientes evolucionan bien después de dilatación neumática y la dilatación puede repetirse con el mismo éxito si la respuesta inicial fue buena o excelente.[10,32,94,108] Estudios de eficacia en relación con el costo han revelado un costo de la cirugía inicial cinco veces más alto y un costo 2,4 veces más alto cuando se incluyen en el cálculo los costos de tratamiento de pacientes en quienes fracasó la dilatación neumática.[84,94] Solo en el 12% de los pacientes finalmente se llevó a cabo miotomía en un período de seguimiento de cinco años.[84] Evidentemente en los pacientes en quienes fracasa la dilatación debe realizarse miotomía quirúrgica, puesto que la redilatación raras veces es satisfactoria.[10,32] Debe considerarse que la dilatación neumática ha fracasado si dos sesiones de dilatación sucesivas producen una mejoría sintomática mínima o los síntomas recidivan con rapidez. En los niños y en los pacientes en quienes se sospecha acalasia secundaria el tratamiento inicial debe ser quirúrgico.[83,94] El riesgo de perforación con la dilatación es significativo pero no debe representar una consideración importante debido a que tiene una incidencia razonablemente baja y al hecho de que los pacientes en quienes se produce perforación evolucionan tan bien con una intervención quirúrgica reparadora como aquellos con tratamiento quirúrgico inicial.[10,32,94] La presencia de un divertículo epifrénico o una hernia hiatal grande aún se considera contraindicación relativa debido a las mayores tasas de perforación.[94,108]

Las recientes innovaciones en el tratamiento de la acalasia se basaron en el hecho de que la estimulación neural excitadora debida a la liberación de acetilcolina no se encuentra antagonizada por descargas inhibidoras en el EEI en los pacientes con acalasia, lo que impide la relajación del EEI. Estas descargas excitadoras pueden bloquearse mediante la inyección de toxina botulínica en el EEI (por lo general 80 a 100 unidades en total, divididas en cuatro o cinco inyecciones). Los estudios iniciales demostraron una mejoría clínica y manométrica excelente pero breve con la toxina botulínica en comparación con un placebo.[7,85] Estudios comparativos aleatorizados recientes entre inyección de toxina botulínica y dilatación neumática han mostrado una respuesta superior con la dilatación neumática, con respuesta clínica en más pacientes (70% en comparación con 22%), mayor efecto sobre la presión del EEI, menor retención de bario y menor necesidad de repetir el tratamiento en los primeros 12 meses.[107] La toxina botulínica puede reservarse para los pacientes con trastornos médicos con alto riesgo, los ancianos y el tratamiento de rescate después del fracaso de la miotomía o la dilatación neumática.[6,42,86]

TENDENCIAS FUTURAS EN DILATACIÓN ESOFÁGICA

El empleo de prótesis permanentes como endoprótesis (wall stents) aún se encuentra en sus etapas iniciales.[64] Las dificultades en la colocación, las tasas de complicaciones más altas y una duración desconocida determinan que estos dispositivos sean menos atractivos para el tratamiento a largo plazo de las estenosis benignas del esófago.[64] Los adelantos técnicos en los dilatadores, como los que detectan una disminución de la tensión o la resistencia de la pared a medida que se dilata el tejido, pueden reducir las complicaciones.[63,64,94]

Aunque la dilatación continúa siendo el principal tratamiento no quirúrgico para la obstrucción esofágica mecánica y funcional, solo las comparaciones continuas con otras modalidades alternativas permitirán ubicar adecuadamente a la dilatación esofágica entre los recursos terapéuticos de que dispone el médico.

Bibliografía

1. Aggestrup, S., Uddman, R., Sundler, F., et al.: Lack of vasoactive intestinal polypeptide nerves in esophageal achalasia. Gastroenterology, 84.924, 1983.
2. Agnew, S. R., Pandya, S. P, Reynolds, R. P., et al.: Predictors for frequent esophageal dilations of benign peptic strictures. Dig. Dis. Sci., 41:931, 1996.
3. Alonso, P., Gonzalez-Conde, B., Macenlle, R., et al.: Achalasia: The usefulness of manometry for evaluation of treatment. Dig. Dis. Sci., 44:536, 1999.
4. Anand, B. S.: Eder-Puestow and Savary dilators. Hepatogastroenterology, 39.494, 1992.
5. Anand, B. S., Saeed, Z. A., Michaletz, P. A., et al.: A randomized comparison of dilation alone versus dilation plus laser in patients receiving chemotherapy and external beam radiation for esophageal carcinoma. Dig. Dis. Sci., 43:2255, 1998.
6. Annese, V., Basciani, M., Lombardi, G., et al.: Perendoscopic injection of botulinum toxin is effective in achalasia after failure of myotomy or pneumatic dilation. Gastrointest. Endosc., 44:461, 1996.
7. Annese, V., Basciani, M., Perri, F., et al.: Controlled trial of botulinum toxin injection versus placebo and pneumatic dilation in achalasia. Gastroenterology, 111:1418, 1996.
8. Bailey, A. D., and Goldner, F.: Can clinicians accurately assess esophageal dilation without fluoroscopy? Gastrointest. Endosc., 34:373, 1990.

9. Barkin, J. S., Guelrud, M., Reiner, D. K., et al.: Forcefu; balloon dilation. An outpatient procedure for achalasia. Gastrointest. Endosc., 36:123, 1990.

10. Barnett, J. L., Eisenman, R., Nostrant, T. T., and Eita, G. H.: Witzel pneumatic dilation for achalasia: Safety and long-term efficacy. Gastrointest. Endosc., 36:482, 1990.

11. Becker, B. S., and Burakoff, R.: The effect of verapamil on the lower esophageal sphincter pressure in normal subjects and in achalasia. Am. J. Gastroenterol., 78:773, 1983.

12. Bolstad, D. S.: The management of strictures of the esophagus. Ann. Otol. Rhinol. Laryngol., 75:1019, 1966.

13. Borotto, E., Guadric, M., and Samama, J.: Risk factors of oesophageal perforation during pneumatic dilatation for achalasia. Gut, 39:9, 1996.

14. Botulinum toxin. Lancet, 340:1508, 1992.

15. Castelli, D. O., and Donner, M. W.: Evaluation careful history is crucial. Dysphagia, 2.5, 1987.

16. Ching, C. K., Shaheen, M. Z., and Homes, G. K. T.: Is omeprazole more effective in the treatment of reflux esophagitis with associated peptic stricture? Gastroenterology, 98:A30, 1990.

17. Ciagett, O. T: Achalasia: Dilation or myotomy? J. Thorac. Cardiovasc. Surg. 53:757, 1967.

18. Coccia, G., Bortolotti, M., Michetti, P, and Dodero, M.: Prospective clinical and manometric study comparing pneumatic dilatation and sublingual nifedipine in the treatment of oesophageal achalasia. Gut, 32.604, 1991.

19. Coccia, G., Bortolotti, M., Michetti, P., and Dodero, M.: Retum of esophageal peristalsis after nifedipine therapy in patients with idiopathic esophageal achalasia. Am. J. Gastroenterol., 87:1705, 1992

20. Cox, J. G. C., Dakkak, M., Buckton, G. K., and Bennett, J. R.: Dilators for esophageal stricture—a description of a new bougie and a comparison of current instruments. Gastrointest. Endosc., 35:551, 1989.

21. Cox, J. G., Winter, R. K., Maslin, S. C., et al.: Balloon or bougie for dilatation of benign oesophageal stricture? An interim report of a randomised controlled trial. Gut, 29:1741, 1988.

22. Cox, J. G., Winter, R. K., Maslin, S. C., et al.: Balloon or bougie for dilation of benign esophageal strictures? Dig. Dis. Sci., 39:776, 1994.

23. Csendes, A., Braghetto, I., Henriquez, A., and Cortes, C.: Late results of a prospective randomized study comparing forceful dilatation and oesophagomyotomy in patients with achalasia. Gut, 30:299, 1989.

24. Csendes, A., Velasco, N., Braghetto, I., and Henriquez, A.: A prospective randomized study comparing forceful dilatation and esophagomyotomy in patients with achalasia of the esophagus. Gastroenterology, 80:789, 1981.

25. Dhir, V, Swaroop, S., Mohandas, K. M., et al.: Dilation of proximal esophageal strictures following therapy for head and neck cancer: Experience with Savary Gilliard dilators. J. Surg. Oncol., 63:187, 1996

26. Donahue, P E., Schlesinger, P K., Bombeck, C. T., et al.: Achalasia of the esophagus. Ann. Surg., 203:505, 1986.

27. Earlam, R., and Cunha-Melo, J. R.: Benign esophageal strictures: Historical and technical aspects of dilation. Br. J. Surg., 68:829, 1981.

28. Echardt, V F, Aignherr, C., and Bernhard, G.: Predictors of outcome in patients with achalasia treated by pneumatic dilation. Gastroenterology, 103:1732, 1992.

29. Eckardt, V F., Kanzler, G., and Willems, D.: Single dilation of symptomatic Schatzki rings. A prospective evaluation of its effectiveness. Dig. Dis. Sci., 37:577, 1992.

30. Ellis, H. F Treatment of achalasia: A continuing controversy. Ann. Thorac. Surg., 45:447, 1988.

31. Ellis, H. F, Crozier, R. E., and Watkins, E., Jr.: Operation for esophageal achalasia. J. Thorac. Cardiovasc. Surg., 88:344, 1984.

32. Elta, G. H., Nostrant, T. T., and Wilson, J. A.: Treatment of achalasia with the Witzel pneumatic dilator Gastrointest. Endosc., 33:101, 1987

33. Felix, V. N., Cecconeilo, I., Zilberstein, B., et al.: Achalasia: A prospective study comparing the results of dilatation and myotomy. Hepatogastroenterology, 45.97, 1998.

34. Fellows, I. W., Ogilvie, A. L., and Atkinson, M.: Pneumatic dilatation in achalasia. Gut, 24:1020, 1983.

35. Fellows, I. W., Raina, S., and Holmes, G. K. T.: Celestin dilatation of benign esophageal strictures: A review of 100 patients. Am. J. Gastroenterol., 81:1052, 1986.

36. Ferguson, R., Dronfield, M. W., and Atkinson, M.: Cimetidine in treatment of reflux esophagitis with peptic stricture. BMJ, 2:472, 1979

37. Fregonese, D., DiFalco, G., and DiToma, F.: Balloon dilatation of anastomotic intestinal stenoses: Long-term results. Endoscopy, 22:249, 1990.

38. Frimberger, E.: Endoscopic treatment of benign esophageal stricture. Endoscopy, 15:199, 1983.

39. Gelfand, M. D., and Kozarek, R. A.: An experience with polyethylene balloons for pneumatic dilation in achalasia. Am. J. Gastroenterol., 84.924, 1989.

40. Gelfond, M., Rozen, R., and Gilat, T.: Isosorbide dinitrate and nifedipine treatment of achalasia: A clinical, manometric and radionuclide evaluation. Gastroenterology, 83.963, 1982.

41. Glick, M. E.: Clinical course of esophageal stricture managed by bougienage. Dig. Dis. Sci. 27:884, 1982.

42. Gordon, J. M., and Eaker, E. Y: Prospective study of esophageal botulinum toxin injection in high-risk achalasia patients. Am. J. Gastroenterol., 92:1812, 1997.

43. Graham, D. Y., and Smith, J. L. Balloon dilatation of benign and malignant esophageal strictures. Gastrointest. Endosc., 31:171, 1985.

44. Graham, D. Y., Tabibian, N., Schwartz, J. T., and Smith, J. L.: Evaluation of the effectiveness of through-the-scope balloons as dilators of benign and malignant gastrointestinal strictures. Gastrointest. Endosc., 33:432, 1987.

45. Groskreutz, J. L., and Kim, C. H.: Schatzki's ring: Long-term results following dilation. Gastrointest. Endosc., 36:479, 1990.

46. Hands, L. J., Papauramidis, J., Bishop, H., et al.: The natural history of peptic oesophageal strictures treated by dilatation and antireflux therapy alone. Ann. R. Coll. Surg. Engl., 71:306, 1989.

47. Harrison, M. E., and Sanowski, R. A.: Mercury bougie dilation of benign esophageal strictures. Hepatogastroenterology, 39:497, 1992.

48. Hegedüs, V, and Poulsen, P E.: Balloon dilatation of alimentary tract strictures. Acta Radiol. Diagn., 27:681, 1986.

49. Hine, K. R., Hawkey, C. J., Atkinson, M., and Holmes, G. K. T.: Comparison of the Eder-Puestow and Celestin techniques for dilating benign oesophageal strictures. Gut, 25:1100, 1984.

50. Holloway, R. H., Krosin, G., Lange, R. C., et al.: Radionuclide esophageal emptying of a solid meal to quantitate results of therapy in achalasia. Gastroenterology, 84:771, 1983.

51. Hunter, J. G., Trus, T. L., Branum, G. D., et al.: Laparoscopic Heller myotomy and fundoplication for achalasia. Ann. Surg., 225.655, 1997.

52. Kadakia, S. C., and Wong, R. K. H.: Graded pneumatic dilation using Rigifiex achalasia dilators in patients with primary esophageal achalasia. Am. J. Gastroenterol., 88:34, 1993.

53. Katz, P. O., Gilbert, J., and Castell, D. O.: Pneumatic dilatation is effective long-term treatment for achalasia. Dig. Dis. Sci., 43:1973, 1998.

54. Kelly, H. D. R.: Origins of oesophagology. Proc. R. Soc. Med., 62:781, 1969.

55. Kim-Deobald, J., and Kozarek, R. A.: Esophageal perforation: An 8-year review of a multispecialty clinic's experience. Am. J. Gastroenterol., 87:1112, 1992.

56. Koop, H., and Arnold, R.: Long-term maintenance treatment of reflux esophagitis with omeprazole: Prospective study in patients with H, blocker resistant esophagitis. Dig. Dis. Sci., 36:552, 1991.

57. Kozarek, R. A.: Endoscopic Gruntzig balloon dilation of gastrointestinal stenoses. J. Clin. Gastroenterol., 6:401, 1984.

58. Kozarek, R. A.: Proximal strictures of the esophagus. J. Clin. Gastroenterol., 6:505, 1984.

59. Kozarek, R. A.: Hydrostatic balloon dilation of gastrointestinal stenoses: A national survey. Gastrointest. Endosc., 32:15, 1986.

60. Kozarek, R. A.: Esophageal dilation and prostheses. Endosc. Rev., 4:9, 1987.

61. Kozarek, R. A.: Complications of reflux esophagitis and their medical management. Gastroenterol. Clin. North Am., 19:713, 1990.

62. Kozarek, R. A.: Dilation therapy for gastric outlet obstruction. Are balloons a bust? (Editorial). J. Clin. Gastroenterol., 17:2, 1993.

63. Kozarek, R. A.: Gastrointestinal dilation. In Yamada, T. (ed.): Text-book of Gastroenterology. New York, B. Lippincott, 1991, p. 2587.

64. Kozarek, R. A., Ball, T. J., and Patterson, D. I.: Metallic self-expanding stent application in the upper gastrointestinal tract: Caveats and concerns. Gastrointest. Endosc., 38:1, 1992.

65. Lamet, M., Fleshler, R., and Achkar, E.: Return of peristalsis in achalasia after pneumatic dilatation. Am. J. Gastroenterol., 80.02, 1985.

66. Lehman, G. A., and O'Connor, K. W.: Endoscopic tape dilator—a simple and inexpensive method to dilate upper gastrointestinal strictures. J. Clin. Gastroenterol., 7:208, 1985.

67. Lindor, K. D., Ott, B. J., and Hughes, R. W., Jr.: Balloon dilatation of upper digestive tract strictures. Gastroenterology, 89:545, 1985.

68. Lishman, A. H., and Dellipiani, A. W.: Management of achalasia of the cardia by forced pneumatic dilation. Gut, 23:541, 1982.

69. Little, A. G., Soriano, A., Ferguson, M. K., et al.: Surgical treatment of achalasia: Results with esophagomyotomy and Belsey repair. Ann. Thorac. Surg., 45:489, 1988.

70. Mandelstam, P, Block, C., Newell, L., and Dillon, M.: The role of bougienage in the management of achalasia—the need for reappraisal. Gastrointest. Endosc., 28:169, 1982.

71. Marks, R. D., and Richter, J. E.: Peptic strictures of the esophagus. Am. J. Gastroenterol., 88:1160, 1993.

72. Marks, R., Richter, J. C., Koehler, R., et al.: Does medical therapy improve dysphagia in patients with peptic strictures and esophagitis? Gastroenterology, 102:A118, 1992.

73. Marshali, J. B., Afridi, S. A., King, P. D., et al.: Esophageal dilation with polyvinyl dilators over a marked guidewire: Practice and safety at one center over a 5-year period. Am. J. Gastroenterol., 91:1503, 1996.

74. McClave, S. A., Wright, R. A., and Brady, P G.: Prospective randomized study of Maloney esophageal dilation—blinded versus fluoroscopic guidance. Gastrointest. Endosc., 36:272, 1990.

75. McJunkin, B., McMilian, W. O., Duncan, H. E., et al.: Assessment of dilation methods in achalasia: Large diameter mercury bougienage followed by pneumatic dilation as needed. Gastrointest. Endosc., 37:18, 1991

76. McLean, G. K., Cooper, G. S., Hartz, W. H., et al.: Radiologically guided balloon dalation of gastrointestinal strictures (part 1). Radiology, 165:35, 1987.

77. McLean, G. K., Cooper, G. S., Hartz, W H., et al.: Radiologically guided balloon dilation of gastrointestinal strictures (part 11). Radiology, 165:41, 1987.

78. Morino, M., Rebecchi, F., Festa, V, et al.: Preoperative pneumatic dilatation represents a risk factor for laparoscopic Heller myotomy. Surg. Endosc., 11:359, 1997.

79. Myer, C. M., Ball, W. S., and Bisset, G. S., III: Balloon dilatation of esophageal strictures in children. Arch. Otolaryngol. Head Neck Surg., 117:529, 1991.

80. Nelson, D. B., Sanderson, S. J., and Azar, M. M.: Bacteremia with esophageal dilation. Gastrointest. Endosc., 48:563, 1998.

81. Ogilvie, A. L., Fergusion, R., and Atkinson, M.: Outlook with conservative treatment of peptic esophageal stricture. Gut, 20:23, 1980.

82. Okike, N., Payne, W S., Neufeld, D. M., et al.: Esophagomyotomy versus forceful dilation for achalasia of the esophagus: Results in 899 patients. Ann. Thorac. Surg., 28:119, 1979.

83. Ott, D. J., Richter, J. E., Wu, W C., et al.: Radiographic evaluation of esophagus immediately after pneumatic dilatation for achalasia. Dig. Dis. Sci., 32:962, 1987.

84. Parkman, H. P, Reynolds, J. C., Ouyang, A., et al.: Pneumatic dilatation or esophagomyotomy treatment for idiopathic achalasia: Clinical outcomes and cost analysis. Dig. Dis. Sci., 38:75, 1993.

85. Pasricha, P J., Ravich, W J., Hendrix, T R., et al.: Intrasphincteric botulinum toxin for the treatment of achalasia. N. Engl. J. Med., 332:774, 1995.

86. Pasricha, P J., Ravich, W J., and Kalloo, A. N.: Botulinum toxin for achalasia. Lancet, 341:244, 1993.

87. Patterson, D. J., Graham, D. Y., Smith, J. L., et al.: Natural history of benign esophageal stricture treated by dilatation. Gastroenterology, 85:346, 1983.

88. Penagini, R., Dabbagh, M. A., Misiewicz, J. J., et al.: Effect of dilatation of peptic esophagal strictures on gastroesophageal reflux, dysphagia, and stricture diameter. Dig. Dis. Sci., 33:389, 1988.

89. Ponce, J., Garrigues, V., Pertejo, V., et al.: Individual prediction of response to pneumatic dilation in patients with achalasia. Dig. Dis. Sci., 41:2135, 1996.

90. Price, J. D., Stanciu, C., and Bennett, J. R.: A safer method of dilating oesophageal strictures. Lancet, 1:1141, 1974.

91. Puestow, K. L.: Conservative treatment of stenosing diseases of the esophagus. Postgrad. Med. 18:6. 1955.

92. Quaiman, S. J., Haupt, H. M., Yang, P, and Hamilton, S. R.: Esophageal Lewy bodies associated with ganglion cell loss in achalasia: Similarity to Parkinson's disease. Gastroenterology, 87:848, 1984.

93. Raizman, R. E., DeRezende, J. M., and Neva, F. A.: A clinical trial with pre- and post-treatment manometry comparing pneumatic dilation with bougienage for treatment of Chagas' megaesophagus. Am. J. Gastroenterol., 74:405, 1980.

94. Richter, J. E.: Motility disorders of the esophagus. In Yamada, T (ed.): Textbook of Gastroenterology. New York, J.B. Lippincott, 1991, p. 1083.

95. Saeed, Z. A., Ramirez, F. C., Hepps, K. S., et al.: An objective end point for dilation improves outcome of peptic esophageal strictures: A prospective randomized trial. Gastrointest. Endosc., 45:354, 1997.

96. Saeed, Z. A., Winchester, C. B., Ferro, P. S., et al.: Prospective randomized comparison of polyvinyl bougies and through-the-scope balloons for dilation of peptic strictures of the esophagus. Gastrointest. Endosc., 41:159, 1995.

97. Scolapio, J. S., Pasha, T. M., Gostout, C. J., et al.: A randomized prospective study comparing rigid to balloon dilators for benign esophageal strictures and rings. Gastrointest. Endosc., 50:13, 1999.

98. Shemesh, E., and Czerniak, A.: Comparison between Savary-Gilliard and balloon dilatation of benign esophageal strictures. World J. Surg., 14:518, 1990.

99. Short, T. P., and Thomas, E.: An overview of the role of calcium antagonists in the treatment of achalasia and diffuse oesophageal spasm. Drugs, 43:177, 1992.

100. Silvis, S. E., Nebel, O., Rogers, G., et al.: Endoscopic complications: Results of the 1974 American Society for Gastrointestinal Endoscopy survey JAMA, 235:928, 1976.

101. Stark, G. A., Castell, D. O., Richter, J. E., and Wu, W C.: Prospective randomized comparison of Brown-McHardy and microvasive balloon dilators in treatment of achalasia. Am. J. Gastroenterol., 85:1322, 1990.

102. Starlinger, M., Appel, W H., Schemper, M., and Schiessel, R.: Long-term treatment of peptic esophageal stenosis with dilatation and cimetidine: Factors influencing clinical result. Eur. Surg. Res., 17:207, 1985.

103. Stoddard, C. J., and Simms, J. M.: Dilation of benign oesophageal strictures in the outpatient department. Br. J. Surg., 7:752, 1984.

104. Swedlund, A., Traube, M., Siskind, B. N., and McCallum, R. W.: Nonsurgical management of esophageal perforation from pneumatic dilatation in achalasia. Dig. Dis. Sci., 34:379, 1989.

105. Tulman, A. B., and Boyce, H. W: Complications of esophageal dilation and guidelines for their prevention. Gastrointest. Endosc., 27:229, 1981.

106. Tytgat, G. N. J.: Dilation therapy of benign esophageal stenoses. World J. Surg., 13:142, 1989.

107. Vaezi, M. F, Richter, J. E., Wilcox, C. M., et al.: Botulinum toxin versus pneumatic dilatation in the treatment of achalasia: A randomized trial. Gut, 44:231, 1999.

108. VanTrappen, G., and Hellemans, J.: Treatment of achalasia and related motor disorders. Gastroenterology, 79:144, 1980.

109. VanTrappen, G., Hellemans, J., Deloof, W., et al.: Treatment of achalasia with pneumatic dilatations. Gut, 12:268, 1971.

110. VanTrappen, G., and Janssens, J.: To dilate or to operate? That is the question. Gut, 24:1013, 1983.

111. Vogt, D., Curet, M., Pitcher, D., et al.: Successful treatment of esophageal achalasia with laparoscopic Heller myotomy and Toupet fundoplication. Am. J. Surg., 174:709, 1997.

112. Vreden, S. G. S., and Yap, S. H.: Pneumatic dilation for the treatment of achalasia. Neth. J. Med., 36:228, 1990.

113. Webb, W. A.: Esophageal dilation: Personal experience with current instruments and techniques. Am. J. Gastroenterol., 83.471, 1988.

114. Wesdorp, K., Bartelsman, J. F, den Hartog Jager, F. C., et al.: Results of conservative treatment of benign esophageal strictures: A follow-up study of 100 patients. Gastroenterology, 82:487, 1982.

115. Wong, R. K., and Maydonovitch, C.: Utility of parameters measured during pneumatic dilation as predictors of successful dilation. Am. J. Gastroenterol., 91:1126, 1996.

116. Yamamoto, H., Hughes, R. W., Schroeder, K. W., et al.: Treatment of benign esophageal stricture by Eder-Puestow or balloon dilators: A comparison between randomized and prospective noruandomized trials. Mayo Clin. Proc., 67:228, 1992.

117. Zuccaro, G., Richter, J. E., Rice, T. W, et al.: Viridans streptococcal bacteremia after esophageal stricture dilation. Gastrointest: Endosc., 48:568, 1998.

Enfoques quirúrgicos: reparación de Hill, procedimiento Belsey Mark IV, fundoplicatura de Nissen, operación de Collis-Nissen y esófago de Barrett

Revisión: hernia hiatal, reflujo gastroesofágico y sus complicaciones

CLEMENT A. HIEBERT

REFLUJO GASTROESOFÁGICO: PERSPECTIVAS ACERCA DE LA HISTORIA DE UNA IDEA

Las ideas se cristalizan en nombres. En la primera mitad del siglo XX los cirujanos quedaron seducidos por la idea de que algo a lo que se llamaba hernia, que se veía como una hernia y causaba dolor en el lugar de la afección, debería ser tratado como una hernia. Nissen,[36] protegido del renombrado Ferdinand Sauerbruch, recordó que su mentor estaba tan seducido en el comienzo del siglo por las implicancias del diagnóstico que de hecho seccionaba el anillo hiatal de una hernia hiatal simple por deslizamiento para liberar el estómago supuestamente estrangulado. Por más de cinco décadas los libros de texto de cirugía relegaban a la hernia hiatal a los capítulos que trataban las hernias escrotales, umbilicales y otras alteraciones de la integridad celómica. Los cirujanos torácicos y abdominales, quienes todavía tenían que aprender acerca del reflujo gastroesofágico, discutían acerca de las ventajas de empujar o tirar de la hernia. Sin embargo, más allá del lado el diafragma desde el que discutían, la prescripción quirúrgica era un remedio para hernias: liberar y colocar el estómago incarcerado. Fijarlo para que se quede en su lugar y por las dudas estrechar la ruta de escape hiatal.

El comienzo del fin de este pensamiento tradicional y demasiado anatómico fue señalado por Allison[2] en su clásico artículo, quien reveló que la hernia hiatal por deslizamiento es un trastorno *fisiológico* de tránsito en el sentido incorrecto a nivel de la unión esofagogástrica. El culpable anatómico era una válvula defectuosa y los síntomas de ardor eran el lamento de un esófago inundado por fermentos gástricos.

La descripción de Allison de un paciente típico no puede ser mejorada:

Una mujer de 59 años refiere que por seis años ha sufrido dolor ardiente intenso detrás de la porción inferior del ester-

nón, el que asciende hacia y a veces alcanza el cuello. El dolor puede diseminarse hacia la mandíbula, la oreja o el paladar duro, o radiarse a la espalda entre las escápulas o a lo largo del brazo. Éste aparece especialmente cuando realiza esfuerzos inclinada hacia adelante, como sucede al lavar el piso, inclinarse sobre la bañera, atizar el fuego o ajustar sus zapatos; la despierta en medio de la noche, especialmente si está durmiendo sobre su espalda o su lado derecho, y busca alivio de lo que describe como un dolor que provoca agonía sentándose derecha y tomando algunos tragos de agua, leche o mezcla alcalina. La paciente dice que a menudo siente su garganta seca y ardiente. Cuando traga es consciente del pasaje de comida a través del esófago, que en ocasiones causa una sensación dolorosa y a veces se incrusta hacia el extremo inferior del esternón lo que provoca un dolor que desaparece inmediatamente cuando el bolo pasa hacia el estómago. Si se inclina hacia adelante luego de una comida, asciende comida o líquido agrio hasta su garganta, que debe ser tragado nuevamente. Su esposo dice que eructando ella gana el primer premio. Hace cuatro años se pensó que tenía colecistitis, pero la extirpación de una vesícula normal o anormal no la ha curado. La radiografía de su estómago y duodeno no muestra evidencia de úlcera. Ha probado todas las medicinas publicitadas para el estómago, logrando solamente alivio temporario, y finalmente le han dicho que "los nervios de su estómago han sido alterados por el cambio de vida".

Allison pensó que el mecanismo valvular normal en la unión esofagogástrica dependía del arco muscular formado por el pilar diafragmático derecho, una disposición simétrica comparable con la cincha puborrectal alrededor de la unión anorrectal en la otra punta del tracto alimentario. En ambos casos se logra la continencia mediante la angulación de la zona de pasaje más una acción de abrazadera por parte del diafragma pelviano o torácico adyacente. El remedio de Allison para la unión esofagogástrica incontinente consistía en reunir las fibras posteriores distendidas del pilar derecho con puntos laxos y acortar y volver a unir el ligamento frenoesofágico estirado a la superficie inferior del diafragma. Es controversial si la membrana frenoesofágica carecía de solidez o si los puntos entre ella y el diafragma creaban tensión sobre el esfínter esofágico inferior. Los resultados fueron menos que satisfactorios y la reparación de Allison cayó en desgracia.

Dada la decepción observada con una operación prometedora que no dio resultado, el interés en las observaciones de Allison podría haber disminuido si no hubiera sido por dos corrientes separadas y simultáneas, la primera en los quirófanos del Frenchay Hospital, Bristol, y en el Kantonsspital de la Universität Basel, y la segunda en los Gastrointestinal Laboratories de la Mayo Clinic y la Boston University School of Medicine. En el primer caso Belsey[5,7] y Nissen[35], en forma independiente, pusieron los toques finales a operaciones que efectivamente disminuían el reflujo y resistieron el tiempo. En el segundo caso, Code[12] e Ingelfinger[25] confirmaron mediante manometría la existencia de un esfínter esofágico inferior fisiológico y, al hacerlo, lograron la aceptación científica del sistema antirreflujo como objetivo. A partir de estas dos corrientes disímiles han llegado virtualmente todos nuestros conceptos modernos del transporte esofágico. Colaboradores de Nissen y Belsey llevaron sus ideas y técnicas a Norteamérica, mientras que seguidores de Code e Ingelfinger proveyeron herramientas y juicio crítico a toda una generación de manometristas que ahora observan sobre el hombro del cirujano.

En el momento en el que Belsey y Nissen estaban trabajando en sus operaciones antirreflujo existía gran controversia sobre exactamente en qué consistía la barrera contra el reflujo. Ya se había destacado el concepto de Allison de un mecanismo diafragmático de abrazadera. Otras hipótesis incluían el ángulo agudo de entrada del esófago en el estómago, la creación de una válvula, una roseta mucosa (tapón) y el "túnel del hígado". Se requería cierta dosis de fe para apreciar la mayoría de estas hipótesis, pero, al final, el esfínter esofágico inferior, esa Esfinge de un esfínter,[26] también sigue siendo en cierta manera un misterio. La esperanza de que la simple medición del esfínter esofágico inferior podría servir para seleccionar los candidatos a cirugía antirreflujo no ha funcionado. De la misma manera, sería agradable relatar que el diseño de las operaciones siguió a las revelaciones de laboratorio. Pero no ocurrió así. La operación Mark IV de Belsey fue producto de la observación astuta, ensayo y error, falla y frustración en el ámbito del quirófano y el seguimiento clínico.

Tanto la operación de Belsey como la de Nissen ya habían demostrado su valor en el momento en que los laboratorios de manometría estuvieron listos para certificarlas. Belsey había descubierto hacía tiempo que la localización normal de la unión esofagogástrica estaba varios centímetros por debajo del hiato y había orientado su objetivo quirúrgico en consecuencia; además agregaba una cubierta de estómago en semiluna tanto para servir como esfínter como para añadir cierta longitud de esófago intraabdominal. Belsey esperó 7 años

antes de estar suficientemente satisfecho con la durabilidad de su operación para publicar sus resultados.[7,19] Este autor llamó al procedimiento la operación Mark IV para recordar a los cirujanos que, aunque ésta podría no ser su última postura sobre el tema, ¡tampoco era la primera!

La fundoplicatura de Nissen fue un hallazgo agradable encontrado por casualidad,[36] un descubrimiento ilustrativo de la frase de Pasteur sobre que la suerte favorece a la mente preparada. En 1937 Nissen realizó una anastomosis esofagogástrica insegura luego de una resección por una úlcera esofágica benigna y decidió hundirla dentro de la pared gástrica "como se hace con el tubo de alimentación en el método de Witzel para la gastrostomía". El paciente se perdió en el seguimiento, pero 16 años después un familiar informó a Nissen acerca de la buena salud del sujeto; al profundizar el interrogatorio Nissen descubrió que no tenía síntomas de reflujo. Dos años después trató a una mujer sin hernia hiatal con reflujo y resucitó la técnica de fundoplicatura que había sido efectiva 18 años antes en el marco algo diferente de una anastomosis esofagogástrica. Ésta fue la primera "reparación de Nissen". Rosetti y Hell[45] modificaron la reparación de Nissen para incluir solo la pared anterior del estómago en la envoltura. La idea era reducir la disección en la vecindad de los nervios vagales.

Un tercer contribuyente al diseño quirúrgico de la era moderna fue Hill, quien realizó la observación fresca e interesante de que en un cadáver "normal" la unión esofagogástrica está fijada principalmente *hacia atrás*.[22] Este autor afirmó que este grillete fibroelástico posterior se pierde en la hernia por deslizamiento. La operación de Hill consiste en colocar puntos desde la porción superior de la curvatura menor del estómago hasta la pared posterior o, más anatómicamente, entre el ligamento arqueado mediano y los haces fibroconectivos frenoesofágicos anterior y posterior. Una característica alegada de esta operación es su aplicabilidad a pacientes con esofagitis de grado IV y estrechez. Hill ha contestado a los escépticos con meticulosos datos manométricos preoperatorios, intraoperatorios y posoperatorios.

En cada uno de estos tres métodos principales de reparación se subraya el reposicionamiento de la unión esofagogástrica de manera que el esfínter esofágico inferior resida enteramente en el abdomen. Además, las reparaciones de Belsey y Nissen refuerzan el esfínter intrínseco natural con una cubierta de estómago, de 270 grados en el procedimiento de Belsey y de 360 en la operación de Nissen. Por el contrario, Hill afirma que la válvula natural incluye una entrada oblicua del esófago en el estómago que se acentúa y fortalece con los puntos de anclaje en su reparación. Los detalles técnicos de cada una de estas operaciones se describen en secciones subsiguientes de este capítulo.

INCIDENCIA E IMPORTANCIA DEL PROBLEMA DE LA HERNIA HIATAL

Aunque su prevalencia exacta en la población normal todavía se desconoce, es seguro que la hernia hiatal es la anormalidad más común informada en estudios baritados del tubo digestivo superior. Las mujeres tienen más probabilidades de padecerla que los hombres y la incidencia máxima ocurre en la quinta y la sexta décadas de la vida. Skinner[49] estima que las seriadas gastroduodenales sistemáticas muestran hernia hiatal en 10% de la población, y 5% de este grupo tiene reflujo patológico. Si estas cifras son correctas, existe enfermedad por reflujo gastroesofágico significativa en más de 1 millón de norteamericanos. Para estar seguros, se debe tener en cuenta que los exámenes radiológicos fueron presumiblemente solicitados por síntomas gastroesofágicos y que por lo tanto la frecuencia comunicada es anormalmente alta. Además, la identificación del estómago por encima del hiato depende tanto de la técnica utilizada por el radiólogo o radióloga como de la sensibilidad de su interpretación. Mediante el empleo de maniobras como la compresión abdominal se ha registrado hernia hiatal en hasta 54,6% de los pacientes.[52] De igual manera, cuando se alienta y se busca, se ha encontrado reflujo en más de 60% de otro gran grupo de pacientes, todos ostensiblemente sin síntomas.[34] Como para confundir aun más al médico escéptico, uno de cada cinco pacientes con reflujo sintomático comprobado no tiene hernia hiatal demostrable radiológicamente.[49] Este caso surge cuando el esófago se une al estómago como el cuello de un embudo invertido. Éste es un concepto importante y merece cierta reflexión (fig. 9-1).

EL ESPECTRO DEL PROBLEMA DE LA HERNIA HIATAL/REFLUJO

	Cardias muy abierto	Hernia hiatal por deslizamiento	Incarceración precoz (fase de enrollamiento)	Incarceración en estadio terminal
Esquemático	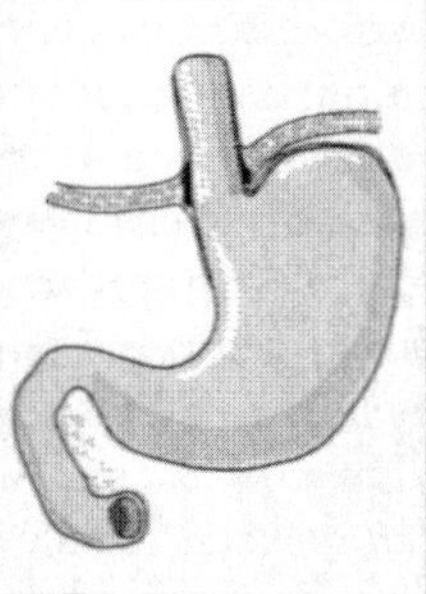	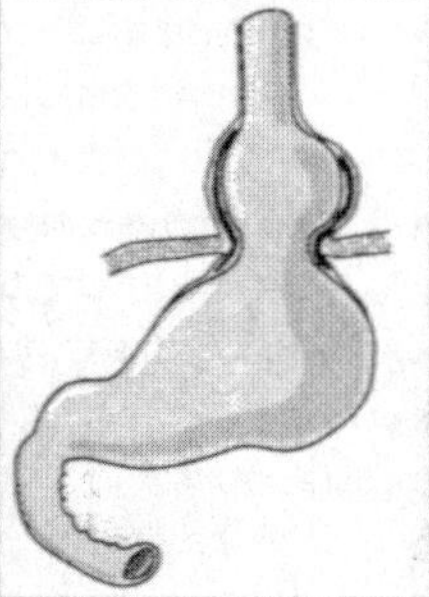	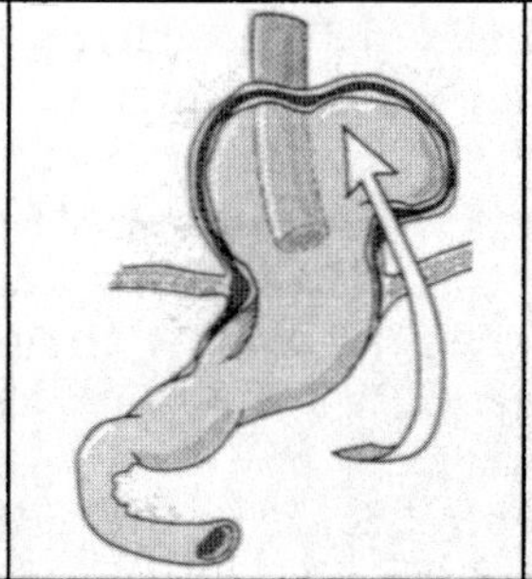	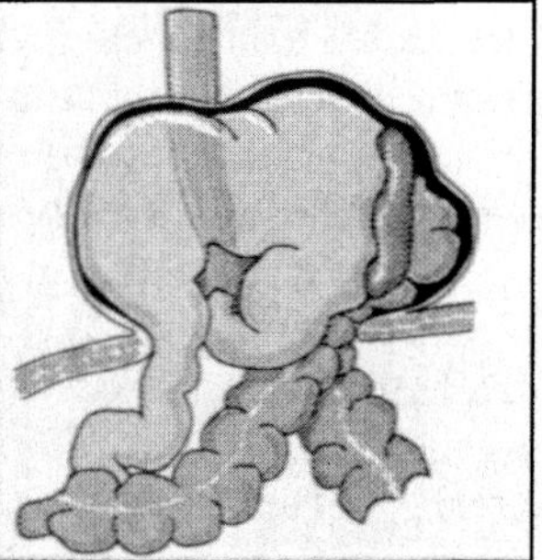
Cuadro radiológico	Unión esofagogástrica ensanchada pero no desplazada	Unión esofagogástrica por encima del diafragma	Unión esofagogástrica cercana al hiato. Un tercio o más del estómago en el tórax	Unión esofagogástrica cercana al hiato. La mayor parte del estómago en el tórax (el bazo y el colon también pueden migrar)
Síntomas dominantes	Ardor retroesternal, regurgitación, dolor epigástrico o retroesternal agravados por la postura		• Saciedad temprana, repleción, dolor posprandial • Síntomas variables de reflujo	Los síntomas pueden ser leves, ¡y las complicaciones catastróficas!
Complicaciones	Esofagitis, estenosis, sangrado, aspiración		• Ulceración del estómago • Sangrado crónico	• Obstrucción aguda • Estrangulación • Ulceración y hemorragia severa • Perforación, aspiración
Indicaciones para la operación	• Fracaso del tratamiento médico • Presencia de complicaciones		Presencia de un tercio o más del estómago por arriba del diafragma con síntomas o sin ellos	Presencia de una hernia masiva incarcerada

Fig. 9-1. El cirujano debe comprender la variabilidad de las alteraciones fisiológicas así como las consecuencias anatómicas de fijaciones flojas y un hiato amplio.

INCOMPETENCIA DEL ESFÍNTER ESOFÁGICO INFERIOR SIN HERNIA HIATAL

Ya se ha hecho referencia a la primera fundoplicatura de Nissen para el reflujo en una paciente con reflujo pero sin hernia. El primer informe publicado en Norteamérica de la operación Mark IV fue, de hecho, realizado por Hiebert y Belsey,[19] quienes presentaron 71 pacientes con reflujo gastroesofágico aislado seleccionados a partir de un grupo de 640 pacientes con reparaciones por hernia hiatal llevadas a cabo entre 1951 y 1959 en el Frenchay Hospital. En ese momento los radiólogos estaban acostumbrados a menospreciar la "importancia clínica" de una hernia hiatal pequeña aunque, finalmente, los síntomas de reflujo tienden a ser más severos cuando el reservorio torácico es pequeño. Belsey excluyó las radiografías y favoreció la interpretación directa del esófago afectado mediante esofagoscopia rígida con el paciente despierto. Este autor argumentó de manera convincente que lo que importaba era el cardias abierto e incompetente, más que la presencia o ausencia de una hernia. Los síntomas de este defecto aislado del mecanismo valvular hiatal eran idénticos a los que caracterizan a la hernia hiatal por deslizamiento. La endoscopia mostró pérdida de movimientos verticales en el esófago inferior con la respiración compatible con una membrana frenoesofágica laxa. El cardias se abría durante la inspiración y una marea de líquido gástrico subía y bajaba con cada inspiración a través del orificio. La presencia de reflujo a través de una unión esofagogástrica ensanchada pero correctamente localizada ha sido confirmada con ulterioridad mediante manometría y prueba de pH modernas.[13] En esta situación el reflujo puede ser serio y crónicamente invalidante, y su reconocimiento no solo puede ayudar a descartar el diagnóstico de neurosis de ansiedad en los pacientes sino que también autoriza a iniciar el mismo tratamiento moderno que si existiera una hernia visible que confirmara un esfínter incompetente. Los resultados de la cirugía son tan asombrosos y duraderos como los de la cirugía diseñada para reparar una hernia hiatal por deslizamiento.[20]

HERNIA HIATAL EN LACTANTES Y NIÑOS

Al igual que en los adultos, en los lactantes y los niños el término reflujo gastroesofágico es más adecuado que hernia hiatal porque dirige la atención al trastorno fisiológico más que a la anomalía anatómica incidental. El problema es que en los lactantes el reflujo está muy diseminado. Lo difícil es diferenciar el "lactante que lloriquea y vomita en los brazos de su madre" de Shakespeare[48] del niño destinado de por vida a problemas de deglución y aspiración debidos a reflujo gastroesofágico virulento.

El síntoma patognomónico de la calasia o hernia hiatal por deslizamiento *no complicada* en la infancia es la regurgitación. Esta forma de regurgitación comienza pocos días después del nacimiento cuando aumenta la alimentación y tiende a suceder sin esfuerzo, aunque ocasionalmente es "en chorro". En comparación con la regurgitación de los lactantes normales, que se encuentra generalmente confinada a las primeras 2 horas luego de la ingesta, el reflujo a través de un cardias incompetente tiende a durar más tiempo.[32] En ocasiones aparece bilis en el vómito, pero puede haber hilos de sangre.

Aunque los problemas pulmonares, la deshidratación, el retraso del crecimiento, la esofagitis, la estrechez, el sangrado y la anemia son enumerados a menudo como los síntomas clásicos de reflujo gastroesofágico en lactantes, ellos son, de hecho, complicaciones de éste. Las *complicaciones pulmonares* incluyen apnea, ahogo, tos crónica, sibilancias y neumonía. Por lo tanto el diagnóstico de reflujo gastroesofágico debe ser considerado en todos los casos de problemas respiratorios recurrentes que no se pueden explicar de otra manera. Se dice que la recuperación de macrófagos cargados de lípidos mediante broncoscopia es evidencia que confirma que se ha inhalado comida.

En la infancia la *esofagitis* puede ser severa y rápida al comienzo.[7] Belsey informa el desarrollo de una *estrechez* inflamatoria en un período tan corto como 6 semanas. El por qué no sufren el mismo destino todos los lactantes es un misterio. La severidad y la duración de los episodios de reflujo pueden documentarse con la medición prolongada del pH.[10,30,31] Las ondas peristálticas de limpieza pueden identificarse por manometría, si bien no es posible medir la capacidad del revestimiento epitelial del esófago infantil para suprimir la digestión. La esofagitis puede provocar estrechez, sangrado crónico y retardo en el crecimiento. Los bebes son pequeños, delgados y desnutridos; hasta 70% están por debajo del percentil quince en peso y 88% están por debajo del percentil cincuenta.[28].

Con frecuencia se observan enfermedades asociadas y anomalías congénitas mayores.

Diagnóstico

Generalmente no se aprecia la naturaleza seria de la rumiación de un lactante hasta que aparecen una o más complicaciones de las mencionadas. Un estudio baritado revela flujo inverso a través de un cardias muy abierto, no obstante puede ser difícil definir una hernia a menos que sea grande. Como la obstrucción a nivel del píloro o más allá exacerba la incompetencia cardial en 20% de los casos,[44] es útil realizar una centellografía con tecnecio y sulfuro coloidal así como un estudio baritado. En ocasiones ambas son útiles para definir el estado de los extremos superior e inferior del estómago. Seibert y col.[47] hallaron que la centellografía tenía una especificidad de 93% y una sensibilidad de 79% en la detección del reflujo en comparación con las cifras de 21 y 86%, respectivamente, del estudio baritado. El *monitoreo de pH de 24 horas* puede realizarse en la infancia y es la técnica disponible más precisa para detectar el reflujo. La duración y la frecuencia de episodios de pH esofágico menor de 4 forman la base de un sistema de puntaje de severidad (el monitoreo de pH se explica en cap. 2).

La *esofagoscopia* es indispensable para evaluar la esofagitis. Si bien a veces las pistas clínicas y radiológicas son elusivas, la endoscopia y la biopsia son útiles para identificar la esofagitis precoz y permitir el comienzo del tratamiento definitivo. Las consecuencias más serias del reflujo gastroesofágico en lactantes y niños son las que derivan de la esofagitis no tratada, particularmente la aspiración y la desnutrición.

Tratamiento

El alimento espesado con cereal, colocar al lactante en decúbito dorsal con la cabeza elevada 30 grados, antiácidos, bloqueantes H_2 y, ocasionalmente, metoclopramida son las características más importantes del manejo médico. La mejoría es la regla, y alrededor de dos tercios de los niños afectados dejan de vomitar con el tratamiento. Al seguirlos hasta la adultez, se dice que 90% de los sujetos no operados permanecen libres de síntomas si existe ausencia de esofagitis desde el comienzo.[3] Jewett y Waterston[28] comunicaron que 80 (13%) de 602 bebes y niños con hernia hiatal requerían una operación; un tercio fueron operados luego del fracaso del tratamiento médico y el resto fueron sometidos a cirugía por esofagitis determinada con radiografía o esofagoscopia. La inhalación continua del alimento, la neumonía, la inanición, el sangrado y el aumento de la esofagitis señalan el fracaso del tratamiento médico.[29] El tratamiento médico de hernias grandes es inútil.

La cirugía consiste en restaurar la competencia del cardias, generalmente realizando un procedimiento de Belsey o una fundoplicatura de Nissen laxa. El último procedimiento ha sido muy popular. Cuando aparece la esofagitis estenosante, el tratamiento de elección es la resección con interposición de un segmento de colon, como fue descripto por Waterston[56] y Belsey.[6] Los grados menores de esofagitis merecen una prueba completa de tratamiento médico.

EVALUACIÓN DEL REFLUJO GASTROESOFÁGICO

Anamnesis

La pista más patognomónica es el antecedente de síntomas posprandiales de ardor retroesternal agravados por la postura (fig. 9-2). En alrededor de la mitad de los pacientes existe disfagia sin pérdida de peso, y aproximadamente la misma proporción tiene regurgitación crónica o vómitos sin esfuerzo.[19]

Radiografía

La radiografía puede utilizarse para definir la anatomía coexistente del tracto digestivo superior, identificar una hernia hiatal, determinar su tipo y, a veces, demostrar el reflujo gastroesofágico. La imposibilidad de identificar el reflujo con la radiografía de ninguna manera excluye el diagnóstico. Ocasionalmente un estudio baritado realizado cuando el paciente tiene el estómago lleno es útil para demostrar reflujo que no se ha tornado evidente en ayunas.[33]

Endoscopia

La endoscopia es tan indispensable en la evaluación del esófago como lo es la colonoscopia en el estudio de las enfermedades del intestino grueso. Ésta es la única manera de identificar un estadio temprano de esofagitis así como de enfermedad maligna. Un examen más extenso provee evidencia directa de que el estómago, el píloro y el duodeno no son parte del problema.

Manometría

La manometría puede ser más útil para definir trastornos de propulsión, como esclerodermia, acalasia o espasmo difuso. Saber que el esófago tiene una propulsión débil puede ayudar al cirujano a decidir cuánta barrera antirreflujo construir.

Prueba de perfusión de ácido

La prueba de perfusión de ácido, llevada a cabo mediante la instilación de 0,1 N de ácido clorhídrico (HCl)[9] en el esófago inferior a través de un catéter fino puede reproducir los síntomas que son molestos para el paciente, pero la prueba debe realizarse junto con una perfusión placebo de agua.

Fig. 9-2. Patrones de dolor. La localización del malestar producido por el reflujo gastroesofágico varía. Los mismos pacientes sombrearon los diagramas originales.

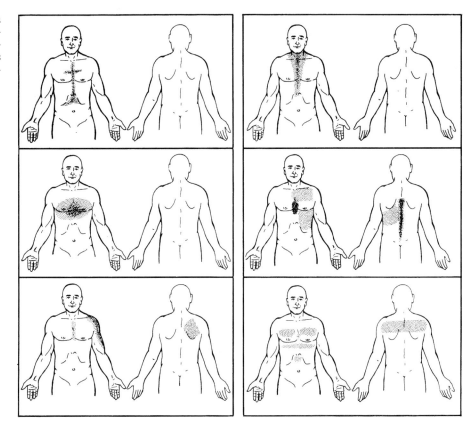

Prueba de la xilocaína

Una maniobra simple que se puede realizar en el consultorio, la inversa de la prueba de perfusión de ácido, consiste en pedir al paciente con dolor retroesternal que trague 15 mL de hidrocloruro de lidocaína viscosa al 0,5% (Xylocaine®). La abolición del malestar es un resultado positivo pero no necesariamente indica que la ulceración o la inflamación están en el esófago.

Monitoreo del pH de 24 horas

El estudio del pH esofágico por 24 horas es útil para comprobar la frecuencia y la duración de los episodios de reflujo mientras el paciente desarrolla sus actividades diarias. El paciente anota el momento de los síntomas y luego ese registro es relacionado con la grabación del pH.

Prueba de reflujo ácido

La medición del pH esofágico luego de la instilación de 200 mL de 0,1 N HCl en el estómago es la prueba más sensible para reflujo pero carece de especificidad; los pacientes normales también experimentan episodios de reflujo.

De ninguna manera se requieren todas estas pruebas en todos los pacientes con sospecha de problema por reflujo gastroesofágico. Se realizan estudios adicionales cuando los síntomas eluden la definición por los estudios baritados y endoscopia convencionales, o cuando existe sospecha de problemas de motilidad.

MANEJO MÉDICO DEL REFLUJO GASTROESOFÁGICO

El enfoque racional del tratamiento médico del reflujo gastroesofágico tiene como objetivos 1) disminuir la acidez gástrica, 2) mejorar los factores mecánicos que favorecen el tráfico en un solo sentido a lo largo del esófago y 3) estimular la resistencia de la mucosa esofágica.[54]

Se estima que 60 millones de norteamericanos adultos tienen ardor retroesternal por lo menos una vez al mes y 60% de los afectados eligen medicación de venta libre antes que consultar al médico.[50] La mayoría de quienes buscan atención médica responden a medidas económicas como dieta baja en grasas, carbohidratos altamente solubles y cafeína. El chocolate, el alcohol y el tabaco son notorios fogoneros del horno del reflujo. Elevar la cabecera de la cama 15 cm puede evitar el flujo retrógrado de contenido gástrico durante el sueño, si bien este consejo es más fácil de prescribir que de seguir.

Cuando los cambios en el estilo de vida y los antiácidos simples fracasan en el alivio de los síntomas, una opción es la manipulación farmacológica de la secreción, la concentración y el transporte de ácido gástrico. El sucralfato y los análogos de la prostaglandina pueden ayudar a proteger la mucosa esofágica, y los antagonistas del receptor H_2 como la cimetidina, la ranitidina, la famotidina y la nizatidina a menudo reducen la acidez a un nivel tolerable. El remedio más eficaz con mucho para el reflujo gastroesofágico refractario es el inhibidor de la bomba de protones, omeprazol.[14,17,24] Se dice que las dosis convencionales de antagonistas de los receptores H_2 no logran el alivio de los síntomas en 30 a 50% de los pacientes, en comparación con el omeprazol, que induce curación de la esofagitis en 90% de los pacientes que lo utilizan.[17] *El problema es que estas medicaciones son costosas y el tratamiento de por vida –por lo menos medido en décadas– puede ser mucho más costoso que una operación.* Una segunda preocupación es la incapacidad de las drogas de prevenir la aspiración de contenido gástrico, más allá del pH. Cooper y Jeejeebhoy consideran que los síntomas de aerofagia se manejan mejor con metoclopramida y una dieta con escasa grasa y rica en fibra.[15]

ESOFAGITIS

"Síntomas de esofagitis" es una frase escuchada a menudo en discusiones entre los médicos de pacientes con síntomas de reflujo gastroesofágico. Ésta es una frase errónea porque la esofagitis es una entidad patológica, no una corazonada clínica. En efecto, algunos pacientes con malestar severo agravado por la postura tienen reflujo pero no esofagitis y algunos pacientes con esofagitis ulcerada, inflamada y hasta estenosante, niegan tener síntomas. Al igual que la disparidad de quejas entre los individuos con quemadura aguda por exposición al sol, podría ser una cuestión de umbral de dolor.

El desarrollo de esofagitis depende de la duración, la frecuencia, el volumen y la virulencia del material refluido; la efectividad de las ondas de limpieza de la peristalsis y la capacidad de recuperación de las células esofágicas afectadas. Cuando la marea corrosiva de fermetación gástrica o intestinal sobrepasa la capacidad de las células mucosas de regenerarse, existe esofagitis ulcerativa. Si no es controlada, puede eventualmente comprometer el total de la circunferencia y grosor de la pared esofágica. El estadio final es la estenosis, la que es típicamente cónica, de 1 a 2 cm de largo, y localizada en la unión esofagogástrica. Las estenosis más largas se asocian comúnmente con el epitelio de Barret o con la inmovilidad prolongada del paciente que permanece acostado.

El papel de la radiología en el diagnóstico es limitado. Para el momento en que la esofagitis ha avanzado hasta tal punto que puede ser reconocida en el examen baritado la estenosis está en camino. El cirujano debe indicar una esofagoscopia para el diagnóstico precoz.

Si bien la esofagitis es una determinación realizada por el patólogo, el endoscopista, como proveedor de las muestras de tejido, puede distinguir fácilmente las formas más severas de esta afección. Skinner y Belsey[7] han propuesto cuatro grados de esofagitis:

1. Hiperemia y edema mucoso
2. Ulceración mucosa superficial con una membrana gris de fibrina suprayacente
3. Ulceraciones más profundas con fibrosis submucosa y acortamiento muscular del esófago
4. Estenosis orgánica con fibrosis panmural y agrandamiento asociado de los ganglios linfáticos del mediastino

Debido al acortamiento y al aumento de la rigidez del esófago que ocurre con los grados III y IV de esofagitis a menudo es imposible reducir una hernia hiatal sin realizar en forma simultánea un procedimiento para aumentar la longitud del órgano. Se reserva generalmente la resección y la interposición de colon para los casos especiales de perforación iatrogénica por arriba de una estenosis, esófago de Barrett con úlcera sangrante o penetrante, displasia severa o estenosis a edad temprana.

El espectro de cambios visibles que ocurren con la esofagitis varía de un observador a otro de acuerdo con Thompson,[53] quien sugiere que el color de la mucosa escamosa tiene menos que ver con la inflamación que el grosor del plano escamoso, la densidad de los capilares submucosos y el ojo del observador. Ismail-Beigi y col.[27] describieron los criterios histológicos para esofagitis precoz. La hiperplasia del plano de células basales y el afinamiento del plano escamoso fueron citados como evidencia de un mayor recambio de las células basales en proporción al daño químico. Estos autores creen que estos criterios son un índice más sensible de enfermedad leve reversible.

En comparación con los cambios inflamatorios más difusos descritos recién, los hallazgos histológicos en la seudoestrechez de tipo Schatzki[46] consisten en la inflamación anular submucosa en la unión mucosa del estómago y el esófago. Siempre existe una pequeña hernia hiatal y pueden observarse síntomas de reflujo. La mayoría de los anillos de Schatzki no requieren tratamiento, a menos que estén acompañados por síntomas significativos o que sean pequeños (menos de 12 mm) y se asocien con disfagia.[40]

El factor más importante en el tratamiento de las estenosis pépticas benignas es la prevención. Es lamentable que los síntomas de una estenosis precoz sean con-

frecuencia leves y no sean tomados en cuenta por el paciente ni por el médico. El cirujano que trata el reflujo gastroesofágico y las estenosis debe hallarse familiarizado tanto con la esofagoscopia rígida como con la flexible. El instrumento rígido sirve como una sonda liviana que permite al operador evaluar la firmeza de la obstrucción y a veces lograr la indicación del paciente despierto de que la zona afectada ha sido tocada. Se pueden pasar a través del instrumento bujías graduadas de hasta 26 Fr sin que se doblen en el endoscopio. En las estenosis muy estrechas a veces es útil pasar catéteres con balón en la punta a través del canal operativo de un endoscopio flexible para lograr la dilatación inicial. Por último, los dilatadores de Maloney o Savary pasados a través de la boca permiten el tratamiento satisfactorio de virtualmente todos los pacientes del grupo etario más avanzado. La frecuencia de tratamiento varía de mensual a anual. El médico debe dejar que los síntomas sean la guía. La aparición de disfagia en respuesta a comida bien masticada debe coincidir con la sesión programada de endoscopia. Los intervalos son bastante constantes para cada paciente. En una sección subsiguiente de este capítulo se explica la cirugía para la estenosis inducida por el reflujo.

ASPIRACIÓN SECUNDARIA A REFLUJO GASTROESOFÁGICO

El cuadro clínico de reflujo gastroesofágico varía desde brotes inexplicables de disfonía o paroxismos de tos junto con las comidas, hasta infecciones pulmonares severas repetidas acompañadas de fiebre, dolor torácico y hemoptisis. La tos crónica nocturna que desaparece al sentarse y no tiene otra explicación apunta al esófago, al igual que la asociación de ardor retroesternal y tos. Un paciente que tiene episodios repetidos de neumonía, especialmente neumonía que aparece en el mismo lóbulo o segmentos, debe ser interrogado acerca de su posición preferida para dormir. La aspiración puede asociarse con absceso pulmonar, bronquiectasias crónicas o bronquitis. En cada circunstancia es esencial el grado de alerta del médico acerca de la posible relación entre las molestias respiratorias y el reflujo gastroesofágico oculto. La anamnesis provee al médico las pistas, pero la verificación de la hipótesis requiere por lo general la demostración de la alteración de la anatomía en la unión esofagogástrica o en otro sector del tubo digestivo superior. Cuando se han eliminado otras causas de problemas respiratorios y se ha verificado la presencia de reflujo gastroesofágico, el tratamiento antirreflujo se asocia con una mejoría sorprendente de la afección de las vías aéreas.

El paciente con reflujo gastroesofágico es especialmente vulnerable durante la inducción anestésica, cuando se corre el riesgo de que un torrente inesperado de contenido gástrico inunde la faringe y luego los pulmones. Las consecuencias pueden ser catastróficas y hasta letales.

ESÓFAGO DE BARRET

Ningún otro aspecto de la anatomía y la enfermedad esofágica ha provocado más debate entre los cirujanos, endoscopistas, patólogos, gastroenterólogos, fisiólogos y filósofos que la curiosa afección que es el esófago de Barrett. ¿Qué otra cosa se puede decir acerca de un órgano que es esófago en su exterior y estómago (o intestino) en su interior? A pesar de mucho estudio el esófago de Barrett sigue siendo un acertijo. Las pequeñas islas o lenguas de epitelio columnar proximales a la unión esofagogástrica visualizada endoscópicamente, ¿representan la misma entidad que el largo cilindro mucoso descrito por Barrett?[4] ¿Dónde termina el verdadero esófago y comienza el estómago? ¿En el punto de encuentro entre el epitelio columnar y escamoso, a la altura del esfínter esofágico inferior, o en la confluencia hiatal? ¿Y cuál es el linaje de las células columnares –metaplasia de epitelio escamoso o migración de mucosa gástrica–? La esofagitis, ¿es compañera o precursora de esta afección? ¿Cómo se puede hablar con confianza acerca del tratamiento cuando la naturaleza de la dolencia es tan incierta?

Muchas veces los cirujanos son dejados solos para lidiar con el manejo de los trastornos asociados con (pero no necesariamente causados por) el esófago de Barrett. Ellos incluyen:

1. Reflujo gastroesofágico puro con hernia hiatal o sin ella. Si el reflujo es severamente sintomático y la dieta y la medicación son inefectivas, está indicada la cirugía antirreflujo.

2. Esofagitis con ulceraciones superficiales generalmente localizadas en la unión escamocolumnar o por arriba de ella. Esta afección debe ser tratada. Es común y apropiada la prueba de tratamiento médico antes de ofrecer al paciente una operación para corregir el reflujo.

3. Estenosis. Las estenosis requieren medidas de estiramiento y antirreflujo. Si el paciente se encuentra en condiciones debe considerarse una cirugía y la elección depende de la severidad y la duración del problema. Las opciones son la extirpación y la corrección. Si el cirujano elige la primera, la anastomosis debe localizarse alta en el tórax o en el cuello, tanto para deshacerse del esófago anormal como para prevenir nuevos problemas de reflujo asociados con una anastomosis baja. Si el esófago se ha acortado por la inflamación debe realizarse un pro-

cedimiento de alargamiento de Collis con una envoltura de Belsey o Nissen, como fue diseñado por Pearson y Henderson[41] y modificado por Henderson[18]. Si bien el procedimiento de la fundoplicatura parcial provee menos obstrucción al pasaje de comida, la envoltura completa puede ofrecer mayor protección contra el reflujo.

4. Un defecto agudo, penetrante, nítidamente circunscripto en el epitelio columnar que recuerda una úlcera gástrica tanto en apariencia como en comportamiento. La úlcera de Barrett tiene bordes claramente cortados, es usualmente posterior y tiende a yacer longitudinalmente. En las primeras etapas el cuadro clínico puede estar dominado por la deglución dolorosa más que por el reflujo; el dolor dorsal es una señal ominosa de penetración profunda. Es posible la perforación hacia el mediastino, el espacio pleural, la vía aérea o el pericardio. Otra complicación es la hemorragia aguda, que puede poner en riesgo la vida. Las úlceras de Barrett sangran, mientras las úlceras por reflujo gotean. Las úlceras de Barrett, como la esofagitis, responden ocasionalmente al tratamiento médico, pero en general no lo hacen. La resección puede salvar la vida.

5. Potencial maligno. Aunque la cirugía antirreflujo se asocia en ocasiones con la regresión del epitelio de Barrett, no es un medio efectivo para prevenir la degeneración maligna.[51] En un grupo selecto de pacientes vistos por un cirujano alrededor de 10% de los pacientes con epitelio de Barrett tienen un adenocarcinoma asociado. En comparación con la alta *prevalencia* observada en la práctica de un cirujano la *incidencia* de adenocarcinoma esofágico en una población de pacientes con esófago de Barrett libres de cáncer es 1 caso cada 441 pacientes-año de seguimiento.[11] Por lo tanto, no sorprende que la supervivencia actuarial de pacientes con esófago de Barrett sin cáncer muestre que el diagnóstico de epitelio de Barrett no influye sobre la longevidad, en comparación con ciudadanos que habitan en la misma región del país.

HERNIA (PARAESOFÁGICA) MASIVA INCARCERADA

La llamada hernia paraesofágica se refiere a la herniación masiva del cuerpo gástrico por delante de una unión esofagogástrica que supuestamente permanece anclada en o justo por debajo del hiato. Pearson y col.[42] consideraron que la hernia paraesofágica pura es un hallazgo infrecuente y declararon de manera convincente que la hernia masiva incarcerada es virtualmente siempre el estadio terminal de una hernia por deslizamiento. El apoyo a esta tesis proviene de la definición manométrica del nivel del esfínter inferior, las mediciones endoscópicas y los registros operatorios que muestran la localización de la unión esofagogástrica en 56 pacientes. Las observaciones son convincentes y la "incarceración masiva" existe.

Un cirujano encuentra menos de cinco de estos pacientes cada 100 pacientes que ve con una hernia hiatal por deslizamiento. Al contrario que la hernia por deslizamiento del cardias, la hernia masiva es una hernia celómica clásica, incarcerada y destinada a presentar obstrucción, sangrado o estrangulación y perforación. Debido a su relativa infrecuencia y dado que el médico moderno suele equiparar el síndrome de hernia hiatal con reflujo, la comprensión detallada de la hernia hiatal paraesofágica se ha visto relegada con respecto a la de la variedad por deslizamiento, de menor dimensión pero más común.

Anatomía quirúrgica

La unión esofagogástrica de una hernia masiva incarcerada está sujeta al hiato o cerca de él por varias adherencias mesentéricas, de las cuales las anteriores que lo fijan al diafragma, el hígado y el bazo han cedido, mientras que los principales medios de fijación a la pared posterior se han mantenido firmes. Dado un hiato amplio o permisivo la móvil curvatura mayor del estómago puede prolapsar por delante la unión esofagogástrica hacia el mediastino posterior. Este movimiento se alcanza enrollando el cuerpo del estómago a lo largo de su eje más largo, como fue informado por Allison en 1951.[2] La curvatura mayor se enrolla en el vértice del saco y lo que originalmente era la parte anterior del estómago queda orientada hacia atrás. Como la curvatura mayor del estómago tiene conexiones estrechas con el colon transverso, este último puede unirse a la migración junto con el epiplón y luego el bazo. El saco en expansión desplaza los lóbulos inferiores del pulmón, particularmente en el lado derecho. Los procesos de deslizamiento y enrollamiento pueden ser acontecimientos simultáneos y muchas de estas hernias son mezclas de las variedades parahiatal y por deslizamiento.[16,42]

La literatura médica contiene referencias esporádicas a la afección llamada hernia *parahiatal*, en la que la penetración del diafragma ocurre a través de aberturas distintas. Si esta condición realmente existe, es muy infrecuente; excepto como consecuencia de traumatismos, que yo sepa nunca la he encontrado.

Observaciones clínicas

Una hernia masiva incarcerada ocurre infrecuentemente antes de la mediana edad y es más común en pacientes de 70 años y mayores. Es un hecho inquietante que esta herniación ocurra en un momento de la vida en la que los dolores vagos crónicos son considerados naturales. Muy a menudo los síntomas de una hernia masiva incarcerada no son suficientemente severos para llevar al paciente precozmente al médico ni suficientemente específicos para generar una preocupación cuando consulta. Las molestias de una hernia masiva incarcerada no complicada incluyen falta de aire con la alimentación, saciedad precoz, sensación de repleción, náuseas o disfagia leve. La anamnesis puede revelar que los síntomas de reflujo gastroesofágico han sido reemplazados en forma gradual por síntomas obstructivos a lo largo de los años. El hallazgo puede ser una pista ominosa de que una hernia por deslizamiento se ha convertido en una gran hernia. (También debe destacarse que la desaparición de los síntomas de reflujo gastroesofágico puede presagiar el desarrollo de un tumor en la unión esofagogástrica.) Hasta 85% de los pacientes tienen antecedentes remotos de síntomas de reflujo. Finalmente, el trastorno respiratorio severo, la aspiración, el sangrado o la gastritis severa pueden ser la primera pista que oriente a una hernia masiva incarcerada en 30 a 40% de los pacientes. En un estudio de 147 pacientes de la Mayo Clinic Allen y col.[1] concluyeron que los síntomas obstructivos son especialmente ominosos y recomendaron la reparación electiva. Belsey y Skinner[7] describieron un grupo de 21 pacientes asintomáticos y no tratados, de los cuales 6 murieron de complicaciones catastróficas.

Diagnóstico

Un nivel hidroaéreo en la radiografía de tórax de perfil, asociado con los síntomas posprandiales antedichos, establece el diagnóstico. Mediante un estudio radiográfico contrastado es posible diferenciar la hernia verdadera de la parálisis diafragmática o eventración en los pacientes sin obstrucción. Si el estado del paciente es satisfactorio la endoscopia flexible puede excluir otras causas de disfagia y es útil para evaluar la presencia o la ausencia de esofagitis. La esofagitis sugiere sumar una maniobra antirreflujo a la cirugía.

Tratamiento

La presencia de una hernia masiva incarcerada es en sí misma una indicación de reparación, dadas las complicaciones con peligro de vida que pueden desarrollarse muy rápidamente aun en un paciente que ha estado libre de síntomas por muchos años. Las excepciones a este enunciado son pacientes con complicaciones arterioescleróticas generalizadas, enfermedad pulmonar avanzada o decrepitud terminal. Las perspectivas de recuperación total de una herniorrafia electiva son excelentes en comparación con un riesgo quirúrgico de 50% o mayor cuando la operación se realiza en circunstancias de emergencia.[43]

Las descripciones de la anatomía de las hernias paraesofágicas de los libros de texto convencionales se han visto oscurecidas por agruparlas junto con las hernias *parahiatales*, supuestamente porque una tira de músculo diafragmático se coloca entre la hernia y el hiato esofágico. La hipótesis es atractiva, pero probablemente existen más ilustraciones del concepto que las veces que se lo ha observado en la práctica.

De igual manera, la hernia paraesofágica pura (con la unión esofagogástrica fijada al hiato o debajo de él) es infrecuente. En el caso usual están presentes tanto el componente de deslizamiento como de enrollamiento. Por esta causa, y porque se ha documentado reflujo en hasta 60% de los pacientes con hernias hiatales masivas incarceradas,[54] hemos sumado generalmente un procedimiento antirreflujo a esta operación. Ellis y col.[16,58] opinan que esto es innecesario, excepto cuando se ha confirmado en la prueba manométrica que el esfínter esofágico inferior es laxo. Al menos en la situación de emergencia no es razonable interrumpir el sueño de un técnico de manometría solamente para justificar la omisión de unos pocos puntos de plicatura.

La hernia, ¿debe abordarse por el abdomen o el tórax? La escuela a la que pertenezco favorece el abordaje transtorácico a través del sexto o el séptimo espacio intercostal (figs. 9-3 hasta 9-5). La movilización del esófago comienza bien arriba del saco para evitar la lesión de los nervios vagos. Los nervios pueden seguirse hacia abajo a medida que uno diseca el saco herniario y moviliza el esófago inferior y el cardias.

El propósito de estas maniobras es ganar longitud y permitir que el estómago sea recolocdo en el abdomen sin tensión. Cuando la unión esofagogástrica llega cómodamente por debajo del hiato sin tensión se realiza una operación antirreflujo estándar. Yo prefiero la operación de Belsey Mark IV. El punto es que uno no debe meramente convertir una hernia paraesofágica asintomática en una hernia por deslizamiento iatrogénica sintomática. Debido a su prolongada permanencia en el tórax la unión esofagogástrica no siempre desciende con facilidad y ocasionalmente se requiere la modificación de Pearson del procedimiento de alargamiento de Collis.[38]

El cierre del hiato y de los defectos grandes en los que los pilares son delgados pueden realizarse con mayor facilidad por delante del esófago, si bien es preferible en el abordaje transtorácico reunir las dos mitades del pilar derecho por detrás con seis o más puntos 2-0 no absorbibles. Los puntos no deben ajustarse demasiado por riesgo de estrangular el tejido que yace en el medio. Al completar la operación la unión eso-

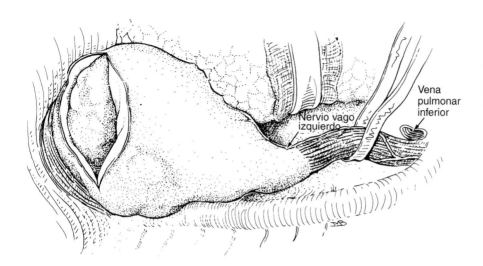

Fig. 9-3. Abordaje transtorácico para la hernia paraesofágica: primer paso. El esófago es rodeado y liberado hasta la vena pulmonar inferior, luego de lo cual se abre el saco cerca del diafragma.

fagogástrica puede hallarse desplazada un poco más hacia adelante que lo que se encuentra cuando el defecto es pequeño.

Las hernias masivas incarceradas también pueden repararse por vía abdominal (fig. 9-6). A través de una incisión mediana supraumbilical se libera el lóbulo izquierdo del hígado y el estómago se reduce manualmente. Si la descompresión nasogástrica ha sido inadecuada, se debe tener mucho cuidado de evitar exprimir los contenidos gástricos hacia el esófago o, aun peor, romper la tensa pared del estómago. A veces es necesario incidir el anillo hiatal o extraer los contenidos gástricos con un trocar.

El saco se reseca cerca del margen diafragmático, con cuidado de evitar los nervios vagos. Cuando el defecto es grande y los pilares son delgados el cierre del hiato es más fácil por delante del esófago. Los puntos

de colchonero con apoyos de teflón casi siempre logran arrimar los márgenes diafragmáticos. Al igual que en el abordaje torácico, se debe tener cuidado de no anular estas suturas en forma tan ajustada que se desvitalice el tejido interpuesto.

Luego de reducir el estómago, éste debe anclarse en una posición no rotada y fijarse con suturas de fundoplicatura que incluyan el hiato o con suturas de gastropexia como recomienda Hill. Aunque teóricamente solo es obligatorio realizar una maniobra antirreflujo en los pacientes que tienen incompetencia del esfínter esofágico inferior demostrada, estos datos no se encuentran disponibles. Nosotros generalmente colocamos los puntos necesarios para evitar esta complicación. Finalmente, una gastrostomía a lo Witzel provee un punto de fijación adicional y también sirve como descarga durante la primera semana del posoperatorio.

Cuando existe estrangulación o perforación es mejor resecar el estómago gangrenoso a través de la vía transtorácica. La resección del tejido no viable y el control de la infección son las consideraciones primarias, mientras que el restablecimiento de la continui-

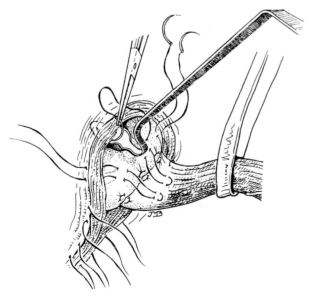

Fig. 9-4. Abordaje transtorácico: segundo paso. Se realiza una operación antirreflujo, en este caso la de Belsey Mark IV.

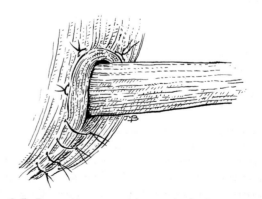

Fig. 9-5. Reparación transtorácica terminada. Los puntos que atraviesan los pilares del diafragma se colocan en forma posterior. A veces, si el defecto es grande, también se requieren suturas anteriores.

Fig. 9-6. Abordaje abdominal de la hernia hiatal paraesofágica. Los pasos operatorios esenciales son la reducción delicada, el cierre del hiato (sea en forma anterior o posterior), una maniobra antirreflujo y la fijación del estómago tanto al hiato como al sitio de la gastrostomía.

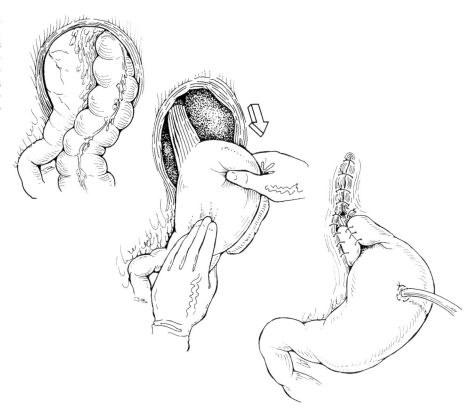

dad esofagogástrica es una preocupación secundaria. Algunos pacientes están simplemente demasiado enfermos para tolerar una operación en un tiempo. En otras circunstancias, cuando el área de necrosis es grande, Orringer[39] recomienda que el esófago distal no debe cerrarse y dejarse en el campo potencialmente infectado del mediastino inferior, sino que todo el esófago torácico debe movilizarse hacia el cuello a través de la incisión torácica. Luego de este paso el mediastino es irrigado y drenado y se cierra la toracotomía. Después el paciente es reposicionado de manera que se pueda realizar una yeyunostomía de alimentación a través de una incisión abdominal limitada. El esófago torácico previamente movilizado es extraído a través de una incisión cervical oblicua izquierda paralela al borde anterior del músculo esternocleidomastoideo. Luego, Orringer recomienda crear un túnel subcutáneo en la pared torácica anterior a través del cual se pasa el esófago, para terminar con una ostomía preesternal baja. Esta ostomía es mucho más fácil de atender que una esofagostomía cervical. Una vez que el paciente se ha recuperado de la agresión de la operación y la infección asociada la restauración de la continuidad alimentaria es factible con un conducto intestinal retroesternal. Aunque yo no he tenido experiencia con la operación de Orringer, es claro que representa una alternativa más a la construcción en tres etapas a través de uno de los abordajes más tradicionales.

RESUMEN

1. Al contrario que las hernias por deslizamiento, más pequeñas y comunes, las hernias masivas incarceradas son potencialmente letales y deben repararse siempre una vez que se han diagnosticado, más allá de la presencia o la ausencia de síntomas.
2. Las hernias hiatales paraesofágicas puras son infrecuentes y en la mayoría de los casos el problema anatómico presenta componentes tanto de deslizamiento como de enrollamiento. Las consecuencias fisiológicas de esta situación provocan reflujo gastroesofágico, síntomas de obstrucción gástrica o ambas cosas.
3. La operación debería idealmente tratar ambos componentes del problema (es decir, controlar el reflujo y reducir y fijar el estómago en su localización normal intraabdominal).
4. Muchos pacientes tienen acortamiento esofágico relativo que requiere una gastroplastia de alargamiento de Collis para lograr una reconstrucción de la unión esofagogástrica libre de tensión y de reflujo.

RECURRENCIAS

Orringer y col.[37] analizaron los resultados operatorios de 892 pacientes operados en el Frenchay Hospital mediante la *técnica Mark IV* entre 1955 y 1965 y establecieron tasas de recurrencia a largo plazo para pacientes que fueron seguidos entre 3 y 15 años. Entre los 883 sobrevivientes a la cirugía la tasa global de recurrencia del problema fue de 11%. Existieron diferencias en los procedimientos realizados por el consultor (5,9%) y por el personal de planta (14,6%). Cuando existía esofagitis grado IV 45% de las operaciones fracasaban. La tasa de recurrencia para los niños fue de 20%.

Hill y col.[23] describieron 25 pacientes con *operaciones de Nissen* fallidas. Todos los pacientes tenían hernias recurrentes con síntomas de reflujo o disfagia; 15 presentaban un trastorno de la motilidad. El hallazgo operatorio más común fue la ausencia de una plicatura adecuadamente ajustada. En 6 pacientes se soltaron las suturas y como consecuencia se deshizo la fundoplicatura. Una tercera categoría de fracaso estuvo constituida por la obstrucción a nivel de la envoltura debida a la intususcepción o porque el pliegue original era demasiado apretado. Maher y col.[34] investigaron las recurrencias luego de 65 reparaciones de Hill llevadas a cabo a lo largo de un período de 6 años. El seguimiento promedio fue de 15,6 meses. Veintitrés por ciento de los pacientes desarrollaron hernia hiatal recurrente radiográficamente, aunque la incidencia de esofagitis recurrente fue solo 9%. Dos pacientes sufrieron estenosis posoperatorias. Los riesgos preoperatorios de un mal resultado luego de la reparación de Hill fueron la presencia de epitelio de Barrett, úlcera, estenosis (100%) o esofagitis alcalina (33%).

Surge claramente de lo antedicho que la recurrencia de los síntomas es el resultado final de una operación diseñada, nombrada o realizada por un colega. Luego está el tema de las "reparaciones modificadas" disfrazadas detrás del epónimo original. Sugiero que la mayoría de las operaciones para la hernia hiatal son modificadas para adecuarlas no solo a la anatomía del paciente, sino al conocimiento y la habilidad técnica del cirujano. Esta conclusión justifica la delicada pregunta de si una operación con múltiples variables geométricas como la reparación de la hernia hiatal puede alguna vez ser aprendida de un libro.

La reoperación para la herniación recurrente puede ser extremadamente tediosa e incluye el desmantelamiento de la reparación previa y la liberación completa de la anatomía. Al realizar los pasos mencionados es probable que se lesionen los nervios vagos y disminuya aun más la probabilidad de un resultado favorable. Belsey[8] propone que la segunda reparación sea realizada por el cirujano más experimentado del equipo. Si se requiere una tercera operación, el consejo de Belsey es interponer un segmento corto de colon izquierdo.

La hernia recurrente es un fastidio tanto para el paciente como para el cirujano. En una comunidad pequeña un solo paciente disconforme puede determinar que los antiácidos sean mucho más fáciles de deglutir. Debemos seleccionar a nuestros pacientes cuidadosamente y operar con habilidad.

SEGUIMIENTO

Los buenos resultados con la cirugía del reflujo gastroesofágico dependen de 1) la selección apropiada de los pacientes, 2) la cirugía meticulosa, 3) la atención posoperatoria óptima y 4) el escrutinio de los resultados. Este último requiere un proceso continuo y prolongado de ajuste fino de la técnica quirúrgica basado en el resultado observado en los pacientes propios. Esto obliga a realizar anotaciones posoperatorias detalladas así como interrogatorios adecuados en los consultorios de seguimiento.

¿Qué constituye un buen resultado? El objetivo inmediato del cirujano consiste en eliminar el reflujo gastroesofágico al tiempo que preserva las otras funciones del esófago. Estas funciones incluyen 1) el pasaje adecuado de comida masticada al estómago, 2) la prevención de la aspiración, 3) la provisión de una barrera para el flujo en un solo sentido a nivel de la unión esofagogástrica, 4) la provisión de una vía de escape para el gas del estómago y 5) la capacidad de vomitar.

Al interrogar a los pacientes en el consultorio es importante preguntar acerca de todos estos puntos, así también acerca de la aparición inadvertida de nuevos problemas como dolor en el sitio de la incisión, distensión, flatulencia o disfagia. No implica lo mismo la curación del reflujo que un buen resultado. Al fin y al cabo un cabestrillo alrededor de la unión esofagogástrica curaría el reflujo.

Los resultados también pueden definirse por radiografía, endoscopia y manometría. El paciente puede tener un resultado clínico excelente pero experimentar una recurrencia en el trago de bario. Igualmente pueden ocurrir síntomas severos aunque el estudio baritado no muestre hernia recurrente ni reflujo residual. Surge la pregunta: si se requiere la manometría para evaluar la situación en forma preoperatoria, ¿no debe también ser utilizada para definir el éxito en forma posoperatoria? Los costos y las molestias para los pacientes son factores que obviamente militan en contra de la excesiva realización de pruebas.

El seguimiento a largo plazo debe definirse como un mínimo de 5 años o, aun mejor, 10 años antes de emitir conclusiones acerca de la eficacia de cualquier operación nueva. Nosotros hemos descubierto recurrencias hasta 20 años después de la operación original.[21] (fig. 9-7) Además de las recurrencias pueden desarrollarse molestias indeseadas con respecto a la deglución, los eructos y otros sucesos por el estilo alejados del período operatorio inmediato.

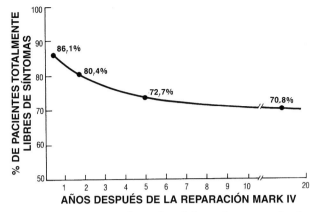

Fig. 9-7. Seguimiento a largo plazo de los pacientes operados. La población de pacientes enteramente libres de síntomas continúa declinando aún en la segunda década. (De Hiebert, CA y O'Mara, CS: The Belsey operation for hiatal hernia: A 20-year experience. Am J Surg, *137*:532, 1979, con autorización.)

Finalmente, ¿qué sucede con el éxito global de la operación? El paciente, sabiendo lo que sabe en el momento de la consulta de seguimiento, ¿se sometería nuevamente al procedimiento? Ninguna prueba de laboratorio puede sustituir el interrogatorio diligente. Como Belsey destacaba tan a menudo, un "cliente satisfecho" es la mejor indicación de un buen resultado.

Bibliografía

1. Allen, M.S., Trastek, V.F., Deschamps, C., and Pairolero, B.C.: Intrathoraeic stomach. J. Thorac. Cardiovasc. Surg., 105.253. 1993.
2. Allison, P.R.: Reflux esophagitis, sliding hiatus hernia and the anatomy of repair. Surg. Gynecol. Obstet., 92:419, 1951.
3. Astley, R., Carre, M.A., and Langmead-Smith, R.: A 20-year prospective follow-up of childhood hiatal hernia. Br J. Radiol., 40.400, 1977.
4. Barrett, N.R.: Chronic peptic ulcer of the oesophagus and "esophagitis." Br. l. Surg., 38:175, 1950.
5. Belsey, R.: Diaphragmatic hernia. In Modern Trends in Gastroenterology. London, Butterworth, 1952, p. 134.
6. Belsey, R.: Reconstruction of the esophagus with left colon. J. Thorac. Cardiovasc. Surg., 49:33, 1965.
7. Belsey, R., and Skinner, D.B.: Surgical management of esophageal reflux and hiatus hernia: Long-term results with 1,030 patients. J. Thorac. Cardiovasc. Surg., 53:33, 1967.
8. Belsey, R.: Surgical treatment of hiatus hernia and reflux esophagitis: Introduction. World J. Surg., 1:421, 1977.
9. Bernstein, L.M., and Baker, L.A.: A clinical test for esophagitis. Gastroenterology, 34:760, 1958.
10. Boix-Ochoa, J., LaFuente, J.M., and Gil-Vernet, J.M.: Twenty-four hour pH monitoring in gastroesophageal reflux. J. Pediatr. Surg., 15:74, 1980.
11. Cameron, AJ., Ott, BJ., and Spencer, P. O,W.: The incidence of adenocarcinoma in columnar-lined (Barrett's) esophagus. N. Engl. J. Med., 313:857, 1985.
12. Code, C.F., Creamer, B., Schlegel, J.F, et al.: An Atlas of Esophageal Motility in Health and Disease. Springfield, IL, Charles C Thomas 1958
13. Cohen, S., and Harris, L.D.: Does hiatus hernia affect competence of the gastroesophageal sphincter? N. Engl. J. Med., 284:1053, 1971.
14. Collen, M.J., and Strong, R.M.: Comparison of omeprazole and ranitidine in treatment of refractory gastroesophageal reflux disease in patients with gastric acid hypersecretion. Dig. Dis. Sci. 37(6):897, 1992.
15. Cooper, J.D., and Jeejeebhoy, K.N.: Gastroesophageal reflux: Medical and surgical management. Ann. Thorac. Surg., 31:577, 1981.
16. Ellis, F.H., Crozier, R.E., and Shea, J.A.: Paraesophageal hiatus hernia Arch. Surg., 121:416, 1986.
17. Fiorucci, S., Santucci, L., and Morelli, A.: Effect of omeprazole and high doses of ranitidine on gastric acidity and gastroesophageal reflux in patients with moderate-severe esophagitis. Am. J. Gastroenterol., 85(11):1458, 1990.
18. Henderson, R.D.: Reflux control following gastroplasty. Ann. Thorac. Surg., 24:206, 1977.
19. Hiebert, C.A., and Belsey, R.B.: Incompetency of gastric cardia wthout radiologic evidence of hiatus hernia. J. Thorac. Cardiovasc. Surg., 42:352, 1961.
20. Hiebert, C.A.: The recognition and management of gastroesophageal reflux without hiatal hernia. World J. Surg., 1:445, 1977.
21. Hiebert, C.A., and O'Mara, C.S.: The Belsey operation for hiatal hernia: A twenty-year experience. Am. J. Surg., 137:532, 1979.
22. Hill, L.D.: An effective operation for hiatal hernia: An eight-year appraisal. Ann. Surg., 166.681, 1967.
23. Hill, L.D., Ilves, R., Stevenson, J.K., et al.: Reoperation for disruption and recurrence after Nissen fundoplication. Arch. Surg., 114:542, 1979
24. Hixson, L.J., Kelley, C.L., Jones, W.N., and Tuohy, C.D.: Current trends in the pharmacotherapy for gastroesophageal reflux disease. Arch. Intern. Med., 152(4):717, 1992.
25. Ingelfinger, F.J., Kramer, P., and Sanchez, G.C.: Gastroesophageal vestibule, its normal function and its role in cardiospasm and gastroesophageal reflux. Am. J. Med. Sci., 22&417, 1954.
26. Ingelfinger, F.J.: the sphincter that is a sphinx. N. Engl. J. Med. 284:1095, 1971.
27. Ismail-Beigi, F, Horton, P.F., and Pope, C.E.: Histological consequences of gastroesophageal reflux in man. Gastroenterology 58:163, 1970.
28. Jewett, T.C., Jr, and Waterston, DJ.: Surgical management of hiatal hernia in children. J. Pediatr Surg., 10:757, 1975.
29. Johnson, D.G.: Current thinking on the role of surgery in gastroesophageal reflux. Pediatr. Clin. North Am., 32:1165, 1985.
30. Johnson, L.F, and DeMeester, T.R.: Twenty-four hour pH monitoring of the distal esophagus: A quantitative measure of gastroesophageal reflux. Am. J. Gastroenterol., 62:325, 1974.
31. Jolley, S.G., Johnson, D.G., and Herbst, J.J.: An assessment of gastroesophageal reflux in children by extended pH monitoring of the distal esophagus. Surgery, 84:16, 1978.
32. Jolley, S.G., Herbst, J.J., Johnson, D.G., et al.: Patterns of postcibal gastroesophageal reflux in symptomatic infants. Am. J. Surg., 138.946, 1979.
33. Maglinte, D.D.T., Schultheis, T.E., Kroll, K.L., et al.: Survey of the esophagus during the upper gastrointestinal examination in 500 patients. Radiology, 147.65, 1983.
34. Maher, J.W., Hollenbeck, M.D., and Woodward, E.R.: An analysis of recurrent esophagitis following posterior gastropexy. Ann. Surg., 187:227, 1978.
35. Nissen, R.: Eine einfache Operation ur Beeinflussung der Refluxoesophagitis. Schwek. Med. Wochenschr., 86:590, 1956.
36. Nissen, R.: Reminiscences: Reflux esophagitis and hiatal hernia. Rev. Surg., 27:307, 1970.

37. Orringer, M.B., Belsey, R.H.R., and Skinner, D.B.: Long-term results of the Mark IV operation for hiatal hernia and analyses of recurrences and their treatment. J. Thorac. Cardiovasc. Surg., 63:25, 1972.

38. Orringer, M.B., and Sloan, H.: Combined Collis-Nissen reconstruction of the esophagogastric junction. Ann. Thorac. Surg., 25:16, 1978.

39. Orringer, M.B.: Symptomatic paraesophageal hernia. In Fischer, J.E. (ed.): Common Problems in Gastrointestinal Surgery. Chicago, Year Book Medical Publishers, 1989, p. 37.

40. Ottinger, L.W., and Wilkins, E.W.: Late results with Schatzki rings undergoing destruction of the ring and hiatus herniorrhaphy. Am. J. Surg., 139:591, 1980.

41. Pearson, F.G., and Henderson, R.D.: Long-term follow-up of peptic strictures managed by dilatation, modified Collis gastroplasty, and Belsey hiatus hernia repair. Surgery, 80:396, 1976.

42. Pearson, F.G., Cooper, J.D., Ilves, R., et al.: Massive hiatal hernia with incarceration: A report of 53 cases. Ann. Thorac. Surg., 35: 45, 1983.

43. Postlethwait, R.W: Surgery of the Esophagus, 2nd ed. Norwalk, CT, Appleton-Century-Crofts, 1986, p. 257.

44. Randolph, J.: Discussion. In Jewett, T.C., Jr., and Waterston, DJ.: Surgical management of hiatal hernia in children. J. Pediatr. Surg. 10:757, 1975.

45. Rossetti, M., and Hell, K.: Fundoplication for the treatment of gastroesophageal reflux in hiatal hernia. World J. Surg., 1:439,.1977.

46. Schatzki, R., and Gary, I.E.: Dysphagia due to a diaphragm-like localized narrowing in the lower oesophagus (lower oesophageal ring). AJR, 70.911, 1953.

47. Seibert, J.J., Byrne, W.J., Euler, A.R., et al.: Gastroesophageal reflux-the acid test: Scintigraphy of the pH probe? JR, 140:1087, 1983.

48. Shakespeare, W: As You Like It, Act 11, scene vii, 1599.

49. Skinner, D.B.: Esophageal hiatal hernia. In Sabiston, D.C., and Spencer, FC. (eds.): Gibbons's Surgery of the Chest, 4th ed., Vol. 2. Philadelphia, WB. Saunders, 1983, p. 773.

50. Sontag, SJ.: The medical management of reflux esophagitis: Role of antacids and acid inhibition. Gastroenterol. Clin. North Am. 1(3):683, 1990.

51. Spechler, J.S., and Goyal, R.K.: Barrett's esophagus. N. Engl. J. Med., 315:362, 1986.

52. Stilson, W.L., Sanders, I., Gardiner, G.A., et al.: Hiatal hernia and gastroesophageal reflux: A clinicoradiological analysis of more than 1,000 cases. Radiology, 93:1323, 1969.

53. Thompson, H.: Symposium on gastroesophageal reflux and its complications: The spectrum of pathological change. Gut, 14:237, 1972

54. Vantrappen, G., and Janssens, J.: Pathophysiology and treatment of gastro-oesophageal reflux disease. Scand. J. Gastroenterol. Suppl., 165:7, 1989.

55. Walther, B., DeMeester, T.R., LaFontaine, E., et al.: Effect of paraesophageal hernia on sphincter function and its implication on surgical therapy. Am. J. Surg., 147:111, 1984.

56. Waterston, D.J.: Colonic replacement of esophagus (intrathoracic). Surg. Clin. North Am., 44:1441, 196.

57. Williamson, W.A., Ellis, F.H., Streitz, J.M., Jr., and Shahian, D.M.: Paraesophageal hiatal hernia: Is an antireflux procedure necessary? Ann. Thorac. Surg., 56:447, 1993.

10

La reparación de Hill*

RALPH W. AYE, LUCIUS D. HILL Y STEFAN J. M. KRAEMER

La enfermedad por reflujo gastroesofágico (RGE), con sus complicaciones de ardor retroesternal, esofagitis y neumonitis, es la anormalidad más común del aparato digestivo superior.[1] A pesar de la alta incidencia de RGE, el trastorno fisiopatológico no fue bien comprendido hasta hace poco tiempo. Básicamente, el reflujo gastroesofágico se produce cuando falla la barrera antirreflujo. Para comprender este trastorno, además de los principios de su corrección quirúrgica, es esencial entender los componentes de la barrera antirreflujo (BAR).

La barrera antirreflujo consiste de la válvula gastroesofágica (VGE), el esfínter esofágico inferior (EEI), el diafragma, la fijación posterior de la unión esofagogástrica (UEG) y el aclaramiento esofágico. En 1956, Fyke y col.[2] mostraron evidencia manométrica del esfínter esofágico inferior. Entonces toda la atención se focalizó en el EEI como la única barrera para el reflujo. La VGE –la cual había sido descrita 100 años antes y mencionada por Allison, Barrett, Johnstone y muchos otros– fue ignorada. Con el advenimiento de la endoscopia con fibra óptica y la posibilidad de ver la UEG con el endoscopio de retroflexión, se volvió claro que la VGE es un componente importante de la BAR.

Notamos en nuestras disecciones cadavéricas que con el estómago en su sitio se podía demostrar una barrera al flujo de agua desde el estómago hacia el esófago. Como en un cadáver no hay presión del esfínter, se concluyó que la VGE representaba esa barrera. Entonces observamos la válvula con el endoscopio en retroflexión y la demostramos en el sujeto normal. El pliegue musculomucoso creado por el ángulo de entrada del esófago al estómago se extiende 3-4 cm a lo largo de la curvatura menor. Este pliegue se adhiere al endoscopio a través de todas las fases de la respiración; se abre únicamente con la deglución, los eructos y los vómitos; y se cierra rápidamente. Estas válvulas recibieron la clasificación de VGE grado I (fig. 10-1). Se definió como VGE grado II a la válvula que está apenas menos definida y que se abre ocasionalmente (fig. 10-2). La válvula grado III se abre frecuentemente, permanece abierta por períodos variables, está mal definida y

se asocia generalmente con hernia hiatal (fig. 10-3). La válvula grado IV no presenta pliegue mucoso. El orificio esofágico está ampliamente abierto y se acompaña invariablemente de hernia hiatal (fig. 10-4).

Es notorio que en 32 pacientes con antecedente de reflujo o sin ellos, en quienes la VGE fue clasificada en grados por gastroenterólogos que desconocían el estado clínico del paciente, ningún paciente con VGE grado I o II tenía reflujo, mientras todos los pacientes con válvulas grado III o IV lo presentaban.

Estos estudios muestran claramente que la VGE es un componente importante de la BAR. Por lo tanto, el papel de la cirugía es restablecer una válvula normal grado I de 180 grados en un paciente que ha perdido su válvula y por dicha causa padece reflujo.

Hemos publicado previamente estos hallazgos en lo que respecta a la válvula.[3] La VGE no había sido mencionada previamente en ningún libro de anatomía. Los jefes de redacción de *Gray's Anatomy*[4] solicitaron más información acerca de la válvula, la cual le enviamos, y ahora incluyen dos páginas que tratan la VGE. La válvula también ha sido confirmada por Contractor y cols.[5] en el King Fahad Hospital de Arabia Saudita. El grupo de Peters y DeMeester[6] en la University of Southern California publicó un artículo en el que confirman la clasificación en grados de la válvula. Con una confirmación tan amplia, es tiempo de que tanto los gastroenterólogos como los cirujanos reconozcan la importancia de la válvula desde el punto de vista clínico y quirúrgico.

Además de recrear la válvula es importante calibrar el EEI y puede realizarse con mediciones intraoperatorias de la presión del esfínter. La relación del EEI con la válvula se muestra en la figura 10-5. Esta visión generada por computadora muestra que el esfínter reside dentro de la válvula y ayuda a la válvula a discriminar entre gas, líquidos y sólidos. También hace el trabajo de discriminación, y la válvula hace el trabajo pesado, en la prevención del reflujo. El aumento de la presión intragástrica permite el cierre de la válvula contra la curvatura menor.

La fijación posterior de la UEG es esencial. Ésta se pierde cuando un paciente desarrolla una hernia hiatal y la UEG asciende al mediastino posterior. El esófago ya no puede generar las ondas propulsivas que son necesarias para el aclaramiento esofágico, porque el esófago ya no tiene un punto de apoyo desde el cual tra-

*Patrocinado por: The Ryan Hill Research Foundation, The Norcliffe Foundation y John y Ruth Braun.

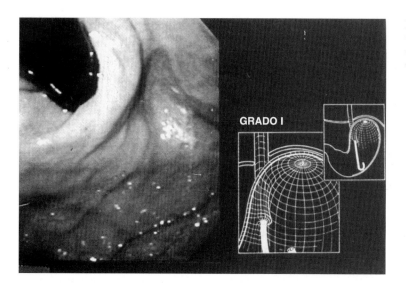

Fig. 10-1. Válvula grado I. Nótese el pliegue de tejido, que está estrechamente aproximado al cuerpo del endoscopio en retroflexión. Se extiende 3 a 4 cm a lo largo de la curvatura menor.

Fig. 10-2. Válvula grado II. El pliegue está levemente menos definido que en el grado I, se abre infrecuentemente con la respiración y se cierra rápidamente.

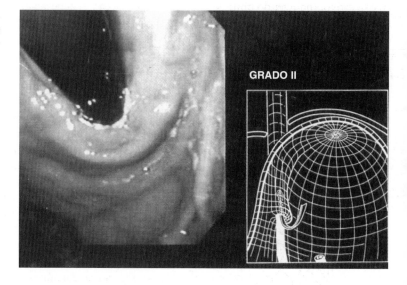

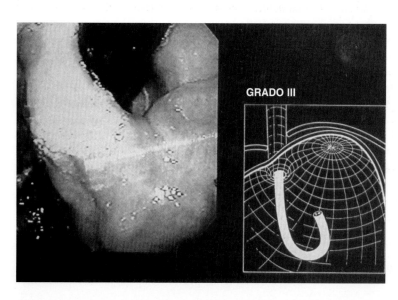

Fig. 10-3. Válvula grado III. El pliegue está apenas presente y frecuentemente existe falla en el cierre alrededor del endoscopio. Casi siempre se acompaña de hernia hiatal y esofagitis.

Fig. 10-4. Válvula grado IV. No existe pliegue muscular. El área esofagogástrica se mantiene abierta todo el tiempo y frecuentemente se puede observar el epitelio escamoso desde la posición de retroflexión. Siempre están presentes una hernia hiatal y esofagitis.

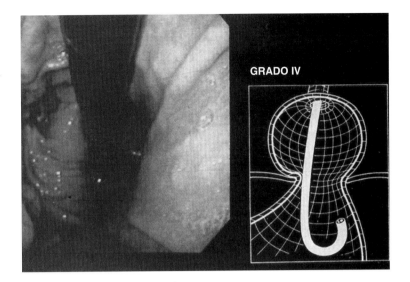

GRADO IV

bajar. Uno debería recordar que la totalidad del aparato digestivo, incluyendo tanto las vísceras sólidas como las huecas en humanos y la mayoría de los animales vertebrados, está suspendido de la pared posterior del cuerpo por el mesenterio dorsal. El esófago no es una excepción a la regla. Disecciones cadavéricas amplias demuestran que el esófago está primordialmente fijado de manera posterior por una lámina densa de tejido fibroconectivo que se extiende desde el ligamento arcuato mediano hasta el arco aórtico. La fijación posterior de la UEG a la fascia preaórtica mediante el mesenterio dorsal es vital para la integridad de toda la barrera contra el reflujo. Se ha demostrado en el cadáver que cuando se secciona la fijación posterior la UEG se desliza hacia el tórax y se pierde el efecto de VGE. Esto también se demuestra en humanos con el endoscopio en retroflexión. A medida que la UEG asciende hacia el mediastino posterior se pierde la válvula y se altera el esfínter. Por lo tanto es importante devolver la fijación de la UEG para restaurar la función esofágica.

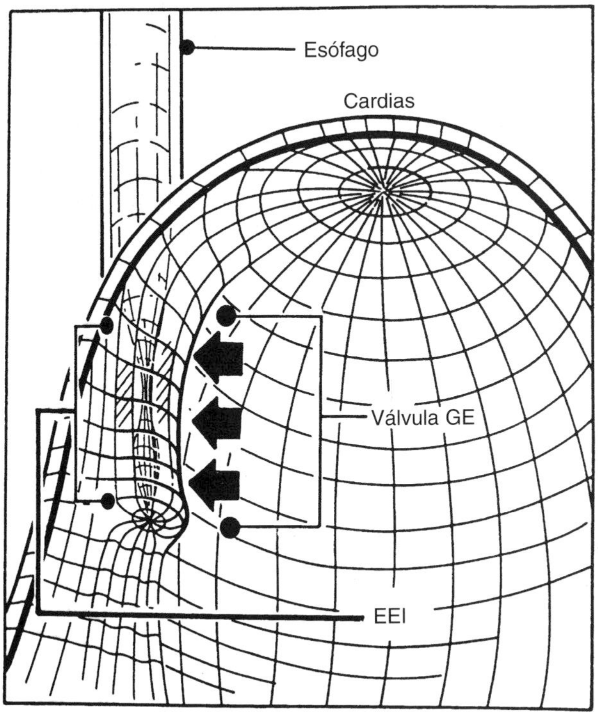

El cierre de la abertura diafragmática agrandada es importante para prevenir la recurrencia de la hernia hiatal. El diafragma debería cerrarse en forma laxa alrededor del esófago, de manera que por lo menos se pueda colocar un dedo junto al esófago con una sonda nasogástrica en la luz. También es importante la fijación del cardias al borde del diafragma para acentuar la válvula y cerrar la abertura hacia el mediastino posterior, previniendo la herniación del cardias hacia el mediastino posterior.

En resumen, los objetivos de la cirugía son:

1. Restauración de la VGE
2. Calibración del EEI a su rango apropiado
3. Fijación posterior de la UEG para restaurar el peristaltismo y el aclaramiento esofágicos
4. Reducción de la hernia hiatal
5. Cierre del diafragma

Fig. 10-5. La relación del esfínter esofágico inferior (EEI) con la válvula gastroesofágica (válvula GE). El esfínter yace dentro de la válvula; colabora con la válvula en la discriminación entre gas, líquido y sólidos; y ayuda a prevenir el reflujo. Las flechas son vectores de presión que demuestran que el aumento de la presión intragástrica cierra la válvula.

Esófago

Cardias

Válvula GE

EEI

INDICACIONES PARA LA CIRUGÍA

Como los síntomas de esofagitis, incluyendo el ardor retroesternal y la disfagia, son muy comunes, es importante que las indicaciones de la cirugía sigan siendo estrictas. Las indicaciones importantes para la cirugía son las siguientes:

Refractariedad al tratamiento. La indicación más común para la cirugía es el fracaso de la respuesta al manejo médico, o refractariedad. Un gastroenterólogo o un médico clínico interesado en trastornos gastrointestinales es quien debería llevar a cabo el manejo médico. Si el manejo médico fracasa bajo la guía de un médico competente que se especializa en trastornos gastrointestinales, el paciente debería ser considerado para cirugía.

Esofagitis. Las características de la esofagitis fueron delineadas claramente por Brand y cols.[9] Los síntomas pueden variar desde edema y eritema de la mucosa acompañados de espasmo hasta formas de severas de esofagitis ulcerativa con estenosis.

Estenosis y ulceración. Aproximadamente 14% de los pacientes de nuestra serie fue sometido a cirugía por estenosis; 2,5% tuvo ulceración no relacionada, con estenosis o sin ella. La presencia de una estenosis generalmente indica que se permitió que la esofagitis refractaria progrese demasiado. El sangrado de las úlceras generalmente es lento y puede producir anemia crónica. Se han informado perforaciones, y nosotros hemos visto perforaciones hacia el mediastino y hasta hacia el pericardio. Estas complicaciones son infrecuentes pero indican que las hernias hiatales grandes pueden contribuir con una variedad de problemas. Además de la ulceración péptica, las hernias pueden producir presión sobre el corazón y los pulmones y provocar malestar torácico, como también limitar la reserva cardiorrespiratoria.

Sangrado. El sangrado del esófago es generalmente crónico, de bajo grado y produce anemia persistente. Raras veces un desgarro del esófago por reflujo severo o ulceración penetrante con sangrado submucoso puede llevar a sangrado severo y serio. Aproximadamente el 10% de los pacientes de nuestra serie tenía anemia crónica.

Complicaciones respiratorias. Larrain y Pope[7] comunicaron una excelente investigación de las complicaciones pulmonares del reflujo gastroesofágico. Estas complicaciones son frecuentemente pasadas por alto por los médicos. Cierto número de pacientes de nuestra serie había recibido tratamiento a largo plazo por lo que se consideraba que era asma. Luego de interrogarlos cuidadosamente se supo que el supuesto asma se presentaba cuando el paciente estaba acostado o luego de episodios de reflujo. En estos individuos la cirugía es valiosa ya que no solo alivia los síntomas de reflujo sino que elimina los síntomas relacionados con la aspiración o rebalsamiento hacia el árbol traqueobronquial.

Hernias grandes. En un pequeño grupo de pacientes con hernia hiatal por deslizamiento se requiere la cirugía porque la hernia es tan grande que produce síntomas compresivos en el tórax con trastornos cardiorrespiratorios. En estos individuos los episodios de incarceración pueden provocar dolor tan severo que se interpreta como un infarto de miocardio. En pacientes con hernias grandes, además de los síntomas compresivos se produce traumatismo del estómago en el punto donde el diafragma hace contacto con la víscera desplazada y puede llevar a lo que se denomina ulceración callosa de la mucosa gástrica, la cual puede sangrar en forma aguda o crónica. En nuestra experiencia, las hernias grandes –aun aquellas en las que todo el estómago se encuentra en el tórax– tuvieron buena evolución con la cirugía.

Esófago de Barrett. Los pacientes con esófago de Barrett documentado que tienen cambios displásicos progresivos y crecientes en el epitelio de Barrett mientras reciben tratamiento médico intensivo son candidatos al control quirúrgico del reflujo. Los estudios de Reid y colaboradores[8] en los que utilizaron citometría de flujo para correlacionar la inestabilidad genómica (diploidía/aneuploidía) proveyeron datos adicionales para identificar pacientes con epitelio de Barrett que tienen mayor riesgo de desarrollar cáncer esofágico. El reflujo esofágico es actualmente el factor principal investigado en la evolución del epitelio de Barrett. Se ha demostrado regresión del esófago de Barrett luego del control del reflujo en algunos pacientes sometidos a cirugías antirreflujo exitosas. Si hay displasia severa, las biopsias deben ser evaluadas por un anatomopatólogo familiarizado con el esófago de Barrett, ya que bien podría tener carcinoma in situ y ser candidato a resección del epitelio de Barrett.

Reflujo vertical. En un estudio en el que participaron dos importantes instituciones médicas, el Swedish Medical Center y el Virginia Mason Medical Center, se encontró que el reflujo vertical es tan común como el reflujo en decúbito. En este estudio se definió el reflujo vertical como el que ocurre principalmente en la posición de pie. Las tres categorías de reflujo son en decúbito, vertical y combinado (en la que el paciente sufre reflujo tanto en el decúbito dorsal como en posición de pie). Algunos informes sugirieron que los pacientes con reflujo vertical evolucionan mal con la cirugía y que la cirugía debería evitarse en algunas circunstancias. Nosotros operamos un gran número de pacientes con reflujo vertical y encontramos que evolucionan de la misma manera que los pacientes que tienen reflujo en decúbito o combinado.

EVALUACIÓN PREOPERATORIA

La evaluación preoperatoria de los síntomas de RGE debería identificar la presencia y severidad del reflujo y sus complicaciones potenciales, y excluir o documentar problemas coexistentes. Las radiografías del tracto gastrointestinal superior, aunque son el examen inicial más común, son relativamente insensibles al reflujo. Sin embargo, las radiografías demuestran estenosis y muestran su nivel y la longitud del compromiso, ulceración y tipo de hernia hiatal presente. Otras pruebas más objetivas incluyen la manometría esofágica con estudio de pH. Estas pruebas son importantes para establecer el nivel de ácido en el estómago, el volumen de ácido que refluye al esófago y la presión del EEI. Estos estudios pueden utilizarse después de la cirugía para evaluar el éxito de la operación. En nuestro laboratorio, una presión del esfínter inferior a 10 mmHg pone en duda la competencia del esfínter. Una presión del esfínter cercana a 30 mmHg o mayor sugiere la posibilidad de un esfínter hipertensivo o hiperconstrictivo. Además, la manometría esofágica puede demostrar la motilidad del esófago y la presencia de ondas simultáneas de alta presión, las cuales deberían hacer sospechar un espasmo difuso.

El monitoreo de pH de 24 horas no solo indica la extensión del reflujo, sino que es importante para identificar aquellos pacientes con reflujo en la posición erecta.

La endoscopia preoperatoria, con biopsia o sin ella, provee información valiosa con respecto a la presencia de esofagitis, ulceración y esófago de Barrett, y sirve para excluir el carcinoma.

Los estudios con radionúclidos son una valiosa prueba adicional para la detección de reflujo, especialmente en los pacientes que no pueden tolerar o que se niegan a la intubación para los estudios de pH y manométricos. Nuestro laboratorio demostró muy claramente que los estudios con radionúclidos no solo pueden certificar el reflujo sino que pueden ayudar a distinguir la acalasia del espasmo difuso, y también otros trastornos de la motilidad; además pueden servir para detectar el enlentecimiento del vaciamiento gástrico.

TÉCNICA

La reparación de Hill se realiza tanto con la técnica a cielo abierto como con el método laparoscópico.

Técnica a cielo abierto

La técnica convencional a cielo abierto se realiza a través de una laparotomía mediana supraumbilical. El abdomen se explora exhaustivamente. Se examina con particular cuidado el píloro en búsqueda de evidencia de estenosis pilórica que impida el vaciamiento gástrico. Se secciona el ligamento triangular del lóbulo izquierdo del hígado, de manera que el lóbulo izquierdo pueda ser retraído hacia la derecha del paciente. Esta maniobra expone el hiato esofágico con la membrana frenoesofágica que lo cubre. Se coloca un separador superior de dos ramas para facilitar la exposición del abdomen superior. Luego se secciona la membrana frenoesofágica sobre el diafragma (fig. 10-6), dejando junto con la UEG todo el tejido fibroconectivo

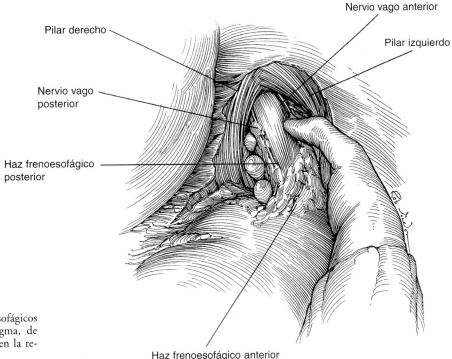

Fig. 10-6. Los haces frenoesofágicos son tomados cerca del diafragma, de manera que puedan utilizarse en la reparación.

Nervio vago anterior

Pilar derecho

Pilar izquierdo

Nervio vago posterior

Haz frenoesofágico posterior

Haz frenoesofágico anterior

que forma los haces frenoesofágicos como sea posible. Estos haces normalmente mantienen la UEG en su lugar en el diafragma y serán usados para anclar la UEG a la fascia preaórtica. El epiplón menor es seccionado, y se expone el hiato esofágico. El esófago es reclinado suavemente hacia la izquierda del paciente y se secciona la fijación del cardias al diafragma. Nosotros generalmente logramos realizar la reparación sin seccionar los vasos cortos del estómago, lo cual se requiere infrecuentemente. Esta disección debe llevarse a cabo con cuidado para evitar dañar el bazo. La sección de las porciones frenogástrica y superior del ligamento gastroesplénico moviliza la parte superior del fondo gástrico. Entonces el fondo puede rotarse, de manera que la parte posterior del estómago pueda visualizarse. Esto permite que la UEG sea retraída hacia abajo y se reduzca la hernia. Entonces pueden observarse los haces de tejido que constituyen las fijaciones anterior y posterior de la UEG al diafragma –los haces frenoesofágicos anterior y posterior. Retrayéndolos en forma caudal se hace visible un segmento intraabdominal del esófago. Se visualizan los nervios vagos anterior y posterior, y se los mantiene a la vista para evitar dañarlos.

La endoscopia preoperatoria debería descartar la estenosis pilórica o la úlcera duodenal. Es obligatorio aliviar cualquier obstrucción al tracto de salida gástrico para obtener un buen resultado del procedimiento antirreflujo. Por otro lado, no es aconsejable sumar una vagotomía a la reducción rutinaria de la hernia hiatal. En nuestra experiencia esto condujo a complicaciones de la vagotomía sin beneficio para el paciente.

En la opinión de otros cirujanos la necesidad de disección del tronco celíaco es un elemento de disuasión para realizar esta operación. Si es difícil localizar el ligamento arcuato medio (LAM) o el cirujano no está familiarizado con esta área, se recomienda realizar un procedimiento alternativo más seguro. Mediante la retracción del esófago hacia la izquierda del paciente el cirujano puede exponer el hiato esofágico. El tejido fibroconectivo que yace por encima de la aorta y el hiato esofágico puede seccionarse simplemente por disección, exponiendo de esa manera la aorta. Entonces se pasa con delicadeza un dedo por debajo de la fascia preaórtica hacia abajo hasta la arteria celíaca, y la fascia preaórtica puede separarse de la aorta. La fascia puede ser tomada con una pinza de Babcock y se colocan puntos a través de la fascia preaórtica. Este es un abordaje mucho más seguro y simple que la disección de la arteria celíaca. Esta técnica fue descrita por Vansant,[11] y la utilizamos con bastante frecuencia. Se debe tener cuidado de no lesionar ramas cortas que van de la aorta a los pilares al pasar el dedo por detrás de la fascia. Estas ramas se evitan permaneciendo en la línea media. Nosotros encontramos que este abordaje es preferible, y ahora raras veces disecamos el ligamento arcuato medio.

Los pilares del hiato esofágico son aproximados laxamente por detrás del esófago con puntos no reabsorbibles. Se cierran los pilares de manera que se pueda pasar un dedo junto con el esófago, para asegurar que el cierre no sea demasiado ajustado.

Luego se rota el estómago para exponer los haces frenoesofágicos anterior y posterior. Se toman los haces con pinzas de Babcock bien por encima de la arteria gástrica izquierda (coronaria estomáquica), teniendo cuidado de no traumatizar los nervios vagales. Para la reparación se utilizan suturas fuertes no reabsorbibles. Las suturas se pasan a través de los haces frenoesofágicos anterior y posterior (fig. 10-7). Con ellas luego se atraviesa la fascia preaórtica, la cual levanta bien lejos de la aorta con una pinza de Babcock. Generalmente se colocan cuatro puntos en los haces frenoesofágicos anterior y posterior, y con ellas se toma la fascia preaórtica (fig. 10-8). Estas suturas se colocan

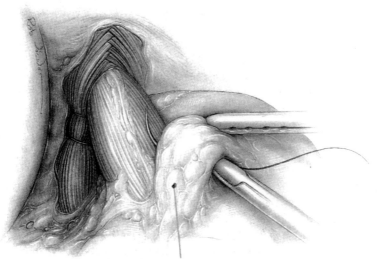

Haz frenoesofágico

Fig. 10-7. Los puntos se colocan a través de los haces frenoesofágicos anterior y posterior.

Fig. 10-8. Se colocan cuatro puntos en los haces frenoesofágicos anterior y posterior y con ellas se atraviesa la fascia preaórtica.

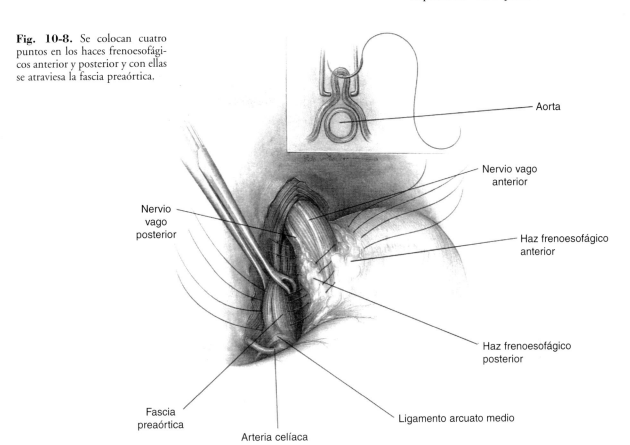

Aorta

Nervio vago anterior

Haz frenoesofágico anterior

Haz frenoesofágico posterior

Ligamento arcuato medio

Nervio vago posterior

Fascia preaórtica

Arteria celíaca

con los nervios vagos bien a la vista, para evitar dañarlos. Se realiza un solo nudo en las dos suturas superiores, que luego se toman con pinzas hemostáticas largas (fig. 10-9). Luego se obtiene la medición de la presión de la barrera haciendo pasar el orificio lateral de la sonda nasogástrica modificada, conectada a un monitor, a través de la UEG. Si la presión es mayor a 45 mmHg se aflojan los puntos. Si es menor a 25 mm Hg, los puntos se ajustan, dependiendo del problema encontrado. Luego de obtener la presión apropiada se anudan todas las suturas (fig. 10-10).

En la reparación a cielo abierto la válvula y los pilares del esófago pueden palparse y se toma una medición final de la presión. En general la barrera tiene entre 3 y 4 cm de longitud. Se colocan puntos cardiodiafragmáticos adicionales. El aspecto final de la reparación se muestra en la figura 10-11. Además de reparar el esfínter se acentúa la VGE, que puede palparse fácilmente a través de la pared del estómago. La válvula mide entre 3 y 4 cm a lo largo de la curvatura menor y es importante en la prevención del reflujo. En pacientes que fueron sometidos a operaciones previas con fibrosis y destrucción de la VGE, la válvula puede estar destruida o ser inadecuada. En estos casos se lleva a cabo una gastrotomía y la válvula es fijada con suturas en sus bordes anterior y posterior, aumentando de esa manera la longitud de la válvula hasta entre 3 y 4 cm. Los intentos de calibrar el cardias con una

bujía son insatisfactorios. Es imposible determinar si la envoltura alrededor de la bujía es demasiado ajustada o demasiado floja.

Manometría intraoperatoria

En 1977 nuestro grupo comunicó por primera vez la utilización de un médodo simplificado para medir la presión en la barrera antirreflujo durante la cirugía.[10] Esta medición se obtiene mediante la simple modificación de la sonda nasogástrica que se emplea rutinariamente en estos pacientes. Se sella la punta del canal más pequeña de un drenaje doble luz de Silastic®, y se corta un orificio lateral de 1 mm a 12 cm del extremo del tubo. Este pequeño tubo de Silastic se conecta a un calibrador de tensión y a un manómetro que entrega una lectura digital. Si no se dispone de un manómetro, la sonda de presión puede simplemente conectarse a una guía de presión venosa central (PVC) que tenga disponible el anestesiólogo. El orificio lateral se pasa a través de la UEG durante la operación y se obtiene una presión basal antes de la reparación. A medida que el orificio lateral pasa a través de la unión se obtienen tanto un trazado como una lectura digital. Luego de la reparación, si la presión es mayor a 40 mm Hg se aflojan las suturas que se han colocado. Si la presión es inferior a 20 mm Hg se ajustan las suturas. Este proceso continúa

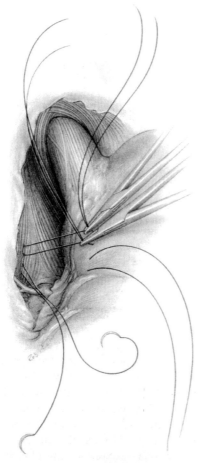

Fig. 10-9. Se realiza un solo nudo en los dos puntos superiores, las cuales se toman con pinzas hemostáticas largas.

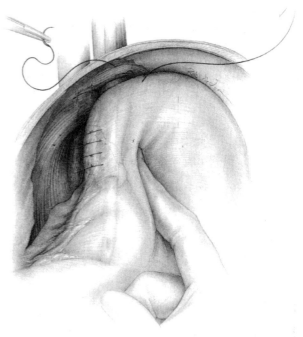

Fig. 10-10. Se anudan las cuatro suturas y se toma una última medición de la presión.

hasta que se logra una presión entre 25 y 40 mm Hg. El orificio lateral debe retirarse a una velocidad lenta y continua a través de la barrera. Si se retira demasiado rápido, no se observará la presión pico. Debe enfatizarse que no es necesario equipamiento sofisticado para la medición de la presión. El monitoreo de la guía de PVC disponible en la sala de operaciones puede realizarse por el anestesiólogo y otorga una presión precisa.

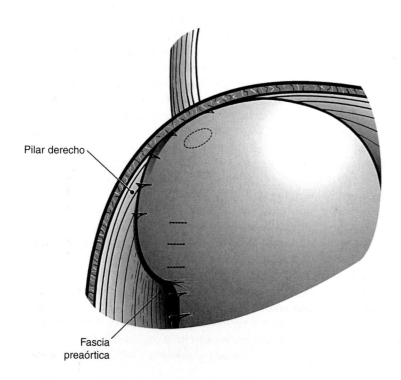

Pilar derecho

Fascia preaórtica

Fig. 10-11. Las suturas cardiodiafragmáticas completan la reparación.

No existe duda en la reparación de hernias recurrentes de que la medición intraoperatoria de la presión podría ayudar a evitar algunas de las desastrosas complicaciones del procedimiento de Nissen que se producen cuando la envoltura está demasiado ajustada o demasiado floja. La manometría intraoperatoria es muy simple y no requiere equipamiento sofisticado. Las guías de presión utilizadas por los anestesiólogos –por ej., el transductor de PVC, el cual se encuentra disponible en la mayoría de los quirófanos– pueden emplearse para realizar el monitoreo de la presión del esfínter. Se ha dicho que no es válido medir la presión con el paciente anestesiado debido al efecto de la anestesia. Debe tenerse en cuenta que la relajación de los esfínteres y la incontinencia ocurren únicamente en el cuarto plano de la anestesia. Nosotros controlamos las presiones tanto con la utilización de anestesia como sin ella, y la anestesia no tiene efecto sobre la presión del esfínter. Medimos la presión del esfínter antes de la cirugía y después de ésta, pero es mucho más importante medirla durante la cirugía que en cualquier otro momento.

Se está intentando simplificar las manometrías intraoperatorias y lograr una técnica más accesible. La técnica actual es segura y simple y requiere solamente unos minutos para obtener información valiosa. Nuestra opinión es que en una operación antirreflujo mayor que es tan dependiente de la construcción de una barrera adecuada, la evaluación intraoperatoria de la barrera debería convertirse en una parte estándar de cualquier técnica que sea utilizada.

Técnica laparoscópica

La técnica laparoscópica es básicamente la misma que la técnica a cielo abierto, excepto que no se realiza una incisión abdominal, se utiliza neumoperitoneo y los intrumentos se diseñan para trabajar a través de trocares. La operación se realiza a través de dos trocares de 10 mm y tres o cuatro trocares de 5 mm.

Se establece el neumoperitoneo. Se utiliza un laparoscopio de 5 mm de 30 grados (oblicuo hacia delante) conectado a una cámara de video. Los trocares y separadores se introducen bajo visión directa. Esto puede observarse en la figura 10-12, que muestra la colocación de los trocares. La membrana frenoesofágica se incide cerca de su origen diafragmático sobre el hiato esofágico, y de esa manera retiene los haces frenoesofágicos en el estómago. Estos haces de tejido representan el agregado de tejido fibroconectivo que sostiene normalmente a la UEG en el diafragma. Ellos representan un fuerte agregado de tejido adecuado para fijar la UEG a la fascia preaórtica. Se exponen el diafragma y la fascia preaórtica, y los pilares son cerrados laxamente alrededor del esófago. Entonces se colocan

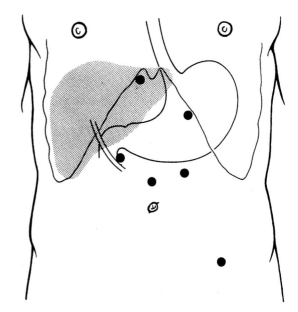

Fig. 10-12. Colocación de los trocares.

cuatro puntos a través de los haces frenoesofágicos anterior y posterior y se pasan a través de la fascia preaórtica (véase fig. 10-8). Luego se anudan las dos suturas superiores con una sola vuelta en el nudo y ellas establecen la tensión del EEI (véase fig. 10-9). Se obtiene una medición de presión del EEI mediante la utilización de una sonda nasogástrica modificada, como se describió antes. El orificio lateral se pasa a través de la UEG y se obtiene una medición de presión. Si la presión es demasiado alta, alrededor de 40 mm Hg, se aflojan las suturas. Si la presión es demasiado baja, entre 10 y 15 mm Hg, se ajustan las suturas para llevar la presión al rango correcto. Esto asegura que la presión no sea tan alta que el paciente tenga disfagia.

Cuando se obtiene la presión correcta se anudan todas las suturas (véase fig. 10-10). Luego se colocan cuatro a cinco puntos adicionales desde el fondo del estómago al borde del diafragma (véase fig. 10-11). Estas suturas cierran la abertura del hiato esofágico para prevenir la herniación recurrente y sirven para acentuar la UEG.

RESULTADOS

La publicación de Brand y col. indicaba que las operaciones antirreflujo duran solamente 2 a 3 años y luego fracasan.[9] La serie comunicada aquí, además de la experiencia de Seattle con 2.390 cirugías antirreflujo y una tasa de resultados buenos a excelentes de 91% a lo largo de 33 años refuta esa opinión. Ésta representa la serie más grande, con el seguimiento más prolongado, que haya sido publicada. Los buenos resultados con las operaciones antirreflujo con frecuencia solo reflejan control del reflujo. La incidencia de disfagia y formación de fístulas debe ser incluida en la evaluación de estas operaciones.

En nuestra experiencia con más de 400 reoperaciones –las cuales se debieron primordialmente a procedimientos de Nissen fallidos– la disfagia, el deslizamiento de la envoltura y las fístulas son tan comunes como la recurrencia del reflujo. Estas serias complicaciones son infrecuentes o no existen con el procedimiento de Hill.

El procedimiento de Hill puede realizarse en otras instituciones, como lo indica un estudio multiinstitucional que incluye al Massachusetts General Hospital, University of Virginia, University of Kansas y Queens University, además de Seattle. Es notable que en estas instituciones los resultados buenos a excelentes hayan sido uniformes, con una variación de entre 90% y 92% a lo largo de 10 años.

El procedimiento de Hill puede llevarse a cabo en una amplia variedad de pacientes y logra morbilidad y mortalidad bajas. Se produjo solo un caso de fallecimiento en los últimos 700 casos de reparaciones primarias. La tasa de mortalidad es mayor para las reoperaciones, lo cual indica que el mejor momento para corregir el reflujo es durante la primera operación.

ANÁLISIS

Es importante destacar que la reparación de Hill no es una fundoplicatura. Los haces frenoesofágicos son imbricados, y no hay envoltura del estómago alrededor del esófago inferior. Esta operación se describe con frecuencia erróneamente como una fundoplicatura parcial o una envoltura. No es la intención de los autores de este procedimiento realizar una envoltura a ciegas alrededor del estómago, sino más bien una calibración cuidadosa de la barrera antirreflujo, restauración de la VGE y fijación posterior de la UEG. No hay envoltura que pueda resbalar. Las diferencias básicas entre la reparación de restauración esofagogástrica y la reparación de Nissen son las siguientes:

1. El procedimiento de Hill depende del aumento de la presión intrínseca y sus características especiales. Al poner tensión sobre el cabestrillo muscular, la reparación automáticamente repara la VGE, la cual se ha mostrado que es importante en la prevención del reflujo. La reparación de Nissen, por otro lado, depende de la presión extrínseca de la envoltura alrededor del esófago inferior, con presión indirecta sobre el esófago inferior.

2. El procedimiento de Hill ancla la UEG en forma posterior a su fijación normal primaria, la fascia preaórtica. A la reparación de Nissen se le permite flotar libremente y la UEG no se ancla. El esófago no anclado no tiene punto de apoyo desde donde actuar y casi siempre desarrolla trastornos de la motilidad, porque el esófago no puede generar ondas propulsivas.

3. En el procedimiento de Hill no se utilizan suturas al esófago, porque el esófago no tiene serosa ni tiene fortaleza. El procedimiento de Nissen emplea suturas esofágicas para mantener la envoltura en su lugar. La debilidad de estas suturas explica la frecuencia del desplazamiento de la reparación de Nissen. Si estas suturas se colocan profundamente existe riesgo de formación de fístulas del esófago.

4. En el procedimiento de Hill se utiliza la medición intraoperatoria de la presión para calibrar la barrera creada en la operación, lo cual brinda una evaluación objetiva de la competencia de la barrera de reflujo. Esto debería hacerse en todas las reparaciones, que incluyen la de Hill, la de Belsey y la de Nissen. En el procedimiento de Nissen el cirujano confía en una bujía o un dedo colocado en la luz esofágica. Hemos visto cierto número de pacientes en quien se utilizó una bujía grande, y ni bien se retiró la bujía, la envoltura, demasiado ajustada, simplemente se cerró; o en los que la envoltura quedó demasiado floja y permaneció abierta una vez retirada la bujía.

Nos hemos interesado en determinar si los avances tecnológicos y de otro tipo han tenido impacto en los resultados. Analizamos 200 casos antes de la utilización de la manometría intraoperatoria y 200 casos en los que empleamos manometría intraoperatoria. Los resultados de los casos premanometría muestran una tasa de 89% de resultados buenos a excelentes. El análisis de 200 casos recientes llevados a cabo con el empleo de la nueva tecnología mostró 94,6% de resultados buenos a excelentes a lo largo de 5 años. Por lo tanto, las estadísticas indican que la suma de nueva tecnología mejoró los resultados.

Nuestras observaciones sobre la VGE comunicadas aquí mejoraron nuestra comprensión de la enfermedad por reflujo y mejoraron el manejo de estos pacientes.

La reparación de Hill es técnicamente posible en forma laparoscópica y provee una reparación antirreflujo segura y efectiva.

En conclusión, la cirugía antirreflujo diseñada para reparar la anatomía y función normales otorga buenos resultados de larga duración, con ausencia de reflujo, disfagia y complicaciones serias, y con morbilidad y mortalidad bajas.

Agradecimientos

Deseamos agradecer la ayuda de Hope Dumais, Bette Glass y Wm. Dudson Bacon.

Referencias

1. Hill, L.D., Aye, R.W., and Ramel, S.: Antireflux surgery. A surgeon's look. Gastroenterol. Clin. North Am., 19:745, 1990.
2. Fyke, R.E., Code, C.F, and Schlegel J.F: The GE sphincter in healthy human beings. Gastroenterologia, 86:135, 1956.
3. Hill, L.D., Kozarek, R.A., Kraemer, S.J.M., et al.: The gastroesophageal flap valve: In vitro and in vivo observations. Gastrointest. Endosc., 44, No. 5, 1996.
4. Gray's Anatomy. The anatomical basis of medicine and surgery. Alimentary system. Edinburgh, Churchill Livingstone, 1995, p. 1757.
5. Contractor, Q.Q., Akhtar, S.S. and Contractor, T.Q.: Endoscopic and gastroesophageal flap valve. J. Clin. Gastroenterol., 28:233, 1999.
6. Oberg, S., Peters, J.H., DeMeester, T.R., et al.: Endoscopic grading of the gastroesophageal valve in patients with symptoms of gastroesophageal reflux disease. Surg. Endosc., 13.1184, 1999.
7. Larrain, A., and Pope, C.E.: Respiratory complications of gastroesophageal reflux. In Hill, L.D., Kozarek, R., McCallum, R., et al. (eds): The Esophagus: Medical and Surgical Management. Philadelphia, W.B. Saunders, 1988, p. 70.
8. Reid, BJ., Haggitt, R.C., and Rubin, C.E.: Barrett's esophagus and esophageal adenocarcinoma. In The Esophagus: Medical and Surgical Management, Philadelphia, WB. Saunders, 1988, p. 157.
9. Brand, D.L., Eastwood, I.R., Martin, D., et al: Esophageal symptoms manometry, and histology before and after antireflux surgery: A long-term follow-up study. Gastroenterology, 76:1393, 1979.
10. Hill, L.D: Intraoperative measurement of lower esophageal sphincter pressure. J. Thorac. Cardiovasc. Surg., 75:378, 1978.
11. Vansant, J.H., Baker, J.W., and Ross, D.G.: Modification of the Hill technique for repair of hiatal hernia. Surg. Gynecol. Obstet. 143.637, 1976.

11

Procedimiento antirreflujo Belsey Mark IV

RONALD BELSEY

La designación Mark IV fue acuñada para indicar que la técnica final emergió como resultado de una serie de ensayos clínicos de varias técnicas dirigidas a restablecer un mecanismo valvular competente en el cardias. La cuarta y última variante se aplicó inicialmente en 1952 y se ha utilizado rutinariamente desde entonces sin modificación.[12,15] En ese momento, la actividad funcional del mecanismo normal de control del reflujo, así como su falla, solamente podía evaluarse con evidencia clínica, radiológica y endoscópica. La sonda de pH todavía era experimental y no estaba disponible la manometría esofágica. Es saludable reflexionar que las cuatro técnicas quirúrgicas antirreflujo que han sobrevivido hasta el día de hoy –la fundoplicatura de Nissen,[11] la gastropexia de Hill,[6] la gastroplastia de Collis[4] y el procedimiento Mark IV– fueron todas desarrolladas antes de la aparición del aluvión de técnicas investigativas para evaluar la función esofágica, normal y anormal, realizadas actualmente en los laboratorios esofágicos. La evidencia disponible, principalmente endoscópica, y los datos cosechados de los estudios posoperatorios sugirieron que la restauración de un segmento de 4 a 5 cm de esófago inferior en la zona de alta presión infradiafragmática es un elemento esencial en el restablecimiento del control del reflujo. El desarrollo del procedimiento antirreflujo Mark IV fue concebido sobre esta presunción. Los trabajos quirúrgicos previos –las versiones Mark I, II y III– revelaron problemas para mantener un segmento intraabdominal adecuado en forma permanente, como lo evidenció el seguimiento posoperatorio a largo plazo. La simplicidad técnica fue un objetivo constante en toda la fase de desarrollo, para facilitar la comunicación del procedimiento al residente quirúrgico promedio en período de entrenamiento. No fue necesario introducir modificaciones significativas en la técnica original. Las modificaciones anuales proyectan sombras sobre la base conceptual de cualquier técnica quirúrgica.

El esfínter esofágico inferior o, más precisamente, la "zona de alta presión", podría tener algún papel en la prevención del reflujo cuando está situado en la posición anatómica normal, pero una vez divorciado del hiato y la inserción normal de la membrana frenoeso-

fágica, el supuesto esfínter en general no logra resistir la presión intratorácica negativa y el gradiente gastroesofágico. El principio de recolocar un segmento de 4 a 5 cm de esófago inferior en la región infradiafragmática de alta presión se basó en la dificultad de determinar la extensión del hipotético "esfínter". Este principio era avalado por observaciones derivadas del seguimiento posoperatorio a largo plazo. De Meester y col.[5] diseñaron más recientemente un modelo experimental que confirma el principio del procedimiento Mark IV y la necesidad de un segmento de 4 cm intraabdominal para establecer 90 a 100% de competencia a nivel de la unión.

TÉCNICA DE REPARACIÓN MARK IV

Preparación preoperatoria específica

Cuando el paciente tiene esofagitis grado I o II, ha seguido tratamiento médico de rutina y no tiene complicaciones pulmonares, se puede proceder con la corrección quirúrgica sin demora. En casos complicados por esofagitis más severa de grado III o IV con disfagia, un ciclo intensivo de tratamiento médico preoperatorio puede influir significativamente sobre el resultado quirúrgico. Los antecedentes de neumonitis por aspiración o signos indicativos de daño pulmonar resultante, indican la necesidad de un ciclo intensivo de fisioterapia torácica para reducir el riesgo de complicaciones posoperatorias.

La estenosis inducida por reflujo consiste de tres componentes: primero, la fibrosis transmural debida al depósito de colágeno;[14] segundo, el edema inflamatorio crónico y la hiperemia asociados con las ulceraciones mucosas más superficiales (también puede estar presente una extensa linfadenitis periesofágica inespecífica) y tercero, el espasmo muscular en respuesta al elemento inflamatorio agudo. Los factores segundo y tercero pueden contribuir significativamente con el aspecto radiológico y endoscópico de la estenosis y son reversibles. Un ciclo intensivo de tratamiento médico preoperatorio puede reducir el edema y el espasmo y transformar una situación donde la resección y la reconstrucción parecen inevitables en un problema terapéutico más simple, para que un procedimiento antirreflujo puede ser adecuado, combinado con dilatación si fuera necesario.

Anestesia

No es necesaria la intubación traqueal con tubos de doble luz. Un pulmón completamente atelectásico del lado de la toracotomía es móvil, fláccido y difícil de desplazar con separadores. Un pulmón parcialmente inflado es más fácil de controlar.

Posición en la mesa

El procedimiento antirreflujo Mark IV se realiza a través de una toracotomía en el sexto espacio intercostal izquierdo, con el paciente en decúbito lateral derecho completo. La columna del paciente se mantiene en una posición horizontal verdadera. La utilización de un separador mecánico para abrir la toracotomía puede causar dolor dorsal posoperatorio persistente y debería evitarse.

Técnica de la toracotomía

El acceso se logra a través de una toracotomía oblicua posterolateral sobre el sexto espacio intercostal izquierdo.[3] Los músculos dorsal ancho y serrato mayor anterior se seccionan lo más bajo posible o se disecan de su origen costal para mantener la máxima función. Los tejidos intercostales se disecan del borde superior de la séptima costilla y se ingresa a la pleura izquierda a través del lecho perióstico de esta costilla. Se progresa hacia delante con la incisión intercostal hasta el margen costal. Hacia posterior, se retraen lateralmente los músculos espinales y se reseca 1 cm del extremo posterior de la séptima costilla a nivel subperióstico por debajo del músculo, maniobra que estabilizará los extremos cortados de la séptima costilla cuando sea restaurada a su posición normal durante el cierre de la herida. El séptimo paquete intercostal se liga y secciona antes de retraer las costillas, para prevenir lesiones por tracción en las raíces nerviosas posteriores. La mayor parte del malestar postoracotomía surge de la médula o de las raíces nerviosas más que de la pared torácica lateral. En los niños no es necesario seccionar una costilla. Las costillas sexta y séptima deberían separarse con delicadeza y solamente lo necesario como para lograr el acceso manual al hiato. La separación intercostal agresiva con un separador intercostal mecá-

nico, como el separador costal de Finochietto, aumentará inevitablemente el disconfort posoperatorio. La exposición adecuada es esencial, especialmente cuando el procedimiento lo realizan residentes en período de entrenamiento. Una incisión más larga provoca menos disconfort posoperatorio que una restringida que requiere separación intercostal agresiva y con la que existe la posibilidad de una fractura costal.

La técnica de cierre es igualmente importante. Las costillas sexta y séptima deberían recolocarse en su posición normal mediante suturas pericostales atadas laxamente. La aproximación ajustada de estas costillas provoca dolor. No es necesario realizar un cierre hermético de la incisión intercostal si se coloca correctamente un tubo de drenaje pleural, y no se producirá enfisema quirúrgico. La pared torácica se repara en tres capas utilizando material de sutura de alambre de acero inoxidable monofilamento continuo, que no provoca reacción del tejido y no retarda la cicatrización ni crea granulomas por puntos de sutura si se presenta infección de la herida. Se ha descrito con cierto detalle la técnica de toracotomía porque la atención de estos puntos reduce o elimina el disconfort posoperatorio.

Toracotomía izquierda extendida

Cuando es necesario el acceso al abdomen superior para permitir el tratamiento de alteraciones patológicas adicionales, como colecistitis o ulceración péptica del estómago o el duodeno, la incisión se extiende hacia delante y abajo hasta el margen de la vaina del recto; luego se secciona el margen costal en el extremo anterior del sexto espacio intercostal, y se seccionan los músculos oblicuos por 1 o 2 pulgadas. Entonces se separa el diafragma de su origen costal anterior en una distancia de aproximadamente 15 cm, dejando un ribete de 1 cm en la pared torácica para la reparación subsecuente, y se lo retrae en dirección cefálica con su inervación intacta. De esa manera se logra una exposición excelente del abdomen superior. Durante el cierre se puede resecar un segmento corto del margen costal para evitar cualquier superposición desagradable de los extremos cortados, pero éstos no deberían suturarse con alambre entre ellos porque se puede desarrollar una condritis dolorosa que requiera la resección posterior del cartílago inflamado. El margen costal se estabiliza rápidamente sin utilizar suturas en el cartílago.

Movilización del esófago

La pleura mediastínica se incide verticalmente desde el diafragma hasta la aorta (fig. 11-1). El esófago

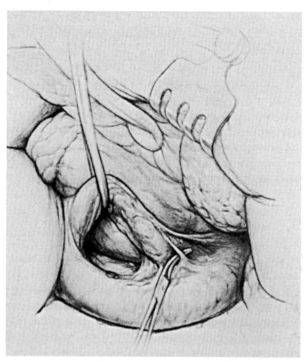

Fig. 11-1. Se moviliza el esófago hasta la región del arco aórtico a través de una toracotomía posterolateral izquierda en el sexto espacio intercostal. La arteria esofágica media y las ramas esofágicas de las arterias bronquiales son seccionadas. (De Belsey, R.: Hiatal herniorrhaphy. *En* Malt, R. [ed.]: Surgical Techniques Illustrated. Filadelfia, W. B. Saunders, 1985, con permiso.)

inferior se separa del mediastino en el plano adyacente a las estructuras anatómicas que lo rodean. Esta técnica minimiza el riesgo de daño de los nervios vagos durante la movilización. Se tiene mucho cuidado para evitar la apertura de la pleura derecha y prevenir la

acumulación de sangre no detectada en la cavidad pleural derecha. La movilización incluye la división de la "arteria esofágica media", un vaso constante que se extiende desde la aorta descendente hasta un punto medio del segmento infraaórtico del esófago. La falta de sección de este vaso provoca una inmovilización inadecuada, la cual es una de las causas de fracaso de la técnica Mark IV en las manos del cirujano poco experimentado. También se tiene cuidado de evitar el traumatismo de los vagos. El vago izquierdo es claramente visible durante la intervención; el contacto con el vago derecho se puede mantener mediante la palpación en la superficie más profunda del órgano durante la movilización. Puede ser necesaria la sección de la arteria bronquial inferior y su rama esofágica para obtener la movilización adecuada. Luego de que la movilización proximal alcanza la región del arco aórtico o el punto donde los nervios vagos se dirigen de los hilios pulmonares al esófago, la disección se dirige hacia caudal. Los nervios vagos se dejan en su sitio sobre el esófago. En la cara posterior la disección se continúa hasta el pilar derecho del diafragma. La movilización adecuada del esófago y el cardias es el paso aislado más importante de la técnica Mark IV y solamente puede lograrse a través de la toracotomía.

Movilización del cardias

La movilización del cardias comienza en forma anterior mediante la sección transversa de la reflexión pleural en el sitio en que pasa desde el anillo muscular del hiato al mediastino (fig. 11-2). La tracción hacia arriba del esófago con una cinta que lo rodea ten-

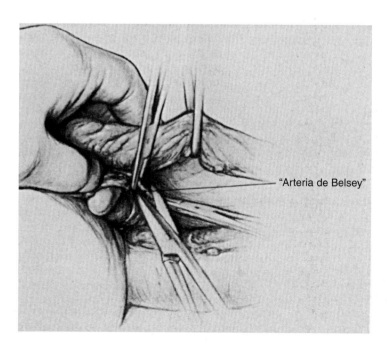

"Arteria de Belsey"

Fig. 11-2. Se seccionan las adherencias diafragmáticas de la unión esofagogástrica. El cardias se moviliza mediante la sección del límite superior engrosado del epiplón gastrohepático (menor), que contiene la "arteria de Belsey." (De Belsey, R.: Hiatal herniorrhaphy. *En* Malt, R. [ed.]: Surgical Techniques Illustrated. Filadelfia, W. B. Saunders, 1985, con permiso.)

siona la membrana frenoesofágica, revelando su inserción en la pared muscular del esófago. La membrana se secciona transversalmente en ángulo recto al eje mayor del esófago. El siguiente plano al que hay que entrar, el plano extraperitoneal, se identifica por la aparición de la grasa extraperitoneal. La incisión transversa de esta capa de grasa y una mayor tracción hacia arriba permitirán que el peritoneo sea seccionado transversalmente alrededor de la cara anterior del cardias. La sección de la reflexión peritoneal y la fascia endoabdominal se continúa lateralmente hasta que aparecen los vasos gástricos cortos. Puede ser necesaria la sección de uno o dos de los vasos superiores. En la cara lateral del cardias se continúa medialmente la sección de la reflexión peritoneal y la fascia endoabdominal hasta que aparece el lóbulo izquierdo del hígado. El cardias está fijado firmemente a la pared abdominal posterior por una gruesa banda de tejido, una condensación del límite superior del epiplón gastrohepático (epiplón menor). Esta banda contiene un vaso importante conocido como la arteria de Belsey. La sección accidental de la banda provoca una hemorragia problemática. Para identificar este vaso se pasa el dedo índice hacia abajo y hacia adentro en la cavidad peritoneal para identificar el epiplón menor. Luego el dedo pasa hacia posterior a través del epiplón menor, el cual ofrece poca resistencia, en un punto entre la arteria coronaria estomáquica palpable y la arteria de Belsey en el engrosamiento superior de la banda del epiplón, dentro de la transcavidad de los epiplones, y luego hacia arriba y hacia afuera por detrás del cardias. El peritoneo de la trans-

cavidad puede ser seccionado por el dedo explorador en el espacio entre las dos mitades del pilar derecho. Luego se puede seccionar la banda entre pinzas, y se coloca una doble ligadura alrededor del extremo proximal para mayor seguridad. La sección de la banda y el vaso que contiene logra una importante mejoría en la movilización del cardias.

Otro error común es intentar identificar la arteria de Belsey desde arriba. La disección en sentido caudal a lo largo de la cara posterior del cardias hace que el cirujano entre a un plano más profundo que el peritoneo visceral en la cara posterior del estómago, pudiendo provocar la perforación de dicho órgano.

Resección del panículo adiposo

Luego de completar la movilización del cardias se tracciona el fondo gástrico hacia el tórax a través del hiato (fig. 11-3). El siguiente paso es remover el panículo adiposo que yace delante del cardias y todo el tejido fibroadiposo de la cara anterior del esófago. Los dos nervios vagos se separan de la capa muscular en continuidad y se los deja caer hacia posterior por detrás del esófago. En caso de que se produzca la lesión inadvertida de ambos nervios vagos durante la movilización, lo cual puede suceder cuando la anatomía local ha sido desorganizada por intentos quirúrgicos previos de controlar el reflujo, es recomendable extender la toracotomía hacia anterior, separar el diafragma de su origen en la pared torácica y realizar una piloromiotomía para prevenir la estasis gástrica.

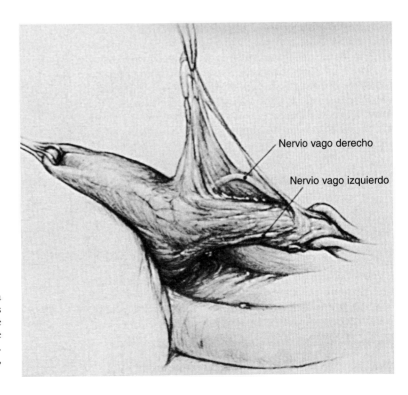

Fig. 11-3. Se reseca la capa de grasa de la cara anterior del cardias y el esófago inferior. Los nervios vagos se movilizan en continuidad y se desplazan hacia posterior para protegerlos. (De Belsey, R.: Hiatal herniorrhaphy. *En* Malt, R. [ed.]: Surgical Techniques Illustrated. Filadelfia, W. B. Saunders, 1985, con permiso.)

Preparación del refuerzo posterior

Después de terminar la movilización del esófago y el cardias se puede preparar el refuerzo posterior (fig. 11-4). Éste se crea mediante la aproximación de las dos mitades del pilar derecho. El fracaso en la conservación de este refuerzo permite la recurrencia ulterior. El estrechamiento del hiato en sí mismo no tiene un papel significativo en el control del reflujo en el contexto de esta técnica.

Al mismo tiempo que se aplica tracción hacia delante del tendón central del diafragma cerca de su margen medial con una pinza fuerte de tejidos, se tensa el núcleo tendinoso del fascículo interno del pilar derecho formando una banda de tejido denso fácilmente palpable. La tensión sobre el tendón central también eleva el fascículo interno del pilar derecho, alejándolo de la vena cava inferior. Comenzando desde atrás cerca de la aorta se colocan puntos separados fuertes de hilo de lino o seda 0, preferentemente con agujas atraumáticas, a través del tenso núcleo tendinoso del fascículo interno y a través del margen superficial del fascículo externo, incluyendo la pleura suprayacente adherida firmemente. Un error común es pasar estos puntos a través de las débiles fibras musculares que transcurren entre los pilares, las cuales no sostendrán las suturas. Se colocan progresivamente dos o tres puntos adicionales hacia adelante, con intervalos de 1 cm. Una reparación Mark IV promedio requiere tres de dichos puntos, pero en casos de hiatos muy dilatados pueden ser necesarios hasta seis puntos. Estos puntos se dejan en su lugar y serán anudados más adelante, cuando se haya completado la fundoplicatura y se la haya reposicionado en el abdomen.

Fundoplicatura de 240 grados

Cuando se tracciona el fondo hacia el tórax a través del hiato se comienza la creación de la fundoplicatura de 240 grados (fig. 11-5). Se pasa en dirección vertical un punto de lino o seda 2-0 con una aguja curva atraumática fina a través de la capa seromuscular del estómago, alrededor de 2 cm por debajo de la unión esofagogástrica, a nivel de la reflexión peritoneal original (aunque ahora ésta se encuentra seccionada), y luego en dirección vertical a través de la capa muscular del esófago 2 cm por arriba de la unión y bien lateral a la línea media del esófago. Luego se invierte la dirección de la sutura (fig. 11-6) y se la pasa hacia abajo a través de la capa muscular del esófago en sentido opuesto, 3 a 4 mm más cerca de la línea media del esófago, para incluir una toma adecuada del músculo esofágico, y después a través de la capa seromuscular del estómago 1 cm por dentro del lugar de entrada original del punto (fig. 11-7). Este punto no debe perforar la mucosa gástrica ni la esofágica. El grosor de la capa muscular del esófago y la profundidad admisible de este punto pueden ser evaluados mediante la palpación, siempre que no haya una sonda nasogástrica en la luz del esófago. Cualquier sonda colocada en forma preoperatoria debería retirarse en

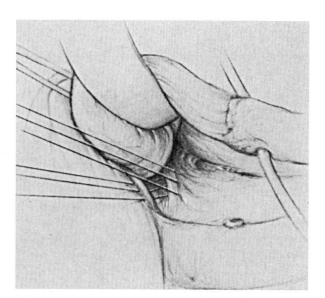

Fig. 11-4. Preparación del refuerzo posterior. Se pasan puntos separados fuertes a través de los dos fascículos del pilar derecho. Pueden requerirse entre tres y seis suturas, dependiendo del tamaño del hiato. Estas suturas son anudadas en un paso posterior. (De Belsey, R.: Hiatal herniorrhaphy. *En* Malt, R. [ed.]: Surgical Techniques Illustrated. Filadelfia, W. B. Saunders, 1985, con permiso.)

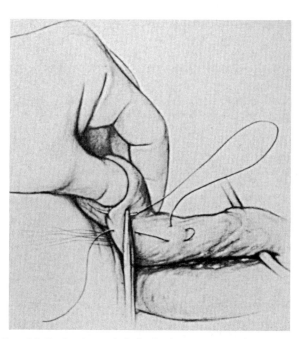

Fig. 11-5. Comienzo de la fundoplicatura. Se pasa una sutura atraumática irreabsorbible en forma vertical a través de la capa seromuscular del estómago y la capa muscular del esófago. No debe perforarse la mucosa. (De Belsey, R.: Hiatal herniorrhaphy. *En* Malt, R. [ed.]: Surgical Techniques Illustrated. Filadelfia, W. B. Saunders, 1985, con permiso.)

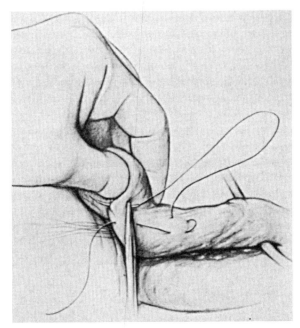

Fig. 11-6. Se invierte la sutura de colchonero. Nótese el tamaño relativo de las tomas del músculo esofágico y la pared gástrica. (De Belsey, R.: Hiatal herniorrhaphy. *En* Malt, R. [ed.]: Surgical Techniques Illustrated. Filadelfia, W. B. Saunders, 1985, con permiso.)

este momento. Cuando la pared está engrosada por fibrosis provocada por la esofagitis crónica se puede realizar con esta sutura una toma más profunda y lograr una toma más segura de la pared del esófago. Se aumenta la protección de la mucosa desplazando manualmente la unión esofagogástrica hacia arriba, acortando de esa manera el órgano y alejando la capa muscular de la muco-

sa subyacente. Tres puntos de colchonero se colocan en la primera fila de la fundoplicatura. El segundo punto se pasa en la línea media y el tercero en forma medial cerca del vago derecho. Los extremos de estas suturas se acercan por separado para evitar que un rulo de material de sutura haga de sierra y seccione el frágil músculo esofágico; los hilos se anudan muy delicadamente para lograr la aposición del tejido sin estrangularlo. Las suturas se colocan de tal manera que cuando se anudan logran una envoltura fúndica de 240 grados alrededor de los últimos 2 cm del esófago (fig. 11-8).

Las tres suturas de colchonero de la segunda fila se pasan primero a través del diafragma en el punto donde el tendón central se funde con el anillo muscular del hiato (fig. 11-9). Con la ayuda de un separador con forma de cuchara colocado a través del hiato para proteger las vísceras abdominales, el punto se pasa de arriba hacia abajo a través del diafragma en dirección al hueco de la cuchara y luego hacia arriba y afuera a través del hiato. El posterior pasaje de este punto a través de la pared del estómago y de la capa muscular del esófago sigue el mismo patrón que se delineó en la primera fila, pero se coloca 2 cm más abajo en el estómago y 2 cm más arriba en el esófago. Cuando esta sutura se invierte incluye una franja de

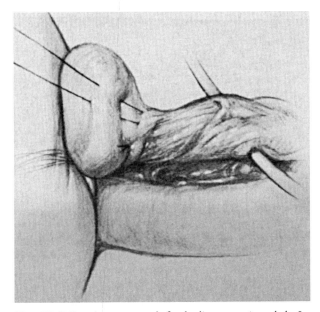

Fig. 11-7. La primera sutura de fundoplicatura está anudada. La segunda sutura o sutura de la línea media está en su lugar. (De Belsey, R.: Hiatal herniorrhaphy. *En* Malt, R. [ed.]: Surgical Techniques Illustrated. Filadelfia, W. B. Saunders, 1985, con permiso.)

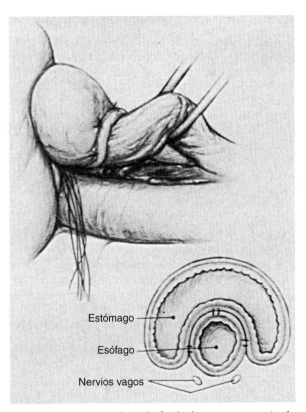

Estómago
Esófago
Nervios vagos

Fig. 11-8. El primer plano de fundoplicatura está terminada, abrazando 40 grados de la circunferencia esofágica. Los nervios vagos son reposicionados hacia posterior para protegerlos. (De Belsey, R.: Hiatal herniorrhaphy. *En* Malt, R. [ed.]: Surgical Techniques Illustrated. Filadelfia, W. B. Saunders, 1985, con permiso.)

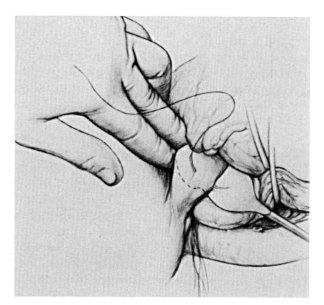

Fig. 11-9. Comienzo del segundo plano de fundoplicatura, utilizando un separador en cuchara. (De Belsey, R.: Hiatal herniorrhaphy. *En* Malt, R. [ed.]: Surgical Techniques Illustrated. Filadelfia, W. B. Saunders, 1985, con permiso.)

5 mm de músculo esofágico. El punto se pasa a través de la capa seromuscular del estómago al mismo nivel que el punto de entrada original. Otra vez con la ayuda del separador en forma de cuchara, la sutura se pasa finalmente a través del hiato y hacia arriba atravesando el borde del tendón central del diafragma, 1 cm medial al punto de entrada original (fig. 11-10). En

la segunda fila se colocan tres puntos, localizados en correspondencia con aquellos de la primera fila para abrazar 240 grados de la circunferencia del hiato y el esófago. No se anudan hasta después que la hernia se haya reducido. Las tomas grandes de la pared muscular, más que las pequeñas, son las que aseguran una fijación más duradera de esta capa e impiden las recurrencias. La colocación correcta de estas suturas de fundoplicatura es crítica para el éxito de esta técnica quirúrgica. Se ha sugerido la utilización de tapones de Teflon para reforzar las suturas en la capa muscular del esófago, pero es innecesaria siempre que se coloquen correctamente los puntos de colchonero que crean la fundoplicatura y se los anude con la precaución suficiente como para lograr solamente la aposición del tejido (fig. 11-11).

Reducción del cardias reconstruido

Es mejor devolver el cardias reconstruido al abdomen a través del hiato y empujarlo hacia delante manualmente por debajo del diafragma que hacerlo ejerciendo tracción sobre la segunda fila de suturas de fundoplicatura. Si se ha logrado la movilización adecuada del esófago y el cardias la fundoplicatura debería yacer por debajo del diafragma sin tensión y sin tendencia a retraerse nuevamente hacia el tórax. Cualquier tendencia a prolapsar hacia arriba sugiere la movilización inadecuada del esófago o el acortamiento adquirido de dicho órgano secundario a esofagitis fi-

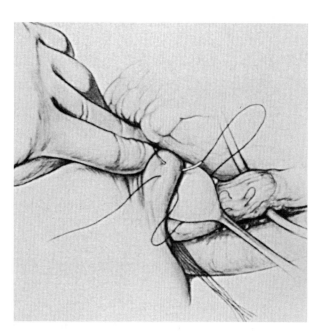

Fig. 11-10. Como en el primer plano, la sutura de colchonero incluye tomas adecuadas de estómago y músculo esofágico; se invierte y finalmente pasa a través del tendón central del diafragma. (De Belsey, R.: Hiatal herniorrhaphy. *En* Malt, R. [ed.]: Surgical Techniques Illustrated. Filadelfia, W. B. Saunders, 1985, con permiso.)

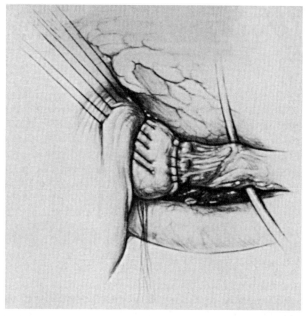

Fig. 11-11. Las tres suturas de colchonero del segundo plano están en posición antes de reducir manualmente la hernia. (De Belsey, R.: Hiatal herniorrhaphy. *En* Malt, R. [ed.]: Surgical Techniques Illustrated. Filadelfia, W. B. Saunders, 1985, con permiso.)

Fig. 11-12. La hernia se redujo. La segunda fila de suturas está por ser anudada. La movilización amplia del esófago ha eliminado cualquier tensión sobre la unión esofagogástrica reposicionada. (De Belsey, R.: Hiatal herniorrhaphy. *En* Malt, R. [ed.]: Surgical Techniques Illustrated. Filadelfia, W. B. Saunders, 1985, con permiso.)

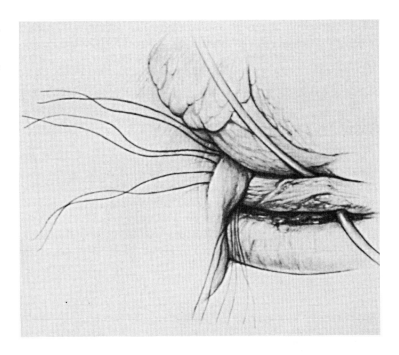

brosa crónica. En esta última situación puede no ser posible una reparación fisiológica y requerirse una gastroplastia modificada de Collis o la resección del segmento ulcerado y su reemplazo por un segmento isoperistáltico de colon izquierdo o yeyuno. Si existe alguna duda, puede ser exitosa una reparación con tensión moderada, dado que la capa muscular fibrosada y engrosada puede asirse más firmemente. En presencia de esofagitis fibrosa crónica grado III o grado IV el paciente debería ser preparado antes de la cirugía para un procedimiento de resección e interposición cuando esté indicado.

Luego de haber reducido la hernia se tira hacia arriba con delicadeza de la segunda fila de suturas de fundoplicatura, en forma independiente, otra vez para evitar el daño del músculo esofágico y para aproximar el cardias reconstruido contra la superficie inferior del diafragma (fig. 11-12). Las suturas de la segunda fila también se anudan con delicadeza. Cuando la técnica se emplea correctamente deberían existir 4 cm de la zona de esfínter del esófago inferior en la zona de alta presión por debajo del diafragma, parcialmente abrazados por la envoltura fúndica, y otro sector de 1 cm rodeado por el anillo muscular del hiato y los dos fascículos del pilar derecho aproximado.

Creación del refuerzo posterior

Las suturas de refuerzo posterior pasadas previamente a través de los dos fascículos del pilar derecho se anudan en este momento desde atrás hacia delante para aproximar los dos fascículos. Luego de realizar la primera vuelta del último nudo se evalúa mediante ex-

ploración digital si el tamaño resultante del hiato es adecuado (fig. 11-13). Si no hay constricción del esófago se completa el nudo. Cuando se ha terminado el refuerzo debería ser posible pasar fácilmente un dedo índice a través del hiato triangular posterior al esófago. Si el dedo no puede pasar con facilidad debe cortarse el último punto de aproximación. Es mejor de-

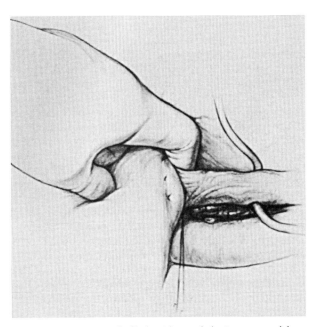

Fig. 11-13. La segunda fila ha sido anudada. Las suturas del refuerzo posterior son anudadas desde atrás hacia delante. Antes de completar el último punto se confirma la ausencia de constricción del hiato mediante la exploración digital. (De Belsey, R.: Hiatal herniorrhaphy. *En* Malt, R. [ed.]: Surgical Techniques Illustrated. Filadelfia, W. B. Saunders, 1985, con permiso.)

jar el hiato muy flojo antes que muy estrecho, ya que la constricción del esófago inferior no cumple ningún papel en el control del reflujo en este procedimiento (fig. 11-14).

Cierre

La pleura mediastinal no se repara porque las colecciones residuales de sangre o suero drenan más fácilmente desde la cavidad pleural que desde el mediastino. Se coloca un solo tubo intercostal en la línea axilar media y se lo posiciona con la punta en lo alto de la cavidad pleural en la gotera paravertebral. No es necesario colocar sonda nasogástrica en forma sistemática, ya que la fundoplicatura de 240 grados no provoca síndrome de distensión gaseosa abdominal. En caso de requerir posteriormente la colocación de una sonda nasogástrica para una indicación específica se debe poder pasar fácilmente la sonda a través del cardias reconstruido sin riesgo.

La incisión de toracotomía se cierra teniendo en cuenta aquellos pasos de la técnica diseñados para minimizar el dolor postoracotomía. Para recapitular, dichos pasos son los siguientes:

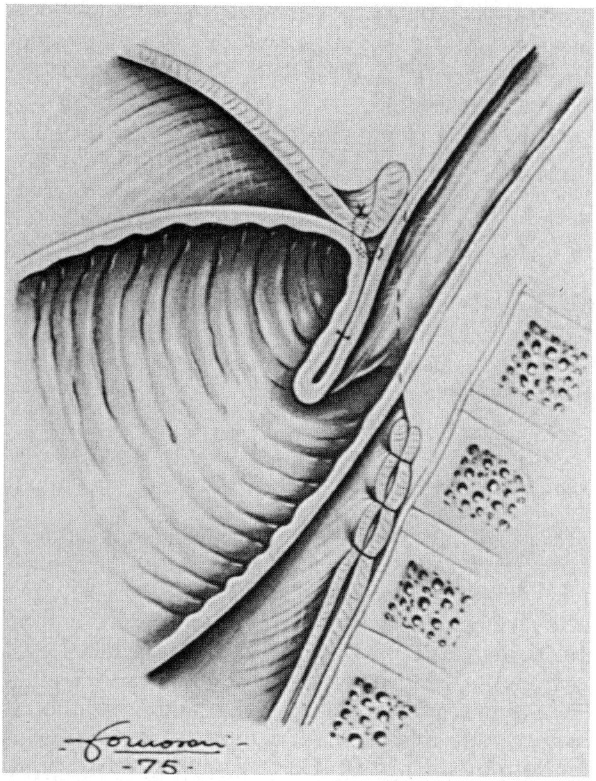

1. Se realiza una incisión alta de toracotomía, nunca por debajo del sexto espacio intercostal.

2. Si se secciona el extremo posterior de la séptima costilla y se reseca 1 cm, se debe ligar y seccionar el séptimo paquete vasculonervioso antes de colocar el separador costal, para evitar la lesión por tracción de las raíces nerviosas posteriores.

3. Se debe evitar la separación agresiva de las costillas; se mantiene en forma manual con separadores simples la apertura suficiente para permitir la entrada de una sola mano, sin incorporar asistencia mecánica.

4. Durante el cierre se recolocan las costillas sexta y séptima en su posición original con suturas pericostales, para evitar la herniación pulmonar subsecuente; la aproximación estrecha de las costillas es una causa común de dolor posoperatorio.

5. Se evitan las suturas en el tejido intercostal sensible; si el tubo de drenaje se coloca correctamente no se producirá enfisema de la pared torácica.

6. Un tubo pleural insertado en la línea axilar media provoca menos molestia que uno colocado hacia posterior. El tubo se conecta a un frasco sellado bajo agua en el quirófano para estimular la reexpansión rápida del pulmón.

Fig. 11-14. Diagrama que representa el principio de la reparación Mark IV. Nótese el refuerzo posterior y la ausencia de constricción del hiato. (De Stipa, S.: Hiatal herniorrhaphy. *En* Malt, R. [ed.]: Surgical Techniques Illustrated. Filadelfia, W. B. Saunders, 1985, con permiso.)

CUIDADOS POSOPERATORIOS

Se obtiene una radiografía de tórax en la sala de recuperación para corroborar que el tubo pleural esté correctamente posicionado, que el pulmón esté reexpandido y que no se acumule líquido en alguna de las cavidades pleurales. Se recomienda la fisioterapia torácica tan pronto como el paciente recupera la conciencia. Es importante explicarle al paciente que aunque toser dolerá durante los primeros días posoperatorios, no provocará daño alguno. Los pacientes con frecuencia suprimen voluntariamente el mecanismo de la tos por temor a romper las suturas o promover complicaciones. La sedación se mantiene en un mínimo para evitar la anulación del reflejo de la tos. El paciente debe ser advertido de que si él o ella no tose y mantiene limpia la vía aérea, requerirá terapia física.

El tratamiento antibiótico de amplio espectro se mantiene durante los primeros cinco días posoperatorios. El tubo intercostal puede retirarse luego de 48 horas o cuando el drenaje de suero disminuye a menos de 200 cm^3 en un período de 24 horas. Se permiten los tragos de líquido desde el primer día posoperatorio. El paciente recibe rápidamente una dieta semisólida. Luego de la cirugía esofágica los pacientes aceptan con agrado el helado. Una ventaja significativa de la vía torácica para la cirugía antirreflujo es que se evita el traumatismo del intestino delgado y se logra un rápido retorno de la peristalsis normal.

La deambulación comienza la tarde de la operación o a la mañana siguiente. Mientras el paciente está en cama sus piernas se colocan elevadas para mantener el drenaje venoso. Si existía esofagitis antes de la operación se prescriben antiácidos a lo largo del primer mes posoperatorio. Se administra un trago de bario posoperatorio para determinar si el procedimiento fue llevado a cabo correctamente, para excluir cualquier problema con las suturas de la reparación y para contar con una base que permita la comparación en los estudios subsecuentes con bario.

COMPLICACIONES POSOPERATORIAS

Existen pocas complicaciones posoperatorias específicas del procedimiento Mark IV además de aquellas asociadas normalmente con una operación transtorácica. Puede ocurrir atelectasia segmentaria o lobular en el período posoperatorio inmediato, particularmente en el lóbulo inferior derecho, provocado por la presencia frecuente de neumonitis por aspiración en dicho segmento. La respuesta a la fisioterapia torácica agresiva es rápida. Puede aparecer disfagia transitoria leve durante la primera semana debida al edema tisular en el cardias reconstruido. La disfagia persistente indica un error en la técnica quirúrgica, probablemente un estrechamiento demasiado agresivo del hiato. Luego de la fundoplicatura de 240 grados no se presenta el síndrome de distensión gaseosa abdominal.

La perforación inadvertida de la mucosa durante la movilización del cardias cuando una cirugía previa ha desorganizado la anatomía local puede corregirse en la operación. El cierre es reforzado por la fundoplicatura. Los divertículos pequeños en la región de la reparación, revelados en estudios posoperatorios con bario, no requieren tratamiento en los pacientes libres de síntomas. El fracaso de la ligadura de la arteria de Belsey puede producir hemorragia intraperitoneal; esta complicación puede ser prevenida. El íleo de intestino delgado se evita mediante la protección del traumatismo logrado con el abordaje del abdomen superior a través de la toracotomía izquierda extendida. La molestia postoracotomía ya ha sido debatida y puede prevenirse en su mayor parte.

La única complicación tardía observada ha sido el reflujo recurrente causado por errores en la técnica. No se han encontrado las complicaciones tardías dramáticas con la técnica Mark IV que han sido comunicadas con la fundoplicatura abdominal total.[7,8,10]

VENTAJAS DEL ABORDAJE TORÁCICO

1. La movilización esencial del esófago y el cardias requerida por la técnica Mark IV solamente es posible mediante la utilización de la vía torácica.

2. El acceso adecuado al abdomen superior para permitir prestar atención a lesiones patológicas del abdomen superior se logra a través de la toracotomía izquierda extendida descrita previamente.

3. Para la corrección del reflujo recurrente, particularmente luego de múltiples aventuras quirúrgicas previas, el abordaje torácico se considera hoy en día obligatorio.[9] La desorganización de la anatomía local requiere la exposición adecuada del mediastino para permitir la movilización del esófago y el cardias. Las adherencias intraabdominales pueden separarse bajo visión directa extendiendo la incisión hacia el abdomen superior. La duda acerca de la integridad de los vagos es una indicación para la piloromiotomía, posiblemente a través de la misma incisión. Luego de obtener la movilización completa se puede llevar a cabo la reparación Mark IV. La desorganización de la anatomía local por múltiples operaciones previas, cuando es complicada por esofagitis crónica fibrosa ulcerativa, puede imposibilitar cualquier intento de realizar una reparación fisiológica. En estos casos está indicada la resección del segmento destruido y su reemplazo por un segmento isoperistáltico de yeyuno o colon.[1] El mantenimiento de un segmento de 8 a 10 cm del trasplante en la zona infradiafragmática de alta presión constituye un mecanismo efectivo para controlar el reflujo que es adecuado para prevenir la reaparición de la esofagitis. El paciente debería estar totalmente preparado para la posibilidad de un procedimiento de interposición antes de la operación. La decisión final sobre el plan terapéutico puede llevarse a cabo en el momento de la operación.

4. La misma filosofía dicta el abordaje torácico en pacientes con esofagitis grado III o grado IV con una estenosis no dilatable o difícil de dilatar en quienes puede ser necesaria una gastroplastia de Collis modificada[13] o la resección y reconstrucción.

5. El procedimiento Mark IV es un agregado antirreflujo efectivo a una miotomía larga llevada a cabo por acalasia o espasmo esofágico difuso. La fundoplicatura de 240 grados no causa disfagia en casos de disfunción esofágica neuromotora.[2]

6. La técnica transtorácica Mark IV es preferible en pacientes con hernia (paraesofágica) tipo II, en quienes las adherencias entre el estómago intratorácico y las estructuras mediastínicas circundantes puede hacer peligrosa la movilización por vía abdominal. La presencia de esta anormalidad desde el nacimiento puede provocar defectos en el desarrollo del esófago y acor-

tamiento congénito, que requerirá movilización amplia para permitir la reducción de la hernia. La simple reducción puede convertir una hernia tipo II en una hernia tipo I y puede precipitar un reflujo que no estaba presente previamente. Es esencial suplementar la reducción con un procedimiento antirreflujo; la técnica Mark IV ha sido satisfactoria en esta situación. El acortamiento congénito marcado puede requerir una gastroplastia de Collis, otra indicación de abordaje torácico.

7. Se ha demostrado que la técnica transtorácica Mark IV es satisfactoria en el manejo del reflujo crónico resistente al tratamiento médico en lactantes y niños. En este grupo etario se observa frecuentemente estenosis severa irreversible en el momento del diagnóstico inicial. El abordaje transtorácico ofrece un espectro más amplio de opciones terapéuticas, incluyendo la resección y reconstrucción cuando está indicada.

Resultados de la operación Belsey Mark IV

Los resultados a largo plazo del control del reflujo luego de la reparación Mark IV de la hernia hiatal se determinaron en 892 pacientes operados entre 1955 y 1965.[12] El seguimiento fue completo en 86%, y 94% de los pacientes tuvo seguimiento por más de 3 años. La tasa de mortalidad operatoria fue 1%, y la tasa global de recurrencia 11%. En pacientes con seguimientos entre 3 y 10 años la tasa de recurrencia fue 12%, y en los pacientes con más de 10 años fue 14,7%. Alrededor del 84% de los pacientes tenía resultados quirúrgicos excelentes o buenos en su última evaluación de seguimiento. La mayoría de las recurrencias ocurrió dentro de los 5 años de la operación inicial.

El resultado satisfactorio luego de una reparación Mark IV tiene relación directa clara con la experiencia del cirujano que la realiza. Las tasas de recurrencia para el consultor (Belsey) y el personal de planta fueron 5,9% y 14,6%, respectivamente. El tipo de hernia hiatal presente y el grado de esofagitis en ausencia de estenosis no influyó significativamente sobre los resultados. Sin embargo, cuando la reparación Mark IV se realizaba en pacientes con esofagitis severa y estenosis se observó una tasa de fracasos del 45% (9 de 20 pa-

cientes). La tasa de recurrencia en niños (20%) fue el doble que la de los adultos.

De los 98 pacientes con resultados quirúrgicos no satisfactorios, 32 fueron tratados médicamente y 45 requirieron reintervención. Veintiún pacientes con recurrencia no requirieron tratamiento. Veinticuatro de 33 pacientes sometidos a una segunda reparación Mark IV y 8 de 9 pacientes sometidos a resección e interposición colónica o esofagogastrostomía tuvieron resultados buenos o excelentes, una tasa global de éxito del 76%.

Referencias

1. Belsey, R.: Reconstruction of the esophagus with left colon. J. Thorac. Cardiovasc. Surg., 49:33, 1966.
2. Belsey, R.: Functional diseases of the esophagus. J. Thorac. Cardiovasc. Surg., 52:164, 1966.
3. Belsey, R.: Hiatal herniorrhaphy. In Malt, R. (ed.): Surgical Techniques Illustrated. Philadelphia, W.B. Saunders, 1985, p. 29.
4. Collis, J.: An operation for hiatus hernia with short esophagus. J. Thorac. Cardiovasc. Surg., 34:768, 1957.
5. DeMeester, T., Wernly, J., Bryant, G., et al.: Clinical and in vitro analysis of determinants of gastroesophageal competence. Am. J. Surg., 137:39, 1979.
6. Hill, L.: An effective operation for hiatal hernia: An 8 year appraisal. Ann. Surg., 166:681, 1967.
7. Hill, L., Ilves, R., Stevenson, J., et al.: Reoperation for disruption and recurrence after Nissen fundoplication. Arch. Surg., 114(4):542, 1979.
8. Leonardi, H., Crozierre, R., and Ellis, F.: Reoperation for complications of Nissen fundoplication. J. Thorac. Cardiovasc. Surg., 81:50, 1981.
9. Little, A., Ferguson, M., and Skinner, D.: Reoperation for failed antireflux operations. J. Thorac. Cardiovasc. Surg., 91:511, 1986.
10. Mansour, K., Burton, H., Miller, J., et al.: Complications of intrathoracic Nissen wrap. Ann. Thorac. Surg., 32:173, 1981.
11. Nissen, R.: Gastropexy and fundoplication in the surgical treatment of hiatal hernia. Am. J. Dig. Dis., 6.954, 1961.
12. Orringer, M., Skinner, D.B., and Belsey, R.: Long-term results of the Mark IV operation for hiatal hernia and analyses of recurrences and their treatment. J. Thorac. Cardiovasc. Surg., 63:25, 1972.
13. Pearson, F., Cooper, J., and Nelems, J.: Gastroplasty and fundoplication in the management of complex reflux problems. J. Thorac. Cardiovasc. Surg., 76.665, 1978.
14. Sandry, R.: Pathology of reflux esophagitis. In Skinner, D., Belsey, R., Hendrix, T., et al. (eds.): Gastroesophageal Reflux and Hiatal Hernia. Boston, Little, Brown, 1972.
15. Skinner, D.B., and Belsey, R.: Surgical management of esophageal reflux and hiatus hernia: Long-term results with 1030 patients. J. Thorac. Cardiovasc. Surg., 53:33, 1967.

12

Fundoplicatura de Nissen: técnica quirúrgica y experiencia clínica

HIRAM C. POLK (h.) Y MARK A. WILSON

El descubrimiento de la existencia y fisiopatología de la enfermedad por reflujo gastroesofágico (RGE) sucedió de una manera secuencial y ordenada. Lamentablemente, como consecuencia del muy difundido y apreciado artículo de Allison,[1] se puso un énfasis excesivo sobre la existencia de una hernia hiatal, y un énfasis insuficiente sobre el verdadero proceso que subyacía tras el reflujo ácido anormal. No sorprende que gran número de pacientes, a menudo sin reflujo ácido significativo ni esofagitis, fuera sometido a reparaciones transabdominales o transtorácicas de hernias hiatales. Con frecuencia las operaciones fracasaban anatómicamente o sintomáticamente debido a que pocos pacientes tenían síntomas relacionados con las anormalidades anatómicas descritas radiográficamente y encontradas en la cirugía. Muchos individuos, de mediana edad o mayores, de las sociedades occidentales tendrán hernias hiatales demostrables radiográficamente. A menudo puede existir ardor retroesternal ocasional, pero comparativamente pocos pacientes tienen esofagitis por reflujo sintomática.

El resurgimiento de la esofagitis por reflujo como indicación primaria de cirugía data de la década de 1970 y representa un componente importante de la comprensión actual de la RGE. El reflujo ácido explica el 75% de la patología esofágica en las sociedades occidentales y su frecuencia parece estar aumentando.[2] El cuarenta por ciento de los adultos norteamericanos refiere ardor retroesternal por lo menos mensual,[3] y no menos de un 7% tiene síntomas diarios.[4,5] Los pacientes sintomáticos son por lo general bien manejados sin cirugía, siempre que estén dispuestos a cumplir con una secuencia de medidas médicas simples y de cambios en el estilo de vida. Alrededor de un tercio de las personas con síntomas de reflujo requieren tratamiento médico diario,[3] aunque muchos pacientes se automedican con frecuencia con preparados de venta libre, especialmente antagonistas del receptor H_2. Es interesante que los pacientes con RGE sintomática tienen una calidad de vida marcadamente alterada que es comparable a la de pacientes con enfermedades crónicas mejor reconocidas, como la insuficiencia cardíaca congestiva y la angina refractaria.[5]

El proceso patológico primario subyacente que explica los síntomas de reflujo y las complicaciones es el aumento de la exposición esofágica al ácido gástrico. Los defectos mecánicos del esfínter esofágico inferior son la causa más común de RGE y están presentes en por lo menos el 70% de los pacientes.[6] En un subgrupo adicional de pacientes con presiones normales del esfínter también ha sido señalada la relajación demasiado frecuente del esfínter. Con menor frecuencia, el aclaramiento esofágico ineficiente del jugo gástrico refluido y ciertas anormalidades gástricas pueden contribuir. Los defectos motores del esófago o la fijación intraabdominal inadecuada del esófago debidos a una hernia hiatal grande pueden provocar también alteración del aclaramiento esofágico. Las anormalidades gástricas como secreción ácida excesiva, enlentecimiento del vaciamiento gástrico por obstrucción anatómica o paresia, o el aumento de la presión gástrica pueden aumentar el reflujo fisiológico. El delineamiento de estos factores es importante porque la cirugía antirreflujo corrige solamente los defectos del esfínter esofágico inferior y tiene más probabilidades de inducir disfagia o distensión gástrica en caso de anormalidades sustanciales de la motilidad esofágica o del estómago.[7]

DIAGNÓSTICO

El diagnóstico de RGE frecuentemente es obvio debido a los síntomas típicos de ardor retroesternal y regurgitación. El ardor retroesternal usualmente responde rápidamente al tratamiento médico y puede recurrir luego de suspender las medicaciones u otras medidas. Una minoría de pacientes presenta como motivo de consulta primario las complicaciones de la enfermedad por reflujo, como la estenosis fibrosa, y secuelas de regurgitación, como ahogo nocturno, tos y "globo histérico". Los síntomas atípicos de enfermedad por reflujo incluyen el dolor torácico, sibilancias, tos crónica, disfonía o malestar faríngeo. Todos estos síntomas se superponen sustancialmente con otras enfermedades comunes, y frecuentemente no es obvio el papel del reflujo de jugo gástrico en la génesis de estos síntomas. La dificultad para establecer esta relación se evidencia por el hecho de que existe ausencia de ardor retroesternal en más del 50% de los pacientes con laringitis posterior debida a reflujo.[8] Habría que buscar el reflujo si existen síntomas atípicos que no pueden ser explicados o son refractarios al tratamiento adecuado para enfermedades coexistentes. El diagnóstico de fibrosis pulmonar idiopática o bronquiectasias debería apresurar la investigación de un posible reflujo debido al reciente reconocimiento de que esas enfermedades se asocian comúnmente con la enfermedad por reflujo.[9]

Aunque de modo característico el reflujo se diagnostica clínicamente o se sospecha radiográficamente, su confirmación es crucial antes de considerar una intervención quirúrgica. En el pasado el reflujo solía demostrarse frecuentemente por la presencia de esofagitis en forma endoscópica o histológica. Debido a la disponibilidad y utilización casi universales de fármacos, tanto de venta libre como prescriptos, muchos pacientes pueden no tener esofagitis en el momento de la endoscopia inicial. En los pacientes con resultados normales en la esofagoscopia o síntomas atípicos, el monitoreo de pH de 24 horas sin tratamiento médico puede confirmar el reflujo patológico. La relación costo-eficacia de este procedimiento, relativamente caro, tiene que ser confirmada, especialmente para los cirujanos, que deben rendir cuentas de sus altos costos. Se considera típicamente que el reflujo es inequívocamente anormal cuando ocurre durante más del 7% del período de 24 horas,[10] y que uno que aparece durante 4 a 7% es anormal cuando existe una buena correlación con los síntomas. Debería considerarse cuidadosamente la coexistencia de otras enfermedades, como colelitiasis, enfermedad ulcerosa péptica o dispepsia, ya que son relativamente comunes (cuadro 12-1). Aun en los pacientes con reflujo documentado, otros procesos coexistentes, como enfermedad coronaria, broncoespasmo o sinusitis crónica, pueden contribuir al complejo sintomático. Puede ser difícil discriminar la causa y efecto del reflujo en estas formas

de presentación. El tratamiento con dosis altas de inhibidores de la bomba de protones puede facilitar el proceso diagnóstico en algunos pacientes.

OPCIONES DE TRATAMIENTO

Los objetivos del tratamiento son controlar los síntomas, resolver la esofagitis y manejar o prevenir las complicaciones. A todos los pacientes se le deberían enfatizar las modificaciones del estilo de vida (cuadro 12-2), que son un requisito de todos los tratamientos médicos o quirúrgicos. Nosotros consideramos que generalmente no debería comenzarse el tratamiento con fármacos costosos, como los inhibidores de la bomba de protones, hasta que haya sido determinada la eficacia de este simple plan de seis puntos. Los estudios que comparan el tratamiento médico y el quirúrgico de la RGE sintomática han sugerido frecuentemente resultados similares, aunque algunos indican mejores resultados con la reparación quirúrgica.[11] Los análisis acerca de estos temas continúan y han sido estimulados aun más por la aceptación del tratamiento de mantenimiento con inhibidores de la bomba de protones a largo plazo y la amplia adaptación de técnicas quirúrgicas mínimamente invasivas para el tratamiento quirúrgico. Cuando se comparan los tratamientos deben considerarse muchos factores, entre ellos se incluyen la eficacia de la resolución de los síntomas o el desarrollo de nuevos síntomas, la necesidad de continuar el tratamiento, el control de la progresión de la enfermedad, costo global y satisfacción del paciente. Por el momento ningún estudio ha encarado en conjunto estos puntos. La fundoplicatura de Nissen a cielo abierto controla los síntomas de reflujo en más del 90% de los pacientes luego de 10 años de la cirugía.[7] La indicación tradicional para el tratamiento quirúrgico ha sido el fracaso del manejo médico con complicaciones del reflujo o síntomas persistentes. El paciente que requiere tratamiento crónico con inhibidores de la bomba de protones para el control de la enfermedad también es considerado adecuado para la cirugía, especialmente si es joven. A pesar del aumento de la aceptación del abordaje laparoscó-

Cuadro 12-1. *Enfermedades asociadas con la esofagitis por reflujo*

Enfermedad	Asociación, %
Colelitiasis	26
Úlcera duodenal	15
Úlcera gástrica	5
Enfermedad colónica quirúrgica	2
Angina	3
Asma nocturna	2
Ningún otro trastorno	70

Cuadro 12-2. *Manejo no quirúrgico del reflujo gastroesofágico*

Elevación de la cabecera de la cama
Suspensión de la ingesta de líquidos luego de las 8:00 PM
Abstinencia de tabaco, alcohol y chocolate
Pastillas antiácidas
Alginatos (Gaviscon®)
Eliminación de la ropa ajustada
Pérdida de peso, de ser posible
Omeprazol (Prilosec®), de acuerdo a la prescripción

pico para la cirugía, las indicaciones apropiadas no deberían ser alteradas.

EVALUACIÓN PREOPERATORIA

El objetivo de la evaluación preoperatoria es confirmar la presencia de RGE y seleccionar la mejor opción de tratamiento para cada individuo, basada en la presentación clínica y la función esofagogástrica.[12] La endoscopia gastroduodenal debería realizarse en todos los candidatos a cirugía para evaluar las complicaciones del reflujo y es mejor que sea realizada por el cirujano que llevará a cabo la operación o un endoscopista con experiencia sustancial en esofagoscopia y enfermedad por reflujo. Si es posible, la esofagitis erosiva debería haber cicatrizado antes de la cirugía para reducir la inflamación periesofágica. Si existe esófago de Barrett se requieren biopsias exhaustivas de los epitelios anormales, y la presencia de displasia o adenocarcinoma hace necesario extender la evaluación específica. La endoscopia alta también puede ser empleada para evaluar el tamaño y tipo de la hernia hiatal. Es importante la identificación de una hernia grande por deslizamiento (>5 cm), una hernia paraesofágica o fibrosis esofágica. Estos hallazgos pueden indicar la presencia de acortamiento esofágico, el cual dictaría un abordaje quirúrgico diferente. Las estrecheces de la unión esofagogástrica deberían dilatarse en forma preoperatoria para prevenir la disfagia posoperatoria. La esofagografía contrastada se realiza de rutina, y debería repetirse si no fue obtenida dentro de las últimas semanas previas a la cirugía. Hemos encontrado frecuentemente que el proceso de la enfermedad o la anatomía esofágica habían cambiado en el transcurso del tiempo desde la realización de estudios contrastados.

Es controvertido el papel de la manometría esofágica. Nosotros hemos tendido a reservarla para los pacientes en quienes se sospecha una función motora anormal del esófago, basada en síntomas o hallazgos radiográficos o endoscópicos. Sin embargo, algunos estudios aseguran que la manometría esofágica preoperatoria de rutina puede alterar la toma de decisiones en alrededor del 14% de los pacientes.[12] No queda claro si la manometría de rutina es costoefectiva en la identificación del pequeño número de pacientes con trastornos motores del esófago que no se evidencian con la evaluación preoperatoria cuidadosa. Es más, en nuestra opinión, el monitoreo ambulatorio de pH no es necesario en todos los pacientes. La evidencia endoscópica de esofagitis erosiva es suficiente para corroborar la presencia de enfermedad por reflujo significativa. Los pacientes con complicaciones debidas al reflujo y aquellos con síntomas atípicos de reflujo deberían ser sometidos a monitoreo de pH para confirmar la presencia de reflujo patológico. Los estudios del vaciamiento gástrico se realizan selectivamente en pacientes con riesgo de gastroparesia, como quienes padecen diabetes o aquellos con náuseas, vómitos, distensión abdominal o plenitud posprandial significativos.

PREFERENCIA DE INCISIÓN

Por muchos años se ha debatido mucho acerca de si las operaciones deberían ser realizadas a través de una incisión transabdominal o transtorácica. El foco ha virado a la selección apropiada de los pacientes para los procedimientos quirúrgicos mínimamente invasivos. Con demasiada frecuencia han sido la habilidad técnica y preferencia del cirujano, más que las necesidades del paciente, las que han dictado el abordaje quirúrgico. En la mayoría de los pacientes el estudio cuidadoso y objetivo provee indicaciones claras sobre cuál vía es mejor.[13] La mayoría de los procedimientos pueden ser realizados apropiadamente por vía transabdominal. El verdadero peligro es la operación transabdominal no recomendada en un paciente en quien existe un acortamiento esofágico sustancial. En esta circunstancia es difícil movilizar adecuadamente el esófago para obtener una longitud esofágica intraabdominal suficiente y realizar una fundoplicatura libre de tensión. Esta ha sido nuestra indicación más común para recomendar el abordaje torácico. En ciertos casos es factible la gastroplastia de Collis transabdominal para solucionar el acortamiento esofágico.

La fundoplicatura laparoscópica se ha convertido en el abordaje quirúrgico preferido en el tratamiento quirúrgico de la enfermedad por reflujo en un número creciente de centros. Nosotros reiteramos que las indicaciones de cirugía no deberían ser alteradas por disponer de una técnica mínimamente invasiva. No existen contraindicaciones específicas para la fundoplicatura laparoscópica distintas que las de los procedimientos abiertos, pero varios factores ameritan consideración. Las decisiones más importantes tienen relación con si se justifica la cirugía y cuál procedimiento tiene más probabilidades de proveer el mejor resultado en el paciente individual. La selección de un abordaje abierto tradicional o de un abordaje laparoscópico depende de la habilidad y entrenamiento del cirujano, la evolución de la enfermedad en el paciente y la comprensión del paciente de las opciones quirúrgicas, incluidas las ventajas y desventajas relativas de cada abordaje. Los procedimientos antirreflujo laparoscópicos son técnicamente exigentes y requieren gran destreza para la sutura y pericia para disecar utilizando ambas manos. Además, la curva de aprendizaje de dichos procedimientos es más larga y requiere más casos que la colecistectomía laparoscópica. Las contraindicaciones relativas del abordaje laparoscópico incluyen las cirugías abdominales altas previas, obesidad mórbida, hepatomegalia, acortamiento esofágico y hernia hiatal masiva. Estas situaciones no descartan la reparación laparoscópica pero tienen más probabilidades de requerir la conversión a procedimientos abiertos u obtener malos resultados, a menos que el cirujano actuante sea muy experimentado.

TÉCNICA QUIRÚRGICA A CIELO ABIERTO

Los principios del éxito en la cirugía de la enfermedad por reflujo se basan enteramente en la creación de un mecamismo valvular que controle el reflujo de ácido gástrico hacia el esófago inferior. El énfasis en la corrección de las hernias hiatales asociadas es indispensable, porque la permanencia de la unión esofagogástrica por debajo del diafragma mejora mucho los efectos fisiológicos sobre los mecanismos del esfínter esofágico inferior. La mejor incisión para la operación transabdominal es una laparotomía mediana supraumbilical. La resección del xifoides puede ser beneficiosa en algunos pacientes. Se lleva a cabo la exploración exhaustiva del abdomen, y se confirma la decisión de tratar las enfermedades asociadas. Luego se presta atención al hiato esofágico. La primera maniobra es movilizar el lóbulo izquierdo del hígado, doblarlo sobre sí mismo y separarlo hacia la derecha del paciente con un separador de Harrington. El peritoneo anterior se incide en forma transversa sobre la unión esofagogástrica, y se convierte en una U invertida. Esta se extiende hasta los primeros vasos cortos del estómago lateralmente y hasta la rama ascendente de la arteria gástrica izquierda coronaria estomáquica en dirección medial (fig. 12-1). Los dedos del operador pueden dirigirse entonces alrededor del esófago. La palpación digital debería permitir la identificación de los pilares diafragmáticos y el nervio vago posterior. Ambos nervios vagos se incluyen en la movilización del esófago, y se controlan las estructuras con un drenaje de Penrose. Si persiste una inflamación periesofágica considerable se debe tener la precaución de que la disección alrededor del esófago sea particularmente amplia, de modo de disminuir las posibilidades de que ocurra una perforación iatrogénica. La palpación de una sonda nasogástrica o de una bujía Maloney de 40 Fr puede facilitar la identificación de los límites del esófago. Se completa la movilización del esófago, generalmente mediante disección roma, lo que permite la visualización de los pilares diafragmáticos. Nosotros creemos que la reparación de los pilares es parte esencial de la operación.

En este momento es útil reconocer el papel único del área desnuda del estómago para comprender por qué una hernia hiatal generalmente es una verdadera her-

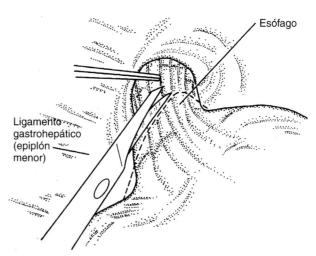

Fig. 12-1. Fundoplicatura de Nissen. Luego de movilizar y separar el hígado, se realiza una incisión transversa del peritoneo anterior sobre la unión esofagogástrica y se la transforma en una U invertida.

nia por deslizamiento (fig. 12-2). El fondo gástrico posterior es una estructura retroperitoneal y generalmente se separa con facilidad del páncreas y otros tejidos retroperitoneales. Esta disección roma se logra con relativa facilidad trabajando desde la cara derecha del esófago y a lo largo de la curvatura menor por encima de la inserción de la arteria gástrica izquierda. Un estudio anatómico detallado de cadáveres de individuos recién fallecidos demostró la importancia de este paso en la movilización gástrica adecuada.[14] Al mismo tiempo, la sección de los vasos cortos gástricos no es siempre necesaria para el éxito de la cirugía y es importante para la movilización fúndica en una minoría de pacientes. La movilización posterior del fundus en el área desnuda del estómago es de mayor importancia que la movilización lateral de la curvatura mayor. Al completar estas medidas se realiza la reparación de los pilares.

Si un cirujano tiene experiencia en operaciones para la hernia hiatal, no siempre es necesario introducir una bujía para prevenir el angostamiento inadvertido del esófago. Por otro lado, un cirujano sin experiencia sustancial o uno que realiza las operaciones con menor asiduidad debería introducir una bujía de Maloney para evitar puntos que puedan comprimir el esófago. La reparación de los pilares se logra con puntos separados de seda 0, realizando tomas bastante gruesas del tejido muscular de los pilares (fig. 12-3). Nosotros intentamos ajustar los pilares de manera que el cirujano pueda introducir la punta del dedo índice al costado del esófago una vez que se ha removido el dilatador (fig. 12-4). Cuando esto ha sido logrado, se moviliza el fondo gástrico posterior hacia la cara medial del esófago y se lo toma con pinzas de Babcock para proveer la fundoplicatura total descrita por Nissen (fig. 12-5).[15] Es importante emplear la porción posterior del fondo gástrico para la envoltura. La utilización del estómago anterior,

Fig. 12-2. Característica del área desnuda del estómago.

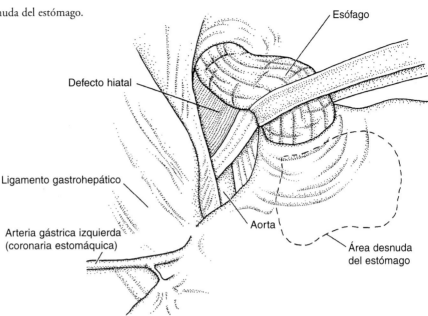

como fue descrita por Rosetti, puede provocar la tracción lateral del esófago y probablemente se asocie con una mayor tasa de disfagia posoperatoria. La utilización de la movilización gástrica posterior adecuada evita estas dificultades. La literatura reciente ha tendido a recomendar una longitud menor de la envoltura, entre 1,5 y 2,5 cm. Nosotros seguimos creyendo que es preferible una envoltura de 3 a 4 cm construida laxamente con un fondo gástrico adecuadamente movilizado. La verdadera reparación se construye con tres o cuatro puntos de

seda 2-0 que toman parcialmente la pared del esófago. No continuamos realizando rutinariamente la sutura del echarpe o del esófago al diafragma, pero sí fijamos la plicatura a la inserción del esófago a lo largo de la curvatura menor del estómago con la sutura más baja. Esta maniobra actúa en la prevención del llamado Nis-

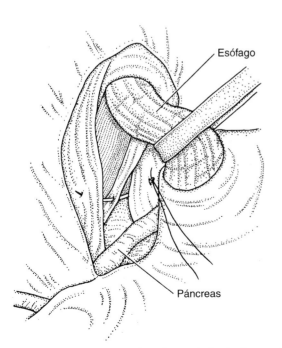

Fig. 12-3. Reparación de los pilares durante la fundoplicatura de Nissen.

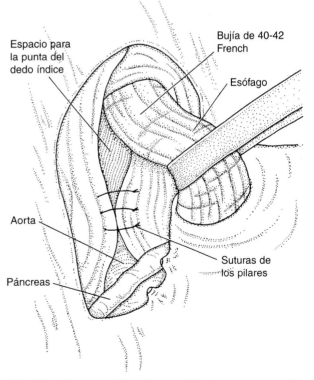

Fig. 12-4. La sutura de los pilares se debe ajustar como para dejar espacio suficiente para un dedo índice junto al esófago, una vez que el dilatador ha sido retirado.

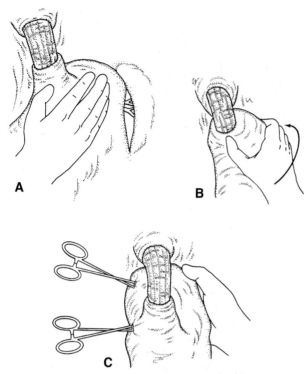

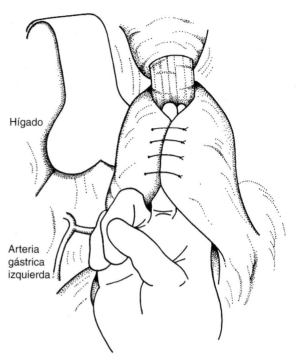

Fig. 12-5. Movilización del fondo gástrico posterior hacia el lado medial del esófago y toma con pinzas de Babcock para proveer una fundoplicatura de Nissen completa.

Fig. 12-6. Se completa el echarpe de fondo gástrico, luego de lo cual el cirujano debería poder pasar dos dedos por debajo del mismo, junto con el esófago y la bujía.

sen deslizado, el cual es poco común a menos que se haya seccionado la arteria gástrica izquierda en la movilización. Al completar el echarpe el cirujano debería ser capaz de pasar al menos dos dedos por debajo del mismo y junto a la bujía y el esófago (fig. 12-6). Los drenajes aspirativos se emplean ocasionalmente en las reoperaciones, en procedimientos extremadamente difíciles y siempre que el procedimiento se complique con una gastrotomía o una esofagotomía.

El procedimiento torácico es exactamente la misma operación, pero realizada en un orden diferente. Esta es una de las razones por las que consideramos que la fundoplicatura de Nissen es el procedimiento de elección tanto para los abordajes transabdominales como para los transtorácicos.[16,17] Nosotros realizamos esta operación resecando la quinta o sexta costilla. Aunque se experimenta cierta incomodidad quirúrgica por la incisión alta de toracotomía, podría existir menor incidencia de neuralgia intercostal que con toracotomías más bajas. Se incide la pleura mediastinal posterior luego de la movilización del ligamento pulmonar inferior. Se rodea el esófago y se abre el saco herniario en forma circunferencial. Esta técnica de disección deja un anillo de ligamento frenoesofágico, saco herniario y peritoneo adheridos al esófago. La disección roma generalmente es suficiente para movilizar los pilares, los cuales yacen bien posteriores y lejos del cirujano. Después de acentuar la hernia y construir la fundopli-

catura, se reduce el echarpe hacia el abdomen. Luego se cierran los pilares por detrás de la plicatura, teniendo cuidado de obtener tomas suficientes de tejido. Así, el cierre de los pilares y la fundoplicatura son realizadas en el orden inverso al que se utiliza en la operación transabdominal.

Nosotros rara vez empleamos la fundoplicatura parcial posterior como fue descripta por Toupet,[18] cuando existe disfunción motora del esófago. El cierre del hiato y la movilización fúndica son llevadas a cabo como fueron descritas previamente. La porción posterior de la plicatura se asegura a las porciones posteriores de los pilares derecho e izquierdo con puntos individuales luego del cierre estándar de los pilares. En este aspecto, nuestra reparación difiere de la descripción original, en la que no se realizaba un cierre hiatal separado. La porción anterosuperior del fondo gástrico se asegura a los pilares en forma anterior, tanto del lado derecho como del izquierdo. Se utilizan dos o tres puntos separados 2-0 no reabsorbibles para aproximar el fundus al esófago de cada lado, para crear una plicatura posterior de 270 grados.

TÉCNICA QUIRÚRGICA LAPAROSCÓPICA

Los principios de los procedimientos laparoscópicos antirreflujo deberían adherir íntimamente a los de la operación a cielo abierto. Las técnicas de disección varían de las empleadas en los procedimientos a cielo abierto debido a las diferencias inherentes a los abordajes. Los pacientes son colocados en posición de Lloyd-Davies modificada y se aplican dispositivos de compresión neumática a las extremidades inferiores. El trocar inicial se inserta en la línea media o justo a la izquierda de la línea media alrededor de 15 cm del xifoides y se establece un neumoperitoneo de 15 mm Hg con dióxido de carbono. Se insertan cuatro trocares adicionales en forma subcostal (dos a la derecha y dos a la izquierda) en los cuadrantes abdominales superiores. Es crítico utilizar un laparoscopio angulado de 30 o 45 grados para visualizar correctamente el hiato. El lóbulo izquierdo del hígado es retraído en dirección anterior pero, a diferencia del procedimiento a cielo abierto, no se secciona el ligamento triangular. La disección inicial comienza con una de dos técnicas. Nuestra preferencia ha sido seccionar el epiplón menor por delante del lóbulo caudado del hígado para permitir la identificación del pilar derecho del diafragma. Se debe tener cuidado de buscar y evitar una arteria hepática izquierda anómala. El ramo hepático del nervio vago también debería ser identificado y, de ser posible, preservado. Luego se secciona el peritoneo que yace por encima del esófago anterior y la grasa epifrénica se diseca de la unión esofagogástrica. Otra alternativa es comenzar la disección sobre la cara anterolateral izquierda del esófago mediante la incisión de la reflexión peritoneal y separando el panículo adiposo. La mejor manera de conseguir el aislamiento del esófago es disecar inicialmente el pilar derecho para desplegar un espacio entre el pilar y el esófago. Lo más seguro es disecar el pilar, en lugar de disecar el esófago como se hace en la operación a cielo abierto. Es importante identificar precozmente los nervios vagos, y el nervio posterior generalmente se deja en su posición natural con el esófago y se incluye en la fundoplicatura.

Luego de identificar el cruce posterior de los pilares se comienza la disección inicial a lo largo del pilar izquierdo. A medida que la disección en esta región avanza hacia atrás se torna difícil visualizar las adherencias frenogástricas y movilizar el área desnuda del estómago del retroperitoneo. Dada la importancia de la adecuada movilidad fúndica para permitir una envoltura libre de tensión, no se deberían hacer concesiones con la movilización posterior. A diferencia del procedimiento a cielo abierto, esta movilización no puede ser realizada completamente mediante el abordaje desde la curvatura menor. En nuestra experiencia, la disección posterior casi siempre requiere la ligadura y sección de los vasos cortos gástricos para permitir la exposición de la pared gástrica posterior para la movilización. Los vasos cortos gástricos pueden ser ligados con clips hemostáticos (hemoclips) y seccionados, o pueden ser coagulados con dispositivos bipolares o

con las tijeras ultrasónicas del bisturí Harmonic®. Así, la disección posterior se lleva a cabo desde el lado izquierdo en lugar del derecho, como en la técnica a cielo abierto. A medida que se encuentran los vasos cortos gástricos más altos, la tracción de la cara posterior del estómago hacia abajo y a la derecha facilita la exposición. Luego de completar la disección del pilar izquierdo, se continúa la disección del pilar derecho y se completa el espacio retroesofágico. Esta región debería visualizarse siempre en forma directa para disminuir las probabilidades de perforación iatrogénica. La sonda nasogástrica y el estetoscopio esofágico deberían ser retirados hacia el esófago proximal para minimizar aun más el riesgo de perforación durante la disección. Se rodea el esófago con un drenaje de Penrose que es empleado para separar el esófago hacia adelante y a la izquierda. Se completa la disección esofágica circunferencial por encima del hiato para movilizar un mínimo de 3 cm de esófago libre de tensión hacia el abdomen.

La aproximación posterior de los pilares se realiza con puntos separados de material no reabsorbible tamaño 0 que son anudados en forma intracorpórea. Se mide el tamaño del cierre hiatal mediante una bujía a través de la boca. Es muy importante que el individuo que introduce la bujía observe su pasaje en el monitor de video para disminuir las posibilidades de perforación. Luego de retirar parcialmente el dilatador se pasa la porción posterosuperior del fondo por detrás a través de la ventana retroesofágica bajo visión directa. El echarpe debería permanecer en su lugar sin ser sostenido. Se avanza nuevamente el dilatador y se completa el echarpe. Los puntos son pasados desde el fondo izquierdo tomando el esófago anterior a punto parcial y hacia el estómago que forma el echarpe. En general se colocan tres puntos 2-0 no reabsorbibles y cada uno de ellos incluye una parte de la pared esofágica. Es difícil apreciar la tensión de los puntos extracorpóreos y en esta localización pueden desgarrar el esófago. Ajustar los nudos en forma intracorpórea permite determinar con más precisión la tensión adecuada y logra disminuir el traumatismo sobre el tejido de la curvatura menor. El echarpe se inspecciona para asegurar que la fundoplicatura esté construida laxamente y se retira el dilatador. Algunos han adoptado la fijación del echarpe al diafragma para disminuir la migración intratorácica, pero nosotros no hemos incluido rutinariamente estos puntos.

RESULTADOS Y COMPLICACIONES

Los resultados de las operaciones abdominales y torácicas han sido similares. Tienen tasas comparables de fracasos, aunque existe una incidencia levemente superior de hernia recurrente luego de la operación torácica. Es justo recordar que la mayoría de los pacientes sometidos al abordaje torácico han sido seleccionados para esa operación debido a un acortamiento significativo esofágico. Con cualquier clasificación de la enfermedad estos pacientes tienen esofagitis más avanzada. Globalmente, creemos que las operaciones son similares con respecto a los resultados. Los resultados de nuestros procedimientos a cielo abierto se presentan en el cuadro 12-3; estos datos confirman que la cirugía antirreflujo no es un placebo y que la esofagitis resuelve en el posoperatorio. En algunos pacientes son necesarios varios meses para la resolución,[19] posiblemente en relación a la estasis esofágica distal más que por la continuación del reflujo. En todo caso, ha habido resolución de esofagitis microscópica, y esto sigue siendo verdadero a lo largo del seguimiento extendido, que supera los 20 años en varios pacientes. Estos resultados son comparables a los comunicados por otros grupos experimentados en procedimientos antirreflujo.[7,20] La mejoría de los síntomas atípicos de ronquera o trastornos pulmonares con frecuencia se produce más lentamente durante un período de hasta un año.

Inicialmente, las publicaciones de fundoplicatura laparoscópica estaban limitadas por el escaso número de pacientes y un seguimiento muy corto. Comunicaciones más recientes con mayores cifras de pacientes sugieren que los procedimientos laparoscópicos antirreflujo pueden ser realizados por cirujanos experimentados con resultados comparables a los de la operación a cielo abierto.[21] La recurrencia del reflujo luego de 3 o 4 años de la cirugía iguala las tasas observadas con la fundoplicatura a cielo abierto. Como se delineó previamente, existen aspectos del procedimiento laparoscópico que difieren de los de la operación a cielo abierto y que requieren reconocimiento específico por parte del operador. Por lo tanto, las complicaciones son más frecuentes durante la curva de aprendizaje del abordaje laparoscópico. El reconocimiento tardío de perforación iatrogénica en varios pacientes derivados a nuestro centro ha provocado tasas sustanciales de morbilidad. Basándonos en nuestros patrones geográficos de derivación, creemos que la incidencia de "deslizamiento" de la fundoplicatura es mayor

en los primeros procedimientos laparoscópicos que con la operación a cielo abierto. Esto podría ser el resultado de la dificultad de evaluar el tamaño de las tomas de tejido en forma laparoscópica, problemas anatómicos en la construcción de la envoltura o técnicas defectuosas de sutura.

Las complicaciones se pueden considerar según el momento de su aparición: durante la cirugía y en forma temprana o tardía después de la cirugía. En general, el tipo de complicaciones es similar tanto para los procedimientos laparoscópicos como para las técnicas a cielo abierto, aunque la incidencia varía de acuerdo con la técnica y con la experiencia del cirujano. La tasa de mortalidad es menor que 1% en la mayoría de las series de procedimientos antirreflujo a cielo abierto y es menos frecuente en las operaciones laparoscópicas. Puede producirse sangrado a partir de una arteria gástrica izquierda aberrante, vasos cortos gástricos o el bazo. Los procedimientos a cielo abierto tienen una incidencia de esplenectomía del 1 al 4%, mientras que es menos frecuente en los procedimientos laparoscópicos. La perforación del esófago o el estómago ocurre en el 1 al 3% de los pacientes, independientemente de que sean realizados en forma laparoscópica o a cielo abierto. Es más probable que ocurra perforación durante la experiencia inicial del cirujano, en pacientes obesos, en grandes hernias hiatales o periesofagitis severa y en las reoperaciones. Los problemas técnicos inadvertidos en la creación de la fundoplicatura son probablemente más comunes con los procedimientos laparoscópicos, porque existe tendencia a tomar el estómago anterior demasiado cerca de la curvatura menor o en forma demasiado distal. La distorsión resultante del estómago proximal puede ocasionar el fracaso en el control del reflujo o la aparición de disfagia. En los procedimientos laparoscópicos la aparición de neumotórax es poco frecuente. La lesión inadvertida de los nervios vagales puede causar diarrea o empeorar la preexistente así como contribuir con síntomas posprandiales de distensión abdominal y náuseas.

Se ha comunicado distensión por gas en cifras variables con la fundoplicatura a cielo abierto, pero en general se publica que ocurre en el 5 al 15% de los pacientes operados en forma laparoscópica. En cambio, hasta la mitad de los pacientes pueden tener dificultades para vomitar luego de la cirugía, sin importar si el abordaje fue a cielo abierto o mínimamente invasivo. El atrapamiento intragástrico de aire deglutido debido a la dificultad para eructar es probablemente la causa primaria de distensión gaseosa pero la alteración de la motilidad gástrica preoperatoria y la lesión vagal pueden contribuir. Estos síntomas son autolimitados en muchos pacientes, pero pueden ser problemáticos y difíciles de tratar en otros. Las modificaciones de la dieta y los agentes proquinéticos pueden ser beneficiosos. Probablemente la disfagia sea la aparición más fre-

Cuadro 12-3. *Resultados clínicos de la fundoplicatura*

Resultado clínico		%
Excelente	Asintomático	85
Bueno	Mejor, pero ocasionalmente sintomático	11
Fracaso	Ardor retroesternal persistente o progresivo o disfagia	4
Necesidad de reoperación	Debida al fracaso sintomático	1
Fallecimiento	En el hospital	0,5

cuente en el período posoperatorio temprano, con una incidencia publicada entre 0 y 99%, según el cuidado con que se interrogue a los pacientes. En la mayoría de los casos la disfagia mejora gradualmente sin tratamiento específico, excepto que el paciente permanezca con una dieta líquida o blanda. Las comidas o bebidas frías tienden a acentuar la disfagia. La persistencia de dificultades luego de las primeras cuatro semanas puede requerir dilatación,[22] pero la disfagia persiste a largo plazo solamente en alrededor del 1% de los pacientes. Una movilización fúndica inadecuada interviene en la generación de disfagia con más frecuencia que un echarpe demasiado ajustado. La disfagia severa en el período posoperatorio temprano obliga a realizar un esofagograma baritado. La obstrucción total o casi total de la fundoplicatura debería ser tratada con la reoperación, porque la dilatación endoscópica no es beneficiosa en este escenario. Es importante la evaluación intraoperatoria de la movilidad gástrica, y el examen endoscópico puede facilitar la evaluación del echarpe luego de la reconstrucción.

El reflujo recurrente se puede deber a la ruptura del echarpe, al deslizamiento de un echarpe previamente adecuado o a la construcción inadecuada. Se produce reflujo en el 1 al 5% de los pacientes luego de 1 año de la cirugía. El seguimiento a largo plazo de la fundoplicatura a cielo abierto muestra una tasa de recurrencia de 4 a 10% a 10 años, y el seguimiento a 3 años después de la reparación laparoscópica sugiere una incidencia de aproximadamente 3%. El deslizamiento se presenta generalmente con síntomas recurrentes de reflujo, con disfagia o sin ella, y tiene una mayor incidencia en pacientes con acortamiento esofágico. Los pacientes con alto riesgo de "deslizamiento" son aquellos con hernias hiatales grandes (>6 cm), motilidad esofágica alterada o esofagitis severa con estenosis. La movilización mediastinal extensa del esófago puede permitir la obtención de una longitud intraabdominal suficiente, pero otros casos pueden requerir un procedimiento de elongación como la gastroplastia de Collis. Aunque la gastroplastia de Collis se ha llevado a cabo en forma laparoscópica,[23] ello aumenta significativamente la dificultad del procedimiento, y todavía no están disponibles los resultados obtenidos a largo plazo.

CONSIDERACIONES ESPECIALES

Se ha escrito mucho acerca del papel de la cirugía en el tratamiento de los pacientes con esófago de Barrett. Continúan en debate los criterios específicos que se requieren para el diagnóstico de esófago de Barrett. Queda claro que hay un espectro de esófago de Barrett

que oscila desde la intestinalización microscópica de la mucosa esofágica en ausencia de anormalidades endoscópicas hasta lesiones grandes y largas que son muy evidentes. Se acepta generalmente hoy en día que el cambio columnar de la mucosa esofágica es el resultado del reflujo gastroesofágico anormal. Muchos pacientes habrán tenido síntomas crónicos de reflujo, pero hasta un 40% tendrán pocos síntomas o ningún síntoma.[24] Una vez que aparece displasia es poco probable que revierta a un epitelio sin displasia,[25,26] aunque la displasia de bajo grado frecuentemente es difícil de discriminar del componente inflamatorio. Los procedimientos antirreflujo resolverán los síntomas de reflujo[27] y probablemente prevendrán la extensión de los cambios mucosos. Sin embargo, existen menos probabilidades de que la mucosa columnar retroceda, y el efecto sobre la transformación maligna no se ha establecido claramente.[28] Se debe reconocer el aumento del riesgo de adenocarcinoma en pacientes con esófago de Barrett, de manera que pueda realizarse la vigilancia.

El acortamiento esofágico no es común, pero debe ser reconocido y preparado antes de la cirugía.[29] Los pacientes con hernias hiatales grandes, estenosis o esófago de Barrett severo con fibrosis submucosa tienen mayor riesgo de acortamiento esofágico. La revisión de radiografías gastroduodenales por un cirujano experimentado identificará al paciente con acortamiento o que tiene riesgo sustancial de padecerlo. La movilización mediastinal es el primer abordaje y se logra más fácilmente por la vía transtorácica. que a través de la vía transabdominal. Sin embargo, la laparoscopia provee excelente visualización del esófago inferior por varios centímetros por arriba del hiato y frecuentemente permite la disección segura hasta el nivel del ligamento pulmonar inferior. Cuando la movilización es inadecuada para proveer suficiente longitud esofágica intraabdominal, es de fundamental importancia no construir el echarpe de Nissen bajo tensión. Debería realizarse en cambio un procedimiento de elongación, típicamente una gastroplastia de Collis, seguida por una fundoplicatura alrededor del neoesófago.

La hernia paraesofágica es un problema tanto para los pacientes en los que se realiza la cirugía inicial como en los que han tenido procedimientos antirreflujo previos. Estas hernias son especialmente traicioneras en los ancianos. La reparación primaria de estas hernias y aquellas con un componente mixto paraesofágico y de deslizamiento ha sido realizada laparoscópicamente con buenos resultados.[30] Estos procedimientos laparoscópicos frecuentemente son más difíciles que los procedimientos antirreflujo estándar y requieren flexibilidad en el abordaje quirúrgico, generalmente con disección inicial a la izquierda del esófago. Más allá de si la reparación se lleva a cabo a cielo abierto o laparoscópica, lo característico es que resulta factible la reparación primaria con suturas. Solamente se emplea malla protésica para la reparación cuando se juzga que la calidad del tejido es verdaderamente inadecuada. Es controvertido si es necesario agregar una fundoplicatura a la reparación de los pilares en las hernias paraesofágicas puras. Nosotros creemos que la mayoría de los pacientes tienen evidencia de reflujo,[31] y sistemáticamente incluimos una fundoplicatura en el procedimiento.

La herniación paraesofágica puede presentarse en cualquier momento durante el período posoperatorio y parece ser más frecuente luego de la cirugía antirreflujo laparoscópica.[32] Los factores que contribuyen probablemente incluyen el cierre inadecuado del hiato, dificultades técnicas en la sutura de los pilares y el aumento de la presión intraabdominal debido a vómitos en el posoperatorio temprano o a actividad física excesiva. Entre los esfuerzos para prevenir la aparición de herniación paraesofágica se deben incluir el cierre hiatal obligatorio, la atención a la delineación adecuada de la anatomía hiatal, suturas apropiadas durante las reparaciones laparoscópicas y la prevención de la emesis posoperatoria mediante la descompresión gástrica o los antieméticos. Los pacientes en los que se detectan hernias paraesofágicas en el período posoperatorio temprano deberían ser sometidos a reoperación para corrección y no ser observados.

CONCLUSIÓN

La fundoplicatura de Nissen es un tratamiento probado y efectivo a largo plazo para la RGE. La selección apropiada de pacientes y la atención a la técnica quirúrgica son claves para obtener resultados satisfactorios. El abordaje mínimamente invasivo parece proveer resultados comparables a los de la fundoplicatura a cielo abierto, pero todavía están en evaluación los resultados a largo plazo.

Referencias

1. Allison, P. R.: Reflux esophagitis, sliding hiatal hernia, and the anatomy of repair. Surg. Gynecol. Obstet., 92:419, 1951.
2. DeMeester, TR., and Stein, HJ.: Surgical treatment of gastroesophageal reflux disease. In: Castell, D.O. (ed.). The Esophagus. Boston, Little, Brown, 1992, pp. 579-625.
3. Gallup Survey on Heartburn Across America. Princeton, NJ, The Gallup Organization, March 28, 1988.
4. Spechler, SJ.: Epidemiology and natural history of gastroesophageal reflux disease. Digestion, 51 24, 1992.
5. Dimenas, E., Glise, H., Hallerback, B., et ai.: Quality of life in patients with upper gastrointestinal symptoms: an improved evaluation of treatment regimens? Scand. J. Gastroenterol., 28.81, 1992.
6. Stein, H.J., DeMeester, T.R., and Perry, R.P.: The three-dimensional lower esophageal sphincter pressure profile un gastroesophageal reflux disease: Effect of antireflux procedures. Ann. Surg., 216.35, 1992.
7. DeMeester, T.R., Bonavina, L., and Albertucci, M.: Nissen fundoplication for gastroesophageal reflux disease: Evaluation of primary repair in 100 consecutive patients. Ann. Surg., 204.9, 1986.
8. Koufman, J.A.: The otolaryngologic manifestations of gastroesophageal reflux disease (GERD): A clinical investigation of 225 patients using ambulatory 24 hour monitoring and an experimental investigation of the role of acid and pepsin in the development of laryngeal unjury. Laryngoscopy, 101:1, 1991.
9. El-Serag, H.B., and Sonnenberg, A.: Comorbid occurrence of laryngeal or pulmonary disease with esophagitis in United States military veterans. Gastroenterology, 113:755, 1997.
10. Jamieson, G.G., and Duranceau, A.C.: The investigation and classification of reflux disease. In: Jamieson, G.G. (ed.): Surgery of the Esophagus. London, Churchill-Livingstone, 1988, pp. 201-211.
11. Spechler, S.J., and the Department of Veterans Affairs Gastroesophageal Reflux Disease Study Group: Comparison of medical and surgical therapy for complicated gastroesophageal reflux disease in veterans. N. Engl. J. Med., 326:786, 1992.
12. Waring, J.E, Hunter, J.G., Oddsdottir, M., et al.: The preoperative evaluation of patients considered for laparoscopic antireflux surgery. Am. J. Gastroenterol., 90:35, 1995.
13. Polk, H.C., Jr., and Zeppa, R.: Fundoplication for complicated hiatal hernia. Ann. Thorac. Surg., 7:202, 1969.
14. Wald, H., and Polk, H.C., Jr.: Anatomical variations in hiatal and upper gastric areas and their relationship to difficulties experienced in operations for reflux esophagitis. Ann. Surg., 197:389, 1983.
15. Nissen, V.R.: Eine einfache Operation zur beeinflussurgder Reflutoesophagitis. Schweiz. Med. Wochenschr., 86:1, 1956.
16. Polk, H.C., Jr.: An approach to reflux esophagitis complicating sliding hiatal hernia. In Schwartz, S.I. (ed.): Modern Techniques in Surgery. New York, Futura, 1980, p. 1.
17. DeMeester, T.R., Johnson, L.F., and Kent, A.H.: Evaluation of current operations for the prevention of gastroesophageal reflux. Ann. Surg., 180:511, 1974.
18. Toupet, A.: Technique d'oesophago-gastroplastie avec phrenogastropexie appliquée dans la cure radicale des hernies hiatales et comme complement de l'opération de Heller dans les cardiospasmes. Acad. Chir., 11:394, 1863.
19. Richardson, J.D., Larson, G.M., Richardson, R.L., et al.: Properly conducted fundoplication reverses histologic evidence of esophagitis. Ann. Surg., 197:763, 1983.
20. Dunnington, G.L., and DeMeester, T.R.: Outcome effect of adherence to operative principles of Nissen fundoplication by multiple surgeons: The Department of Veterans Affairs Gastroesophageal Reflux Disease Study Group. Am. J. Surg., 166:654, 1993.
21. McKernan, J.B., and Champion, J.K.: Minimally invasive antireflux surgery. Am. J.Surg., 175:271, 1998.
22. Wo, J.M., Trus, TL., Richardson, W.S., et al.: Evaluation and management of postfundoplication dysphagia. Am. J. Gastroenterol. 91:2318, 1996.
23. Johnson, A.B., Oddsdottir, M., and Hunter, J.G.: Laparoscopic Collis gastroplasty and Nissen fundoplication: A new technique for the management of esophageal foreshortening. Surg. Endosc., 12:1055, 1998.
24. Gruppo Operativo per lo Studio delle Precancerosi dell'Esfago (GOSPE). Barrett's esophagus: Epidemiological and clinical results of a multicentre survey. Int. J. Cancer, 48:364, 1991.

25. Levine, D.S.: Barrett's esophagus. Sci. Am. Sci. Med., 1:16, 1994.
26. Haggitt, R.C.: Barrett's esophagus, dysplasia, and adenocarcinoma. Hum. Pathol., 25.982, 1994
27. Farrell, T.M., Smith, C.D., Metreveli, R.E., et al.: Fundoplication provides effective and durable symptom relief in patients with Barrett's esophagus. Am. J. Surg., 178: 18, 1999.
28. Williamson, W.A., Ellis, F.H., Gibb, S.P, et al.: Effect of antireflux surgery on Barrett's mucosa. Am. Thorac. Surg., 49:537, 1990.
29. Gastal, O.L., Hagen, J.A., Peters, J.H., et al.: Short esophagus: Analysis of predictors and clinical implications. Arch. Surg., 134:633, 1999.
30. Perdikis G., Hunter, J.G., Filipi, CJ., et al. Laparoscopic paraesophageal hernia repair. Arch Surg., 132:586, 1997.
31. Fuller, C.B., Hagen, J.A., DeMeester, T.R., et al.: The role of fundoplication in the treatment of type 11 paraesophageal hernia. J. Thorac. Cardiovasc. Surg., 111.655, 1996.
32. Watson D.I., Jamieson, G.G., Devitt, PG., et al.: Paraoesophageal hiatus hernia: An important complication of laparoscopic fundoplícation. Br. J. Surg., 82:521, 1995.

13

Estenosis por reflujo y esófago corto

MARK B. ORRINGER

Las estenosis esofágicas por reflujo son provocadas por la reacción inflamatoria inducida en el esófago por la exposición a los contenidos gástricos regurgitados, tanto ácidos como alcalinos.[8,112] Se desconoce por qué solamente algunos pacientes con reflujo gastroesofágico desarrollan estenosis, pero los pacientes con estenosis por reflujo tienden a ser mayores, con una historia de reflujo más larga y tienen una presión más baja del esfínter esofágico inferior y motilidad esofágica anormal comparados con los pacientes sin estenosis.[56] El reflujo gastroesofágico ocurre independientemente de la presencia de hernia hiatal, y la lesión patológica crítica es la incompetencia del esfínter esofágico inferior, no el tamaño de la hernia. Como resultado de la quemadura del epitelio esofágico causada por la exposición a los contenidos gástricos se producen ulceración, edema submucoso e infiltración por células inflamatorias. La inflamación puede comprometer las capas musculares de la pared esofágica, así como los tejidos blandos periesofágicos. No son infrecuentes el edema y la linfadenopatías mediastinales circundantes. Con la cicatrización se generan grados variables de fibrosis. La esofagitis aguda por reflujo tiende a ser cíclica y, con el tiempo, aparece infiltración fibrosa progresiva de la pared esofágica, que al principio compromete la submucosa pero que finalmente afecta el músculo y los tejidos periesofágicos. La reducción del colágeno dentro de la cicatriz esofágica produce tanto angostamiento circunferencial, que reduce el tamaño de la luz, como acortamiento esofágico de grado variable. Este proceso de acortamiento verdadero de la distancia entre el introito esofágico y la unión esofagogástrica ocurre de manera similar al observado con la contractura que sigue a la lesión esofágica cáustica.

Por 40 años ha existido considerable controversia con respecto al término *esófago corto*. Barrett[6] reconoció que Albers había sido el primero en describir la ulceración péptica del esófago. Tileston[124] informó sobre 44 pacientes con esofagitis ulcerativa por reflujo y también describió la estenosis esofágica asociada. Al mismo tiempo que el término esofagitis por reflujo era popularizado como una entidad clínica distinta por Allison[2] y Barrett,[6] se comenzó a reconocer la pre-

sencia de epitelio columnar distal a la estenosis en muchos de estos pacientes. Aunque él fue un pionero en sus esfuerzos para definir la esofagitis por reflujo, lamentablemente Barrett concluyó que cualquier porción del canal deglutorio cubierta por epitelio columnar era estómago.[6] Así se acuñó el término *esófago corto*, porque el esófago inferior cubierto por epitelio columnar distal a la estenosis era considerado estómago. Surgió la noción errónea de que las estenosis por reflujo siempre se presentan en la unión esofagogástrica anatómica, y se realizaban interposiciones intestinales para reemplazar el segmento esofágico "faltante".

Con el tiempo, se volvió evidente que el esófago inferior cubierto por epitelio columnar es una lesión *adquirida* provocada a partir de la esofagitis por reflujo.[3,71,72] Con el desarrollo de técnicas de manometría esofágica surgió la observación de que en los pacientes con esófago inferior cubierto por epitelio columnar existe un mecanismo de esfínter esofágico inferior definido, aunque débil, a nivel de la unión esofagogástrica *anatómica*, bien por debajo de la unión *epitelial* escamocolumnar. Como resultado, algunos investigadores han discutido la exitencia de un esófago corto, y sostienen que la unión esofagogástrica siempre puede ser reducida por debajo del hiato diafragmático en las operaciones antirreflujo.[47,57] Claramente, este *no* es el punto de vista de la mayoría de los cirujanos esofágicos, quienes reconocen que la contractura fibrosa puede producirse en el esófago en respuesta a una quemadura de la misma manera que lo hace en otros sitios en el cuerpo. De hecho, se ha vuelto evidente en forma creciente que el acortamiento esofágico adquirido en respuesta al reflujo gastroesofágico puede presentarse aun en pacientes que no tienen fibrosis o formación de estrecheces. La experiencia clínica ha identificado repetidamente a pacientes sometidos a reparaciones transtorácicas de hernias hiatales por reflujo gastroesofágico sin presencia de estenosis en quienes es dificultoso reducir la unión esofagogástrica por debajo del diafragma sin tensión. Por lo tanto, parece ser que la denominación *esófago corto* no necesariamente implica que existe una estenosis, y puede aplicarse apropiadamente en pacientes en quienes se encuentra un grado inaceptable de estiramiento del esófago distal al reducir la unión esofagogástrica por debajo del diafragma en el momento de la reparación de una hernia hiatal. Como la mayoría de las operaciones antirreflujo se realizan en forma transabdominal, pocas veces es posible la evaluación de la tensión en el esófago distal al completar la reparación; por lo tanto, la frecuencia con que ocurre acortamiento del esófago está marcadamente subestimada. La presencia de estenosis por reflujo o esófago corto en el paciente sometido a una operación antirreflujo puede tener consecuencias directas sobre el tipo de procedimiento quirúrgico realizado y será el tema de este capítulo.

VARIACIÓN ANATÓMICA Y SU EVALUACIÓN

Las estrecheces estenosis esofágicas por reflujo tienden a ser de tres variedades. La mayoría de las estenosis por reflujo tienen solamente 1 a 2 cm de longitud y se localizan en la unión esofagogástrica anatómica (fig. 13-1). Con menor frecuencia, aparecen estenosis largas que abarcan la mitad o el tercio distal del esófago, particularmente luego de intubación nasogástrica en pacientes gravemente enfermos que permanecen en decúbito por muchos días, después de vómitos prolongados o en asociación con obstrucción al tracto de salida gástrico (fig. 13-2). La tercera variedad es la estenosis corta que ocurre en el esófago torácico medio o superior en la unión epitelial escamocolumnar en un paciente con esófago de Barrett (figs. 13-3 y 13-4).

La presencia de una estenosis benigna del esófago medio o superior en un paciente con reflujo gastroesofágico siempre debería alertar al médico sobre la posibilidad de esófago de Barrett, porque la estenosis ocurre característicamente en la unión epitelial escamocolumnar, y el esófago distal a la estrechez está cubierto por epitelio columnar. Generalmente existe una hernia hiatal por deslizamiento, aunque no siempre.

La presencia de una estenosis esofágica por reflujo se diagnostica típicamente por medio de la esofagografía baritada realizada a un paciente que tiene disfagia o síntomas de reflujo. Aunque sería obviamente deseable tratar el reflujo gastroesofágico antes de que se produzca fibrosis mural, la curiosa naturaleza de esta enfermedad atenta contra el diagnóstico temprano de esofagitis. Primero, la notoria escasa relación entre los síntomas del paciente y el grado de esofagitis impide que el médico pueda confiar solo en las molestias del paciente como el indicador más importante de la necesidad de una endoscopia. Así, algunos pacientes jóvenes con síntomas severos de reflujo pueden tener escasa o ninguna evidencia endoscópica de esofagitis, mientras que algunos pacientes mayores, que nunca han tenido en el pasado síntomas de reflujo suficientes como para buscar atención médica, se presentan con probada disfagia debida a estenosis por reflujo. Segundo, la esofagografía baritada, uno de los estudios más fácilmente disponibles para la evaluación del esófago, fracasa en la detección consistente y confiable de esofagitis antes de que se presente fibrosis mural, y el grado de estrechamiento esofágico indicado por la esofagografía baritada no provee información real acerca de las probabili-

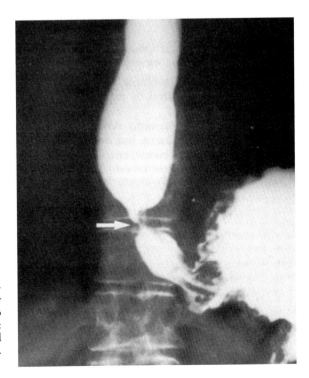

Fig. 13-1. Esofagografías baritadas que demuestran el tipo más frecuente de estenosis esofágica por reflujo: una estenosis corta, menor que 2 cm *(flecha)* que se produce en la unión esofagogástrica justo proximal a una hernia hiatal por deslizamiento. (De Orringer, M.B.: Short esophagus and reflux stricture. *En* Sabiston, D.C., Jr., and Spencer, F.C. [eds.]: Surgery of the Chest, 6ª ed. Filadelfia, W.B. Saunders, 1995, p. 1059, con permiso.)

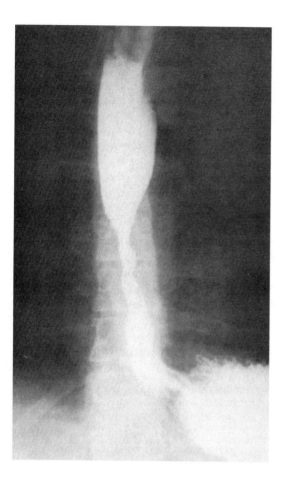

Fig. 13-2. Esofagografías baritadas que demuestran una estenosis esofágica por reflujo de 8 cm de longitud que se produjo luego de vómitos prolongados. Existe una hernia hiatal por deslizamiento asociada. (De Orringer, M.B.: Short esophagus and reflux stricture. *En* Sabiston, D.C., Jr., and Spencer, F.C. [eds.]: Surgery of the Chest, 6ª ed. Filadelfia, W.B. Saunders, 1995, p. 1060, con permiso.)

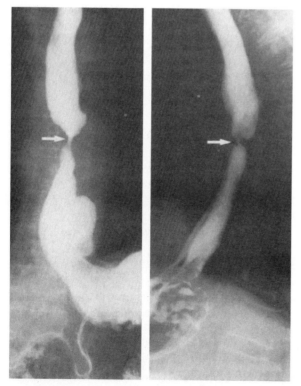

Fig. 13-3. Vistas posteroanterior *(izquierda)* y lateral *(derecha)* de una esofagografía que demuestra una estrechez corta medioesofágica *(flechas)* en un paciente con síntomas crónicos de reflujo y disfagia. Esta estenosis "alta" sugirió un esófago de Barrett. En la endoscopia se observó un epitelio escamoso normal hasta la unión epitelial escamocolumnar, la cual estaba localizada a nivel de la estenosis. El esófago distal a la estenosis estaba cubierto por epitelio columnar. Existe una pequeña hernia hiatal por deslizamiento.

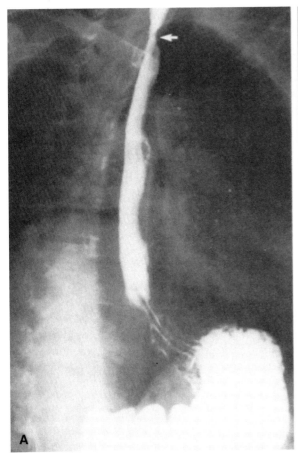

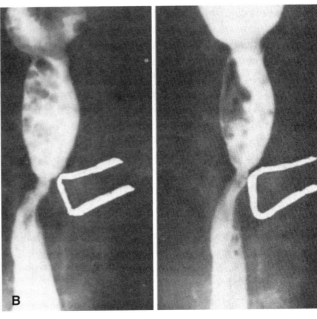

Fig. 13-4. A. Esofagografía que demuestra una estenosis esofágica cervicotorácica *(flecha)* en un paciente con hernia hiatal por deslizamiento y síntomas crónicos de reflujo. **B.** Detalle de la estenosis (la clavícula está resaltada). Inicialmente se creyó que era debida al carcinoma. Todas las biopsias esofágicas distales a la estenosis, con intervalos de 5 cm, mostraron epitelio columnar. La unión escamocolumnar estaba localizada a nivel de la estrechez en este esófago de Barrett. (De Orringer, M.B.: Short esophagus and reflux stricture. *En* Sabiston, D.C., Jr., and Spencer, F.C. [eds.]: Surgery of the Chest, 6ª ed. Filadelfia, W.B. Saunders, 1995, p. 1062, con permiso.)

dades de que sea posible la dilatación exitosa de la estenosis. El estrechamiento observado en una esofagografía baritada en un paciente con estenosis por reflujo tiene dos componentes: 1) el edema y la reacción inflamatoria celular de la esofagitis aguda por reflujo, y 2) grados variables de fibrosis que han sido provocados por episodios previos de reflujo. No puede predecirse a partir del trago de bario la facilidad con la que se podrán pasar dilatadores esofágicos progresivamente mayores a través del estrechamiento radiográfico (es decir, la "dureza" de la estenosis).

Han sido propuestas varias clasificaciones de las estenosis por reflujo. La esofagitis es un diagnóstico endoscópico, y varias clasificaciones bien establecidas de esofagitis por reflujo pueden ser aplicadas a las estenosis. En la graduación endoscópica de la esofagitis por reflujo propuesta por Skinner y Belsey[115] se reconocen cuatro grados de esofagitis:

Grado I: eritema de la mucosa esofágica distal (la cual puede dificultar la identificación de la unión esofagogástrica epitelial escamocolumnar).

Grado II: Eritema mucoso con ulceración superficial, típicamente lineal y vertical, y con una membrana de exudado fibrinoso que se puede remover con facilidad, y que deja una superficie sangrante (la cual es malin-

terpretada frecuentemente como "lesión por el endoscopio" por parte del endoscopista inexperimentado).

Grado III: Eritema mucoso con ulceración superficial y fibrosis mural asociada, una estenosis "temprana" dilatable.

Grado IV: Ulceración extensa y estenosis luminal fibrosa, la cual puede representar fibrosis panmural irreversible.

En la clasificación de Savary-Monnier[77] existen cinco grados de esofagitis por reflujo:

Grado 1: Erosiones múltiples o simples (pueden ser eritematosas o cubiertas por exudados) *sobre un pliegue mucoso único.*

Grado 2: Erosiones múltiples que cubren *varios pliegues de la mucosa* (pueden ser confluentes, pero no circunferenciales).

Grado 3: Múltiples erosiones circunferenciales.

Grado 4: Úlcera, estenosis o acortamiento esofágico.

Grado 5: Epitelio de Barrett: reepitelización columnar de la mucosa en forma de isla, de cinta o circunferencial.

Más allá del sistema de clasificación endoscópica utilizado, es preferible esa objetividad en la descripción de los cambios patológicos observados endoscópicamente a la distinción tradicional de esofagitis "leve", "moderada" o "severa", a la que le es inherente la amplia variación y variabilidad entre observadores. Es importante enfatizar, particularmente a los médicos que no tratan frecuentemente a pacientes con esofagitis por reflujo, que un informe radiológico de estenosis esofágica por reflujo leve *no* implica que el proceso ha sido diagnosticado en una etapa suficientemente precoz como para que sea probable que el tratamiento conservador resulte exitoso. Una estenosis radiográfica leve es un estadio *avanzado* de esofagitis, y la aplicación de un tratamiento apropiado está muy retrasada.

Además de la gradación endoscópica de la esofagitis existe la necesidad de clasificar las estenosis por reflujo de acuerdo al grado de resistencia encontrada en los intentos de dilatación. La "dureza" de una estrechez por reflujo, es decir, el grado de fibrosis presente, tiene consecuencias directas sobre las probabilidades de éxito del tratamiento con medidas conservadoras. La severidad de una estrechez puede ser clasificada sobre la base del grado de resistencia encontrada durante la dilatación. Se define la estenosis *leve* como aquella en la que se observa mínima resistencia a medida que se pasan dilatadores progresivamente mayores a través de la estenosis. Las esteneosis *moderadas* requieren cierta fuerza para realizar la dilatación, aunque no excesiva. Las estenosis *severas* requieren la dilatación forzada y se asocian inevitablemente con marcada inflamación periesofágica y engrosamiento mural del esófago. La determinación de la severidad de una estenosis por reflujo puede no ser posible hasta que durante la operación el anestesiólogo pasa dilatadores esofágicos progresivamente más grandes a través de la boca con el esófago movilizado sostenido por la mano del cirujano.

TRATAMIENTO

Evaluación endoscópica

Se deben contestar dos preguntas críticas acerca de cada nueva estenosis esofágica diagnosticada: 1) ¿La estrechez es benigna o maligna?, y 2) si es benigna, ¿puede ser dilatada?. La explosión tecnológica relativa en la variedad de esofagogastroscopios flexibles de fibra óptica disponibles y la instrumentación posible a través de ellos ha hecho que este instrumento sea el medio más común para evaluar visualmente la luz esofágica y sus estrecheces. La esofagoscopia rígida todavía tiene su lugar en el arsenal del cirujano esofágico porque provee muestras de biopsia más grandes y más representativas con las cuales evaluar los cambios de la esofagitis por reflujo,[70] pero su empleo se restringe hoy en día al paciente en quien no es posible el pasa-

je del instrumento flexible, y requiere anestesia general. La evaluación endoscópica de cualquier estrechez endoscópica requiere la adecuada sedación y anestesia del paciente, porque es un procedimiento displacentero que precisa la concentración completa del cirujano sobre el campo endoscópico, no un paciente que se mueve y pelea.

En la evaluación endoscópica inicial de la estenosis deberían obtenerse cepillados para análisis citológico y biopsias adecuados del esófago, ya que la combinación de la biopsia y el cepillado esofágicos establecen el diagnóstico de carcinoma en más del 95% de los pacientes con estenosis maligna. Si no hay evidencia de neoplasia con ninguno de estos estudios, existe alta probabilidad de que la estenosis esofágica sea benigna. Luego de la biopsia se lleva a cabo la dilatación de la estenosis. El esofagoscopio flexible adulto estándar tiene el tamaño de un dilatador esofágico de 32 French y una estenosis leve puede ser dilatada directamente mediante el avance del instrumento a través de ella. Una vez efectuada esta maniobra, se realiza el pasaje de bujías Hurst-Maloney progresivamente más grandes, comenzando con una 32 Fr y avanzando por lo menos hasta una de 46 Fr, pero preferentemente más grande, según la resistencia encontrada. Virtualmente toda estenosis por reflujo que puede ser dilatada por boca hasta el tamaño de una bujía de 40 Fr puede ser posteriormente dilatada en forma intraoperatoria hasta un límite de 54 a 60 Fr (véase más adelante la sección "Tratamiento quirúrgico"). Por lo tanto, no es necesario someter en forma preoperatoria a los pacientes con esofagitis o disfagia intratables, que son candidatos probables para la cirugía antirreflujo, a dilataciones mayores que un tamaño de 40 Fr, a menos que se encuentre relativamente poca resistencia al pasaje de las bujías. Aquellos de quienes se piensa que el tratamiento preferido para sus estenosis por reflujo son las dilataciones periódicas y el régimen médico antirreflujo deben ser sometidos a dilataciones hasta por lo menos 46 Fr para restaurar la deglución adecuada.

Es peligroso avanzar el esofagoscopio rígido o flexible a través de estenosis más severas en la evaluación inicial. En el pasado, antes de que estuviera disponible el sistema de dilatación de Savary-Gilliard,[69] las estenosis severas eran dilatadas bajo anestesia general a través de un esofagoscopio rígido mediante bujías con punta de goma que eran pasadas bajo visión directa a través de la estenosis (fig. 13-5). La mayoría de los esofagoscopios rígidos estándares permiten el pasaje de bujías de hasta 26 Fr de esta manera. Luego de alcanzar ese tamaño se retira el esofagoscopio y la dilatación se continúa a ciegas, pasando bujías de Hurst-Maloney de plástico, rellenas con mercurio, a través de la boca del paciente. Dicho pasaje de dilatadores a ciegas no se realiza con estenosis duras particularmente densas, porque el acoda-

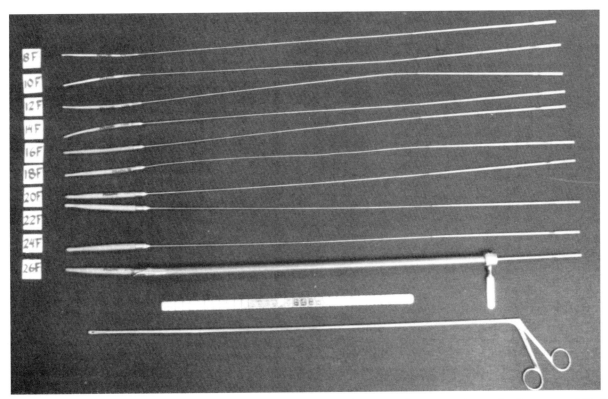

Fig. 13-5. Equipo requerido para la evaluación inicial de una estenosis esofágica por reflujo: una regla para localizar con precisión la patología (en centímetros desde los dientes incisivos), una pinza de biopsia (y cepillo de citología, no mostrado) para excluir carcinoma con biopsias y cepillados de la estenosis; dilatadores de Jackson con punta de goma, manipulados delicadamente a través de la estenosis, para evaluar la longitud y flexibilidad de la obstrucción. El dilatador 26 Fr es el mayor tamaño que pasa a través del esofagoscopio rígido estándar de 45 cm.

miento del dilatador dentro del esófago proximal a la estrechez puede provocar una perforación (fig. 13-6). La guía radioscópica puede ser un agregado útil para pasar con mayor seguridad los dilatadores de Maloney en quienes padecen estenosis esofágicas más severas.[125] Existen varios métodos alternativos

de dilatación disponibles en dichos casos, y el cirujano debería estar familiarizado con una variedad de métodos de dilatación.

Cuando se realiza la evaluación endoscópica inicial de una estrechez dura de alto grado a través del esofagoscopio rígido, más que intentar pasar dilatadores

Fig. 13-6. *Izquierda,* perforación esofágica debida al "curvamiento" de un dilatador esofágico pasado a ciegas en el intento de dilatar una estenosis estrecha. *Derecha,* un esofagoscopio rígido grande, pedido especialmente (véase también fig.13-7) permite el paso de dilatadores de hasta 50 Fr y permite la dilatación de la estrechez bajo visión directa. (De Orringer, M.B.: Complications of esophageal surgery and trauma. *En* Greenfield, L.J. [ed]: Complications in Surgery and Trauma, 2º ed. Filadelfia, J.B. Lippincott, 1990, p. 310, con permiso.)

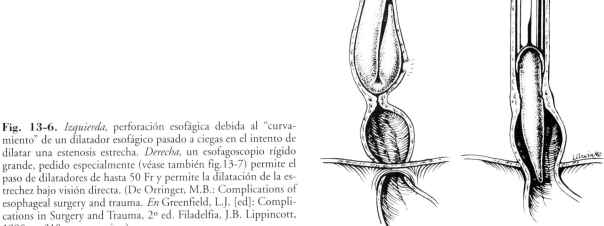

a ciegas a través de la estenosis, se retira el esofagoscopio rígido estándar a través del cual se ha dilatado la estrechez hasta el tamaño de una bujía de 26 Fr bajo visión directa, y se la reemplaza por un esofagoscopio rígido de 45 cm de largo especialmente pedido (Pilling Company), el cual permite pasar bujías de hasta 50 Fr (fig. 13-7). Este esofagoscopio tiene casi el tamaño de un sigmoidoscopio, y el mayor riesgo de morbilidad asociado con su utilización es la introducción a través del esfínter esofágico superior, donde se requiere considerable experiencia para evitar una perforación. Sin embargo, una vez que este esofagoscopio es introducido en el esófago y se lo avanza hasta el nivel de la estenosis, se puede realizar la dilatación *bajo visión directa* empleando dilatadores cada vez más grandes, comenzando con uno 28 Fr y aumentando hasta un 50 Fr.

Todas las técnicas antedichas de dilatación utilizando el esofagoscopio rígido, menos una, han sido reemplazadas de acuerdo a la disponibilidad del sistema de dilatación de Savary-Gilliard (fig. 13-8). Cuando el esofagoscopio flexible no puede ser manipulado a través de la estenosis para obtener la dilatación, la guía de alambre de Savary pasada por dentro del esofagoscopio se insinúa a través de la estenosis y hacia el estómago. Luego de retirar el esofagoscopio, se pasan bujías de polivinilo de Savary progresivamente mayores sobre el alambre guía hasta que exista una luz adecuada para permitir la evaluación endoscópica con biopsias y cepillados citológicos. Se ha demostrado que otra alternativa que provee tratamiento efectivo para las estenosis por reflujo es la dilatación con balón sobre alambre guía o bajo guía endoscópica.[107]

Se han desarrollado varios métodos basados en la experiencia y la práctica para determinar hasta qué punto puede ser dilatada una estenosis por reflujo en el momento de la evaluación inicial. Se ha descrito el pasaje de dilatadores hasta que se observa sangre en la bujía, el avance de bujías de solamente dos o tres tamaños por sesión de dilatación una vez que se encuentra resistencia, entre otros.[23] En mi experiencia, existe poca evidencia de que una dilatación tan prolongada tenga menos riesgo de perforación que una dilatación cuidadosa y controlada bajo visión directa en una sola sesión. En más de 20 años de tratar pacientes con estrecheces esofágicas, yo he realizado la endoscopia rígida, biopsia y cepillado de estenosis por reflujo con dilatación hasta el máximo tamaño permitido (determinado por el grado de resistencia encontrado), como

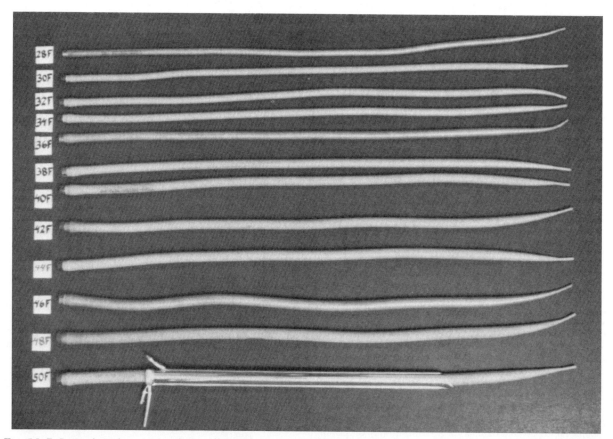

Fig. 13-7. Bujías de Maloney y el esofagoscopio Pilling de 45 cm construido por pedido especial, que permite el paso de un dilatador de hasta 50 Fr, utilizado para dilatar estenosis por reflujo severas y densas bajo visión directa.

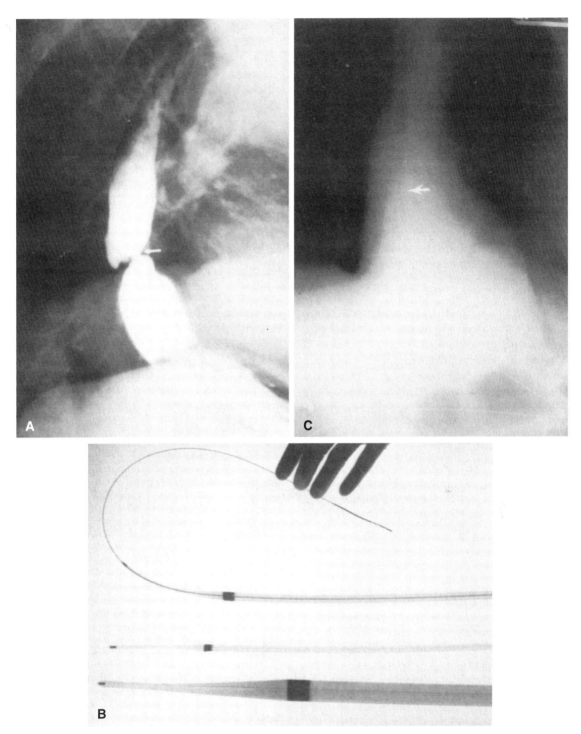

Fig. 13-8. Esofagografía que muestra (**A**) una estenosis por reflujo excéntrica compleja *(flecha pequeña)* en la unión esofagogástrica, proximal a una hernia hiatal por deslizamiento grande. Dada la configuración en forma de divertículo de la luz en la región de la estrechez, se pensó que era inseguro pasar a ciegas una bujía de Maloney. **B.** Varios tamaños de dilatadores de polivinilo de Savary-Gilliard con una guía de alambre pasada a través del dilatador superior. **C.** Confirmación radiográfica del curso adecuado de un alambre guía de Savary colocado endoscópicamente *(flechas)* a través de la estenosis esofágica y hacia el estómago (el mismo paciente que el mostrado en **A**). Se pasaron sobre el alambre guía y a través de la estenosis dilatadores de Savary progresivamente más grandes hasta uno 54 Fr. Luego se logró sin dificultad el pasaje a ciegas de dilatadores de Maloney en forma ambulatoria. (De Orringer, M.B.: Short esophagus and reflux stricture. *En* Sabiston, D.C., Jr., and Spencer, F.C. [eds.]: Surgery of the Chest, 6ª ed. Filadelfia, W.B. Saunders, 1995, p. 1066, con permiso.)

fue descrito previamente. Una vez que se ha establecido que la estenosis puede ser dilatada una medida de 46 a 50 Fr, se debe tomar la decisión de probar el manejo conservador con dilataciones periódicas y un régimen médico antirreflujo o proceder a la cirugía antirreflujo.

Manejo no quirúrgico

Como una estenosis esofágica por reflujo representa un estadio avanzado de esofagitis, es tentador para el cirujano adoptar la visión de que el momento del tratamiento quirúrgico ya está superado en tales pacientes. Sin embargo, como fue indicado previamente, los síntomas de reflujo con frecuencia tienen mala correlación con el grado de esofagitis presente. Por lo menos un cuarto de los pacientes que hemos tratado por estenosis pépticas no han tenido pirosis o regurgitación o las han padecido en grado insignificante antes de la aparición de disfagia debida a su estenosis esofágica. Estos pacientes han permanecido relativamente asintomáticos a medida que su inflamación esofágica progresaba a través de las etapas iniciales patológicas y endoscópicas de esofagitis por reflujo. Como la disfagia es el único síntoma significativo, el paciente puede estar bastante satisfecho si se puede lograr la dilatación adecuada de la estenosis. Muchos aceptan rápidamente la dilatación esofágica ambulatoria varias veces al año como un precio relativamente menor a pagar a cambio de una deglución confortable. Parece poco aconsejable infligir los efectos adversos potenciales de una cirugía antirreflujo sobre este tipo de paciente. De hecho, algunos autores han utilizado solamente la dilatación, sin un régimen antirreflujo, como tratamiento de las estenosis por reflujo y han comunicado tasas de éxitos de aproximadamente 65%.[17,33,91] Datos más recientes, sin embargo, demuestran el valor de curar la esofagitis coexistente. La utilización del inhibidor de la bomba de protones omeprazol luego de la dilatación endoscópica es más efectiva que el tratamiento con el antagonista del receptor H_2 ranitidina: la cicatrización de la esofagitis es mejor, la necesidad de dilataciones es menor; se logra mayor alivio de la disfagia y es más costo efectivo.[54,63,64]

La decisión a favor de la intervención quirúrgica, por lo tanto, debe tomar en consideración los síntomas de reflujo asociados del paciente, en caso de que los tenga. En el paciente con una estenosis por reflujo dilatable y escasa o ninguna ulceración y friabilidad mucosa aguda asociadas, luego de la dilatación inicial por lo menos hasta el nivel de 46 a 50 Fr, se programa una visita para dilatación ambulatoria dos semanas después. En ese momento, sin sedación ni anestesia, se pasa un dilatador de 40 o 42 Fr para otorgar confianza a los pacientes de que de hecho pueden tragar un dilatador, y luego se pasan uno o dos dilatadores adicionales para mantener un calibre de la luz de 46 a 50 Fr. Si no se encuentra resistencia alguna para el pasaje de todos estos dilatadores, los pacientes inician un régimen médico antirreflujo, que influye omeprazol, y se programa la repetición del procedimiento de dilatación ambulatoria en 3 meses. Pero se les entregan instrucciones específicas de retornar antes si la disfagia

recurrente justifica la dilatación antes de dicho momento. Si se encuentra resistencia al pasaje de dilatadores de 46 a 50 Fr, se repite el tratamiento en 2 semanas, y se aumenta gradualmente el intervalo entre dilataciones, permitiendo nuevamente que el comienzo de la disfagia sirva al paciente como barómetro de la necesidad de otro tratamiento.

Si se considera la fisiopatología de la estenosis por reflujo, como fue indicado previamente, la terapia de dilatación sola no es un tratamiento adecuado. Se debería repasar con el paciente un régimen médico antirreflujo estricto, que incluya el empleo de omeprazol, y se debe enfatizar la necesidad de cumplir con el esquema. La elevación verdadera de la cabecera de la cama durante la noche (no simplemente reclinarse sobre varias almohadas), la utilización regular de antiácidos luego de las comidas y a la hora de acostarse y evitar las comidas por varias horas antes de acostarse a la noche siguen siendo la línea principal de tratamiento. Hoy en día se incluye una variedad de intervenciones farmacológicas en el arsenal contra el reflujo gastroesofágico.[102] Agregar un fármaco que bloquee el receptor H_2 (p. ej., cimetidina[7,11,36] o ranitidina[35,48]), particularmente a la noche antes de acostarse, puede ser útil. Sin embargo, debe recordarse que estos fármacos, que disminuyen la producción gástrica de ácido y pepsina, también se asocian con una incidencia baja pero definida de complicaciones: lesión hepática y renal, ginecomastia, impotencia, diarrea, letargo y ocasionalmente supresión de la médula ósea. La metoclopramida ha sido utilizada para el tratamiento del reflujo gastroesofágico porque aumenta el tono del esfínter esofágico distal, mejora el vaciamiento gástrico y relaja el esfínter pilórico.[8,34,39,99] Sin embargo, con este fármaco pueden aparecer efectos secundarios neurológicos. La domperidona, un antagonista de la dopamina con acción periférica, también ha sido utilizada para el control médico de los síntomas de reflujo.[13,127] Este fármaco puede mejorar los síntomas de reflujo mediante el incremento del vaciamiento gástrico. Su incidencia de efectos adversos asociados –boca seca, erupción cutánea, cefaleas y diarrea– parece baja. El sucralfato se está utilizando actualmente como agente citoprotector en pacientes con esofagitis porque forma un líquido viscoso que liga exudado de proteínas en áreas de ulceración e inflamación.[78]

Los inhibidores de la bomba de protones, por ejemplo el omeprazol, son las drogas más nuevas en el arsenal médico contra la enfermedad por reflujo ácido.[60] La preocupación inicial que existió en los Estados Unidos acerca del tratamiento continuo con omeprazol fue generada por estudios iniciales de laboratorio que mostraban un aumento en la incidencia de tumores de intestino delgado en ratas que recibían dosis altas de la droga. Este fenómeno no ha sido duplicado en ninguna otra especie de animales de laboratorio ni en seres humanos, y el omeprazol se ha empleado en Europa en forma continua por años en pacientes con enfermedad por reflujo gastroesofágico sin aumento de la incidencia de esa neoplasia. El omeprazol es un potente inhibidor ácido, y su eficacia en el tratamiento de la esofagitis por reflujo está bien documentada.[53] No todos los pacientes pueden tolerar el omeprazol, sin embargo, y algunos pacientes que tienen una respuesta inicial excelente a la droga experimentan un fenómeno de "rebote" en el cual retornan los síntomas de reflujo a pesar de la medicación. Durante la década de 1990 también hubo varias publicaciones sobre la utilización de esteroides inyectados endoscópicamente dentro de la estenosis para aumentar la efectividad del tratamiento de dilatación.[52,58,137] A pesar de las características específicas del tratamiento, se ha comunicado que la combinación de un régimen médico antirreflujo y la dilatación para la estenosis por reflujo es exitosa en el 75 al 88% de los pacientes tratados de esa manera.[16,75,104,132,135] Por supuesto, estos datos deben ser escrutados cuidadosamente, analizando los tipos de estenosis tratadas (es decir, leves, moderadas o severas), el método de tratamiento y los criterios de éxito o fracaso del tratamiento.

Algunos afirman que la presencia de esófago de Barrett es en sí misma una indicación de cirugía antirreflujo para prevenir el desarrollo secundario de carcinoma.[113] Sin embargo, parece que la presencia de *atipia* en el epitelio de Barrett, no la simple presencia de epitelio metaplásico, es el principal factor de riesgo asociado con el desarrollo subsecuente de adenocarcinoma.[4] La incidencia de degeneración maligna del epitelio de Barrett en el que no hay displasia evidente en la biopsia está probablemente en el espectro de 1 a 2%.[19] En consecuencia, el paciente que presenta una estenosis por reflujo asociada con esófago de Barrett *sin* ulceración endoscópica o evidencia histológica de atipia en la biopsia puede ser tratado con bastante efectividad mediante dilataciones intermitentes, un régimen médico antirreflujo y la vigilancia endoscópica con intervalos de 1 a 2 años para excluir el desarrollo de cambios neoplásicos.

Al decidir si realizar tratamiento médico o tratamiento quirúrgico para una estenosis esofágica por reflujo, se requiere el análisis honesto de la respuesta del paciente a la dilatación y el tratamiento médico. Si bien algunos pacientes nunca han tenido síntomas notorios por reflujo antes de la aparición de la disfagia debida a sus estrecheces por reflujo y se pueden manejar correctamente con dilataciones periódicas y un programa médico antirreflujo, otros han experimentado síntomas crónicos severos por reflujo que han disminuido gradualmente a medida que se desarrolla disfagia. Una vez que la estenosis se dilata y se alivia la disfagia, el reflujo gastroesofágico recidiva, y nuevamente los síntomas de reflujo se vuelven problemáticos para el paciente. En esta situación, el alivio de la obstrucción esofágica por sí solo no controla adecuadamente los síntomas de esofagitis del paciente. Como fue indicado previamente, un punto de vista enunciado más frecuentemente por los colegas gastroenterólogos, es que la dilatación esofágica con bujías en combinación con el tratamiento médico antirreflujo es el tratamiento de elección para virtualmente todos los pacientes con estenosis por reflujo. Ellos apuntan a los malos resultados quirúrgicos en cuanto al control del reflujo a largo plazo en pacientes con estenosis tratados con reparaciones estándares de la hernia hiatal (p. ej., las operaciones de Belsey, Nissen o Hill), o la dificultad técnica de las cirugías utilizadas para la resección y reconstrucción esofágicas en estos pacientes. Sin embargo, los avances quirúrgicos modernos han alterado el abordaje quirúrgico tradicional para las estenosis por reflujo. Existe claramente una población pequeña pero definida de pacientes con estenosis por reflujo que debido a síntomas intratables de reflujo o disfagia a pesar del tratamiento médico agresivo son candidatos a la intervención quirúrgica para controlar su reflujo gastroesofágico.

Tratamiento quirúrgico

Procedimientos con conservación el esófago

El tratamiento quirúrgico actual de las estenosis esofágicas por reflujo ha evolucionado gradualmente desde que en los primeros años de la década de 1950 se reconoció la esofagitis por reflujo como una entidad patológica distinta. Inicialmente esas estrecheces eran con frecuencia consideradas como la representación de una reacción fibrosa irreversible y se las trataba con operaciones de considerable magnitud. Entre ellas se incluían la resección esofágica distal con esofagogastroabnastomosis[9,28], interposición yeyunal[2,3,5,67], interposición colónica[10,38,73,76]; el tubo gástrico invertido[38]; operaciones plásticas sobre la estenosis esofágica distal[121,122,136], y resección de la estenosis con esofagogastroanastomosis en combinación con antrectomía, vagotomía y gastroenteroanastomosis en Y de Roux.[29,92]

Hayward fue el primero en sugerir que la mayoría de las estenosis por reflujo podrían ser tratadas exitosamente con la dilatación quirúrgica en combinación con una operación antirreflujo.[37] Hill fue el primero en defender este abordaje en los Estados Unidos.[47] Sin embargo, la presencia de una estenosis péptica con el inevitable acortamiento esofágico afecta adversamente el control a largo plazo del reflujo luego de las operaciones antirreflujo estándar. En una gran revisión retrospectiva de los resultados de la operación Mark IV de Belsey se comunicó que la incidencia de reflujo o hernia recurrentes en pacientes con estenosis o esofagitis severa en el momento de su operación fue del 45%, comparado con una incidencia del 11% de reflujo o hernia recurrentes en quienes no presentaban esofagitis o estenosis.[85] Respaldado por estos datos, Belsey abogó por la esofagectomía distal y reconstrucción con colon más que por la reparación estándar de la hernia hiatal en pacientes con estrechez y esofagitis y acortamiento significativos.[27] La inflamación mural, la esofagitis y el acortamiento esofágico, que son característicos de las estenosis esofágicas pépticas, no permiten la reducción *libre de tensión* por debajo del diafragma de 3 a 5 cm de esófago distal que es un prerrequisito para la reparación de Belsey, y también requieren que las suturas de fundoplicatura sean colocadas entre el estómago y el esófago distal inflamado. Estas reparaciones, hechas bajo tensión y que requieren colocar suturas sobre una pared esofágica inflamada y anormal, no se "sostienen" y, por lo tanto, la recurrencia es más común. Las tres operaciones antirreflujo estándares más populares –las fundoplicaturas de Belsey[116] y Nissen[74] y la gastropexia posterior de Hill[45,46]– defienden la ubicación intraabdominal de la unión esofagogástrica y las suturas en los tejidos del esófago distal y periesofágicos. Por lo tanto, el éxito a largo plazo de cualesquiera de estos procedimientos *seguramente* peligra en presencia de inflamación mural o acortamiento esofágico (véanse figs. 26-5 y 26-6 en el cap. 26, Complicaciones de la cirugía esofágica). Una ventaja del abordaje transtorácico para el control del reflujo en pacientes con estenosis esofágica por reflujo es la capacidad que provee para movilizar la porción superior del esófago acortado, si es necesario hasta el nivel del arco aórtico, para facilitar la reducción de la unión esofagogástrica por debajo del diafragma.[59,85] Una maniobra alternativa que está orientada a proveer longitud adicional al esófago en presencia de acortamiento es la realización de una miotomía circular justo por debajo del nivel del arco aórtico. Este abordaje ha sido utilizado en combinación con una reparación estándar de Belsey con buenos resultados en pacientes con estenosis por reflujo.[1] Sin embargo, la necesidad de tales maniobras es un reconocimiento de la preocupación del cirujano acerca del grado de tensión sobre la reparación y le sugiere al autor que se necesita una operación alternativa.

A pesar de que obviamente es indeseable intentar "traccionar" la unión esofagogástrica por debajo del diafragma de un esófago acortado se ha vuelto común el tratamiento de las estrecheces por reflujo con una combinación de dilatación y un procedimiento antirreflujo estándar, ya sea una gastropexia posterior de Hill[66] o una fundoplicatura de Nissen.[23] La mayoría de estas últimas operaciones han sido llevadas a cabo en forma transabdominal y, por lo tanto, la posibilidad de evaluar el grado de tensión del esófago distal cuan-

do se completa la reparación dista de ser ideal. El intento de traccionar hacia abajo un esófago acortado desde el abordaje abdominal puede producir elongación del estómago proximal, el cual es erróneamente identificado como esófago distal y envuelto con la fundoplicatura. El "Nissen deslizado" resultante observado en las esofagografías baritadas posteriores es más función de una operación inicial realizada en forma equivocada que una disrupción de la reparación. Por otro lado, una fundoplicatura practicada adecuadamente que envuelve el esófago distal, si éste ha sido reducido por debajo del diafragma bajo tensión, está expuesta a dehiscencia y deslizamiento (fig. 13-9). Para evitar este problema de tratar de mantener la fundoplicatura por debajo del diafragma en un paciente con acortamiento esofágico, algunos han propuesto dejar la fundoplicatura dentro del tórax y han documentado el control del reflujo con este abordaje.[55,68,98,109,110] Sin embargo, con este abordaje se crea una hernia hiatal paraesofágica iatrogénica con potencial de complicaciones mecánicas como estrangulación, perforación, ulceración y sangrado, todas las cuales han sido comunicadas luego de la fundoplicatura intratorácica.[18,62,106] La fundoplicatura de thal inicialmente se empleó en pacientes con estrecheces por reflujo[122] y

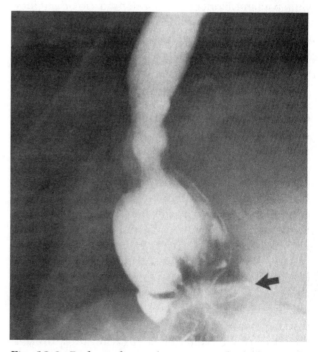

Fig. 13-9. Esofagografía que demuestra una fundoplicatura de "Nissen deslizada" en una mujer obesa con acortamiento esofágico debido a esofagitis por reflujo. La paciente se había sometido a una operación antirreflujo 9 meses antes. Luego del control inicial de los síntomas de reflujo comenzaron la regurgitación, pirosis y los síntomas obstructivos. El estómago estaba "telescopado" a través de la fundoplicatura, cuyos pliegues horizontales (*flecha*) todavía pueden ser vistos por debajo del diafragma. Existe una hernia hiatal recurrente y se produce obstrucción intermitente cuando se aloja comida en el punto de constricción gástrica por la fundoplicatura.

luego se la aplicó a diversos problemas que comprometen la unión esofagogástrica (hernia hiatal con esofagitis por reflujo, acalasia y perforación)[121] con la idea errónea de que prevendría el reflujo gastroesofágico. Muy pronto se hizo evidente que se requería la adición de una fundoplicatura de Nissen a la operación de Thal para controlar el reflujo[49,61,123,136] (fig. 13-10). Aunque relativamente simple desde el punto de vista conceptual, este enfoque tiene dos desventajas importantes: primero, confiar en la curación del esófago enfermo abierto intencionalmente al que se sutura el fondo gástrico y, segundo, la necesidad de una fundoplicatura intratorácica con las complicaciones de herniación paraesofágica que fueron descritas previamente (véase fig. 26-19 en el cap. 26, Complicaciones de la cirugía esofágica). Se han comunicado filtraciones de la línea de sutura y problemas relacionados con la hernia paraesofágica.[100,105,119] Aunque puede lograrse un control efectivo del reflujo más allá de si la fundoplicatura es intraabdominal o intratorácica, existen ventajas obvias cuando la unión esofagogástrica está localizada en forma intraabdominal.

Procedimiento combinado de Collis-Belsey. En 1971, Pearson y colaboradores comunicaron excelente control del reflujo en pacientes con estenosis tratadas con una combinación de la gastroplastia de Collis elongadora del esófago[21,22] y la reparación de Belsey.[97] La resolución de la estenosis esofágica distal era seguida por el control del reflujo gastroesofágico y permitía una deglución cómoda. La base racional de este abordaje seguía lógicamente las conclusiones del estudio a largo plazo de Belsey[85]: debería ser posible disminuir el reflujo recurrente en el paciente sometido a una operación antirreflujo si existiera una longitud adicional de esófago distal disponible, minimizando de esa manera la tensión sobre la reparación y evitando la necesidad de suturar el esófago enfermo. La operación combinada de Collis-Belsey es un procedimiento transtorácico realizado a través del sexto espacio intercostal (fig. 13-11). Luego de movilizar el esófago distal, se tracciona el fondo gástrico hacia el tórax a través del hiato esofágico sin la utilización rutinaria de una contraincisión diafragmática. Esto comprende la ligadura y sección de rutina de varios vasos cortos gástricos a lo largo de la porción superior de la curvatura mayor del estómago. Mientras la mano del cirujano sostiene la unión esofagogástrica y el esófago inferior estenosado para disminuir el riesgo de disrupción, el anestesiólogo pasa por boca bujías de Hurst-Maloney progresivamente más grandes, hasta la medida de 56 a 58 Fr. Puede ser necesario aplicar considerable fuerza sobre el dilatador para lograr la dilatación intraoperatoria satisfactoria de la estenosis. Con un dilatador 56 o 58 Fr desplazado contra la curvatura menor del estómago y el fondo traccionado hacia arriba, se aplica la engrapadora GIA sobre el estómago, adyacente al

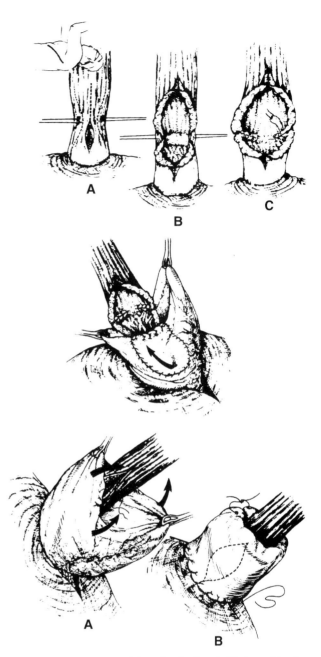

Fig. 13-10. Operación del parche fúndico de Thal combinada con fundoplicatura de Nissen para la estenosis esofágica por reflujo. *Panel superior:* **A.** Incisión longitudinal de la estrechez. **B.** Estrechez abierta. **C.** Cierre transversal de la incisión, que amplía el área de estenosis pero acorta el esófago. *Medio,* un injerto cutáneo de espesor dividido ha sido suturado al fondo gástrico para proveer continuidad epitelial dentro del esófago. *Panel inferior:* **A.** Se sutura el fondo al defecto esofágico. **B.** Se completa la fundoplicatura para control del reflujo. (De Thomas, H.F., Clarke, J.M., Rayl, J.E. y col.: Results of the combined fundic patch-fundoplication operation in the treatment of reflux esophagitis with stricture. Surg. Gynecol. Obstet., *135:*241, 1972, con permiso de *Surgery, Gynecology and Obstetrics.*)

dilatador y en forma paralela a la curvatura menor. La utilización de la engrapadora GIA para la construcción del tubo de gastroplastia mantiene la operación cerrada.[86] El avance de la hoja cortante ensamblada

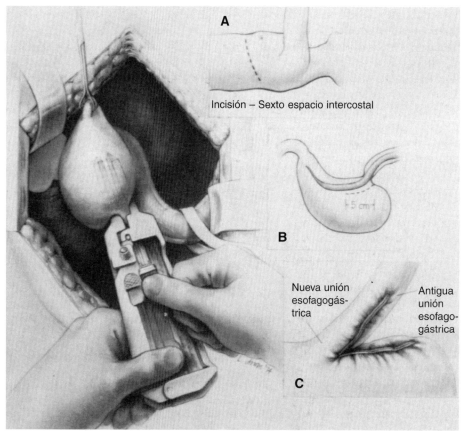

Incisión – Sexto espacio intercostal

Nueva unión esofagogástrica

Antigua unión esofago-gástrica

Fig. 13-11. Construcción del tubo de gastroplastia de Collis utilizando una engrapadora quirúrgica GIA. **A.** Incisión en el sexto espacio intercostal utilizada. **B.** El dilatador 54 o 56 Frh introducido a través de la estenosis es desplazado contra la curvatura menor del estómago. La *línea punteada* indica el sitio de aplicación de la engrapadora. La ilustración principal muestra el avance del ensamble de hoja cortante. **C.** El nuevo esófago distal funcional es un tubo de 5 cm de estómago sano. (De Orringer, M.B. y Sloan, H.: An improved technique for the combined Collis-Belsey approach to dilatable esophageal strictures. J. Thorac. Cardiovasc. Surg., *68*:298, 1974, con permiso.)

crea una extensión del esófago funcional mediante un tubo gástrico de 5 cm de longitud. En raras ocasiones puede ser necesario aplicar la engrapadora una segunda vez para ganar 2 a 3 cm adicionales de longitud esofágica. Se realiza una segunda línea de sutura sobre la línea de sutura de la engrapadora, se retira el dilatador y se colocan las suturas posteriores estándares de los pilares (seda 1), pero se las deja sin anudar.

Después de la dilatación intraoperatoria de la estenosis y la construcción del tubo de gastroplastia, Pearson y colaboradores[97] recomendaban una reparación estándar de Belsey alrededor del nuevo esófago distal (es decir, el tubo de gastroplastia) (fig. 13-12 *C*). Luego de colocar y anudar las dos hileras de tres puntos horizontales de colchonero cada una, se anudan las suturas crurales posteriores, logrando un segmento de "esófago" intraabdominal libre de tensión comprimido por la fundoplicatura parcial (fig. 13-12 *C*). Al contrario que la operación Belsey Mark IV estándar, el procedimiento combinado de Collis-Belsey implica la sutura de un tubo de gastroplastia sano y flexible, y no del esófago distal inflamado. La longitud esofágica adicional ganada con la construcción del tubo de gastroplastia evita la necesidad de traccionar la unión esofagogástrica por debajo del diafragma bajo tensión. Pearson y Henderson[93,96] informaron sobre el excelente alivio de la disfagia y los síntomas de reflujo en 25 de 33 pacientes con estenosis por reflujo tratados con el procedimiento de Collis-Belsey y seguidos entre 5 y 12 años.

Procedimiento de Collis-Nissen. Aunque las comunicaciones de los resultados del procedimiento combinado de Collis-Belsey fueron inicialmente favorables,[87,95,126] comenzaron a emerger datos que mostraban un control insatisfactorio del reflujo a largo plazo, evaluado con el electrodo de pH intraesofágico. Orringer y Sloan[89] sugirieron que existía una cantidad inadecuada de fondo gástrico remanente para realizar una fundoplicatura de Belsey de 240 grados luego de la construcción del tubo de gastroplastia (fig. 13-13). Ellos demostraron con estudios posoperatorios de pH esofágico que aun luego de la construcción de un segmento intraabdominal de 3 a 7 cm de esófago distal funcional con el procedimiento de Collis, podía no lograrse el control del reflujo si se realizaba una fundoplicatura de Belsey inadecuada. Para mejorar el control del reflujo después de la realización de la gastroplastia de Collis, Henderson y Marryatt[41,42] y Orringer y col.[84,88] describieron el empleo de una fundoplicatura tipo Nissen de 360 grados. Bingham[12] y Demos y colaboradores[24,26] describieron una gastroplastia sin sección combinada con una fundoplicatura total y la utilizaron en pacientes con estenosis por reflujo. La gastroplastia con sección de Collis combina-

Fig. 13-12. Reconstrucción de Belsey de la unión esofagogástrica luego de la construcción del tubo de gastroplastia de Collis. *Ilustración principal*, segunda línea de sutura sobre la línea de sutura mecánica. **A.** Colocación de la primera fila de puntos de colchonero entre el nuevo "esófago" distal y el fondo gástrico. Los puntos posteriores de los pilares han sido colocados pero por el momento se dejan sin anudar. **B.** Colocación de la segunda hilera de suturas de colchonero a través del diafragma, fundus gástrico y esófago distal, 2 cm proximal a la primera hilera. **C.** La reparación terminada, reducida por debajo del diafragma, muestra un segmento esofágico distal intraabdominal de 4 cm (el tubo de gastroplastia), parcialmente comprimido por la fundoplicatura de Belsey. Las suturas posteriores de los pilares han sido anudadas. (De Orringer, M.B. y Sloan, H.: An improved technique for the combined Collis-Belsey approach to dilatable esophageal strictures. J. Thorac. Cardiovasc. Surg., 68:298, 1974, con permiso.)

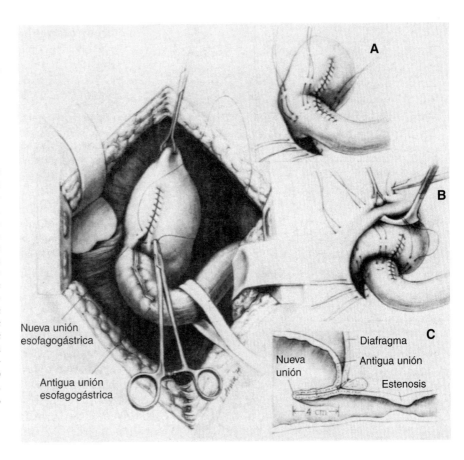

Nueva unión esofagogástrica

Antigua unión esofagogástrica

Diafragma
Antigua unión
Estenosis
Nueva unión
4 cm

da con una fundoplicatura de 360 grados se ha convertido en el abordaje preferido por el autor en pacientes con estenosis por reflujo dilatables que están dispuestos a una operación antirreflujo. Los pacientes en quienes la evaluación endoscópica inicial ha indicado que la estenosis es benigna y puede ser dilatada con una bujía de 40 Fr muy probablemente tienen estenosis que pueden ser dilatadas hasta un espectro de alrededor de el rango de alrededor de 56 Fr en el momento de la reparación de Collis-Nissen. Si, por otro lado, no es posible el pasaje de un dilatador 40 Fr, el cirujano debe estar preparado para la resección esofágica y reconstrucción, cuyo tipo y abordaje exactos dependerán de la preferencia y experiencia del cirujano. En pacientes con estenosis que son demasiado estrechas para permitir el paso de una bujía 40 Fr, se prepara el colon en forma preoperatoria si ha existido una cirugía gástrica previa por si es necesario realizar una esofagectomía. Esto también se realiza en pacientes con esofagitis por reflujo recurrente luego de reparaciones fallidas previas de la hernia, porque repetir la movilización de la porción superior del estómago puede dejar un fondo gástrico de dudosa viabilidad y que no es adecuado para la construcción segura de un tubo de gastroplastia de Collis.

En la operación combinada de Collis-Nissen se seccionan rutinariamente cinco o seis vasos gástricos cortos a medida que el fondo gástrico y la curvatura del estómago son traccionados hacia el tórax a través del hiato diafragmático. Se requiere la ligadura cuidadosa de estos vasos sin tensión indebida para evitar la lesión del bazo y la hemorragia intraabdominal no reconocida. Puede ser necesario realizar una contraincisión diafragmática para exponer las adherencias de operaciones previas a nivel del hiato. Cuando se requiere, se lleva a cabo una contraincisión diafragmática periférica de 5 a 10 cm, a 4 o 5 cm de la fijación diafragmática al arco costal. Siempre que sea posible se evita la sección del arco costal para minimizar el dolor posoperatorio sobre la herida y los problemas de inestabilidad de la pared torácica.

La estenosis por reflujo es sostenida por el cirujano y dilatada por boca hasta el límite de 56 a 58 Fr, y se construye el tubo de gastroplastia. Casi siempre es suficiente una aplicación de la engrapadora GIA con los 5 cm resultantes de longitud esofágica adicional (véase fig. 13-11). En las publicaciones iniciales,[84,88] las estenosis eran dilatadas intraoperatoriamente hasta el límite de 54 a 60 Fr, se construía el tubo de gastroplastia sobre estas bujías y estos dilatadores grandes eran retirados y reemplazados por una bujía de 46 Fr alrededor de la cual se llevaba a cabo la fundoplicatura. Se realizaba una fundoplicatura de 5 a 6 cm incorporando los 3 a 4 cm proximales de estómago y los 3 a 4 cm distales de tubo de gastroplastia (figs. 13-14 y 13-15). Actualmente, para evitar el estrechamiento del "neoesófa-

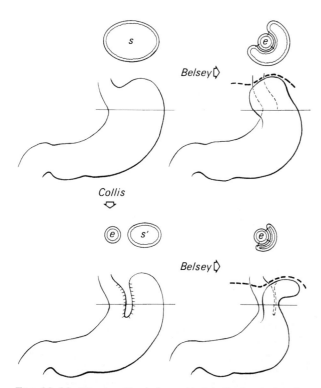

Fig. 13-13. Disminución de la cantidad de fondo gástrico disponible para la reparación de Belsey luego del procedimiento de Collis. **A.** Sección transversal a través del fondo gástrico en el plano indicado que muestra el área de estómago *(s)* disponible para la reparación estándar Mark IV de Belsey con una envoltura gástrica de 240 grados como se muestra en **B. C.** La construcción del tubo de gastroplastia de Collis *(e)* provoca la disminución del área de estómago *(s)* disponible para la reparación de Belsey. *D*, Solamente es posible una fundoplicatura limitada de 180 grados luego del procedimiento de Collis, y el fondo gástrico elongado y estrechado se angula debajo del diafragma *(línea punteada)* al anudar la segunda hilera de puntos de la reparación de Belsey. (De Orringer, M.B. y Sloan, H.: Complications and failings of the combined Collis-Belsey operation. J. Thorac. Cardiovasc. Surg., *74*:726, 1977, con permiso.)

go", que produce disfagia posoperatoria, la construcción de la gastroplastia y la fundoplicatura han sido llevadas a cabo con un dilatador 54 Fr (en mujeres) o con un dilatador 56 Fr (en hombres) dentro del esófago.[118] Aun más, la fundoplicatura se limita a 3 cm de longitud y se realiza solamente alrededor del tubo de gastroplastia, no del estómago proximal (fig. 13-16). La fundoplicatura se construye con cuatro puntos seromusculares separados de seda 2-0 con separación de 1 cm, y cada sutura pasa a través del fondo gástrico, luego del tubo de gastroplastia y finalmente de nuevo a través del fondo gástrico. Estas suturas son anudadas con el dilatador 54 o 56 Fr dentro del tubo de gastroplastia, y se realiza una segunda hilera de sutura continua seromuscular de Lembert con polipropileno sobre la línea de puntos de seda. Luego de reducir la fundoplicatura debajo del diafragma se anudan las suturas posteriores de los pilares para estrechar el hiato hasta que admite cómodamente un dedo junto con el esófago, que en este

momento no contiene dilatador alguno. Se colocan clips de plata para marcar el límite inferior del tubo de gastroplastia (la nueva unión esofagogástrica) antes de comenzar la fundoplicatura y en los extremos del hiato diafragmático luego de la reducción de la fundoplicatura hacia el abdomen. La distancia entre estos dos grupos de marcadores de plata en las radiografías posoperatorias indica el segmento intraabdominal de esófago funcional intraabdominal envuelto por la fundoplicatura (fig. 13-17).

Resultados del procedimiento de Collis-Nissen. Como fue expresado previamente, la severidad de cada estenosis es graduada intraoperatoriamente, según el grado de resistencia encontrada a medida que el dilatador es pasado a través de ella: una estrechez *leve* se dilata fácilmente con mínima resistencia; una estrechez *moderada* requiere cierta dilatación forzosa, pero no excesiva; y una estenosis *severa* requiere la dilatación forzada vigorosa. Aunque la severidad de la estenosis (es decir, la facilidad con la cual puede ser dilatada) no puede ser predicha por su aspecto radiográfico o endoscópico, casi todas las estenosis por reflujo pueden ser dilatadas intraoperatoriamente mientras se pasa el dilatador por el esófago sostenido por la mano del cirujano. Ocasionalmente no se puede realizar la dilatación anterógrada como fue descrita, y puede ser necesario recurrir al pasaje retrógrado de dilatadores de Hegar a través de una gastrotomía alta.[40,44] Esto solo ha sido necesario en uno de los pacientes del autor.

Stirling y Orringer[118] comunicaron los resultados de la dilatación intraoperatoria y el procedimiento combinado de gastroplastia de Collis y fundoplicatura de Nissen en 64 pacientes (edad promedio de 51 años) con estenosis severas por reflujo. En el mismo período, 30 pacientes (edad promedio de 59 años) con estenosis por reflujo y disfagia pero *sin* síntomas significativos de reflujo fueron tratados exitosamente con dilataciones esofágicas ambulatorias intermitentes y un régimen médico antirreflujo estricto. En otros 17 pacientes con estenosis por reflujo se realizaron resecciones esofágicas, 14 de ellos tenían patología esofágica asociada (megaesófago por acalasia, displasia severa en epitelio de Barrett, estenosis cáustica o dificultad para llevar a cabo una nueva fundoplicatura debido a reparaciones antirreflujo previas) y tres por imposibilidad de dilatar la estrechez o porque la estenosis se rompió durante el intento de dilatación. Estos autores descubrieron que más del 95% de las estrecheces esofágicas por reflujo podían ser dilatadas hasta un tamaño compatible con la deglución satisfactoria (por lo menos hasta 46 Fr, pero generalmente hasta 54 o 56 Fr). Ocurrió una muerte posoperatoria (tasa de mortalidad de 1,6%) debida a tromboembolismo pulmonar dos semanas después de la cirugía entre 64 pacientes sometidos a la operación de Collis-Nissen. Dos pacientes sufrieron filtraciones esofágicas (3%), las cua-

Fig. 13-14. Construcción de una fundoplicatura de 360 grados luego del procedimiento de Collis. *Ilustración principal*, fondo gástrico remanente elongado y estrecho luego del procedimiento de Collis. Las suturas posteriores de los pilares han sido colocadas pero no anudadas. **A.** Incisión en el sexto espacio intercostal utilizada para la operación. **B** y **C.** Envoltura del fondo gástrico detrás del tubo de gastroplastia y el estómago superior adyacente. (De Orringer, M.B. y Sloan, H.: Combined Collis-Nissen reconstruction of the esophagogastric junction. Ann. Thorac. Surg., *25*:16, 1978, con permiso.)

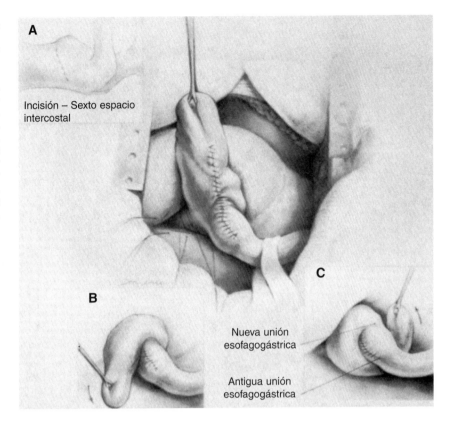

Fig. 13-15. Construcción de una fundoplicatura de 360 grados alrededor del tubo de gastroplastia de Collis. *Ilustración principal*, colocación de puntos seromusculares entre el fondo gástrico, el tubo de gastroplastia y nuevamente el fundus gástrico. Como fue descrito originalmente, los tres puntos iniciales incorporaban el estómago proximal y los tres puntos restantes incorporaban al tubo de gastroplastia. **A.** Cuanto se anudan los hilos de la fundoplicatura, la envoltura incluye 3 cm del tubo de gastroplastia y 3 cm del estómago proximal. **B.** La fundoplicatura reducida por debajo del diafragma sin tensión. Las suturas posteriores de los pilares están anudadas. (De Orringer, M.B. y Sloan, H.: Combined Collis-Nissen reconstruction of the esophagogastric junction. Ann. Thorac. Surg., *25*:16, 1978, con permiso.)

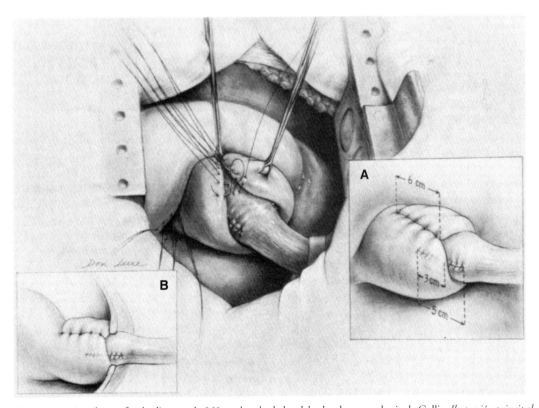

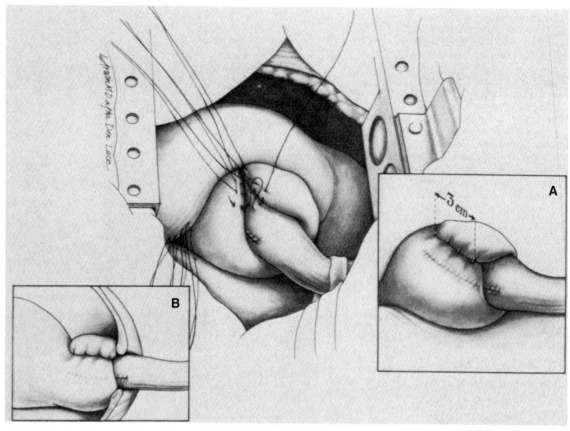

Fig. 13-16. Fundoplicatura de 3 cm de largo sugerida actualmente luego de la gastroplastia de Collis. Cuatro suturas seromusculares de seda 2-0 colocadas con 1 cm de separación *(ilustración principal)* forman una fundoplicatura de 3 cm de largo alrededor del tubo de gastroplastia (**A**), y no del estómago proximal. **B.** La fundoplicatura reducida debajo del diafragma. (De Stirling, M.C. y Orringer, M.B.: The combined Collis-Nissen operation for esophageal reflux strictures. Ann. Thorac. Surg., *45*:148, 1988, con permiso.)

les curaron luego del drenaje. Cuatro pacientes se perdieron en el seguimiento, y los 59 pacientes restantes fueron seguidos en promedio por 43 meses. En el momento de la última visita de seguimiento, el reflujo sintomático había sido eliminado o era leve en el 88% de este grupo, el 8% requería un régimen médico antirreflujo para controlar los síntomas de reflujo y el 4% tenía síntomas de reflujo mal controlados (cuadro 13-1). En este artículo la severidad preoperatoria de la estenosis no influyó significativamente sobre la probabilidad de que el control posoperatorio subjetivo del reflujo no sea satisfactorio. Estos pacientes fueron seguidos de rutina con manometría esofágica y monitoreo de reflujo ácido estándar con electrodo de pH intraesofágico preperatorios y posoperatorios periódicos (cuadro 13-2). Mediante el empleo de estas pruebas objetivas, se documentó buen control del reflujo con la prueba de reflujo ácido estándar en 47 (94%) de 50 pacientes estudiados luego de 1 año, pero 10 (34%) de 29 pacientes estudiados entre el segundo y el quinto año del posoperatorio tenían reflujo anormal. Sin embargo, siete de estos 10 fracasos objetivos del control de reflujo entre los 2 y los 5 años no tenían síntomas de reflujo. El aumento de la presión en la zona de

alta presión esofágica distal y la longitud lograda con la operación de Collis-Nissen se mantuvo a lo largo del tiempo (véase cuadro 13-2). Es importante destacar que los pacientes con estenosis severas tuvieron significativamente más probabilidades ($p < 0,05$) de desarrollar reflujo recurrente anormal que los pacientes con estrecheces menos severas, como fue documentado por la sonda de pH entre los 2 y los 5 años de seguimiento. Se postuló que la necesidad de dilataciones repetidas frecuentes en pacientes con fibrosis panmural más severa podría finalmente destruir la fundoplicatura, predisponiendo de esa manera al paciente al reflujo gastroesofágico recurrente. En el 81% de los pacientes se alivió satisfactoriamente la disfagia (sin disfagia o disfagia leve que no requirió dilatación) (cuadro 13-1). Siete (12%) requirieron dilataciones ocasionales para el tratamiento de su disfagia, y cuatro (7%) requirieron dilataciones regulares. La severidad de la estenosis tenía relación directa con la necesidad de dilataciones en el posoperatorio precoz, de manera que el 50% de quienes presentaban estenosis leves requirieron por lo menos una dilatación posoperatoria, comparados con el 73% de aquellos con estrecheces moderadas y el 100% de los que tenían estenosis seve-

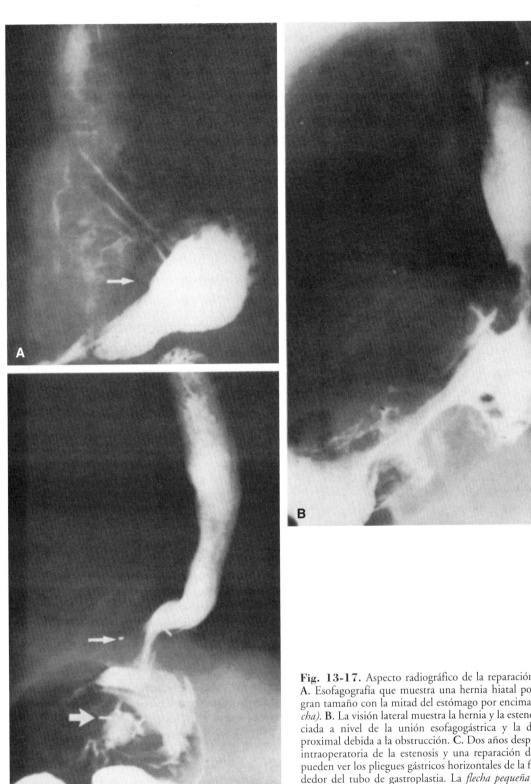

Fig. 13-17. Aspecto radiográfico de la reparación de Collis-Nissen. **A.** Esofagografía que muestra una hernia hiatal por deslizamiento de gran tamaño con la mitad del estómago por encima del diafragma *(flecha)*. **B.** La visión lateral muestra la hernia y la estenosis por reflujo asociada a nivel de la unión esofagogástrica y la dilatación esofágica proximal debida a la obstrucción. **C.** Dos años después de la dilatación intraoperatoria de la estenosis y una reparación de Collis-Nissen, se pueden ver los pliegues gástricos horizontales de la fundoplicatura alrededor del tubo de gastroplastia. La *flecha pequeña* indica los clips de plata que marcan el hiato diafragmático. La *flecha grande* indica los clips a nivel de la nueva unión esofagogástrica (el extremo distal del tubo de gastroplastia). La estenosis esofágica se ha solucionado y no existe ahora dilatación esofágica proximal. (De Orringer, M.B.: Short esophagus and peptic stricture. *En* Sabiston, D.C., Jr., and Spencer, F.C. [eds.]: Surgery of the Chest, 6ª ed. Filadelfia, W.B. Saunders, 1995, p. 1073, con permiso.)

Cuadro 13-1. *Resultados subjetivos de la operación de Collis-Nissen para las estenosis esofágicas por reflujo (59 pacientes)*

	Estenosis leve* (n = 34)			Estenosis moderada* (n = 15)			Estenosis severa* (n = 10)			Total (n = 59)			
	n	%		n	%		n	%		n		%	
Reflujo†													
Ninguno	28	82 ⎱ 91		12	80 ⎱ 87		8	80 ⎱ 80		48 ⎱	52	81 ⎱ 88	
Leve	3	9 ⎰		1	7 ⎰		0	0 ⎰		4 ⎰		7 ⎰	
Moderado	2	6		2	13		1	10		5		4	
Severo	1	3		0	0		1	10		2		4	
Disfagia‡													
Ninguna	26	76 ⎱ 85		9	60 ⎱ 73		7	70 ⎱ 80		42 ⎱	48	70 ⎱ 81	
Leve	3	9 ⎰		2	13 ⎰		1	10 ⎰		6 ⎰		10 ⎰	
Moderada	3	9		3	20		1	10		7		12	
Severa	2	6		1	7		1	10		4		7	
Estado clínico§													
Excelente	24	70 ⎱ 82		6	40 ⎱ 67		7	70 ⎱ 70		37 ⎱	45	63 ⎱ 77	
Bueno	4	12 ⎰		4	27 ⎰		0	⎰		8 ⎰		14 ⎰	
Regular	5	15		3	20		1	10		9		15	
Malo	1	3		2	13		2	20		5		8	

De Stirling, M.C. y Orringer, M.B.: The combined Collis-Nissen operation for esophageal reflux strictures. Ann. Thorac. Surg., 45:148, 1988, con permiso.
*Estenosis: Leve = fácilmente dilatable; moderada = requiere cierta fuerza para dilatarla; severa = requiere la utilización de mucha fuerza para dilatarla.
†Reflujo: Leve = no requiere tratamiento; moderado = controlado con tratamiento médico; severo = no controlado con medicación o que requiere reoperación.
‡ Disfagia: Leve = no requiere dilatación; moderada = requiere dilatacion ocasional; severa = requiere dilataciones regulares o reoperación.
§Estado clínico: Excelente = asintomático; bueno = síntomas de reflujo mínimos o disfagia leve que no requiere tratamiento; regular = síntomas controlados mediante medicación o dilatación; malo = síntomas severos o necesidad de reoperación.

ras. Sin embargo, de los 38 pacientes (64%) que requirieron dilataciones posoperatorias, 27 (72%) requirieron solo dilatación precoz (dentro de los primeros 6 meses posoperatorios) para lograr la resolución de su disfagia. Al comparar el grado global de disfagia preoperatoria y posoperatoria en estos pacientes, se encontró que la disfagia había mejorado posoperatoriamente en 49 (83%), no había cambiado en siete (12%) y era más severa en tres (5%).

El estado clínico global *subjetivo* de los pacientes comunicado por Stirling y Orringer incluyó una evaluación tanto de los síntomas de reflujo como de los de la disfagia (véase cuadro 13-1). Así se consiguieron resultados excelentes (sin síntomas) en 37 pacientes (63%), resultados buenos (síntomas leves que no requirieron tratamiento) en ocho (14%), resultados mediocres (síntomas de reflujo *o* disfagia controlados con tratamiento médico o dilatación) en nueve (15%) y resultados malos (síntomas severos no controlados) en cinco (8%). Por lo tanto, la operación de Collis-Nissen fue exitosa (sin síntomas o síntomas leves que no requirieron tratamiento) en 77% de dichos pacientes.

Se analizaron cinco variables que podrían influir sobre el resultado clínico global luego de la operación de Collis-Nissen (cuadro 13-3). Los pacientes con esclerodermia, disfagia severa preoperatoria, seguimiento mayor a 48 meses o estenosis más severas tuvieron menos probabilidades de obtener buenos resultados clínicos que sus contrapartidas, pero tales diferencias no fueron estadísticamente significativas. Sin embargo, los pacientes que presentaban estenosis y un fracaso previo de una operación antirreflujo tenían significativamente (*p* < 0,05) menos probabilidades de lograr un buen resultado que aquellos sin operaciones previas. Cuatro pacientes de este grupo requirieron reoperación. Un paciente que tenía estenosis leve desarrolló una hernia paraesofágica 3 años después de la reparación de Collis-Nissen, y a pesar de la reoperación se obtuvo solo un resultado mediocre. Dos pacientes con esofagitis por reflujo recurrente fueron tratados con esofagectomía transhiatal sin toracotomía, y los resultados fueron buenos. Un paciente con estenosis severa antes de la reparación de Collis-Nissen inicial fue sometido a una piloromiotomía y revisión de la fundoplicatura para la esofagitis por reflujo recurrente 4 años después con buenos resultados. Antes de la cirugía debería informarse a los pacientes con estenosis esofágicas por reflujo que serán tratados con un procedimiento antirreflujo que puede requerir dilataciones posoperatorias. En todos los pacientes que presentan disfagia luego de la reparación de Collis-Nissen las dilataciones esofágicas ambulatorias son utilizadas libremente. Además, en los pacientes con estenosis moderadas o severas que requirieron dilatación intraoperatoria enérgica, se pasa un dilatador Maloney 50 Fr en la cama del paciente antes del alta hospitalaria. Si se encuentra resistencia al pasar el dilatador, se realizan dilataciones ambulatorias con intervalos de 2 semanas hasta que no se encuentra más resistencia. Si no se encuentra resistencia al pasar el dilatador 1 semana después de la operación, las dilataciones siguientes solamente se llevan a cabo si reaparece la disfagia.

Cuadro 13-2. *Resultados objetivos de la operación de Collis-Nissen para las estenosis esofágicas por reflujo*

Pruebas funcionales esofágicas	Estenosis leve*		
	Preoperatorio (n = 36)	1 año (n = 27)	2-5 años (n = 17)
Prueba del reflujo de ácido			
Normal (0-1 +)	2 (5%)	26 (96%)	12 (71%)
Anormal (2-3 +)	34 (95%)	1 (4%)	5 (29%)
ZAP distal‡			
Presión (mmHg)	3,5 ± 3,9	11,6 ± 3,5	10,8 ± 3,4
Longitud (cm)	1,4 ± 1,6	4,4 ± 1,1	3,8 ± 1,1
	Estenosis moderada*		
	Preoperatorio (n = 16)	1 año (n = 13)	2-5 años (n = 5)
Prueba del reflujo ácido			
Normal (0-1 +)	2 (12%)	12 (92%)	5 (100%)
Anormal (2-3 +)	14 (88%)	1 (8%)	0
ZAP distal			
Presión (mmHg)	1,4 ± 3,0	11,3 ± 3,8	11,2 ± 4,6
Longitud (cm)	0,7 ± 1,5	3,8 ± 1,1	4,0 ± 1,2
	Estenosis severa*		
	Preoperatorio (n = 9)	1 año (n = 10)	2-5 años (n = 7)
Prueba del reflujo ácido			
Normal (0-1 +)	1 (11%)	9 (90%)	2 (28%)†
Anormal (2-3 +)	8 (89%)	1 (10%)	5 (72%)
ZAP distal			
Presión (mmHg)	6,4 ± 4,5	10,8 ± 2,7	7,9 ± 3,7†
Longitud (cm)	2,1 ± 1,7	4,1 ± 1,5	3,3 ± 1,6
	Total		
	Preoperatorio (n = 61)	1 año (n = 50)	2-5 años (n = 29)
Prueba del reflujo ácido			
Normal (0-1 +)	5 (8%)	47 (94%)	19 (66%)
Anormal (2-3 +)	56 (92%)	3 (6%)	10 (34%)
ZAP distal			
Presión (mmHg)	3,4 ± 4,1	11,4 ± 3,4	10,2 ± 3,8
Longitud (cm)	1,3 ± 1,6	4,2 ± 1,2	3,7 ± 1,2

De Stirling, M.C. y Orringer, M.B.: The combined Collis-Nissen operation for esophageal reflux strictures. Ann. Thorac. Surg., 45:148, 1988, con permiso.

*Estenosis: Leve = fácilmente dilatable; moderada = requiere cierta fuerza para dilatarla; severa = requiere la utilización de mucha fuerza para dilatarla.

†P < 0,05 comparada con estenosis leves y moderadas entre los 2 y 5 años

‡ZAP, zona de alta presión del esófago distal. Los datos de presión y longitud de la ZAP se comunican como la media ± el desvío estándar.

Aplicar los métodos estadísticos a los resultados de la cirugía antirreflujo como fue descrito recién es un ejercicio serio pero obligatorio. Aunque la operación combinada de Collis-Nissen asociada con la dilatación intraoperatoria controló exitosamente tanto los síntomas de reflujo como la disfagia en el 77% de los pacientes del autor con estenosis por reflujo, una tasa del 23% de fracasos todavía deja mucho que desear. Aunque ahora es evidente que la mayoría de las estrecheces por reflujo pueden ser dilatadas intraoperatoria-

mente, queda claro que no todo paciente cuya estrechez es dilatada experimentará un buen resultado a largo plazo luego de la operación antirreflujo, siendo el factor limitante la disfagia persistente debida a fibrosis panmural establecida. Por lo tanto, se requiere un análisis de datos adicional a largo plazo para identificar con antelación a los pacientes con estenosis dilatables que evolucionarán bien con la reparación de Collis-Nissen y a aquellos en quienes la resección esofágica es una mejor opción. Previamente se comunicó un riesgo de recurrencia del 24% en pacientes sometidos a reoperaciones antirreflujo.[106] Los pacientes que tienen estenosis esofágicas por reflujo significativas *y* el antecedente de una reparación previa fallida tienen un riesgo aun mayor de recurrencia (50%), y esto también ha sido documentado en otras publicaciones.[66] Sobre la base de esta información, nosotros creemos hoy en día que la resección y reconstrucción esofágica es una opción más confiable en pacientes con estenosis por reflujo y antecedentes de cirugía antirreflujo, aquellos con enfermedad esofágica subyacente asociada (p. ej., megaesófago, esclerodermia, estenosis cáustica), y aquellos en quienes ocurre la ruptura de la estenosis durante el intento de dilatación intraoperatoria.

Otros han publicado resultados excelentes con los procediemientos que combinan la gastroplastia de Collis y la fundoplicatura para el tratamiento de las estenosis por reflujo.[15,20] Pearson y col.[94] comunicaron los resultados obtenidos en 430 pacientes sometidos a gastroplastia modificada de Collis y fundoplicatura parcial para problemas complejos de reflujo, incluidos 138 con esófago corto y estrechez péptica o esofagitis ulcerativa macroscópica. Con un excelente seguimiento a largo plazo, el 93% de estos 215 últimos pacientes tuvieron un buen resultado (asintomáticos o con síntomas menores que no requirieron tratamiento), el 4% tuvo un resultado mediocre (mejoría, pero con síntomas o hallazgos endoscópicos que requirieron medicación o dilatación), y el 3% tuvo malos resultados (sin mejoría, o empeoramiento).

Resección

Como fue indicado previamente, existen situaciones en las que el mejor tratamiento para un paciente con estenosis esofágica por reflujo es la resección esofágica. El abordaje ideal y el órgano utilizado para reemplazar al esófago continúan siendo puntos controvertidos. El autor cree que la esofagectomía distal con anastomosis esofagogástrica intratorácica es una *mala* operación para el paciente con esofagitis por reflujo con estenosis o sin ella. La resección del esfínter esofágico inferior y la creación de una hernia hiatal con una porción del estómago sobre el diafragma y otra porción por debajo de él explican la incidencia publicada de esofagitis por

Cuadro 13-3. *Efecto de diversas variables sobre la evolución clínica (59 pacientes)*

Variable	Resultados satisfactorios*		Resultados insatisfactorios*	
	n de pacientes	%	n de pacientes	%
Esclerodermia (n = 11)	6	55	5	45
Ausencia de esclerodermia (n = 48)	39	81	9	19
Disfagia preoperatoria leve-moderada† (n = 38)	31	82	7	18
Disfagia preoperatoria severa† (n = 21)	14	67	7	33
Seguimiento <48 meses (n = 25)	16	64	9	36
Seguimiento >48 meses (n = 34)	29	85	5	15
Estenosis leve‡ (n = 34)	28	82	6	18
Estenosis moderada-severa‡ (n = 25)	17	68	8	32
Operación previa por reflujo (n = 10)	5	50§	5	50§
Sin operaciones previas por reflujo (n = 49)	40	82	9	18

De Stirling, M.C. y Orringer, M.B.: The combined Collis-Nissen operation for esophageal reflux strictures. Ann. Thorac. Surg., 45:148, 1988, con permiso.

*Resultados clínicos: Satisfactorios, sin síntomas o síntomas leves que no requieren tratamiento; insatisfactorios, síntomas significativos que requieren tratamiento con antiácidos o dilatación.

†Disfagia preoperatoria: Leve, no requiere dilataciones; moderada, requiere dilataciones ocasionales; severa, requiere dilataciones regulares.

‡ Estenosis: Leve = fácilmente dilatable; moderada = requiere cierta fuerza para dilatarla; severa = requiere la utilización de mucha fuerza para dilatarla.

§P < 0,05 al comparar las operaciones previas por reflujo con la ausencia de operaciones previas por reflujo.

reflujo en el esófago residual en el 20% al 40% de los pacientes sometidos a anastomosis esofagogástricas intratorácicas.[114] Aunque se han desarrollado muchas técnicas quirúrgicas con la intención de prevenir el reflujo gastroesofágico luego de una anastomosis esofagogástrica intratorácica,[14,25,76,129] ninguna ha logrado probar que sea consistentemente confiable ni ha ganado amplia aceptación. Esta es una opción inaceptable en pacientes con enfermedad benigna y solo provoca estenosis esofágica recurrente debida a esofagitis por reflujo. La esofagectomía distal y reconstrucción con interposición yeyunal[101] o un segmento corto de colon[10] son opciones excelentes en pacientes con estenosis por reflujo que requieren resección. Sin embargo, ambas operaciones son de magnitud considerable y técnicamente demandantes. Si se produce una estrechez anastomótica, la dilatación de la anastomosis esofagoyeyunal o esofagocolónica es peligrosa.

Durante las décadas de 1980 y 1990, la esofagectomía torácica *total* con anastomosis esofagogástrica cervical se convirtió en el abordaje preferido para los pacientes que requerían resección y reconstrucción esofágica tanto para la enfermedad benigna como la maligna.[79,80,83] Aun en pacientes con patología esofágica distal, el autor elige resecar todo el esófago torácico y colocar la anastomosis en el cuello para evitar el potencial de mediastinitis a partir de una filtración de la anastomosis. El estómago se coloca en el mediastino posterior en el lecho esofágico original, y se construye una anastomosis esofagogástrica cervical terminolateral a varios centímetros del ápice del fundus gástrico, el cual se suspende de la fascia prevertebral. El reflujo gastroesofágico significativo es extremadamente poco común luego una anastomosis esofagogástrica cervical llevada a cabo adecuadamente. Por lo tanto, la esofagectomía torácica con anastomosis esofagogástrica cervical se ha convertido en una opción excelente en

pacientes con esofagitis por reflujo recurrente luego de múltiples operaciones antirreflujo previas, porque el reflujo sintomático generalmente se elimina con este procedimiento. Sin embargo, la necesidad de una dilatación de la anastomosis esofagogástrica cervical periódica posoperatoria debida a la formación de estrecheces a dicho nivel niega la efectividad de una operación realizada para aliviar la disfagia. La filtración de la anastomosis esofagogástrica cervical luego de la esofagectomía transhiatal predice posteriores dificultades; casi la mitad de esas filtraciones provocan estenosis de la anastomosis una vez que la cicatrización de la fístula está terminada. La dilatación de la anastomosis esofagogástrica cervical es mucho más segura que la dilatación de una anastomosis esofagocólica o esofagoyeyunal intratorácica. La atención a los detalles de la construcción de la esofagogastroanastomosis cervical reduce la necesidad de dilataciones posoperatorias y provee una deglución satisfactoria a largo plazo, así como alivio de la mayoría de los síntomas de reflujo en estos pacientes.[90] En su revisión de 1993 de los resultados funcionales a largo plazo de la sustitución esofágica con estómago para la enfermedad esofágica benigna, el autor y sus colaboradores comunicaron que menos del 10% de sus pacientes sometidos a esofagectomía transhiatal y anastomosis esofagogástrica cervical sufrían regurgitación nocturna problemática.[83] Más recientemente, esta experiencia ha sido corroborada por la experiencia publicada más numerosa de esofagectomías transhiatales y anastomosis esofagogástricas cervicales.[82] De las 1.085 esofagectomías realizadas, 285 (26%) eran por enfermedad benigna, y de estas, 42 eran por estenosis por reflujo. En menos del 10% se presentaron síntomas de reflujo clínicamente significativos, y solo un paciente ha tenido complicaciones pulmonares debidas a la aspiración (véase cap. 25, Esofagectomía transhiatal sin toracotomía). La necesidad de dilatación posoperatoria de la anastomosis era común luego de la esofagectomía transhiatal y anastomosis esofagogástrica cervical. La atención sobre la minimización del traumatismo del estómago movilizado y la utilización de una técnica de anastomosis esofagogástrica cervical laterolateral llevada a cabo con engrapadora han disminuido drásticamente la incidencia de filtración anastomótica así como la necesidad de posteriores dilataciones.[81]

Un método final de tratamiento indirecto de resección para la esofagitis con estenosis es la gastrectomía parcial con derivación biliar en Y de Roux. La primera comunicación de resolución de la estenosis esofágica benigna después de gastrectomía parcial para la enfermedad ulcerosa péptica fue realizada por Wangensteen y Levin.[128] Entonces se reconoció en forma clínica y experimental la importancia de la bilis de los contenidos gástricos refluidos en el desarrollo de esofagitis severa.[31,32,108,111] Luego de ello, varios cirujanos comenzaron a tratar las estenosis por reflujo con gastrectomía parcial y gastroenteroanastomosis en asa de Roux.[120,134] Otros abogaron por la antrectomía y la derivación de Roux asociada con la resección de la estrechez.[50,92,133] Washer y colaboradores[131] publicaron un estudio aleatorizado que comparó la eficacia de la fundoplicatura de Nissen con la antrectomía, vagotomía y derivación de Roux para la esofagitis severa, generalmente con estenosis. Los resultados no fueron significativamente diferentes. Y aunque se han comunicado buenos resultados con la derivación de Roux,[43,130] también se han documentado fracasos con este tratamiento.[65]

El autor no tiene experiencia personal con este método de tratamiento de la esofagitis, pero de todas maneras tiene dificultades para aceptar este enfoque de la enfermedad por reflujo. Es difícil racionalizar que se deje en su lugar el esófago inflamado, fibrosado y estenosado, que puede contener epitelio de Barrett con potencial premaligno, al mismo tiempo que se sacrifica el estómago sano, probablemente el mejor órgano con el cual se puede reemplazar el esófago. Si el tratamiento de dilatación con una operación antirreflujo, preferentemente un procedimiento de Collis-Nissen o Collis-Belsey, no puede controlar la esofagitis por reflujo y estenosis, la resección del *esófago* y el reemplazo con una interposición gástrica y anastomosis esofagogástrica cervical, si es posible, parece mucho más directo y atrayente desde el punto de vista conceptual que sacrificar una porción de un estómago por otra parte normal.

Referencias

1. Allen, S.M., and Matthews, H.R.: Circular myotomy and Belsey repair for acquired shorterng of the oesophagus. Eur. J. Cardithorac. Surg., 7:645, 1993.

2. Allison, P.R.: Peptic ulcer of oesophagus. Thorax, 3:20, 1948.
3. Allison, P.R., Johnston, A.S., and Royce, G.B.: Short esophagus with simple peptic ulceration. J. Thorac. Surg., 12:432, 1943.
4. Appleman, H.D., Kalish, R.J., Clancy, B.E., et al.: Distinguishing features of adenocarcinoma in Barrett's esophagus and in the gastric cardia. In Spechler, S.J., and Goyal, R.K. (eds.): Barrett's Esophagus: Pathophysiology, Diagnosis, and Management. New York, Elsevier, 1985, p. 167.
5. Barnes, W.A., and Redo, S.F.: Evaluation of esophagojejunostomy in the treatment of lesions at the esophagogastric junction. Ann. Surg., 146:224, 1957.
6. Barrett, N.R.: Chronic peptic ulcer of the oesophagus and oesophagitis. Br. J. Surg., 38:175, 1950.
7. Behar, J., Brand, D.Z., Brown, F.C., et al.: Cimetidine in the treatment of symptomatic gastroesophageal reflux. Gastroenterology, 74:441, 1978.
8. Behar, J., and Ramsby, G.: Gastric emptying and antral motility in reflux esophagitis: Effect of oral metoclopramide. Gastroenterology, 74:253, 1978.
9. Belsey, R.: Diaphragmatic hernia. In Jones, F.A. (ed.): Modern Trends in Gastroenterology. New York, Hoeber, 1952, p. 128.
10. Belsey, R.H.: Reconstruction of the esophagus with left colon. J. Thorac. Cardiovasc. Surg., 49:33, 1965.
11. Bennett, J.R., Martin, H.D., and Buckton, G.: Cimetidine in reflux oesophagias. Digestion, 26:166, 1983.
12. Bingham, J.A.W.: Evolution and early results of constructing an antireflux valve in the stomach. Proc. R. Soc. Med., 67:4, 1974.
13. Blackwell, J.N., Heading, R.C., and Fetter, M.R.: Effect of domperidone on lower esophageal sphincter pressure and gastroesophageal reflux in patients with peptic oesophagitis: Progress with domperidone. R. Soc. Med. (Int. Cong. Symp. Series), 36:57, 1981.
14. Bombeck, C.T., Coelho, R.G., and Nyhus, L.M.: Prevention of gastroesophageal reflux after resection of the lower esophagus. Surg. Gynecol. Obstet., 130:1035, 1970.
15. Bonavino, L., Fontebasso, V, Bardini, R., et al.: Surgical treatment of reflux stricture of the oesophagus. Br. J. Surg., 80:317, 1993.
16. Bremner, C.G.: Combined technique of esophageal endoscopy, dilatation and biopsy using the Celestin system of dilatation. In Demeester, T.R., and Skinner, D.B. (eds.): Esophageal Disorders: Pathophysiology and Therapy. New York, Raven Press, 1985, p. 501.
17. Buchin, P.J., and Spiro, H.M.: Therapy of esophageal stricture: A review of 84 patients. J. Clin. Gastroenterol., 3: 121, 1981.
18. Burnett, H.F., Read, R.C., Morris, W.B., et al.: Management of complications of fundoplication and Barrett's esophagus. Surgery, 82.521, 1977.
19. Cameron, A.J., Ott, B.J., and Payne, W.S.: The incidence of adenocarcinoma in columnar-lined (Barrett's) esophagus. N. Engl. J. Med., 313:857, 1985.
20. Chen, L., Nastros, D., Hu, C., et al.: Results of the Collis-Nissen gastroplasty in patients with Barrett's esophagus. Ann. Thorac. Surg., 68:1014, 1999.
21. Collis, J.L.: An operation for hiatus hernia with short esophagus. Thorax, 12:181, 1957.
22. Collis, J.L.: Gastroplasty. Thorax, 16:197, 1961.
23. Condon, R.E.: Intraoperative dilation and fundoplication for benign peptic oesophageal stricture. In Jamieson, G.G. (ed.): Surgery of the Oesophagus. Edinburgh, Churchill Livingstone, 1988, p. 341.
24. Demos, N.J.: Stapled, uncut gastroplasty for hiatal henia: 12-year follow-up. Ann. Thorac. Surg., 38:393, 1984.

25. Demos, N.J., and Biele, R.M.: Intercostal pedicle method for control of postresection esophagitis. J. Thorac. Cardiovasc. Surg., 80:679, 1980.

26. Demos, N.J., Smith, N., and Williams, D.: A new gastroplasty for strictured short esophagus. N.Y. State J. Med., 75:57, 1975.

27. Donnelly, R.J., Deverall, P.B., and Watson, D.A.: Hiatus hernia with and without stricture: Experience with the Belsey Mark IV repair. Ann. Thorac. Surg., 16:301, 1973.

28. Dunlop, E.E.: Problems in the treatment of reflux esophagitis. Gastroenterology, 86:287, 1956.

29. Ellis, F.H., Jr., Anderson, H.A., and Clagett, O.T.: Treatment of short esophagus with stricture by esophagogastrectomy and antral excision. Ann. Surg., 148:526, 1958.

30. Ellis, E.H., Jr., and Gibb, S.P.: Esophageal reconstruction for complex benign esophageal disease. J. Thorac. Cardiovasc. Surg., 99:192, 1990.

31. Gillison, E.W., Capper, W.M., Airth, G.R., et al.: Hiatus hernia and heartburn. Gut, 10:609, 1969.

32. Gillison, E.W, and Nyhus, L.M.: Bile reflux, gastric secretion and heartburn. Br J. Surg., 58:864, 1971.

33. Glick, M.E.: Clinical course of esophageal stricture managed by bougienage. Dig. Dis. Sci., 27:884, 1982.

34. Goldstein, F., Thornton, J.J., Abramson, J., et al.: Bile reflux gastritis and esophagitis in patients without prior gastric surgery, with pilot study of the therapeutic effects of metoclopramide. Am. J. Gastroenterol., 76:407, 1981.

35. Goy, J.A., Maynard, J.H., McNaughton, W.M., et al.: Ranitidine and placebo in the treatment of reflux oesophagitis: A double-blind randomized trial. Med. J. Aust., 2:558, 1980.

36. Greaney, M.G., and Invin, T.T.: Cimetidune for treatment of symptomatic gastroesophageal reflux. Br. . Clin. Pract., 35:21, 1981.

37. Hayward, J.: The treatment of fibrous stricture of the esophagus associated with hiatus hernias. Thorax, 16:45, 19671.

38. Heimlich, H.J.: Peptic esophagitis with stricture treated by reconstruction of the esophagus with a reversed gastric tube. Surg. Gynecol. Obstet., 114:773, 1962.

39. Heitman, P., and Muller, N.: The effect of metoclopramide on the gastroesophageal junctional zone and the distal esophagus in man. Scand. J. Gastroenterol., 5:621, 1970.

40. Henderson, R.D.: Benign strictures of the esophagus. In Shields, T.W. (ed.): General Thoracic Surgery. Philadelphia, Lea & Febiger, 1989, p. 1012.

41. Henderson, R.D.: Reflux control following gastroplasty. Ann. Thorac. Surg., 24:206, 1977.

42. Henderson, R.D., and Marryatt, G.: Total fundoplication gastroplasty Nissen gastroplasty): Five-year review. Ann. Thorac. Surg., 39:74, 1985.

43. Herrington, J.L., and Mody, B.: Total duodenal diversion for treatment of reflux esophagitis uncontrolled by repeated antireflux procedures. Ann. Surg., 183:636, 1976.

44. Herrington, J.L., Jr., Wright, R.S., Edwards, WH., et al.: Conservative surgical treatment of reflux esophagitis and esophageal stricture. Ann. Surg., 181:552, 1975.

45. Hill, L.D.: An effective operation for hiatal hernia: An eight year appraisal. Ann. Surg., 166.681, 1967.

46. Hill, L.D.: Intraoperative manometry of lower esophageal sphincter pressures. J. Thorac. Cardiovasc. Surg., 75:378, 1978.

47. Hill, L.D., Gelfand, M., and Bauermeister, D.: Simplified management of reflux esophagitis with stricture. Ann. Surg., 172:638, 1970.

48. Hine, K.R., Holmes, G.K., Melikian, V, et al.: Ranitidine in reflux oesophagitis. A double-blind placebo controlled study. Digestion, 29:119, 1984.

49. Hollenbeck, J.I., and Woodward, E.R.: Treatment of peptic esophageal stricture with combined fundic patch fundoplication. Ann. Surg., 182:472, 1975.

50. Holt, CJ., and Large, A.M.: Surgical management of reflux esophagitis. Ann. Surg., 153:555, 1961.

51. Ismail-Beigi, E, Horton, P.F., and Pope, C.E.: Histologic consequences of gastroesophageal reflux in man. Gastroenterology, 58:163, 1970.

52. Kirsch, M., Blue, M., DeSai, R.K., et al.: Intralesional steroid injections for peptic esophageal strictures. Gastrointest. Endosc., 37:180, 1991.

53. Klinkenberg-Knol, E.C., Festen, H.B, Jansen, J.B., et al.; Longterm treatment with omeprazole for refractory reflux esophagitis: Efficacy and safety. Ann. Intern. Med. 121:161, 1994.

54. Kozarek, R.A.: Hydrostatic balloon dilation of gastrointestinal stenosis: a national survey. Gastrointest. Endosc., 32:15, 1986.

55. Krupp, S., and Rosetti, M.: Surgical treatment of hiatal hernia by fundoplication and gastropexy (Nissen repair). Ann. Surg., 164:927, 1966.

56. Kuo, WH., and Kalloo, A.N.: Reflux strictures of the esophagus. Gastrointest. Endosc. Clin. North Am., 8:273, 1998.

57. Lam, C.R., and Gahagan, T.H.: Special comment: The myth of the short esophagus. In Nyphus, L.M., and Harkins, H.N. (eds.): Hernia. Philadelphia, J.B. Lippincott, 1964, p. 450.

58. Lee, M., Kubik, C.M., Polhemus, C.D., et al.: Preliminary experience with endoscopic intralesional steroid injection for refractory upper gastrointestinal strictures. Gastrointest. Endosc., 41:598, 1995.

59. Little, A.G., Naunheim, K. S., Ferguson, M.K., et al.: Surgical management of esophageal strictures. Ann. Thorac. Surg., 45:144, 1988.

60. Lundell, L.: Acid suppression in the long-term treatment of peptic stricture and Barrett's esophagus. Digestion, 51(1):49, 1992.

61. Maher, J.W., Hocking, M.P., and Woodward, E.R.: Longterm follow-up of the combined fundic patch fundoplication for treatment of longitudinal peptic strictures of the esophagus. Ann. Surg., 194.64, 1981.

62. Mansour, K., Burton, H., Miller, J., et al.: Complications of intrathoracic Nissen fundoplication. Ann. Thorac. Surg., 32:173, 1981.

63. Marks, R.D., Richter, J.E., Rizzo, J., et al.: Omeprazole versus H-receptor antagonist in treating patients with peptic strictures and esophagitis. Gastroenterology, 106:907, 1994.

64. Marks, R.D., and Richter, J.E.: Peptic strictures of the esophagus. Am. J. Gastroenterol., 88:1160, 1993.

65. Matikainen, M.: Antrectomy, Roux-en-Y reconstruction and vagotomy for recurrent reflux esophagitis. Acta Chir. Scand., 150.643, 1984

66. Mercer, C.D., and Hilli, L.D.: Surgical management of peptic esophageal stricture. J. Thorac. Cardiovasc. Surg., 91:371, 1986.

67. Merendino, K.A., and Diliard, D.H.: The concept of sphincter substitution by an interposed jejunal segment for anatomic and physiologic abnormalities at the esophagogastric junction. Ann. Surg., 142:486, 1955.

68. Moghissi, I.: Intrathoracic fundoplication for reflux stricture associated with short esophagus. Thorax, 38:36, 1983.

69. Monnier, P, Hsieh, , and Savary, M.: Endoscopic treatment of esophageal stenosis using Savary-Gilliard bougies: Technical innovations. Acta Endosc., 15:119, 1985.

70. Monnier, P., and Savary, M.: Contribution of endoscopy to gastroesophageal reflux disease. Scand. J. Gastroenterol., 19:26, 1984.

71. Mossberg, S.M.: The columnar lined esophagus (Barrett's syndrome): An acquired condition? Gastroenterology, 50:671, 1966.

72. Naef, A.P, Savary, M., and Ozello, L.: Columnar-lined lower esophagus: An acquired lesion with malignant predisposition. J. Thorac. Cardiovasc. Surg., 70:826, 1975.

73. Neville, V.E., and Clowes, G.H.A., Jr.: Surgical treatment of the complications resulting from cardioesophageal incompetence. Dis. Chest, 43:572, 1963.

74. Nissen, R.: Gastropexy and fundoplication in surgical treatment of hiatal hernia. Am. J. Dig. Dis., 6:954, 1961.

75. Ogilvie, A.L., Ferguson, R., and Atkinson, M.: Outlook with conservative treatment of peptic oesophageal stricture. Gut, 21:23, 1980.

76. Okada, N., Kuriyama, T, Urmenoto, H., et al.: Esophageal surgery: A procedure for posterior invagination esophagogastrostomy in one stage without positional change. Ann. Surg., 179:27, 1974.

77. Ollyo, J.B., Ch. Fontolliet, E., and Brossard, F.L.: Savarys new endoscopic classification of reflux oesophagitis. Guilet, 22:307, 1992.

78. Orlando, R.C.: Effect of sucralfate on the esophageal epithelium. Curr. Concepts Gastroenterol., 6:34, 1984.

79. Orringer, M.B.: Transhiatal esophagectomy for benign disease. J. Thorac. Cardiovasc. Surg., 90.649, 1985.

80. Orringer, M.B.: Transhiatal esophagectomy without thoracotomy for carcinoma of the thoracic esophagus. Ann. Surg., 200:282, 1984.

81. Orringer, M.B., Marshall, B., and Iannettoni, M.D.: Eliminating the cervical esophagogastric anastomotic leak with a side-to-side stapled anastomosis. J. Thorac. Cardiovasc. Surg., 119:277, 2000.

82. Orringer, M.B., Marshall, B., and Iannettoni, M.D.: Transhiatal esophagectomy: Clinical experience and refinements. Ann. Surg., 230:392, 1999.

83. Orringer, M.B., Marshall, B., and Stirling, M.C.: Transhiatal esophagectomy for benign and malignant disease. J. Thorac. Cardiovasc. Surg., 105:265, 1993.

84. Orringer, M.B., and Orringer, J.S.: The combined Collis-Nissen operation: Early assessment of reflux control. Ann. Thorac. Surg., 33:534, 1982.

85. Orringer, M.B., Skinner, D.B., and Belsey, R.H.: Long-term results of the Mark IV operation for hiatal hernia and analyses of recurrences and their treatment. J. Thorac. Cardiovasc. Surg., 63:25, 1972.

86. Orringer, M.B., and Sloan, H.: An improved technique for the combined Collis-Belsey approach to dilatable esophageal strictures. J. Thorac. Cardiovasc. Surg., 68:298, 1974.

87. Orringer, M.B., and Sloan, H.: Collis-Belsey reconstruction of the esophagogastric junction. J. Thorac. Cardiovasc. Surg., 71:295, 1976.

88. Orringer, M.B., and Sloan, H.: Combined Collis-Nissen reconstruction of the esophagogastric junction. Ann. Thorac. Surg., 25:16, 1978.

89. Orringer, M.B., and Sloan, H.: Complications and failings of the combined Collis-Belsey operation. J. Thorac. Cardiovasc. Surg., 74:726, 1977.

90. Orringer, M.B., and Stirling, M.C.: Cervical esophagogastric anastomosis for benign disease: Functional results. J. Thorac. Cardiovasc. Surg., 96:887, 1988.

91. Patterson, D.J., Graham, D.Y., Smith, J.L., et al.: Natural history of benign esophageal stricture treated by dilation. Gastroenterology, 85:346, 1983.

92. Payne, W.S.: Surgical treatment of reflux esophagitis and stricture associated with permanent incompetence of the cardia. Mayo Clin. Proc., 45:553, 1970.

93. Pearson, F.G.: Surgical management of acquired short esophagus with dilatable peptic stricture. World J. Surg., 1:463, 1977.

94. Pearson, F.G., Cooper, J., Patterson, G., et al.: Gastroplasty and fundoplication for complex reflux problems. Ann. Surg., 206:473, 1987.

95. Pearson, F.G., and Henderson, R.D.: Experimental and clinical studies of gastroplasty in the management of acquired short esophagus. Surg. Gynecol. Obstet., 136:737, 1973.

96. Pearson, F.G., and Henderson, R.D.: Long-term follow-up of peptic strictures managed by dilatation, modified Collis gastroplasty, and Belsey hiatus hernia repair. Surgery, 80:396, 1976.

97. Pearson, F.G., Langer, B., and Henderson, R.D.: Gastroplasty and Belsey hiatal hernia repair J. Thorac. Cardiovasc. Surg., 61:50, 1971.

98. Pennell, T: Supradiaphragmatic correction of esophageal reflux strictures. Ann. Surg., 193.655, 1981.

99. Perkel, M.S., Moore, C., Hersh, T., et al.: Metoclopramide therapy in patients with delayed gastric empqing. Dig. Dis. Sci., 24.662, 1979.

100. Polk, H.C., Jr.: Fundoplication for reflux esophagias: Misadventures with the operation of choice. Ann. Surg., 183:645, 1976.

101. Polk, H.C., Jr.: Jejunal interposition for reflux esophagias and esophageal stricture unresponsive to valvuloplasty. World J. Surg., 4:731, 1980.

102. Pope, C.E., II.: Acid reflux disorders. N. Engl. J. Med., 331.656, 1994.

103. Popov, V.I.: Reconstruction of the esophagus in cases of striaure. Arch. Surg., 82:226, 1961.

104. Rago, E., Boesby, S., and Spencer, J.: Results of Eder-Puestow dilatation in the management of esophageal peptic structures. Am. J. Gastroenterol., 78:6, 1983.

105. Richardson, J.D., Larson, G.M., and Polk, H.C., Jr.: Intrathoracic fundoplication for shortened esophagus: A treacherous solution to a challenging problem. Am. J. Surg., 143:29, 1982.

106. Rossman, F., Brantigan, C.O., and Sawyer, R.B.: Obstructive complications of the Nissen fundoplication. Am. J. Surg., 138.860, 1979.

107. Saeed, Z.A., Ramirez, F.C., Hepps, K.S., et al.: An objective end point for dilation improves outcomes of peptic esophageal strictures: A prospective randomized trial. Gastrointest. Endosc., 45:354, 1997.

108. Safaie-Shirazi, S., DenBesten, L., and Zike, W.L.: Effects of bile salts on the ionic permeability of the esophageal mucosa and their role in the production of esophagitis. Gastroenterology, 68:728, 1975.

109. Safaie-Shirazi, S., Sike, W.L., Anuras, S., et al.: Nissen fundoplication without crural repair. Arch. Surg., 108:424, 1974.

110. Safaie-Shirazi, S., Zike, W.L., and Masson, E.E.: Esophageal strictures secondary to reflux esophagitis. Arch. Surg., 110:629, 1975.

111. Salo, J.A., and Kivilaakso, E.: Role of bile salts and trypsin in the pathogenesis of experimental alkaline esophagitis. Surgery, 98:525, 1983.

112. Sandry, R.J.: Pathology of reflux esophagitis. In Skinner, D.B., Belsey, R.H., Hendrix, T.R., et al. (eds.): Gastroesophageal Reflux and Hiatal Hernia. Boston, Linle, Brown, 1972, p. 43.

113. Skinner, D.B.: The columnar-lined esophagus and adenocarcinoma (Editorial). Ann. Thorac. Surg., 40:321, 1985.

114. Skinner, D.B., and Belsey, R.H.: Reconstruction with stomach. In Skinner, D.B., and Belsey, R.H.: Management of Esophageal Disease. Philadelphia, WB. Saunders, 1988, p. 228.

115. Skinner, D.B., and Belsey, R.H.: Surgical management of esophageal reflux and hiatus hernia. J. Thorac. Cardiovasc. Surg., 53:33, 1967.

116. Skinner, D.B., and Belsey, R.H.: Surgical management of esophageal reflux and hiatus hernia and long term results with 1,030 patients. J. Thorac. Cardiovasc. Surg., 53:33, 1967.

117. Stirling, M.C., and Orringer, M.B.: Surgical treatment of the failed antireflux operation. J. Thorac. Cardiovasc. Surg., 92.7, 1986.

118. Stirling, M.C., and Orringer, M.B.: The combined Collis-Nissen operation for esophageal reflux strictures. Ann. Thorac. Surg., 45:148, 1988.

119. Strug, B.S., Jordan, PH., Jr., and Jordan, G.L., Jr.: Surgical management of benign esophageal strictures. Surg. Gynecol. Obstet., 138:74, 1974

120. Tanner, N.C., and Westerholm, P: Fartial gastrectomy in the treatment of esophageal stricture after hiatal hernia. Am. J. Surg., 115:449, 1968.

121. Thal, A.P: A unified approach to surgical problems of the esophagogastric junction. Ann. Surg., 168:542, 1968.

122. Thai, A.P, Hatafuko, T, and Kurtzman, R.: New operation for distal esophageal stricture. Arch. Surg., 90:464, 1965.

123. Thomas, H.F, Clarke, J.M., Rayl, J.E., et al.: Results of the combined fundic patch fundoplication operation in the treatment of reflux esophagitis with stricture. Surg. Gynecol. Obstet., 135:241, 1972.

124. Tileston, W.: Peptic ulcer of the oesophagus. Am. J. Med. Sci., 32:240, 1906.

125. Tucker, L.E.: The importance of fluoroscopic guidance for Maloney dilation. Am. J. Gastroenterol., 87:1709, 1992.

126. Urschel, H.C., Razzuk, M.A., Wood, R.E., et al.: An improved surgical technique for the complicated hiatal hernia with gastroesophageal reflux. Ann. Thorac. Surg., 15:443, 1973.

127. Valenzuela, J.E.: Effects of domperidone on the symptoms of reflux oesophagitis: Progress with domperidone. R. Soc. Med. (Int. Cong. Symp. Series), 36:51, 1981.

128. Wangensteen, O.H., and Levin, N.L.: Gastric resection for esophagitis and stricture of acid-peptic origin. Surg. Gynecol. Obstet., 88:560, 1949.

129. Wara, P., Oster, M.J., Funch-Jensen, P., et al.: A long-term follow-up of patients resected for benign esophageal stricture using the ink-well esophagogastrectomy. Ann . Surg., 190:214, 1981.

130. Washer, G.P., Gear, M.W.L., Dowling, B.L., et al.: Duodenal diversion with vagotomy and antrectomy for severe or recurrent reflux esophagitis and stricture: An alternative to operation at the hiatus. Ann. R. Coll. Surg., 68:222, 1986.

131. Washer, G.F, Gear, M.W.L., Dowling, B.L., et al.: Randomized prospective trial of Roux-en-Y duodenal diversion versus fundoplication for severe reflux oesophagitis. Br. J. Surg., 71:181, 1984.

132. Watson, A.: The role of antireflux surgery combined with fiberoptic endoscopic dilatation in peptic esophageal strictures. Am. J. Surg., 148:346, 1984.

133. Weaver, A.W., Large, A.M., and Walt, A.J.: Surgical management of severe reflux esophagitis. Am. J. Surg., 119:15, 1970.

134. Wells, C., and Johnston, J.H., Hiatus hernia: Surgical relief of reflux oesophagitis. Lancet, 268:937, 1955.

135. Wesdorp, I.C., Bartelsman, J.P., denHartog Jager, P.C., et al.: Results of conservative treatment of benign esophageal strictures: A follow-up study of 100 patients. Gastroenterology, 82:487, 1982.

136. Woodward, E.R.: Sliding esophageal hiatal hernia and reflux peptic esophagitis. Mayo Clin. Proc., 50:523, 1975.

137. Zein, N.N., Gresetn, J.M., and Perrault, J.: Endoscopic intralesional steroid injection in the management of refractory esophageal strictures. Gastrointest. Endosc., 41:598, 1995.

14

Esófago de Barrett: consideraciones morfológicas

BARBARA J. MCKENNA Y HENRY D. APPELMAN

MUCOSA Y SUBMUCOSA ESOFÁGICAS NORMALES

La mucosa esofágica normal comprende dos capas discretas. El epitelio estratificado escamoso y húmedo de la superficie cubre la lámina propia compuesta por tejido laxo y fibroso que contiene células linfoides aisladas pero muy pocas otras células inflamatorias (fig. 14-1). Esta capa a su vez yace sobre una capa muscular de la mucosa gruesa compuesta por haces prominentes de músculo liso. Por debajo de esta capa muscular está la submucosa, otra región de tejido conectivo fibrovascular laxo, en la cual se encuentran grupos de glándulas submucosas productoras de moco. A partir de estas glándulas submucosas existen conductos que penetran la muscular de la mucosa, la lámina propia y el epitelio estratificado escamoso para drenar en la superficie.

DEFINICIÓN DE MUCOSA DE BARRETT

La mucosa de Barrett es una metaplasia posreflujo que comprende al esófago inferior en continuidad con el estómago proximal, en la cual el epitelio cilíndrico reemplaza al epitelio escamoso normal[2,21,39] (fig. 14-2). Se cree que la mucosa de Barrett es el resultado de la destrucción del epitelio escamoso del esófago distal debido al contacto con contenidos irritantes gástricos o gastroduodenales. En lugar de curar con reepitelización escamosa, la superficie del área lesionada se reemplaza por epitelio cilíndrico, que posiblemente surja de los conductos de las glándulas submucosas, la mucosa del cardias gástrico o de alguna otra fuente. Se establece entonces una porción de esófago distal cubierto por mucosa columnar que persiste indefinidamente.[4]

DISTRIBUCIÓN

Macroscópicamente, en la mucosa de Barrett la unión cilíndricoescamosa, vista como la unión de mucosa cilíndrica rosa o roja, se desplaza en dirección proximal. El desplazamiento se produce generalmente en extensiones con forma de lengua, especialmente si el segmento de Barrett es corto. Los segmentos más largos de mucosa de Barrett tienen más probabilidades de mostrar compromiso circunferencial del esófago distal. El margen proximal de mucosa cilíndrica es comúnmente irregular y pueden observarse parches de mucosa escamosa, conocidos como islotes escamosos, atrapados dentro de la mucosa cilíndrica. Se encuentran erosiones y úlceras aisladas, especialmente cerca de la unión de la mucosa de Barrett y la mucosa escamosa[36] (fig. 14-3).

En cierto momento, la definición de Barrett requería el compromiso de por lo menos 2 o 3 cm del esófago distal. Como la unión cilíndricoescamosa endoscópica normal (línea Z) frecuentemente tiene una configuración irregular en forma de dientes de sierra u ondulada que puede extenderse hasta 2 cm en el esófago distal, los segmentos más cortos de mucosa cilíndrica no eran designados como esófago de Barrett. Aun sin esta unión cilíndricoescamosa irregular, se reconoce ahora que la mucosa del cardias puede extenderse dentro de los 2 cm inferiores del esófago en forma circunferencial. Sin embargo, más recientemente, han sido reconocidos segmentos más cortos de esófago de Barrett que comprometen entre 1 y 3 cm del esófago distal, y no son infrecuentes. Estos segmentos generalmente consisten de lenguas de mucosa cilíndrica que se extienden hacia arriba por encima de la línea Z y muestran epitelio intestinalizado en la biopsia, como se describe más adelante.

No toda mucosa cilíndrica en el esófago es mucosa de Barrett. Comúnmente, se localizan placas pequeñas aterciopeladas rosadas o rojas, denominadas placas de inclusión, a nivel del cartílago cricoides, lejos de la unión gastroesofágica normal. Están formadas por mucosa del cuerpo gástrico o de tipo antral y se piensa que son aberraciones del desarrollo. Las placas de inclusión no tienen relación con el reflujo y no requieren seguimiento o vigilancia. Generalmente son rápidamente reconocidos por el endoscopista entrenado (fig. 14-4).[15] Todos los cambios que afectan al estómago, incluidos la gastritis por *Helicobacter pylori* y la gastritis atrófica, pueden afectar la mucosa en la placa de inclusión.

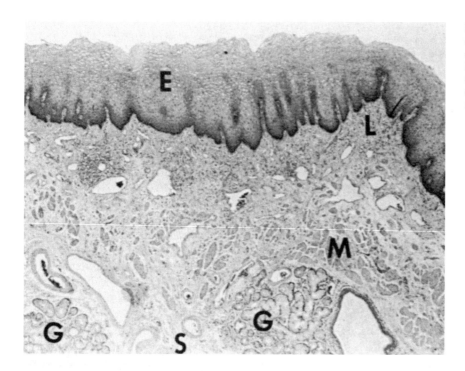

Fig. 14-1. Mucosa esofágica normal con sus dos componentes de epitelio escamoso *(E)* y lámina propia *(L)*. En la base de la mucosa está la muscular de la mucosa *(M)* y la submucosa *(S)* con glándulas submucosas *(G)*. (Hematoxilina y eosina, 33 ×.)

TIPOS EPITELIALES EN EL ESÓFAGO DE BARRETT

En cierto momento, las descripciones histológicas del esófago de Barrett identificaban tres tipos de mucosa, dos de las cuales tenían glándulas de tipo gástrico y una tercera que contenía células de tipo intestinal. El hallazgo de cualquiera de ellas en el entorno adecuado (es decir, localizadas más de 3 cm por enci-ma de la unión gastroesofágica) era considerado equi-valente al diagnóstico de esófago de Barrett.[23] Sola-mente uno de estos tipos, aquel en el que se encuen-tran células caliciformes de tipo intestinal, se conside-ra diagnóstico, aunque los otros tipos también pueden estar presentes.[11]

El tipo diagnóstico de mucosa ha sido llamado el ti-po distintivo o especializado. La característica que lo define es la presencia de células caliciformes intesti-nales. Estas células aparecen en la superficie y recu-

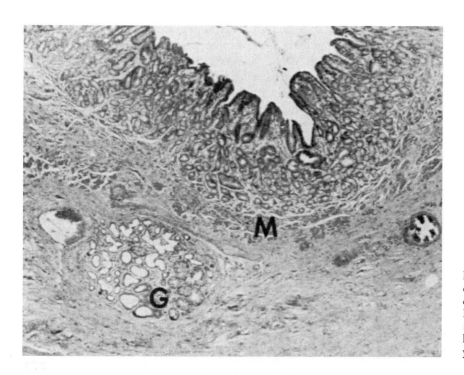

Fig. 14-2. Mucosa de Barrett. El epitelio escamoso ha sido reemplaza-do por mucosa columnar y glandular. Las glándulas esofágicas submucosas *(G)* todavía están debajo de la muscu-lar de la mucosa *(M)*. (Hematoxilina y eosina, 33 ×.)

Fig. 14-3. En el sector inferior, aspecto macroscópico de la mucosa de Barrett *(B)*, la cual semeja la mucosa gástrica. La mucosa escamosa esofágica de la porción superior es blanca, y hay una úlcera en la unión. Nótense los islotes de mucosa de Barrett dentro del epitelio escamoso *(flechas)*.

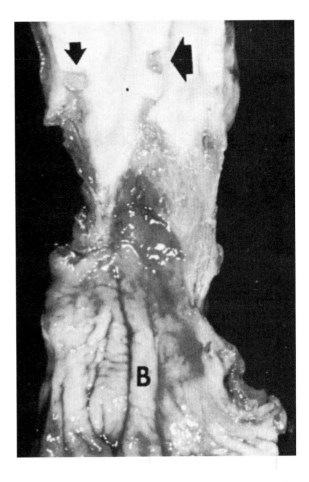

bren estructuras en forma de cripta, donde se encuentran dispersas entre células epiteliales similares a células foveolares gástricas, denominadas a veces como células intermedias (fig. 14-5). Este epitelio también ha sido designado "metaplasia intestinal incompleta" porque solamente está presente el componente de células caliciformes del epitelio intestinal, y no los otros componentes como células de Paneth y células absor-

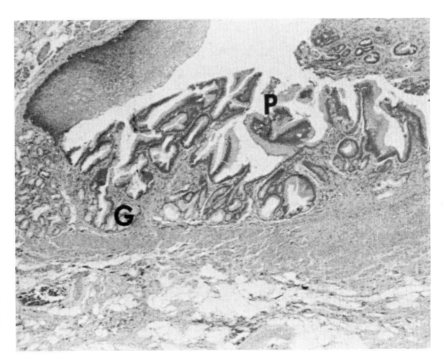

Fig. 14-4. Una placa incluida: la mucosa gástrica ectópica en el esófago cervical tiene tantas depresiones *(P)* como glándulas *(G)*. (Hematoxilina y eosina, 33 ×.)

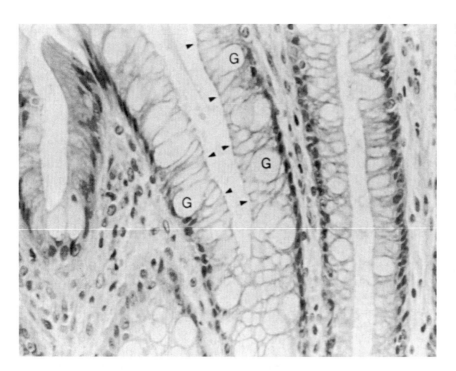

Fig. 14-5. La metaplasia intestinal incompleta de la mucosa especializada de Barrett tiene células caliciformes *(G)* entre células superficiales o células intermedias *(flechas)* de tipo gástrico. (Hematoxilina y eosina, 330 ×.)

tivas. Con mucha menor frecuencia se produce metaplasia intestinal completa, en la cual se encuentran sectores de epitelio que contienen células caliciformes, células absortivas, células de Paneth y hasta células endocrinas de tipo intestinal (fig. 14-6). El contorno de la superficie es generalmente plano a ondulado o, con menor frecuencia, tiene configuración vellosa (figs. 14-7 y 14-8). El escaso compartimiento glandular se compone generalmente de nidos discretos de glándulas secretoras de moco, aunque también

puede estar presente el epitelio glandular fúndico (figs. 14-7 y 14-8).

Los otros tipos de mucosa descritos en el esófago de Barrett no son diagnósticos porque no contienen células caliciformes. La primera de ellas es una mucosa modificada del techo bástrico o del cuerpo gástrico, en la cual existen grupos de glándulas que contienen células parietales y células principales que son idénticas a las halladas en la mucosa del cuerpo gástrico. Sin embargo, el volumen del compartimiento glandular es menor

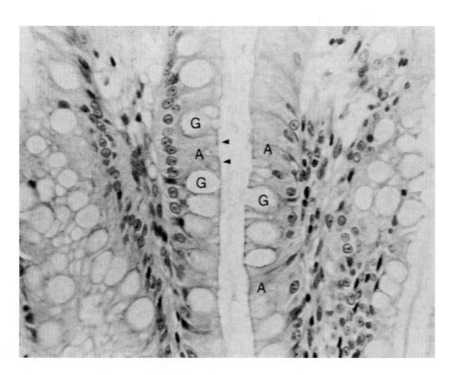

Fig. 14-6. La metaplasia intestinal completa de la mucosa de Barrett tiene células caliciformes *(G)*, células absortivas *(A)* y un borde en cepillo sobre la superficie luminal *(flechas)*. (Hematoxilina y eosina, 330 ×.)

Fig. 14-7. Mucosa de Barrett plana con metaplasia intestinal en la superficie y grupos de glándulas mucosas de tipo cardial en la base. (Hematoxilina y eosina, 53 ×.)

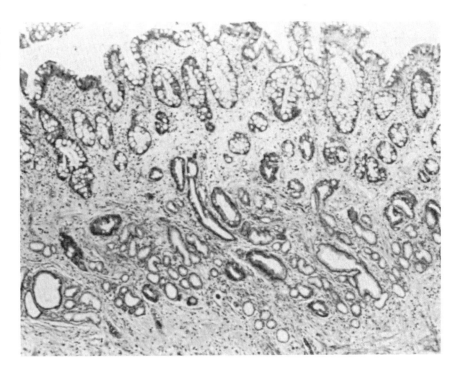

que en el cuerpo gástrico normal, mientras que en las depresiones gástricas es proporcionalmente mayor. El otro tipo de mucosa ha sido designado como mucosa de la unión. Esta mucosa es similar a la mucosa del cardias, excepto que el compartimiento glandular por lo general está relativamente atrófico (fig. 14-9).[14,15,32,39]

Puede observarse también la cicatrización parcial de la mucosa de Barrett con reemplazo del epitelio cilíndrico superficial por epitelio escamoso y se lo conoce como seudorregresión. Generalmente en dichas áreas existe epitelio cilíndrico residual debajo de la superficie escamosa, incluyendo túbulos y glándulas intestinalizados. Este proceso podría ser la fuente de algunos de los islotes escamosos que se observan macroscópicamente (fig. 14-10). La seudorregresión puede ser provocada por la supresión ácida o por la ablación láser o fotodinámica. Nosotros no sabemos si el riesgo de displasia y carcinoma de la mucosa de Barrett cubierta por epitelio escamoso es el mismo que el de las otras mucosas de Barrett.

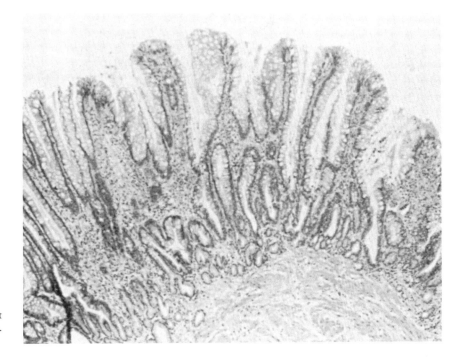

Fig. 14-8. Esta mucosa de Barrett tiene una superficie con vellosidades. (Hematoxilina y eosina, 53 ×.)

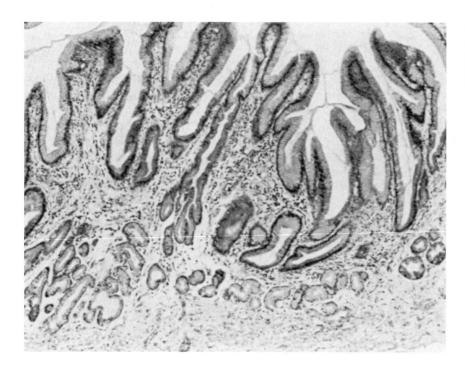

Fig. 14-9. La mucosa de tipo cardial tiene depresiones y grupos de glándulas mucosas en la base, pero no muestra células caliciformes. (Hematoxilina y eosina, 53 ×.)

HISTOQUÍMICA DE LA MUCINA

Existen distintos tipos de mucina epitelial en la mucosa especializada o distintiva del esófago de Barrett, tanto en las células superficiales de tipo gástrico como en las células caliciformes. Las tres reacciones de coloración histoquímica utilizadas para distinguir los tipos de mucina son:[16,18]

1. La técnica del ácido periódico de Schiff (PAS), que colorea muchos tipos de mucina, incluyendo la mucina neutra del epitelio superficial gástrico, las glándulas mucosas del cardias, las glándulas mucosas antrales y las glándulas de Brunner en el duodeno. Con esta técnica la mucina neutra se tiñe de color rojo o magenta.

2. La técnica del azul alciano (AB), el cual colorea todos los mucopolisacáridos de color azul a un pH de

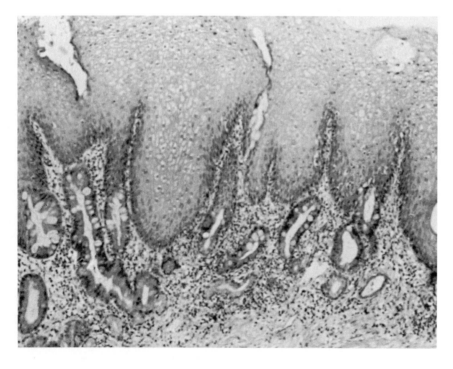

Fig. 14-10. La seudorregresión de la mucosa de Barrett tiene epitelio escamoso sobre los túbulos intestinalizados, el cual los reemplaza parcialmente. (Hematoxilina y eosina, 83 ×.)

2,5. Con esta técnica se colorean las células caliciformes a lo largo de todo el tracto gastrointestinal.

3. La técnica de la diamina de alto contenido de hierro (HID), es una coloración histoquímica específica para los mucopolisacáridos ácidos sulfatados; ellos se colorean con un tono violeta oscuro o amarronado. Esta técnica colorea las células caliciformes colónicas normales, que tienen un alto contenido de mucopolisacáridos ácidos sulfatados; sin embargo, la mucina de las células caliciformes del intestino delgado no se colorea, porque no está sulfatada.

Estas coloraciones pueden utilizarse en combinación. Por ejemplo, cuando PAS y AB se combinan a un pH de 2,5, el PAS sólo colorea la mucina neutra, mientras que el AB solamente colorea la mucina ácida. Algunas células ocasionalmente presentan un color violáceo cuando se emplea esta combinación, lo que indica que contienen tanto mucina neutra como ácida.

La combinación de AB y HID distingue las mucinas ácidas que están sulfatadas de las que no lo están. Con esta combinación, las mucinas sulfatadas se tiñen de color violeta oscuro o marrón con HID, mientras que las mucinas no sulfatadas, las cuales son casi todas sialomucinas, se tiñen de color azul con AB. Algunas células pueden contener tanto mucinas sulfatadas como no sulfatadas, produciendo una coloración azul-grisácea sucia.

Utilizando estas técnicas de combinación es posible identificar tres tipos que se presentan en la mucosa de Barrett. Ellos son idénticos a los tres tipos que se presentan en la mucosa gástrica en la gastritis atrófica.[6,16,18] La *metaplasia intestinal completa* consiste de extensiones de epitelio que tienen todas las características del epitelio del intestino delgado, con células caliciformes, células absortivas, células de Paneth y aun células endocrinas (fig. 14-11). No se observan células gástricas y superficiales entremezcladas. Las células caliciformes se colorean solamente con AB cuando se emplean las combinaciones PAS-AB y HID-AB, indicando que contienen únicamente sialomucinas y no mucinas sulfatadas o neutras. Este tipo de metaplasia intestinal completa ha sido designado como tipo I.

Existen dos tipos de *metaplasia intestinal incompleta*, porque no contienen células caliciformes de tipo intestinal en un campo de células superficiales de tipo gástrico que a veces también son llamadas células intermedias (fig. 14-12).[6] La diferencia entre los dos tipos se relaciona con la presencia de mucinas sulfatadas en algunas células intermedias. La presencia de mucinas sulfatadas en las células caliciformes no es importante. En ambos tipos las células caliciformes contienen mucinas sulfatadas, sialomucinas o ambas. En el primer tipo, las células intermedias o células superficiales de tipo gástrico contienen mucinas neutras o sialomucinas, pero no se observan mucinas sulfatadas. Esta forma de metaplasia intestinal ha sido designada como tipo II.[6,16] En el segundo tipo de metaplasia intestinal incompleta, algunas de las células intermedias o superficiales de tipo gástrico contienen mucinas sulfatadas. También contienen mucinas neutras o sialomucinas. Este tipo de metaplasia ha sido designado como tipo III.[6,16]

El significado de estos tipos diferentes de metaplasia intestinal yace en su asociación con displasia y carcinoma y en si pueden servir como marcadores de ries-

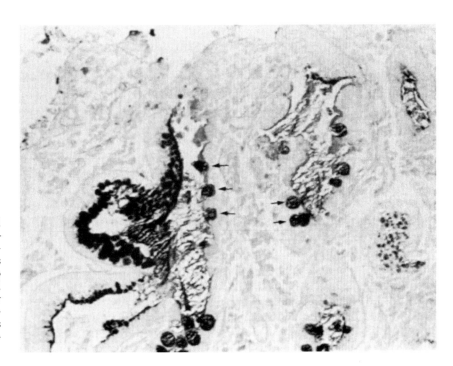

Fig. 14-11. Metaplasia intestinal completa. Las células caliciformes *(flechas)* son oscuras, al igual que el glucocálix, la cubierta mucosa de las células de superficie. El túbulo en el extremo izquierdo tiene metaplasia intestinal completa sobre su costado derecho y epitelio de la cripta residual sobre el izquierdo, con gotas mucosas apicales uniformes que se tiñen de color oscuro. (Azul alciano y PAS ×132.)

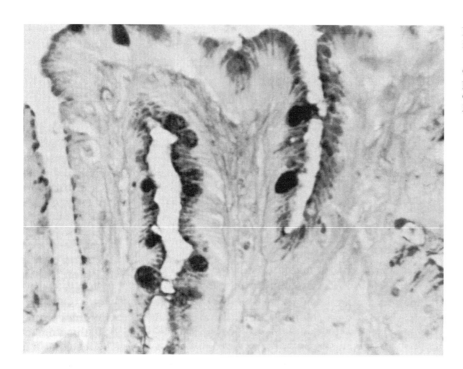

Fig. 14-12. La metaplasia intestinal incompleta tiene células caliciformes *(manchas oscuras)* mezcladas con vacuolas mucosas apicales más pálidas presentes en las células intermedias circundantes. (Azul alciano y PAS, 330 ×.)

go neoplásico. Este tema se debate en detalle más adelante, en la sección "Mucosa de Barrett y carcinoma".

DIAGNÓSTICO DE MUCOSA DE BARRETT MEDIANTE BIOPSIA

La única razón para hacer el diagnóstico de mucosa de Barrett con una biopsia es identificar los pacientes que tienen riesgo significativo de desarrollar adenocarcinoma esofágico y por lo tanto son candidatos a protocolos de vigilancia endoscópica. El diagnóstico de mucosa de Barrett con biopsia depende de la identificación de epitelio columnar especializado –que contiene células caliciformes– en la biopsia de un área del esófago que es sugestiva de mucosa de Barrett en la endoscopia. El hallazgo de células caliciformes no es suficiente por sí solo, ya que hasta el 20% de los adultos sometidos a endoscopia alta tienen células caliciformes en biopsias del cardias gástrico.[9,13,38] Por lo tanto, el diagnóstico de Barrett depende en la correlación estrecha entre los hallazgos endoscópicos y el aspecto histológico. Es importante estar seguro de que el material de biopsia es tomado del esófago tubular, y puede ser importante conocer el sitio exacto de la biopsia en relación a su posición con el esfínter esofágico inferior. Esto puede ser dificultoso porque frecuentemente el endoscopista no está seguro dónde está el esfínter. El diagnóstico se facilita si se encuentra esta mucosa en biopsias con lenguas de mucosa rosada que se extienden en dirección proximal desde la unión escamocilíndrica normal o la línea Z hacia el esófago inferior, especialmente si estas extensiones parecen ser más que meras exageraciones de la línea Z normal. En casos en que no es clara la relación precisa con el esfínter esofágico inferior, puede lograrse la confirmación de que la biopsia proviene del esófago tubular, como cuando se observa el conducto de una glándula de la submucosa esofágica penetrando la mucosa columnar. Si en la biopsia está presente cualquier mucosa de tipo gástrico sin células caliciformes, entonces no se puede hacer el diagnóstico de mucosa de Barrett. Generalmente no es necesario emplear coloraciones histoquímicas especiales para mucinas para poder identificar las células caliciformes, porque tienen un aspecto característico en los portaobjetos coloreados con hematoxilina y eosina (H-E) como se hace de rutina. El cuadro 14-1 presenta lineamientos para diagnosticar biopsias tomadas de la mucosa columnar del esófago inferior y estómago proximal.

Una biopsia con metaplasia escamosa en la superficie y mucosa de Barrett subyacente que contiene células caliciformes –la "seudorregresión" descrita antes– también es diagnóstica cuando existe adecuada correlación endoscópica.

MUCOSA DE BARRETT Y CARCINOMA

El desarrollo de adenocarcinoma es una complicación bien reconocida del esófago de Barrett.[2,34,36] Estos carcinomas ocurren en segmentos cortos o largos

Cuadro 14-1. *El diagnóstico de mucosa de Barrett*

Características histológicas y endoscópicas	Diagnóstico
Epitelio cilíndrico con células caliciformes	
más de 2 cm del esófago distal	Mucosa de Barrett, segmento largo
menos de 2 cm del esófago distal	Mucosa de Barrett, segmento corto
Epitelio cilíndrico con células caliciformes en la unión gastroesofágica	Células caliciformes en el cardias
Mucosa de tipo cardial o del cuerpo gástrico sin células caliciformes del esófago inferior	Ausencia de mucosa de Barrett; diagnóstico de cardias o hernia hiatal

de mucosa de Barrett. Para ser identificado como un carcinoma de Barrett el tumor debe presentarse dentro de un campo de mucosa de Barrett.[5,33] Los cambios epiteliales precursores conocidos como displasia se encuentran frecuentemente en algún lugar adyacente al carcinoma. Macroscópicamente estos tumores están generalmente ulcerados, con bordes sobreelevados o nodulares (fig. 14-13). También existen otras presentaciones macroscópicas, como lesiones polipoideas, en forma de placas o infiltrantes de manera difusa. Desde el punto de vista histológico estos tumores

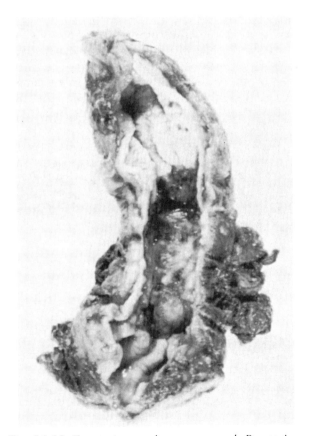

Fig. 14-13. Este carcinoma sobre una mucosa de Barrett tiene mezcla de características nodulares y ulceradas y está confinado al esófago tubular.

son adenocarcinomas de diferenciación variable idénticos a los encontrados en el estómago, especialmente en el cardias (figs. 14-14, 14-15 y 14-16).[8,12,17] Esto es comprensible porque en la mayoría de los casos los carcinomas de Barrett y los carcinomas del cuerpo y del antro gástricos surge de epitelios similares incompletamente intestinalizados. No se sabe si esto es cierto acerca de los carcinomas de cardias.

La determinación de la magnitud del riesgo de carcinoma en la mucosa de Barrett es difícil. La mayoría de los estudios concuerda que el cáncer y la mucosa de Barrett se descubren al mismo tiempo. En un estudio de la Mayo Clinic publicado en 1985,[2] se encontraron 20 cánceres dentro de un grupo de 122 pacientes con mucosa de Barrett. En 18 de los 20 casos tanto el carcinoma como la mucosa de Barrett se identificaron en el examen inicial. Solamente 2 de los 104 pacientes restantes habían desarrollado cáncer en el seguimiento, una incidencia de un tumor por cada 441 pacientes – años de seguimiento. En un estudio similar de Boston publicado en 1984,[35] se detectaron 8 de 10 carcinomas entre 113 pacientes con mucosa de Barrett en la evaluación inicial. En los 105 pacientes restantes se desarrollaron dos cánceres hasta el momento del seguimiento, una incidencia de un cáncer por cada 175 pacientes – año de seguimiento. Un estudio de Inglaterra fija la incidencia en un cáncer por cada 56 pacientes años de seguimiento.[30] Por lo tanto, aunque puede haber algunas diferencias geográficas o poblacionales en la estimación de la incidencia, en todos estos estudios el riesgo de carcinoma esofágico en personas con mucosa de Barrett es por lo menos 20 a 50 veces el riesgo de carcinoma escamoso del esófago en la población general.[37]

Sin embargo, aun con los datos que indican el aumento del riesgo de adenocarcinoma, nosotros actualmente no sabemos si todos los pacientes con mucosa de Barrett deberían someterse a protocolos de vigilancia, ni sabemos la verdadera prevalencia de esófago de Barrett en la población. La mucosa de Barrett es un evento posreflujo y el dolor retroesternal es un síntoma extraordinariamente común. Si realizáramos una esofagoscopia a cada paciente con dolor retroesternal y tomáramos biopsias del esófago en múltiples niveles podríamos identificar la población sintomática con mucosa de Barrett. En uno de estos estudios se encontró que la mucosa de Barrett se presenta en pacientes con reflujo sintomático de larga evolución.[41] Sin embargo, muchos pacientes con mucosa de Barrett no tienen síntomas típicos y hasta pueden estar asintomáticos.[2,3] Ellos no serían identificados en un estudio de dichas características. Se cree que, en caso de que fueran identificados, la población de pacientes con carcinoma de Barrett solamente en los Estados Unidos sería demasiado grande para propósitos de seguimiento.[41] Se debe recordar que cualquier estudio de vigi-

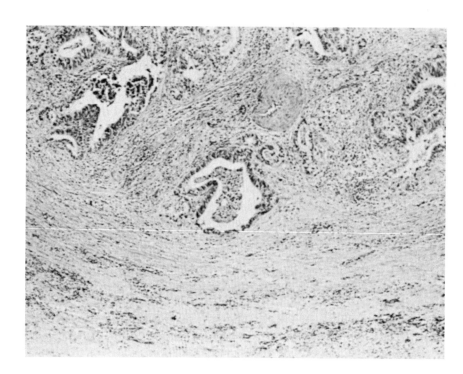

Fig. 14-14. El carcinoma de Barrett bien diferenciado forma estructuras tubulares bien definidas. (Hematoxilina y eosina, 33 ×.)

lancia debe tener una baja relación entre el costo y el beneficio, lo que indicaría que los costos son relativamente pequeños considerando los beneficios que se logran. Por lo tanto, sería ideal identificar el subgrupo específico de pacientes de alto riesgo que contituye un grupo más manejable para la vigilancia del cáncer. Hasta ahora no hemos podido identificar dicho grupo de alto riesgo basándonos en aspectos clínicos.

Como la mucosa especializada es la que parece ser la cuna de los carcinomas, estudios recientes se han focalizado en los diferentes tipos de metaplasia intestinal y su utilización para definir la población de alto riesgo. Se ha sugerido que la metaplasia intestinal incompleta de tipo III con mucinas ácidas sulfatadas en las células intermedias o superficiales de tipo gástrico ayuda a identificar esófagos con alto riesgo.[16,24] En general, este tipo de metaplasia parece tener alta asociación con el carcinoma, pero también ocurre frecuentemente en pacientes con mucosa de Barrett sin carcinoma o precursores de carcinoma.[32] Más aun, cuando se

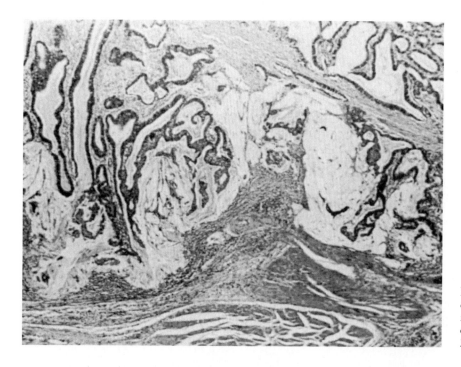

Fig. 14-15. El carcinoma mucinoso de Barrett tiene columnas de carcinoma rodeadas por grandes acúmulos de mucina. (Hematoxilina y eosina, 33 ×.)

Fig. 14-16. El carcinoma anaplásico tiene franjas de células carcinomatosas que no forman túbulos. (Hematoxilina y eosina, 132 ×.)

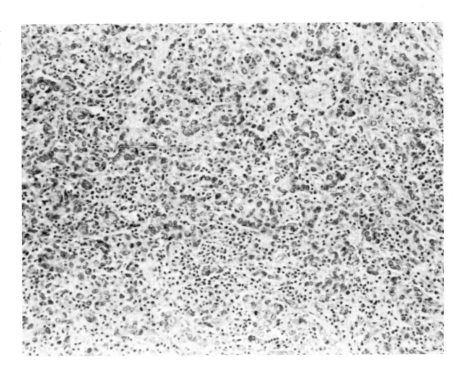

presenta, puede existir en forma de parches y las muestras de biopsia pueden fácilmente fracasar en el diagnóstico. Por lo tanto, la identificación del grupo de alto riesgo basada en la detección de mucinas sulfatadas en las células intermedias genera demasiados falsos negativos y demasiados falsos positivos.

Cuanto más largo es el segmento de mucosa de Barrett, mayor riesgo hay de carcinoma. Un estudio de Inglaterra sugiere que los pacientes con segmentos largos de Barrett tienen mayor riesgo de desarrollar displasia y carcinoma que aquellos con segmentos cortos de Barrett.[14] Otro estudio, de los Estados Unidos, sugiere que la superficie del área esofágica que contiene mucosa de Barrett tiene relación con la cantidad de mucosa displásica, pero la cantidad de displasia no tiene relación con el riesgo de carcinoma.[20] Esto puede ser verdadero, pero no sabemos el riesgo exacto de cáncer por centímetro de mucosa de Barrett.[26,31]

Hasta la fecha, no hemos detectado un grupo de alto riesgo para los pacientes con mucosa de Barrett sobre la base de criterios clínicos o histológicos. Este grupo necesitaría un protocolo de vigilancia para el desarrollo de carcinoma o sus precursores. Esto ha provocado graves conflictos. En algunas instituciones se cree que la mucosa de Barrett es demasiado frecuente como para que constituya por sí sola una indicación de vigilancia. En otras instituciones su presencia justifica la indicación de un protocolo de vigilancia.

El objetivo de un programa de vigilancia es identificar a los pacientes que pueden ser tratados por complicaciones neoplásicas en un estadio curativo. Como se sabe que el desarrollo de adenocarcinoma en la mucosa de Barrett es precedido por los cambios histoló-gicos identificables designados como displasia de bajo grado y de alto grado, uno de los objetivos de la vigilancia de dichos pacientes es encontrar estas lesiones preinvasivas como marcadores de pacientes con riesgo de desarrollo de carcinoma invasivo y tratarlos precozmente con el objetivo de curarlos. Otro objetivo es identificar los carcinomas cuando son mínimamente invasivos y tratarlos en esta etapa temprana.

Las características histológicas y la terminología que han sido adoptadas para las lesiones neoplásicas preinvasivas de la mucosa de Barrett son las mismas que las empleadas para la displasia del colon.[28] Se reserva el término displasia para el epitelio que se considera como inequívocamente neoplásico. Este epitelio tiene aumento del tamaño nuclear en relación con el volumen citoplasmático, hipercromatismo nuclear, aumento del número de mitosis, estratificación de núcleos y células, disminución de la maduración citoplasmática con menor producción de moco y, a veces, pleomorfismo nuclear. Con esta definición, cualquier manifestación en la mucosa de Barrett similar al epitelio adenomatoso o displásico, como el que se observa en el estómago, duodeno o colon, forma parte del espectro de la displasia de Barrett. Si aplicamos las definiciones de displasia de bajo grado y de alto grado que se utilizan para la displasia colónica, entonces la displasia de bajo grado incluye las formas de epitelio neoplásico más similares al epitelio normal, generalmente aquellas con núcleos basales y grados menores de anormalidades nucleares y citoplasmáticas (fig. 14-17). La displasia de alto grado incluye el epitelio neoplásico con más estratificación nuclear, más anormalidades nucleares, menos maduración citoplasmática y, frecuentemente, una

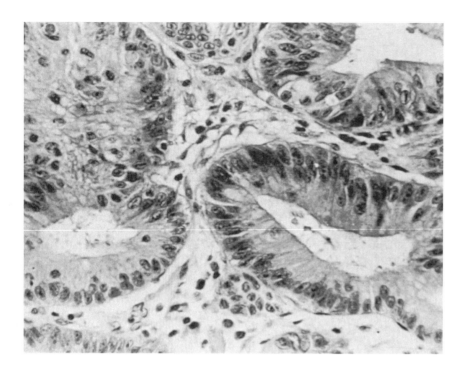

Fig. 14-17. Displasia de bajo grado en la mucosa de Barrett. Estos túbulos tienen cúmulos celulares, aumento del tamaño nuclear y estratificación nuclear limitada a la mitad basal de las células. (Hematoxilina y eosina, 330 ×.)

arquitectura más desordenada; por lo tanto, este tejido se parece a los adenomas con grados más altos de displasia y aun a epitelios que recuerdan aquellos de los adenocarcinomas (figs. 14-18 y 14-19).

En la clasificación de los cambios epiteliales que se producen en pacientes con colitis ulcerosa, no solo se define la displasia de bajo grado y de alto grado, sino que existe un grupo de alteraciones epiteliales que no son claramente displásicas o regenerativas. A estos epitelios se los designa como "indefinidos para displa-

sia".[28] En general los epitelios que son altamente displásicos en la mucosa de Barrett, se identifican fácilmente. Los cambios displásicos de bajo grado son más difíciles de definir. Según a un grupo de patólogos expertos, el problema de separar la displasia de bajo grado del epitelio regenerativo atípico es aun mayor en pacientes con mucosa de Barrett que en aquellos con mucosa colónica.[25] Muchas mucosas de Barrett contienen epitelio regenerativo, presumiblemente como resultado del daño continuado. Como las característi-

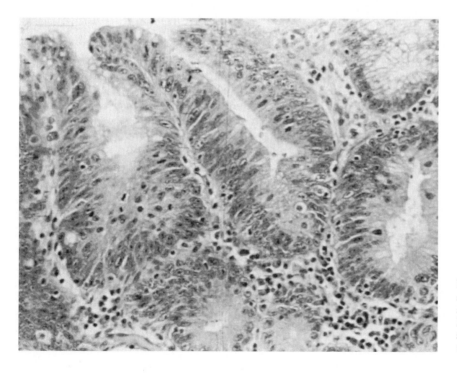

Fig. 14-18. Displasia de Barrett de alto grado. Esta mucosa tiene células aun más apiñadas que aquellas de la Fig. 14-17, y la estratificación nuclear se extiende hasta la superficie luminal. (Hematoxilina y eosina, 208 ×.)

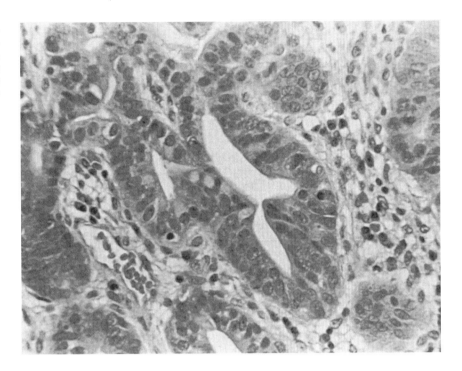

Fig. 14-19. Otro ejemplo de displasia de Barrett de alto grado. En este túbulo de ramificación compleja, los núcleos son grandes, han perdido toda polaridad y aparecen en todos los niveles de las células. (Hematoxilina y eosina, 330 ×.)

cas histológicas del epitelio regenerativo a veces pueden aproximarse al grado de anormalidad presente en el epitelio displásico, especialmente en la displasia de bajo grado, estas dos no siempre se pueden separar en forma definitiva. La categoría "indefinido para displasia" se utiliza para identificar el epitelio en el que no es posible esta separación (cuadro 14-2). En algunos centros, los epitelios que son indefinidos tanto para displasia como para displasia de bajo grado se consideran en conjunto como un solo grupo porque las consecuencias para el manejo son las mismas.

Todo programa de seguimiento debe tener algún parámetro de definición de resultados. Obviamente, la identificación de adenocarcinoma invasivo en pacientes con mucosa de Barrett es una clara indicación de esofagectomía y es el criterio de valoración de resultados utilizado por algunos. Sin embargo, en muchos centros el criterio de valoración de resultados que se ha establecido es el hallazgo de displasia de alto grado, porque parece ser un marcador de alto riesgo de carcinoma concurrente. Varios estudios han comunicado que cuando se descubre displasia de alto grado, la probabilidad de carcinoma invasivo concurrente es alrededor de 30%.[12] Sin embargo, en otros trabajos, la displasia de alto grado es seguida por exámenes endoscópicos más frecuentes, y algunas displasias de alto grado se tratan con diferentes tipos de ablación.[19] En estos centros, la indicación de resección es la invasión de la lámina propia por el carcinoma. Por lo tanto, las indicaciones de resección varían de centro a centro y no hay consenso sobre el parámetro de definición apropiado.

Para complicar la situación está la ausencia de estándares bien definidos para la vigilancia. Por ejemplo, ninguna norma dicta con qué frecuencia debería realizarse la esofagoscopia y biopsia en los pacientes, o cuántas muestras de biopsia deberían tomarse, o en qué sitio habría que tomarlas. Algunos patólogos creen que el examen de muestras de cepillado citológico, sumado a las muestras de biopsia, aumentan la precisión diagnóstica.[7] La displasia y los carcinomas de bajo grado pueden encontrarse en una mucosa plana de aspecto inocuo, así como en mucosa de aspecto anormal, de manera que frecuentemente no hay marcadores endoscópicos que indiquen dónde realizar una biopsia.[27] Una recomendación es tomar muestras de biopsias en los cuatro cuadrantes con incrementos de 2 cm a lo largo de la mucosa plana, además de las lesiones endoscópicas.[27] Igualmente, no es claro el enfoque apropiado a seguir cuando se encuentra displasia de alto grado. Por ejemplo, ¿todas las displasias de alto grado deberían ser revisadas por un patólogo que sea experto en dicho campo? Algunos autores creen que esto debería llevar-

Cuadro 14-2. *Cambios epiteliales en el esófago de Barrett*

Denominación	Recomendación de manejo
Negativa (ausencia de displasia)	¿Ignorar? ¿Continuar la vigilancia?
Indefinida (no se puede determinar si existe displasia)	Seguimiento con intervalo más corto
Positiva (displasia)	
Bajo grado	Seguimiento con intervalo más corto
Alto grado	¿Seguimiento con intervalo muy corto? ¿Resección?
Carcinoma intramucoso (invasión de la lámina propia)	Resección

se a cabo.[27,36] El diagnóstico de displasia de alto grado, ¿constituye una indicación de esofagectomía? En caso de no realizarse la esofagectomía, ¿debería acortarse el intervalo de seguimiento, cualquiera sea, y proceder con la nueva biopsia y citología por cepillado? Además, ¿qué constituye un intervalo de seguimiento corto? ¿Qué debería hacerse con los pacientes con displasia de bajo grado? Esta lesión, ¿requiere un período más corto de seguimiento? Algunas displasias de bajo grado evolucionan a lesiones de alto grado. ¿Cuáles lo harán? ¿Y cuánto tiempo tardará dicha evolución? Por el momento estas preguntas no han sido contestadas, los datos todavía no son concluyentes, y es posible que cualquier medida que se tome con estos pacientes sea hecha sobre la base de estimaciones y de acuerdo con el cuadro clínico del paciente.[27]

Para resumir, nosotros sabemos que mucha gente en la población general sufre de ardor retroesternal crónico. En esta población, y aun en la población sin ardor retroesternal, los segmentos cortos de mucosa de Barrett parecen ser comunes. Nosotros no hemos identificado un grupo de características clínicas o histológicas que defina un grupo clínico de alto riesgo dentro de la población con mucosa de Barrett y requiera vigilancia para el cáncer. Finalmente, una vez que se comienzan los programas de vigilancia, no estamos absolutamente seguros de qué cursos de acción dictarán los cambios que son encontrados en la biopsia. En algunos centros el hallazgo claro, confirmado, de displasia columnar de alto grado es indicación de resección, por el alto riesgo de adenocarcinoma invasivo concurrente no sospechado. En otros centros la indicación de resección es el carcinoma invasivo.

RELACIÓN ENTRE EL CARCINOMA DE BARRETT Y OTROS ADENOCARCINOMAS QUE SE PRESENTAN CERCA DE LA UNIÓN CARDIOESOFÁGICA

El carcinoma de Barrett es solamente una forma de adenocarcinoma que se presenta cerca de la unión cardioesofágica. Hay carcinomas idénticos del lado gástrico en la mucosa del cardias; ellos son llamados carcinomas cardiales (figs. 14-20 y 14-21).[17,39,40] Para complicar las cosas, existe un grupo de carcinomas que se expanden y obliteran la unión, no tienen mucosa de Barrett clara alrededor de ellos y no tienen displasia alguna del lado gástrico ni del lado esofágico (fig. 14-22). Estos carcinomas constituyen el grupo de carcinomas de la unión de origen incierto. En nuestra experiencia, más del 90% de los carcinomas que ocu-

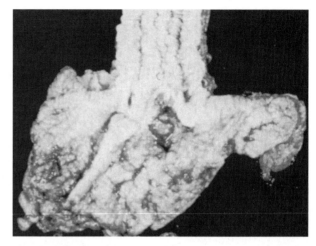

Fig. 14-20. Los carcinomas cardiales como éste surgen inmediatamente por debajo de la unión cardioesofágica. Este tumor tiene una úlcera central con pliegues nodulares por debajo, aparentemente en forma de rayos.

rren en esta región puede ser separados en los tipos de Barrett o cardial, y menos del 10% se clasifican como carcinomas de la unión de origen incierto.[1]

Los carcinomas que surgen del cardias gástrico son algo más difíciles de definir que los que surgen de la mucosa de Barrett, principalmente porque la mucosa cardial en sí misma es una región muy pequeña, y su extensión es bastante impredecible. En general, la región cardial comprende 1 a 2 cm alrededor de la abertura del esófago, inmediatamente por debajo de la unión cardioesofágica. Tiene una mucosa columnar casi idéntica a la encontrada en el estómago distal con un compartimiento superficial críptico y un compartimiento profundo glandular compuesto por conglomerados de glándulas secretoras de mucina neutra.

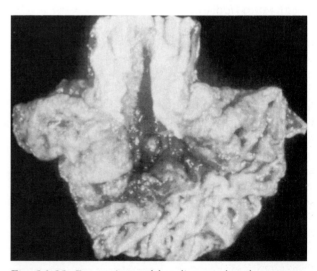

Fig. 14-21. Este carcinoma del cardias está ulcerado en su mayor parte. La porción grande de la úlcera está por debajo de la unión, pero tiene una extensión hacia el extremo más distal del esófago, totalmente cubierto por epitelio escamoso.

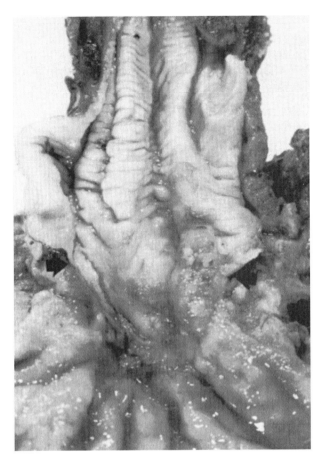

Fig. 14-22. Este carcinoma cruza la unión cardioesofágica *(flechas)* y tiene componentes casi iguales a cada lado. Es imposible determinar si surgió del cardias o de la mucosa de Barrett.

del esófago (véase fig. 14-20). Ocasionalmente, se extienden a través de la unión cardioesofágica y hacia la porción distal cubierta de epitelio escamoso del esófago tubular (véase fig. 14-21). Como se mencionó, desde los puntos de vista macroscópico y microscópico no existen diferencias significativas entre los carcinomas de Barrett y del cardias.

Los factores epidemiológicos asociados con carcinomas del cardias varían en los diferentes estudios, tal vez debido a diferencias geográficas y de definición. Al igual que los pacientes con carcinoma de Barrett, aquellos con carcinoma de cardias tienden a ser hombres blancos, pero no queda claro si los carcinomas del cardias son consecuencia del reflujo o si son más importantes otros factores. En algunos estudios los carcinomas del cardias tienen una asociación más fuerte con el consumo de alcohol y el tabaquismo que los carcinomas de Barrett,[1,17,29] pero en otros trabajos no se observa lo mismo.[10,22,39,40] Por otra parte, los carcinomas de Barrett tienden a presentarse en pacientes que tienen precursores de mucosa de Barrett, incluyendo las hernias hiatales, y en una serie casi la mitad de los pacientes no fumaba ni consumía alcohol.[1] Muchas de las discrepancias en estos hallazgos pueden relacionarse con los criterios empleados, en el sentido de que los criterios para designar un carcinoma cercano a la unión cardioesofágica como de origen cardial o esofágico no fueron los mismos en todos los estudios. Además, otros factores, probablemente ambientales, pueden contribuir con las diferencias en las asociaciones epidemiológicas.

Un carcinoma puede identificarse como carcinoma cardial si surge inmediatamente por debajo de la unión esofagogástrica, yace predominantemente dentro de dicha región y reemplaza toda o la mayor parte de la mucosa cardial, al mismo tiempo que respeta el estómago distal. Es ideal encontrar displasia solamente en los bordes de la mucosa cardial. Sin embargo, estos carcinomas tienden a ser grandes o estar en un estadio avanzado cuando se detectan; como resultado, dado que el área de mucosa cardial en sí es tan pequeña, podría no existir mucosa cardial donde identificar la displasia. Por lo tanto, aunque es común encontrar displasia en la mucosa de Barrett en los bordes de los carcinomas de Barrett, la identificación de displasia cardial en los bordes de carcinomas cardiales es inusual y solo se presenta en alrededor de 10% de los casos.[17] No se conoce el precursor del carcinoma cardial. Se ha sugerido que la metaplasia intestinal en el cardias es un precursor, pero existe poca evidencia para sustentarlo. Como se mencionó, las células caliciformes son comunes en el cardias gástrico.

Macroscópicamente, los carcinomas del cardias tienen tendencia a ser ulcerados con bordes sobreelevados, y este complejo comúnmente rodea la abertura

Referencias

1. Appelman, H.D., Kalish, R.J., Clancy, R.E., et al.: Distinguishing features of adenocarcinoma in Barrett's esophagus and in the gastric cardia. In Spechler, S.J., and Goyal, R.K. (eds.): Barrett's Esophagus: Pathophysiology, Diagnosis, and Management. New York, Elsevies 1985, p. 167.
2. Cameron, A.J., Ott, B.J., and Payne, W.S.: The incidence of adenocarcinoma in columnar-lined (Barrett's) esophagus. N. Engl. J. Med., 313:857, 1985.
3. Cameron, A.J., Zinmeister, A.R., Ballard, D.J., and Carney, J.A.: Prevalence of columnar-lined (Barrett's) esophagus. Gastroenterology, 99.918, 1990.
4. Cameron, A.J., and Lomboy, C.T.: Barrett's esophagus: Age, prevalence, and extent of columnar epithelium. Gastroenterology, 103:1241, 1992.
5. Clark, G.W, Ireland, A.P., Peters, J.H., et al.: Short-segment Barrett's esophagus: A prevalent complication of gastroesophageal reflux disease with malignant potential. J. Gastrointest. Surg., 1:113, 1997.
6. Filipe, M.I., Potet, F., Bogomoletz, W.V., et al.: Incomplete sulphomucin-secreting intestinal metaplasia for gastric cancer: Preliminary data from a prospective study from three centres. Gut, 26:1319, 1985
7. Geisinger, K.R., Teot, L.A., and Richter, J.E.: A comparative cytopathologic and histologic study of atypia, dysplasia, and adenocarcinoma in Barrett's esophagus. Cancer 69:8, 1992.

8. Gillen, P., Keeling, P., and Hennessy, T.P.J: Barrett's esophagus: Risk factors for malignancy Abstract). Gut, 28:A1379, 1987.

9. Goldblum, J.R., Vicari, J.J., Falk, G.W., et al.: Inflammation and intestinal metaplasia of the gastric cardia: The role of gastroesophageal reflux and M pylori. Gastroenterology, 114.633, 1998.

10. Gray, J.R., Coldman, AJ., and MacDonald, W.C.: Cigarette and alcohol use in patients with adenocarcinoma of the gastric cardia or lower esophagus. Cancer, 69:2227, 1992.

11. Haggitt, R.C.: Barrett's esophagus, dysplasia, and adenocarcinoma. Hum. Pathol., 25:982, 1994.

12. Hamilton, S.R., and Smith, R.R.L.: The relationship between columnar epithelial dysplasias and invasive adenocarcinoma arising in Barrett's esophagus. Am. J. Clin. Pathol., 87:301, 1987.

13. Hirota, W.K., Loughney, TM., Lazas, DJ., et al.: Specialized intestinal metaplasia, dysplasia and cancer of the esophagus and esophagogastric junction: Prevalence and clinical data. Gastroenterology, 116:277, 1999.

14. Iftikhar, S.Y., James, P.D., Steele, R.J.C., et al.: Length of Barrett's oesophagus: An important factor in the development of dysplasia and adenocarcinoma. Gut, 33:1155, 1992.

15. Jabbari, M., Goresky, C.A., Lough, J., et al.: The inlet patch: Heterotopic gastric mucosa in the upper esophagus. Gastroenterology, 89:352, 1985.

16. Jass, J.R.: Mucin histochemistry of the columnar epithelium of the oesophagus: A retrospective study. J. Clin. Pathol., 34:866, 1981.

17. Kalish, RJ., Clancy, P.E., Orringer, M.B., et al.: Clinical epidemiologic and morphologic comparison between adenocarcinomas arising in Barrett's esophageal mucosa and in the gastric cardia. Gastroenterology, 86:461, 1984.

18. Lee, R.G.: Mucins in Barrett's esophagus: A histochemical study. Am. J. Clin. Pathol., 81:500, 1984.

19. Levine, D.S., Haggitt, R.C., Blount, P.L., et al.: An endoscopic biopsy protocol can differentiate high-grade dysplasia from early adenocarcinoma in Barrett's esophagus. Gastroenterology, 105:40, 1993.

20. McArdle, J.E., Lewin, KJ., Randzil, G., and Weinstein, W.: Distribution of dysplasia and early invasive carcinoma in Barrett's esophagus. Hum. Pathol., 23:479, 1992.

21. Naef, A.P., Savary, M., and Ozello, L.: Columnar-lined lower esophagus: An acquired lesion with malignant predisposition. J. Thorac. Cardiovasc. Surg., 70:826, 1975.

22. Palli, D., Bianchi, S., Decarli, A., et al.: A case-control study of cancers of the gastric cardia in Italy. Br. J. Cancer, 65:263, 1992.

23. Paull, A., Trier, J.S., Dalton, M.D., et al.: The histologic spectrum of Barrett's esophagus. N. Engl. J. Med., 295:476, 1976.

24. Peuchmaur, M., Potet, E, and Goldfain, D.: Mucin histochemistry of the columnar epithelium of the oesophagus (Barrett's oesophagus): A prospective biopsy study. J. Clin. Pathol., 37.607, 1984.

25. Reid, B.J., Haggitt, R.C., Rubin, C.E., et al.: Criteria for dysplash in Barrett's esophagus: A cooperative consensus study (Abstract). Gastroenterology, 88:1552, 1985.

26. Reid, B.J., and Rubin, C.E.: When is the columnar-lined esophagus premalignant? (Abstract). Gastroenterology, 88:1552, 1985.

27. Reid, B.J., Weinstein, M., Lewin, K.J., et al.: Endoscopic biopsy can detect high-grade dysplasia or early adenocarcinoma in Barrett's esophagus without grossly recognizable neoplastic lesions. Gastroenterology, 94:81, 1988.

28. Riddell, R.H., Goldman, H., Ransohoff, D.F, et al.: Dysplasia in inflammatory bowel disease: Standardized classification with provisional clinical applications. Hum. Pathol., 14.931,1983.

29. Rios-Castellanos, E., Sitas, F., Sheperd, N.A., and Jewell, D.P: Changing pattern of gastric cancer in Oxfordshire. Gut, 33:1312, 1992.

30. Robertson, C.S., Mayberry, J.F, James, BD., et al.: Value of endoscopic surveillance in the early detection of malignant changes in Barren's oesophagus (Abstraa). Gut, 28:A1379, 1987.

31. Rosenberg, J.C., Budev, H., Edwards, R.C., et al.: Analysis of adenocarcinoma in Barrett's esophagus utilizing a staging system. Cancer, 55:1353, 1985.

32. Rothery, G.A., Patterson, J.E., Stoddard, C.J., et al.: Histological and histochemical changes in the columnar lined (Barrett's) oesophagus. Gut, 27:1062, 1986.

33. Schnell, T.G., Sontag, SJ., and Chejfec, G.: Adenocarcinomas arising in tongues of short segments of Barrett's esophagus. Dig. Dis. Sci., 37:137, 1992.

34. Smith, R.R.L., Hamilton, S.R., Boitnott, J.K., et al.: The spectrum of carcinoma arising in Barrett's esophagus: A clinicopathologic study of 26 patients. Am. J. Surg. Pathol., 8:563, 1984.

35. Spechler, S.J., Robbins, A.H., Rubins, H.B., et al.: Adenocarcinomas and Barrett's esophagus: An overrated risk? Gastroenterology 87:927, 1984.

36. Spechler, S J, and Goyal, R.K.: Barrett's esophagus. N. Engl. J Med., 315:362, 1986.

37. Spechler, S.J.: Endoscopic surveillance for patients with Barrett's esophagus: Does the cancer risk justify the practice? (Editorial). Ann. Intern. Med., 106:902, 1987.

38. Spechler, S.J., Zeroogian, J.M., Antonioli, D.A., et al.: Prevalence of metaplasia at the gastro-oesophageal junction. Lancet, 344:1533, 1994.

39. Thompson, J.J., Zinsser, K.R., and Enterline, H.T.: Barrett's metaplasia and adenocarcinoma of the esophagus and gastroesophageal junction. Hum. Pathol., 14:42, 1983.

40. Wang, H.H., Antonioli, D.A., and Goldman, H.: Comparative features of esophageal and gastric adenocarcinomas: Recent changes in type and frequency. Hum. Pathol., 17:482, 1986.

41. Winters, C. Jr., Spurling, TJ., Chobanian, SJ., et al.: Barrett's esophagus: A prevalent occult complication of gastroesophageal reflux disease. Gastroenterology, 92:118, 1987.

15

Esófago de Barrett: implicaciones quirúrgicas

VICTOR F. TRASTEK

En 1906 Tileston comunicó la presencia de ulceraciones pépticas surgidas en el esófago inferior cubierto de epitelio cilíndrico.[38] En 1950 Barrett (fig. 15-1), en el Brompton Hospital de Londres, describió una patología caracterizada por un tubo cubierto de epitelio cilíndrico que se extendía por debajo de la unión escamocolumnar en pacientes con hernia hiatal y reflujo. Inicialmente Barrett postuló que ese tubo era un segmento atenuado de estómago traccionado hacia el tórax por un esófago acortado. Más tarde, Allison y Johnstone[1] sugirieron que la patología descrita por Barrett era esófago inferior cubierto por epitelio cilíndrico, con desplazamiento cefálico de la unión escamocolumnar por arriba de la unión esofagogástrica anatómica. Durante las décadas siguientes se ha hecho evidente un cuadro más claro de la génesis, morfología, complicaciones y consecuencias del esófago de Barrett. Hoy en día, la úlcera de Barrett, la estrechez de Barrett y el carcinoma de Barrett han sido bien descritos y se sugiere que sería mejor describir ese proceso con sus complicaciones secundarias asociadas como enfermedad de Barrett.[6,16,24,27]

La explicación inicial de esta enfermedad era que la mucosa aberrante era absolutamente congénita, pero la frecuente asociación del esófago de Barrett con hernia hiatal, esfínter esofágico inferior hipotensivo y reflujo sintomático con resultado positivo de la prueba de reflujo ácido ha sugerido de modo abrumador que esta patología es un proceso adquirido, consecuencia del reflujo crónico de contenidos gastroesofágicos y duodenales.[3,9,17] Otros hallazgos que aumentan la evidencia de que la enfermedad es adquirida e iniciada por el reflujo son la ulceración péptica dentro del segmento cubierto por epitelio cilíndrico (úlcera de Barrett), el desarrollo frecuente de estenosis inflamatoria a nivel de la unión escamocolumnar desplazada y la esofagitis en el epitelio escamoso justo por encima de la unión escamocolumnar. De hecho, con frecuencia se ha observado la migración cefálica de la unión escamocolumnar y se ha notado de modo sistemático que los procedimientos antirreflujo detienen la progresión y resuelven la estenosis, la inflamación y la ulceración. También el hecho de que usualmente el esófago cervical o torácico alto del feto en desarrollo sea la última

zona del epitelio cilíndrico en ser reemplazada por epitelio escamoso está en contra de la teoría de la causa congénita. Por último, la producción de esófago de Barrett en animales de laboratorio ha sumado validez a la hipótesis de que la enfermedad es adquirida e inducida por el reflujo.[5]

Aunque no queda claro qué pacientes desarrollarán esófago de Barrett y en quiénes progresará a adenocarcinoma, parecería haber una predisposición hereditaria para este proceso. Se han publicado casos de familias con múltiples miembros a lo largo de más de una generación que tienen esófago de Barrett y adenocarcinoma.[11,17]

La naturaleza de la metaplasia de Barrett del esófago inferior ha sido objeto de considerable observación

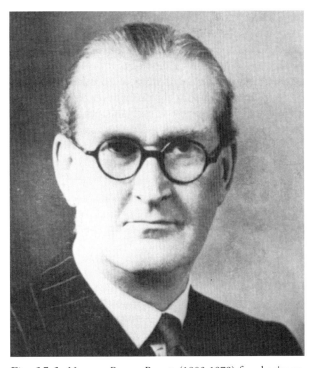

Fig. 15-1. Norman Rupert Barrett (1903-1979) fue el primero en llamar la atención sobre el fenómeno del esófago inferior cubierto por epitelio columnar que lleva su nombre y es todavía un enigma clínico. (De Payne, W.S.: Norman Rupert Barrett, C.B.E, F.R.C.S, M.Chir. [1903-1979]. Cardiopulm. Med., *18*:8, 1979, con permiso del American College of Chest Physicians.)

y marcado interés desde que se hizo evidente que ese epitelio podía ser el origen del adenocarcinoma de esófago. No queda claro cómo se desarrolla, si mediante un proceso de ascenso o de muda.[8] El trabajo hecho por Gillen sugiere que el epitelio surge de células troncales pluripotenciales localizadas en las glándulas de la submucosa esofágica.[12] Se han definido tres tipos de metaplasia del epitelio cilíndrico: 1) el tipo especializado vellosiforme, que semeja la mucosa intestinal; 2) el epitelio cardial de unión con células secretoras de moco, libre de células principales y parietales, y 3) el tipo del fundus gástrico, con células principales y parietales.[23] Actualmente, la metaplasia intestinal especializada es la única forma que muestra riesgo de progresión a displasia y posterior adenocarcinoma.[7] Se requiere la comprobación mediante biopsia de esta forma para confirmar el diagnóstico de esófago de Barrett, sea de la variedad de segmento largo (≥ 3 cm) o segmento corto (< 3 cm).[30]

ESÓFAGO DE BARRETT: ¿UNA ENFERMEDAD PREMALIGNA?

En 1952, Morson y Belcher[21] fueron los primeros en llamar la atención sobre el desarrollo de adenocarcinoma en el esófago inferior cubierto de epitelio columnar de Barrett. A medida que el esófago de Barrett y su asociación con cáncer han sido reconocidos más ampliamente, la frecuencia de ambas enfermedades, ya sea en forma solitaria o combinada, ha aumentado.

Este aumento sería más notable, ya que parece existir una subestimación marcada de la verdadera preponderancia del esófago de Barrett en la población general. Una revisión de autopsias clínicas de Cameron y colaboradores[10] demostró que la prevalencia estimada específica de sexo y edad de esófago de Barrett, basada en hallazgos de autopsias, era 376 en una población de 100.000, aproximadamente 16 veces más que la que había sido diagnosticada clínicamente en la misma área geográfica. La incidencia de desarrollo de esófago de Barrett en pacientes con reflujo gastroesofágico no está bien documentada. Lomboy y col.[19] publicaron sobre siete pacientes con esofagitis por reflujo que desarrollaron metaplasia de Barrett a lo largo de un intervalo promedio de 1,6 años. También Schnell y col.[31] siguieron a 725 pacientes cuyas biopsias iniciales no mostraban evidencia de esófago de Barrett; 8% desarrollaron posteriormente metaplasia de Barrett.

La frecuencia publicada de adenocarcinoma en el esófago inferior cubierto de epitelio cilíndrico ha variado ampliamente, desde 6,6% hasta 46%.[9,14,15,22,29,33] Aunque estos datos nos han alertado sobre una propensión al desarrollo de enfermedad maligna en el esófago de Barrett, no pueden ser empleados para evaluar el riesgo posterior de desarrollo de cáncer en un paciente con esófago de Barrett benigno.

El trabajo de Hawe y col.[15] en 1973 fue el primer estudio que intentó evaluar este problema. Entre 85 pacientes a quienes se les diagnosticó esófago de Barrett benigno, a lo largo de un período de 20 años, el seguimiento retrospectivo mostró que solo dos desarrollaron cáncer en el esófago de Barrett. Tres reportes posteriores proporcionaron incidencia más rigurosos (cuadro 15-1).[9,36,37] Además está el hallazgo de que la incidencia de adenocarcinoma de esófago y unión esofagogástrica parece estar aumentando no solo en Estados Unidos sino también en Europa occidental[25] (fig. 15-2). Obviamente, todos estos estudios tienen defectos, porque no se sabe por cuánto tiempo los pacientes habían tenido esófago de Barrett antes del diagnóstico y su inclusión en el trabajo, ni es certero que los criterios diagnósticos para ingresar al estudio no hayan sido exageradamente selectivos. De cualquier modo, se requiere un seguimiento más largo de mayor cantidad de pacientes para colocar este problema bajo

Cuadro 15-1. *Resultados de estudios sobre la incidencia de cáncer esofágico en pacientes con esófago de Barrett**

Hallazgos de los estudios	Centro de estudio		
	Boston VA Hospital†	**Mayo Clinic‡**	**Lahey Clinic§**
Pacientes (número total)	115	122	108
Prevalencia de cáncer esofágico (%)	7	15	22
Pacientes libres de cáncer en el seguimiento (número)	105	104	41
Duración media (rango) del seguimiento (años)	3,3 (0,1-20)	8,5 (3 a >15)	4 (1-11)
Pacientes que desarrollaron cáncer durante el seguimiento (número)	2	2	2
Duración del seguimiento antes del desarrollo de cáncer en cada paciente (años)	5,3 y 8	6 y 10	3,5 y 4,3
Incidencia de cáncer esofágico (casos/años-persona)	1/175	1/441	1/81
Estimación del aumento del riesgo sobre el de la población general	40 veces	30 veces	No disponible

*De Spechler, S.J. y Goyal, R.K.: Barrett's esophagus. N. Engl. J. Med., *315*:362, 1986, con permiso de *New England Journal of Medicine*.
†De Spechler, S.J., Robbins, A.H., Rubins, H.B., y col.: Adenocarcinoma and Barrett's esophagus: An overrated risk? Gastroenterology, *87*:927, 1984.
‡De Cameron, A.J., Ott, B.J. y Payne, W.S.: The incidence of adenocarcinoma in columnar-lined (Barrett's) esophagus. N. Engl. J. Med., *313*:857, 1985.
§De Sprung, D.J., Ellis, F.H., Jr., y Gibb, S.P.: Incidence of adenocarcinoma in Barrett's esophagus (Abstract). Am. J. Gastroenterol., *79*:817, 1984.

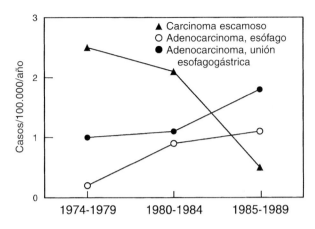

Fig. 15-2. Incidencia de carcinoma escamoso, adenocarcinoma esofágico y adenocarcinoma de la unión esofagogástrica durante tres períodos separados.

Cuadro 15-2. *Localización de la unión escamocolumnar en el esófago de Barrett y emplazamiento del adenocarcinoma surgido del epitelio columnar en 62 pacientes*

	n de pacientes	
Nivel del compromiso esofágico	**Nivel más alto de esófago de Barrett**	**Localización más alta del carcinoma***
Tercio superior (hasta 24 cm)	2	1
Tercio medio (24-32 cm)	32	12
Tercio inferior (32 cm-unión EG†)	28	49

De Payne, W.S., McAfee, M.K., Trastek, V.F., y col.: Adenocarcinoma of the columnar epithelial-lined lower esophagus of Barrett. En Delarue, M.C., Wilkins, E.W., Jr., y Wong, J. (eds.): International Trends in General Thoracic Surgery, Vol.4. St. Louis, C. V. Mosby, 1988, p. 256, con permiso de la editorial.

*Ocho de las 62 piezas quirúrgicas resecadas tenían lesiones malignas multicéntricas, y estas eran frecuentemente difusas y confluentes.

†EG = esofagogástrica

una mejor perspectiva. Por el momento, al menos, es tranquilizador notar que la supervivencia de los pacientes con esófago de Barrett benigno es prácticamente similar a la de la población general, corregida por sexo y edad (fig. 15-3).

ESÓFAGO DE BARRETT CON CÁNCER

Entre 1970 y 1985, en la Mayo Clinic 62 pacientes fueron sometidos a resección de adenocarcinomas invasivos del esófago inferior asociados con esófago de Barrett (cuadro 15-2). Las edades de los pacientes os-

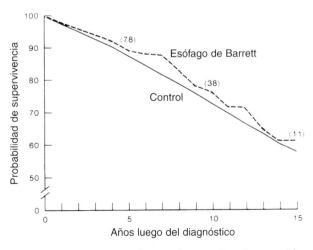

Fig. 15-3. Comparación de tasas de supervivencia, corregidas por sexo y edad, de 104 pacientes con esófago de Barrett y una población control. Los números entre paréntesis indican los pacientes aún en riesgo. (De Cameron, A.J., Ott, B.J. y Payne W.S.: The incidence of adenocarcinoma in columnar-lined [Barrett's] esophagus. N. Engl. J. Med., *313*:857, 1985. Reimpreso con permiso del New England Journal of Medicine.)

cilaban entre 36 y 84 años (mediana, 60 años); 59 de los 62 eran hombres. Durante el mismo período un paciente adicional, que solamente presentaba atipia (displasia) y tres pacientes adicionales con carcinoma in situ también fueron sometidos a resección, pero fueron excluidos de los 62 pacientes anteriores y el siguiente análisis de estadificación y supervivencia.[2] Doce (19%) de los 62 pacientes tenían enfermedad estadio I ($T_1N_0M_0$), y solo uno de ellos murió por enfermedad recurrente, con un seguimiento medio de 41 meses. Trece pacientes (21%) tenían enfermedad estadio II ($T_2N_0M_0$); seis murieron, y siete (54%) estaban vivos sin evidencia de enfermedad. Treinta y siete pacientes tenían enfermedad estadio III ($T_{1-3}N_1M_0$). En este grupo se registraron cuatro muertes perioperatorias; durante el seguimiento, cuatro de los 33 pacientes remanentes estaban vivos, pero 2 de ellos tenían recurrencias conocidas (supervivencia de 10,8%). Los cuatro pacientes con atipia o cáncer in situ estaban vivos y bien luego de 1 a 5 años de seguimiento después de la resección.

En el examen patológico, 35 de los 62 especímenes resecados mostraban displasia de alto grado o carcinoma in situ en el epitelio cilíndrico, por otra parte benigno, adyacente al cáncer invasivo. Ningún tipo de epitelio cilíndrico de Barrett benigno residual pareció asociarse en forma coherente con las neoplasias. Ocho de los 62 especímenes resecados tenían focos malignos multicéntricos dentro del epitelio de Barrett (fig. 15-4). Fue más común encontrar un foco solitario de enfermedad maligna, con frecuencia en la unión epitelial escamocolumnar (fig. 15-5).

Es de especial interés la observación de que cinco pacientes fueron sometidos a resección esofágica durante este período enteramente sobre la base de la biopsia del esófago inferior cubierto de epitelio cilíndrico, el cual mostró únicamente displasia de alto grado en cuatro pacientes y carcinoma in situ en un pa-

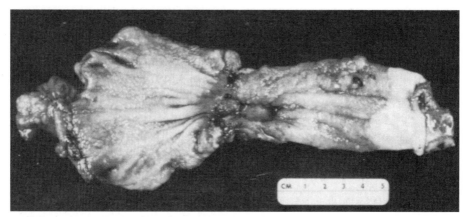

Fig. 15-4. El esófago torácico y la curvatura menor del estómago muestran focos multicéntricos (dos) de carcinoma invasivo en el esófago de Barrett. El paciente, un hombre de 59 años con una hernia hiatal anatómica por deslizamiento que no presentaba antecedentes de síntomas de reflujo gastroesofágico ni abuso de alcohol o tabaco, desarrolló disfagia progresiva para sólidos. La radiografía y endoscopia posteriores definieron que el esófago inferior estaba cubierto por epitelio columnar, con la unión escamocolumnar justo por encima del arco aórtico y cáncer invasivo distal cerca de la unión esofagogástrica. El segundo cáncer invasivo, más alto, no fue apreciado hasta que se abrió la pieza quirúrgica.

ciente. Ese fue el único hallazgo histológico de importancia en los cinco pacientes. Sin embargo, en uno de ellos, la radiografía esofágica sugería malignidad. En tres de estos cinco casos se definió un cáncer invasivo obvio en la pieza quirúrgica. Otros autores han comentado acerca de la aparición de atipia epitelial y su asociación con cáncer en pacientes con esófago de Barrett,[13,14,18,28,33-35] pero nuestra experiencia inicial nos llevó a utilizar este hallazgo como indicación de resección, aun en ausencia de enfermedad maligna invasiva clínicamente observable probada con biopsia.

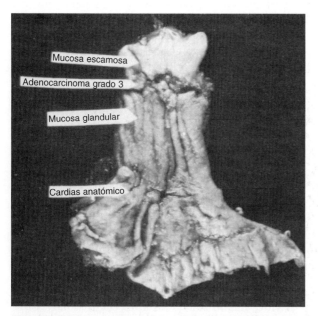

Mucosa escamosa

Adenocarcinoma grado 3

Mucosa glandular

Cardias anatómico

Fig. 15-5. Adenocarcinoma desarrollado en el sitio de la unión escamocolumnar desplazada hacia cefálico (5 cm). (De Hawe, A., Payne, W.S., Weiland, L.H., y col.: Adenocarcinoma in the columnar epithelial lined lower [Barrett's] oesophagus. Thorax, *28*:511, 1973, con permiso.)

Posteriormente publicamos acerca de 19 pacientes que tenían solamente displasia de alto grado en la biopsia endoscópica preoperatoria. Dieciocho pacientes fueron sometidos a resección sin fallecimientos perioperatorios, y nueve pacientes (50%) tenían carcinoma invasivo. El seguimiento de 35 meses mostró carcinoma recurrente en dos pacientes, con una tasa de supervivencia global a 5 años de 66,7%.[21] Luego de aquel artículo tuvimos la oportunidad de observar a otros 19 pacientes y, cuando combinamos los grupos, teníamos 38 pacientes con 36 resecciones, 15 de los cuales presentaban carcinoma invasivo (41,7%).[39] La tasa de supervivencia global a 5 años fue la misma, y siguió sin que hubiera muertes perioperatorias. Al observar estos dos grupos quedó claro que las anormalidades significativas (nódulos, estenosis o úlceras) encontradas en el momento de la endoscopia eran significativas. De los 23 pacientes con aspecto endoscópico anormal, 22 fueron sometidos a resección y en 13 se encontró enfermedad invasiva (61,9%). De los 15 pacientes con mucosa de Barrett de aspecto normal, sin anormalidad, 14 fueron sometidos a resección y en 1 se encontró enfermedad invasiva. El papel de la observación posterior en pacientes con displasia de alto grado y mucosa de Barrett de aspecto normal está abierto a controversia, y nosotros estamos esperando los resultados del seguimiento a largo plazo de estos pacientes. Hasta ese momento, nuestro equipo quirúrgico todavía considera que la displasia de alto grado comprobada mediante biopsia es indicación de resección (cuadro 15-3).

Aunque existe poca evidencia que sugiera que los procedimientos antirreflujo revierten la atipia o la progresión del epitelio de Barrett, uno podría preguntarse si todos los pacientes con esófago de Barrett benigno y resultados positivos de la prueba de reflujo ácido, más allá de los síntomas y complicaciones, de-

Cuadro 15-3. *Cambios epiteliales en el esófago de Barrett*

Designación	Consecuencia
Negativo (sin displasia)	Continuar vigilancia – por lo menos cada dos años.
Indefinido (no se puede definir si existe displasia)	Repetir biopsia
Positivo (displasia)	Continuar vigilancia – cada 6 meses.
Bajo grado	
Alto grado	Resección
Carcinoma intramucoso (invasión de la lámina propia)	Resección

berían ser sometidos a una operación antirreflujo.[6,14,22] Skinner[32] sugirió este abordaje y que un procedimiento antirreflujo efectivo podría prevenir las neoplasias siguientes. En la serie de McDonald de 113 pacientes con esófago de Barrett que fueron sometidos a un procedimiento antirreflujo, se encontró que 3 pacientes (2,7%) desarrollaron adenocarcinoma luego de la reparación. Es interesante que, aunque la mediana de seguimiento fue de 6,5 años y llegó hasta los 18,2 años, los tres adenocarcinomas fueron detectados tempranamente, a los 13, 25 y 39 meses.[20] No queda claro si la reparación protegió de alguna manera contra el desarrollo de carcinomas posteriores. Dado que solo la reparación quirúrgica elimina completamente el reflujo, se debe considerar el beneficio de la intervención precoz aun cuando el paciente esté asintomático. Nosotros ahora tomamos fuertemente en consideración la reparación laparoscópica en estos pacientes. Aunque aun está siendo evaluada, la posibilidad de ablacionar la mucosa residual podría reforzar la capacidad de reducir el riesgo de carcinoma.

Se recomienda la vigilancia de los pacientes con esófago de Barrett aparentemente benigno. Es obvio que tales pacientes tienen mayor riesgo de desarrollar adenocarcinoma, pero la tasa de detección anticipada es suficientemente baja como para frustrar el cumplimiento del paciente con los exámenes frecuentes. Para la detección precoz, la citología obtenida con cepillado o balón podría ser una alternativa más aceptable para el paciente, pero su capacidad de detectar cáncer oculto en el esófago de Barrett o atipia epitelial (displasia) aún no se ha explotado ni definido completamente. Por el momento, nosotros recomendamos la endoscopia de vigilancia con biopsias grandes "en los cuatro cuadrantes" cada 2 cm de mucosa de Barrett y biopsia exhaustiva de cualquier área anormal (véase cuadro 15-3).

FUTURO

Norman Barrett y los muchos otros que contribuyeron a lo largo del camino apenas se dieron cuenta de la importancia de sus observaciones con respecto al esófago cubierto de epitelio cilíndrico. Ciertamente, esta es una de las áreas más excitantes de la cirugía torácica general. El progreso del conocimiento y tratamiento de la enfermedad de Barrett, en particular su aplicación a quienes podrían progresar a adenocarcinoma, es importante. Mejorar la comprensión de la fisiopatología del desarrollo de metaplasia y la progresión a cáncer invasivo es claramente el primer paso. Finalmente, la intervención precoz podría ser la mejor esperanza para mejorar la supervivencia en estos pacientes. Este hecho ha sido sugerido por los resultados de la resección en pacientes que solo presentaban displasia de alto grado. La capacidad de diferenciar los pacientes que tienen mucosa de alto riesgo mediante el análisis de la biopsia endoscópica sería muy útil. La utilización de marcadores biológicos, como oncogenes, genes supresores tumorales, citometría de flujo y semejantes, podría proveer información acerca de cuáles pacientes requieren resección inmediata y quiénes pueden ser observados en forma estricta. Es necesario continuar la vigilancia de los pacientes en quienes se encuentra enfermedad de Barrett. Por último, uno debe considerar la oportunidad de intervenir sobre la enfermedad de Barrett en un punto menos avanzado. El procedimiento antirreflujo profiláctico en los pacientes con enfermedad de Barrett conocida permitiría la eliminación tanto del reflujo ácido como de contenido duodenal. Asociar este procedimiento con la ablación completa de la mucosa de Barrett podría llevar a la reducción del riesgo de desarrollar carcinoma invasivo. Las respuestas a estas preguntas importantes vendrán del trabajo en equipo entre el cirujano, el gastroenterólogo, el patólogo y el investigador científico básico.

Referencias

1. Ailison, P.R., and Johnstone, A.S.: The oesophagus lined with gastric mucous membrane. Thorax, 8:87, 1953.
2. American Joint Committee on Cancer: Manual for Staging of Cancer, 2nd ed. Philadelphia, J.B. Lippincott, 1983, p. 61.
3. Attwood, S.E.A., DeMeester, T.R., Bremner C., et al.: Alkaline gastroesophageal reflux: Implications in the development of complications in Barrett's columnar-lined esophagus. Surgery, 106 764, 1989.
4. Blot, W.J., Devesa, S.S., Kneller, R.W, et al.: Rising incidence of adenocarcinoma of the esophagus and gastric cardia. JAMA, 265:1287, 1991.
5. Bremner, C. G., Lynch, VP, and Ellis, FH., Jr: Barrett's esophagus: Congenital or acquired? An experimental study of esophageal mucosal regeneration in the dog. Surgery, 68:209, 1970.
6. Burgess, J.N., Payne, W.S., Andersen, H.A., et al.: Barrett esophagus: The columnar-epithelial-lined lower esophagus. Mayo Clin. Proc., 46:728, 1971.
7. Cameron, A.J., Lombay, T.C., and Carpenter, H.A.: Adenocarcinoma of the esophagogastric junction in Barrett's esophagus. Gastroenterolog, 109:1241, 1995.

8. Cameron, A.J., and Lombay, T. C., Barrett's esophagus: Age, prevalence, and extent of columnar epithelium. Gastroenterology, 103:1241, 1992.

9. Cameron, A.J., Ott, B.J., and Payne, WS.: The incidence of adenocarcinoma in columnar-lined (Barrett's) esophagus. N. Engl. J. Med., 313:857, 1985.

10. Cameron, A.J., Zinsmeister, A.R., Ballard, D.J., et al.: Prevalence of columnar-lined (Barrett's) esophagus: Comparison of population based clinical and autopsy findings. Gastroenterology 9:918, 1990.

11. Crabb, D.W, Berk, M.A., Hall, TR., et al.: Familial gastroesophageal reflux in the development of Barrett's esophagus. Ann. Intern. Med., 103:52, 1985.

12. Gillen, P., Keeling, P, Byrne, PJ., et al.: Experimental columnar metaplasia in the canine oesophagus. Br J. Surg., 75:113, 1988.

13. Haggitt, R.C., Tryzelaar, J., Ellis, F.H., et al.: Adenocarcinoma complicating columnar epithelium-lined (Barrett's) esophagus. Am. J. Clin. Pathol., 70:1, 1978.

14. Harle, I.A., Finley, R.J., Belsheim, M., et al.: Management of adenocarcinoma in a columnar-lined esophagus. Ann. Thorac. Surg., 40:330, 1985.

15. Hawe, A., Payne, W.S., Weiland, L. H., et al.: Adenocarcinoma in the columnar epithelial lined lower (Barrett) oesophagus. Thorax, 28:511, 1973.

16. Heitmann, P, Strauszer, T., Sapunar, J., et al.: Lower esophagus lined with columnar epithelium: Morphological and physiological correlation. Gastroenterology, 53:611, 1967.

17. Jochem, V.J., Fuerst, P.A., and Fronkes, J.: Familial Barrett's esophagus associated with adenocarcinoma. Gastroenterology, 102:1400, 1992.

18. Levine, M.S., Caroline, D., Thompson, J.J., et al.: Adenocarcinoma of the esophagus: Relationship to Barrett mucosa. Radiology, 150:305, 1984.

19. Lomboy, C.T, Cameron, A.J., and Carpenter, H.A.: Development of Barrett's esophagus: How long does it take? (Abstract). Am. J. Gastroenterol., 86:1298, 1991.

20. McDonald, M.I.., Trastek, V.F, Allen, M.S., et al.: Barrett's esophagus: Does an anti-reflux procedure reduce the need for endoscopic surveillance? J. Thorac Cardiovasc. Surg., 111:1135, 1994.

21. Morson, B.C., and Belcher, J.R.: Adenocarcinoma of the oesophagus and ectopic gastric mucosa. Br J. Cancer, 6:127, 1952.

22. Naef, A.P, Savary, M., and Ozzello, L.: Columnar-lined lower esophagus: An acquired lesion with malignant predisposition; report on 140 cases of Barrett's esophagus with 12 adenocarcinomas. J. Thorac. Cardiovasc. Surg., 70:826, 1975.

23. Paull, A., Trier, J.S., Dalton, M.D., et al.: The histologic spectrum of Barrett's esophagus. N. Engl. J. Med., 295:476, 1976.

24. Pedersen, S.A., Hage, E., Nielsen, P.A., et al.: Barrett's syndrome: Morphological and physiological characteristics. Scand. J. Thorac. Cardiovasc. Surg., 6:191, 1972.

25. Pera, M., Cameron, A.J., Trastek, V.F, et al.: Increasing incidence of adenocarcinoma of the esophagus and esophagogastric junction. Gastroenterology, 104:510, 1993.

26. Pera, M., Trastek, V.F, Carpenter, H.A., et al.: Barrett's esophagus with high-grade dysplasia: An indication for esophagectomy? Ann. Thorac. Surg., 54:199, 1992.

27. Pera, M., Trastek, V.F, Pairolero P.C., et al.: Barrett's disease: Pathophysiology of metaplasia and adenocarcinoma. Ann. Thorac. Surg., 56:1191, 1993.

28. Poleynard, G.D., Marty, A.T, Bimbaum, W.B., et al.: Adenocarcinoma in the columnar-lined (Barrett) esophagus: Case report and review of the literature. Arch. Surg., 112:997, 1977.

29. Radigan, L,.R., Glover, J.L., Shipley, F.E., et al.: Barrett esophagus. Arch. Surg., 112:486, 1977.

30. Schnell, T, Sontag, S., and Schejfec, G.: Adenocarcinoma arising in tongues or short segments of Barrett's esophagus. Dig. Dis. Sci., ,7:1-37, 1992.

31. Schnell, T, Sontag, S., Chejfec, G., et al.: An attempt to define the incidence of development of Barrett's esophagus (BE). Gastroenterology 106: A175, 1994.

32. Skinner, D.B.: The columnar-lined esophagus and adenocarcinoma (Editorial). Ann. Thorac. Surg., 40:321, 1985.

33. Skinner, D.B., Walther, B.C., Riddell, R.H., et al.: Barrett's esophagus: Comparison of benign and malignant cases. Ann. Surg., 198:554, 1983.

34. Smith, J.L., Jr.: Pathology of adenocarcinoma of the esophagus and gastroesophageal region, and "Barrett's esophagus" as a predisposing condition In Stroehlein, J.R., and Romsdahl, M.M. (eds.): Gastrointestinal Cancer New York, Raven Press, 1981, p. 125.

35. Smith, R.R.L., Hamilton, S.R., Boitnott, J.K., et al.: Spectrum of carcinoma arising in Barrett esophagus: A clinicopathologic study of twenty-five patients (Abstract). Lab. Invest., 46:78A, 1982.

36. Spechler, S.J., Robbins, A.H., Rubins, H.B., et al.: Adenocarcinoma and Barrett's esophagus: An overrated risk? Gastroenterology, 87:927, 1984.

37. Sprung, D.J., Ellis, F.H., Jr., and Gibb, S.P: Incidence of adenocarcinoma in Barrett's esophagus (Abstract). Am. J. Gastroenterol., 79:817, 1984.

38. Tileston, W.: Peptic ulcer of the esophagus. Am. J. Med. Sci., 132:240, 1906.

39. Trastek, V.F, Pera, M., Pairolero, P.C., et al.: High-grade dysplasia in Barrett's esophagus: Role of surveillance and resection. Paper presented at the 19th Annual Meeting of the Western Thoracic Surgical Association, June 23-26, 1993, Carlsbad, CA.

Trastornos motores (funcionales) del esófago y divertículos esofágicos

16   Trastornos funcionales del esófago

ALEX G. LITTLE

La función del esófago consiste en transportar la saliva y los alimentos desde la boca hasta el estómago. Para que el esófago funcione eficientemente son necesarias la relajación y la contracción sincronizadas de los esfínteres esofágicos superior e inferior y un peristaltismo normal del cuerpo del esófago. Es esencial que el cirujano que intenta corregir o mejorar un estado disfuncional posea un conocimiento cabal de la función esofágica normal (véase el cap. 1, Anatomía y embriología, y el cap. 2, Fisiología). Además, es necesario tener presente que la función del esófago depende de una integración coordinada de los mecanismos orofaríngeos de la deglución y de las funciones secretoras y depuradoras gastroduodenales. No es suficiente que cada bolo deglutido transcurra normalmente a lo largo del esófago sino que además deben cumplirse otros dos requisitos biológicos: la vehiculización de los alimentos y el aire hacia los órganos apropiados a pesar de la presencia de una cámara común a los sistemas respiratorio y gastrointestinal (la faringe) y la protección del esófago de la acción deletérea del reflujo proveniente del estómago. Al igual que otros segmentos del tracto gastrointestinal, el esófago forma parte de un tracto digestivo continuo, y para poder comprender cabalmente la función y la disfunción del esófago es importante tener presente la continuidad de todo el sistema digestivo.

La disfunción del esófago se asocia con un cuadro sintomático limitado. El síntoma más frecuente es la *disfagia,* o dificultad para la deglución. Ante un paciente con una dificultad deglutoria es importante determinar si el problema refleja una dificultad para que el bolo alimentario pase de la boca al esófago (disfagia orofaríngea) o si representa un trastorno del tránsito esofágico (la llamada disfagia esofágica). Esta diferenciación no siempre puede establecerse clínicamente, pero vale la pena intentarlo, dado que puede guiar los estudios ulteriores y centrarlos en la evaluación de la función orofaríngea o la función esofágica.

Otro síntoma que pueden referir estos pacientes es la *tos,* presuntamente como consecuencia de la aspiración. A su vez, la aspiración puede ser consecuencia de una alteración funcional de la fase orofaríngea de la deglución que determina que la saliva o los alimentos se dirijan hacia la laringe en lugar del esófago. Alternativamente, puede producirse la regurgitación de material desde el esófago hacia la faringe con aspiración resultante, sobre todo durante el sueño.

Por último, el paciente puede padecer *dolor torácico* secundario a una disfunción del esófago. El dolor torácico puede ser causado directamente por el esófago a través de mecanismos indeterminados o ser una consecuencia del reflujo ácido desde el estómago. La pirosis asociada con este último mecanismo es secundaria al reflujo gastroesofágico, el cual se describe con detalles en el capítulo 9.

La disfunción esofágica puede ser considerada desde una perspectiva anatómica o una perspectiva etiológica. En este capítulo intentaremos combinar ambas perspectivas y comentar en forma secuencial los trastornos del esfínter esofágico superior (EES), los trastornos del cuerpo del esófago y los del esfínter esofágico inferior (EEI). Evidentemente existe cierto grado de superposición entre estas alteraciones, dado que ciertos procesos provocan la disfunción de más de uno de estos segmentos anatómicos. Por último, la disfunción esofágica puede ser consecuencia de un trastorno primario del esófago o de una enfermedad sistémica que afecte el esófago. Estas afecciones se designan trastornos de la motilidad esofágica primarios y secundarios, respectivamente.

ESÓFAGO SUPERIOR

Un problema importante relacionado con el estudio de los trastornos del complejo faringoesofágico, incluido el EES, consiste en la obtención de información fisiológica pertinente. Los estudios cinerradiográficos son muy valiosos para evaluar y estudiar la fase orofaríngea de la deglución. El estudio de la función del EES es más complejo, dado que los estudios radiográficos rara vez son informativos (salvo cuando permiten identificar un divertículo de Zenker). El movimiento vertical del EES durante la deglución y la asimetría del esfínter interfieren en la precisión y la reproducibilidad de los estudios manométricos. En consecuencia, la discusión de la fisiopatología y el diagnóstico de la disfunción del EES es de alguna manera especulativa y se basa en inferencias derivadas de los datos disponibles.

El acto de la deglución se divide en tres etapas: 1) la fase preparatoria y oral voluntaria, 2) la etapa faríngea involuntaria y 3) la etapa esofágica. La fase oral comprenden la masticación y la mezcla de los alimentos con saliva y la colocación del bolo sobre la lengua. Durante la fase faríngea el bolo alimentario es transferido desde la faringe hacia el esófago a través del EES. Este proceso requiere la contracción secuencial de los músculos constrictores de la faringe y la relajación simultánea del músculo cricofaríngeo, la estructura anatómica que constituye el EES. Este complejo proceso es desencadenado por la actividad voluntaria pero se torna involuntario en el momento en que el bolo alimentario activa receptores sensitivos de la orofaringe. Para estudiar la disfunción del segmento superior del esófago es necesario tener presente que la función del EES no puede ser separada arbitrariamente de la función orofaríngea y que los trastornos del EES y de la faringe provocan una disfagia orofaríngea. A continuación centraremos el análisis en el EES y repasaremos brevemente el espectro completo de causas de disfagia orofaríngea, las cuales se mencionan en el cuadro 16-1.

Causas de disfagia orofaríngea relacionadas con el sistema nervioso

La disfagia a menudo se asocia con un accidente cerebrovascular (ACV) como consecuencia de alteraciones resultantes del reflejo de la deglución, el peristaltimo faríngeo o la coordinación de la relajación del EES. Este trastorno puede ser agudo y remitir con el transcurso del tiempo o transformarse en un problema crónico. Un artículo publicado indica que casi un 50% de los pacientes padecieron disfagia en una fase temprana del ACV, pero que en un 86% de estos pacientes la disfagia remitió en el curso de 2 semanas.[32] El ACV también puede provocar aspiración, como se observó en aproximadamente un 30% de los pacientes incluidos en el estudio mencionado.[32] Las alteraciones de las funciones de la faringe y el EES determinan que estos pacientes no sean candidatos adecuados para la corrección quirúrgica. Cualquier procedimiento quirúrgico del esfínter superior solo interferirá aun más en la función de la faringe y en realidad puede aumentar el riesgo de aspiración.

En el cuadro 16-1 se mencionan otras posibles causas nerviosas centrales y periféricas de disfagia orofaríngea. Evidentemente, estas enfermedades y sus secuelas no son pasibles de corrección quirúrgica. La identificación de disfagia orofaríngea en un paciente con una función esofágica normal en quien se sospecha uno de estos procesos es una indicación para la interconsulta con un neurólogo.

Causas musculares de disfagia orofaríngea

Las enfermedades musculares interfieren sobre todo en la contracción muscular faríngea. En pacientes con poliomielitis o dermatomiositis, el síntoma predominante es la disfagia secundaria a la debilidad de la contracción de los músculos faríngeos como consecuencia de la inflamación del músculo estriado. La distrofia miotónica y la distrofia muscular oculofaríngea pueden provocar una disfagia orofaríngea. Esta última enfermedad afecta con frecuencia a la población canadiense de origen francés y es un trastorno hereditario autosómico dominante que se caracteriza por anomalías de la amplitud, la duración y la frecuencia de la contracción faríngea con una función relativamente nornal del EES. Aun cuando la ateración primaria afecte a los músculos orofaríngeos, la miotomía cricofaríngea mejora la depuración de la faringe mediante la reducción de la resistencia del EES. Este mecanismo permite que la faringe debilitada propulse el bolo alimentario hacia el esófago cervical, lo que se refleja en una mejoría sintomática.[69] El músculo faríngeo también puede estar comprometido en pacientes con tirotoxicosis o colagenopatías, tales como el lupus eritematoso sistémico.

Causas de disfagia orofaríngea relacionadas con el EES

Las causas de disfagia orofaríngea relacionadas con el EES enumeradas en el cuadro 16-1 son difíciles de demostrar en un caso individual. Si la función de la

---

Cuadro 16-1. *Causas de disfagia orofaríngea*

Sistema nervioso

Enfermedades del sistema nervioso central
  Accidente cerebrovascular
  Enfermedad de Parkinson
  Esclerosis múltiple
  Esclerosis lateral amiotrófica
  Tumores cerebrales
  Enfermedad de Wilson
Enfermedades del sistema nervioso periférico
  Miastenia grave
  Poliomielitis
  Neuropatías

Sistema muscular

Miositis primaria
Distrofia muscular
Lupus eritematoso sistémico
Miopatía metabólica

EES

EES hipertenso
EES hipotenso
Cierre prematuro
Relajación retardada
Relajación incompleta

EES = esfínter esofágico superior.

orofaringe es normal debe sospecharse una disfunción del EES. En estos casos los estudios manométricos son de valor limitado en estos casos, y los hallazgos radiográficos por lo general no permiten establecer el diagnóstico. El hallazgo de una barra cricofaríngea, es decir, una muesca posterior del introito del esófago cervical causada por la contracción del músculo cricofaríngeo, durante un estudio de deglución con bario (fig. 16-1) es inespecífico, dado que solo un pequeño subgrupo de pacientes con este signo padecen síntomas. Existen algunas discusiones relacionadas con los pacientes que refieren una disfagia orofaríngea pero que no presentan una alteración detectable del EES. En casos seleccionados puede recurrirse a la miotomía cricofaríngea. Es esencial una evaluación clínica y radiológica cuidadosa para poder identificar una disfunción orofaríngea secundaria a una enfermedad del sistema nervioso o un trastorno muscular primario, dado que estos pacientes no son candidatos para la intervención quirúrgica. En pacientes cuidadosamente seleccionados, la miotomía cricofaríngea puede mejorar la deglución.[19,56]

Divertículo faringoesofágico (de Zenker)

El divertículo de Zenker y los síntomas asociados con esta anomalía fueron atribuidos a una disfunción del EES. Desde una perspectiva patogénica, el problema principal es la disfunción esfintérica y no sus manifestaciones, una de las cuales es el divertículo de Zenker.

En realidad este divertículo es "falso", dado que representa un bolsillo compuesto por capas de mucosa y submucosa que se origina en la unión entre la faringe y el esófago en la línea media posterior entre el constrictor inferior de la faringe y el cricofaríngeo. La anatomía del divertículo de Zenker puede apreciarse en la figura 16-2, y el aspecto radiográfico en la figura 16-3. Aunque se piensa que el divertículo es secundario a la disfunción del esfínter esofágico superior, esta disfunción no puede ser demostrada por estudios manométricos en todos los casos debido a las limitaciones de la técnica en este sitio anatómico. En aproximadamente un 50% de los pacientes puede observarse un

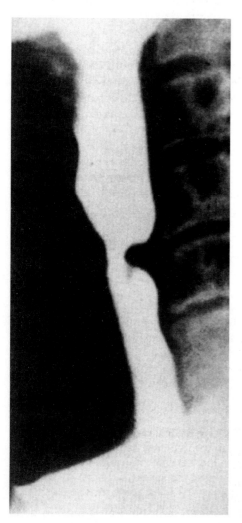

Fig. 16-1. En este estudio con deglución de bario se observa la llamada barra o impronta cricofaríngea. Esta indentación posterior probablemente se deba a la contracción del músculo cricofaríngeo, que es el esfínter esofágico superior fisiológico. La mayoría de los pacientes con este hallazgo en el estudio baritado no padecen síntomas, lo que implica que el trastorno no reviste mayor importancia patológica.

Fig. 16-2. Este esquema ilustra la anatomía de la parte posterior de la faringe y el esófago. Se observa un divertículo de Zenker, o divertículo faringoesofágico, originado en la línea media posterior, en el "área desnuda" situada entre el músculo constrictor de la faringe más caudal y el músculo cricofaríngeo. El divertículo se origina como consecuencia de una discoordinación entre estos músculos. Esta disfunción motora es el mecanismo primario causante tanto de los síntomas del paciente como de la formación del divertículo.

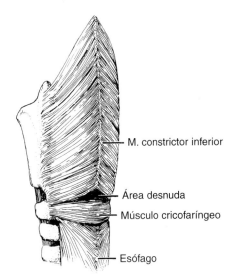

— M. constrictor inferior

— Área desnuda

— Músculo cricofaríngeo

— Esófago

esfínter hipersensible o, con mayor frecuencia, la ausencia de coordinación entre la contracción de la faringe y la relajación del EES.[67] Como se observa en la figura 16-4, la alteracion identificada con mayor frecuencia consiste en una relajación prematura del músculo cricofaríngeo. En el momento de la deglución, el EES se relaja antes de que se produzca la contracción faríngea. Esta discoordinación determina un aumento de la presión en la hipofaringe cuando la presión creciente en el interior de la faringe se encuentra con un EES en un proceso de cierre. Es posible que este aumento de la presión hipofaríngea comience a disten-

der la mucosa posterior y finalmente conduzca al desarrollo de este divertículo por pulsión. Una vez desencadenada la formación de la bolsa, el aumento progresivo del tamaño del saco diverticular es determinado por la ley de Laplace.

Los pacientes con un divertículo de Zenker invariablemente padecen una disfagia en general descrita como una deglución asociada con imposibilidad para iniciar la deglución y dificultades para impulsar el descenso del bolo alimentario desde la faringe. La disfagia es el síntoma predominante, pero un interrogatorio cuidadoso puede desenmascarar la existencia de tos o dis-

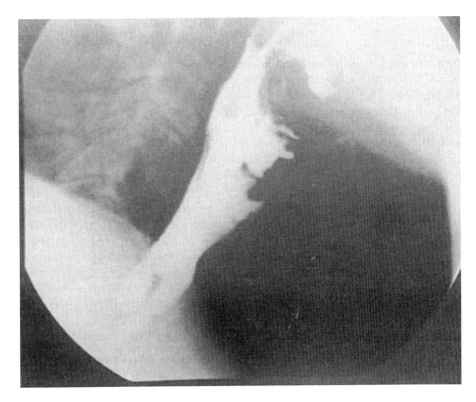

Fig. 16-3. Esta radiografía revela el aspecto típico de un divertículo de Zenker, o divertículo faringoesofágico, de tamaño moderado.

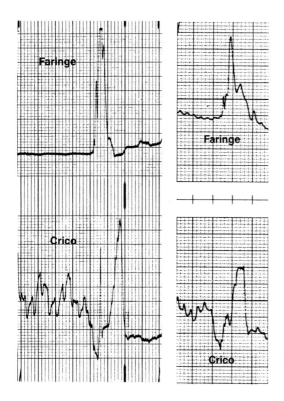

Fig. 16-4. Estos trazados manométricos muestran las anormalidades de la motilidad halladas con mayor frecuencia en pacientes con un divertículo de Zenker. El trazado de la izquierda muestra una secuencia manométrica normal. Los registros simultáneos demuestran que el músculo cricofaríngeo se relaja simultáneamente con la contracción de la faringe. Los registros presurales simultáneos de los trazados ubicados a la derecha provienen de un paciente con un divertículo de Zenker. En este caso, la relajación del músculo cricofaríngeo (o esfínter esofágico superior) es prematura, de modo que el esfínter comienza a contraerse en el preciso momento en que comienza la contracción de la faringe. Este fenómeno genera una resistencia funcional a la depuración de la faringe, lo que provoca la sensación de disfagia y un aumento de la presión hipofaríngea que causa la formación de este divertículo "por pulsión".

fonía, síntomas sumamente sugestivos de aspiración. Es indudable que la disfagia se debe a la disfunción obstructiva del esfínter. La aspiración puede ser secundaria a la desviación de un bolo deglutido hacia la laringe o a la regurgitación y la inhalación ulterior del material retenido en el interior del divertículo.

Se propuso que este trastorno podría ser secundario al reflujo gastroesofágico.[6] Se postuló que un espasmo reflejo del EES protegería contra la regurgitación y la aspiración del material de reflujo. En efecto, en aproximadamente un 40% de los pacientes con divertículo de Zenker es posible documentar evidencias de reflujo patológico sintomáticas, radiológicas o derivadas del control del pH esofágico.[6,23,67] Evidentemente, no todos los casos de divertículo de Zenker se relacionan con el reflujo gastroesofágico, pero estos hallazgos sugieren que el reflujo podría causar o exacerbar el problema en un subgrupo significativo de pacientes.

El tratamiento de este trastorno es quirúrgico y se encuentra indicado para el alivio de la disfagia y la prevención de las secuelas de la aspiración crónica. Este último efecto reviste particular importancia en los pacientes de edad avanzada con disminución del reflejo tusígeno y de las reservas fisiológicas, lo que aumenta el riesgo de neumonía por aspiración. La figura 16-5 ilustra el abordaje quirúrgico tradicional para el tratamiento del divertículo de Zenker. La exposición del esófago cervical requiere una incisión en el cuello y la disección del compartimiento cervical profundo. La miotomía cricofaríngea es decir, la sección de las fibras musculares del músculo cricofaríngeo, es

un componente esencial del procedimiento quirúrgico. La diverticulectomía sola es insuficiente, dado que los síntomas continuarán como consecuencia de la disfagia cricofaríngea persistente y en última instancia tendrá lugar la recurrencia del divertículo propiamente dicho. El tratamiento del divertículo después de la miotomía cricofaríngea es opcional y depende de la experiencia del cirujano. La diverticulopexia aleja el saco diverticular de la trayectoria del bolo alimentario, mientras que la diverticulectomía implica la extirpación anatómica del divertículo.[46]

En nuestra experiencia con 30 pacientes tratados con miotomía y diverticulopexia, estos procedimientos no se asociaron con ningún caso de muerte posoperatoria, lo que demuestra que esta operación está exenta de riesgo aun en pacientes de edad avanzada.[67] La morbilidad significativa es infrecuente. Tres de nuestros pacientes padecieron una parálisis de las cuerdas vocales temporaria relacionada con una lesión del nervio recurrente de la laringe, pero en todos los casos este trastorno remitió con el transcurso del tiempo. En dos casos se observaron infecciones de la herida que sanaron con las curaciones locales y la administración de antibióticos. El seguimiento prolongado demostró que 24 (80%) de estos pacientes permanecieron completamente asintomáticos. En seis casos se observó una disfagia leve residual sin evidencias clínicas de regurgitación o aspiración. Estos resultados son similares a los comunicados por diversos centros médicos y justifican el tratamiento quirúrgico en la mayoría de los casos para normalizar la capa-

Fig. 16-5. Esta secuencia de ilustraciones representa el abordaje quirúrgico de un divertículo de Zenker. **A.** La infografía ilustra el acceso quirúrgico al esófago cervical mediante una incisión vertical o transversal que más tarde es profundizada. La disección comienza entre el compartimiento de la línea media y la vaina de la carótida en la parte lateral. La sección del músculo omohioideo es optativa, pero esta maniobra mejora la exposición sin riesgo de secuelas funcionales. El acceso completo al esófago puede requerir la sección de la vena tiroidea media y la arteria tiroidea inferior. **B.** El divertículo se encuentra en la parte posterior del esófago. Un divertículo pequeño puede estar adherido al esófago. El saco diverticular debe ser disecado y liberado por completo hasta su cuello.

Continúa en la página siguiente

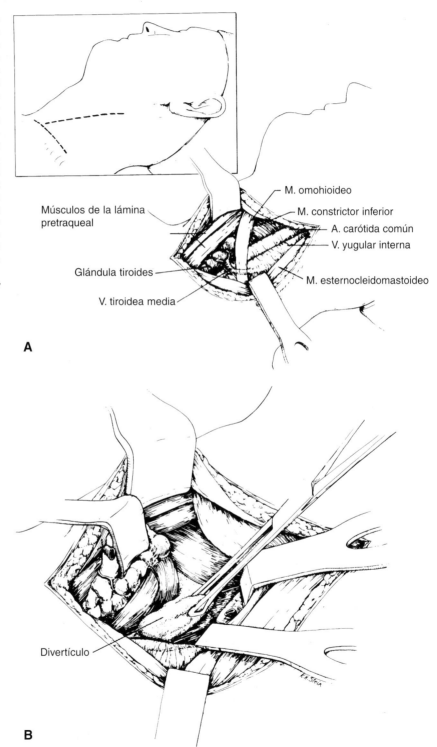

Músculos de la lámina pretraqueal

M. omohioideo

M. constrictor inferior

A. carótida común

V. yugular interna

M. esternocleidomastoideo

Glándula tiroides

V. tiroidea media

A

Divertículo

B

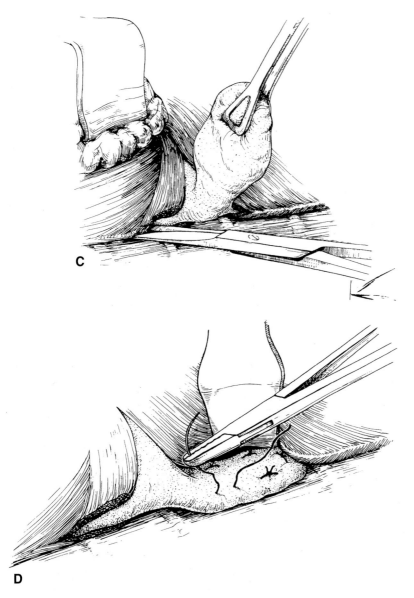

Fig. 16-5. *Continuación.* **C.** La miotomía cricofaríngea representa un paso esencial en la operación. La miotomía puede comenzar sobre el cuerpo del esófago y extenderse en dirección cefálica (procedimiento preferido por el autor) o comenzar en la base del divertículo y extenderse en dirección caudal. La miotomía debe abarcar una distancia de 3 a 4 cm. **D.** Después de la miotomía se dispone de tres opciones para la manipulación del divertículo. Esta ilustración describe la técnica de la diverticulopexia, en la cual se colocan puntos totales para suspender el divertículo desde la fascia prevertebral detrás de la faringe. Un divertículo pequeño (<3 cm) puede no requerir una maniobra específica si después de la miotomía se convierte en una mera protrusión de la mucosa. La tercera opción consiste en el engrapado del cuello y la escisión del saco diverticular.

cidad deglutoria y prevenir la aspiración y la neumonía resultante.[5,18,24]

A pesar de los resultados muy satisfactorios obtenidos con las técnicas a cielo abierto, en mi opinión, actualmente se cuenta con un abordaje aun mejor: la técnica de engrapado endoscópico transoral ilustrada en la figura 16-6. Este abordaje requiere el uso de un diverticuloscopio especializado. Con el paciente intubado con anestesia general, se introduce el endoscopio a través de la boca con la hoja de mayor tamaño colocada en el esófago y la hoja de menor tamaño en el divertículo. Aunque la localización anatómica puede insumir cierto tiempo, el procedimiento es sencillo y no se asocia con un riesgo significativo de perforación esofágica. Nosotros colocamos un telescopio rígido en el interior del diverticuloscopio a medida que se lo introduce para obtener una imagen de video para el cirujano y los ayudantes. Una vez que el diverticuloscopio se encuentra en su localización final se lo apoya sobre un soporte de Mayo o el tórax del paciente, lo que permite que el cirujano tenga ambas manos libres. El contenido diverticular debe aspirarse hasta su eliminación completa. Luego se introduce una engrapadora GIA a través del diverticuloscopio dirigida por la imagen de video. La rama más corta de la engrapadora se coloca en el divertículo y la rama más larga en el esófago. El disparo de la engrapadora secciona la pared común entre el divertículo y el esófago. Por definición, este procedimiento secciona simultáneamente el músculo cricofaríngeo. Pueden ser necesarios disparos posteriores de la engrapadora para llegar al fondo del divertículo. Una vez completado el procedimiento, el divertículo y el esófago superior se convierten en un canal único y se eliminó el músculo cricofaríngeo causante de la obstrucción.

Peracchia y su grupo[62] poseen una de las experiencias más vastas con este procedimiento, dado que hasta el momento trataron a 95 pacientes con un segui-

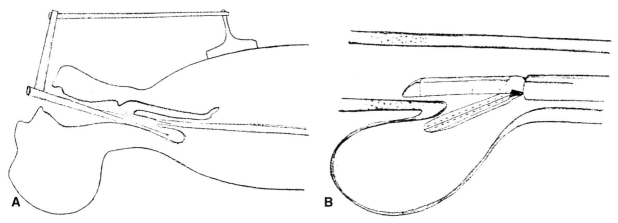

Fig. 16-6. A. Esta figura ilustra la introducción correcta del diverticuloscopio a través de la boca. La hoja superior recién ingresó al esófago y la hoja inferior se ecuentra dentro del divertículo. El esofagoscopio es mantenido por un brazo mecánico sobre el tórax del paciente, lo que libera la mano del cirujano. **B.** Esta ilustración muestra la forma en la que se coloca una engrapadora GIA endoscópica a través del diverticuloscopio, de modo que una hoja ingrese en el esófago y la otra en el divertículo. En el momento de la activación de la engrapadora se produce la sección del tabique que separa el divertículo del esófago, y el músculo cricofaríngeo forma parte de los tejidos seccionados. Este procedimiento crea una cavidad común formada por el divertículo y el esófago y elimina la obstrucción funcional causada por el músculo cricofaríngeo.

miento medio de 23 meses. Aunque no se documentaron casos de morbilidad o mortalidad posoperatorias, en tres casos (3,1%) fue necesaria una conversión al procedimiento a cielo abierto. En todos los casos comenzó a administrarse alimentos por boca el primer día posoperatorio y la estadía hospitalaria media fue de 3 días. Los resultados en el corto a mediano plazo son como mínimo equivalentes a los obtenidos con el procedimiento a cielo abierto. Después de un período de seguimiento medio de 23 meses, la disfagia remitió completamente o mejoró significativamente en todos los casos. Asimismo, la regurgitación desapareció o fue considerada leve en todos los pacientes. Mi experiencia limitada con seis pacientes tratados de esta manera confirma esta observación. El procedimiento es sencillo y produjo la resolución completa de los síntomas sin necesidad de una incisión externa. Aunque no es posible afirmar que el abordaje transoral es la operación de elección hasta que no se cuente con otras publicaciones clínicas que documenten la inocuidad y la eficacia del método, es indudable que ofrece atractivos teóricos y que los resultados obtenidos hasta el momento son muy promisorios.

CUERPO DEL ESÓFAGO Y ESFÍNTER ESOFÁGICO INFERIOR

Acalasia

La acalasia es un trastorno idiopático que representa el trastorno motor primario más frecuente del esó-

fago. Este trastorno afecta el cuerpo y el EES del esófago. El examen histopatológico revela la disminución o incluso la ausencia de plexos neurales mientéricos. También se observa hipertrofia de los nervios esofágicos e hipertrofia asociada del músculo esofágico.[9] En estos pacientes el esófago funciona como si estuviera desnervado. Este fenómeno puede demostrarse por una respuesta exagerada similar a una de hipersensibilidad a la estimulación colinérgica. La enfermedad de Chagas representa un trastorno fisiopatológicamente similar que está muy extendido en América del Sur y es causado por el parásito *Tripanosoma cruzi*. En esta enfermedad, el parásito invade el sistema nervioso y provoca una disfunción esofágica similar a la acalasia. Este modelo llevó a pensar que la acalasia podría ser secundaria a un proceso viral o autoinmune que afecte a los nervios esofágicos en algún nivel del eje neural visceromotor. Aunque esta hipótesis es avalada por la observación de que la inducción de déficit neurológicos en animales provoca la misma disfunción esofágica que la asociada con la acalasia, esta etiología no ha sido confirmada en el ser humano.[7,33,40]

Manifestaciones clínicas

La acalasia afecta a ambos sexos por igual y por lo general aparece durante la tercera o la cuarta décadas de la vida, aunque puede observarse antes o después. Todos los pacientes padecen disfagia, pero este síntoma por lo general se instala en forma gradual y solapada. Para el momento en que el paciente se presenta al médico es posible que haya aprendido a contrarrestar las dificultades para la deglución y sabe que los alimentos sólidos, sobre todo la carne y el pan, son difíciles de deglutir. Con el transcurso del tiempo, el esófago es dilatado por los alimentos retenidos y continúa dilatándose progresivamente. La dilatación del esófago puede aliviar relativamente (e incluso abolir por completo) la sensación de disfagia, y el esófago se convierte en otro órgano reservorio. En esta situación es frecuente la regurgitación del contenido esofágico. La regurgitación nocturna conduce a la aspiración, la cual puede manifestarse con tos nocturna o incluso una neumonía por aspiración.[10,28]

El diagnóstico de acalasia es sugerido por un cuadro de presentación con disfagia y regurgitación y es sustentado por un aspecto radiográfico como el ilustrado en la figura 16-7. En los casos típicos, el esófago está dilatado y se afina regularmente en el nivel de la unión gastroesofágica, lo que genera un aspecto característico "en pico de pájaro" en lugar de la configuración en "corazón de manzana" asociada con la estenosis por un cáncer del esófago. El esófago puede estar ligeramente dilatado o muy dilatado con una configuración sigmoide (el llamado megaesófago), según la severidad y la duración de la enfermedad.

En última instancia, el diagnóstico de acalasia se basa en los hallazgos manométricos. Aun en presencia de un cuadro clínico aparentemente inequívoco es necesario realizar estudios de motilidad esofágica antes de instaurar el tratamiento para evitar un error diagnóstico potencial. Las dos alteraciones patognomónicas comprenden la falta de relajación y la relajación incompleta del EES y la ausencia completa de peristaltismo del músculo liso esofágico, en el cual las contracciones son simultáneas y no propulsoras en lugar de secuenciales y peristálticas y propulsoras. Estas características manométricas se ilustran en la figura 16-8. El esfínter con relajación defectuosa provoca una obstrucción funcional del esófago distal, y esta condición es exacerbada por la ausencia de contracciones esofágicas eficientes. Para que el esófago pueda ser evacuado es necesario que el paciente acumule una colum-

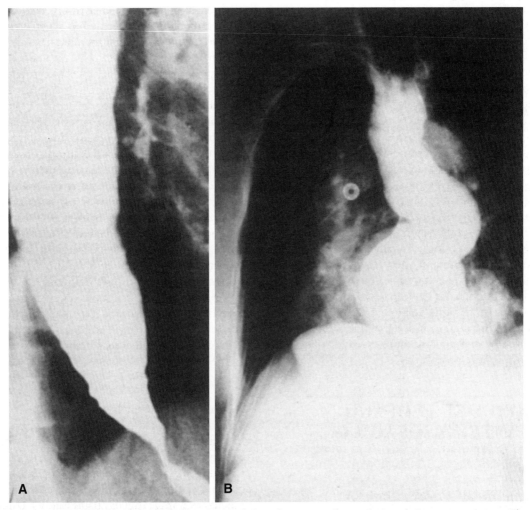

Fig. 16-7. A. En esta radiografía se aprecia el aspecto típico de la acalasia en una fase evolutiva relativamente temprana. El cuerpo del esófago se encuentra moderadamente dilatado y se afina en el nivel de la unión esofagogástrica, lo que determina la típica imagen en "pico de pájaro". **B.** Esta radiografía revela una acalasia avanzada con un esófago sumamente dilatado que adoptó una configuración sigmoide debido a la presión ejercida por el contenido retenido.

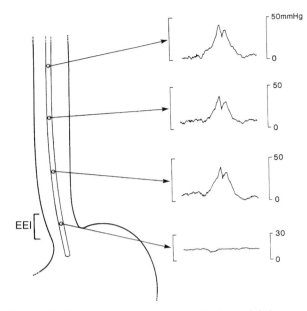

Fig. 16-8. Esta representación de un trazado de motilidad muestra los clásicos rasgos manométricos de la acalasia. El esfínter esofágico inferior no se relaja con la deglución, lo que genera una obstrucción funcional del esófago distal. La deglución también desencadena una contracción simultánea en lugar de la contracción peristáltica normal, lo que anula la acción propulsora normal del esófago.

na de alimentos que ejerza una presión hidrostática suficiente en su base para impulsar los alimentos a través del esfínter.

Durante la endoscopia, indicada en todos los casos, la mucosa esofágica por lo general es normal. La retención alimentaria es un problema frecuente y la limpieza preendoscópica facilita el examen. Puede observarse una esofagitis distal, pero por lo general se debe más a la retención de alimentos y bacterias orales que al reflujo gastroesofágico. El EES generalmente permanece cerrado, pero el endoscopio puede atravesarlo con facilidad dado que no existe una obstrucción fija asociada con una estrechez. Durante el examen endoscópico es importante investigar la presencia de un tumor del esófago distal o la unión gastroesofágica, el cual puede asociarse con un cuadro clínico y manométrico idéntico al de la acalasia primaria conocido con el nombre de "seudoacalasia".[39] El mecanismo mediante el cual estos tumores, que pueden ser primarios o metastásicos, reproducen las manifestaciones clínicas y manométricas de la acalasia no se conocen con certeza, pero aparentemente se relacionan con la invasión nerviosa por parte de un tumor esencialmente extraluminal. Además, el examen endoscópico está indicado en la medida en que la acalasia es un trastorno premaligno que se asocia con una incidencia mayor que la esperada de carcinoma espinocelular.[8] Dado que la luz dilatada se asocia con una prolongación del tiempo transcurrido hasta la obstrucción cancerosa y además dificulta el diagnóstico radiológico, el examen endoscópico cuidadoso reviste gran importancia.

Acalasia vigorosa

Un subgrupo independiente de pacientes con acalasia está compuesto por aquellos que padecen lo que se conoce con el nombre de acalasia vigorosa.[53] A diferencia de lo observado en la acalasia habitual, la acalasia vigorosa se asocia con un tipo especial de dolor torácico opresivo juntamente con la disfagia. Los hallazgos manométricos comprenden la disfagia típica del EES con relajación incompleta del esfínter. Este trastorno se distingue por el hecho de que las contracciones esofágicas simultáneas se asocian con una presión normal e incluso elevada. Este hallazgo difiere claramente de lo observado en la acalasia común, en la cual las contracciones son muy débiles. No se sabe si la acalasia vigorosa representa una fase temprana de la acalasia "habitual" o una variante de este último tipo de acalasia. En realidad, la acalasia vigorosa presenta algunas semejanzas con el espasmo esofágico difuso, pero se diferencia por la ausencia de peristaltismo normal y la presencia de un esfínter anormal.

Tratamiento

El tratamiento de la acalasia se orienta al EES, el cual además de presentar una relajación incompleta o nula a menudo se asocia con hipertensión. El tratamiento médico destinado a reducir esta resistencia esfintérica incluye la administración de relajantes del músculo liso, como nitratos y agentes bloqueantes de los canales de calcio.[54,71] Los agentes bloqueantes de los canales del calcio, tales como la nifedipina, reducen la presión del EES. Lamentablemente, una reducción modesta de la presión del esfínter por lo general no se asocia con una mejoría significativa del estado clínico del paciente.

Las opciones terapéuticas más eficaces tienen por finalidad aliviar la obstrucción funcional del EES y comprenden la dilatación neumática, la miotomía quirúrgica a cielo abierto o un enfoque mínimamente invasivo con una miotomía esofágica toracoscópica o laparoscópica.

La dilatación neumática es una primera opción terapéutica razonable en la mayoría de los casos. Esta técnica consiste en la colocación de un catéter con balón a través de la región del esfínter inferior bajo control fluoroscópico. El balón es insuflado hasta llegar a una presión prefijada y un diámetro de 3 o 4 cm. Durante la insuflación del balón el paciente generalmente padece dolor torácico o epigástrico y cuando el balón es retirado usualmente está teñido de sangre. Esta observación sugiere que la dilatación del balón provoca la ruptura mecánica del esfínter esofágico inferior.

A pesar de la fuerza ejercida para obtener la dilatación, la perforación del esófago se produce solamente en un 3 a un 5% de los pacientes.[25,37,73,75]

En el cuadro 16-2 se muestran los resultados de la dilatación neumática como tratamiento de la acalasia derivados de los estudios más representativos. El espectro de mejoría sintomática abarca desde un 48 a un 78% y la tasa de mortalidad asociada con el procedimiento es muy reducida. El desarrollo de reflujo posoperatorio tardío es una complicación importante, pero no es suficiente para contrarrestar los resultados satisfactorios en una fase temprana. Este procedimiento puede llevarse a cabo en pacientes ambulatorios y sin necesidad de anestesia general o una intervención quirúrgica y por estos motivos es el tratamiento de elección en la mayoría de los casos. Los pacientes que no se consideran candidatos adecuados para la dilatación neumática son los que tienen un esófago muy dilatado y en quienes es difícil introducir el balón a través del EES, los pacientes con la llamada acalasia vigorosa y contracciones asociadas con una presión relativamente elevada, en quienes el riesgo de perforación es algo más alto, y pacientes jóvenes en quienes puede indicarse un tratamiento más definitivo sin mayores riesgos. Se considera razonable una prueba terapéutica con dos ciclos de dilatación neumática. A partir de un tercer intento de dilatación los resultados no mejoran y el riesgo de perforación aumenta. En consecuencia, la persistencia de los síntomas después de dos intentos de dilatación es una indicación para el tratamiento quirúrgico.

El tratamiento quirúrgico consiste en la esofagomiotomía a través de los músculos que constituyen el esfínter esofágico inferior. Esta operación puede realizarse a cielo abierto o con un abordaje mínimamente invasivo. La descripción de la primera miotomía se atribuye a Heller, y la técnica original de este cirujano, que consistía en una miotomía transabdominal doble, ha sido modificada hasta llegar a la técnica aplicada en la actualidad, que consiste en una sola miotomía a través de una toracotomía izquierda.[60] No se definió con certeza la extensión proximal óptima de la miotomía,

pero este factor aparentemente no reviste mayor importancia salvo en pacientes con acalasia vigorosa y en aquellos con un esófago pequeño que aún no experimentó una dilatación significativa. Los estudios manométricos ambulatorios realizados durante la ingestión de alimentos permitieron documentar un patrón de motilidad casi fibrilatorio con contracciones repetitivas frecuentes del cuerpo del esófago que se consideran causantes de la retención de alimentos en el segmento medio del esófago.[45] La figura 16-9 ilustra un ejemplo de este tipo de trazado manométrico. Estos hallazgos sugieren que en este subgrupo de pacientes podría ser beneficioso extender la mitomía hasta el cayado aórtico. Sin embargo, el factor clave de esta operación sin duda consiste en la extensión distal de la miotomía. La miotomía debe atravesar completamente la musculatura del esfínter inferior y llegar hasta el estómago. Algunos cirujanos con experiencia en este tipo de intervenciones piensan que es suficiente la realización de una miotomía cuidadosa como único procedimiento. El cuadro 16-3 presenta los resultados obtenidos en series de pacientes selectos. En estos pacientes operados por cirujanos con mucha experiencia se documentó un alivio de la disfagia en un 80% de los casos. El desarrollo de reflujo gastroesofágico iatrogénico fue infrecuente en estas series; sin embargo, esta conclusión se basó principalmente en la evaluación clínica y no en los resultados objetivos del control del pH. En otras series se comunicó una incidencia mayor de reflujo clínicamente significativo que varió entre el 5 y el 25%.[21,22,52,70,77]

El abordaje a cielo abierto preferido por el autor se ilustra en la figura 16-10 y se fundamenta en la impresión de que la disección completa del estómago y la unión gastroesofágica desde el hiato y la escisión del panículo adiposo gastroesofágico garantizan una miotomía total.[1] Estas maniobras permiten realizar la miotomía con una exposición ideal de la unión gastroesofágica, lo que contribuye a garantizar una miotomía completa y, por lo tanto, adecuada. Si se selecciona este enfoque, será necesario reconstruir el hiato y la unión gastroesofágica para evitar el desarrollo de reflujo iatrogénico. Para ello se cierra el hiato en la parte posterior y se lleva a cabo una fundoplicatura de

Cuadro 16-2. *Tratamiento de la acalasia: dilatación neumática*

Referencia	Año	Mejoría (%)	Mortalidad (%)	ERGE posoperatorio (%)
Vantrappen y Hellemans[72]	1980	77	0,2	–
Fellows y col.[27]	1983	58	0	27
Robertson y col.[65]	1988	48	0	26
Barnett y col.[4]	1990	78	0	7
Wehrmann y col.[75]	1995	88	0	5

RGE = reflujo gastroesofágico.

Cuadro 16-3. *Tratamiento de la acalasia: esofagomiotomía*

Referencia	Año	Mejoría (%)	Mortalidad (%)	RGE posoperatorio (%)
Ellis y col.[23]	1980	92	0	3
Goulbourne y Walbaum[34]	1985	80	0	5
Ellis y col.[20]	1988	92	0	6
Ellis y col.[24]	1992	88	0	8

RGE = reflujo gastroesofágico.

Fig. 16-9. A. Este trazado mano-métrico se obtuvo en un voluntario normal durante la ingestión de una comida. Todas las contracciones son secuenciales y peristálticas y no se observan más de tres o cuatro ondas contráctiles por minuto. **B.** Este trazado manométrico se obtuvo en un paciente con acalasia durante la ingestión de una comida. Este patrón de contracción muscular casi fibrilatorio presenta notables diferencias con relación al trazado normal.

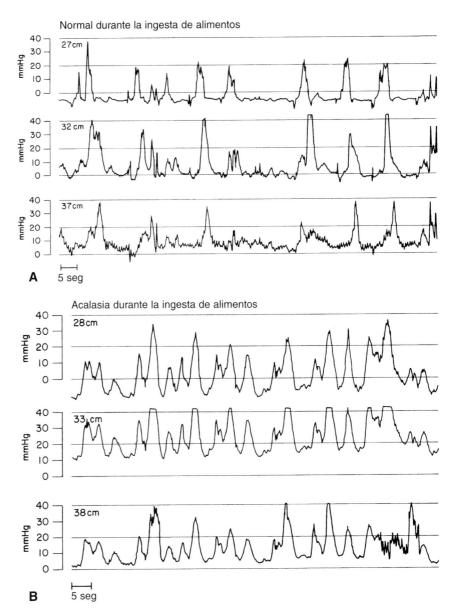

Belsey Mark IV modificada. El músculo esofágico aumentado de espesor asociado con la acalasia permite puntos de sutura esofágicos más firmes y ello facilita significativamente la fundoplicatura.[47] La reconstrucción de Belsey, descrita como modificada debido a la aplicación de 4 puntos de sutura en lugar de los 6 puntos habituales, es preferible al procedimiento de Nissen, dado que evita crear una zona de tan alta presión esofágica distal y por lo tanto no provoca disfagia. La miotomía y el procedimiento de Belsey se asociaron con un alivio de la disfagia en más del 80% de los pacientes e incorporan maniobras quirúrgicas para prevenir el desarrollo de reflujo. Los autores prefieren esta técnica debido a que garantiza una miotomía completa, lo que constituye el objetivo principal de la operación, y a que la hipertrofia marcada del músculo optimiza las condiciones para una reconstrucción

eficaz similar a la de Belsey. En aquellos casos en los que fracasa la esofagomiotomía sola el fallo se debe a la realización de una miotomía insuficiente, lo que conduce a una disfagia persistente, o al desarrollo de reflujo gastroesofágico iatrogénico debido a un debilitamiento excesivo del mecanismo esfintérico antirreflujo. El enfoque quirúrgico combinado es más complejo pero tiene en cuenta las dos causas principales de fracaso y por este motivo es el preferido por nosotros. En el cuadro 16-4 se presenta una descripción general de los resultados obtenidos con esta operación combinada. Una comunicación publicada por Malthaner y el grupo de Toronto es particularmente significativa.[48] Estos autores documentaron la mala evolución con el transcurso del tiempo, paradigma que sin duda también es válido para otras opciones terapéuticas. Además, los autores observaron que algunos pacientes de-

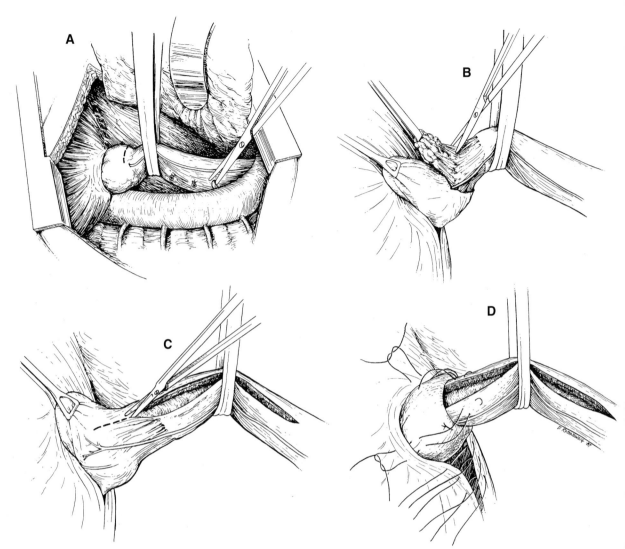

Fig. 16-10. Esta serie de dibujos describe el abordaje operatorio mediante una toracotomía izquierda para el tratamiento quirúrgico de la acalasia esofágica. **A.** El pulmón izquierdo es colapsado mediante una técnica de ventilación unilateral para el pulmón derecho. Luego se libera el ligamento pulmonar inferior y el esófago es separado de su lecho mediastínico. En general se requiere la ligadura y la sección de las arterias esofágicas inferiores. La línea de puntos en el dibujo señala el punto de ingreso en la cavidad peritoneal. En general no se observa una hernia hiatal verdadera, pero la disección en el interior de los bordes musculares del hiato expone la membrana frenoesofágica y un "casquete" de peritoneo a través del cual se accede al peritoneo. **B.** El hiato esofágico se diseca hasta liberar completamente la unión gastroesofágica y se elimina el panículo adiposo anterior en el nivel de la unión gastroesofágica. Estas dos maniobras permiten una exposición anatómica adecuada. **C.** La esofagomiotomía comienza en un punto apropiado del cuerpo esofágico. El plano submucoso correcto se identifica mediante la sección del músculo entre las pinzas que lo aferran y lo suspenden. Para esta maniobra es ideal una tijera con extremos relativamente romos; por ejemplo, una tijera de Mayo. La miotomía se extiende a través de la unión gastroesofágica/la región del EEI y abarca una porción del estómago. Esta miotomía completa garantiza una reducción adecuada de la presión del EEI. **D.** Una vez completada la miotomía se cierran los bordes musculares del hiato. Se establece un mecanismo antirreflujo competente, pero no obstructivo, mediante una fundoplicatura de Belsey modificada (p. ej., con cuatro puntos). El músculo engrosado del esófago acalásico permite un agarre firme de los puntos de sutura.

sarrollaron reflujo en el largo plazo a pesar de que se había realizado una fundoplicatura como parte de la miotomía. El reflujo fue causante de la mala evolución con el paso del tiempo y obligó a la reoperación de los cuatro pacientes con reflujo 7, 19, 23, y 23 años después del procedimiento original.

Aunque tradicionalmente se utilizaron los abordajes transtorácico y transabdominal, en el curso de los últimos años se observó una clara tendencia a la utiliza-

ción de técnicas quirúrgicas mínimamente invasivas para el tratamiento de la acalasia.[2,5,35,41,59,61,62,74] La experiencia con los procedimientos laparoscópicos ha sido particularmente promisoria, y en la actualidad este enfoque es el que yo personalmente prefiero para el tratamiento de este trastorno. La técnica se basa en la colocación de cinco trocares abdominales con la orientación clásica para el procedimiento antirreflujo por vía laparoscópica. Se diseca solamente la cara an-

Cuadro 16-4. *Tratamiento de la acalasia: esofagomiotomía y fundoplicatura*

Referencia	Año	Mejoría (%)	Mortalidad (%)	RGE posoperatorio (%)
Nelems y col.[51]	1980	90	0	12
Little y col.[47]	1988	88	0	0
Csendes y col.[14]	1989	95	0	28
Stipa y col.[68]	1990	85	0	15
Malthaner y col.[48]	1994	95 (al año)	0	18
		77 (a los 5 años)		
		69 (a los 10 años)		

RGE = reflujo gastroesofágico.

terior del esófago para separarla del hiato y se reseca el panículo adiposo de la unión gastroesofágica. Mediante el uso de tijeras conectadas al electrocauterio se secciona el músculo inferior del esófago hasta encontrar el plano submucoso. Luego se utiliza una tijera o un gancho del electrocauterio para seccionar el músculo en sus porciones superior e inferior. En la parte inferior es importante asegurarse de que la miotomía llegue hasta el estómago para garantizar una miotomía completa del esfínter esofágico inferior. Con esta técnica, la mayor parte de la unión gastroesofágica permanece conectada con el hiato y presuntamente mantiene su capacidad antirreflujo intrínseca. Sin embargo, la realización de un procedimiento de Dor, en el cual la parte anterior del techo gástrico se sutura por arriba del esófago abdominal, agrega protección adicional contra el reflujo al crear un mecanismo de válvula unidireccional en el nivel de la unión gastroesofágica y representa un nuevo obstáculo para el desarrollo de reflujo gastroesofágico.

No se cuenta con estudios de seguimiento suficientemente prolongados que permitan establecer conclusiones acerca de los resultados de esta operación en el largo plazo. En varios artículos se comunicó que el procedimiento laparoscópico se asocia con tasas de morbilidad mínimas y con una tasa de mortalidad inferior al 1% en las series de pacientes comunicadas hasta el momento. El alivio de la disfagia en una fase temprana es satisfactorio y hasta los 5 años después del procedimiento el alivio referido por los pacientes es igual al asociado con el procedimiento a cielo abierto.

Espasmo esofágico difuso

El espasmo esofágico difuso (EED) es una rara enfermedad motora primaria del esófago de etiología desconocida que provoca dolor torácico, disfagia o ambos trastornos. Históricamente, el término EED ha sido utilizado para designar varios tipos de trastornos de la motilidad esofágica, sobre todo los asociados con con-

tracciones de alta presión. En el curso de los últimos diez años se estrechó el espectro diagnóstico, y actualmene el EED se define por el hallazgo manométrico de contracciones simultáneas con una frecuencia mínima de más del 10 al 20% de todas las contracciones esofágicas posteriores a una deglución húmeda.[12,63] En consecuencia, los registros más antiguos deben ser reinterpretados con cautela para asegurarse de que el trastorno motor sea compatible con esta definición más estricta. También es importante la presencia de cierto grado de peristaltismo normal para diferenciar el EED de la acalasia, en la cual todas las contracciones sn simultáneas y no se observa peristaltismo normal. Como se muestra en la figura 16-11, estas contracciones por lo general son normotensas, pero a veces se observan contracciones aisladas asociadas con una presión elevada. En el EED la anormalidad se aprecia en el patrón de las contracciones y no en su amplitud. El EES y el EEI por lo general no presentan alteraciones.

El cuadro clínico de estos pacientes invariablemente incluye el dolor torácico. Este dolor a menudo se describe como opresivo o incluso aplastante, lo que requiere considerar y evaluar la posibilidad de un trastorno cardíaco. Estos pacientes también padecen una disfagia esofágica, pero este síntoma en general es de menor importancia que el dolor. El diagnóstico de EED se basa en criterios manométricos, pero el cuadro radiográfico puede ser notable. Como se observa en la figura 16-12, las contracciones simultáneas pro-

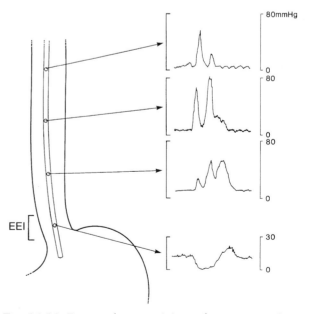

Fig. 16-11. Este trazado manométrico se obtuvo en un paciente con un espasmo esofágico difuso. El hallazgo distintivo consiste en la presencia de contracciones simultáneas similares a las observadas en la acalasia. Con frecuencia (como se observa en la figura) las contracciones son repetitivas. Invariablemente existe cierto grado de peristaltismo normal y la función del esfínter esofágico inferior por lo común es normal.

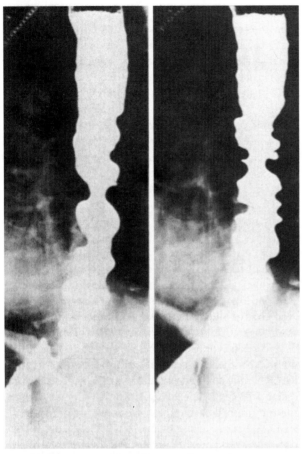

Fig. 16-12. Imagen radiográfica típica de un paciente con espasmo esofágico difuso. Las múltiples contracciones simultáneas inducen la segmentación de la columna de bario, lo que genera una imagen que ha sido comparada con un destornillador o incluso con un collar de cuentas. Esta imagen radiográfica no es patognomónica, dado que puede encontrarse en personas asintomáticas presuntamente normales.

vocan un fenómeno de segmentación que determina un aspecto que ha sido comparado con un tirabuzón o cuentas de rosario. Este signo radiográfico es inespecífico, dado que personas de edad avanzada asintomáticas pueden presentar una imagen radiológica similar en los estudios de deglución con bario y solamente alrededor de un tercio de los pacientes con EED presentan estas manifestaciones radiológicas.[31,44]

Algunos pacientes con esta anormalidad de la motilidad que caracteriza al EED padecen una enfermedad por reflujo gastroesofágico. En general, los pacientes pueden clasificarse dentro de una categoría en la que predomina la enfermedad por reflujo gastroesofágico (en la que el síntoma dominante es la pirosis, el reflujo gastroesofágico puede demostrarse mediante el control del pH y las contracciones simultáneas frecuentes se atribuyen al espasmo inducido por el reflujo) o dentro de la categoría de EED, en la cual predomina el dolor torácico, no es posible demostrar reflujo gastroesofágico y se observan contracciones simultáneas.[43] En el primero de estos grupos el trastorno primario es el reflujo gastroesofágico y el tratamiento debe centrarse en la corrección de este problema, dado que el control del reflujo alivia los síntomas.

Los pacientes con un EED primario constituyen solamente un 4% de todos los pacientes examinados en un laboratorio de función esofágica importante, pero representan un desafío clínico.[15] Estos pacientes padecen síntomas y puede demostrarse un patrón de motilidad esofagica anormal, pero la relación entre los síntomas y las alteraciones de la motilidad no es clara. Se demostró un retardo de la evacuación esofágica con pasaje interesofágico de los bolos líquidos, y es posible que esta alteración sea la causa de la disfagia. No obstante ello, en la mayoría de los casos el síntoma predominante es el dolor torácico y la disfagia es mínima o nula.[30] No solamente se desconoce el mecanismo pòr el cual las contracciones simultáneas provocan dolor sino que también se observó que el dolor torácico se manifiesta con más frecuencia entre las comidas que durante ellas.

Estos enigmas fisiopatológicos interfieren en las decisiones terapéuticas. El tratamiento inicial debe ser de soporte, y se considera que el reaseguro y la tranquilización del paciente son los factores de mayor importancia para el manejo de los pacientes con EED.[65] Este enfoque deriva de la relación observada entre el EED y los estados emocionales crónicos.[66] La administración de agentes relajantes del músculo liso, tales como los nitratos, y agentes bloqueantes de los canales del calcio, como la nifedipina, es eficaz y representa la segunda línea de tratamiento en estos pacientes. La miotomía larga del cuerpo esofágico, acompañada de un procedimiento atirreflujo o no, se asoció con resultados satisfactorios.[26,38,42] Sin embargo, la cirugía a menudo alivia la disfagia pero no siempre elimina el síntoma más preocupante, es decir, el dolor torácico. Por lo tanto, se recomienda un enfoque cauteloso y selectivo en lo que respecta la intervención quirúrgica.

Contracciones peristálticas de amplitud alta

El trastorno de la motilidad se caracteriza por contracciones esofágicas asociadas con presión o amplitud elevadas que por lo general son peristálticas, aunque también pueden apreciarse raras contracciones simultáneas.[29] A diferencia de lo observado en el EED, este trastorno se asocia con un patrón de contracciones generalmente normal con amplitud anormal. la figura 16-13 ilustra un ejemplo de trazado en un paciente con contracciones peristálticas de amplitud alta (CPAA).

Una de las dificultades relacionadas con este trastorno radica en el hecho de que, en realidad, existe un

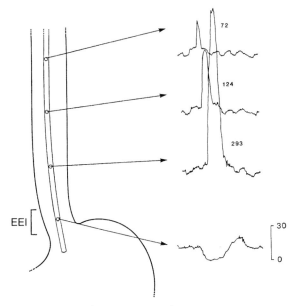

Fig. 16-13. Trazado manométrico de un paciente con contracciones peristálticas de gran amplitud. Estas contracciones son secuenciales y en consecuencia peristálticas, pero la presión o la amplitud es elevada y se aproxima a 300 mmHg en el segmento distal del esófago. El EEI es normal.

amplio espectro de presiones de contracción esofágica normales y que las presiones registradas en pacientes sintomáticos también pueden observarse en voluntarios asintomáticos presuntamente normales.[21] ¿Ello significa que estas personas presentan una anormalidad manométrica no asociada con síntomas de enfermedad? La respuesta evidentemente es negativa; por lo tanto, una persona con este patrón de motilidad no asociado con síntomas no padece un trastorno de la motilidad y es normal.

Al igual que en el caso de la EED, la principal manifestación clínica de la CPAA es el dolor torácico de tipo anginoso, aunque también puede existir disfagia. Debido a la presión elevada de las contracciones esofágicas, este trastorno también se conoce con el nombre de "esófago cascanueces". No obstante ello, la relación entre esta alteración de la motilidad y el cuadro sintomático no se conoce con certeza. No existe una relación cronológica entre las contracciones anormales y el dolor torácico.[55] Es muy probable que el origen de los síntomas se relacione con el hecho de que los pacientes con alteraciones motoras y dolor torácico se asocian con una preponderancia elevada de trastornos psiquiátricos que afectan la percepción del dolor.[11]

El tratamiento de pacientes con CPAA generalmente es complejo. Un grupo de investigadores comunicó que los pacientes tratados con el relajante del músculo liso nifedipina experimentaron una mejoría sintomática.[64] Sin embargo, se consideró que este fenómeno se debió más a una relación médico-paciente adecuada que a los efectos del fármaco. El alivio del dolor no

se acompaña de alteraciones de la presión de contracción. Considerando los datos mencionados no debe sorprender que la intervención quirúrgica se contemple solamente en un pequeño subgrupo de estos pacientes. Una miotomía completa reduce la presión y la amplitud de las contracciones esofágicas y como mínimo reduce el dolor torácico, pero este enfoque debe ser reservado para pacientes con síntomas refractarios a todas las modalidades terapéuticas médicas y de soporte disponibles.[29]

TRASTORNOS ESOFÁGICOS DIVERSOS

Colagenopatías

El esófago puede ser afectado por cualquiera de estos trastornos sistémicos, pero la esclerodermia es la colagenopatía que con mayor frecuencia afecta la función del esófago mediante el compromiso del músculo liso del segmento distal del esófago y el EEI. Según la severidad de la enfermedad y el grado de compromiso esofágico, el resultado final consistirá en una alteración funcional del cuerpo del esófago y la debilidad o la permeabilidad total del EEI. Un EEI permite el reflujo libre del contenido gástrico, y las lesiones de la mucosa se agravan por la incapacidad del esófago para responder con un peristaltismo secundario y eliminar el material deletéreo.[57,78] En consecuencia, estos pacientes padecen una pirosis severa y son propensos al desarrollo de esofagitis y estrecheces fibrosas.

Si se considera instaurar un tratamiento antirreflujo, la temporización de este enfoque reviste mayor importancia que la habitual. En estos casos es necesario intervenir antes del desarrollo de una esofagitis erosiva o una estrechez avanzadas. Estas complicaciones requieren procedimientos quirúrgicos de mayor magnitud e incluso puede ser necesaria la resección de una estrechez no dilatable.[49] La realización de estos procedimientos puede ser riesgosa en pacientes con esclerodermia y un estado clínico deteriorado. Por otra parte, la realización de un procedimiento quirúrgico antirreflujo en un estadio más temprano es menos riesgoso y más eficaz.

Secuelas de la vagotomía (disfagia posvagotomía)

El nervio vago es un componente central del control nervioso visceromotor de la función esofágica.[12] Las neuronas vagales aferentes y eferentes se conectan con el centro de la deglución central en el bulbo raquídeo y la protuberancia, y las fibras vagales inervan el EES, el cuerpo del esófago y el EEI. Aunque el control neurohumoral de la función esofágica es complejo y no se conoce con certeza, es evidente que los impulsos sensitivos y motores provienen del vago. En este contexto, es sorprendente que la vagotomía por lo general no produzca otros síntomas aparte de la disfagia observada algunas veces después de una vagotomía troncal. La incidencia comunicada de esta complicación fue de solamente el 0,7% en una población de 1.298 pacientes tratados con una vagotomía.[3] Dado que en estos pacientes los estudios manométricos no revelan mayores alteraciones, y dado que la disfagia por lo general remite espontáneamente, es más probable que la disfagia sea consecuencia del edema o un hematoma periesofágico que de una interferencia en la función motora del esófago.[36] En raros casos es necesario recurrir a la dilatación del esófago para aliviar la disfagia resultante de un traumatismo de los nervios vagos.

Fístula traqueoesofágica congénita

A pesar de una corrección quirúrgica exitosa, todos los tipos de fístula traqueoesofágica (FTE) a menudo provocan alteraciones de la deglución. Esto aparentemente se debe a un trastorno motor congénito y no representa una secuela de la reparación de la FTE.[76] Los escasos artículos relacionados con estudios de la motilidad en pacientes con estas lesiones sugieren que la función del esófago distal es anormal y se asocia con contracciones débiles e incluso con la ausencia de contracciones del cuerpo esofágico y un EEI hipotenso.[58] Se postuló que estas alteraciones estarían relacionadas con un defecto del desarrollo de los nervios que inervan este segmento del esófago más que con la desnervación quirúrgica durante la reparación de la FTE, dado que se observó que la disfunción se encontraba presente antes de la intervención quirúrgica. No es sorprendente que muchos de estos pacientes desarrollen reflujo gastroesofágico a medida que envejecen. La presencia de una barrera ineficaz contra el reflujo gastroesofágico y la disminución de la capacidad funcional de evacuación esofágica determinan que a menudo sea necesario recurrir a procedimientos quirúrgicos antirreflujo para el tratamiento de estos pacientes.[58]

Referencias

1. Altorki, N. IC., and Little, A. G.: Achalasia and diffuse spasm of the esophagus. In Nyhus, L. M., and Baker, R. J. (eds.): Mastery of Surgery, 2nd ed. Boston, Little, Brown, 1992, p. 494.
2. Ancona, E., Peracchia, A., Zaninotto, G., et al.: Heller laparoscopic cardiomyotomy with antirereflux anterior fundoplication (DOR) in the treatment of esophageal achalasia. Surg. Endosc. 7P:459, 1993.
3. Anderson, H. A., Schlegel, J. F., and Olsen, A. M.: Postvagotomy dysphagia. Gastrointest. Endosc., 12:13, 1966.
4. Barnett, J. L., Eisenman, R., Nostrant, T. T, and Elta, G. H.: Witzel pneumatic dilation for achalasia: Safety and long-term efficacy. Gastrointest. Endosc., 36:482, 1990.
5. Beckingham, I. J., Calianan, M., Louw, J. A., and Bornman, P C.: Laparoscopic cardiomyotomy for achalasia after a failed balloon dilation. Surg. Endosc., 13:493, 1999.
6. Belsey, R.: Functional disease of the esophagus. J. Thorac. Cardiovasc. Surg., 52:164, 1968.
7. Burgess, J. N., Schlegel, J. E, and Ellis, F. H.: The effect of denervation on feline esophageal function and morphology. J. Surg. Res., 12:24, 1972.
8. Carter, R., and Brewer, L. A., III: Achalasia and esophageal carcinoma. Am. J. Surg., 130:114, 1975.
9. Casseila, R. R., Brown, A. L., Sayre, G. P, and Ellis, F. H.: Achalasia of the esophagus: Pathologic and etiologic considerations. Ann. Surg., 160:474, 1964.
10. Chakkaphak, S., Chakkaphak, K., Ferguson, M. K., and Little, A. G.: Disorders of esophageal motility. Surg. Gynecol. Obstet., 172:325, 1991.
11. Clouse, R. E., and Lustman, P. J.: Psychiatric illness and contraction abnormalities of the esophagus. N. Engl. J. Med., 309:1337, 1983.
12. Cohen, S.: Classification of the esophageal motility disorders. Gastroenterology, 84:1050, 1983.
13. Collard, J. M., Otte, J. B., and Kestens, P.J.: Endoscopic stapling techniques of esophagodiverticulostomy for Zenker's diverticulum. Ann. Thorac. Surg., 56:573, 1993.
14. Csendes, A., Braghetto, I., Henriquez, A., and Cortes, C.: Late results of a prospective randomized study comparing forceful dilation and esophagomyotomy in patients with achalasia. Gut, 30:299, 1989.
15. Dalton, C. B., Castel, D. O., Hewson, E. G., et al.: Diffuse esophageal spasm. Dig. Dis. Sci., 36:1025, 1991.
16. Donahue, P. E., Schlesinger, P. K., and Samelson, S.: Achalasia of the esophagus. Ann. Surg., 203:505, 1986.
17. Duranceau, A., LaFontaine, E. R., and Vallieres, B.: Effects of total fundoplication on function of the esophagus after myotomy for achalasia. Am. J. Surg., 143:22, 1981.
18. Duranceau, A., Rheault, M. J., and Jamieson, G. G.: Physiologic response to cricopharyngeal myotomy and diverticulum suspension. Surgery, 94.655, 1983.
19. Ellis, F H., and Crozier, R. E.: Cervical esophageal dysphagia: Indications for and results of cricopharyngeal myotomy. Ann. Surg., 194:279, 1981.
20. Ellis, F. H., Crozier, R. E., and Watkins, E.: Esophagomyotomy for achalasia. Dis. Esophagus, 1:81, 1988.
21. Ellis, F. H., Crozier, R. E., and Watkins, E.: Operation for esophageal achalasia. J. Thorac. Cardiovasc. Surg., 88:344, 1984.
22. Ellis, F. H., Gibb, S. P., and Crozier, R. E.: Esophagomyotomy for achalasia of the esophagus. Ann. Surg., 192:157, 1980.
23. Ellis, F. H., Schlegel, J. F., Lynch, V.P., and Payne, W S.: Cricopharyngeal myotomy for pharyngoesophageal diverticulum. Ann. Surg., 70:340, 1969.
24. Ellis, F H., Watkins, E., Gibb, S. P, and Heatley, G. J.: Ten to 20-year clinical results after short esophagomyotomy without an antireflux procedure for esophageal achalasia. Eur. J. Cardiothorac. Surg., 6:86, 1992.
25. Elta, G. H., Nostrant, T. T., and Wilson, J. A. P: Treatment of achalasia with the Witzel pneumatic dilator. Gastrointest. Endosc., 2:101, 1987.
26. Eypasch, E. P, DeMeester, T. R., Klingman, R. R., and Stein, H. J.: Physiologic assessment and surgical management of diffuse esophageal spasm. J. Thorac. Cardiovasc. Surg., 104:859, 1991.

27. Fellows, I. W, Ogilvie, A. L., and Atkinson, M.: Pneumatic dilation in achalasia. Gut, 24:1020, 1983.

28. Ferguson, M. K.: Achalasia: Current evaluation and therapy. Ann. Thorac. Surg., 52:336, 1991.

29. Ferguson, M. K., and Little, A. G.: Angina-like chest pain associated with high-amplitude peristaltic contractions of the esophagus. Surgery, 104:713, 1988.

30. Gillies, M., Nicks, R., and Skyring, A.: Clinical, manometric, and pathological studies in diffuse oesophageal spasm. BMJ, 2:527, 1967.

31. Gonzalez, G.: Diffuse esophageal spasm. Am. J. Roentgenol., 117:251, 1973.

32. Gordon, C., Hewer, B. L., and Wade, D. T: Dysphagia in acute stroke. BMJ, 295:411, 1987.

33. Goto, S., and Grosfeld, J. L.: The effect of a neurotoxin (benzalkonium chloride) on the lower esophagus. J. Surg. Res., 47:117, 1989.

34. Goulbourne, I. A., and Walbaum, P. R.: Long-term results of Heller's operation for achalasia. J. R. Coll. Surg. Edinb., 30:101, 1985.

35. Graham, A. J., Finky, R. J., Worsley, D. F., et al.: Laparoscopic esophageal myotomy and anterio partial fundoplication for the treatment of achalasia. Ann. Thorac. Surg., 64:785, 1997.

36. Guelrud, M., Zambrano-Rincones, , Simon, C., et al.: Dysphagia and lower esophageal sphincter abnormalties after proximal gastric vagotomy. Am. J. Surg., 149:232, 1985.

37. Heimlich, H. J., O'Conner, T. W., and Flores, D. C.: Case for pneumatic dilatation in achalasia. Ann. Otol., 87:519, 1978.

38. Henderson, R. D., Ryder, C., and Marryatt, G.: Extended esophageal myotomy and short total fundoplication hernia repair in diffuse esophageal spasm: Five-year review in 34 patients. Ann. Thorac. Surg., 43:25, 1987.

39. Herrera, A. F., Colon, J., Valdes-Dapena, A., and Roth, J. L. A.: Achalasia or carcinoma? The significance of the mecholyl test. Dig. Dis., 15:1073, 1970.

40. Higgs, B., Kerr, F. W. L., and Ellis, F. H.: The experimental production of esophageal achalasia by electrolytic lesions in the medulla. J. Thorac. Cardiovasc. Surg., 50:613, 1968.

41. Hunter, J. G., Trus, T. L., Branum, G. D., and Waring, J. P: Laparoscopic Heller myotomy and fundoplication for achalasia. Ann. Surg., 225:655, 1997.

42. Little, A. G.: Motor disturbances of the esophagus. In Skinner, D. B., and Moody, F. (eds.): Surgical Treatment of Digestive Disease. Chicago, Year Book Medical Publishers, 1989, p. 122.

43. Little, A. G.: What is the incidence of associated hiatal hernia or gastroesophageat reflux in patients with diffuse esophageal spasm? In Giuti, R. (ed.): Primary Esophageal Motility Disorders. Berlin, Springer-Verlag, 1991, p. 643.

44. Little, A. G., and Bandt, P. D.: Are there specific radiographic features of diffuse esophageal spasm? In Giuli, R. (ed.): Primary Esophageal Motility Disorders. Berlin, Springer-Verlag, 1991, p. 643.

45. Little, A. G., Chen, W, Ferguson, M. K., et at.: Physiologic evaluation of esophageal function in patients with achalasia and diffuse esophageal spasm. Ann. Surg., 203:500, 1986.

46. Little, A. G., and Skinner, D. B.: The management of Zenker's diverticulum: Cricopharyngeal myotomy and diverticulopexy. In Kittle, C. E (ed.): Current Controversies in Thoracic Surgery. Philadelphia, W. B. Saunders, 3:15, 1986.

47. Little, A. G., Soriano, A., Ferguson, M. K., et al.: Surgical treatment of achalasia: Results with esophagomyotomy and Belsey repair. Ann. Thorac. Surg., 45:489, 1988.

48. Malthaner, R. A., Todd, T. R., Miller, L., and Pearson, F G.: Long-term results in surgically managed esophageal achalasia. Ann. Thorac. Surg., 54:1343, 1994.

49. McLaughlin, J. S., Roig, R., and Woodruff, M. F. A.: Surgical treatment of strictures of the esophagus in patients with scleroderma. J. Thorac. Cardiovasc. Surg., 61:641, 1971.

50. Nair, L. A., Reynolds, J. C., Parkman, H. P., et al.: Complications during pneumatic dilation for achalasia or diffuse esophageal spasm. Dig. Dis. Sci., 10:1893, 1993.

51. Nelems, J. M. B., Cooper, J. D., and Pearson, F. G.: Treatment of achalasia: Esophagomyotomy with antireflux procedure. Can. J. Surg., 23:588, 1980.

52. Okike, N., Payne, W. S., Neufeld, D. M., et al.: Esophagomyotomy versus forceful dilation for achalasia of the esophagus: Results in 899 patients. Ann. Thorac. Surg., 28:119, 1979.

53. Olsen, A. M., Ellis, E H., and Creamer, B.: Cardiospasm (achalasia of the cardia). Am. J. Surg., 93:299, 1957.

54. Orlando, R. C., and Bozymski, E. M.: Clinical and manometric effects of nitroglycerin in diffuse esophageal spasm. N. Engl. J. Med., 289:23, 1973.

55. Orr, W C., and Robinson, M. G.: Hypertensive peristalsis in the pathogenesis of chest pain: Further exploration of the nutcracker esophagus. Am. J. Gastroenterol., 77.607, 1982.

56. Orringer, M. B.: Extended cervical esophagomyotomy for cricopharyngeal dysfunction. J. Thorac. Cardiovasc. Surg., 80.669, 1980.

57. Orringer, M. B., Dabich, L., Zarafonetis, C. J. D., and Sloan, H.: Gastroesophageal reflux in esophageal scleroderma: Diagnosis and implications. Ann. Thorac. Surg., 22:120, 1976.

58. Orringer, M. B., Kirsh, M. M., and Sloan, H.: Long-term esophageal function following repair of esophageal atresia. Ann. Surg., 186:431, 1977.

59. Patti, M. G., Arcerito, M., De Pinto, M., et al.: Comparison of thoracoscopic and laparoscopic Heller myotomy for achalasia. J. Gastrointest. Surg., 2:561, 1998.

60. Payne, W S.: Heller's contribution to the surgical treatment of achalasia of the esophagus. Ann. Thorac. Surg., 48:876, 1989.

61. Pellegrini, C., Wetter, L. A., Patti, M., et al.: Thoracoscopic esophagomyotomy. Initial experience with a new approach for the treatment of achalasia. Ann. Surg., 216.291, 1992.

62. Peracchia, A., Bonavina, L., Narne, S., et al.: Minimally invasive surgery for Zenker diverticulum. Arch. Surg., 133:695, 1998.

63. Richter, J. E., and Castell, D. O.: Diffuse esophageal spasm: A reappraisal. Anm Intern. Med., 100:242, 1984.

64. Richter, J. E., Dalton, C. B., Bradley, L. A., and Castell, B. O.: Oral nifedipine in the treatment of noncardiac chest pain in patients with the nutcracker esophagus. Gastroenterology, 93:21, 1987.

65. Robertson, C. S., Fellows, I. W., Mayberry, J. F., and Atkinson, M.: Choice of therapy for achalasia in relation to age. Digestion, 40:244, 1988.

66. Schuster, M. M.: Esophageal spasm and psychiatric disorder (Editorial). N. Engl. J. Med. 309:1382, 1983.

67. Skinner, D. B., Altorki, N., Ferguson, M., and Little, A. G.: Zenker's diverticulum: Clinical features and surgical management. Dis. Esophagus. 1:19, 1988.

68. Stipa, S., Gegi, G., Iascone, C., et al.: Heller-Belsey and Heller-Nissen operations for achalasia of the esophagus. Surg. Gynecol. Obstet., 170:212, 1990.

69. Taillefer, R., and Duranceau, A. C.: Manometric and radionuclide assessment of pharyngeal emptying before and after cricopharyngeal myotomy in patients with oculopharyngeal muscular dystrophy. J. Thorac. Cardiovasc. Surg., 95.868, 1988.

70. Thomson, D., Shoenut, J. P., Trenholm, B. G., and Teskey, J. M.: Reflux patterns following limited myotomy without fundoplication for achalasia. Ann. Thorac. Surg., 43:550, 1987.

71. Traube, M., Hongo, M., Magyar, L., and McCallum, R. W: Effects of nifedipine in achalasia and in patients with high-

amplitude peristaltic esophageal contractions. JAMA, 252:1733, 1984.

72. Vantrappen, G., and Hellemans, J.: Treatment of achalasia and related motor disorders. Gastroenterology, 79:144, 1980.

73. Vantrappen, G., Hellemans, J., Deloof, W., et al.: Treatment of achalasia with pneumatic dilations. Gut, 12:268, 1971.

74. Vogt, D., Curet, M., Pitcher, D., et al.: Successful treatment of esophageal achalasia with laparoscopic Heller myotomy and Toupet fundoplication. Am. J. Surg., 174:709, 1997.

75. Wehrmann, T, Jacobi, V, Jung, M., et al.: Pneumatic dilation in achalasia with a low-compliance balloon: Results of a 5-year prospective evaluation. Gastrointest. Endosc., 42:31, 1995.

76. Werlin, S. L., Dodds, W. J., Hogan, W. J., et al.: Esophageal function in esophageal atresia. Dig. Dis. Sci., 26:796, 1981.

77. Yon, J., and Christensen, J.: An uncontrolled comparison of treatments for achalasia. Ann. Surg., 182.672, 1975.

78. Zamost, B. J., Hirschberg, J., Ippoliti, A. F., et al.: Esophagitis in scleroderma. Gastroenterology, 92:421, 1987.

17

Tratamiento quirúrgico de los divertículos esofágicos

CLAUDE DESCHAMPS, PETER C. PAIROLERO Y VICTOR F. TRASTEK

DIVERTÍCULO FARINGOESOFÁGICO (DE ZENKER)

Origen y fisiopatología

El divertículo faringoesofágico fue descrito por primera vez en 1769 por Ludlow,[67] de Bristol, Inglaterra, quien observó "una bolsa preternatural formada en la faringe" en un paciente sintomático que fue seguido hasta su fallecimiento y estudiado con autopsia. Hacia 1878, Zenker[111] había recolectado otros 27 estudios de autopsia y agregado siete casos nuevos. Estas correlaciones clinicopatológicas superaron la prueba del tiempo y determinaron que el nombre de Zenker haya sido asociado eponímicamente con el trastorno. En 1908, Killian[57] definió la localización anatómica de la protrusión diverticular mucosa como un punto en la línea media posterior de la faringe inferior localizado entre las fibras oblicuas del constrictor inferior de la faringe inmediatamente por arriba de las fibras transversales del músculo cricofaríngeo. Este sitio presuntamente representa un área de debilidad congénita que permite la protrusión de un divertículo y se conoce con el nombre de *triángulo de Killian*. Por lo tanto, en todas las descripciones antiguas este divertículo se describía como una lesión localizada en la región inferior de la hipofaringe, adquirida, de tamaño creciente y secundaria a las presiones intraluminales que provocaban una herniación de la mucosa a través de las fibras musculares que en condiciones normales actuaban eficazmente como soporte.

Más tarde, los endoscopistas y radiólogos llegaron a la conclusión de que el músculo cricofaríngeo ejercía una acción obstructiva, pero el mecanismo subyacente a esta obstrucción seguía siendo incierto.[23,51,74,93] La observación de una indentación posterior marcada y parcialmente obstructiva debajo del cuello del saco diverticular condujeron a la utilización del término *acalasia del cricofaríngeo*. No obstante ello, estudios manométricos de pacientes con divertículo de Zenker a menudo demostraron una relajación normal del es-

fínter, un hallazgo que desmiente el concepto de acalasia. Hunt y col.[49] y Smiley y col.[92] observaron que la presión en reposo media del esfínter superior de pacientes con divertículos faringoesofágicos era mayor que el doble de la documentada en sujetos normales; este hallazgo implicaba un espasmo reflejo del músculo cricofaríngeo como consecuencia de la distensión esofágica secundaria a un presunto reflujo gastroesofágico. Además, la mayoría de los pacientes sin divertículos pero con hernias hiatales y reflujo gastroesofágico estudiados por estos autores presentaban valores hipertónicos similares. Estos hallazgos no fueron confirmados por ningún otro autor. Sobre todo, Winans y Harris[108] no lograron documentar una hipertonicidad del esfínter esofágico superior y señalaron los problemas técnicos particulares relacionados con el estudio manométrico del esfínter esofágico superior.

Con posterioridad, Ellis y col.[29] describieron una discoordinación significativa entre la actividad de la faringe y la del músculo cricofaríngeo y observaron que en estos pacientes, un 14 a un 90% de las degluciones se asociaban con contracciones prematuras del esfínter esofágico superior. La discoordinación fue demostrada en pacientes con sacos diverticulares de todos los tamaños. Un examen retrospectivo de los registros manométricos publicados por Kodicek y Creamer[59] revela la documentación de esta discoordinación. Duranceau y col.[26] documentaron esta discoordinación solamente en 4 de 10 pacientes evaluados, mientras que Lichter[65] la documentó en los 6 pacientes estudiados. Henderson y Marryatt[41] también observaron una discoordinación, pero consideraron que reflejaba una respuesta a la hernia hiatal y el reflujo gastroesofágico.

Un estudio más reciente de las características de los músculos que constituyen la región del esfínter esofágico superior realizado por Lerut y col.[62] sugiere que la degeneración miogénica y la enfermedad neurogénica no se limitan al músculo cricofaríngeo sino que también afectan a los músculos estriados. En consecuencia, la discoordinación del músculo cricofaríngeo puede ser considerada más que como una entidad independiente como un componente más de un trastorno funcional más complejo, y es posible que el divertículo faringoesofágico sea meramente una expresión de este proceso. En fecha más reciente, Cook y col.[14] estudiaron pacientes con divertículo de Zenker y los compararon con controles utilizando simultáneamente la videorradiografía y la manometría. Estos investigadores lograron documentar una reducción significativa de la presión de apertura del esfínter y un aumento de la presión intrabolo en los pacientes con divertículos de Zenker. Los autores llegaron a la conclusión de que la alteración primaria de los pacientes con divertículos de Zenker sería la apertura incompleta del esfínter esofágico superior más que una discoordinación entre la contracción de la faringe y la relajación o la apertura del esfínter esofágico superior.

Así, se piensa que el acto de deglutir en presencia de una disfunción cricofaríngea, combinado con los fenómenos presurales habituales durante la deglución, generaría una presión transmural suficiente como para permitir la herniación de la mucosa a través de un área anatómicamente débil de la faringe posterior localizada por arriba del músculo cricofaríngeo. El carácter recurrente de las presiones involucradas y la distensión constante del saco con el material ingerido determinan que el divertículo establecido aumente progresivamente de tamaño y descienda por la fuerza de gravedad. El cuello del divertículo pende sobre el músculo cricofaríngeo y el saco se interpone entre el esófago y las vértebras. En realidad, un divertículo avanzado puede llegar a localizarse en el mismo eje vertical que la faringe, lo que permite el llenado selectivo del saco que puede comprimir y angular la superficie anterior del esófago vecino. Estas alteraciones anatómicas interfieren con la deglución. Además, dado que la boca del divertículo se encuentra por arriba del músculo cricofaríngeo, el vaciamiento espontáneo del divertículo no se encuentra obstaculizado y a menudo se asocia con aspiración laringotraqueal y regurgitación hacia la cavidad bucal.

Varios investigadores comentaron la elevada incidencia de hernia hiatal esofágica por deslizamiento en asociación con los divertículos de Zenker;[84] sin embargo, contrariamente a lo observado por Henderson y Marryatt,[41] solo unos pocos autores, como Belsey,[4] Hunt y col.[49] y Smiley y col.,[92] documentaron síntomas clínicamente significativos o complicaciones del reflujo gastroesofágico en pacientes con un divertículo de Zenker. Lamentablemente, la presencia del divertículo dificulta técnicamente la realización de los estudios manométricos y la determinación del pH antes de la operación y la información disponible es limitada.

Además, se identificaron muchas alteraciones funcionales cricofaríngeas y orofaringeas secundarias a una diversidad de trastornos neurológicos.[28,76] En estos casos no se documentó la presencia de un divertículo faringoesofágico. En realidad, los pacientes con un divertículo de Zenker rara vez presentan un déficit o un trastorno neurológico claramente definidos. Salvo por el hecho de que un déficit neurológico puede provocar alteraciones de la fase faríngea de la deglución, que pueden ser tratadas mediante una miotomía cricofaríngea, la inclusión de estos casos en un análisis de pacientes con divertículo de Zenker puede inducir a error.

En resumen, en la actualidad el divertículo de Zenker se define como un divertículo de pulsión adquirido de la hipofaringe que se origina en la línea media inmediatamente por arriba de las fibras transversales del músculo cricofaríngeo. Es posible que alteraciones obstructivas transitorias contribuyan a la generación de una presión intraluminal creciente que conduce a la herniación de la mucosa faríngea a través de fibras musculares que en condiciones normales no permiten esta protrusión.

Síntomas y diagnóstico

Si bien el divertículo de Zenker puede ser asintomático, la mayoría de los pacientes padece síntomas en un estadio evolutivo temprano de la enfermedad. Una vez establecido, el divertículo de Zenker se asocia con un aumento progresivo del tamaño (figs. 17-1 y 17-2) y de la frecuencia y la severidad de los síntomas y complicaciones asociados. En los casos típicos el cuadro sintomático consiste en disfagia esofágica cervical alta, halitosis, deglución ruidosa y regurgitación espontánea, con episodios de tos o atragantamiento asociados o sin ellos. El alimento regurgitado es reciente y no digerido, no posee un sabor amargo o ácido ni está contaminado por secreciones gastroduodenales. Si el problema es ignorado, existe el riesgo de pérdida de peso, disfonía, asma, insuficiencia respiratoria y sepsis

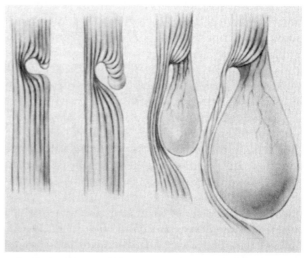

Fig. 17-1. Evolución del tamaño de un divertículo faringoesofágico. Nótese la prominencia del músculo cricofaríngeo en el interior del espolón entre el esófago y el divertículo.

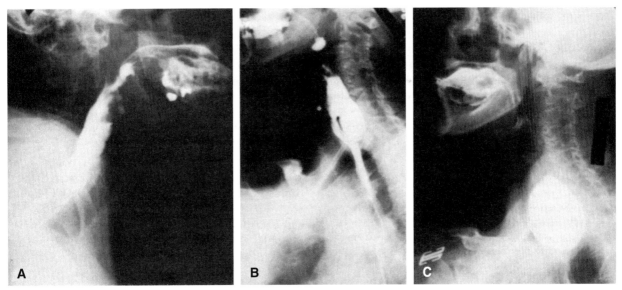

Fig. 17-2. Aspecto radiográfico de divertículos faringoesofágicos de diversos tamaños. **A.** Pequeño. **B.** Mediano. **C.** Grande. (**A** y **C**, de Payne, W.S.: Diverticula of the esophagus. En Payne, W.S. y Olsen A.M. [eds.]: The Esophagus. Filadelfia, Lea & Febiger, 1974, con autorización. **B**, de Payne W.S. y Clagett O.T.: Pharyngeal and esophageal diverticula. Curr. Probl. Surg., 1-31, Abril de 1965, con autorización de Year Book Medical Publishers.)

pulmonar con absceso resultante. La presencia de una masa cervical palpable es un hallazgo raro. Las principales complicaciones del divertículo faringoesofágico son nutricionales y respiratorias. La formación de un carcinoma en un divertículo faringoesofágico es un hallazgo sumamente raro.[55,69,109] Existe el riesgo de perforación del divertículo durante cualquier procedimiento de intubación o instrumentación del esófago o por la ingestión accidental de un cuerpo extraño.

El diagnóstico se confirma mediante un estudio radiográfico durante la deglución de bario, el cual demuestra la presencia del saco (véase la fig. 17-2). La manometría y la endoscopia poseen escaso valor diagnóstico en esta situación. Si la endoscopia se encuentra indicada por otros motivos, el endoscopista debe ser advertido de la posible presencia de un divertículo faringoesofágico debido al riesgo aumentado de perforación instrumental.

Tratamiento

El tratamiento de un divertículo faringoesofágico es quirúrgico. No existe ningún tratamiento médico para este trastorno, y todos los pacientes con esta lesión deben ser considerados candidatos para el tratamiento quirúrgico independientemente del tamaño del divertículo. La presencia de complicaciones nutricionales y respiratorias crónicas no contraindica la operación. Por el contrario, en estos pacientes la intervención debe ser realizada con la mayor rapidez posible debido a que los episodios hipóxicos recurrentes de aspiración son mal tolerados por esta población de edad avanza-

da.[79] La edad avanzada tampoco contraindica el tratamiento quirúrgico. Una revisión reciente de pacientes de 75 años o más tratados quirúrgicamente por un divertículo de Zenker en la Mayo Clinic reveló una tasa de mejoría del 94% sin muertes operatorias.[15] Es conveniente programar la operación en el momento en que el saco diverticular es pequeño o de tamaño moderado y antes de la instalación de complicaciones. En presencia de complicaciones nutricionales o respiratorias o ante la sospecha de una neoplasia, la intervención quirúrgica adquiere un carácter urgente. La perforación diverticular es una emergencia quirúrgica.

Evolución del tratamiento actual

En un principio, la resección quirúrgica del divertículo generalmente fracasaba.[7,31,37] Wheeler[106] comunicó la primera diverticulectomía en 1886, aunque en general la primera extirpación programada en un solo tiempo se atribuye a von Bergmann.[104] Posteriormente, Kocher[58] comunicó otros dos casos. Hacia 1910, Mayo[70] informó sobre 6 casos exitosos de diverticulectomía en un solo tiempo. Hacia la misma época, Goldmann[33] introdujo una operación en dos tiempos con la finalidad de minimizar el riesgo de filtración posoperatoria. Murphy[73] introdujo otras mejoras al procedimiento en dos tiempos. El primer tiempo consistía en la movilización del saco, el cual era exteriorizado a la superficie por la cervicotomía. Como consecuencia de esta operación inicial se producía el sellamiento de los planos aponeuróticos cervicales y 2 semanas más tarde el divertículo podía extirparse sin riesgos de que se produjese una mediastinitis cervical fatal secundaria a una filtración. Lahey y Warren[60] describieron una modificación más compleja del procedimiento en dos tiempos que Lahey utilizó hasta su muerte.[61]

El tratamiento quirúrgico evolucionó de la diverticulectomía en dos tiempos a la diverticulectomía en un solo tiempo con resultados excelentes.[9,11,39,40,52,77,89,94] Debido a nuestra experiencia con la miotomía cricofaríngea, comunicada por Ellis y col. y otros autores,[25-26,76,90] recomendamos este procedimiento como único tratamiento para los divertículos pequeños y reservamos la diverticulectomía en un solo tiempo combinada con la miotomía cricofaríngea en el caso de divertículos de mayor tamaño.

También se utilizaron otros abordajes con resultados exitosos.[44,53,72,87,88,91,97,107] Dohlman y Mattsson[22,23] llevaron a cabo la sección diatérmica endoscópica peroral del tabique o la pared común entre el divertículo y el esófago. En los EE.UU., este procedimiento fue popularizado por Holinger y Schild,[45,46] y en Holanda fue utilizado con frecuencia por van Overbeek y col.[98-101] En 1993, Collard[13] comunicó la utilización de una engrapadora intraluminal para efectuar una miotomía cricofaríngea por vía endoscópica. Sutherland[93] empleó la miotomía cricofaríngea exclusivamente; Cross y col.[16] utilizaron la miotomía cricofaríngea como auxiliar de la diverticulectomía y Belsey,[4,5] Duranceau[26] y Lerut y col.[63,64] practicaron la miotomía cricofaríngea como un auxiliar de la diverticulopexia.

En la mayoría de los pacientes que reciben un tratamiento quirúrgico, la preparación preoperatoria es mínima o nula. En raros casos, una deficiencia nutricional severa puede requerir hiperalimentación parenteral o una gastrostomía preoperatorias. La reparación rápida del divertículo representa la mejor manera de corregir la mayoría de los trastornos nutricionales. El tratamiento definitivo de una enfermedad pulmonar supurada también depende de la erradicación del divertículo. En raros casos, la colocación de bujías dilatadoras en el esófago reduce los síntomas obstructivos y puede paliar transitoriamente las complicaciones nutricionales y respiratorias, pero en todos los casos el tratamiento óptimo es la resección quirúrgica del divertículo.

De los numerosos métodos descritos, los únicos que se utilizan en forma generalizada son los procedimientos en un solo tiempo, de estos últimos, los que aún se utilizan son los siguientes: la diverticulectomía sola o acompañada de una miotomía cricofaríngea y la miotomía cricofaríngea sola o acompañada de una diverticulopexia. Nuestra experiencia se limita a la diverticulectomía, con una miotomía cricofaríngea asociada o sin ella, en el caso de un divertículo de gran tamaño, y la miotomía cricofaríngea sola[80] en el caso de un divertículo pequeño. En nuestro caso existe una clara preferencia por estas técnicas.

Técnica quirúrgica

Puede recurrirse a la anestesia con bloqueo cervical regional[42] o a la anestesia general, pero en casi todos los casos se utiliza la anestesia general con un tubo endotraqueal con manguito. Este enfoque no solo permite controlar las concentraciones de aire inspirado y la ventilación sino también la vía aérea y previene la aspiración intraoperatoria. La exposición quirúrgica adecuada puede obtenerse con distintas incisiones según se haya programado una miotomía o una diverticulectomía. Los cirujanos diestros generalmente utilizan un abordaje cervical izquierdo para la exposición del divertículo salvo en aquellos raros casos en los que se identifica el origen derecho del divertículo antes de la operación. Por lo general se realiza una incisión oblicua a lo largo del borde anterior del músculo esternocleidomastoideo desde el nivel del hueso hioides hasta un punto situado 1 cm por arriba de la clavícula. Después de profundizar la incisión se obtiene la exposición quirúrgica del espacio retrofaríngeo y el divertículo mediante la separación del esternocleidomastoideo y la vaina carotídea, en la parte lateral, y la glándula tiroides y la laringe, en la parte medial. El divertículo puede identificarse con facilidad en la pared posterior de la faringe inmediatamente por arriba del músculo omohioideo que atraviesa la incisión (fig. 17-3).

Una vez identificado, el divertículo es movilizado y traccionado con una pinza de Babcock o de Allis. En este momento puede introducirse una bujía de Maloney 36 Fr en el interior del esófago para facilitar la disección. El área del cuello es liberada del tejido fibroadiposo circundante. La disección del cuello del divertículo requiere prudencia para evitar lesiones de la mucosa. El cirujano debe separar cuidadosamente el divertículo e identificar los bordes del defecto faríngeo a través del cual protruye el saco diverticular. La miotomía se lleva a cabo con una hoja de bisturí N° 15 con el dilatador in situ. La mayoría de los sacos menores de 2 cm simplemente desaparecen después de la miotomía (fig. 17-4). En el caso de divertículo de 2 a 4 cm, la miotomía debe comenzar en el cuello del divertículo y extenderse hacia abajo una distancia de aproximadamente 4 cm (fig. 17-5A). Simultáneamente, el cirujano debe utilizar un pequeño disector "garbanzo" para separar la capa de músculo seccionada en dirección lateral. La miotomía debe ser orientada en un ángulo lateral de 135 grados desde la parte anterior del esófago. El divertículo puede ser seccionado mediante la técnica de corte y sutura y el defecto de la mucosa puede cerrarse mediante una sutura a puntos separados con hilo de seda 4-0. Los divertículos de mayor tamaño deben extirparse mediante una engrapadora TA, la cual aumenta la velocidad y la precisión del cierre[43] (véase la fig. 17-5B y C). Para evitar la formación de estrecheces, la bujía debe permanecer colo-

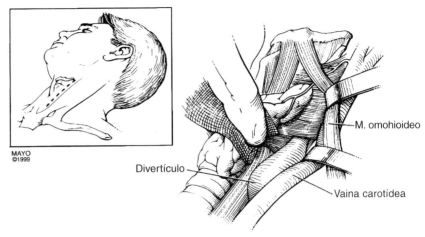

Fig. 17-3. Exposición quirúrgica del espacio retrofaríngeo a través de una incisión cervical oblicua izquierda orientada a lo largo del borde anterior del músculo esternocleidomastoideo (*infografía*). La separación del esternocleidomastoideo y la vaina carotídea en dirección lateral y el tiroides, la faringe y la laringe en dirección medial permite una exposición adecuada del divertículo, el cual se encuentra localizado en el nivel cervical en el punto en que el músculo omohioideo atraviesa el campo quirúrgico. (Nótese que el músculo omohioideo fue separado en dirección cefálica para mostrar el divertículo.)

cada durante la aplicación y el disparo de la engrapadora. Luego se procede a retirar a bujía, el cierre de la mucosa se deja al descubierto y se coloca un pequeño drenaje por aspiración (de Jackson-Pratt) en el espacio retrofaríngeo. La incisión del cuello se cierra y el paciente es trasladado de la sala de recuperación a una sala común.

El día siguiente se obtiene un examen radiográfico del esófago con un medio de contraste y, si los resultados son satisfactorios, el paciente puede comenzar a alimentarse. El drenaje se retira 2 días después de la operación y el paciente es dado de alta el tercer día posoperatorio. Si el estudio radiográfico revela evidencias de filtración de la mucosa o si se observa una cantidad excesiva de líquido de drenaje proveniente de la herida, los tubos de drenaje deben permanecer colocados y el paciente no debe recibir nada por boca durante 7 a 10 días. Si los estudios radiográficos repetidos siguen revelando una filtración persistente debe introducirse un catéter por vía parenteral para instaurar un régimen de alimentación parenteral a fin de restaurar un balance nitrogenado positivo. En el curso de 10 a 14 días por lo general es posible comenzar la alimentación por vía oral si la filtración se selló o si se formó un trayecto de drenaje. Después de transcurrido cierto tiempo pueden retirarse los drenajes con la esperanza de que la fístula cierre espontáneamente.

Resultados

Como lo comunicaron Clagett y Payne,[11] los resultados de la diverticulectomía faringoesofágica en una sola etapa fueron sumamente gratificantes. Entre 1944

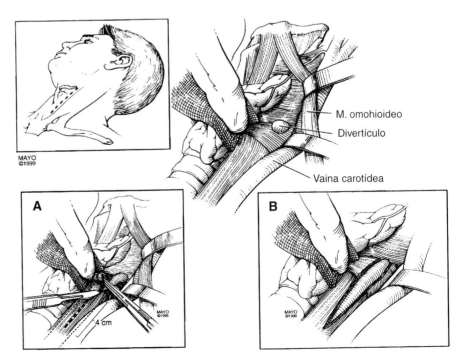

Fig. 17-4. Después de separar el tejido conectivo del saco mucoso para identificar el defecto en la pared posterior de la faringe, se utiliza el bisturí para realizar una miotomía extramucosa en la línea media posterior desde el cuello del saco pequeño en la parte inferior a lo largo de una distancia de 4 cm (**A**). Después de separar los bordes del músculo seccionado con un disector tipo "garbanzo" puede apreciarse una protrusión difusa de forma ovoide de mucosa a través de la miotomía (**B**). Luego se exterioriza un drenaje de Jackson-Pratt desde la región de la miotomía y el espacio retrofaríngeo a través de una contraabertura que comunique con el medio externo y el músculo cutáneo del cuello y la piel se cierran por planos.

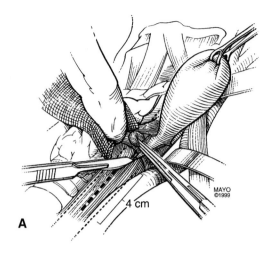

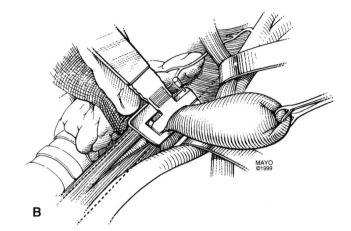

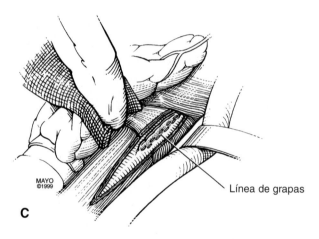

A

B

C

4 cm

Línea de grapas

Fig. 17-5. Diverticulectomía faringoesofágica con miotomía en un solo tiempo. Este procedimiento se utiliza para el tratamiento de divertículos de tamaños intermedio y grande. Un divertículo de tamaño intermedio expuesto a través de una incisión cervical izquierda similar a la utilizada para la miotomía sola (**A**). Nótese que el músculo omohioideo fue separado en dirección cefálica y que para separar el tiroides se utilizó un dedo en lugar de un instrumento metálico a fin de evitar traumatismos del nervio recurrente. El divertículo fue disecado hasta el cuello y su vértice se mantiene dirigido hacia arriba; después de introducir un catéter 36 Fr en el esófago se utiliza el bisturí para completar la miotomía extramucosa a lo largo de una distancia de 4 cm (**B**). Según el tamaño del divertículo se utiliza una engrapadora TA-15, TA-30 o TA-55. En la mayoría de los casos se utiliza una engrapadora TA-30 con grapas de 4,8 mm. Nótese que la línea de grapas se orienta a lo largo del eje longitudinal del esófago y que se utiliza un catéter esofágico interno 36 Fr para prevenir la estenosis y minimizar la longitud de un estrechamiento luminal potencial (**C**). El cierre de la mucosa se deja sin cubrir. El drenaje y el procedimiento de cierre son idénticos a los de una miotomía sola.

y 1971, 809 pacientes internados en la Mayo Clinic fueron tratados con esta técnica y la tasa de mortalidad operatoria global fue del 1,4%. Las principales complicaciones comprendieron la parálisis del nervio recurrente de la laringe (2,8%) y la fístula esofagocutánea (2,5%). Por lo general, estas dos complicaciones representan problemas temporarios y remiten espontáneamente en el curso de días a semanas. Welsh y Payne[105] siguieron a 164 pacientes quirúrgicos durante 5 a 14 años y observaron que un 93% era asintomático o padecía síntomas tan infrecuentes y leves que podía clasificarse dentro de las categorías de resultados excelentes (82%) o buenos (11%). Solo 11 (7%) de los 164 pacientes se asociaron con malos resultados, con recurrencia anatómica del divertículo o sin ella, y requirieron otra intervención terapéutica. Durante los últimos 25 años se incorporó la miotomía cricofaríngea con resultados igualmente satisfactorios. Los resultados del seguimiento tardío efectuado por Payne y Reynolds[78] revelaron escasas modificaciones de la incidencia de recurrencia diverticular tardía, la cual fue mínima en ambos casos. Cualquier recurrencia radiográfica se asocia con menos probabilidades de ser sintomática si la

diverticulectomía inicial se acompañó de una miotomía cricofaríngea. Lerut y col.[63] comunicaron una tasa de mortalidad posoperatoria nula, una tasa de morbilidad muy reducida y resultados muy buenos a excelentes en un 96% de los pacientes.

Crescenzo y col.[15] recientemente comunicaron los resultados obtenidos en la Mayo Clinic en pacientes de 75 años o más. La mediana edad de este grupo de pacientes fue de 79 años (espectro: 75 a 91 años). Los síntomas preoperatorios comprendieron disfagia en 69 casos (92%), regurgitación en 61 casos (81%), neumonía en 9 casos (12%), halitosis en 3 casos (4%) y pérdida de peso en 1 paciente (1%). El reflujo gastroesofágico se documentó en 27 pacientes (36%). El diagnóstico fue establecido mediante estudios de deglución con bario en 63 pacientes, esofagoscopia en 5 pacientes y una combinación de ambas modalidades en 7 pacientes. Los procedimientos quirúrgicos consistieron en una combinación de diverticulectomía y miotomía en 57 (76%) pacientes, una miotomía sola en 9 casos (12%), una combinación de diverticulopexia y miotomía en 5 (7%) pacientes y una diverticulectomía sola en 4 (5%) pacientes. No se documentó ningún caso de muerte intrahospitalaria. Las complicaciones afectaron a 8 pacientes (11%) y comprendieron la formación de una fístula esofagocutánea en 4 pacientes, neumonía e infección del tracto urinario en 1 caso e infección de la herida, infarto de miocardio y persistencia del divertículo en un paciente en cada caso. Se dispuso de datos de seguimiento para 72 pacientes (96%) durante un período que varió entre 8 días y 17 años (mediana: 3,3 años). El seguimiento reveló que 64 pacientes (88%) se encontraban libres de síntomas y 4 (6%) mejoraron y padecían síntomas muy leves. Los 4 pacientes restantes (6%) presentaron diversos grados de disfagia y todos ellos habían sido tratados con dilataciones periódicas del esófago. Los autores llegaron a la conclusión de que la intervención quirúrgica para el tratamiento del divertículo de Zenker en pacientes de edad avanzada es segura y eficaz y se asocia con la remisión de los síntomas y una mejoría de la calidad de vida en la mayoría de los casos.

Una advertencia acerca de la reoperación en casos de divertículo faringoesofágico recurrente: una revisión realizada por Huang y col.[47] y, más recientemente, por Rocco y col.[83] acerca de este aspecto de la cirugía diverticular reveló en forma inequívoca un aumento del riesgo de morbilidad posoperatoria inmediata. Los pacientes tratados previamente con una operación para la eliminación de un divertículo de Zenker solo deben ser considerados candidatos para la reoperación si desarrollan síntomas progresivos discapacitantes o potencialmente fatales. La reoperación del esfínter esofágico superior es técnicamente compleja. La cirugía previa a menudo fusiona los planos tisulares y determina una mayor friabilidad de la mucosa esofágica. El uso de una bujía intraesofágica es particularmente útil, ya que además de ser un punto de reparo puede emplearse como eje alrededor del cual puede llevarse a cabo la reparación del esófago sin riesgo de compromiso luminal.[79] Nosotros pensamos que el tratamiento de elección para pacientes sintomáticos con divertículo de Zenker recurrente es la combinación de diverticulectomía y una miotomía cricofaríngea. En la mayoría de los casos este enfoque quirúrgico conduce a la remisión de los síntomas.

El desarrollo de un cáncer en un divertículo de Zenker es un hallazgo raro y en general se observa en divertículos de larga data o retenidos. Huang y col.[48] comunicaron que en dos pacientes con un cáncer completamente confinado en el saco diverticular, la diverticulectomía simple se asoció con supervivencia en el largo plazo. Si la neoplasia se extiende por fuera del saco diverticular se justificaría un tratamiento más agresivo.

DIVERTÍCULO EPIFRÉNICO

Los divertículos epifrénicos se originan en los 10 cm distales del esófago torácico y son raros. Sin embargo, el predominio exacto de este trastorno se desconoce debido a que los casos asintomáticos por lo general no son detectados. La mayoría de estos divertículos se encuentran en personas de edad mediana o avanzada y el trastorno predomina ligeramente en los hombres. La relación entre la incidencia de divertículos epifrénicos y la incidencia de divertículos faringoesofágicos en la Mayo Clinic a partir de la década de 1950 ha sido de 1 a 5.[95]

Fisiopatología

En 1833, Mondiere[71] postuló que los divertículos de pulsión eran hernias de la mucosa a través de la pared muscular asociadas con alguna forma de obstrucción a la deglución. Aunque no sorprende que en épocas pasadas los síntomas hayan sido atribuidos exclusivamente a la alteración sacular del segmento distal del esófago, el papel desempeñado por los trastornos de la motilidad esofágica en la génesis de esta afección recién se reconoció en la década 1930-40.[103] Con el advenimiento de los estudios manométricos se tornó evidente que la obstrucción funcional del esófago distal podría no ser solamente el mecanismo causante de la formación de divertículos[34-36] sino también una causa principal de los síntomas. Los divertículos epifrénicos se asociaron con acalasia, espasmo esofágico difuso, hipertensión del esfínter esofágico inferior y ateraciones motoras inespecíficas.[6] No obstante ello, los trastornos de la motilidad no son detectables en todos los pacientes y en aquellos en quienes se encuentran presentes el tipo de anormalidades manométricas y la severidad de los síntomas son variables.[8,18,21,56] Nuestra experiencia más reciente es consistente con estas observaciones y avala una etiología plurifactorial de los síntomas.[6]

Síntomas y diagnóstico

Los pacientes con divertículos epifrénicos presentan síntomas variables. En muchos casos el trastorno no produce síntomas y en otros solo se asocia con una disfagia leve que puede ser fácilmente tratada con medidas sencillas, como una masticación meticulosa y la ingestión de una cantidad suficiente de líquido durante las comidas. La mayoría de los pacientes entran dentro de esta última categoría[6] y el divertículo epifrénico a menudo es detectado accidentalmente durante un estudio con deglución de bario realizado por otros motivos no relacionados. Sin embargo, un pequeño subgrupo de pacientes padece síntomas progresivos y a menudo discapacitantes, tales como disfagia severa, dolor torácico, retención de alimentos y regurgitación con aspiración resultante. Estos últimos síntomas son potencialmente fatales, dado que los episodios repetidos de neumonía pueden conducir a la destrucción progresiva del parénquima pulmonar. Nuestra experiencia indica que la relación entre los pacientes con síntomas mínimos o nulos y los pacientes con síntomas discapacitantes es de 1,7:1.

Todo paciente en quien se sospecha un divertículo epifrénico requiere una evaluación mediante un estudio del tracto gastroduodenal con bario. La deglución de bario permite establecer el diagnóstico (fig. 17-6), sirve como información basal en pacientes asintomáticos, orienta hacia el diagnóstico de un trastorno de la motilidad asociado y puede permitir la detección de otras lesiones, tales como un cáncer, una estrechez o una hernia hiatal, causantes de los síntomas. Los pacientes con síntomas discapacitantes deben ser evaluados adicionalmente mediante una esofagoscopia y un estudio manométrico del esófago. La esofagoscopia permite una evaluación cuidadosa de la mucosa esofágica para detectar una posible esofagitis y los raros casos de cáncer. No obstante ello, la endoscopia no posee una sensibilidad del 100%. La esofagoscopia también resulta valiosa para eliminar los restos retenidos del saco diverticular antes de la opertación en pacientes con retención severa y regurgitación. Los estudios manométricos son imperativos para definir un trastor-

no de la motilidad asociado. Los hallazgos manométricos pueden contribuir a determinar la magnitud de la esofagomiotomía necesaria para el alivio de la obstrucción funcional. Sin embargo, los estudios manométricos a veces subestiman el grado de alteración de la motilidad debido a la dificultad para introducir la sonda en el estómago. Si se sospecha la presencia de reflujo gastroesofágico también conviene realizar un estudio del pH durante 24 horas para confirmar el reflujo en lugar de decidir la realización de un procedimiento quirúrgico antirreflujo exclusivamente en base a los hallazgos clínicos.[30,102] Si el monitoreo del pH no confirma la presencia de reflujo gastroesofágico, es posible que los síntomas atribuidos al refujo en realidad se deban a otros trrastornos, tales como alteraciones de la motilidad o la regurgitación del contenido diverticular. Allen y Clagett[1] comunicaron la asociación entre un carcinoma primario y los divertículos epifrénicos; estos divertículos también se asociaron con tumores benignos raros, como el leiomioma y el lipoma.

Tratamiento

La decisión de realizar la reparación quirúrgica puede no ser fácil. El cirujano debe sopesar el riesgo inherente al procedimiento frente al beneficio potencial del tratamiento durante el proceso de selección de los posibles candidatos quirúrgicos. Ciertas medidas conservadoras sencillas a menudo permiten un control temporario de los síntomas en pacientes con síntomas leves. En una publicación en la que se describieron 112 pacientes, Benacci y col.[6] comunicaron que 47 pacientes no padecían síntomas y por lo tanto no fueron intervenidos quirúrgicamente. Veinte de estos pacientes fueron seguidos durante un período medio de 4 años (espectro: 1 a 17 años), y todos ellos permanecieron libres de síntomas sin necesidad de intervención quirúrgica. Otros 15 pacientes padecían síntomas leves y tampoco fueron operados; ninguno de estos pacientes desarrolló síntomas discapacitantes durante el seguimiento (mediana: 11 años; espectro: 1 a 25 años). Aunque solo en la mitad de los pacientes con enfermedad asintomática o levemente sintomática se contó con datos disponibles relacionados con el seguimiento en el largo plazo, ninguno de estos pacientes desarrolló síntomas progresivos. Por lo tanto, nosotros pensamos que los pacientes con síntomas mínimos deben recibir un tratamiento conservador y ser seguidos a intervalos regulares. En el caso de síntomas discapacitantes en pacientes con un buen estado general se recomienda la intervención quirúrgica. La diverticulectomía también debe considerarse en aquellos casos en los que se programa una operación para el tratamiento de trastornos esofágicos asociados aun cuando no sea posible establecer una correlación ine-

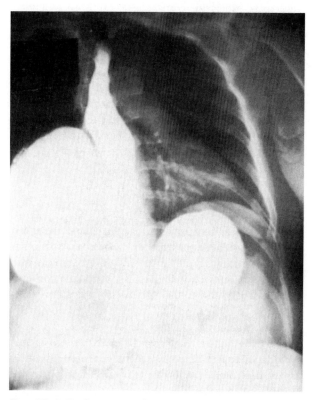

Fig. 17-6. Esófago con un divertículo epifrénico de gran tamaño que ocupa aproximadamente la mitad del tórax derecho. Nótese la hernia hiatal esofágica por deslizamiento asociada. (De Payne, W.S.: Esophageal diverticula. En Shields, T.W. [ed.]: General Thoracic Surgery, 3ª ed., Filadelfia, Lea & Febiger, 1983, p. 859, con autorización.)

quívoca entre los síntomas y el divertículo. En el artículo de Benacci, los síntomas no se correlacionaron con el tamaño ni con la localización del divertículo.[6] Por otra parte, Altorki y col.[2] se basaron en su experiencia para recomendar el tratamiento quirúrgico de todos los pacientes con divertículos epifrénicos.

Técnica quirúrgica

Clairmont[12] fue quien efectuó la primera extirpación de un divertículo epifrénico, en 1927, con un abordaje extrapleural. El abordaje transpleural fue utilizado por primera vez por Barrett, en 1933.[3] La técnica usada actualmente en la Mayo Clinic consiste en la diverticulectomía transtorácica, por lo general mediante una esofagomiotomía extramucosa larga

(fig. 17-7). El saco se moviliza y la diverticulectomía se lleva a cabo longitudinalmente por encima de un dilatador 50 Fr. Nosotros preferimos utilizar una engrapadora y cerrar la pared muscular sobre el muñón diverticular. La esofagomiotomía no solo es necesaria para prevenir filtraciones a través de la línea de sutura y la recurrencia del divertículo sino también para aliviar los síntomas asociados. La esofagomiotomía se efectúa en el sitio opuesto al de la diverticulectomía y debe extenderse algunos milímetros en el interior del estómago, en la parte caudal y a través de todas las regiones del esófago asociadas con una motilidad anormal en la parte cefálica. En presencia de una alteración de la motilidad la esofagomiotomía debe llegar hasta un nivel supradiverticular, el cual por lo general corresponde a un punto localizado entre la vena pulmonar inferior y el cayado aórtico. Algunos cirujanos sugirieron

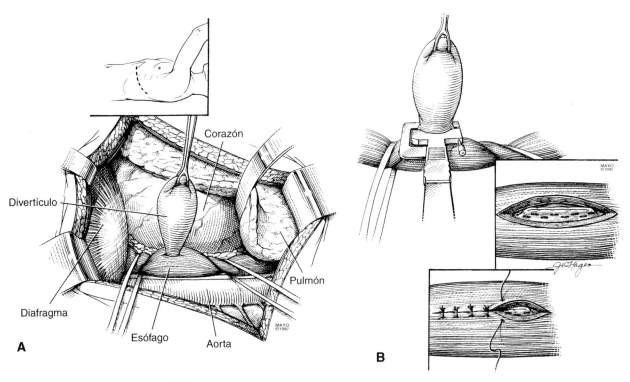

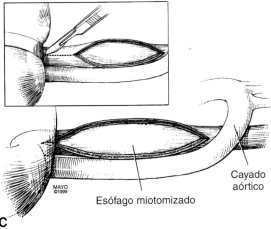

Fig. 17-7. Tratamiento quirúrgico de un divertículo por pulsión del segmento inferior del esófago. Ubicación de la toracotomía posterolateral izquierda (*infografía*). El divertículo se expone ingresando al tórax a través del lecho de la octava costilla izquierda no resecada. Nótese que el esófago fue liberado de su lecho mediastínico, se colocaron cintas alrededor del esófago, y el esófago fue rotado para poder exponer el divertículo. El cuello del divertículo mucoso fue disecado, lo que permitió identificar el defecto en la pared muscular del esófago (**A**). Se utiliza una engrapadora TA para seccionar y cerrar el divertículo, y este procedimiento es seguido del cierre del músculo esofágico por arriba de la línea de sutura mucosa (**B**). El sitio de la incisión diverticular fue rotado hacia atrás y a la derecha y no puede ser visualizado. Se llevó a cabo una esofagomiotomía prolongada que se extiende desde la unión esofagogástrica hasta el cayado aórtico. El músculo esofágico fue separado del tubo mucoso en aproximadamente un 50% de la circunferencia de la pared del esófago para permitir que la mucosa protruya a través de la incisión muscular (**C**).

que todos los pacientes tratados con una esofagomiotomía sean tratados concurrentemente con un procedimiento antirreflujo.[4,30,66] Nosotros no agregamos sistemáticamente un procedimiento antirreflujo en ausencia de reflujo gastroesofágico o hernia hiatal antes de la operación. En presencia de cualesquiera de estos dos trastornos debe recurrirse a un procedimiento antirreflujo menos obstructivo, tal como una fundoplicatura de Belsey Mark IV modificada.[66]

Resultados

Benacci y col.[6] revisaron los resultados del tratamiento quirúrgico de los divertículos epifrénicos en la Mayo Clinic entre 1975 y 1991. Entre los 33 pacientes tratados con una resección quirúrgica durante este período se documentaron 3 casos de muerte operatoria. En dos de estos pacientes se produjo una filtración importante. La muerte restante fue atribuida a una insuficiencia respiratoria secundaria a la aspiración durante la deglución de Gastrografin®. Se documentaron seis filtraciones esofágicas, de las cuales 4 fueron benignas y asintomáticas. Orringer[75] destacó la importancia de una técnica quirúrgica cuidadosa en este grupo de pacientes, y este factor es esencial. La reaproximación meticulosa de los tejidos y el alivio de la obstrucción distal son pasos fundamentales para la obtención de un resultado satisfactorio.

Aunque la omisión de la esofagomiotomía en conjunción con la diverticulectomía puede conducir a la recurrencia del divertículo o a complicaciones relacionadas con la línea de sutura y la muerte posoperatoria, estas secuelas no son resultados inevitables. No obstante ello, los datos disponibles indican que debe intentarse por todos los medios corregir todo trastorno esofágico asociado para minimizar las complicaciones y los síntomas posoperatorios. El estudio radiológico temprano del esófago con un medio de contraste absorbible (Gastrografin®) antes de instaurar una dieta oral es particularmente valioso para el manejo posoperatorio de estos pacientes. Este estudio permite evaluar la línea de sutura en el sitio de la diverticulectomía y la luz del esófago. La detección de una filtración o una obstrucción es una indicación para continuar la hiperalimentación parenteral durante 3 semanas antes de repetir el estudio e reinstaurar una dieta oral. El tratamiento apropiado de los trastornos esofágicos asociados durante la operación por lo general conduce a un posoperatorio asintomático. El período de seguimiento en los 33 pacientes de los que informaron Benacci y col.[6] varió entre 4 meses y 15 años, con una mediana de 6,9 años. Todos los pacientes evolucionaron satisfactoriamente durante el período posoperatorio inmediato. Hasta el momento no se documentó ningún caso de recurrencia diverticular en este grupo de pacien-

tes. Los resultados globales se consideraron buenos o excelentes en 22 casos (76%), aceptables en 5 casos (17%) y malos en 2 pacientes (7%).

El tratamiento quirúrgico del divertículo epifrénico conduce a la remisión de los síntomas en la mayoría de los casos. No obstante ello, el riesgo operatorio es significativo y se relaciona con la dificultad de realizar múltiples procedimientos concomitantes en el esófago. A pesar de estas limitaciones, los resultados en el largo plazo son aceptables y duraderos. Una comprensión más cabal de la fisiopatología de los divertículos epifrénicos podría permitir una selección más adecuada de los pacientes, reducir la morbilidad y mejorar los resultados en el largo plazo.

DIVERTÍCULOS MEDIOESOFÁGICOS POR TRACCIÓN

Como se comentó en las secciones precedentes de este capítulo, se piensa que los divertículos adquiridos en las regiones cervical y epifrénica representarían divertículos de pulsión, o "falsos" divertículos, dado que se considera que estos sacos diverticulares serían consecuencia de presiones intraluminales esofágicas anormales que determinan la protrusión o la herniación de la mucosa y la submucosa a través de defectos de la capa muscular de la pared del esófago. El término "falso" se utilizó para indicar que la pared del saco no contiene todas las capas de la pared normal del esófago sino solamente la mucosa y la submucosa. Por otra parte, los divertículos por tracción son atribuidos a una fuerza de tracción externa o a una fuerza de retracción inflamatoria que conducen a la formación de un divertículo compuesto por todas las capas de la pared esofágica normal. El hecho de que estos divertículos estén conformados por todas las capas de la pared esofágica determina que se los considere divertículos "verdaderos". Este enfoque conceptual genera confusiones cuando se consideran diversas formas de malformaciones del intestino anterior (p. ej., quistes enterógenos, duplicaciones del intestino anterior) que se comunican con el esófago, con duplicación de los elementos musculares y epiteliales o sin ella.

Aunque la mayoría de los divertículos por tracción se asocian con una enfermedad granulomatosa específica de los ganglios linfáticos subcarinales (figs. 17-8 y 17-9) en realidad pueden manifestarse en cualquier nivel del esófago siempre que los ganglios linfáticos pulmonares, bronquiales o paraesofágicos estén afectados por la enfermedad granulomatosa. El proceso granulomatoso específico no necesariamente debe ser antiguo o encontrarse inactivo.[20,24,68,85] Además, no es posible separar completamente el proceso implica-

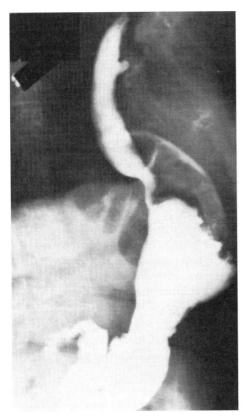

Fig. 17-8. Esófago con un divertículo por tracción en el tercio medio del segmento torácico en relación con los ganglios linfáticos subcarinianos. El paciente estaba asintomático. (De Payne, W.S.: Diverticula of the esophagus. En Payne, W.S. y Olsen A.M. [eds.]: The Esophagus. Filadelfia, Lea & Febiger, 1974, p. 207, con autorización.)

do en la formación de un divertículo por tracción de la broncolitiasis[81,96] o una fístula esofagotraqueobronquial no maligna adquirida.[110] En realidad, un cuerpo creciente de evidencias circunstanciales sugiere la posibilidad de que la fuerza de tracción podría no ser el único mecanismo responsable de la formación de un divertículo. En algunos casos se observan trayectos si-

nusales epitelizados con frenaje espontáneo originados en granulomas más activos.

La correlación entre la incidencia de enfermedad granulomatosa del mediastino y la incidencia de divertículos por tracción estaría relacionada con la incidencia de enfermedad granulomatosa específica, sobre todo de tuberculosis e histoplasmosis. Las manifestaciones esofágicas pueden ser consecuencia de la compresión extrínseca o la formación de estrecheces, divertículos, fístulas o un trayecto sinusal de drenaje ciego proveniente del esófago.[24,68]

Independientemente de las manifestaciones potenciales de los divertículos por tracción, la mayoría de ellos son asintomáticos y se asocian con escasas probabilidades de devenir sintomáticos, por lo cual solo representan hallazgos accidentales durante el examen radiológico o endoscópico del esófago. Se piensa que la cronicidad, la configuración y el frecuente drenaje por gravedad asociado determinan que estos divertículos no aumenten de tamaño y rara vez causen síntomas.

No obstante ello, los divertículos por tracción pueden provocar síntomas muy marcados y la rareza de estas lesiones determina que a menudo el diagnóstico correcto se demore considerablemente o se omita por completo. La detección de una fístula esofagotraqueobronquial adquirida como complicación de un divertículo por tracción puede demorarse si la manifestación del trastorno es una neumonía recurrente no asociada con la clásica secuencia de "deglución y tos" A veces la radiografía del esófago no permite identificar este tipo de fístula salvo que el paciente se encuentre en decúbito ventral durante el estudio. Otras técnica comprenden la instilación de azul de metileno o aire en el esófago durante la broncoscopia y el sondeo o la cateterización del trayecto fistuloso para la sinografía o la inspección directa durante la broncoscopia o la esofagoscopia.

La erosión de los principales vasos sanguíneos contiguos puede provocar una hemorragia digestiva alta

Fig. 17-9. Los divertículos esofágicos por tracción afectan con mayor frecuencia el tercio medio del segmento torácico del esófago en relación con ganglios linfáticos subcarinianos granulomastosos. Nótese la tracción ejercida sobre la pared del esófago por los ganglios linfáticos inflamatorios. (De Payne W.S. y Clagett O.T.: Pharyngeal and esophageal diverticula. Curr. Probl. Surg., 1-31, Abril de 1965, con autorización de Year Book Medical Publishers.)

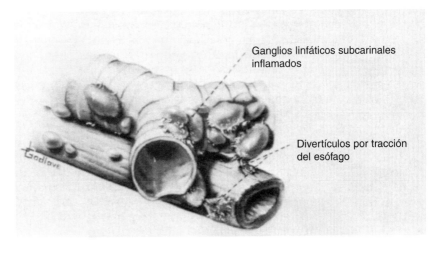

Ganglios linfáticos subcarinales inflamados

Divertículos por tracción del esófago

masiva. Sin embargo, en la mayoría de los casos el sangrado se debe a la presencia de tejido de granulación friable o la erosión de pequeños vasos sanguíneos bronquiales o esofágicos por restos calcificados.[10,82] Por lo general es suficiente la resección local del divertículo y la masa inflamatoria vecina y el cierre del esófago por planos sobre un catéter 40 a 50 Fr para el tratamiento de un divertículo por tracción sintomático no complicado. Las fístulas que se comunican con el tracto respiratorio o los vasos sanguíneos requieren una técnica de resección similar con cierre de la vía aérea o del vaso afectado (fig. 17-10). El riesgo de recurrencia de una fístula puede minimizarse mediante la interposición de un pedículo pleural viable, tejido conectivo o tejido muscular. Al igual que en el caso de cualquier otra línea de sutura esofágica, es importante eliminar cualquier proceso obstructivo del segmento distal del esófago.

Entre las causas de fístulas esofagorrespiratorias no malignas adquiridas tratadas en la Mayo Clinic, Wychulis y col.[110] observaron que las secuelas tardías de una infección tuberculosa o micótica representaron la principal causa después de los traumatismos. Otros autores, tales como Davis y col.[17] y Hutchin y Lindskog,[50] se refirieron a la ocurrencia de esta causa oculta y frecuente de fístula traqueoesofágica benigna adquirida. La probabilidad de que este tipo de fístula se desarrolle en un paciente con un divertículo por tracción del esófago probablemente sea remota, pero de todos modos debe tenerse presente en un paciente con una enfermedad pulmonar supurativa crónica o tos asociada con la deglución. Estos pacientes deben ser evaluados con un estudio radiográfico del esófago. La cineradioscopia (o videoradioscopia) durante la ingestión de un medio de contraste generalmente define el sitio y el tamaño de una comunicación fistulosa y contribuye al screening de muchos otros pacientes en quienes se sospecha una fístula. Muchos pacientes en quienes se sospecha la presencia de una fístula en realidad están aspirando material ingerido a través de la laringe como consecuencia de otro trastorno. Los estudios específicos para evaluar el mecanismo de la deglución permitirán establecer un diagnóstico más preciso en muchos de estos casos. Se encuentra indicado el examen endoscópico del esófago y el árbol traqueobronquial, y este enfoque por lo general permite identificar los orificios de la fístula. La instilación de azul de metileno u otro colorante en el interior del esófago durante la broncoscopia puede facilitar la identificación. Debe obtenerse material de biopsia para los estudios histopatológicos y microbiológicos, aunque la identificación de microorganismos viables es rara. Si los síntomas sugieren una supuración pulmonar crónica puede estar indicada la tomografía computarizada para identificar una posible bronquiolitis y la broncografía para determinar la magnitud de la bronquiectasia, salvo en aquellos casos en los que de todos modos se piensa efectuar una resección del parénquima.

Además de seccionar la fístula y reparar el esófago y la vía aérea es necesario corregir la obstrucción esofágica distal independientemente de que sea secundaria a un trastorno orgánico o a una alteración de la motilidad esofágica. En esta situación se recomienda la introducción de un dilatador esofágico 40 a 50 Fr por

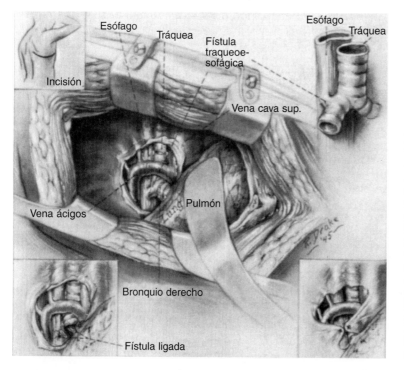

Fig. 17-10. Técnica para el cierre de una fístula esofagobronquial adquirida como complicación de un divertículo por tracción del esófago. Incisión de toracotomía posterolateral derecha (*infografía superior izquierda*). Exposición quirúrgica. El pulmón fue separado hacia delante. Nótese la relación entre el esófago, el bronquio principal derecho y la fístula con las suturas vecinas (*centro*). Aspecto de la fístula antes de la sección y después de la ligadura y la sección (*infografías superior derecha e inferior izquierda*). Método de interposición de los pedículos de pleura mediastínica entre el esófago y las líneas de cierre bronquiales (*infografía inferior izquierda*). (De Payne W.S. y Clagett O.T.: Pharyngeal and esophageal diverticula. Curr. Probl. Surg., 1-31, Abril de 1965, con autorización de Year Book Medical Publishers.)

encima de un hilo previamente deglutido que se utiliza como guía. El pasaje sin inconvenientes del dilatador hasta el estómago garantiza la ausencia de una obstrucción orgánica del esófago. Aunque los divertículos por tracción rara vez se asocian con alteraciones especificas de la motilidad esofágica, la herramienta más apropiada para evaluar esos trastornos es la manometría esofágica.

Las fístulas esofagovasculares, como las comunicadas por Schick y Yesner,[86] Powell[82] y Jonasson y Gunn,[54] son complicaciones extremadamente raras de los divertículos por tracción. Existe la posibilidad de una hemorragia muy abundante aun cuando no exista una comunicación con un vaso de gran calibre; en esta situación puede contarse con tiempo disponible para estudiar al paciente y considerar las opciones terapéuticas. En aquellos casos en los que la fístula se comunica con un vaso de gran calibre la hemorragia inicial a menudo es masiva y fatal. Además de los estudios endoscópicos y radiográficos estándares, la arteriografía selectiva durante el episodio de hemorragia activa puede contribuir a localizar el origen de la hemorragia.

Referencias

1. Allen, T.H., and Clagett, O.T: Changing concepts in the surgical treatment of pulsion divenicula of the lower esophagus. J. Thorac. Cardiovasc. Surg., 50:455, 1%5.
2. Altorki, N.K., Sunagawa M., and Skinner, D.B.: Thoracic esophageal diverticula: Why is operation necessary? J. Thorac. Cardiovasc. Surg., 105:260, 1993.
3. Barrett, N.R.: Diverticula of the thoracic oesophagus Report of a case in which the diverticulum was successfully resected. Lancet, 1:1009, 1933.
4. Belsey, R.: Functional disease of the esophagus. J. Thorac. Cardiovasc. Surg., 52:164, 1966.
5. Belsey, R.: Recent progress in oesophageal surgery. Acta Chir. Belg., 71:230, 1972.
6. Benacci, J.C., Deschamps, C., Trastek, V.F., et al.: Epiphrenic diverticulum: Results of surgical treatment. Ann. Thorac. Surg., 55:1109, 1993.
7. Bevan, A.D.: Diverticula of the esophagus. J.A.M.A., 76:285, 1921.
8. Bontempo, L., Corazziari, E., Mineo, T.C., et al.: Esophageal motor activity in patients with esophageal diverticula. In DeMeester, T.R., and Skinner, D.B., (eds.): Esophageal Disorders, Pathophysiology and Therapy. New York, Raven Press, 1985, pp. 427-429.
9. Boyd, D.P, and Adams, H.D.: Esophageal diverticulum. N. Engl. J. Med., 264.641, 1961.
10. Cheitlin, M.D., Kamin, E.J., and Wilkes, D.J.: Midesophageal diverticulum: Report of a case with fistulous connection with the superior vena cava. Arch. Intern. Med., 107:252, 1961.
11. Clagett, O.X., and Payne, W.S.: Surgical treatment of pulsion diverticula of the hypopharynx: One-stage resection in 478 cases. Dis. Chest, 37:257, 1960.
12. Clairmont, cited by Moynihan, B.: Diverticula of the alimentary canal. Lancet, 1:1061, 1927.
13. Collard, J.M., Otte, J.B., Kestens, P.J.: Endoscopic stapling tech nique of esophagodiveniculostomy for Zenker's diverticulum. Ann. Thorac. Surg., 56:573, 1993.
14. Cook, J.J., Gabb, M., Panagopoulos, U, et al.: Pharyngeal (Zenker's) diverticulum is a disorder of upper esophageal sphincter opening. Gastroenterology, 103:1229, 1992.
15. Crescenzo, D.G., Trastek, U.F., Allen M.S., et al.: Zenker's diverticulum in the elderly: Is operation justified? Ann. Thorac. Surg., 66.347, 1998.
16. Cross, F.S., Johnson, G.F, and Gerein, A.X.: Esophageal diverticula: Asociated neuromuscular changes in the esophagus. Arch. Surg., 83:525, 1961.
17. Davis, E.W., Katz, S., and Peabody, J.W., Jr.: Bronic holithiasis, a neglected cause of bronchoesophageal fistula. J.A.M.A., 160:555, 1956
18. Debas, H.T., Payne, W.S., Cameron, A.J., et al.: Physiopathology of lower esophageal diverticulum and its implications for treatment. Surg. Gynecol. Obstet., 151:593, 1980.
19. Deguise, F.: Dissertation sur l'anévrismé, suivie de propositions médicales sur divers objets, et des aphorismes d'Hippocrate sur le spasme. Thesis, Paris, 1804.
20. Dines, D.E., Payne, W.S., Bernatz, P.E., et al.: Mediastinal granuloma and fibrosing mediastinids. Chest, 75:320, 1979.
21. Dodds, W.J., Stef, J.J., Hogan, W.J., et al.: Distribution of esophageal peristaltic pressure in normal subjects and patients with esophageal diverticulum. Gastroenterology, 69:584, 1975.
22. Dohlman, G., and Mattsson, O.: The endoscopic operation for bypopharyngeal diverticula: A roentgencinematographic study. Arch. Otolaryngol., 71:744, 1960.
23. Dohlman, G., and Mattsson, O.: The role of the cricopharyngeal muscle in cases of hypopharyngeal diverticula: A cineroentgenographic study. Am. J. Roentgenol., 81:561, 1959.
24. Dukes, R.J., Strimlan, C.N., Dines, D.E., et al.: Esophageal involvement with mediastinal granuloma. J.A.M.A., 236:2313, 1976.
25. Duranceau, A., Gregoire, J.: Surgical management of Zenker's diverticulum. Hepatogastroenterology, 39:132, 1991.
26. Duranceau, A., Rheault, M.J., and Jamieson, G.G.: Physiologic response to cricopharyngeal myotomy and diverticulum suspension. Surgery, 94:655, 1983.
27. Effler, D.B., Barr, D., and Groves, L.X.: Epiphrenic diverticulum of the esophagus: Surgical treatment. Arch. Surg., 79.459, 1959.
28. Ellis, F.H., Jr., and Crozier, R.E.: Cervical esophageal dysphagia: Indications for and results of cricopharyngeal myotomy Ann. Surg., 194:279, 1981.
29. Ellis, F.H., Jr., Schlegel, J.F., Lynch, V.P., et al.: Cricopharyngeal myotomy for pharyngo-esophageal diverticulum. Ann. Surg., 170:340, 1969.
30. Evander, A., Little, A.G., Ferguson, M.K., et al.: Diverticula of the mid- and lower esophagus: Pathogenesis and surgical management. World I. Surg., 10:820, 1986.
31. Girard, C.: Du traitement des diverticules de l'oesophage Proces Verbaux, Mem. Discuss. Assoc. Franc. Chirurg., 103:92, 1896.
32. Giuli, R., Estenne, B., Richard, C. A., et al.: Les diverticules de l'oesophage: A propos de 221 cas. Ann. Chir., 28:435, 1974.
33. Goldmann, E.E.: Die zweideutige Operation von Pulsionsdivertikeln der Speiserhre; nebst Bemerkungen dber den Oesophagusmund. Beit. Klin. Chir., 61:741, 1980-1989.
34. Goodman, H.I., and Parnes, I.H.: Epiphrenic diverticula of the esophagus. J. Thorac. Cardiovasc. Surg., 23:145, 1952.
35. Habein, H.C., Jr., Kirklin, J.W, Clagett, O.T., et al.: Surgical treatment of lower esophageal pulsion diverticula. Arch. Surg., 72:1018, 1956.
36. Habein, H.C., Jr., Moersch, HJ., and Kirklin, J.W.: Diverticula of the lower part of the esophagus: A clinical study of 149 non-surgical cases. Arch. Intern. Med., 97:768, 1956.

37. Halstead, A.E.: Diverticula of the oesophagus: With the report of a case. Ann. Surg., 39:171, 1904.

39. Harrington, S.W: Pulsion diverticula of the hypopharynx: A review of 41 cases in which operation was performed and a report of two cases. Surg. Gynecol. Obstet., 69:364, 1939.

40. Harrington, S.W.: Pulsion diverticulum of the hypopharynx at the pharyngoesophageal junction: Surgical treatment in 140 cases. Surgery, 18:66, 1945.

41, Henderson, R.D., and Marryatt, G.: Cricopharyngeal myotomy as a method of treating cricopharyngeal dysphagia secondary to gastroesophageal reflux. J. Thorac. Cardiovasc. Surg., 74:721, 1977.

42. Hiebert, C.A.: Surgery for cricopharyngeal dysfunction under local anesthesia. Am. J. Surg., 131:423, 1976.

43. Hoehn, J.G., and Payne, W.S.: Resection of pharyngoesophageal diverticulum using stapling device. Mayo Clin. Proc., 44:738, 1969.

44. Hoffmann, E., and Gerhardt, C.: Behandlung der Oesophagusdivertikel. Zentralbl. Chin., 98:1501, 1973.

45. Holinger I.H., and Schild, J.A.: The Zenker's (hypopharyngeal) diverticulum. Ann. Otol. Rhinol. Laryngol., 78:679, 1969.

46. Holinger, PH., and Johnston, F-C.: Endoscopic surgery of Zenker's diverticula: Experience with the Dohlman technique. Ann. Otol. Rhinol Laryngol., 70:1117, 1961.

47. Huang, B., Payne, WS., and Cameron, AJ.: Surgical management for recurrent pharyngoesophageal (Zenker's) diverticulum. Ann. Thorac. Surg., 37:189, 1984.

48. Huang, B., Unni, K.K., and Payne, WS.: Long-term survival following diverticulectomy for cancer in pharyngoesophageal (Zenker's) diverticulum. Ann. Thorac. Surg., 38:207, 1984.

49. Hunt, P.S., Connell, A.M., and Smiley, T.B.: The cricopharyngeal sphincter in gastric reflux. Gut, 1:303, 1970.

50. Hutchin, P, and Lindskog, G.E.: Acquired esophagobronchial fistula of infectious origin. J. Thorac. Cardiovasc. Surg., 48:1, 1964.

51. Jackson, C., and Shallow, T.A.: Diverticula of the oesophagus, pulsion, traction, malignant and congenital. Ann. Surg., 83:1, 1926.

52. Jackson, C.L., and Norris, C.M.: Pharyngoesophageal diverticulum and the technique of its surgical treatment. Laryngoscope, 65:546, 1955.

53. Jesberg, N.: Bilobed pulsion diverticulum of the hypopharynx: A historical summary and a case report. Ann. Otol. Rhinol. Laryngol., 63:39, 1954.

54. Jonasson, O.M., and Gunn, L.C.: Midesophageal diverticulum with hemorrhage: Report of a case. Arch. Surg., 90:713, 1965.

55. Juby, H.B.: The treatment of pharyngeal pouch. J. Laryngol. Otol., 92:1101, 1978.

56. Kaye, I.M.D.: Oesophageal motor dysfunction in patients with diverticula of the mid-thoracic oesophagus. Thorax, 29:666, 1974.

57. Killian, G.: Ueber den Mund der Speiserhre. Ztschr Ohrenh. 55:1, 1908.

58. Kocher, T.: Das Oesophagusdivertikel und Dessenbehandlung. CorBI Schweiz, Aertz (Basel), 22:233, 1892.

59. Kodicek, J., and Creamer, B.: A study of pharyngeal pouches. J. Laryngol. Otol., 75:406, 1961.

60. Lahey, F.H., and Warren, K.W: Esophageal diverticula. Surg. Gynecol. Obstet., 98:1, 1954.

61. Lahey, FH.: Oesophageal diverticula. Boston Med. Surg. J., 188: 355, 1923.

62. Lerut, T: Does the musculus cricopharyngeus play a role in the genesis of Zenker's diverticulum? Enzyme histochemical and contractility properties. In Siewert, J.R., and Holscher, A.M., (eds.): Diseases of the Esophagus. New York, Springer, 1988.

63. Lerut, T., van Raemdonck, D., Guelincky, P., et al.: Pharyngooesophageal diverticulum (Zenker's): Clinical, therapeutic, and morphological aspects. Acta Gastroenterol. Beig., 53:330, 1990.

64. Lerut, T, van Raemdonck, D., Gueluncky, P., et al.: Zenker's diverticulum: Is a myotomy of the cricopharyngeus useful? How long should it be? Hepatogastroenterology, 39:127, 1992.

65. Lichter, I.: Motor disorder in pharyngoesophageal pouch. J. Thorac. Cardiovasc. Surg., 76:272, 1978.

66. Little, A.G., Soriano, A., Ferguson, M.K., et al.: Surgical treatment of achalasia: Results with esophagomyotomy and Belsey repair. Ann. Thorac. Surg., 45:489, 1988.

67. Ludlow, A.: A case of obstructed deglutition, from a preternatural dilatation of, and bag formed in the pharynx. Med. Observ. Inq.,3:85, 1769.

68. MacCarty, R.L., Dukes, R.J., Strimlan, C., et al.: Radiographic findings un patients with esophageal involvement by mediastinal granuloma. Gastrointest. Radiol., 4:11, 1979.

69. Mackay, I.S.: The treatment of pharyngeal pouch. J. Laryngol. Otol., 90:183, 1976.

70. Mayo, C.H.: Diagnosis and surgical treatment of esophageal diverticula: Report of eight cases. Trans. Am. Surg. Assoc., 28:197, 1910.

71. Mondiere, J T.: Notes sur quelques maladies de l'oesophage. Arch. Gen. Med. Paris, 3:28, 1833.

72. Mosher, H.P: Webs and pouches of the oesophagus, their diagnosis and treatment. Surg. Gynecol. Obstet., 25:175, 1917.

73. Murphy, J.B.: Diverticulum of the esophagus: Conservative treatment. Surg. Clin. (Chicago), 391, 1916.

74. Negus, E.: Pharyngeal diverticula: Observations on their evolution and treatment. Br. J. Surg., 38:129, 1950.

75. Orringer, M.B.: Epiphrenic diverticula: Fact and fable (Editorial). Ann. Thorac. Surg., 55:1067, 1993.

76. Orringer, M.B.: Extended cervical esophagomyotomy for cricopharyngeal dysfunction. J. Thorac. Cardiovasc. Surg., 80.69, 1980.

77. Payne, WS., and Clagett, O.T.: Pharyngeal and esophageal diverticula. Curr. Probl. Surg., 1-31, Apr, 1965.

78. Payne, WS., and Reynolds, R.R.: Surgical treatment of pharyngoesophageal diverticulum (Zenker's diverticulum). Surg. Rounds, 5:18, 1982.

79. Payne, WS.: The treatment of pharyngoesophageal diverticulum: The simple and complex. Hepatogastroenterology, 39:109, 1992.

80. Payne, WS.: Diverticula of the esophagus. In Payne, W.S., and Olsen, A.M. (eds.): The Esophagus. Philadelphia, Lea & Febiger, 1974, p. 207.

81. Potaris, K., Miller, D.L., Trastek, V.F., et al.: Role of surgical resection in broncholithiasis. Ann. Thorac. Surg., 70:248, 2000.

82. Powell, M.E.A.: A case of aortic-oesophageal fistula. Br. J. Surg., 45:55, 1957.

83. Rocco, G., Deschamps, C., Martel, E., et al.: Results of reoperation on the upper esophageal sphincter. J. Thorac. Cardiovasc. Surg., 117:28, 1999.

84. Rosenberg, S.J., and Harris, L.D.: A single physiologic mechanism for changing strength of both esophageal sphincters (Abstract). Gastroenterology, 60:798, 1971.

85. Sakulsky, S.B., Harrison, E.G., Jr., Dines, D.E., et al.: Mediastinal granuloma. J. Thorac. Surg., 54:279, 1967.

86. Schick, A., and Yesner, R.: Traction diverticulum of esophagus with exsanguination: Report of a case. Ann. Intern. Med., 39:345, 1953.

87. Schmid, H.H.: Vorschlag eines einfachen Operationsverfahrens zur Behandlung des oesphagusdivertikels. Wien. Klin. Wochenschr., 25:87, 1912.

88. Seiffert, A.: Zur Befiandlung beginnender Hypopharynxdivertikel. Ztschr. Laryngol. Rhinol. Otol., 23:256, 1932.
89. Shallow, T.A., and Clerf, L.H.: One stage pharyngeal diverticulectomy: Improved technique and analysis of 186 cases. Surg. Gynecol. Obstet., 86:317, 1948.
90. Shaw, D.W, Cook, I.J., Jamieson, G,.G., et al.: Influence of surgery on deglutitive upper oesophageal sphincter mechanics in Zenker's diverticulum. Gut, 38:806, 1996.
91. Skinner, E.F, and Page, G.: Esophago-diverticulostomy for stenosis of upper esophagus associated with Zenker's diverticulum. Am. Surg., 24:806, 1958.
92. Smiley, T.B., Caves, R.I.C., and Porter, D.C.: Relationship between posterior pharyngeal pouch and hiatus hernia. Thorax, 25:725, 1970.
93. Sutherland, H. D.: Cricopharyngeal achalasia. J. Thorac. Cardiovasc. Surg., 43:114, 1962.
94. Sweet, R.H.: Pulsion diverticulum of the pharyngoesophageal junction: Technic of the one-stage operation; a preliminary report. Ann. Surg., 125:41, 1947.
95. Trastek, V.E, and Payne, W.S.: Esophageal diverticula. In Shields, T.W. (ed.): General Thoracic Surgery. Philadelphia, Lea & Febiger, 1989, pp. 989-1001.
96. Trastek, V.F, Pairolero, P.C., Ceithaml, E.L., et al.: Surgical management of broncholithiasis. J. Thorac. Cardiovasc. Surg. 90:842, 1985.
97. Trible, W.M.: The surgical treatment of Zenker's diverticulum: endoscopic vs external operation. South. Med. J., 68:1260, 1975.
98. van Overbeek, J.J.M.: Meditation on the pathogenesis of hypopharyngeal (Zenker's) diverticulum and a report of endoscopic treatment in 545 patients. Ann. Otol. Rhinol. Laryngol., 103:178, 1994.
99. van Overbeek, J.J.M., and Hoeksema, P.E.: Endoscopic treatment of the hypopharyngeal diverticulum: 211 cases. Laryngoscope 92:88, 1982.
100. van Overbeek, J.J.M., Hoeksema, P.E., and Edens, E.T.: Microendoscopic surgery of the hypopharyngeal diverticulum using electrocoagulation or carbon dioxide laser. Ann. Otol. Rhinol. Laryngol., 93:34, 1984.
101. van Overbeek, J.J.M.: The hypopharyngeal diverticulum. Amsterdam, Van Gorcum, 1977, p. 136.
102. Viard, H., Sala, J.J., Favre, J.P., et al.: Le traitement chirurgical des. diverticules de pulsion de l'oesophage. J. Chir. (Paris), 124:58, 1987.
103. Vinson, P.P.: Diverticula of the thoracic portion of the esophagus: Report of 42 cases. Arch. Otolaryngol., 19:508, 1934.
104. von Bergmann, E.: Ueber den Oesophagusdivertikel und seine Behandlung. Arch. Klin. Chir. (Berlin), 43:1, 1892.
105. Welsh, G.R., and Payne, W.S: The present status of one-stage pharyngoesophageal diverticulectomy. Surg. Clin. North Am., 53.953, 1973.
106. Wheeler, W.I.: Pharyngocele and dilatation of pharynx, with existing diverticulum at lower portion of pharynx lying posterior to the oesophagus, cured by pharyngotomy, being the first case of the kind recorded. J. Med. Sci. (3rd series, Dublin), 82:349, 1886.
107. White, I.L.: Endoscopic treatment of hypopharyngeal diverticula. Cal. Med., 109:374, 1968.
108. Winans, C.S., and Harris, L.D.: Quantitation of lower esophageal sphincter competence. Gastroenterology, 52:773, 1967.
109. Wychulis, A.R., Gunnlaugsson, G.H., Clagett, O.T.: Carcinoma occurring in pharyngo-esophageal diverticulum: Report of three cases. Surgery, 66:976, 1969.
110. Wychulis, A.R., Ellis, F.H., Jr., and Andersen, H.A.: Acquired non-malignant esophagotracheobronchial fistula: Report of 36 cases. J.A.M.A., 196:117, 1966.
111. Zenker, F.A.: Diseases of the esophagus. In von Ziemssen, H. (ed.): Cyclopaedia of the Practice of Medicine, Vol. 8. Nev York, William Wood & Company, 1878, p. 46.
112. Zuckerbraun, L., and Bahna, M.S.: Cricopharyngeus myotomy as the only treatment for Zenker diverticulum. Ann. Otol., 88:798, 1979.

18

Cirugía esofágica laparoscópica

THOMAS R. EUBANKS Y CARLOS A. PELLEGRINI

La laparoscopia modificó significativamente el enfoque operativo del segmento distal del esófago. La utilización de la videoendoscopia permite una mejor exposición del hiato esofágico y la unión esofagogástrica. Además, el abordaje mínimamente invasivo posibilitó que las intervenciones programadas fuesen más aceptables para los pacientes y los médicos debido al acortamiento de la estadía hospitalaria, el menor tamaño de las incisiones y la reducción del dolor posoperatorio asociados con la cirugía laparoscópica.

En la actualidad la enfermedad por reflujo gastroesofágico (RGE) se trata de manera sistemática con un abordaje laparoscópico. Las hernias paraesofágicas y los síndromes de dismotilidad esofágica (sobre todo la acalasia) también pueden tratarse con técnicas videoendoscópicas, pero son trastornos más infrecuentes. Los divertículos epifrénicos y los tumores tisulares blandos benignos son problemas aun menos frecuentes, pero se están informando casos tratados mediante un abordaje laparoscópico. La esofagectomía por trastornos benignos o malignos puede llevarse a cabo con asistencia laparoscópica, pero se practica en muy pocos centros médicos. Todos estos procedimientos requieren un alto grado de pericia laparoscópica en lo que respecta a la sutura, el control de la hemorragia y las técnicas quirúrgicas bimanuales.

Dado que estos procesos patológicos se describen en otros capítulos, en éste sólo detallaremos ciertos aspectos relacionados con el abordaje laparoscópico o la información derivada de la utilización creciente de los procedimientos mínimamente invasivos para el tratamiento de estos trastornos. La técnica quirúrgica de los procedimientos antirreflujo se describe en detalle; el abordaje de otras entidades patológicas sólo se comenta en la medida en que se diferencie de la operación antirreflujo estándar.

ENFERMEDAD POR REFLUJO GASTROESOFÁGICO

Indicaciones

Las indicaciones para el tratamiento laparoscópico del RGE son las mismas que para la intervención a cielo abierto; las más frecuentes son esofagitis severa, esófago de Barrett y remisión incompleta de los síntomas o recidivas durante el tratamiento médico. El diagnóstico de reflujo laríngeo o faríngeo es una indicación cada vez más frecuente para la intervención quirúrgica. Los síntomas extraesofágicos comprenden sibilancias, tos, disfonía y aspiración. La relación entre el reflujo gastroesofágico y los síntomas extraesofágicos no es fácil de establecer con certeza, pero la mejoría de los síntomas después de la instauración de un tratamiento con inhibidores de la bomba de protones aumenta las probabilidades de éxito quirúrgico.[1]

En épocas pasadas el fracaso del tratamiento médico era una indicación frecuente para la intervención quirúrgica. En la era de los inhibidores de la bomba de protones, que son mucho más eficaces que los bloqueantes de los receptores H_2,[2] es posible que ésta sea una indicación mucho menos habitual para la intervención quirúrgica. En realidad, la falta de respuesta a un tratamiento con dosis elevadas de inhibidores de la bomba de protones es motivo suficiente para dudar del diagnóstico de RGE. Algunos autores recomendaron utilizar inhibidores de la bomba de protones como prueba diagnóstica para el RGE y como método de screening para la derivación quirúrgica.[3] Si el tratamiento con estos agentes no altera el cuadro sintomático es necesario documentar de manera objetiva el diagnóstico de RGE antes de decidir la intervención.

Evaluación

La evaluación preoperatoria de pacientes con RGE debe incluir manometría, monitoreo del pH durante 24 horas, endoscopia digestiva alta y esofagografía. Cada uno de estos estudios aporta información diferente acerca del proceso patológico. La manometría y el monitoreo del pH son estudios funcionales que caracterizan la motilidad del esófago y el grado de exposición al medio ácido durante un período de 24 horas. La manometría es particularmente valiosa para evaluar la eficacia del peristaltismo. La observación de un peristaltismo progresivo durante menos del 60% del tiempo o una presión esofágica distal menor que 30 mmHg puede ser una indicación para modificar el tipo de operación antirreflujo. En estos casos se encuentra indicada una fundoplicatura parcial para evitar una barrera infranqueable para el bolo alimenticio asociada con una fundoplicatura total. El monitoreo del pH durante 24 horas es la piedra fundamental del diagnóstico de RGE. En personas normales la sonda distal (localizada en un punto situado 5 cm por arriba de la unión esofagogástrica) debe indicar un pH menor que 4 durante menos del 4% del tiempo total del estudio y la sonda proximal (localizada en un punto situado 10 cm por arriba de la sonda distal) debe indicar una exposición ácida durante menos del 1% del tiempo. Los pacientes con una exposición ácida proximal aumentada se asocian con mayores probabilidades de síntomas extraesofágicos. Se recurrió a la colocación de una de las sondas arriba del esfínter esofágico superior para predecir el resultado de la intervención quirúrgica con la finalidad de tratar los síntomas extraesofágicos.[1]

La endoscopia digestiva alta y la esofagografía aportan información anatómica necesaria para dirigir el tratamiento. La endoscopia permite documentar la magnitud de la lesión esofágica, identificar un esófago de Barrett (que requiere vigilancia después del tratamiento quirúrgico) y descartar la presencia de cáncer. La esofagografía es útil para definir la relación anatómica entre la unión esofagogástrica y el hiato, dado que muchos de estos pacientes presentan una hernia hiatal por deslizamiento (fig. 18-1). En sujetos con RGE de larga data el esófago puede estar acortado como consecuencia de las lesiones provocadas por el medio ácido. Estos individuos representan un dilema operatorio, dado que hay el riesgo de que la fundoplicatura se hernie a través del hiato si se encuentra expuesta a una tensión excesiva asociada con un acortamiento del esófago. En esta situación puede ser necesario modificar el abordaje operatorio y recurrir a un procedimiento que aumente la longitud del esófago (p. ej., la gastroplastia de Collins).[4]

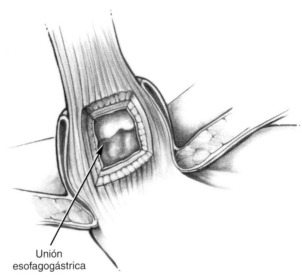

Fig. 18-1. Esquema de una hernia hiatal por deslizamiento, también conocida como hernia tipo 1. En este caso la unión esofagogástrica puede movilizarse de un lado a otro entre la cavidad peritoneal y el mediastino posterior. (De Eubanks TR y Pellegrini CA. Hiatal hernia and gastrointestinal reflux. En: Townsend CM Jr. [ed.]. Sabiston Textbook of Surgery, 16ª ed., Filadelfia, W.B. Saunders, 2000, p. 755.)

Unión esofagogástrica

paciente se fija mediante un almohadón redondo o un asiento especial, de manera que la mesa operatoria pueda colocarse en posición de Trendelenburg invertida completa.

El equipo de video se coloca en la cabecera de la mesa para que el cirujano, el ayudante y la instrumentista puedan mirar el mismo monitor. La posición de los accesos es esencial. Los cinco accesos deben formar dos triángulos equiláteros (fig. 18-2). El videoscopio se coloca 10 cm por debajo del reborde costal y 3 cm

Técnica

La técnica descrita a continuación implica el abordaje del pilar diafragmático izquierdo para la fundoplicatura completa. Algunos aspectos esenciales de esta técnica son la movilización del fondo del estómago, el cierre del pilar y la gastropexia en el hiato. Si bien hay existen variantes técnicas, los aspectos fundamentales relacionados con la exposición y la disección quirúrgicas son válidos en todos los casos.

La posición del paciente facilita la operación mucho antes del acceso a la cavidad peritoneal. La posición de litotomía baja es conveniente para el cirujano, que se ubica entre las piernas del paciente, y el ayudante, que se coloca a la izquierda del paciente. El ángulo formado por el fémur izquierdo y la pared del abdomen debe ser de 180º para que el ayudante pueda maniobrar con comodidad con la mano derecha. La posición del

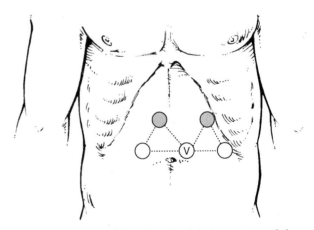

Fig. 18-2. Esquema de la colocación de los trocares para el abordaje laparoscópico del segmento distal del esófago. V, colocación del videolaparoscopio. (De Eubanks, T.R. y Pellegrini, C-A.: Hiatal hernia and gastrointestinal reflux. En: Townsend CM Jr. [ed.]. Sabiston Textbook of Surgery, 16ª ed., Filadelfia, W.B. Saunders, 2000, p. 755.)

a la izquierda del ombligo. Las bases de ambos triángulos están formadas por el trocar de la mano derecha del ayudante y el separador hepático. Los vértices de ambos triángulos están determinados por las manos derecha e izquierda del cirujano (fig. 18-2).

Una vez insertados los trocares, el paciente se coloca en posición de Trendelenburg invertida completa y se introduce un separador hepático para lograr la exposición del hiato esofágico. El hígado se mantiene en posición mediante un separador mecánico y el ayudante opera el videoscopio con la mano izquiera y el separador con la mano derecha. El cirujano maniobra el separador con la mano izquierda y diseca con la mano derecha.

La disección inicial del panículo adiposo subhiatal permite identificar la membrana frenoesofágica a lo largo del pilar izquierdo del diafragma (fig. 18-3). Luego se ingresa por el epiplón menor y se seccionan los vasos cortos gástricos con un disector ultrasónico (fig. 18-4). Una vez movilizado el fondo gástrico hasta la membrana frenoesofágica identificada antes se procede a seccionar el repliegue peritoneal y la membrana por delante del pilar izquierdo. Después de identificar la grasa mediastínica se secciona circunferencialmente la membrana alrededor del hiato. La disección en la dirección de las fibras del músculo crural permite preservar los vagos y evitar lesiones viscerales. Luego se coloca un drenaje de Penrose alrededor del esófago para facilitar su separación.

La movilización mediastínica del esófago tiene por finalidad dejar como mínimo 3 cm de esófago infraabdominal (fig. 18-5). El cierre del pilar se lleva a cabo en la parte posterior (fig. 18-6) y debe permitir el pasaje sin inconvenientes de una bujía 52 Fr. Esta maniobra es un indicador preciso del grado de cierre,

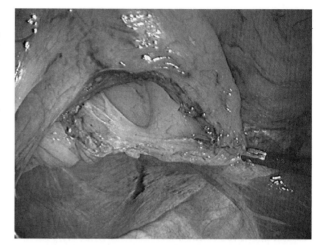

Fig. 18-4. La sección transversal de los vasos cortos gástricos expone el epiplón menor y libera el fondo del estómago para realizar el procedimiento antirreflujo. En esta fotografía puede apreciarse con claridad la parte posterior del estómago. Esta disección prosigue hacia la membrana frenoesofágica a lo largo del pilar izquierdo del diafragma identificada con anterioridad.

dado que es imposible evaluar de manera correcta este parámetro mediante palpación manual.

Una vez creada la fundoplicatura, la bujía debe retirarse de la unión esofagogástrica. La parte posterior del fondo se lleva hacia atrás de izquierda a derecha. La parte anterior del fondo se pasa por delante del esófago de izquierda a derecha. Luego, ambas porciones se aproximan con un punto de sutura. Después de retirar el drenaje de Penrose e introducir la bujía en el estómago, la fundoplicatura se completa mediante tres o cuatro puntos de sutura separados con hilo de seda a lo largo de una distancia de 2,5 a 3 cm. Se retira la bujía y el echarpe se ancla al hiato y la pared del esófago en el nivel de los pilares izquierdo y derecho.

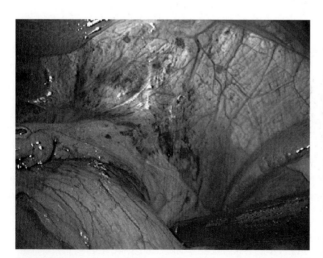

Fig. 18-3. La disección del panículo adiposo subhiatal revela la membrana frenoesofágica a lo largo del pilar izquierdo del diafragma (*centro de la parte inferior*). Esta disección inicial permite completar con más facilidad la sección transversal del vaso corto gástrico.

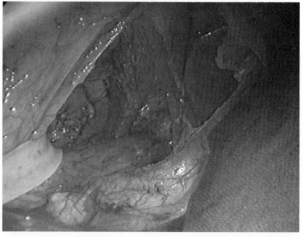

Fig. 18-5. El esófago mediastínico se moviliza para permitir una longitud intraabdominal adecuada antes de realizar la fundoplicatura.

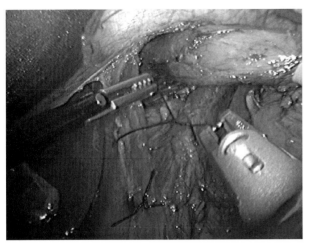

Fig. 18-6. Se completa el cierre crural posterior, en este caso con un dispositivo para sutura.

La gastropexia evita el deslizamiento y la formación de hernias (fig. 18-7).

Resultados

El tratamiento laparoscópico de la RGE es eficaz y por lo general el paciente lo tolera bien. La tasa de control de los síntomas típicos del reflujo varía entre el 90 y el 93%.[5-7] Los síntomas atípicos, como aspiración, tos y exacerbación del asma, remiten en un 75% de los pacientes.[8] La duración media de la estadía hospitalaria es de 2 días. Esta operación es menos onerosa que el tratamiento médico prolongado (>10 años de tratamiento con inhibidores de la bomba de protones[9] y la técnica a cielo abierto.[10] El grado de satisfacción del paciente es muy alto y los parámetros de calidad de vida mejoran en mayor medida después de la intervención quirúrgica en comparación con el tratamiento médico.[11] Las complicaciones son infrecuentes y por lo general no revisten mayor importancia (p. ej., retención urinaria, íleo, neumotórax). La tasa de mortalidad asociada con la operación es menor que el 1%.

Durante los últimos 7 años, 540 pacientes con RGE se trataron por vía laparoscópica en la University of Washington. Los datos de la evaluación preoperatoria y posoperatoria completa (estudios manométricos y monitoreo del pH repetidos) se encontraban disponibles en 200 (37%) de estos pacientes. Los síntomas primarios, como pirosis, regurgitación y dolor abdominal, remitieron en 186 casos (93%). Entre los 14 sujetos con síntomas persistentes, el monitoreo del pH posoperatorio demostró una exposición ácida anormal en alrededor de la mitad de los casos. Las complicaciones relacionadas con el abordaje laparoscópico comprenden neumotórax (4%), enfisema subcutáneo inducido por CO_2 (3%) e infección del sitio del trocar (0,5%). En nuestra serie dos pacientes fallecieron después de la operación (0,4%). Ambos padecían una enfermedad pulmonar que se exacerbó por la aspiración secundaria al reflujo.

Repetición de la operación antirreflujo

Los pacientes que se presentan con síntomas persistentes y evidencia fisiológica de exposición ácida anormal después de un procedimiento antirreflujo pueden ser candidatos para la reoperación. La incidencia de esta situación oscila alrededor del 5%, y la mayoría de estos pacientes puede manejarse con tratamiento médico. Antes de contemplar la posibilidad de una segunda operación es necesario ordenar una esofagografía para evaluar la integridad del procedimiento previo. La presencia de un defecto anatómico del echarpe, sobre todo una hernia significativa, casi siempre es una indicación para una intervención quirúrgica nueva. En la University of Washington se repitieron 29 procedimientos antirreflujo por vía laparoscópica. Después del segundo, la tasa de control de los síntomas es menor (80%) y la de complicaciones es más elevada (35%).

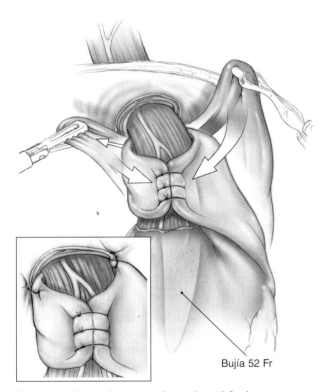

Bujía 52 Fr

Fig. 18-7. Fundoplicatura total completa. El fondo gástrico está anclado al hiato y el esófago en el nivel de los pilares diafragmáticos izquierdo y derecho (*infografía*). (De Eubanks TR y Pellegrini CA. Hiatal hernia and gastrointestinal reflux. En: Townsend CM Jr. [ed.]: Sabiston Textbook of Surgery, 16ª ed., Filadelfia, W.B. Saunders, 2000, p. 755.)

HERNIA PARAESOFÁGICA

Las hernias paraesofágicas se producen en los casos en los que el defecto hiatal permite el ingreso en el mediastino de otras estructuras aparte del esófago o el cardias. En la mayoría de los casos el saco herniario está formado por el fondo del estómago (fig. 18-8). En los casos más severos puede observarse el pasaje suprahiatal de la totalidad del estómago (fig. 18-9). Aunque las indicaciones para la reparación quirúrgica difieren, el abordaje de las hernias paraesofágicas es similar al del RGE. Hay varios aspectos singulares de esta operación que la diferencian de un procedimiento antirreflujo convencional.

Indicaciones

Las hernias paraesofágicas provocan dolor abdominal, disfagia y pirosis. También pueden ser la causa de una pérdida crónica de sangre desde la mucosa del fondo gástrico herniado. La presentación más notable de una hernia paraesofágica es el vólvulo gástrico con compromiso vascular; esta situación es una indicación para una intervención quirúrgica de emergencia. En

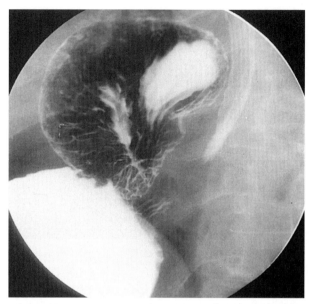

Fig. 18-9. Estudio contrastado que revela un vólvulo organoaxial del estómago localizado en el mediastino por delante del esófago.

épocas pasadas la sola presencia de una hernia paraesofágica se consideraba una indicación para la reparación quirúrgica debido al temor asociado con el riesgo de un episodio de este tipo.

La incidencia verdadera de incarceración e isquemia gástricas se desconoce. De los 42 pacientes operados en la University of Washington sólo uno requirió intervención de emergencia. En todos los otros casos la hernia se reparó debido a la presencia de síntomas. Es interesante señalar que en 11 pacientes se identificó un vólvulo gástrico durante la operación. Por lo tanto, el riesgo de compromiso vascular existía en un 25% de los casos, aunque en realidad se concretó en un solo paciente (2%).

En muchas ocasiones las hernias paraesofágicas se detectan accidentalmente durante la investigación de otro trastorno médico. Los pacientes con una hernia paraesofágica no asociada con síntomas gastroduodenales pueden tratarse con observación expectante. Los que presentan síntomas que pueden relacionarse con la hernia requieren reparación quirúrgica.

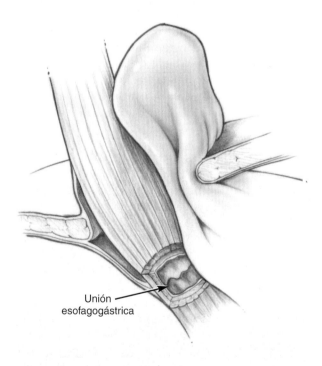

Unión
esofagogástrica

Fig. 18-8. En este esquema de una hernia hiatal, la unión esofagogástrica se encuentra fija en la cavidad peritoneal, lo que indica afección de tipo II, o rodante, pura. Las hernias paraesofágicas pueden presentarse con un componente deslizante, y en este caso la unión esofagogástrica no está fija (hernias hiatales tipo III o combinadas). (De Eubanks TR y Pellegrini CA. Hiatal hernia and gastrointestinal reflux. En: Townsend CM Jr. [ed.]: Sabiston Textbook of Surgery, 16ª ed., Filadelfia, W.B. Saunders, 2000, p. 755.)

Evaluación

La evaluación preoperatoria de estos pacientes es idéntica a la de los sujetos con RGE. En particular para las mediciones del esfínter esofágico bajo los estudios manométricos pueden verse dificultados por la desviación de la unión esofagogástrica; No obstante en general permiten evaluar la amplitud esofágica distal y el grado de peristaltismo. El monitoreo del pH durante 24 horas reviste importancia si modifica el tipo de operación a realizar (esto es, si indica la necesidad de agregar un procedimiento antirreflujo a la operación); no obstante, nosotros proponemos la realización sistemática de un procedimiento antirreflujo durante la disección amplia del hiato en el curso de la reparación. La endoscopia está indicada para evaluar la mucosa del esófago y el estómago e identificar el origen del sangrado en todo paciente con anemia. Las radiografías seriadas gastroduodenales con contraste representan la modalidad más valiosa, dado que aportan información acerca del tamaño de la hernia, la cantidad de estómago afectado y la presencia de incarceración gástrica en el mediastino.

Técnica

La posición del paciente y los accesos es igual que para el tratamiento del RGE. La disección debe comenzar en la curvatura mayor. La disección del panículo adiposo subhiatal a lo largo del pilar izquierdo según lo descrito para el tratamiento de la RGE es difícil debido a que el ligamento esplenogástrico y los vasos cortos gástricos por lo general están elongados y se extienden en el mediastino (fig. 18-10). La disección de estos vasos se facilita si se ingresa en el epiplón menor en una fase temprana del procedimiento.

Una vez seccionado el último vaso corto gástrico en el nivel del hiato, las únicas estructuras superpuestas al pilar izquierdo son el saco y la membrana frenoesofágica. Un saco herniario redundante a menudo puede confundirse con otras estructuras, como los nervios vagos o la pleura. Para evitar este error es necesario exponer las fibras del pilar izquierdo. La disección en es-

te plano debe proseguir en la parte anterior a lo largo del pilar izquierdo hacia el lado derecho. Esta maniobra permite reducir el estómago en la cavidad peritoneal y liberar el saco herniario del mediastino. Después de seccionar el saco herniario a lo largo de los pilares del diafragma sólo resta la disección de la parte posterior del saco, pero esta fase representa la parte más difícil de la operación.

En este momento el saco herniario mantiene íntima relación con la pared anterior del esófago y el nervio vago anterior (fig. 18- 11). A menudo es difícil determinar la localización del esófago debido a la presencia de un saco redundante. En este caso puede ser muy útil el uso de una bujía con fuente luminosa para facilitar la identificación del esófago. Una vez desplegado el plano entre el esófago y el saco herniario, la disección prosigue en el interior del mediastino.

Debe extirparse la mayor cantidad posible de saco herniario que pueda liberarse sin riesgo excesivo del mediastino. En la mayoría de los casos es posible extirpar la totalidad del saco por vía laparoscópica (fig. 18-12). En el caso de hernias paraesofágicas de gran tamaño el saco herniario puede llegar hasta las venas pulmonares inferiores. En estos casos es conveniente dejar una cantidad pequeña de saco residual para evitar traumatismos de estas estructuras mediastínicas.

Después de extirpado el saco, la técnica de reparación es idéntica a la de la RGE. En casos raros el defecto hiatal es demasiado extenso e impide un cierre primario. En esta situación puede efectuarse una incisión de relajación en el hemidiafragma derecho lejos del hiato. Esta maniobra permite la aposición de los pilares diafragmáticos derecho e izquierdo. La incisión de relajación se repara con una malla sintética para prevenir una hernia diafragmática iatrogé-

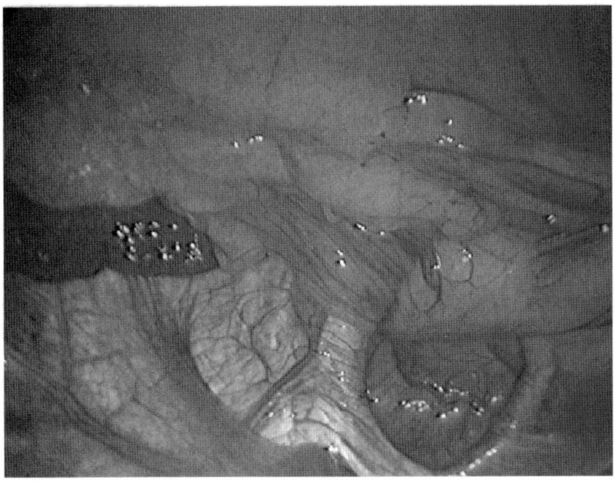

Fig. 18-10. Se ilustra la elongación del ligamento esplenogástrico y los vasos cortos gástricos. Debe evitarse la tentación de comenzar la disección a lo largo del pilar izquierdo del diafragma, dado que este procedimiento se asocia con hemorragia proveniente de los vasos cortos gástricos. Ésta puede evitarse si se comienza por la sección de los vasos gástricos cortos en una zona accesible del fondo gástrico.

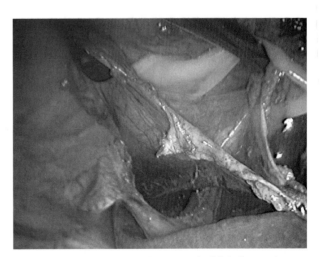

Fig. 18-11. Vista desde el pilar izquierdo del diafragma después de la disección inicial del saco herniario en una hernia paraesofágica. La parte posterior del saco se encuentra íntimamente relacionada con la parte anterior del esófago y el vago anterior, estructuras que pueden observarse como en un plano posterior.

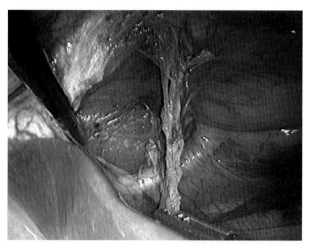

Fig. 18-12. Imagen del campo operatorio que revela la reducción completa del saco de una hernia paraesofágica. En un plano posterior puede observarse el hiato esofágico. Los bordes de corte del saco corresponden a la disección circular alrededor de los pilares del diafragma.

nica. La malla debe mantenerse bien alejada del esófago.

Resultados

Aunque el tratamiento laparoscópico de las hernias paraesofágicas es más complejo que el de las hernias hiatales por deslizamiento y el RGE, la experiencia comunicada en la literatura es mayor. Las tasas de remisión de los síntomas y satisfacción del paciente asociadas con el abordaje mínimamente invasivo son similares a las asociadas con la reparación quirúrgica del RGE. El dolor abdominal, la disfagia y la pirosis remiten en un 90% de los casos.[12,13] La pérdida de sangre aguda y la anemia crónica también responden a la reparación quirúrgica. La estadía hospitalaria por lo general es de 2 a 3 días. La tasa de complicaciones asociada con la reparación de las hernias paraesofágicas es más elevada debido a la necesidad de una disección más extensa del mediastino, lo que implica una incidencia mayor de neumotórax, traumatismo vagal y enfisema subcutáneo diseminado. La tasa de recurrencia de la hernia es de alrededor de un 8%.

Entre los pacientes operados en la University of Washington, la fundoplicatura total se llevó a cabo en 36 casos (86%); la fundoplicatura parcial se realizó en 6 pacientes debido a los resultados anormales del estudio manométrico preoperatorio. La operación se completó por vía laparoscópica en un 93% de los casos. En tres pacientes se necesitó la conversión a un procedimiento a cielo abierto debido a las dificultades para la disección. Todos los síntomas primarios mejoraron después de la operación. En cinco pacientes se efectuaron estudios posoperatorios del pH esofágico du-

rante 24 horas. En cuatro de ellos se documentaron resultados normales, con un tiempo medio de exposición al medio ácido del 0,8%. En un paciente se documentó una exposición ácida anormal (16,6% del tiempo total), pero este hallazgo no se asoció con síntomas. La anemia remitió en todos los casos. En un paciente se observó recurrencia de la hernia, pero hasta el presente ésta no se acompañó de síntomas.

El neumotórax fue una complicación más frecuente (7%). Durante el posoperatorio, 20 pacientes (48%) desarrollaron un enfisema subcutáneo de la región cervical que remitió espontáneamente. Un sujeto falleció como consecuencia de una trombosis de la vena porta 7 días después de la operación. Se le había dado el alta, pero retornó con un abdomen agudo. La intervención quirúrgica reveló ncrosis intestinal diseminada. Este paciente padecía una hernia hiatal de gran tamaño asociada con un vólvulo organoaxial y por este motivo la disección insumió un tiempo muy prolongado. La duración total de la operación superó las 8 horas. Nosotros sospechamos que el período extendido del neumoperitoneo contribuyó con el desarrollo de trombosis de la vena porta.

ACALASIA Y DISMOTILIDAD ESPÁSTICA

El tratamiento quirúrgico de la dismotilidad esofágica se basa en la sección transversal del músculo para facilitar la propulsión del bolo alimenticio hacia el estómago. En consecuencia, esta operación es adecuada para paliar los síntomas pero no trata la enfermedad subyacente. Los síntomas más frecuentes de la acalasia son disfagia, regurgitación de alimentos no digeridos y dolor torácico. Todo tratamiento de la dismotilidad esofágica debe asociarse con una alta probabilidad de alivio sintomático y un bajo riesgo de secuelas adversas.

Indicaciones

La alteración de la motilidad que requiere con mayor frecuencia una intervención quirúrgica es la acalasia. La sola presencia de una acalasia es una indicación para el tratamiento quirúrgico siempre que el paciente pueda tolerar la anestesia general. Si bien las modalidades conservadoras para el tratamiento de la acalasia, como la dilatación y la inyección de toxina botulínica, pueden ser eficaces, los resultados del tratamiento quirúrgico son superiores. En una revisión en la que se examinaron las tasas de respuesta ponderadas en todos los ensayos no controlados publicados en las que se incluyeron más de 10 pacientes, se demostró que el tratamiento inicial por vía laparoscópica es superior a la terapéutica con dilatación neumática e inyección de toxina botulínica.[14] Además, en el único ensayo prospectivo controlado en el que se comparó la dilatación con el tratamiento quirúrgico, los resultados de la cirugía fueron superiores.[15]

Otras indicaciones menos indudables para el tratamiento quirúrgico son el espasmo esofágico difuso y el esófago en "cascanueces". Dadas la relativa infrecuencia de estos trastornos y la cantidad escasa de pacientes derivados al cirujano por estas causas, es difícil extraer conclusiones valederas acerca del resultado de la intervención quirúrgica. La operación sólo debe contemplarse en casos de disfagia intermitente o pérdida de peso persistente. La presencia de dolor como único síntoma no es una indicación para cirugía.

Evaluación

Los estudios manométricos son esenciales para confirmar el diagnóstico de acalasia y dismotilidad esofágica. Aunque la acalasia clásica se asocia con resultados normales del monitoreo del pH durante 24 horas, nosotros solicitamos en forma sistemática este estudio en los pacientes con dismotilidad para documentar la presencia de reflujo gastroesofágico y diferenciarla de la fermentación.[16] La esofagografía contribuye para determinar la magnitud de la enfermedad. Este estudio revela un afinamiento del esófago distal y en los casos avanzados puede observarse un cuerpo esofágico tortuoso. Estos hallazgos revisten importancia en la medida en que contribuyan con las decisiones operatorias relacionadas con la longitud de la miotomía. El examen endoscópico preoperatorio es esencial en la medida en que permite descartar otros procesos patológicos del esófago y el tracto digestivo superior.

Técnica

Este procedimiento abarca una esofagomiotomía de 7 a 10 cm de longitud con una fundoplicatura posterior parcial. Dado que durante la operación se rompen varias barreras que se oponen al reflujo gastroesofágico (p. ej., la membrana frenoesofágica, la aposición de los pilares diafragmáticos y las fibras musculares intrínsecas de la zona esofágica inferior de alta presión), nosotros pensamos que es necesario realizar en forma simultánea un procedimiento antirreflujo.

Los pacientes deben alimentarse sólo con líquidos durante los dos días previos a la operación con el fin de reducir la cantidad de material particulado en el esófago. La posición del paciente y los accesos es similar a la utilizada en el procedimiento antirreflujo salvo porque para la miotomía el acceso para la cámara de video debe ubicarse en una posición más lateral (hacia

la izquierda) que para el tratamiento del ERGE. Esta modificación permite que la imagen operatoria siga la dirección del eje del esófago, que se inclina ligeramente hacia la izquierda en el momento en que pasa del mediastino hacia la cavidad peritoneal. Dado que la miotomía se realiza en dirección proximal, esta imagen es esencial.

La movilización de los pilares diafragmáticos y el fondo del estómago se lleva a cabo en forma similar a la descrita con anterioridad. Después de separar la membrana frenoesofágica del esófago se procede a preparar la parte anterior del esófago para la miotomía. Se coloca una bujía 52 Fr en la luz del esófago y el estómago. El ayudante debe mantener la tracción del estómago en dirección posterior para que la pared anterior se despliegue sobre la bujía. Luego el cirujano moviliza el tejido adiposo subhiatal desde la serosa del estómago tomando precauciones para evitar lesiones del vago (fig. 18-13). La continuación de la disección en dirección cefálica permite llegar a la unión esofagogástrica. En este nivel se diseca el tejido adiposo para liberarlo de las fibras musculares longitudinales del esófago, y esta maniobra separa el nervio vago de la pared esofágica (fig. 18-14). El vago debe liberarse hasta donde lo permita la exposición quirúrgica (6 a 9 cm). A menudo se secciona la parte anterior del hiato durante una distancia de 1 a 2 cm para facilitar el acceso al mediastino.

La miotomía debe comenzar en un área de la cara anterior del esófago que no parezca afectada por ningún tratamiento previo (p. ej., inyección de toxina botulínica o dilatación). Nosotros utilizamos un electrocauterio con un extremo en ángulo recto para efectuar la miotomía. El talón del electrocauterio se utiliza para seccionar las fibras longitudinales mediante una corriente eléctrica (fig. 18-15). A medida que se exponen

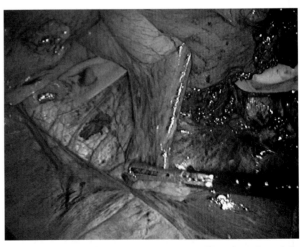

Fig. 18-13. Se eleva el panículo adiposo subhiatal en el nivel de la unión esofagogástrica desde la parte anterior del estómago. Esta maniobra posibilita la exposición necesaria para extender la miotomía hacia el interior del estómago.

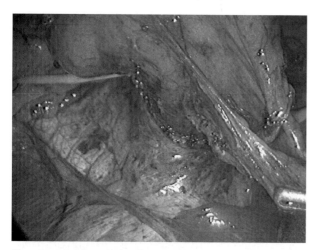

Fig. 18-14. El panículo adiposo subhiatal se elevó en continuidad con el vago anterior, que puede apreciarse en el momento en que ingresa en el panículo adiposo inmediatamente a la izquierda del centro de la fotografía. Pueden apreciarse con claridad la parte anterior del esófago, la unión esofagogástrica y el estómago.

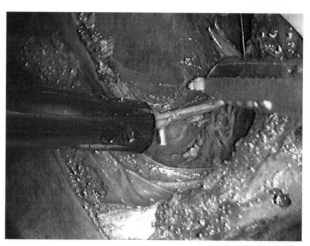

Fig. 18-16. Sección de las fibras musculares circulares durante la miotomía para el tratamiento de la acalasia. La pinza eleva el músculo previamente seccionado, mientras el electrocauterio en ángulo recto se utiliza para separar la capa muscular circular de la submucosa. El vago anterior se desplaza hacia la derecha.

las fibras musculares circulares se utiliza el extremo del electrocauterio para crear un espacio entre las fibras y el plano submucoso. Con el extremo del electrocauterio ubicado en el plano apropiado, el dispositivo se utiliza para separar las fibras de la mucosa antes de seccionarlas (fig. 18-16). La miotomía debe llegar hasta el nivel proximal prefijado sobre la base de los resultados del estudio manométrico o hasta el límite del campo quirúrgico. En la parte distal la miotomía debe incluir 1,5 cm de tejido gástrico. La transición entre las fibras circulares del esófago y las fibras en cabestrillo del estómago puede apreciarse con claridad.

La fundoplicatura posterior se crea en forma similar a la creación de la fundoplicatura total. En lugar de suturar el fondo gástrico a sí mismo se sutura la parte posterior del fondo (que se llevó de izquierda a dere-

cha por detrás del esófago) al borde de sección derecho de la miotomía. El fondo anterior se sutura de manera similar al borde de sección izquierdo de la miotomía (fig. 18-17). Esta maniobra no sólo contribuye a crear una barrera contra el reflujo sino que también traslada la tensión lateral hacia la miotomía, lo que evita la superposición de los bordes de corte y la formación de cicatriz. Los pilares diafragmáticos no se reaproximan durante este procedimiento.

Una alternativa a la fundoplicatura parcial posterior es la fundoplicatura anterior (Dor). La ventaja de este enfoque es que el sitio de la miotomía se recubre con el fondo gástrico, lo que ayuda a prevenir filtraciones posoperatorias y la adherencia de mucosa al lóbulo iz-

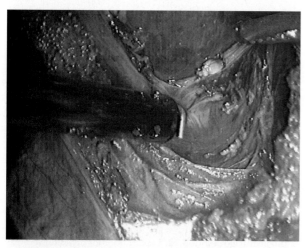

Fig. 18-15. Sección de las fibras musculares longitudinales con la parte posterior del electrocauterio en ángulo recto.

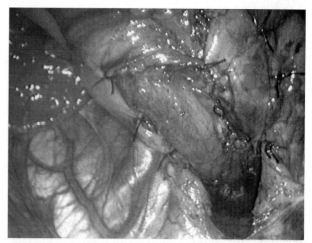

Fig. 18-17. Fundoplicatura posterior completa después de la esofagomiotomía. El fondo gástrico se sutura a los bordes de corte de la miotomía. Puede observarse el vago anterior que atraviesa la mucosa esofágica de izquierda a derecha en el ángulo superior izquierdo de la fotografía.

quierdo del hígado. Nosotros solíamos realizar una fundoplicatura parcial anterior, pero luego adoptamos la técnica de la fundoplicatura posterior con la intención de reducir aun más el riesgo de reflujo ácido posoperatorio.

Resultados

El abordaje laparoscópico se reconoció en general como una modalidad excelente para el tratamiento de la acalasia. En varias series pequeñas se demostró que este enfoque es eficaz y satisface al paciente. Aunque también se utilizó un abordaje toracoscópico para la miotomía, el laparoscópico permite realizar un procedimiento antirreflujo más eficiente.[17,18] La disfagia y la regurgitación remiten por completo en un 80 a un 90% de los casos.[19-22] Aún no se dispone de tasas de remisión de los síntomas a largo plazo. La duración media de la internación hospitalaria es de 2 días, y las complicaciones son infrecuentes.[23]

En nuestro primer artículo relacionado con el tratamiento de la acalasia con una técnica mínimamente invasiva habíamos utilizado un abordaje torácico y los resultados se consideraron excelentes o buenos en un 90% de los pacientes. El monitoreo del pH posoperatorio reveló una exposición ácida anormal (aunque asintomática) en hasta un 50% de los casos.[24] Por este motivo adoptamos un abordaje laparoscópico con el fin de agregar un procedimiento antirreflujo. Desde entonces, 57 pacientes se trataron con una miotomía laparoscópica en la University of Washington. Los síntomas primarios de disfagia y regurgitación mejoraron significativamente en un 93% de los pacientes tratados. En los que presentaban dolor torácico, este síntoma respondió al tratamiento en un 63% de los casos. El monitoreo del pH posoperatorio reveló una exposición ácida anormal en hasta un 30% de los pacientes, pero en la mayoría este hallazgo no se acompañó de síntomas. El abordaje laparoscópico no sólo permite un acceso más adecuado para la realización de un procedimiento antirreflujo sino que también reduce la tasa de morbilidad del procedimiento (no se necesita la colocación sistemática de un tubo torácico) y permite que el cirujano opere en dirección paralela al plano de disección en lugar de perpendicular a él, como en el caso del abordaje toracoscópico.

La complicación específica para este procedimiento en comparación con el que se practica para el RGE es el riesgo de desgarro mucoso, que se documentó en 3 pacientes (5%). Todas estas perforaciones se repararon por vía laparoscópica y hasta el presente no se documentaron secuelas adversas. Dos de estos pacientes se habían tratado con inyecciones de toxina botulínica antes de la operación, lo que dificultó la disección quirúrgica ulterior.[21] Durante un período de seguimien-

to máximo de 6 años se documentó la recurrencia de los síntomas en 5 pacientes (9%). Tres presentaron alteraciones progresivas de la motilidad esofágica. En otros dos se observó obstrucción funcional del esófago distal secundaria a la fundoplicatura. En ambos casos se precisó la corrección quirúrgica, que se llevó a cabo por vía laparoscópica.

DIVERTÍCULOS EPIFRÉNICOS

La mayoría de los divertículos localizados debajo del esfínter esofágico superior se produce en la región epifrénica. Todo divertículo localizado en esta región requiere intervención quirúrgica si el paciente presenta síntomas significativos y puede tolerar la anestesia general. Los síntomas más frecuentes comprenden disfagia y regurgitación de alimentos no digeridos. La mayoría de los divertículos localizados a una distancia de 10 cm o menos de la unión esofagogástrica puede abordarse por vía laparoscópica.

Evaluación

Para evaluar posibles alteraciones de la motilidad esofágica se necesita el estudio manométrico preoperatorio del esófago. La alteración de la motilidad detectada con mayor frecuencia es la acalasia.[25] La manometría también puede revelar un espasmo esofágico difuso, un aumento de la presión del EEI, alteraciones inespecíficas de la motilidad o una motilidad esofágica normal. Además, la manometría aporta información acerca de la magnitud del compromiso del cuerpo esofágico asociado con la anormalidad motora. Si se detecta una alteración de la motilidad esofágica el tratamiento quirúrgico debe incluir una miotomía además de la diverticulectomía. También es esencial obtener una esofagografía preoperatoria para evaluar el tamaño del divertículo y la localización de la lesión en relación con la unión esofagogástrica.

Técnica

Al igual que en el caso de las operaciones por trastornos de la motilidad, el paciente debe ingerir una dieta líquida durante los 2 días previos a la intervención. La posición del paciente, la posición de los accesos y la técnica de disección inicial son iguales que las descritas para el tratamiento de la acalasia. A medida que el tejido adiposo subhiatal se libera de la serosa y las fibras longitudinales del esófago se aprecia el plano situado entre las fibras musculares esofágicas y el divertículo. Una vez identificado, el divertículo se diseca para separarlo de las estructuras contiguas. Con la mano izquierda para sostener el divertículo, el cirujano aleja las estructuras circundantes y secciona los pequeños vasos sanguíneos que se dirigen en forma directa hacia la pared del divertículo. Si éste se localiza en una región más cefálica, el hiato puede abrirse en la forma descrita antes para facilitar la exposición del mediastino. Una vez liberada la superficie del divertículo se diseca su cuello hasta llegar al defecto en la capa muscular del esófago. El cuello diverticular debe separarse de todo el tejido circundante, y esta maniobra puede facilitarse por la tracción del divertículo hacia abajo. Una vez que se haya movilizado completamente el divertículo puede utilizarse una engrapadora automática y dispositivo de corte para seccionar en forma transversal el cuello del saco a lo largo de una bujía 52 Fr (fig. 18-18). Nosotros aproximamos las fibras musculares en el sitio de la diverticulectomía en la medida que esta maniobra no comprometa el diámetro de la luz esofágica.

Luego se realiza una miotomía a lo largo de la parte anterior del esófago pero lejos del sitio de la diverticulectomía en forma similar a la descrita para el tratamiento de la acalasia. También se agrega una fundoplicatura parcial posterior.

Resultados

El tratamiento laparoscópico de los divertículos epifrénicos no se lleva a cabo con frecuencia. En tres artículos se describe el tratamiento de un total de 8 pacientes.[26-28] En todos los casos la intervención condujo al alivio de los síntomas primarios, como la regurgitación y la disfagia. No se comunicaron recurrencias, aunque en tres casos falta información relacionada

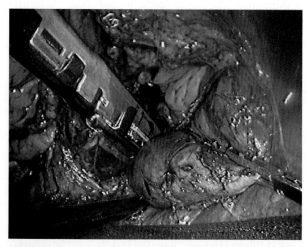

Fig. 18-18. Sección del divertículo epifrénico mediante una engrapadora automática con corte. El divertículo se separa hacia la derecha del esófago y se introduce una bujía para evitar el compromiso de la luz esofágica.

con el seguimiento. En un caso se necesitó la conversión en un procedimiento a cielo abierto.[26] Se documentaron un caso de neumotórax y uno de fibrilación auricular.

En la University of Washington evaluamos seis pacientes con divertículos epifrénicos sintomáticos en el curso de los últimos 4 años. Hasta el presente cuatro se trataron con una intervención quirúrgica. La disfagia, la pirosis y la regurgitación remitieron después de la diverticulectomía asociada con una miotomía en 3 pacientes, y la diverticulectomía y la abolición de una gastroplastia vertical con banda en el cuarto caso. Un paciente presentó un esófago en "cascanueces" asociado con amplitudes esofágicas distales de 240 mmHg y un EEI con una presión en reposo media de 43 mm Hg y una relajación completa. El segundo paciente padecía disfagia severa con una motilidad esofágica normal, pero no se logró atravesar el EEI con el catéter de manometría. El tercer paciente no se evaluó con estudios manométricos preoperatorios y, debido a la falta de conocimientos precisos acerca de la función del EEI, en este caso se llevó a cabo una miotomía además de la diverticulectomía. El cuarto paciente presentó una motilidad esofágica normal y un EEI con una presión normal, pero en el nivel correspondiente a una banda colocada con anterioridad durante una operación para reducir el peso corporal se documentó una presión de 35 mmHg. En tres casos se realizó una fundoplicatura parcial posterior; en el paciente con la gastroplastia vertical como banda no se agregó procedimiento antirreflujo. La evaluación posoperatoria reveló resultados manométricos normales y la ausencia de reflujo ácido en el único paciente que completó el seguimiento; en los dos sujetos evaluados con esofagografías posoperatorias no se observó ninguna recurrencia.

Aunque la cantidad de pacientes tratados por vía laparoscópica es muy reducida, los resultados comunicados parecen similares a los del procedimiento a cielo abierto.[29] No se comunicaron filtraciones, y el seguimiento a corto plazo con estudios posoperatorios no reveló ningún caso de recurrencia.

TUMORES TISULARES BLANDOS BENIGNOS

Los tumores submucosos del segmento distal del esófago pueden tratarse por vía laparoscópica. La presencia de un tumor es una indicación para la resección quirúrgica con el fin de descartar cáncer. Los tumores benignos del esófago son infrecuentes, y los que se localizan a una distancia de 10 cm o menos de la unión esofagogástrica son accesibles mediante laparoscopia) son aun menos frecuentes. Estas lesiones son candidatas apropiadas para el abordaje laparoscópico debido al aumento provisto por el laparoscopio y la cámara, la visualización más clara del hiato y la menor tasa de morbilidad asociada con el procedimiento.

Evaluación

La evaluación preoperatoria de un tumor de los tejidos blandos del esófago debe comprender una esofagografía, una endoscopia digestiva alta y una tomografía computarizada del tórax y la parte superior del abdomen. La esofagografía aporta información acerca del tamaño del tumor y su localización en relación con el hiato, factores que ayudan a determinar si la lesión debe abordarse desde el tórax o el abdomen. La endoscopia alta se necesita para descartar un carcinoma originado en la mucosa. Si el origen submucoso del tumor es indudable no debe intentarse obtener una muestra de biopsia, dado que este procedimiento complicará una extirpación extramucosa ulterior. La tomografía computarizada es útil para establecer la relación entre la masa y las estructuras circundantes, y evaluar la presencia de lesiones sospechosas en los pulmones y el hígado.

Técnica

La posición del paciente y los accesos son iguales que los descritos para la esofagomiotomía en pacientes con acalasia. También se requiere una esofagoscopia intraoperatoria para establecer la localización precisa del tumor.

El fondo gástrico y la membrana frenoesofágica se movilizan para acceder al esófago distal. En los casos en los que el tumor no se visualiza con claridad, la endoscopia intraoperatoria puede dirigir la sección inicial de las fibras musculares del esófago. Una vez identificada la masa ocupante, las fibras musculares longitudinales y circulares se seccionan en la forma descrita para la esofagomiotomía. Se recomienda preservar algunas fijaciones de tejido areolar al tumor para facilitar la retracción (fig. 18-19). La disección a lo largo de la superficie del tumor permite llegar al plano submucoso. Los vasos de gran calibre provenientes del plexo submucoso pueden separarse del tumor mediante una disección cuidadosa permitiendo la enucleación de la lesión (fig. 18-20). Puede utilizarse una bujía para tensar la mucosa, aunque esta maniobra a menudo genera una tensión excesiva en el sitio de resección y dificulta la manipulación del tumor.

Una vez liberado el tumor, la miotomía puede cerrarse por primera siempre que el procedimiento no comprometa la luz esofágica. Luego se agrega una fundoplicatura total para prevenir el reflujo gastroesofági-

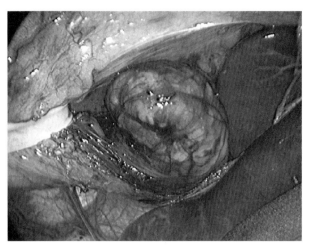

Fig. 18-19. Leiomioma de gran tamaño en la parte anterior derecha del segmento distal del esófago. El drenaje de Penrose ejerce tensión sobre el cardias. Nótese que se dejó una porción de la adventicia unida al tumor para facilitar la tracción.

co. Si la incisión afectó a una porción importante del músculo no será posible cerrar la miotomía y deberá recurrirse a una fundoplicatura parcial para prevenir el reflujo gastroesofágico y reforzar el sitio de resección. En los casos en los que se violó la integridad de la mucosa se necesita una reparación inicial con material de sutura fino permanente para luego recubrir el área con una fundoplicatura parcial.

Resultados

Varios autores describieron el abordaje toracoscópico para la resección de un leiomioma del esófago.[30-32] Esta resección se completó con una técnica mínimamente invasiva en todos los casos, no se documenta-

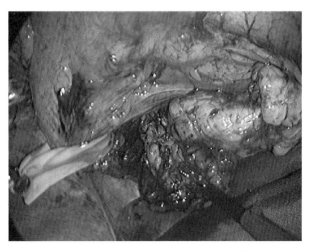

Fig. 18-20. Enucleación completa del tumor de la figura 18-19. Esta neoplasia tenía forma de herradura y se encontraba confinada en el segmento distal del esófago.

ron recurrencias y las complicaciones fueron escasas. Aunque se comunicaron casos de resección de leiomiomas gástricos por vía laparoscópica,[33,34] los leiomiomas del segmento distal del esófago y la unión esofagogástrica rara vez se abordan por esta vía debido al riesgo de no acceder al borde proximal de la lesión.

En la University of Washington se trataron cinco pacientes con la resección laparoscópica de tumores de los tejidos blandos del esófago distal. Los síntomas asociados con más frecuencia con estas lesiones comprenden pirosis, disfagia y dolor abdominal. Ante la sospecha de un tumor, la localización de la lesión se confirmó mediante endoscopia. El hallazgo manométrico más frecuente en estos pacientes fue una disminución de la presión del EEI asociada con una motilidad esofágica normal. En cuatro pacientes se llevó a cabo una resección con una fundoplicatura total y un sujeto se trató con una fundoplicatura parcial En todos los casos la resección fue completa y los tumores eran benignos; no se documentó ninguna recurrencia.

RESECCIÓN ESOFÁGICA

El papel desempeñado por la cirugía mínimamente invasiva en la extirpación del esófago no se definió con precisión. Aunque en series pequeñas se describen los aspectos técnicos de la esofagectomía total, hasta el presente la experiencia es insuficiente para recomendar la aplicación sistemática de esta modalidad.[35,36] No se publicó ningún estudio dedicado a comparar esta técnica con el procedimiento a cielo abierto convencional, de manera que los presuntos beneficios del abordaje laparoscópico no se demostraron. En una serie de 9 pacientes se documentó un tiempo operatorio total de 6,5 horas con una pérdida de sangre mínima (290 mL). Dos de los nueve pacientes operados debieron internarse en una unidad de terapia intensiva; la duración promedio de la internación fue de 6,4 días.[37] Aunque estos resultados son elocuentes, la ventaja del abordaje laparoscópico con respecto al procedimiento a cielo abierto no es tan notable como en el caso de otros trastornos esofágicos. Por el momento, la esofagectomía laparoscópica debería realizarse sólo en centros médicos especializados con un mayor volumen de pacientes.

RESUMEN

La cirugía mínimamente invasiva modifico el enfoque quirúrgico de las enfermedades esofágicas. La utilización de técnicas videolaparoscópicas permite realizar operaciones tan eficaces como los procedimientos a cielo abierto y requiere un grado mucho menor de destrucción tisular para acceder a la lesión. Las enfermedades tratadas con más frecuencia con esta modalidad comprenden RGE, hernias paraesofágicas y dismotilidad esofágica. Otros procesos patológicos en los que la vía laparoscópica se utiliza con menor asiduidad comprenden los divertículos y los leiomiomas esofágicos. En un futuro cercano es muy probable que las técnicas videolaparoscópicas se utilicen de manera sistemática para realizar una esofagectomía en pacientes con enfermedades benignas o malignas.

Referencias

1. So, J.B., Zeitels, S.M., and Rattner, D.W.: Outcomes of atypical symptoms attributed to gastroesophageal reflux treated by laparoscopic fundoplication. Surgery, 124:28, 1998.
2. Hallerback, B., et al.: ()meprazole or ranitidine in long-term treatment of reflux esophagitis: Scandinavian Clinics for United Research. Gastroenterology 107:1305, 1994.
3. Lundell, L.R.: The knife or the pill in the long-term treatment of gastroesophageal reflux disease? Yale J. Biol. Med., 67:233, 1994.
4. Jobe, B.A., Horvath, K.D., and Swanstrom, L.L.: Postoperative function following laparoscopic Collis gastroplasty for shortened esophagus. Arch. Surg., 133:867, 1998.
5. Zaninotto, G., et al.: Laparoscopic treatment of gastro-esophageal reflux disease: Indications and results. Int. Surg., 80:380, 1995.
6. Peters, J.H., and DeMeester, T.R.: Indications, benefits and outcome of laparoscopic Nissen fundoplication. Dig. Dis., 14:169, 1996.
7. Horgan, S., and Pellegrini, C.A.: Surgical treatment of gastroesophageal reflux disease. Surg Clin. North Am., 77:1063, 1997.
8. Johnson W.E., et al.: outcome of respiratory symptoms after antireflux surgery on patients with gastroesophageal reflux disease. Arch. Surg., 131:489, 1996.
9. Heudebert, G.R., et al.: Choice of long-term strategy for the management of patients with severe esophagitis: A cost-utility analysis. Gastroenterology 112:1078, 1997.
10. Blomqvist, A.M., et al.: Laparoscopic or open fundoplication? A complete cost analysis. Surg. Endosc., 12:1209, 1998.
11. Velanovich, V, et al.: Quality of life scale for gastroesophageal reflux disease. J. Am. Coll. Surg., 183:217, 1996.
12. Perdikis, G., et al.: Laparoscopic paraesophageal hernia repair. Arch. Surg., 132:586; discussion 590, 1997.
13. Horgan, S., et al.: Repair of paraesophageal hernias. Am. J. Surg., 177:354, 1999.
14. Spiess, A.E., and Kahrilas, P.J.: Treating achalasia: From whalebone to laparoscope. JAMA, 280:638, 1998.
15. Csendes, A., et al.: Late results of a prospective randomised study comparing forceful dilatation and oesophagomyotomy in patients with achalasia. Gut, 30:299, 1989.
16. Crookes, P.F, Corkill, S., and DeMeester, T.R.: Gastroesophageal reflux in achalasia: When is reflux really reflux? Dig. Dis. Sci., 42:1354, 1997.
17. Raiser, F., et al.: Heller myotomy via minimal-access surgery: An evaluation of antireflux procedures. Arch. Surg., 131:593, discussion 597, 1996.
18. Patti, M.G., Arcerito, M., and Pellegrini, C.A.: Thoracoscopic and laparoscopic Heller's myotomy in the treatment of esophageal achalasia. Ann. Chir Gynaecol., 84:159, 1995.

19. Collard, J.M., et al.: Heller-Dor procedure for achalasia: From conventional to video-endoscopic surgery. Acta Chir. Belg., 96.62, 1996

20. Corcione, F, et al.: Surgical laparoscopy with intraoperative manometry in the treatment of esophageal achalasia. Surg. Laparosc. Endosc., 7:232, 1997.

21. Horgan, S., et al.: Does botox injection make esophagomyotomy a more difficult operation? Surg. Endosc., 13:576, 1999.

22. Wang, PC., et al.: The outcome of laparoscopic Heller myotomy without antireflux procedure in patients with achalasia. Am. Surg., 64:515; discussion 521, 1998.

23. Holzman, M.D., et al.: Laparoscopic surgical treatment of achalasia. Am. J. Surg., 173:308, 1997.

24. Pellegrini, C.A., et al.: Thoracoscopic esophageal myotomy in the treatment of achalasia. Ann. Thorac. Surg., 56:680, 1993.

25. Streitz, J.M., Jr., Glick, M.E., and Ellis, F.H. Jr.: Selective use of myotomy for treatment of epiphrenic diverticula: Manometric and clinical analysis. Arch. Surg., 127:585; discussion 587, 1992.

26. Myers, B.S., and Dempsey, D.T: Laparoscopic resection of esophageal epiphrenic diverticulum. J. Laparoendosc. Adv. Surg. Tech. A., 8:201, 1998.

27. Rosati, R., et al.: Diverticulectomy, myotomy, and fundoplication through laparoscopy: A new option to treat epiphrenic esophageal diverticula? Ann. Surg., 227:174, 1998.

28. Chami, Z., et al.: Abdominal laparoscopic approach for thoracic epiphrenic diverticulum. Surg. Endosc., 13:164, 1999.

29. Jordan, P.H., and Kinner, B.M.: New look at epiphrenic diverticulum. World J. Surg., 23: 147, 1999.

30. Bonavina, L., et al.: Surgical therapy of esophageal leiomyoma. J. Am Coll. Surg., 181:257, 1995.

31. Tamura, K, et al.: Thoracoscopic resection of a giant leiomyoma of the esophagus with a mediastinal outgrowth. Ann. Thorac. Cardiovasc. Surg., 4:351, 1998.

32. Taniguchi, E., et al.: Thoracoscopic enucleation of a large leiomyoma located on the left side of the esophageal wall. Surg. Endosc., 11:280, 1997.

33. Gurouz, A.T., and Peetz, M.E.: Resection of a gastric leiomyoma using combined laparoscopic and gastroscopic approach. Surg. Endosc., 11:285, 1997.

34. Taniguchi, E., et al.: Laparoscopic intragastric surgery for gastric leiomyoma. Surg. Endosc., 11:287, 1997.

35. Yahata, H., et al.: Laparoscopic transhiatal esophagectomy for advanced thoracic esophageal cancer. Surg. Laparosc. Endosc., 7:13, 1997.

36. Sammartino, P., et al.: Videoassisted transhiatal esophagectomy for cancer. Int. Surg., 82:406, 1997.

37. Swanstrom, L.L., and Hansen, P.: Laparoscopic total esophagectomy. Arch. Surg., 132.943; discussion 947, 1997.

Neoplasias y quistes

19

Carcinoma del esófago
y el cardias

MARK K. FERGUSON

Los tumores del esófago y el cardias representan algunos de los problemas más difíciles de solucionar para el cirujano oncológico. Es muy probable que los tumores esofágicos conduzcan a una muerte rápida debido a la probabilidad alta de enfermedad avanzada en el momento del diagnóstico y las dificultades asociadas con el tratamiento. Las tasas de supervivencia no mejoraron de manera apreciable en el curso de los últimos 25 años a pesar del advenimiento de modalidades terapéuticas nuevas. En este capítulo proponemos una revisión de los enfoques actuales para el diagnóstico y el manejo del cáncer de esófago. Se subrayará la importancia del diagnóstico temprano y la necesidad de mejorar los regímenes terapéuticos como factores esenciales para modificar en grado significativo la evolución de esta enfermedad en el futuro.

EPIDEMIOLOGÍA

El cáncer de esófago representa un 1% de todos los cánceres diagnosticados en los EE.UU. y es responsable del 2,1% de todas las muertes provocadas por procesos malignos.[122] Se estimó que en 1998 se diagnosticaron 12.300 casos nuevos de cáncer de esófago y para ese mismo año se predijeron 11.900 muertes por la enfermedad. El cáncer de esófago representa un 5,4% de todos los carcinomas del tracto digestivo y es la causa de un 9,1% de todas las muertes provocadas por estos cánceres. En los EE.UU. el cáncer del esófago o el cardias afecta alrededor de 6 por 100.000 hombres y 1,5 por 100.000 mujeres.

La incidencia de cáncer de esófago en el mundo está sujeta a diversas variaciones geográficas. Las tasas más elevadas se documentaron entre los turcomanos que residen en el litoral caspiano de Irán, con una incidencia de hasta 160 a 180 por cada 100.000 habitantes.[76] La incidencia de cáncer de esófago también es elevada en el norte de China, donde llega a 109 por cada 100.000 habitantes;[44] la mortalidad asociada con este cáncer es en particular elevada en las provincias de las zonas montañosas del norte de China, donde varía entre 169 por cada 100.000 habitantes en áreas de la

provincia de Shansi y 132 por cada 100.000 habitantes en zonas de la provincia de Hunan.[235] Este tipo de cáncer también es frecuente en la provincia del Cabo de Sudáfrica, sobre todo en la comunidad Bantú, así como en Ceylán y en ciertas regiones de Europa, sobre todo en Normandía y Bretaña.

ETIOLOGÍA

Los factores sociales desempeñan un papel importante en la incidencia de cáncer de esófago en los diversos grupos culturales y étnicos. En el hemisferio occidental el consumo elevado de alcohol se asocia con una tasa elevada de cáncer de esófago en los EE.UU., Gran Bretaña y Francia. El riesgo de carcinoma de esófago es 25 veces mayor en las personas que suelen ingerir bebidas con una graduación alcohólica alta y 10 veces mayor en personas que consumen grandes cantidades de cerveza.[139,140] El consumo de tabaco, sobre todo de cigarrillos, también se relaciona con un riesgo aumentado de cáncer de esófago. Aunque la ingestión de alcohol es un factor de riesgo más importante que el consumo de tabaco, se piensa que estos dos factores se potencian mutuamente para el desarrollo de cáncer de esófago.

En regiones geográficas en las que el cáncer de esófago es endémico a menudo se implican los factores de la dieta como agentes etiológicos. En la provincia de Honan, en el norte de China, se observó que las nitrosaminas y los hidrocarburos aromáticos policíclicos presentes en muestras de alimentos pueden inducir un cáncer de esófago en animales de experimentación.[235] Es probable que ciertos carcinógenos extraídos del arbusto *Croton flaveus* se relacionen con el desarrollo de cáncer de esófago en Curaçao, donde las hojas y la raíz de este vegetal se mascan o se utilizan en infusiones. En la zona donde Irán limita con el Mar Caspio, el riesgo elevado de cáncer esofágico se asocia con las altas temperaturas a las cuales se consume el té sumadas a los efectos carcinogénicos potenciales de los taninos y los fenoles que se encuentran en esta infusión.[76] El cáncer de esófago también se relacionó con deficiencias nutricionales, como deficiencia de oligoelementos en ciertas áreas endémicas, sobre todo el condado de Linhsien en la provincia de Hunan (China) y en Sudáfrica, donde se detectó una concentración menor de molibdeno, manganeso, hierro, silicio, bario, titanio, selenio y magnesio que en otras áreas con una incidencia menor de cáncer de esófago.[99,132,136] Es factible que la deficiencia de riboflavina y vitaminas A y C también sea importante.

Aunque en los EE.UU. la tasa de mortalidad asociada con el cáncer de esófago es mayor entre los negros que entre los blancos, se piensa que esta diferencia es consecuencia de una exposición mayor a otros factores de riesgo. No se estableció una correlación etiológica clara entre los factores genéticos y el cáncer de esófago. La única excepción son los pacientes con tilosis, un síndrome caracterizado por hiperqueratosis de las palmas y las plantas asociado con papilomas del esófago.[82,185] Esta enfermedad está determinada por un gen autosómico dominante y se asocia con riesgo de carcinoma espinocelular del esófago de alrededor del 70%.

Algunas enfermedades esofágicas benignas predisponen al desarrollo de carcinoma espinocelular del esófago. Los pacientes con acalasia presentan un riesgo del 5 al 10% en el curso de sus vidas, y en estos casos el carcinoma en general afecta el segmento medio del esófago.[2,153,175,194] Se presume que los pacientes con estrecheces esofágicas provocadas por lejía se asocian con un riesgo de cáncer de esófago del 5%, aunque la exactitud de esta estimación es cuestionable;[74,91] otros autores mencionan una probabilidad de menos del 1% con un período de latencia de 30 a 45 años.[13,188] La esofagitis crónica, ya sea por reflujo gastroesofágico o por otros trastornos inflamatorios, también se asocia con una incidencia elevada de cáncer de esófago.[120]

Otros trastornos benignos del esófago también se asociaron con el desarrollo de adenocarcinomas esofágicos. Los estudios de autopsia revelaron que la presencia de restos embrionarios de epitelio cilíndrico en el interior del esófago es un hallazgo frecuente en pacientes con cáncer de esófago. Estos islotes heterotópicos de mucosa gástrica pueden experimentar una degeneración maligna hacia un adenocarcinoma del esófago, aunque este fenómeno es raro. Por otra parte, en pacientes con un esófago de Barrett (endobraquiesófago), un trastorno adquirido relacionado con el reflujo gastroesofágico, el riesgo de desarrollar un carcinoma del esófago es 50 veces mayor que en la población general.[54]

HISTOPATOLOGÍA

El carcinoma espinocelular es el proceso maligno del esófago más frecuente en todo el mundo. A menu-do es multicéntrico, y más de un 25% de los pacientes con cáncer primario invasor presenta un segundo tumor sincrónico. Los cánceres sincrónicos con frecuencia se detectan en un estadio evolutivo temprano, pero invaden la submucosa y los tejidos más profundos en más del 20% de los casos. En casi un 70% de los casos, los cánceres primarios invasores también se asocian con un carcinoma intraepitelial contiguo. Estas observaciones sugieren que la causa del multicentrismo de estos tumores podría ser una transformación carcinomatosa de campo.[116,117] La invasión del carcinoma espinocelular más allá de la capa submucosa se produce por diversos mecanismos, como la diseminación intraepitelial, la invasión directa de la estroma o la diseminación intraductal, y todos ellos representan posibles vías para la invasión tumoral de los tejidos más profundos.[219]

Una variante del carcinoma espinocelular está representada por tumores polipoides raros que contienen numerosas células fusiformes y se asocia con elementos carcinomatosos y sarcomatosos (cuadro 19-1). Estos tumores a veces se designan con el nombre de seudosarcomas o carcinosarcomas. Los estudios inmunohistoquímicos muestran la presencia de elementos epiteliales en áreas sarcomatosas y avalan el concepto de que las células fusiformes son de origen epitelial.[72,150]

Las porciones más distales del esófago y el cardias se afectan con mayor frecuencia por un adenocarcinoma que por un carcinoma espinocelular (fig. 19-1). Estos tumores se originan en las glándulas submucosas del epitelio escamoso, el epitelio cilíndrico en el esófago distal o el que reviste el esófago de Barrett. Los adenocarcinomas del esófago y el cardias son relativamente frecuentes, sobre todo en el hemisferio occidental. En los EE.UU, la incidencia comunicada de estos cánceres está aumentando con una velocidad que supera la de cualquier otro cáncer.[26,34,84,87,173] Los adenocarcinomas por

---

Cuadro 19-1. *Tumores malignos del esófago*

Epiteliales
  Carcinoma espinocelular
    Carcinoma de células fusiformes
    Carcinosarcoma
    Seudosarcoma
  Adenocarcinoma
    Adenoacantoma
  Carcinoma adenoescamoso
  Carcinoma mucoepidermoide
  Carcinoma adenoide quístico
  Carcinoide
  Carcinoma indiferenciado
  Carcinoma de células pequeñas (en granos de avena)
No epiteliales
  Leiomiosarcoma
  Melanoma maligno
  Rabdomiosarcoma
  Mioblastoma
  Linfoma maligno

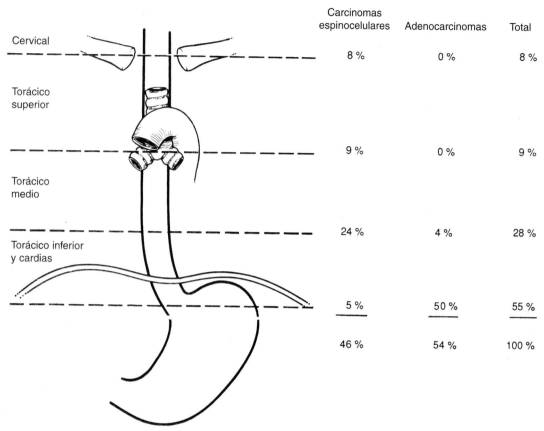

Fig. 19-1. Distribución de los carcinomas espinocelulares y adenocarcinomas del esófago y el cardias, según la localización anatómica.

lo general ya son tumores invasores en el momento del diagnóstico, aunque en pacientes con un esófago de Barrett en programas de vigilancia a veces se detectan neoplasias intraepiteliales del esófago.[32] A diferencia de los cánceres de células escamosas, el adenocarcinoma rara vez es multicéntrico, pero es frecuente observar una extensión submucosa proximal y una extensión subserosa distal.[146] Hay variantes histológicas raras, como tumores mucoepidermoides similares a los originados en las glándulas salivales y los carcinomas quísticos adenoides.

Hay muchos otros tumores malignos raros que pueden originarse en el esófago,[33] como melanomas malignos,[192] tumores de células granulares,[77] linfomas,[22] leiomiosarcomas,[50] tumores indiferenciados similares al carcinoma de células pequeñas (en grano de avena) que en casos raros se asocian con síndromes paraneoplásicos,[156,161] fibrosarcomas, rabdomiosarcomas, plasmocitomas, linfosarcomas o coriocarcinomas.[216,226]

PRESENTACIÓN

El cáncer de esófago por lo general se manifiesta durante la sexta o la séptima décadas de la vida.[228] En la mayoría de los casos hay antecedentes de consumo de cigarrillos o alcohol. El síntoma de presentación más frecuente es la disfagia, que se observa en el 80 al 90% de los casos (cuadro 19-2).[96,124] Los cánceres del esófago y el cardias provocan estrecheces malignas que conducen a una disfagia progresiva. Estas estrecheces en un principio interfieren con la deglución de alimentos sólidos (carne y pan) y con el transcruso del tiempo impiden la deglución de verduras, alimentos semisólidos y, por último, líquidos. Es frecuente que los pacientes presenten estos trastornos durante varios meses antes de consultar al médico.

Cuadro 19-2. *Síntomas provocados por los carcinomas del esófago y el cardias**

Síntoma	Incidencia (%)
Disfagia	85,4
Pérdida de peso	60,9
Dolor	26,5
Regurgitación	22,8
Disfonía	4,4
Tos	2,5

*Sobre la base de los hallazgos en 907 pacientes.
†Datos derivados de Galandiuk S, Hermann RE, Cossgrove DM, et al. Cancer of the esophagus. Ann Surg 203:101, 1986; Launois B, Paul JL, Lygidakis NJ, et al. Results of the surgical treatment of carcinoma of the esophagus. Surg Gynecol Obstet 156:753, 1983; Isolauri J, Markula H and Autio V. Colon interposition in the treatment of carcinoma of the esophagus and gastric cardia. Ann Thorac Surg 43:420, 1987.

El segundo síntoma de presentación más frecuente es la pérdida de peso, referida por más de la mitad de los pacientes con diagnóstico de cáncer de esófago. Suele ser muy pronunciada, y en los pacientes con cáncer de esófago es de mayor magnitud que en sujetos con otros procesos malignos debido a la combinación de los efectos catabólicos y obstructivos del tumor. El dolor torácico es un síntoma frecuente y se debe a los espasmos del esófago proximal, un tumor obstructivo, la irritación del esófago por ulceraciones malignas o la invasión directa de estructuras mediastínicas, como la columna vertebral o la aorta. Otros signos y síntomas de presentación relativamente frecuentes son regurgitación o vómitos, disfonía secundaria al compromiso tumoral del nervio recurrente de la laringe, tos secundaria a la invasión del árbol traqueobronquial, neumonía por aspiración asociada con una fístula traqueoesofágica, hematemesis o melena.

DIAGNÓSTICO

En todo paciente que se presenta con disfagia de instalación reciente debe sospecharse un cáncer de esófago. La investigación sistemática de estos pacientes comienza con una anamnesis y un examen físico completos. La presencia de pérdida de peso, dolor abdominal o dolor óseo indica una posible diseminación metastásica del tumor, los síntomas respiratorios sugieren la formación de una fístula esofagorrespiratoria y la disfonía puede ser un indicador de compromiso tumoral del nervio recurrente de la laringe. La presencia de linfadenopatías supraclaviculares o cervicales y el aumento de tamaño o la nodularidad del hígado pueden ser signos de diseminación metastásica.

Los estudios de laboratorio iniciales comprenden un hemograma completo para evaluar una posible anemia y las pruebas funcionales hepáticas y el nivel sérico de fosfatasa alcalina para analizar la diseminación metastásica del tumor hacia el hígado o los huesos, respectivamente. No se dispone de estudios serológicos específicos para determinar en términos cuantitativos la carga tumoral de un carcinoma espinocelular, pero en pacientes con un adenocarcinoma, la determinación del nivel sérico de antígeno carcinoembrionario (ACE) puede ser valiosa para estudiar la respuesta al tratamiento y la recurrencia tumoral.

EVALUACIÓN

Radiografía de tórax

Las alteraciones esofágicas pueden apreciarse en la radiografía simple del tórax en casi un 50% de los pa-

cientes con cáncer de esófago. Éstas comprenden la presencia de un nivel hidroaéreo en la región prevertebral que indica obstrucción esofágica. La presencia de una masa tisular blanda o linfadenopatías mediastínicas con desviación o irregularidad de la sombra de aire traqueal indica un estadio avanzado del tumor a nivel local. Un derrame pleural o la presencia de lesiones pulmonares pueden reflejar la diseminación metastásica del cáncer de esófago.

Esofagografía con bario

Los estudios radiográficos con deglución de bario aportan información acerca de la localización del tumor primario y de su probable extensión longitudinal total. Los exámenes con contraste simple son útiles para la identificación de masas exofíticas (fig. 19-2). La técnica con doble contraste, basada en el uso de una suspensión de bario de alta densidad con cristales efervescentes, es más apropiada para definir tumores de tipo infiltrativo (fig. 19-3).[69] La identificación de un carcinoma in situ es difícil con cualquiera de estas dos modalidades.

Los estudios con bario permiten estimar con precisión el grado de obstrucción asociada con tumores del

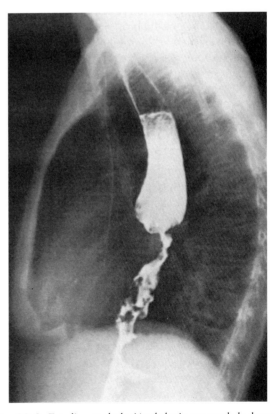

Fig. 19-2. Estudio con deglución de bario que revela la destrucción macroscópica de la mucosa del segmento distal del esófago con estenosis y dilatación proximal.

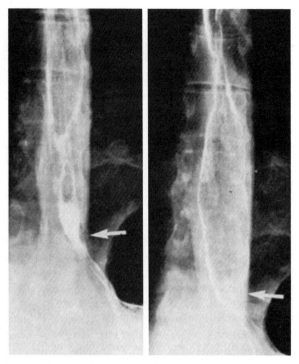

Fig. 19-3. Un carcinoma superficial puede provocar irregularidades leves de la mucosa, lo que es posible demostrar mediante técnicas de doble contraste con bario. La única anormalidad presente en esta esofagografía fue una muesca persistente localizada 3 cm por arriba de la unión gastroesofágica (*flechas*).

esófago. Esto a su vez ayuda a seleccionar la modalidad paliativa más apropiada en pacientes inoperables. El grado de obstrucción también es un componente de la estadificación del tumor primario en algunos de los sistemas de estadificación tumoral.

Esofagoscopia

La esofagoscopia en general se lleva a cabo en todo paciente evaluado por la posible presencia de un cáncer de esófago. En los casos típicos puede apreciarse un tumor friable y exofítico asociado con obstrucción o una masa ulcerada con bordes sobreelevados e irregulares. Otra alteración menos marcada es la pérdida de motilidad de la pared del esófago secundaria a la infiltración longitudinal de la submucosa. Debe inspeccionarse con cuidado el esófago para detectar tumores sincrónicos, sobre todo en pacientes con un carcinoma espinocelular.

La medición de la distancia entre las alteraciones esofágicas y los incisivos es un parámetro útil para planificar el tratamiento. Algunos puntos de reparo importantes son el músculo cricofaríngeo, el cayado aórtico, el bronquio fuente izquierdo y el hiato diafragmático. En los casos en los que el endoscopio puede introducirse a través del tumor también es útil medir la extensión longitudinal del compromiso tumoral. Se

recomienda una maniobra cautelosa de retroflexión para evaluar con minuciosidad el techo y el cardias gástricos con el fin de evaluar el compromiso tumoral local y descartar otros procesos patológicos.

La documentación histopatológica del carcinoma del esófago o el cardias se obtiene en forma sistemática mediante biopsia con cucharilla. No obstante, estas biopsias no permiten establecer el diagnóstico en más del 7% de los casos en los que se utilice un endoscopio flexible, a pesar de realizarse con una técnica cuidadosa.[172] En estos casos se encuentra indicada la obtención de una muestra nueva de biopsia con un endoscopio rígido y una cucharilla angulada de gran tamaño. En casos raros se necesita la dilatación endoscópica de una estrechez para obtener una muestra de biopsia apropiada. El examen citológico de una muestra obtenida por cepillado esofágico permite establecer el diagnóstico de cáncer de esófago en algunos pacientes en quienes las biopsias son negativas, y se considera un método auxiliar valioso de las técnicas endoscópicas habituales.

Ecografía endoscópica

La anatomía de la pared del esófago y los ganglios linfáticos circundantes se evalúa mediante una ecografía endoscópica (EGE). El examen del esófago normal permite identificar cinco capas: mucosa, lamina propria, muscularis mucosae, muscularis propria y adventicia. El cáncer de esófago se manifiesta como una masa hipoecoica de bordes irregulares en la EGE. La precisión de la EGE es máxima en pacientes con tumores transmurales, sobre todo si invaden las estructuras vecinas. La precisión global de esta técnica para evaluar la profundidad de la presentación tumoral es del 70 al 85%.[37,66,157,176,187,214] la ecografía endoscópica es valiosa para analizar el compromiso metastásico de los ganglios linfáticos mediastínicos. Esta modalidad permite detectar ganglios linfáticos de solo 3 a 5 mm de diámetro; un aumento de tamaño ganglionar hasta un diámetro de 6 a 8 mm en el eje mayor del ganglio a menudo es un signo de diseminación metastásica. No obstante, el diagnóstico de compromiso ganglionar linfático se basa sobre todo en criterios cualitativos: los ganglios linfáticos afectados están mejor delimitados y se asocian con un patrón hipoecoico interno más irregular que los normales. La tasa de precisión para el diagnóstico de compromiso tumoral de los ganglios linfáticos mediastínicos mediante la EGE varía entre el 75 y el 90%.[40,66,157,176,187]

Broncoscopia

El examen broncoscópico es obligatorio en todo paciente con un cáncer de esófago que afecta regiones cercanas a la tráquea o un bronquio fuente en el que se contemple la posibilidad de una esofagectomía. El esófago y el árbol traqueobronquial están muy próximos y los pacientes con cáncer de esófago a menudo presentan alteraciones de las vías aéreas que indican una posible diseminación del tumor. Muchos pacientes con un carcinoma localizado en la parte superior del esófago torácico presentan alteraciones de las vías aéreas, y en un 10% de ellos puede observarse invasión tumoral directa del árbol traqueobronquial.[184] Una masa tumoral voluminosa puede provocar el desplazamiento anterior de la porción membranosa de la tráquea, aunque este hallazgo no siempre implica una invasión tumoral del árbol traqueobronquial. Los hallazgos tempranos que indican la posibilidad de invasión de las vías aéreas comprenden edema y sobreelevación de la mucosa con sangrado por contacto.[42] El borramiento de la carina por lo general se debe al compromiso metastásico de los ganglios linfáticos subcarinales y no al compromiso directo de la carina traqueal por el tumor. Puede obtenerse una muestra para el examen citológico de estos ganglios linfáticos mediante la punción y aspiración con aguja por vía transcarinal.

Tomografía computarizada del tórax y la parte superior del abdomen

En la actualidad la tomografía computarizada (TC) es la modalidad radiológica estándar para la evaluación del carcinoma esofágico. En comparación con la deglución de bario, cuya eficacia para la detección de la diseminación extraesofágica del tumor es limitada, las imágenes de cortes transversales obtenidas por TC son valiosas para evaluar la pared del esófago y las estructuras periesofágicas. La TC también aporta información útil acerca del tamaño de los ganglios linfáticos y permite una evaluación simultánea del hígado, los pulmones y las glándulas suprarrenales para detectar posibles metástasis.

La evaluación del tumor primario mediante TC permite estimar el espesor de la pared del esófago y la longitud del tumor. El espesor máximo de la pared esofágica es de 5 mm, y más de dos tercios de los pacientes con cáncer de esófago presentan un engrosamiento asimétrico.[182] La TC también permite evaluar la extensión longitudinal del tumor, aunque este parámetro a menudo se subestima en el orden de 2 a 3 cm.[223]

La invasión mediastínica por el tumor esofágico primario es un factor determinante de la supervivencia. La invasión directa con destrucción de los tejidos circundantes es un hallazgo evidente en la TC de algunos pacientes. Con mayor frecuencia, la TC revela una masa esofágica visualmente inseparable de una estructura contigua, como la tráquea, la aorta o el corazón (fig. 19-4). Uno de los criterios diagnósticos de

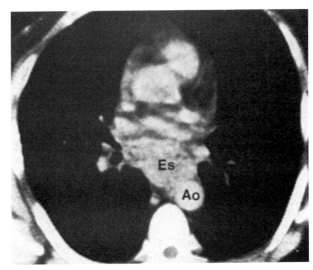

Fig. 19-4. La TC es valiosa para determinar las posibilidades técnicas de resección tumoral; por ejemplo, en este paciente es probable que exista infiltración de la aorta *(Ao)* por un carcinoma esofágico *(Es)*.

invasión es la desaparición del plano de clivaje situado entre el tumor y una estructura contigua. La caquexia o el antecedente de una intervención quirúrgica o un tratamiento radiante en pacientes con cáncer de esófago pueden dificultar la interpretación de la TC debido a la desaparición de los planos adiposos o a la formación de tejido cicatrizal. El esófago cervical y la unión gastroesofágica son en particular difíciles de evaluar debido a la ausencia de planos adiposos periesofágicos circundantes.

La capacidad de la TC para predecir la invasión de estructuras mediastínicas individuales es muy variable.[103,118,145,167,189,230] La invasión traqueobronquial puede predecirse con una tasa de precisión global mayor que el 85%, mientras que la invasión de la pared aórtica puede predecirse con una tasa de precisión global mayor que supera el 80%. Lamentablemente, en ambos casos la sensibilidad es de sólo el 50 al 55%, lo que determina que estas predicciones no puedan utilizarse de manera fiable para determinar la posibilidad de operar el tumor. La intensificación de los barridos mediante la infusión continua o la inyección en bolo de material de contraste intravenoso facilita la interpretación de la TC en algunos casos. La tasa de precisión global de la TC para predecir la invasión del mediastino por un carcinoma esofágico es relativamente elevada.

La detección de linfadenopatías regionales en las imágenes por TC debe basarse solo en el aumento de tamaño de los ganglios linfáticos (fig. 19-5). Los ganglios linfáticos mediastínicos se consideran anormales cuando el diámetro mayor mide más de 1 cm, aunque el diámetro normal de los ganglios linfáticos depende en cierta medida de su localización en el mediastino.[73] Es frecuente que ganglios linfáticos mediastínicos de

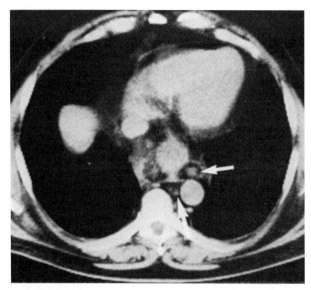

Fig. 19-5. La TC puede revelar la presencia de adenomegalia (*flechas*).

tamaño normal alberguen metástasis de un cáncer de esófago. Por lo tanto, la tasa de precisión de la TC para predecir el cmpromiso de los ganglios linfáticos regionales por cáncer de esófago es menor que el 60% y su sensibilidad es inferior al 30%.[103,118,145,189,230]

La TC es en especial útil para la detección de metástasis hepáticas, suprarrenales, pulmonares y ganglionares linfáticas distantes. El compromiso hepático se manifiesta como una lesión de baja densidad de configuración irregular (fig. 19- 6), mientras que las metástasis suprarrenales se asocian con el aumento de tamaño o la abolición de la configuración en "Y invertida" de la glándula suprarrenal. Las metástasis viscerales pueden detectarse con una tasa de precisión global superior al 95%, aunque la sensibilidad es reducida (40%).[145,189] Las metástasis en los ganglios linfáticos distantes, sobre todo los del tronco celíaco, pueden evaluarse con una precisión global del 82% y una sensibilidad mayor que el 60%.

Resonancia magnética

La resonancia magnética es una modalidad valiosa para el estudio de las estructuras del mediastino, aunque se dispone de escasos datos acerca de su aplicabilidad a la estadificación de los tumores esofágicos. La RM se asocia con muchos de los problemas relacionados con la TC en la evaluación del esófago y las estructuras del mediastino. La medición del espesor de la pared esofágica en ausencia de aire u otro material de contraste en la luz esofágica es difícil. La visualización del tercio medio del esófago es complicada por artificios resultantes de los movimientos respiratorios y cardíacos. La RM no presenta ventajas claras respecto de la TC para evaluar la diseminación extraesofágica del tumor primario o el compromiso de los ganglios linfáticos regionales.[128] Se requieren avances técnicos nuevos en el terreno de la RM para que esta modalidad pueda reemplazar a la TC para la estadificación del carcinoma esofágico.

Tomografía por emisión de positrones

La tomografía por emisión de positrones (TEP) es una técnica en investigación promisoria para la estadificación de pacientes con cáncer de esófago. Los pacientes son evaluados para detectar áreas de aumento de la captación focal después de la inyección de ^{18}F-fluorodesoxiglucosa. La precisión de la estadificación de la enfermedad regional es similar a la de la tomografía computarizada. No obstante, la TEP facilita la selección de candidatos para cirugía mediante la detección de metástasis alejadas que no pueden identificarse por las técnicas de estadificación convencionales. La tasa de precisión global para la detección de metástasis alejadas supera el 90%, y hasta un 20% de los pacientes con cáncer de esófago presenta metástasis alejadas insospechadas que no se habían detectado por los métodos de estadificación convencionales.[25,143]

Centellografía para la detección de metástasis

No hay un consenso generalizado acerca de la necesidad de centellografía para la evaluación de metástasis en pacientes con cáncer de esófago. Los órganos con mayores probabilidades de albergar metástasis son los pulmones, el hígado, las glándulas suprarrenales y

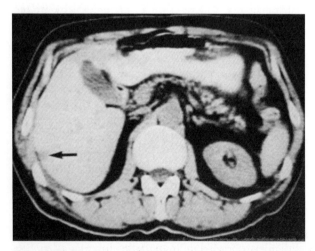

Fig. 19-6. Las metástasis hepáticas a menudo son las primeras metástasis alejadas que se detectan en un paciente con un cáncer de esófago (*flecha*).

el esqueleto. Todas estas metástasis pueden ser asintomáticas en el momento de la presentación inicial del paciente. La centellografía ósea con metileno difosfonato marcado con ^{99m}Tc se utiliza con frecuencia para la estadificación de pacientes con cáncer de esófago y puede emplearse para detectar metástasis óseas en pacientes asintomáticos que no presenten aumento de los niveles séricos de calcio o fosfatasa alcalina.[95] Los estudios de autopsia revelan la presencia de metástasis en no más de un 14% de los pacientes,[11,17] y la detección de estas lesiones mediante centellografía ósea como único sitio de diseminación metastásica se documentó en menos del 4% de los pacientes. Las alteraciones óseas benignas, que a veces simulan metástasis y requieren otros estudios para establecer su causa, se asocian con resultados falsos positivos en casi un 30% de los pacientes evaluados con una centellografía ósea.[62]

Estadificación por cirugía mínimamente invasiva

Desde principios de la década del '90 en algunos centros se utiliza la laparoscopia en forma sistemática con ecografía laparoscópica o sin ella, para la estadificación de carcinomas del esófago y la unión gastroesofágica. Recientemente se agregó la estadificación toracoscópica al espectro de herramientas para la estadificación tumoral. La estadificación laparoscópica permite la detección de metástasis que contraindican la resección del tumor en un 10 a un 20% de los pacientes, y esta modalidad es más precisa que la EGE para la estadificación abdominal.[21,142,167,208] La toracoscopia puede posibilitar una estadificación precisa antes de la instauración de quimioterapia o quimiorradioterapia neoadyuvantes, y permite evaluar la invasión tumoral directa de estructuras inoperables.[114,115] Es probable que la laparoscopia, sobre todo como procedimiento inicial antes de la resección formal, se convierta en una modalidad de aceptación general para la estadificación del cáncer de esófago. No es posible predecir el grado de aceptación que tendrá la estadificación toracoscópica.

Otros estudios

Algunos autores utilizan mediastinoscopia para la estadificación del cáncer de los segmentos superior y medio del esófago torácico y para evaluar el estado de los ganglios linfáticos mediastínicos. La mediastinoscopia puede utilizarse para predecir la presencia de tumor inoperable en algunos pacientes con metástasis periganglionares fijas, pero la diseminación mediastínica del tumor pasa inadvertida en hasta un 50% de los pacientes cuando esta técnica se utiliza como procedimiento de estadificación de rutina.[158] La biopsia por punción percutánea de las presuntas metástasis extraganglionares es un método muy preciso y puede evitar la necesidad de una biopsia a cielo abierto cuando se encuentra indicada por otros procedimientos de estadificación, incluida la TC. En algunos casos puede recurrirse a una "minilaparotomía" para documentar la presencia de metástasis en áreas subdiafragmáticas después de la detección de hallazgos sospechosos en la TC.

Estadificación biológica

Algunas de las técnicas para la estadificación de procesos malignos, incluidos los cánceres del esófago y el cardias no se basan en hallazgos anatómicos. Se demostróque las determinaciones de la expresión de oncogenes y el contenido celular de DNA y otros análisis histoquímicos son indicadores pronósticos precisos en numerosos estudios. Los resultados preliminares indicaron que el contenido de DNA y el grado de dispersión son inversamente proporcionales a la tasa de supervivencia a los 5 años en pacientes con cáncer de esófago.[209,237] La expresión del oncogén *ras* p21 en el carcinoma espinocelular del esófago es inversamente proporcional a la supervivencia y se considera un indicador de mayor valor predictivo que el grado histológico o el estadio histopatológico.[190]

Otros oncogenes asociados con el pronóstico en el largo plazo comprenden ciclina D1 y MDM2 (murina doble minuto 2).[201] Es posible que las mutaciones de los genes supresores tumorales p53 y tal vez p73 también se correlacionen con el pronóstico en el largo plazo.[51,201] La sobreexpresión de *erb-B2* se asoció con un aumento de la supervivencia en pacientes con cáncer de esófago.[55]

SISTEMAS DE ESTADIFICACIÓN

En la clasificación TNM para la estadificación del cáncer de esófago el esófago se divide en cuatro segmentos.[10] El esófago cervical comienza en el borde inferior del cartílago cricoides y finaliza en el vértice del tórax a una distancia de alrededor de 18 cm de los incisivos superiores. El esófago torácico superior se extiende desde el vértice del tórax hasta el nivel de la carina, a una distancia de unos 24 cm de los incisivos superiores. El esófago torácico medio está compuesto por la mitad proximal del segmento de esófago que se extiende desde la carina hasta la unión gastroesofágica. El esófago torácico inferior comienza a una distancia de cerca de 32 cm de los incisivos superiores y llega hasta la unión gastroesofágica, a una distancia de alrededor de 40 cm de los incisivos superiores. Aunque la inclusión de los carcinomas del cardias dentro de esta clasificación es un enfoque razonable en la medida en que estos tumores comparten muchas características biológicas con los adenocarcinomas del esófago inferior, la aplicación estricta de este sistema de estadificación en realidad no abarca el carcinoma del cardias.

El tumor primario se clasifica de acuerdo con la profundidad de la invasión y se designa con la letra T (cuadro 19-3). T_x representa un tumor asociado desde el punto de vista citológico con la presencia de células cancerosas en las muestras de cepillado o lavado en ausencia de evidencias endoscópicas o radiográficas de tumor. T_0 y T_{is} se utilizan con menor frecuencia para designar la ausencia de signos de tumor primario y carcinoma in situ, respectivamente.

T_1 designa un tumor que invade la submucosa y permanece confinado en ella. Un tumor confinado en la muscularis mucosae se designa T_2. Los tumores que invaden la adventicia del esófago se designan T_3 y los que invaden estructuras contiguas, como el pericardio, el árbol traqueobronquial, la aorta o los cuerpos vertebrales, se designan T_4.

El estado de los ganglios linfáticos regionales se designa con la letra N y los sufijos correspondientes. Los ganglios linfáticos regionales para los tumores localizados sobre todo en el esófago cervical comprenden los ganglios linfáticos cervicales y supraclaviculares. Los ganglios linfáticos regionales de los tumores del esófago torácico comprenden los ganglios linfáticos mediastínicos y perigástricos, incluidos los ganglios linfáticos localizados a lo largo de la curvatura menor, el techo gástrico y la arteria gástrica izquierda. N_0 representa la ausencia de metástasis demostrables en los ganglios linfáticos regionales. N_1 indica metástasis en los ganglios regionales, mientras que N_x indica que la presencia o la ausencia de compromiso ganglionar linfático por el tumor no puede evaluarse con precisión. En la figura 19-7 se ilustra la distribución de los ganglios linfáticos

Cuadro 19-3. *Definiciones de la clasificación TNM para el cáncer de esófago**

Tumor primario (T)
TX: imposibilidad de evaluar el tumor primario
T0: ausencia de evidencias de tumor primario
Tis: carcinoma in situ
T1: tumor que invade la lámina propia o la submucosa
T2: tumor que invade la muscular de la mucosa
T3: tumor que invade la adventicia
T4: tumor que invade las estructuras circundantes
Ganglios linfáticos regionales (N)
NX: imposibilidad de evaluar los ganglios linfáticos regionales
N0: ausencia de metástasis en los ganglios linfáticos regionales
N1: metástasis en los ganglios linfáticos regionales
Metástasis alejadas (M)
MX: imposibilidad de evaluar las metástasis alejadas
M0: ausencia de metástasis alejadas
M1: metástasis alejadas
    Tumores del esófago torácico inferior
      M1a: metástasis en los ganglios linfáticos celíacos
      M1b: otras metástasis alejadas
    Tumores del segmento medio del esófago torácico
      M1a: no corresponde
      M1b: metástasis en ganglios linfáticos no regionales u otros sitios alejados
    Tumores del esófago torácico superior
      M1a: metástasis en los ganglios linfáticos cervicales
      M1b: otras metástasis alejadas

Para los tumores del esófago torácico medio se usa sólo HLb, porque estos tumores con metástasis en ganglios linfáticos no regionales tienen un pronóstico tan ominoso como los que tienen metástasis a distancia.

*Del American Joint Committee on Cancer. Esophagus. Cap. 9, AJCC Cancer Staging Manual, 5ª ed., Filadelfia, Lippincott Williams & Wilkins, 1997, pp. 65-69

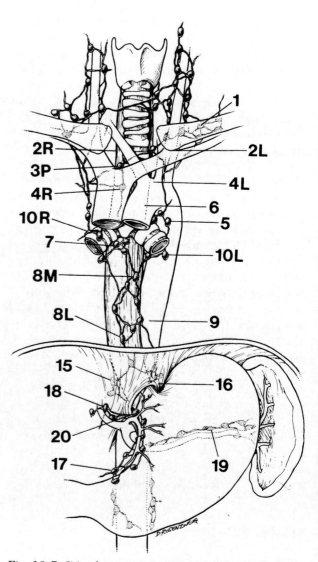

Fig. 19-7. Sitios de compromiso potencial de los ganglios linfáticos regionales en pacientes con cáncer de esófago. 1, supraclaviculares; 2R, paratraqueales superiores derechos; 2L, paratraqueales superiores izquierdos; 3P, mediastínicos posteriores; 4R paratraqueales inferiores derechos; 4L, paratraqueales inferiores izquierdos; 5, aortopulmonares; 6, mediastínicos anteriores; 7, subcarinales; 8M, paraesofágicos medios; 8L, paraesofágicos inferiores; 9, del ligamento pulmonar; 10R, traqueobronquiales derechos; 10L, traqueobronquiales izquierdos; 15, diafragmáticos; 16, paracardiales; 17, de la arteria gástrica izquierda; 18, de la arteria hepática común; 19, de la arteria esplénica; 20, del tronco celíaco.

regionales para los tumores de los segmentos cervical y torácico del esófago, y en el cuadro 19-4 se presenta la incidencia de compromiso ganglionar linfático de acuerdo con la localización del tumor.

La presencia o la ausencia de metástasis alejadas se designa con la letra M y los sufijos apropiados. M_x indica que es imposible evaluar en forma correcta la presencia de metástasis alejadas. M_0 indica la ausencia de metástasis alejadas. M_{1a}, la presencia de metástasis en los ganglios linfáticos no regionales cercanos, como los del tronco celíaco en el caso de tumores del segmento inferior del esófago torácico o los cervicales si se trata de tumores del segmento superior. M_{1b} designa la presencia de metástasis en otros ganglios linfáticos no regionales u otras metástasis alejadas. Los ganglios linfáticos no regionales para los carcinomas cervicales son los ganglios mediastínicos, mientras que para los carcinomas del esófago torácico son los cervicales o los supraclaviculares además de los ganglios linfáticos epiploicos, celíacos, periaórticos abdominales, hepáticos comunes y esplénicos (véase el cuadro 19-4).[6,101] Los estudios de autopsia muestran que las metástasis se localizan con mayor frecuencia en los ganglios linfáticos, ya sea regionales o no regionales, que en los órganos más alejados. Las metástasis alejadas afectan con mayor frecuencia el hígado, los pulmones, el peritoneo y las glándulas suprarrenales (cuadro 19-1). Las combinaciones de categorías TNM se agruparon en estadios (cuadro 19-6). El estadio 0 comprende el carcinoma in situ sin evidencias de invasión, el compromiso de los ganglios linfáticos regionales o la presencia de metástasis. Los estadios I y II comprenden tumores invasores sin evidencias de metástasis en los ganglios linfáticos regionales ni metástasis a distancia. El estadio II_b representan tumores asociados con un grado de invasión moderado y el compromiso de los ganglios linfáticos regionales sin metástasis alejadas. Los tumores en estadio III son los asociados con invasión más profunda, con metástasis ganglionares linfáticas o sin ellas, y el estadio IV designa cualquier tumor asociado con metástasis alejadas. Mediante este sistema de estadificación, la comisión japonesa para el registro del carcinoma de esófago analizó la supervivencia de 3.211 pacientes sometidos a la estadificación y la resección quirúrgicas. La clasificación división en los estadios mencionados antes permite una diferenciación precisa entre las cinco categorías de estadificación y muestra el valor pronóstico de la estadificación histopatológica (fig. 19-8).[98]

Cuadro 19-5. *Sitios de diseminación metastásica en pacientes con un carcinoma del esófago o el cardias** *

Sitio	Incidencia (%)
Ganglios linfáticos	72,3
Hígado	31,8
Pulmón	25,5
Peritoneo	12,1
Glándulas suprarrenales	10,4
Huesos	9,1
Riñón	8,8
Diafragma	7
Páncreas	4,9
Tiroides	4,7
Bazo	4,7
Corazón	3,8
Cerebro	1,5

*Sobre la base de los hallazgos en 384 pacientes.
†Datos derivados de Sons HU and Borchard F. Cancer of the distal esophagus and cardia: Incidence, tumorous infiltration and metastatic spread. Ann Surg 203:188, 1986; Anderson LL and Lad TE. Autopsy findings in sqamous-cell carcinoma of the esophagus. Cancer, 50:1587, 1982; Attah EB and Hajdu SI. Benign and malignant tumors of the esophagus at autopsy. J. Thorac Cardiovasc Surg 53:396, 1968.

DIAGNÓSTICO TEMPRANO DEL CARCINOMA ESOFÁGICO

En regiones geográficas con una incidencia elevada de tumores esofágicos, sobre todo en el norte de Chi-

Cuadro 19-4. *Incidencia de compromiso de los ganglios linfáticos según el tipo de tumor primario** *

	Cervicales (%)	Torácicos superiores (%)	Torácicos medios (%)	Torácicos inferiores y cardias (%)
Cervicales	14	8	7	5
Mediastínicos superiores	11	29	11	11
Mediastínicos medios	0	27	21	16
Mediastínicos inferiores	0	29	18	28
Abdominales	3			
Gástricos superiores	–	32	33	55
Del tronco celíaco	–	0	4	21
De la arteria hepática común	–	0	2	10
De la arteria esplénica	–	0	6	17

*Datos derivados de Sons HU and Borchard F. Cancer of the distal esophagus and cardia: Incidence, tumorous infiltration and metastatic spread. Ann Surg 203:108, 1986; Akiyama H, Tsurumaru M, Kawamura T, et al. Principles of surgical treatment for carcinoma of the esophagus. Ann Surg 194:438, 1981; Kakegawa T, Yamana H and Ando N. Analysis of surgical treatment for carcinoma situated in the cervical esophagus. Surgery, 97:150, 1985.

Cuadro 19-6. *Estadificación TNM del cáncer de esófago** *

Estadio 0	Tis	N0	M0
Estadio I	T1	N0	M0
Estadio IIA	T2	N0	M0
	T3	N0	M0
Estadio IIB	T1	N1	M0
	T2	N1	M0
Estadio III	T3	N1	M0
	T4	Cualquier N	M0
Estadio IV	Cualquier T	Cualquier N	M1
Estadio IVA	Cualquier T	Cualquier N	M1a
Estadio IVB	Cualquier T	Cualquier N	M1b

*Del American Joint Committee on Cancer. Esophagus. Cap. 9, AJCC Cancer Staging Manual, 5ª ed., Filadelfia, Lippincott Williams & Wilkins, 1997, pp. 65-69

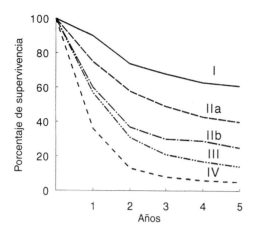

Fig. 19-8. Tasa de supervivencia por estadio para el cáncer de esófago. (Del Japanese Committee for Registration of Esophageal Carcinoma: A proposal for a new TNM classification of esophageal carcinoma. Jpn. J Clin Oncol 14:625, 1985.)

na, áreas de Irán, Sudáfrica y Japón, el diagnóstico temprano de estos tumores fue motivo de gran interés durante los últimos 20 años. Una de las causas principales de un pronóstico global desfavorable en pacientes con cáncer de esófago es que por lo general el tumor se diagnostica en un estadio relativamente avanzado y a menudo se asocia con diseminación metastásica. En los casos en los que el cáncer de esófago se diagnostica en un estadio evolutivo temprano, el tratamiento quirúrgico definitivo se asocia con un pronóstico excelente y las tasas de curación en el largo plazo a veces superan el 90%.[59] Esta observación sugiere que el camino a seguir para aumentar la supervivencia de pacientes con cáncer de esófago es el desarrollo de métodos para el diagnóstico del tumor en un estadio temprano; esto es, antes de que la lesión haya invadido la pared del esófago o se propague hacia los ganglios linfáticos regionales.

Los estudios de screening y otras modalidades de diagnóstico temprano en gran escala no se asocian con una relación costo-beneficio favorable en el mundo occidental debido a la incidencia relativamente baja del cáncer de esófago. No obstante, estos métodos se justifican en poblaciones selectas, como hombres mayores de 50 años que fuman o beben en exceso[52] y pacientes con otras enfermedades asociadas con un riesgo aumentado de cáncer de esófago. Estas afecciones son cáncer de cabeza y cuello, carcinoma broncogénico, enteropatía por gluten, síndrome de Plummer-Vinson, acalasia, esofagitis por reflujo crónica, estrecheces causadas por lejía y esófago de Barrett. El screening citológico a ciegas es un método preciso para seleccionar candidatos adecuados para estudios diagnósticos más definitivos y se demostró que es eficaz en relación con el costo. Las técnicas disponibles en la actualidad comprenden la citología esofágica en una muestra obtenida mediante un cepillo,[16] un hisopo

encapsulado unido a una cuerda o un balón inflable que el paciente puede deglutir.[44] Otra técnica para el examen citológico a ciegas de una muestra obtenida por cepillado es la inserción de un cepillo de citología estándar a través de una sonda nasoesofágica, lo que permite obtener muestras de los tercios medio y distal del esófago.[53]

La precisión de estas técnicas depende de una preparación meticulosa de la muestra y la disponibilidad de un citólogo con experiencia para su análisis. Estas técnicas son inocuas, bien toleradas por los pacientes y menos onerosas que otros procedimientos diagnósticos. En grupos de alto riesgo estas técnicas permiten detectar displasia marcada o un carcinoma franco en hasta un 3% de los casos, incluso en ausencia de síntomas.[131]. La tasa de precisión global para el diagnóstico de cáncer es del 95%, con una tasa de resultados falsos positivos del 2% entre más de 2.000 casos estudiados.[202] Al igual que otros estudios de screening, la utilidad de estas técnicas radica en la posibilidad de detectar un cáncer de esófago en un estadio temprano. En la mayoría de las series clínicas publicadas, menos del 10% de todos los cánceres del esófago se diagnostica en un estadio temprano. El uso de las técnicas de screening con examen citológico a ciegas descritas antes en grupos de alto riesgo asintomáticos permite detectar un cáncer en estadio temprano en más del 75% de los pacientes con cáncer de esófago documentado.[23,44,80,202,235] Los sujetos con alteraciones histológicas premalignas indudables deben seguirse con diversos procedimientos diagnósticos, incluida la endoscopia.[35,46] Los individuos en los que el examen citológico a ciegas revela displasia o carcinoma franco deben evaluarse mediante una biopsia dirigida por endoscopia para la estadificación y el diagnóstico histológico del tumor.

TRATAMIENTO

Hay controversias acerca de lo que debe considerarse el tratamiento óptimo en pacientes con cánceres del esófago y el cardias. A pesar de los esfuerzos destinados a establecer el diagnóstico temprano de estas lesiones, un porcentaje alto de pacientes se presenta con una enfermedad regional avanzada o metástasis en el momento del diagnóstico inicial. Esta situación se agrava por las dificultades relacionadas con la estadificación clínica de estos pacientes, lo que determina que en muchos casos la exploración quirúrgica revela una enfermedad más avanzada de lo que se pensaba antes de la operación. En consecuencia, sólo un pequeño subgrupo presenta cáncer en un estadio evolutivo temprano que posibilita una resección que puede ser curativa. En la mayoría de los casos el cáncer de esófago se encuentra en una categoría intermedia; esto es, más avanzado que un estadio temprano pero aún sin metástasis. Los debates relacionados con el tratamiento se centran sobre todo en este grupo.

Tratamiento quirúrgico

La resección quirúrgica es la piedra fundamental del tratamiento curativo de cáncer de esófago y cardias. Una vez que se demostró que la resección podía llevarse a cabo en forma sistemática, la esofagectomía para el tratamiento del carcinoma esofágico se convirtió en un verdadero desafío para los cirujanos generales y torácicos.

Selección de pacientes

La resección quirúrgica es el principal trtamiento para la mayoría de los pacientes con carcinoma de esófago y cardias. La esofagectomía ofrece las mayores probabilidades de curación en sujetos con enfermedad limitada y permite un grado significativo de paliación en pacientes con la afección más avanzada. La resección con fines curativos se encuentra indicada en casos de tumores en los estadios I y II_a, y es motivo de controversias en pacientes con un tumor en estadios II_b y III. En presencia de disfagia o sangrado significativos a menudo se encuentra indicada la resección paliativa, incluso en pacientes con tumores avanzados en quienes no es posible la resección completa del tumor macroscópico. El porcentaje de pacientes con cáncer de esófago y cardias sometidos a exploración quirúrgica varía entre el 50 y el 80%, y entre los individuos explorados también hay variaciones amplias de las tasas de operabilidad, que oscilan entre el 70 y más del 95%.[89,141]

Aunque el cáncer de esófago se observa sobre todo durante la séptima y la octava décadas de la vida, la edad avanzada por sí sola no es una contraindicación específica para la resección quirúrgica. Los pacientes mayores, sobre todo los que superan los 70 años, se asocian con una tasa de operación más elevada que los más jóvenes.[63,127,177,225] Esta diferencia se debe en parte a la incidencia elevada de factores de riesgo quirúrgico en la población de edad avanzada, como enfermedades cardíacas, hepáticas y renales. Es alentador que entre los pacientes de edad avanzada el pronóstico en el largo plazo (excluyera la mortalidad operatoria) sea similar al de los más jóvenes.

Dada la clara correlación entre el cáncer de esófago y el consumo de tabaco y alcohol, no es sorprendente que los pacientes con cáncer de esófago también presenten una incidencia elevada de enfermedades cardiovasculares, pulmonares y hepáticas. El volumen espiratorio forzado a 1 segundo (FEV_1) se correlaciona con la tasa de mortalidad operatoria, y el antecedente de bronquitis crónica se asocia con una incidencia aumentada de complicaciones pulmonares posoperatorias.[39,79] Como mínimo un 20 a un 30% de los pacientes padece enfermedad cardiovascular, incluidas obstrucción vascular periférica y cardiopatía isquémica (con infarto de miocardio previo o sin él).[58,113] La evaluación preoperatoria adecuada y el tratamiento perioperatorio correcto permiten que la mayoría de estos pacientes pueda tratarse con una esofagogastrectomía sin mayores complicaciones, lo que convierte a estos trastornos cardiovasculares en contraindicaciones relativas para la operación. La cirrosis en un paciente con un cáncer de esófago no es una contraindicación absoluta en los casos en los que es posible una resección curativa. El riesgo quirúrgico se considera aceptable en los sujetos categorizados dentro de la clase A de Child con un tiempo de protrombina que no supere el 150% del valor normal.[60]

La mayoría de los pacientes con cáncer de esófago o cardias, y sobre todo los que presentan una enfermedad avanzada, padece desnutrición caloricoproteica. El grado de desnutrición se correlaciona en forma directa con el riesgo de complicaciones operatorias, como filtración anastomótica y dehiscencia de la herida e infección.[164] En muchos casos la desnutrición puede manejarse mediante la reposición preoperatoria de nutrientes por vías enteral o parenteral;[31,163] la reposición adecuada de los factores nutritivos deficientes reduce la incidencia de mortalidad perioperatoria y complicaciones posoperatorias.[47,193]

Manejo perioperatorio

El manejo perioperatorio apropiado es esencial para el éxito del tratamiento quirúrgico del carcinoma del esófago y el cardias. Además de una selección cuidadosa de los pacientes, la optimización del estado cardiovascular reduce el riesgo de complicaciones intraoperatorias y aumenta la probabilidad de sobrevivir a la operación. Los pacientes con cáncer de esófago a menudo presentan depleción del volumen intravascular secundaria a la disfagia, la abolición de la ingestión de líquidos necesaria para los estudios preoperatorios y la pérdida de líquido durante la preparación quirúrgica del intestino. En consecuencia, la repleción del volumen antes de la operación es una medida de seguridad importante.

Se recomienda preparar el colon antes de la operación, aun cundo hay probabilidades de que se utilice el estómago para la reconstrucción. La preparación intestinal implica la limpieza mecánica mediante laxantes o enemas, o una técnica de lavado y la administración de antibióticos orales, como eritromicina y sulfato de neomicina. En pacientes con evidencias de enfermedad obstructiva vascular periférica a veces es conveniente obtener una angiografía de las arterias mesentéricas superior e inferior para determinar si la irrigación del colon es suficiente para utilizarlo en reemplazo del esófago.

Es esencial un manejo intraoperatorio cuidadoso para limitar las complicaciones asociadas con la resección esofágica. La canalización de la arteria radial es útil para el control de la presión arterial y la obtención de muestras de sangre para la determinación de los niveles de gases en sangre arterial. En pacientes en los que se llevó a cabo una toracotomía, la inserción de un tubo endotraqueal de doble luz permite desinsuflar el pulmón homolateral, facilita la disección del esófago torácico y reduce la cantidad de ayudantes de cirugía.

En los casos en los que se realizan resecciones de gran envergadura se recomienda la observación en una unidad de terapia intensiva durante como mínimo 24 horas después de la operación. A veces es necesario el apoyo respiratorio, sobre todo luego de procedimientos prolongados, aunque la utilización de este método en pacientes que en realidad no lo necesitan puede asociarse con una incidencia aumentada de complicaciones respiratorias posoperatorias. La colocación de un catéter de alimentación enteral intraoperatorio, por lo general un catéter aguja de yeyunostomía, facilita la alimentación durante el posoperatorio temprano; además, este catéter puede utilizarse para administrar suplementos nutricionales durante la adaptación del paciente a la alimentación oral luego de la reconstrucción del esófago.

La movilización temprana es importante para reducir el riesgo de estasis venosa y promover la recuperación óptima del sistema pulmonar. La espirometría incentivada y la fisioterapia torácica por enfermeras especializadas o fisioterapeutas contribuyen con la eliminación de ciertas secreciones y la expansión de áreas atelectásicas.

El tratamiento con antibióticos de amplio espectro por vía parenteral se administra en una dosis preoperatoria única seguida de dosis cada 6 a 8 horas durante las 24 horas posteriores a la operación. En el caso de intervenciones que no involucren el colon es suficiente la administración de una cefalosporina de segunda generación. En los casos en los que se decida utilizar el colon para la reconstrucción esofágica se indica metronidazol, una cefalosporina de tercera generación o una combinación de fármacos que incluya un aminoglucósido.

Selección de la operación

La selección apropiada de la operación es importante par maximizar los beneficios del tratamiento quirúrgico del cáncer de esófago y minimizar el riesgo y las complicaciones de la operación. La selección del procedimiento depende en parte de la localización y el estadio clínico del tumor, pero también se afecta por la opinión del cirujano encargado de la intervención. La selección del procedimiento a realizar también depende de los hallazgos intraoperatorios, y la mayoría de los procedimientos comienza con una exploración de las regiones anatómicas pertinentes para obtener una estadificación intraoperatoria antes de comenzar la resección.

ESOFAGECTOMÍA ESTÁNDAR

La mayoría de los cánceres esofágicos se reseca mediante un abordaje combinado (torácico y abdominal). En el caso de tumores que afectan el esófago distal o el cardias, la toracotomía lateral izquierda permite un acceso adecuado al esófago hasta el nivel del cayado aórtico y el acceso a las vísceras de la parte superior del abdomen a través de una incisión periférica en el diafragma. En el caso de tumores de los tercios medio y superior del esófago, el acceso al tórax se logra por medio de una toracotomía anterolateral mientras se crea en forma simultánea un acceso abdominal a través de una incisión mediana superior, como lo popularizó Lewis[130] (fig. 19-9).

En el caso de tumores del esófago torácico inferior y el cardias, el paciente se coloca en decúbito lateral y se lleva a cabo una toracotomía lateral izquierda con ingreso en el tórax a través del séptimo u octavo espacios intercostales. Se efectúa una evaluación inicial del tumor y se presta atención especial al posible compromiso de estructuras contiguas (p. ej., pericardio, aorta, diafragma). Si la evaluación preliminar indica que la resección es posible, el diafragma se secciona en la

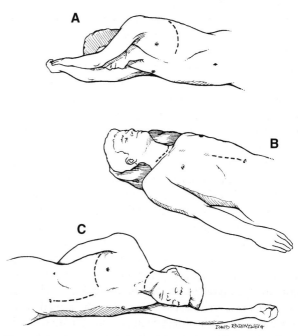

Fig. 19-9. A a C, incisiones para la resección de carcinomas del esófago o el cardias.

región periférica desde el esternón hasta el bazo dejando un borde estrecho de diafragma unido a la pared torácica para facilitar la reconstrucción ulterior. Luego se explora el abdomen para evaluar el grado de compromiso gástrico y la presencia o la ausencia de metástasis en los ganglios linfáticos del abdomen superior y el hígado.

Si se considera que las condiciones son favorables para una resección estándar, el esófago se moviliza de su lecho comenzando a 5 cm del punto más cefálico de extensión del tumor macroscópico. Los carcinomas espinocelulares del esófago a menudo son multicéntricos y conviene realizar esofagectomía subtotal.[116,117,211] La disección debe abarcar los tejidos blandos y los ganglios linfáticos en contacto con el esófago, a la vez que se excluyen el pericardio y la pleura contralateral; el procedimiento requiere la ligadura y sección de dos o tres ramas arteriales que se extienden desde la aorta hasta el plexo vascular esofágico superficial, así como la sección de las ramas del nervio vago que descienden desde la carina hacia el esófago. A medida que la disección avanza hacia arriba por debajo del nivel del cayado aórtico, es importante tomar precauciones para preservar el nervio recurrente izquierdo de la laringe; los traumatismos del nervio recurrente derecho de la laringe son infrecuentes si se adopta la precaución de mantener la disección sobre la parte medial de la pared esofágica. La pleura se secciona por arriba del nivel del cayado aórtico y la disección roma se extiende hasta el interior del espacio prevertebral. Esta maniobra permite identificar el esófago durante la parte cervical del procedimiento.

En el caso de adenocarcinomas del tercio distal del esófago y el cardias el multicentrismo tumoral no representa un problema y la disección proximal puede limitarse a una distancia de 5 cm por arriba del punto cefálico de extensión del tumor macroscópico.[57,85] La masa tumoral en sí se diseca con aguja o bisturí para separarla de los tejidos circundantes, incluidos la aorta, la fascia prevertebral, y el pericardio. Si el tumor se encuentra a una distancia de 5 cm o menos del hiato diafragmático debe utilizarse electrocauterio para disecar un borde de diafragma de 1 a 2 cm junto con el tumor. El diafragma se rebate en dirección cefálica y la disección prosigue en el interior del abdomen.

Si se decide utilizar el estómago para la reconstrucción del esófago deben seccionarse todos los vasos gástricos cortos y el epiplón debe liberarse de la curvatura mayor del estómago con precauciones para preservar las arterias gástrica y gastroepiploica derechas, que representan la irrigación principal del estómago. Después de rebatir el estómago en dirección medial, se seccionan la arteria gástrica izquierda en el nivel de su nacimiento y la vena coronaria. Si no se planea utilizar el estómago en la reconstrucción del esófago no es necesario seccionar el epiplón y los vasos gástricos cor-

tos. En este caso se secciona el ligamento gastrohepático, y también el estómago en sentido transversal con una engrapadora, a la vez que se deja un borde libre de tumor de 5 cm por debajo del punto caudal de la extensión del tumor.

En los pacientes en quienes se decide llevar a cabo una esofagectomía distal con una gastrectomía proximal, la reconstrucción se realiza mediante un segmento gástrico, la interposición del colon (un segmento corto) o la interposición de intestino delgado. La esofagectomía subtotal por lo general requiere una anastomosis cervical mediante un segmento gástrico (siempre que el techo gástrico permanezca indemne) o la interposición de un segmento prolongado de colon.

Los tumores de los segmentos medio y superior del esófago torácico se abordan mediante una toracotomía lateral o anterolateral derecha combinada con una incisión en la parte superior del abdomen con el fin de preparar el órgano elegido para la reconstrucción. Los tumores localizados en estas regiones por lo general son carcinoma espinocelulares y requieren una esofagectomía subtotal. En estos casos el esófago se rodea en sentido circunferencial a una distancia de como mínimo 5 cm por debajo del punto más caudal de extensión del tumor. Éste se diseca en dirección proximal en relación con este punto para separar la masa de las estructuras circundantes. El nervio recurrente derecho de la laringe en general se identifica con facilidad en el momento en que se separa del nervio vago y corre por delante de la arteria braquiocefálica. El nervio recurrente de la laringe izquierdo a menudo se origina por debajo de este nivel y se requiere una disección cuidadosa del tronco vagal para evitar lesionarlo. Una vez obtenido un borde esofágico de 5 cm por arriba del punto más cefálico de la extensión del tumor, la disección puede proseguir en forma directa sobre la pared del esófago para excluir los nervios vagos que se dirigen hacia el cuello. La disección sobre la pared esofágica prosigue en dirección inferior hasta atravesar el hiato esofágico, y el estómago se secciona en un punto inmediatamente distal con respecto al cardias para abarcar la totalidad del epitelio escamoso. La reconstrucción se lleva a cabo con un segmento gástrico o la interposición de un segmento de colon, y la anastomosis con el esófago cervical se realiza a través de una incisión independiente en el cuello o la parte superior del tórax, por arriba del nivel de la vena ácigos.

El carcinoma espinocelular del esófago cervical a menudo es difícil de tratar debido a la extensión de la lesión en las estructuras hipofaríngeas o laríngeas. Para obtener un borde proximal adecuado a veces se necesita una laringectomía total. También se realiza una esofagectomía torácica total sistemática debido al riesgo de multicentrismo tumoral, pero este procedimiento puede llevarse a cabo mediante un abordaje transhiatal y cervical combinado. La reconstrucción se realiza mediante un segmento de colon prolongado o un segmento gástrico que se anastomosan a la faringe posterior.

Los cuidados posoperatorios de rutina comprenden la descompresión del esófago reconstruido mediante un dispositivo de aspiración intermitente conectado a un tubo introducido por vía transnasal hasta un nivel subdiafragmático. Cuatro a 5 días después (antes de instaurar la alimentación oral) se indica un estudio con deglución de bario.

ESOFAGECTOMÍA RADICAL EN BLOQUE

Algunos pacientes son candidatos adecuados para la resección en bloque, que tiene por finalidad maximizar el beneficio terapéutico de la resección quirúrgica.[137] El objetivo de la resección en bloque es en la extirpación completa del tracto digestivo hasta una distancia de 10 cm distales y proximales al tumor acompañada de la escisión completa de los tejidos inmediatamente circundantes y los linfáticos que drenan el tumor. En el caso de neoplasias cuyo punto cefálico de extensión del tumor se encuentra a una distancia de 10 cm o más abajo del cayado aórtico, la resección se realiza mediante una toracotomía lateral izquierda. Para la resección en bloque de tumores de los segmentos medio y superior del esófago torácico se requiere una toracotomía lateral derecha a través del quinto espacio intercostal. La disección radical debe extenderse 10 cm por arriba y 10 cm por debajo del tumor palpable. La finalidad de una resección radical en bloque es eliminar todos los tejidos que desde una perspectiva embrionaria constituyen el "mesoesófago"; esto es, la pleura parietal bilateral, la vena ácigos y el conducto torácico, el pericardio posterior en el caso de tumores inmediatamente vecinos a esta estructura y los vasos intercostales derechos que circundan el tumor.[8,81]

Los carcinomas del esófago cervical se tratan mediante una resección en bloque que comprende una esofagectomía total, una disección cervical radical modificada y una laringectomía. Estos procedimientos en general se llevan a cabo con la colaboración de un cirujano de cabeza y cuello. La diseminación del tumor en el mediastino es infrecuente, aunque la disección en bloque del esófago a veces requiere una toracotomía derecha a través del cuarto espacio intercostal para obtener un borde adecuado por fuera de los límites del tumor palpable. En la mayoría de los casos el esófago intratorácico remanente se extirpa por disección con instrumento romo a través de la incisión cervical mediante un abordaje transhiatal. La anastomosis esofágica se crea a la altura de la mitad de la faringe o más arriba, según el nivel de corte necesario para obtener un borde libre por arriba del tumor.

DISECCIÓN GANGLIONAR LINFÁTICA EN TRES CAMPOS

La extensión apropiada de la disección ganglionar linfática que acompaña la esofagectomía radical no se estableció con precisión. En 1981 Akiyama destacó la importancia de una disección completa de los ganglios linfáticos mediastínicos y de la parte superior del abdomen para el tratamiento del cáncer de esófago.[6] Información obtenida más recientemente indica que los ganglios linfáticos del mediastino superior se encuentran afectados por cáncer en más del 10% de los pacientes con tumores del esófago distal y que un 15 a un 25% de los sujetos con un cáncer intratorácico primario presenta compromiso tumoral de los ganglios linfáticos cervicales. Estas observaciones condujeron a la recomendación de tres campos de disección ganglionar linfática (abdominal, mediastínico y cervical) en pacientes selectos. Datos preliminares sugirieron que la supervivencia en el largo plazo podría aumentarse por una disección más extensiva de los ganglios linfáticos, pero que este enfoque también aumentaría la incidencia de complicaciones operatorias.[105,174] Hasta el presente no se cuenta con ningún ensayo prospectivo aleatorizado en el que se demuestre en forma indudable el beneficio de este enfoque.[7,9,18,29,71,129,151,162,204,218]

ESOFAGECTOMÍA MÍNIMAMENTE INVASIVA

Se cuenta con algunos resultados preliminares relacionados con la movilización gástrica laparoscópica o la resección esofágica toracoscópica para el tratamiento del cáncer de esófago. También se utilizaron combinaciones de estas técnicas. Los procedimientos de resección mínimamente invasivos se desarrollaron con la finalidad de acortar la estadía hospitalaria, reducir la incidencia de complicaciones posoperatorias y la tasa de mortalidad, y reducir el costo del tratamiento quirúrgico. Los resultados disponibles hasta el presente son preliminares y no demuestran que las técnicas mínimamente invasivas minimicen las complicaciones o permitan una disección adecuada de los ganglios linfáticos y los tejidos blandos. La adopción generalizada de estas técnicas dependerá de la información disponible en el futuro.[106,229]

Reconstrucción

En la mayoría de los casos de esofagectomía por cáncer de esófago la reconstrucción del esófago se realiza mediante un segmento gástrico. Otros órganos que pueden utilizarse con esta finalidad son el colon y el intestino delgado. Aunque algunos cirujanos prefieren procedimientos por etapas, con la realización de una esofagectomía en un primer estadio y la reconstrucción ulterior durante un procedimiento separado, los mejores resultados paliativos se obtienen con una reconstrucción inmediata. En el cuadro 19-7 se enuncian las ventajas y las desventajas asociadas con el uso de distintos órganos para la reconstrucción del esófago.

El órgano utilizado con mayor frecuencia para la reconstrucción es el estómago, por diversos motivos. El estómago se moviliza parcialmente durante la esofagectomía, sobre todo en el caso de tumores del esófago distal y el cardias, lo que evita la necesidad de una disección adicional significativa. Si la resección se lleva a cabo con fines paliativos, incluso los tumores distales requieren sólo la disección del cardias y la curvatura menor del estómago, con preservación del techo gástrico y, por lo tanto, de la longitud total del estómago. Después de seccionar los vasos gástricos cortos y la arteria gástrica izquierda, el estómago por lo general llega hasta la porción distal de la faringe después de realizar cuidadosamente una maniobra de Kocher. La irrigación sanguínea del estómago es sumamente confiable y para restaurar la continuidad del tracto alimentario por lo general solo se requiere una anastomosis (fig. 19-10). Las desventajas de utilizar el estómago para la reconstrucción del esófago son la ausencia de actividad peristáltica, la necesidad de una línea de sutura prolongada, como consecuencia de la resección de la curvatura menor y la pérdida parcial de la función de reservorio del estómago. Además, el estómago retiene la capacidad para secretar ácido, lo que puede provocar una esofagitis severa por reflujo ácido, con la aspiración resultante. En el caso de que se produzca una filtración a través de la anastomosis, la presencia de mucosa productora de ácido en el sitio de la filtración puede interferir en la curación de la herida y facilitar la formación

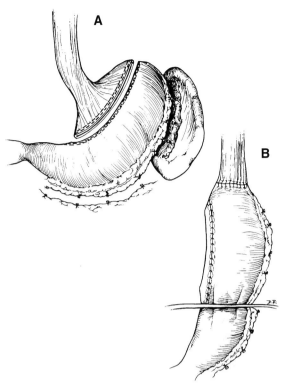

Fig. 19-10. A y B. La reconstrucción con un segmento gástrico después de una esofagectomía requiere la sección de los vasos gástricos cortos y la arteria gástrica izquierda, con preservación de la arcada gastroepiploica derecha.

de una fístula. La resección de una porción mayor del cuerpo del estómago, con la creación de un tubo utilizando la curvatura mayor, erradica gran parte de la mucosa productora de ácido y puede disminuir la incidencia de esofagitis y aspiración, pero también reduce la capacidad del reservorio gástrico. A menudo se recurre a una piloroplastia, aunque el vaciamiento de líquidos y semisólidos desde el estómago intratorácico suele ser igualmente satisfactorio.[41,90]

La interposición de un segmento de colon es una alternativa válida al segmento gástrico para la reconstrucción del esófago después de una esofagectomía, sobre todo después de una esofagogastrectomía. Pueden utilizarse varios segmentos del colon, pero los mejores resultados funcionales se obtienen con un segmento isoperistáltico de colon izquierdo con base en la rama ascendente de la arteria cólica izquierda. Luego el epiplón se separa del colon y en este punto se secciona la arteria marginal lejos del sitio de bifurcación de la rama ascendente de la arteria cólica izquierda. Se mide la longitud que debe tener el segmento de colon y a esa altura se secciona la porción proximal de la arteria marginal (fig. 19-11). A veces es necesario incluir una porción de arteria cólica media con el segmento de interposición, para obtener una longitud suficiente que permita llegar al esófago cervical o la faringe, dado que en estos casos es necesario preservar la

Cuadro 19-7. *Factores que afectan la elección de los órganos utilizados para la reconstrucción del esófago*

Órgano	Ventajas	Desventajas
Estómago	Anastomosis única	Líneas de sutura largas
	Irrigación sanguínea confiable	Producción de ácido
	Localización conveniente	Pérdidas de la función de reservorio gástrico
	Longitud adecuada	Falta de peristaltismo
		Diámetro incompatible
Colon izquierdo	Ausencia de producción de ácido	Anastomosis múltiples
	Preservación del reservorio gástrico	Irrigación sanguínea menos confiable
	Diámetro compatible con el del esófago residual	
	Longitud adecuada ¿Peristaltismo?	
Yeyuno	Diámetro ideal	Anastomosis múltiples
	Peristaltismo	Irrigación sanguínea menos confiable
	Ausencia de producción de ácido	Longitud inadecuada
	Preservación del reservorio gástrico	

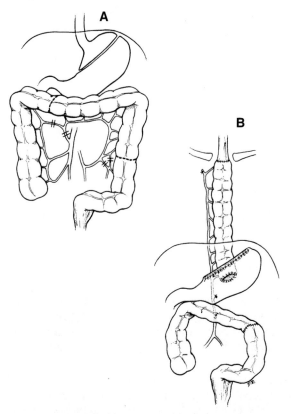

Fig. 19-11. A y B. La reconstrucción mediante la interposición de un segmento de colon se lleva a cabo con el colon transverso y el colon descendente. La irrigación sanguínea proviene de la rama ascendente de la arteria cólica izquierda y su confluencia con la arteria marginal.

arcada vascular que comienza en la arteria marginal y prosigue con los vasos cólicos medios. La interposición del colon posee ciertas ventajas en relación con el segmento gástrico, como un diámetro más compatible con el esófago proximal, la preservación de la función de reservorio gástrico en aquellos casos en los que no sea necesaria la gastrectomía y la ausencia de producción de ácido, que permite una mejor cicatrización de las filtraciones anastomóticas. Además, en ciertas circunstancias el segmento colónico también se asocia con actividad peristáltica y con un alivio significativo de la disfagia en el largo plazo.[96,135] Los resultados funcionales con un segmento isoperistáltico de colon izquierdo son superiores a los obtenidos con segmentos del colon derecho o los segmentos ileocólicos propuestos por otros autores.[155] No debe utilizarse un segmento antiperistáltico.

A veces para la reconstrucción esofágica también se recurre al yeyuno. Las ventajas de éste son semejantes a las del segmento de colon izquierdo isoperistáltico, dado que posee un diámetro más similar al del esófago proximal, tiene actividad peristáltica, no secreta ácido y preserva la función de reservorio gástrico. No obstante, la arquitectura vascular del yeyuno no inclu-

ye una arteria marginal verdadera y por lo tanto es segmentaria. En muchos casos este factor limita en forma significativa la longitud de yeyuno disponible. En la práctica el yeyuno se utiliza sobre todo como un segmento de interposición corto después de la resección del esófago distal y el cardias (fig. 19-12).

En aquellos casos en que la resección esofágica permite dejar un segmento de esófago residual intratorácico, el órgano utilizado para la reconstrucción del conducto esofágico se transfiere a través del lecho del esófago en el mediastino posterior. La anastomosis debe realizarse sin tensión; para ello se la efectúa en un solo plano mediante material de sutura monofilamento, en planos múltiples con una sutura de puntos separados o con una engrapadora.

Cuando se requiera una anastomosis cervical o faríngea después de una esofagectomía torácica total, el órgano reconstruido puede transcurrir por el mediastino posterior o detrás del esternón. La vía mediastínica posterior es más corta y es la preferida cuando hay dudas acerca de la longitud del órgano utilizado para la reconstrucción. Si se contempla la admistración de radioterapia posoperatoria, en presencia de tumor ma-

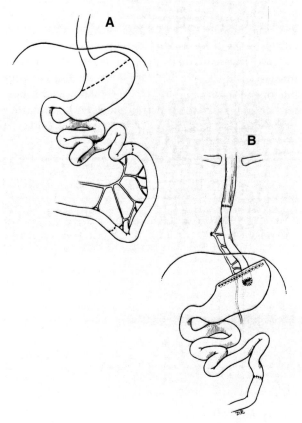

Fig. 19-12. A y B. Debido a su irrigación sanguínea regional, los segmentos de yeyuno se utilizan sobre todo para la reconstrucción de un segmento corto de esófago. Al igual que en el caso de las interposiciones colónicas, si se utiliza una vía mediastínica posterior es preferible crear la anastomosis yeyunogástrica en la pared gástrica posterior.

croscópico residual en el mediastino posterior, o en casos de contaminación grosera del mediastino posterior, debe utilizarse la vía subesternal.

La elección entre una anastomosis cervical o intratorácica para la reconstrucción del esófago a veces depende de la localización de la enfermedad y de las opciones disponibles para la reconstrucción, así como de la preferencia del cirujano. Las filtraciones anastomóticas que complican una anastomosis cervical por lo general se tratan con un drenaje simple, mientras que las anastomosis intratorácicas asociadas con filtraciones a menudo conducen a una mediastinitis severa o a un empiema, que requieren un tratamiento más agresivo. La tasa de filtración anastomótica es mayor en el caso de las anastomosis cervicales, lo que es probable que se debe a la mayor tensión de estas anastomosis. Si los bordes de la resección son negativos, la probabilidad de recurrencia local regional no depende del sitio de la anastomosis. Este último aparentemente tampoco afecta la tasa de supervivencia en el largo plazo.[121,183]

Complicaciones

Las tasas de morbilidad y mortalidad después de la resección de tumores del esófago y el cardias reflejan la magnitud de la operación, las dificultades técnicas asociadas y el deterioro clínico de muchos de estos pacientes antes de la operación (cuadro 19-8).[63,127,225] La tasa de mortalidad operatoria, definida como la muerte hospitalaria en el curso de los 30 días posteriores a la intervención, varía entre 0 y 20%. Debido al carácter crónico de algunas complicaciones quirúrgicas y a los progresos en su tratamiento, las estimaciones de la tasa de mortalidad operatoria son más precisas si se llevan a cabo 3 meses después de la operación. La mortalidad operatoria depende de diversos factores, como el estadio del tumor en el momento de la operación, la magnitud de la resección y la experiencia del cirujano. Las muerte operatoria se debe a una diversidad de causas, pero las dos más frecuentes son la insuficiencia pulmonar, secundaria a una neumonía o un síndrome de distrés respiratorio del adulto (SDRA), y las filtraciones anastomóticas.[63,127,225]

Las complicaciones pulmonares, como la retención de secreciones, la neumonía (nosocomial o secundaria a la aspiración) o la insuficiencia respiratoria resultante del SDRA se observan en más del 20% de los pacientes después de una esofagectomía. La incidencia de estas complicaciones puede reducirse si se mantiene en todo momento al paciente en posición semisentado para disminuir el riesgo de aspiración. Los ejercicios enérgicos de la toilette pulmonar, incluidos la percusión y el uso de espirómetros de incentivación, reducen el riesgo de retención de secreciones. El apoyo respiratorio sistemático no es necesario y puede aumentar la incidencia de insuficiencia respiratoria y neumonía.

Las filtraciones anastomóticas son el mayor peligro en el terreno de la cirugía torácica. La tasa de mortalidad global después de una filtración anastomótica varía entre menos del 10% hasta más del 30% en la mayoría de las series comunicadas. Las complicaciones secundarias a una filtración de una anastomosis cervical a menudo se tratan con drenaje local y no se asocian con un riesgo de muerte elevado. Por el contrario, las filtraciones anastomíticas intratorácicas pueden provocar una mediastinitis severa, con empiema asociado o sin él. Las presiones intratorácicas negativas facilitan la diseminación del material contaminante después de la ruptura mecánica de una anastomosis, y si esta última contiene mucosa productora de ácido, el riesgo de lesión aumenta. En estos casos se requiere un drenaje adecuado de los espacios contaminados y a veces la extirpación del órgano utilizado para la reconstrucción, con derivación proximal y distal del tracto alimentario.

Resultados

Los resultados del tratamiento quirúrgico del carcinoma del esófago y el cardias deben considerarse desde la perspectiva de la paliación efectiva de los síntomas y la supervivencia. Todas las técnicas de reconstrucción estándares permiten mantener una dieta normal o ligeramente modificada. El riesgo de formación de una estrechez anastomótica que requiera dilataciones intermitentes oscila entre el 5% y el 10%. La tasa de paliación de la disfagia hasta el momento de la muerte provocada por una recurrencia del tumor o hasta 5 años después de la operación varía entre el 80% y el 90%.[96,220] Más de la mitad de los pacientes que pierden peso antes de la operación lo recuperan en el

Cuadro 19-8. *Complicaciones posoperatorias de la esofagectomía**

Complicación	Incidencia (%)
Muerte†	5-14
Pulmonares	
Neumonía	20
Insuficiencia respiratoria (SDRA)‡	14
Cardiovasculares	
Infarto de miocardio	2
Arritmias	30
Gastrointestinales	
Filtración anastomótica	9
Estasis gástrica u obstrucción del tracto de salida gástrico	4
Infecciosas	
Empiema	5
Absceso subfrénico	5
Otras	
Parálisis de las cuerdas vocales	4
Quilotórax	2

*Basadas en datos derivados de las referencias 63, 127 y 225.
†Mortalidad hospitalaria.
‡Síndrome de distrés respiratorio del adulto.

curso del año posterior a la resección. Mientras que en el momento del diagnóstico del cáncer de esófago menos del 50% de los pacientes puede seguir trabajando, debido al deterioro del estado general, más del 80% de los sobrevivientes evolucionan lo suficientemente bien como para poder seguir desempeñando una actividad profesional 2 a 5 años después de la operación.[212] La resección, ya sea paliativa o potencialmente curativa, también reduce la probabilidad de dolor crónico asociado con el tumor, hemorragia, complicaciones locales (p. ej., formación de una fístula broncoesofágica o traqueoesofágica) y recurrencia local.

La supervivencia en el largo plazo depende en mayor medida del estadio tumoral que de la localización del tumor. Los pacientes con un carcinoma del esófago cervical se asocian con una tasa de supervivencia a los 5 años de la operación del 20%,[38,101,148] mientras que en los pacientes con cáncer del esófago torácico la tasa de supervivencia a los 5 años de la operación es del 19%[12,28,61,125,126,149,170,224] y en los pacientes que padecen un adenocarcinoma del esófago distal y el cardias la tasa de supervivencia global 5 años después de la operación es del 23%.[53,64,68,89,110,149,159,170,224,227]

Otros tratamientos paliativos

Fístula broncoesofágica maligna

El desarrollo de una fístula maligna entre el esófago y el tracto respiratorio es una complicación muy grave del cáncer de esófago. Su incidencia es de alrededor del 5% de todos los pacientes con carcinoma del esófago.[30] La resección, aun con fines paliativos, por lo general no es posible debido a la extensión local de la enfermedad.[30] De todos modos, la intervención puede aliviar significativamente la disfagia y proteger el tracto respiratorio de la contaminación continua con saliva, alimentos y material de reflujo gástrico.

La mayoría de los pacientes presenta antecedentes de tos durante la ingestión de alimentos, aunque en algunos casos en el momento de la presentación ya se instaló una neumonía por aspiración severa. El diagnóstico por lo general se establece mediante un estudio con deglución de bario y el examen bronscoscópico no revela evidencias concluyentes de fístula, aun cuando este trastorno se haya demostrado con radiografías. La fístula afecta la tráquea en la mitad de los casos y en la mayoría de los pacientes restantes compromete un bronquio principal.[30,134] La mayoría de los pacientes desarrolla fístulas respiratorias malignas durante un ciclo de radioterapia destinado al tratamiento del tumor primario o después de la administración de este tratamiento. El antecedente de radioterapia no es un requisito indispensable para la formación de una fístula, dado que hasta un 40% de los pacientes desarrolla este ti-

po de fístulas sin haber recibido radiaciones. Una investigación diagnóstica breve, que comprende una TC y una centellografía ósea, revela la presencia de metástasis detectables en menos de un 20% de los pacientes con una fístula respiratoria maligna que no presentan un deterioro evidente del estado general.

La imposibilidad de administrar un tratamiento paliativo mediante la introducción de un tubo de alimentación se asocia con un período de supervivencia medio de sólo 4 a 6 semanas. En pacientes con una reserva pulmonar razonable que no presentan evidencias de metástasis alejadas se recomienda un tratamiento agresivo de esta complicación. Las opciones disponibles comprenden un procedimiento quirúrgico de derivación, la exclusión esofágica y la intubación del esófago.

La operación con derivación (bypass), descrita originalmente por Kirschner en 1920, consistió en la colocación de un segmento gástrico con una esofagogastrostomía terminoterminal cervical combinada con una esofagoyeyunostomía distal para el drenaje del esófago torácico solo.[112] Esta última anastomosis es innecesaria y se asocia con una incidencia excesiva de complicaciones.[186] Es preferible insertar una sonda de goma roja tipo Nélaton por vía percutánea, a través del lado derecho del cuello en el interior del esófago torácico solo, para lograr la descompresión transitoria. A medida que la fístula que se comunica con el árbol traqueobronquial aumenta de tamaño, el esófago descomprime el pequeño volumen de secreción mucosa a través de la fístula y hacia el interior de la vía aérea, lo que permite extraer el catéter. El procedimiento de derivación puede llevarse a cabo con un segmento gástrico, como se describió en la operación original, o con la interposición de un segmento de colon.[134] Este procedimiento se asocia con un período de supervivencia medio de más de 20 semanas y la paliación satisfactoria de la disfagia y los síntomas respiratorios.

La exclusión esofágica es una alternativa de la operación con derivación; es particularmente útil en aquellos casos en los que no se disponga de un órgano para el reemplazo esofágico. El aislamiento del esófago torácico se realiza en forma similar a la descrita; es decir, mediante una esofagostomía cervical y un tubo de descompresión. Se secciona la unión gastroesofágica y se coloca una sonda de alimentación. Esta operación se asocia con un riesgo moderado de morbilidad y mortalidad y con un tiempo de supervivencia medio de 16 a 20 semanas sin paliación de la disfagia.

Otro método utilizado para el manejo de las fístulas esofagorrespiratorias malignas es la intubación esofágica. Este procedimiento por lo general alivia la disfagia y permite la ingestión de alimentos semisólidos. La mayoría de los pacientes fallece como consecuencia de trastornos respiratorios recurrentes, a menudo como consecuencia del reflujo a través del tubo permanente y la aspiración pulmonar. Los tubos de pulsión y tracción se asocian con un riesgo aumentado de diversas complicaciones, como la erosión con hemorragia o perforación.[168] La tasa de mortalidad hospitalaria oscila entre el 15% y el 30%, similar a la asociada con las operaciones con derivación. El uso de prótesis de malla de alambre autoexpandibles y con una cubierta protectora se convirtió en la modalidad terapéutica de elección en la mayoría de los pacientes con fístulas esofagorrespiratorias malignas. La colocación de estas prótesis es técnicamente sencilla y se asocia con una tasa de mortalidad hospitalaria reducida (5-10%) y una paliación satisfactoria de los síntomas, con obstrucción de la fístula en un 80% a 90% de los pacientes.[56,138]

Laserterapia

La laserterapia se ha utilizado para el tratamiento de carcinomas obstructivos del esófago y la unión gastroesofágica desde principios de la década de 1980. La técnica retrógrada es superior a la anterógrada, debido a que solo se requieren una o dos sesiones para observar la mejoría de los síntomas, mientras que con la técnica anterógrada a menudo se necesitan 3 o 4 sesiones para obtener el mismo resultado. La técnica retrógrada se basa en la dilatación de la estrechez maligna por arriba de un alambre guía, seguida de la introducción del endoscopio a través del tumor dilatado en el interior del esófago o el estómago normales. Luego se inserta una fibra de cuarzo flexible a través del conducto del endoscopio y el instrumento se retira hasta que pueda visualizarse el tumor. La fibra de cuarzo transfiere energía láser Nd:YAG con una longitud de onda de 1.064 nm y una potencia de hasta 120 watts, con la cual se puede inducir vaporización tisular. El tumor intraluminal se coagula a medida que se retira gradualmente el endoscopio. Este método conduce a una recuperación rápida de la función deglutoria y a menudo puede aplicarse en pacientes ambulatorios.

Los factores que aumentan la probabilidad de una paliación exitosa comprenden una longitud pequeña del tumor (< 5 cm), la localización en el interior del esófago torácico o el cardias en ausencia de una angulación significativa, el buen estado general del paciente y la ausencia de anorexia. En pacientes con tumores en el esófago cervical, con deterioro del estado general o con tumores de más de 8 cm de longitud la probabilidad de obtener un beneficio terapéutico disminuye.[3] En pacientes bien seleccionados el tratamiento con láser Nd:YAG se asocia con una excelente paliación y con una supervivencia prolongada en relación con otras modalidades para el tratamiento paliativo del cáncer de esófago.[1,75,93,102,181,191,198,200] La paliación con láser Nd:YAG puede incrementarse combinando la laserterapia con otras modalidades terapéuticas intraluminales, como la colocación de stents y la radioterapia con haz de rayos externo, o la braquiterapia.[45,97,208]

Además del tratamiento estándar con láser Nd:YAG, para el tratamiento del cáncer de esófago se dispone de la terapia fotodinámica (PDT). Este método se basa en la inyección intravenosa de un derivado de la dihematoporfirina, el cual es retenido selectivamente por la estroma tumoral. Cuarenta y ocho a 72 horas después de la administración del derivado hematoporfirínico se administra luz láser, con una longitud de onda de 630 nm, mediante fibras de cuarzo introducidas en el conducto de un esofagoscopio flexible. La energía con esta longitud de onda activa la destrucción de células tumorales por parte del derivado hematoporfirínico, mediante la liberación de radicales de oxígeno y destrucción resultante de los tejidos locales. Otra opción disponible es administrar ácido levulínico, por vía sistémica, y activarlo después mediante una fuente lumínica no láser, lo que también conduce a la generación de metabolitos tóxicos del oxígeno.[104] Esta variante de laserterapia es potencialmente más selectiva, dado que los efectos antitumorales son consecuencia de una reacción bioquímica y no de la termocoagulación o la vaporización. La PDT se asocia con excelentes resultados paliativos y baja incidencia de efectos colaterales como mediastinitis localizada y fotosensibilidad dérmica secundaria a la retención del derivado de la hematoporfirina en la piel.[83,133,147,152]

Intubación

La intubación del esófago para el manejo de un carcinoma esofágico inoperable se utilizó por primera vez a fines del siglo XIX y en la actualidad se emplea con frecuencia con fines paliativos. Los tubos de pulsión insertados a ciegas por vía peroral comenzaron a utilizarse con éxito en la década de 1880. La inserción de estos tubos dirigida por endoscopia se hizo popular en la década de 1950. Durante esta última década también se introdujeron los tubos de tracción, cuya utilización se popularizó en la década siguiente. La introducción de tubos de pulsión de silicona y cloruro de polivinilo, reforzados con alambre de acero inoxidable incrementó la popularidad de la intubación esofágica durante las décadas del 70 y el 80. La introducción de tutores metálicos autoexpandibles durante la década del 90 revolucionó el terreno de la intubación para la paliación de la disfagia. Estos tutores se encuentran disponibles en una amplia gama de longitudes y calibres, y a veces están revestidos de siliconas u otro material similar, para prevenir el crecimiento del tumor a través de sus intersticios. Su utilización redujo significativamente la tasa de complicaciones asociada con estos instrumentos, además la técnica de introducción es más sencilla. La paliación de obstrucciones intrínsecas y extrínsecas es muy satisfactoria y superior a la asociada con la laserterapia.[1,24,45,178,179,203]

Radioterapia

La radioterapia se utilizó como modalidad terapéutica estándar para el tratamiento del cáncer del esófago y el cardias durante más 50 años. Las técnicas modernas, adoptadas durante la década del 70, se basan en la utilización de campos anteriores y posteriores, combinados con campos oblicuos, a fin de limitar la dosis de radiación recibida por las estructuras normales, como el corazón, los pulmones y la médula espinal. El régimen terapéutico es complejo y dura, como mínimo, 6 semanas. En los pacientes en quienes la expectativa de supervivencia media no supera las 25 o 30 semanas este tratamiento es una inversión de tiempo considerable. Esta modalidad terapéutica posee la ventaja de asociarse con una mínima tasa de mortalidad aguda, pero hay riesgo de morbilidad en el largo plazo y resultados paliativos insatisfactorios en un porcentaje significativo de pacientes.

En algunos centros médicos la radioterapia se utiliza como tratamiento de primera línea para el tratamiento del cáncer de esófago.[154] Los factores pronósticos que permiten predecir una respuesta satisfactoria son: un tumor de menos de 5 cm de longitud, ausencia de compromiso circunferencial de la pared esofágica, localización del tumor en el segmento superior del esófago torácico y sexo femenino. Los pacientes inoperables sin metástasis se asocian con un pronóstico relativamente favorable y pueden recibir un tratamiento potencialmente curativo con dosis de 55 a 70 Gy administradas en el curso de 6 a 7 semanas, en fracciones de 200 cGy. Las contraindicaciones de la radioterapia son la presencia de fístula broncoesofágica maligna, mediastinitis secundaria a la perforación del tumor y hemorragia. La radioterapia curativa se asocia con un tiempo de supervivencia medio de 8 a 12 meses, una supervivencia a los 2 años menor del 20% y una supervivencia a los 5 años menor del 10%, salvo en pacientes con enfermedad en un estadio evolutivo temprano (cuadro 19-9).[14,19,49,86,88,100,205,206,215,217,232] Hasta un 75% de los pacientes refieren como mínimo una paliación temporaria de la disfagia, aunque en el largo plazo esta mejoría se obtiene solo en un 50% de los pacientes tratados con radioterapia sola.[169] Más del 50% de los pacientes tratados con radioterapia desarrollan estrecheces del esófago, la mitad de estos casos se debe a la recurrencia local del tumor.[169] Otras complicaciones son la fibrosis pulmonar, fístula broncoesofágica y hemorragia. La radioterapia paliativa, con el uso de campos anteriores y posteriores y una dosis total de 40 a 50 Gy, es adecuada para la mayoría de los pacientes que no se consideren candidatos adecuados para el tratamiento quirúrgico o la radioterapia curativa. Entre éstos se incluyen los que presentan un deterioro pronunciado del estado general y los que tienen enfermedad generalizada.

Otra posibilidad es la radioterapia intraluminal, sobre todo en pacientes que ya recibieron la dosis máxima de radioterapia con haz de ratos externo y la respuesta fue deficiente o desarrollaron una recurrencia del tumor. Este método se basa en la administración periódica de diversas sustancias, como ^{192}Ir, en el catéter intraesofágico una vez por semana o una vez cada 15 días. Este enfoque aporta 90 a 100 Gy hasta una profundidad de 5 cm. Se documentó una respuesta parcial o completa en un 50% a un 90% de los pacientes y un alivio significativo de la disfagia en más del 90% de los casos. En casi un 50% de los pacientes se observa el desarrollo de estrecheces, benignas o malignas, que requieren una nueva intervención terapéutica.[65,88] No se dispone de información relacionada con los efectos de este método sobre la supervivencia.

La radioterapia se administra antes de la operación, con la finalidad de esterilizar el lecho tumoral, aumentar la operabilidad, reducir la recurrencia local y mejorar la supervivencia. Un 5% a un 10% de los pacien-

Cuadro 19-9. *Resultados de la radioterapia como tratamiento único del cáncer de esófago*

Fuente	Cantidad de pacientes	Dosis de radiaciones (Gy)	Supervivencia media (meses)	Supervivencia a los 2 años (%)	Supervivencia a los 5 años (%)
John y col.[100]	35	56-61	8	13	–
Whittington y col.[232]	25	60-65	5	5	0
Araujo y col.[14]	31	50	16	22	6
Hishikawa y col.[88]	177	40-60	9	17	7
Herskovic y col.[86]	60	64	8,9	10	–
Sur y col.[215]	25	55	10	–	–
Sykes y col.[217]	101	45-52,5	15	30	21
Datta y col.[49]	108	35-50*	8	14	5
Smith y col.[206]	60	60	9	12	7
Slabber y col.[205]	36	40	5	3	3

*Algunos pacientes recibieron radiaciones intracavitarias en dosis elevadas, como parte del tratamiento inicial.

Cuadro 19-10. *Resultados de la radioterapia seguida de resección para el tratamiento del cáncer de esófago*

Fuente	Dosis de radiaciones (Gy)	Pacientes	Pacientes operados	Pacientes tratados con resección	Mortalidad operatoria (%)	Supervivencia media (meses)	Supervivencia a los 2 años (%)	Supervivencia a los 5 años (%)
Launois[123]	40	67	62	47	20	10	20	10
Sasaki[197]	40	43	43	43	–	–	45	27,3
Sasaki[196]	40	43	43	–	–	20	43	27,3
Huang[92]	40	168	168	151	3	17	–	35
Yadava[236]	30	68	68	68	15	32	–	17
Nygaard[166]	35	58	36	26	11	10	26	–

Cuadro 19-11. *Resultados de la resección quirúrgica seguida de radioterapia para el tratamiento del cáncer de esófago*

Fuente	Pacientes	Dosis de radiación (Gy)	Supervivencia media (meses)	Supervivencia a los 2 años (%)	Supervivencia a los 5 años (%)
Tanaka[221]	58	40-50	23	46	29
Iizuka[94]	103	50	21,3	52	–
Whittington[232]	19	54-63	14	34	–
FUASR[70]*	102	45-55	18	37	19
Fok[66]	30[†]	49	15	36	–

*Asociación Universitaria Fancesa para la investigación quirúrgica.
[†]Pacientes tratados con resección curativa sola.

Cuadro 19-12. *Respuesta del cáncer de esófago a la quimioterapia con múltiples fármacos*

Fuente	Agentes	Pacientes evaluables	Respuesta completa* (%)	Respuesta clínica[†] (%)
Bedikian y col.[20]	5-FU, doxorrubicina, VP-16, DDP	24	17	54
Iwatsuka y Yoshida[97]	DDP. metotrexato, bleomicina	14	0	50
Ajani y col.[4]	5-FU, VP-16, DDP	32	3	49
Kelsen y col.[111]	5-FU, vindesina, bleomicina	36	-	55
Schlag[199]	5-FU, DDP	27	7	38
Ajani y col.[4]	5-FU, VP-16, DDP, GM-CSF	23	0	50
Carey y col.[36]	5-FU, DDP	64	7	66
Kelsen y col.[111]	5-FU, DDP	213	3	17
Law y col.[125]	5-FU, DDP	60	7	58
Darnton y col.[48]	5-FU, DDP, mitomicina	18	0	56

*Respuesta determinada en la pieza de resección quirúrgica.
[†]Respuesta determinada mediante tomografía computarizada, estudios con deglución de bario y endoscopia.
5-FU = 5-fluorouracilo, DDP = cisplatino, VP-16 = etopósido, GM-CSF = factor estimulante de las colonias de granulocitos y macrófagos.

Cuadro 19-13. *Respuesta del cáncer de esófago a la quimioterapia con múltiples fármacos y a la radioterapia*

Fuente	Agentes	Dosis de radiaciones (Gy)	Pacientes evaluables	Respuesta completa* (%)
MacFarlane y col.[144]	5-FU, DDP ± mitomicina C	30	22	36
Lackey y col.[119]	5-FU, DDP	30	28	29
Parker y col.[171]	5-FU, mitomicina C	30	41	27
Stewart y col.[210]	5-FU, DDP, mitomicina C	45	13	38
Gill y col.[78]	5-FU, DDP	36	46	24
Naunheim y col.[160]	5-FU, DDP	30-36	39	21
Forastiere y col.[68]	5-FU, DDP, vinblastina	45	41	24
Terz y col.[222]	5-FU, DDP	34	17	29
Wolfe y col.[254]	DDP y vincristina o 5-FU y DDP	45	165	21
Keller y col.[107]	5-FU, mitomicina	60	33	24
Raoul y col.[180]	5-FU, DDP	45	26	56
Walsh y col.[227]	5-FU, DDP	40	52	25
Naunheim y col.[159]	5-FU, DDP	30-36	24	17
Bosset y col.[28]	DDP	37	128	26

*Respuesta determinada en la pieza de resección quirúrgica.
5-FU = 5-fluorouracilo, DDP = cisplatino.

tes tratados con radioterapia preoperatoria nunca llegan a operarse debido a la detección de metástasis alejadas durante el período de debilitación asociado con la radioterapia. De los pacientes que reciben radioterapia preoperatoria, un 70% a un 80% son tratados con resección quirúrgica; este porcentaje es similar al de los pacientes tratados con cirugía sola. La intervención quirúrgica es menos compleja si se lleva a cabo en el curso de 10 a 20 días después de completada la radioterapia, debido a que para entonces ya remitió el edema asociado con las radiaciones y aún no se instaló la fibrosis posradiación. No obstante, la mayoría de los cirujanos concuerda en que estas intervenciones son técnicamente más complejas e insumen más tiempo, y que a veces es difícil diferenciar entre el tejido tumoral y los tejidos normales irradiados. Aunque este enfoque permite un control local prolongado, los pacientes tratados con radioterapia preoperatoria en apariencia se asocian con una mayor incidencia de metástasis en los ganglios linfáticos localizados fuera del lecho tumoral y en última instancia fallecen como consecuencia de las recurrencias alejadas. La tasa de supervivencia a los 5 años oscila entre el 5% y el 15% en la mayoría de las series comunicadas y no es afectada en forma significativa por la radioterapia preoperatoria (cuadro 19-10). En los pacientes en los que el tumor compromete los ganglios linfáticos regionales o presentan invasión tumoral transmural, la radiación local posoperatoria se utiliza para disminuir la probabilidad de recurrencia local. Si la resección se realizó con fines curativos, se administra una dosis total de 50 a 65 Gy durante 5 a 6 semanas; si el intento era paliativo puede reducirse la dosis total a 45 a 55 Gy durante un período más corto. Muchos pacientes no logran completar un ciclo de terapia posoperatoria luego de sufrir los rigores de la esofagectomía y la reconstrucción. El principal beneficio de la radiación posoperatoria en los pacientes que han sufrido una resección es la disminución de la incidencia de recurrencia local. No se observan beneficios en relación con la supervivencia, y ésta a largo plazo no es buena (cuadro 19-11).[67,70,94,221,232]

Quimioterapia y terapéutica multimodal

La mayoría de los pacientes con carcinoma del esófago presentan una enfermedad avanzada (a menudo con evidencias de metástasis a distancia) en el momento del diagnóstico. En consecuencia, es razonable contar con agentes quimioterápicos de actividad sistémica para el manejo de esta enfermedad. Lamentablemente, los resultados obtenidos con estos fármacos son contradictorios. La terapia con bleomicina, metotrexato, 5-fluorouracilo (5-FU), doxorrubicina, cisplatino, vindesina, mitomicina y etopósido, como agentes únicos, se asocia con una tasa de respuesta completa de sólo un 5% a un 15%, y con una tasa de respuesta parcial en otro 10% a 25% de pacientes; la tasa de respuesta global máxima por lo general es inferior al 40%.[108] La quimioterapia con varios fármacos ha utilizado como modalidad neoadyuvante, coadyuvante y única para el tratamiento del cáncer de esófago.[109] Hay pocos datos sobre la eficacia de la quimioterapia como modalidad única para el tratamiento de tumores potencialmente curables. La quimioterapia neoadyuvante se asoció con una tasa de respuesta clínica del 40% al 50% y una tasa de respuesta histopatológica completa del 5% al 15% (cuadro 19-12).[4,5,20,36,48,97,110,111,125,199] En los pacientes con respuesta histopatológica completa se observa una supervivencia en el largo plazo mayor que en quienes responden en forma incompleta. La quimioterapia preoperatoria al parecer no mejora la supervivencia en los pacientes que después serán operados, en comparación con los pacientes tratados con la resección sola.[110] Asimismo, la quimioterapia coadyuvante posoperatoria en apariencia no mejora la supervivencia en los pacientes tratados con resección.[12]

La quimioterapia con varios fármacos también se utiliza antes de la operación, junto con la radioterapia. Alrededor de un 25% a un 30% de los pacientes tratados con esta modalidad desarrollan una respuesta histopatológica completa (cuadro 19-13).[28,68,78,107,119,144,159,160,171,180,210,222,227,234] No se sabe con certeza si la administración de quimioterapia antes de la resección prolonga la supervivencia más que la cirugía sola. Los estudios aleatorizados no demostraron que la terapéutica multimodal se asocie con ventajas indudables.[28,227] Algunos autores sugieren que es posible obtener un resultado paliativo satisfactorio con la combinación de radioterapia y quimioterapia exclusivamente, sobre todo en pacientes con un cáncer inoperable o irresecable que rehúsan la intervención quirúrgica. La combinación de radioterapia y quimioterapia se asocia con la paliación de la disfagia en un 80% de los casos, con una respuesta completa radiológica en un 75% a un 90% de los pacientes y con una tasa de supervivencia a los 5 años del 15% al 30%.[14,43] En la actualidad continúan los estudios para evaluar la terapéutica multinodal del cáncer de esófago.

Referencias

1. Adam, A., Eliul, J., Watkinson, A. F., et al.: Pailiation of inoperable esophageal carcinoma: A prospective randomized trial of laser therapy and stent placement. Radiology, 202:344, 1997.
2. Aggestrup, S., Holm, J. C., and Sorensen, H. R.: Does achalasia predispose to cancer of the esophagus? Chest, 102:1013, 1992.

3. Ahlquist, D. A., Gostout, C. J., Viggiano, T. R., et al.: Endoscopic laser pailiation of malignant dysphagia: A prospective study. Mayo Clin. Proc., 62:867, 1987.

4. Ajani, J. A., Roth, J. A., Ryan, B., et al.: Evaluation of pre- and post-operative chemotherapy for resectable adenocarcinoma of the esophagus or gastroesophageal junction. J. Clin. Oncol., 8:1231, 1990.

5. Ajani, J. A., Roth, J. A., Ryan, M. B., et al.: Intensive preoperative chemotherapy with colony-stimulating factor for resectable adenocarcinoma of the esophagus or gastroesophageal junction. J. Clin. Oncol., 11:22-28, 1993.

6. Akiyama, H., Tsurumaru, M., Kawamura, T., et al.: Principles of surgical treatment for carcinoma of the esophagus. Ann. Surg. 194:438, 1981.

7. Akiyama, H., Tsurumaru, M., Udagawa, H., and Kajiyama, Y: Radical lymph node dissection for cancer of the thoracic esophagus. Ann. Surg., 220:364, 1994.

8. Altorki, N. K., Girardi, L., and Skinner, D. B.: En bloc esophagectomy improves survival for stage III esophageal cancer. J. Thorac. Cardiovasc. Surg., 114:948, 1997.

9. Altorki, N. K., and Skinner, D. B.: Occult cervical noda; metastasis in esophageal cancer: Preliminary results of three-field lymphadenectomy. J. Thorac. Cardiovasc. Surg., 113. 540, 1997.

10. American Joint Committee on Cancer: Esophagus. AJCC Cancer Staging Manual, 5th ed. Philadelphia, Lippincott Wiliiams & Wilkins, 1997, pp. 65-69.

11. Anderson, L. L., and Lad, T. E.: Autopsy findings in squamous-cell carcinoma of the esophagus. Cancer, 50:1587 1982.

12. Ando, N., lizuka, T., Kakegawa, T, et al.: A randomized trial of surgery with and without chemotherapy for localized squamous carcinoma of the thoracic esophagus: The Japan Clinical Oncology Group Study. J. Thorac. Cardiovasc. Surg., 114:205, 1997.

13. Appelquist, P., and Salmo, M.: Lye corrosion carcinoma of the esophagus. Cancer, 45:2655, 1980.

14. Araujo, C. M. M., Souhami, L., Gil, R. A., et al.: A randomized trial comparing radiation therapy versus concomitant radiation therapy and chemotherapy in carcinoma of the thoracic esophagus. Cancer, 67:2258, 1991.

15. Arnott, S. J., Duncan, W, Gignoux, M., et al.: Preoperative radiotherapy in esophageal carcinoma: A meta-analysis usung individual patient data (Oesophageal Cancer Collaborative Group). Int. J. Radiat. Oncol. Biol. Phys., 41:579, 1998.

16. Aste, H., Saccomanno, S., and Munizzi, : Blind pan-esophageal brush cytology. Endoscopy, 16:165, 1984.

17. Attah, E. B., and Hajdu, S. I.: Benign and malignant tumors of the esophagus at autopsy. J. Thorac. Cardiovasc. Surg., 55:396, 1968.

18. Baba, M., Aikou, T., Yoshinaka, H., et al.: Long-term results of subtotal esophagectomy with three-field lymphadenectomy for carcinoma of the thoracic esophagus. Ann. Surg., 219:310, 1994.

19. Badwe, R. A., Sharma, V., Bhansali, M. S., et al.: The quality of swallowing for patients with operable esophageal carcinoma: A randomized trial comparing surgery with radiotherapy. Cancer, 85:763, 1999.

20. Bedikian, A. Y., Deniord, R., and El-Akkad, S.: Value of preoperative chemotherapy in the management of locoregional esophageal carcinoma. In Siewert, J. R., and Holseher, A. H. (eds.): Diseases of the Esophagus. Berlin, Springer-Verlag, 1988, p. 316.

21. Bemelman, W. A., van Delden, O. M., van Lanschot, J. J. B., et al.: Laparoscopy and laparoscopic ultrasonography in staging of carcinoma of the esophagus and gastric cardia. J. Am. Coll. Surg., 181:421, 1995.

22. Berman, M. D., Fadehuk, K. R., Trey, C., et al.: Primary histiocytic lymphoma of the esophagus. Dig. Dis. Sci., 24:883, 1979.

23. Berry, A. V., Baskind, A. F., and Hamilton, D. G.: Cytologic sereening for esophageal cancer. Acta Cytol., 25:135, 1981.

24. Bethge, N., Sommer, A., Vakil, N.: Palliation of malignant esophageal obstruction due to intrinsic and extrinsic lesions with expandable metal stents. Am. J. Gastroenterol, 93:1829, 1998.

25. Block, M. I., Patterson, G. A., Sundaresan, R. S., et al.: Improvement in staging of esophageal cancer with the addition of positron emission tomography Ann. Thorac. Surg., 64:770, 1997.

26. Blot, W J., Devesa, S. S., Kneller, R. W, and Fraumeni, J. F, Jr: Rising incidence of adenocarcinoma of the esophagus and gastric cardia. JAMA, 265:1287, 1991.

27. Boring, C. C., Squires, T. S., Tong, T., and Montgomery, S.: Cancer statistics, 1994. CA Cancer J. Clin., 44:7, 1994.

28. Bosset, J.-F., Gignoux, M., Triboulet, J.-P., et al.: Chemoradiotherapy followed by surgery compared with surgery alone in squamous-cell cancer of the esophagus. N. Engl. J. Med., 337:161, 1997.

29. Bumm, R., and Wong, J.: More or less surgery for esophageal cancer: Extent of lymphadenectomy in esophagectomy for squamous cell esophageal carcinoma: How much is necessary? Dis. Esoph., 7:151, 1994.

30. Burt, M., Diehl, W., Martini, N., et al.: Malignant esophago-respiratory fistula: Management options and survival. Ann. Thorac. Surg., 52:1222, 1991.

31. Burt, M. E., Gorsehboth, C. M., and Brennan, M. F. A controlled, prospective, randomied trial evaluating the metabolic effects of enteral and parenteral nutrition in the cancer patient. Cancer, 49:1092, 1982.

32. Bytzer, P, Christensen, P. B., Damkier, P, et al.: Adenocarcinoma of the esophagus and Barrett's esophagus: A population-based study. Am. J. Gastroenterol., 94:86, 1999.

33. Caldwell, C. B., Bains, M. S., and Burt, M.: Unusual malignant neoplasms of the esophagus. J. Thorac. Cardiovasc. Surg., 101:100, 1991.

34. Cameron, A. J.: Epidemiology of columnar-lined esophagus and adenocarcinoma. Gastroenterol. Clin. N. Am., 26:487, 1997.

35. Cameron, A. J., Ott, B. J., and Payne, W. S.: The incidence of adenocarcinoma in columnar-lined (Barrett's) esophagus. N. Engl. J. Med., 313:857, 1985.

36. Carey, R. W., Hilgenberg, A. D., Wilkins, E. W, Jr., et al.: Long-term follow-up of neoadjuvant ehemotherapy with 5-fluorouracil and cisplatin with surgical resection and possible postoperative radiotherapy and/or chemotherapy in squamous cell carcinoma of the esophagus. Cancer Invest., 11:99, 1993.

37. Catalano, M. F, Van Dam, J., and Sivak, M. V Jr.: Malignant esophageal strictures: Staging accuracy of endoscopic ultrasonography. Gastrointest. Endosc., 41:535, 1995.

38. Chakkaphak, S., Krishnasamy, S., Walker, S. J., et al.: Treatment of carcinoma of the proximal esophagus. Surg. Gynecol. Obstet., 168:307, 1989.

39. Chan, K.-H., and Wong, J.: Mortality after esophagectomy for carcinoma of esophagus: An analysis of risk factors. Dis. Esoph., 3:49, 1990.

40. Chandawarkar, R. Y., Kakegawa, T., Fujita, H., et al.: Endosonography for preoperative staging of specific nodal groups associated with esophageal cancer. World J. Surg., 20:700, 1996.

41. Cheung, H. C., Siu, K. E, and Wong, J.: Is pyloroplasty necessary in esophageal replacement by stomach? A prospective, randomized controlled trial. Surgery, 102:19, 1987.

42. Choi, T. K., Siu, K. F., Lam, K. H., et al.: Bronchoscopy and carcinoma of the esophagus II. Am. J. Surg., 147:760, 1984.

43. Coia, L. R., Paul, A. R., and Engstrom, P F: Combined radiation and chemotherapy as primary management of adenocarcinoma of the esophagus and gastroesophageal junction. Cancer, 61:643, 1988.

44. Coordinating Group for Research on Esophageal Cancer: Early diagnosis and surgical treatment of esophageal cancer under rural conditions. Chin. Med. J., 2:113, 1976.

45. Cottier, D. J., Carter, C. R., Smith, J. S., and Anderson, J. R.: The combination of laser recanalization and endoluminal intubation in the palliation of malignant dysphagia. J. R. Coll. Surg. Edinb., 42:19, 1997.

46. Crespi, M., Grassi, A., Munoz, N., et al.: Endoscopic features of suspected precancerous lesions in high risk areas for esophageal cancer. Endoscopy, 16:85, 1984.

47. Daly, J. M., Massar, E., Giacco, G., et al.: Parenteral nutrition in esophageal cancer patients. Ann. Surg., 196:203, 1982.

48. Darnton, S. J., Ferry, D. R., Cullen, M. H., and Casson, A. G.: A phase 11 trial of preoperative mitomycin, cisplatin and 5-fluorouracil in adenocarcinoma of the oesophagus. Clin. Oncol., 10:372, 1998.

49. Datta, N. R., Kumar, S., Nangia, S., et al.: A non-randomized comparison of two radiotherapy protocols in inoperable squamous cell carcinoma of the oesophagus. Clin. Oncol., 10:306, 1998.

50. DeMeester, T R., and Skinner, D. B.: Polypoid sarcomas of the esophagus. Ann. Thorac. Surg., 20:405, 1975.

51. Dickman, S.: First p53 relative may be a new tumor suppressor. Science, 277:1605, 1997.

52. Dowlatshahi, K., Lester, E., Bibbo, M., et al.: Brush cytology for the early detection of esophageal carcinoma among patients with upper aerodigestive malignancies. Laryngoscope 95:971, 1985.

53. Dowlatshahi, K., Skinner, D. B., DeMeester, T. R., et al.: Evaluation of brush cytology as an independent technique for detection of esophageal carcinoma. J. Thorac. Cardiovasc. Surg., 89:848, 1985.

54. Drewitz, D. J., Sampliner, R. E., and Garewal, H. S.: The incidence of adenocarcinoma in Barrett's esophagus: A prospective study of 170 patients followed 4.8 years. Am. J. Gastroenterol., 92:212, 1997.

55. Duhaylongsod, F G., Gottfried, M. R., Iglehart, J. D., et al.: The significance of crb B-2 and p53 immunoreactivity in patients with adenocarcinoma of the esophagus. Ann. Surg., 221:677, 1995.

56. Dumonceau, J.-M., Cremer, M., Lalmand, B., and Deviere, J.: Esophageal fistula sealing: Choice of stent, practical management, and cost. Gastrointest. Endosc., 49:70, 1999.

57. Ellis, F. H., Jr., Gibb, S. P., and Watkins, E., Jr.: Limited esophagogastrectomy for carcinoma of the cardia. Ann. Surg., 208:354, 1988.

58. Elman, A., Guili, R., and Sanchoarnier, H.: Risk factors of pulmonary complications following esophagectomy in carcinoma of the esophagus: Results of the prospective study conducted by the OESO group. In Siewert, J. R., and Holscher, A. H. (eds.): Diseases of the Esophagus. Berlin, Springer-Verlag, 1988, p. 224.

59. Endo, M., Yoshino, K., Takeshita, K., and Kawano, T.: Analysis of 1,125 cases of early esophageal carcinoma in Japan. Dis. Esoph., 4:71, 1991.

60. Fekete, F., Belghiti, J., Cherqui, D., et al.: Results of esophagogastrectomy for carcinoma in cirrhotic patients. Ann. Surg., 206:74, 1987.

61. Fekete, F., Gayet, B., and Panis, Y.: Long-term results of transthoracic esophagectomy for squamous cell carcinoma. Dis. Esoph., 5:105, 1992.

62. Ferguson, M. K., Little, A. G., Ryan, J. W, et al.: The value of scintigraphy in staging esophageal carcinoma. In Siewart, J. R., and Holscher, A. H. (eds.): Diseases of the Esophagus. Berlin, Springer-Verlag, 1988, p. 143.

63. Ferguson, M. K., Martin, T. R., Reeder, L. B., and Ohk, J.: Mortality after esophagectomy: Risk factor analysis. World J. Surg., 21:599, 1997.

64. Perguson, M. K., Reeder, L. B., Hoffman, P. C., et al.: Intensive multimodality therapy for carcinoma of the esophagus and gastroesophageal junction. Ann. Surg. Oncol., 2:101, 1995.

65. Flores, A. D., Stoller, J. L., Nelems, B., et al.: Combined primary treatment of cancer of the esophagus and cardia by intracavitary and external irradiation. In Siewert, J. R., and Holscher, A. H. (eds.): Diseases of the Esophagus. Berlin, Springer-Verlag, 1918, p. 745.

66. Fok, M., Cheng, S. W. K., and Wong, J.: Endosonography in patient selection for surgical treatment of esophageal carcinoma. World J. Surg., 16:1098, 1992.

67. Fok, M., Sham, J. S. T., Choy, D., et al.: Postoperative radiotherapy for carcinoma of the esophagus: A prospective, randomized controlled study. Surgery, 113:138, 1993.

68. Forastiere, A. A., Orringer, M. B., Perez-Tamayo, C., et al.: Preoperative chemoradiation foliowed by transhiatal esophagectomy for carcinoma of the esophagus: Final report. J. Clin. Oncol., 11:1118, 1993.

69. Freeny, P C., and Marks, M. W: Adenocarcinoma of the gastroesophageal junction: Barium and CT examination. AJR, 138:1077, 1982.

70. French University Association for Surgical Research, Teniere, P., Hay, J.-M., et al.: Postoperative radiation therapy does not increase survival after curative resecation for squamous cell carcinoma of the middle and lower esophagus as shown by a multicenter controlled trial. Surg. Gynecol. Obstet., 173:123, 1991.

71. Fujita, H., Kakegawa, T., Yamana, H., et al.: Mortality and morbidity rates, postoperative course, quality of life, and prognosis after extended radical lymphadenectomy for esophageal cancer. Ann. Surg., 222:654, 1995.

72. Gal, A., Martin, S. E., Kernen, J. A., et al.: Esophageal carcinoma with prominent spindle celis. Cancer, 60:2244, 1987.

73. Genereux, G. P, and Howie, J. L.: Normal mediastinal lymph node size and number: CT and anatomic study. AJR, 142:1095, 1984.

74. Gerami, S., Booth, A., and Pate, J. W: Carcinoma of the esophagus engrafted on lye stricture. Chest, 59:226, 1971.

75. Gevers, A. M., Macken, E., Hiele, M., and Rutgeerts, P.: A comparison of laser therapy, plastic stents, and expandable metal stents for palliation of malignant dysphagia in patients without a fistula. Gastrointest. Endosc., 48:383, 1998.

76. Ghadirian, P.: Thermal irritation and esophageal cancer in northern Iran. Cancer, 60:1909, 1987.

77. Giacobbe, A., Facciorusso, D., Conoscitore, P., et al.: Granular cell tumor of the esophagus. Am. J. Gastroenterol., 83:1398, 1988.

78. Gill, P G., Denham, J. W., Jamieson, G. G., et al.: Patterns of treatment failure and prognostic factors associated with the treatment of esophageal carcinoma with chemotherapy and radiotherapy either as sole treatment or followed by surgery. J. Clin. Oncol., 10:1037, 1992.

79. Giuli, R., and Sancho-Garnier, H.: Diagnostic, therapeutic, and prognostic features of cancers of the esophagus: Results of the international prospective study conducted by the OESO group. Surgery, 99:614, 1986.

80. Greenebaum, E., Schreiber, K., Shu, Y., et al.: Use of the esophageal balloon in the diagnosis of carcinomas of the head, neck and upper gastrointestinal tract. Acta Cytol., 28.9, 1984.

81. Hagen, J. A., Peters, J. H., and DeMeester, T. R.: Superiority of extended en bloc esophagogastrectomy for carcinoma of the lower esophagus and cardia. J. Thorac. Cardiovasc. Surg., 106:850, 1993.

82. Harper, P S., Harper, R. M. J., and Howel-Evans, A. W: Carcinoma of the esophagus with tylosis. Q. J. Med., 39:317, 1970.

83. Heier, S. K., Rothman, K. A., Heier, L. M., and Rosenthal, W S.: Photodynamic therapy for obstructing esophageal cancer: Light dosimetry and randomized comparison with Nd:YAG laser therapy. Gastroenterology, 109:63, 1995.

84. Heitmiller, R. F, and Sharma, R. R.: Comparison of prevalence and resection rates in patients with esophageal squamous cell carcinoma and adenocarcinoma. J. Thorac. Cardiovasc. Surg., 112:130, 1996.

85. Hennessy, T. P. J., and Keeling, P: Adenocarcinoma of the esophagus and cardia. J. Thorac. Cardiovasc. Surg., 94:64, 1987.

86. Herskovic, A., Martz, K., Al-Sarraf, M., et al.: Combined chemotherapy and radiotherapy compared with radiotherapy alone in patients with cancer of the esophagus. N. Engl. J. Med., 3261593, 1992

87. Hesketh, P J., Clapp, R. W., Doos, W. G., and Spechler, S. J.: The increasing frequency of adenocarcinoma of the esophagus. Cancer, 64:526, 1989.

88. Hishikawa, Y., Kurisu, K., Taniguchi, M.: Radiotherapy for carcinoma of the esophagus in patients aged eighty or older. Int. J. Radiat. Oncol., 20:685, 1991.

89. Holscher, A. H., Schuler, M., and Siewert, J. R.: Surgical treatment of adenocarcinomas of the gastroesophageal junction. Dis. Esoph., 1:35, 1988.

90. Hölscher, A. H., Voit, H., Siewert, J. R., et al.: Function of the intrathoracic stomach. In Siewert, J. R., and Holscher, A. H. (eds.): Diseases of the Esophagus. Berlin, Springer-Verlag, 1988, p. 660.

91. Hopkins R. A., and Postlethwait, R. W.: Caustic burns and carcinoma of the esophagus. Ann. Surg., 194:146, 1981.

92. Huang, G. J., Gu, X. Z., Wang, L. J., et al.: Combined preoperative irradiation and surgery versus surgery alone for squamous cell carcinoma of the midthoracic esophagus: A prospective randomized study in 360 patients. In Ferguson, M. K., Little, A. G., and Skinner, D. B. (eds.): Diseases of the Esophagus, Vol. 1: Malignant Diseases. Mount Kisco, NY, Futura Publishing, 1990, p. 275.

93. Hurley, J. F, and Cade, R. J.: Laser photocoagulation in the treatment of malignant dysphagia. Aust. N. Z. J. Surg., 67:800, 1997.

94. Iizuka, T., Ide, H., Kakegawa, T., et al.: Preoperative radioactive therapy for esophageal carcinoma. Chest 93:1054, 1988.

95. Inculet, R. I., Keller, S. M., Dwyer, A., et al.: Evaluation of noninvasive tests for preoperative staging of carcinoma of the esophagus: A prospective study Ann. Thorac. Surg., 40:561, 1985.

96. Isolauri, J., Markkula, H., and Autio, V.: Colon interposition in the treatment of carcinoma of the esophagus and gastric cardia. Ann. Thorac. Surg., 43:420, 1987.

97. Iwatsuka, M., and Yoshida, M.: A study of the clinicopathological effects of chemotherapy for human esophageal carcinoma. In Siewert, J. R., and Holscher, A. H. (eds.): Diseases of the Esophagus. Berlin, Springer-Verlag, 1988, p. 319.

98. Japanese Committee for Registration of Esophageal Carcinoma: A proposal for a new TNM classification of esophageal carcinoma. Jpn. J. Clin. Oncol., 14:625, 1985.

99. Jaskiewicz, K., Marasas, W. F O., Rossouw, J. E., et al.: Selenium and other mineral elements in populations at risk for esophageal cancer Cancer, 62:2635, 1988.

100. John, M. J., Flam, M. S., Mowry, P A., et al.: Radiotherapy alone and hemoradiation for nonmetastatic esophageal carcinoma. Cancer, 6.:2397, 1989.

101. Kakegawa, T, Yamana, H., and Ando, N.: Analysis of surgical treatment of carcinoma situated in the cervical esophagus. Surgery, 97:150, 1985.

102. Karlin, D. A., Fisher, R. S., and Krevsky, B.: Prolonged survival and effective palliation in patients with squamous cell carcinoma of the esophagus following endoscopic laser therapy. Cancer, 59:1969, 1987.

103. Kasbarian, M., Fuentes, P, Brichon, P Y., et al.: Usefulness of computed tomography in assessing the extension of carcinoma of the esophagus and gastroesophageal junction. In Siewert, J. R., and Holscher, A. H. (eds.): Diseases of the Esophagus. Berlin, Springer-Verlag, 1988, p. 185.

104. Kashtan, H., Konikoff, F, Haddad, R., and Skornick, Y.: Photodynamic therapy of cancer of the esophagus using systemic aminolevulinic acid and a nonlaser light source: A phase 1/11 study. Gastrointest. Endosc., 49:760, 1999.

105. Kato, H., Watanabe, H., Tachimori, Y, and Iizuka, T.: Evaluation of neck lymph node dissection for thoracic esophageal carcinoma. Ann. Thorac. Surg., 51:931, 1991.

106. Kawahara, K., Maekawa, T., Okabayashi, K., et al.: Videoassisted thoracoscopic esophagectomy for esophageal cancer. Surg. Endosc., 13:218, 1999.

107. Keller, S. M., Ryan, L. M., Coia, L. R., et al.: High dose chemoradiotherapy followed by esophagectomy for adenocarcinoma of the esophagus and gastroesophageal junction: Results of a phase 11 study of the Eastern Cooperative Oncology Group. Cancer, 83:1908, 1998.

108. Kelsen, D. P.: Chemotherapy of esophageal cancer. Semin. Oncol., 11:159, 1984.

109. Kelsen, D., Hilaris, B., Coonley, C., et al.: Cisplatin, vindesine, and bleomycin chemotherapy of local regional and advanced esophageal carcinoma. Am. J. Med., 75:45, 1983.

110. Kelsen, D. P., Ginsberg, R., Pajak, T. F., et al.: Chemotherapy followed by surgery compared with surgery alone for localized esophageal cancer. N. Engl. J. Med., 339:1979, 1998.

111. Kelsen, D. P., Minsky, B., Smith, M., et al.: Preoperative therapy for esophageal cancer: A randomized comparison of chemotherapy versus radiation therapy J. Clin. Oncol., :1352, 1990.

112. Kirschner, M. B.: Ein neues Verfahren der Oesophagoplastik. Arch. Klin. Chir., 114:604, 1920.

113. Konder, H., Poenitz-Pohl, E., Stahlknecht, C. D., et al.: Analysis of cardiopulmonary function in esophageal cancer patients prior to surgery. In Siewert, J. R., and Holscher, A. H. (eds.): Diseases of the Esophagus. Berlin, Springer-Verlag, 1988, p. 249.

114. Krasna, M. J., Flowers, J. L., Attar, S., and McLaughlin, J.: Combined thoracoscopic/laparoscopic staging of esophageal cancer. J. Thorac. Cardiovasc. Surg., 111:800, 1996.

115. Krasna, M. J., Reed, C. E., Jaklitsch, M. T., et al.: Thoracoscopic staging of esophageal cancer: A prospective, multiinstitutional trial. Ann. Thorac. Surg., 60:1337, 1995.

116. Kuwano, H., Ohno, S., Matsuda, H., ct al.: Serial histologic evaluation of multiple primary squamous cell carcinomas of the esophagus. Cancer, 61:1635, 1988.

117. Kuwano, H., Matsuda, H., Matsuoka, H., et al.: Intra-epithelial carcinoma concomitant with esophageal squamous cell carcinoma. Cancer, 59:783, 1987.

118. Laas, J., Scheller, E., Haverich, A., et al.: How accurate is the preoperative staging with computed tomography in esophageal cancer. In Siewert, J. R., and Holscher, A. H. (eds.): Diseases of the Esophagus. Berlin, Springer-Verlag, 1988, p. 177.

119. Lackey, V. L, Reagan, M. T., Smith, R. A., and Anderson, W. J.: Neoadjuvant therapy of squamous cell carcinoma of the esophagus: Role of resection and benefit in partial responders. Ann. Thorac. Surg., 48:218, 1989.

120. Lagergren, J., Bergstrom, R., Lindgren, A., and Nyren, O.: Symptomatic gastroesophageal reflux as a risk factor for esophageal adenocarcinoma. N. Engl. J. Med., 340:825, 1999.

121. Lam, T. C. F., Fok, M., Cheng, S. W K., and Wong, J.: Anastomotic complications after esophagectomy for cancer. J. Thorac. Cardiovasc. Surg., 104:395, 1992.

122. Landis, S. H., Murray, T., Bolden, S., and Wingo, P. A.: Cancer Statistics, 1998. CA Cancer J. Clin., 48:6, 1998.

123. Launois, B., Ben-Hassel, M., Delarue, D., et al.: Perioperative treatment of esophageal cancer. In Siewert, J. R., and Holscher, A. H. (eds.): Diseases of the Esophagus. Berlin, Springer-Verlag, 1988, p. 308.

124. Launois, B., Paul, J. L., Lygidakis, N. J., et al.: Results of the surgical treatment of carcinoma of the esophagus. Surg. Gynecol. Obstet. 156:753, 1983.

125. Law, S., Fok, M., Chow, S., et al.: Preoperative chemotherapy versus surgical therapy alone for squamous cell carcinoma of the esophagus: A prospective randomized trial. J. Thorac. Cardiovasc. Surg., 114:210, 1997.

126. Law, S. Y. K., Fok, M., Cheng, S. W. K., and Wong, J.: A comparison of outcome after resection for squamous cell carcinomas and adenocarcinomas of the esophagus and cardia. Surg. Gynecol. Obstet., 175:107, 1992.

127. Law, S. Y K., Fok, M., and Wong, J.: Risk analysis in resection of squamous cell carcinoma of the esophagus. World J. Surg., 18:339, 1994.

128. Lehr, L., Rupp, N., and Siewert, J. R.: Assessment of respectability of esophageal cancer by computed tomography and magnetic resonance imaging. Surgery, 103:344, 1988.

129. Lerut, T, De Leyn, P, Coosemans, W., et al.: Surgical strategies in esophageal carcinoma with emphasis on radical lymphadenectomy. Ann. Surg., 216:583, 1992.

130. Lewis, I.: The surgical treatment of carcinoma of the esophagus with special reference to a new operation for growths of the middle third. Br. J. Surg., 34:18, 1946.

131. Li, F P., and Shiang, E. L.: Screening for oesophageal cancer in 62,000 Chinese. Lancet, 2:804, 1979.

132. Li, M. X., and Cheng, S. J.: Etiology of carcinoma of the esophagus. In Huang, G. J., and K'ai, W Y. (eds.): Carcinoma of the Esophagus and Gastric Cardia. New York, Springer-Verlag, 1984, p. 25.

133. Lightdaie, C. J., Heier, S. K., Marcon, N. E., et al.: Photodynamic therapy with porfimer sodium versus thermal ablation therapy with Nd:YAG laser for palliation of esophageal cancer: A multicenter randomized trial. Gastrointest. Endosc., 42:507, 1995.

134. Little, A. G., Ferguson, M. K., DeMeeseter, T.R., et al.: Esophageal carcinoma with respiratory tract fistula. Cancer, 53:1322, 1984.

135. Little, A. G., Scott, W. J., Ferguson, M. K., et al.: Functional evaluation of organ interposition for esophageal replacement. In Siewert, J. R., and Holscher, A. H. (eds.): Diseases of the Esophagus. Berlin, Springer-Verlag, 1988, p. 664.

136. Liu, B. O., and Li, B.: Epidemiology of carcinoma of the esophagus in China. In Huang, G. J., and K'ai, W. Y. (eds.): Carcinoma of the Esophagus and Gastric Cardia. NewYork, Springer-Veriag, 1984, p. 1.

137. Logan, A.: The surgical treatment of carcinoma of the esophagus and cardia. J. Thorac. Cardiovasc. Surg., 46:150, 1963.

138. Low, D. E., and Kozarek, R. A.: Comparison of conventional and wire mesh expandable prostheses and surgical bypass in patients with malignant esophagorespiratory fistulas. Ann. Thorac. Surg., 65:919, 1998.

139. Lowe, W. C.: Survival with carcinoma of the esophagus. Ann. Intern. Med., 77:915, 1972.

140. Lowenfels, A. B.: Alcohol and cancer. N. Y. State J. Med., 74:56, 1974.

141. Lu, Y. K., Li, Y. M., and Gu, Y. Z.: Cancer of esophagus and esophagogastric junction: Analysis of results of 1,025 resections after 5 to 20 years. Ann. Thorac. Surg., 43:176, 1987.

142. Luketich, J. D., Schauer, P, Landreneau, R., et al.: Minimally invasive surgical staging is superior to endoscopic ultrasound in detecting lymph node metastases in esophageal cancer. J. Thorac. Cardiovasc. Surg., 114:817, 1997.

143. Luketich, J. D., Schauer, P. R., Meltzer, C. C., et al.: Role of positron emission tomography in staging esophageal cancer. Ann. Thorac. Surg., 64:765, 1997.

144. MacFarlane, S. D., Hill, L. D., Jolly, P. C., et al.: Improved results of surgical treatment for esophageal and gastroesophageal junction carcinomas after preoperative combined chemotherapy and radiation. J. Thorac. Cardiovasc. Surg., 95:415, 1988.

145. Maerz, L. L., Deveney, C. W., Lopez, R. R., and McConnell, D. B.: Role of computed tomographic scans in the staging of esophageal and proximal gastric malignancies. Am. J. Surg., 165:558, 1993.

146. Mahoney, J. L., and Condon, R. E.: Adenocarcinoma of the esophagus. Ann. Surg., 205:557, 1987.

147. Marcon, N. E.: Photodynamic therapy and cancer of the esophagus. Semin. Oncol., 21:20, 1994.

148. Marmuse, J.-P, Koka, V N., Guedon, C., and Benhamou, G.: Surgical treatment of carcinoma of the proximal esophagus. Am. J. Surg., 169:386, 1995.

149. Mathisen, D. J., Grillo, H. C., Wilkins, E. W., Jr, et al.: Transthoracic esophagectomy: A safe approach to carcinoma of the esophagus. Ann. Thorac. Surg., 45:137, 1988.

150. Matsusaka, T, Watanabe, H., and Enjoji, M.: Pseudosarcoma and carcinosarcoma of the esophagus. Cancer, 37:1546, 1976.

151. Matsubara, T., Ueda, M., Yanagida, O., et al.: How extensive should lymph node dissection be for cancer of the thoracic esophagus? J. Thorac. Cardiovasc. Surg., 107:1073, 1994.

152. McCaughan, J. S. Jr, Ellison, E. C., Guy, J. T., et al.: Photodynamic therapy for esophageal malignancy: A prospective twelve-year study. Ann. Thorac. Surg., 62:1005, 1996.

153. Meijssen, M. A. C., Tilanus, H. W., van Blankenstein, M., et al.: Achalasia complicated by oesophageal squamous cell carcinoma: A prospective study in 195 patients. Gut, 33:155, 1992.

154. Mendenhall, W. M., Parsons, J. T., Cassisi, N. J., et al.: Carcinoma of the cervical esophagus treated with radiation therapy. Laryngoscope, 98:769, 1988.

155. Moreno Gonzalez, E., Carieja Kempin, I. J., Landa Garcia, J. I., et al.: Functional study of ileocolic interposition after esophagectomy and total esophagogastrectomy. In Siewert, J. R., and Holscher, A. H. (eds.): Diseases of the Esophagus. Berlin, Springer-Verlag, 1988, p. 668.

156. Mori, M., Matsukuma, A., Adachi, Y., et al.: Small cell carcinoma of the esophagus. Cancer, 63:564, 1989.

157. Murata, Y, Muroi, M., Yoshida, M., et al.: Endoscopic ultrasonography in the diagnosis of esophageal carcinoma. Surg. Endosc., 1:11, 1987.

158. Murray, G. F., Wilcox, B. R., and Starek, P. J. K.: The assessment of operability of esophageal carcinoma. Ann. Thorac. Surg., 23:393, 1977.

159. Naunheim, K. S., Petruska, P. J., Roy, T S., et al.: Multimodality therapy for adenocarcinoma of the esophagus. Ann. Thorac. Surg., 59:1085, 1995.

160. Naunheim, K. S., Petruska, P. J., Roy, T. S., et al.: Preoperative chemotherapy and radiotherapy for esophageal carcinoma. J. Thorac. Cardiovasc. Surg., 103:887, 1992.

161. Nichols, G. L., and Kelsen, D. P: Smali cell carcinoma of the esophagus. Cancer, 64:1531, 1989.

162. Nigro, J. J., Hagen, J. A., DeMeester, T. R., et al.: Prevalence and location of nodal metastases in distal esophageal adenocarcinoma confined to the wail: Implications for therapy. J. Thorac. Cardiovasc. Surg., 117:16, 1999.

163. Nishi, M., Hiramatsu, Y., Hatano T. et al.: Effect of nutritional support as an adjunct to the treatment of esophageal cancer. In Siewert, J R., and Holscher, A. H. (eds.): Diseases of the Esophagus. Berlin, Springer-Verlag, 1988, p. 287.

164. Nishi, M., Hiramatsu, Y., Hioki, K., et al.: Risk factors in relation to postoperative complications in patients undergoing esophagectomy or gastrectomy for cancer. Ann. Surg., 207:148, 1988.

165. Nishimaki, T, Suzuki, T, Suzuki, S., et al.: Outcomes of extended radical esophagectomy for thoracic esophageal cancer. J. Am. Coll. Surg., 186:306, 1998.

166. Nygaard, K., Hagen, S., Hansen, H. S., et al.: Pre-operative radiotherapy prolongs survival in operable esophageal carcinoma: A randomized, multicenter study of pre-operative radiotherapy and chemotherapy. World J. Surg., 16:1104, 1992.

167. O'Brien, M. G., Fitzgerald, E. F, Lee, G., et al.: A prospective comparison of laparoscopy and imaging in the staging of esophagogastric cancer before surgery. Am. J. Gastroenterol., 90:2191, 1995.

168. Orel, J., Vidmar, S., and Hrabar, B.: Traction intubation of the esophagus for nonresectable carcinoma and malignant esophagobronchial fistula. Dis. Esoph., 3:45, 1990.

169 O'Rourke, I. C., Tiver, K., Bull, C., et al.: Swallowing performance after radiation therapy for carcinoma of the esophagus. Cancer, 61:2022, 1988.

170. Orringer, M. B., Marshall, B., and Stirling, M. C.: Transhiatal esophagectomy for benign and malignant disease. J. Thorac. Cardiovasc. Surg., 105:265, 1993.

171. Parker, E. E, Reed, C. E., Marks, R. D., et al.: Chemotherapy, radiation therapy, and resection for carcinoma of the esophagus. J. Thorac . Cardiovasc . Surg., 98.1037, 1989.

172. Patel, R., Bhogal, R., Kaymakcalan, H., et al.: Diagnosis of esophageal neoplasm by endoscopy and biopsy. Gastrointest. Endosc., 29:159, 1983.

173. Pera, M., Cameron, A. J., Trastek, V.E., et al.: Increasing incidence of adenocarcinoma of the esophagus and esophagogastric junction. Gastroenterology, 104:510, 1993.

174. Peracchia, A., Ruol, A., Bardini, R., et al.: Lymph node dissection for cancer of the thoracoesophagus: How extended should it be? Dis. Esoph., 5.69, 1992.

175. Peracchia, A., Segalin, A., Bardini, R., et al.: Esophageal carcinoma and achalasia: Prevalence, incidence and results of treatment. Hepatogastroenterology, 38:514, 1991.

176. Peters, J. H., Hoeft, S. F., Heimbucher, J., et al.: Selection of patients for curative or palliative resection of esophageal cancer based on preoperative endoscopic ultrasonography. Arch. Surg., 129:534, 1994.

177. Poon, R. T. P, Law, S. Y K., Chu, K. M., et al.: Esophagectomy for carcinoma of the esophagus in the elderly Ann. Surg., 227:357, 1998.

178. Raijman, I., Siddique, I., Ajani, J., and Lynch, P: Palliation of malignant dysphagia and fistulae with coated expandahle metal stents: Experience with 101 patients. Gastrointest. Endosc., 48.172, 1998.

179. Ramirez, E C., Dennert, B., Zierer, S. T., and Sanowski, R. A.: Esophageal selfexpandable metallic stents—indications, practice, techniques, and complications: Results of a national survey Gastrointest. Endosc., 45:360, 1997.

180. Raoul, J. L., Le Prise, E., Meunier, B., et al.: Neoadjuvant chemotherapy and hyperfractionated radiotherapy with concurrent low-dose chemotherapy for squamous cell esophageal carcinoma. Int. J. Radiat. Oncol. Biol. Phys., 42:29, 1998.

181. Reed, C. E., Marsh, W. H., Carlson, L. S., et al.: Prospective, randomized trial of palliative treatment for unresectable cancer of the esophagus. Ann. Thorac. Surg., 51:552, 1991.

182. Reinig, J. W, Stanley, J. H., and Schabel, S. I.: CT evaluation of thickened esophageal walls. AJR, 140:931, 1983.

183. Ribet, M., Debrueres, B., and Lecomte-Houcke, M.: Resection for advanced cancer of the thoracic esophagus: Cervical or thoracic anastomosis? J. Thorac. Cardiovasc. Surg., 103:784, 1992.

184. Riedel, M., Hauck, R. W, Stein, H. J., et al.: Preoperative bronchoscopic assessment of airway invasion by esophageal cancer. Chest, 113:687, 1998.

185. Ritter, S. B., and Petersen, G.: Esophageal cancer, hyperkeratosis, and oral leukoplakia: Follow-up family study. JAMA, 236:1844, 1976.

186. Rocher, H. D., and Horeyseck, G.: The Kirschner bypass operation—a palliation for complicated esophageal carcinoma. World J. Surg., 5:543, 1981.

187. Rosch, T, Lorenz, R., Zenker, K., et al.: Local staging and assessment of resectability in carcinoma of the esophagus, stomach, and duodenum by endoscopic ultrasonography. Gastrointest. Endosc., 38:40, 1992.

188. Rosch, W., and Elster, K.: Gastrointestinal Prakanzerosen. New York, Witzstrock, 1977.

189. Ruol, A., Rossi, M., Ruffatto, A., et al.: Reevaluation of computed tomography in preoperative staging of esophageal and cardial cancers. In Siewert, J. R., and Holscher, A. H. (eds.): Diseases of the Esophagus. Berlin, Springer-Verlag, 1988, p. 194.

190. Ruol, A., Stephens, J. K., Malorana, A., et al.: Expression of ras oncogene p21 in esophageal squamous celi carcinoma. Surg. Forum 38:445, 1987.

191. Rutgeerts, P., Vantrappen, G., Broeckaert, L., et al.: Palliative Nd:YAG laser therapy for cancer of the esophagus and gastroesophageal junction: Impact on the quality of remaining life. Gastrointest. Endosc., 34:87, 1988.

192. Sabanathan, S., Eng., J., and Pradhan, G. N.: Primary malignant melanoma of the esophagus. Am. J. Gastroenterol., 84:1475, 1989.

193. Saito, T., Zeze, K., Kuwahara, A., et al.: A prospective study on preoperative parenteral nutrition for patients with esophageal cancer. In Siewert, J. R., and Holscher, A. H. (eds.): Diseases of the Esophagus. Berlin, Springer-Verlag, 1988, p. 268.

194. Sandler, R. S., Nyren, O., Ekbom, A., et al.: The risk of esophageal cancer in patients with achalasia. JAMA, 274:1359, 1995.

195. Sargeant, I. R., Tobias, J. S., Blackman, G., et al.: Radiotherapy enhances laser palliation of malignant dysphagia: A randomized study. Gut, 40:362, 1997.

196. Sasaki, T., Makuuchi, H., Sugihara, T., and Mitomi, T.: Evaluation of preoperative irradiation therapy for carcinoma of the esophagus. In Siewert, J. R., and Holscher, A. H. (eds.): Diseases of the Esophagus. Berlin, Springer-Verlag, 1988, p. 313.

197. Sasaki, T., Makuuchi, H., Sugihara, T, et al.: Evaluation of preoperative irradiation therapy for carcinoma of the esophagus. In Siewert, J. R., and Holscher, A. H. (eds.): Diseases of the Esophagus. Berlin, Springer-Verlag, 1988, p. 313.

198. Savage, A. P, Baigrie, R. J., Cobb, R. A., et al.: Palliation of malignant dysphagia by laser therapy. Dis. Esophagus, 10:243, 1997.

199. Schlag, R M.: Randomized trial of preoperative chemotherapy for squamous cell cancer of the esophagus. Arch. Surg., 127:1446, 1992.

200. Segalin, A., Little, A. G., Ruol, A., et al.: Surgical and endoscopic palliation of esophageal carcinoma. Ann. Thorac. Surg., 48:267, 1989.

201. Shimada, Y, Imamura, M., Shibagaki, I., et al.: Genetic aiterations in patients with esophageal cancer with short- and long-term survival rates after curative esophagectomy Ann. Surg., 226:162, 1997

202. Shu, Y.: Cytopathology of the esophagus. Acta Cytol., 27.7, 1983.

203. Siersema, P D., Hop, W C. J., Dees, J., et ai.: Coated self-expanding metal stents versus latex prostheses for esophagogastric cancer with special reference to prior radiation and chemotherapy: A controlled, prospective study. Gastrointest . Endosc., 4 7: 113, 1998.

204. Siewert, J. R., and Roder, J. D.: Lymphadenectomy in esophageal cancer surgery. Dis. Esoph., 5:91, 1992.

205. Slabber, C. F, Nel, J. S., Schoeman, L., et al.: A randomized study of radiotherapy alone versus radiotherapy plus 5-fluorouracil and platinum in patients with inoperable, locaiiy advanced squamous cancer of the esophagus. Am. J. Clin. Oncol., 21:462, 1998.

206. Smith, T J., Ryan, L. M., Dougiass, H. O. Jr., et al.: Combined chemoradiotherapy vs. radiotherapy alone for early stage squamous cell carcinoma of the esophagus: A study of the Eastern Cooperative Oncology Group. Int. J. Radiat. Oncol. Biol. Phys., 42:269, 1998.

207. Spencer, G. M., Thorpe, S. M., Sargeant, I. R., et al.: Laser and brachytherapy in the paiiiation of adenocarcinoma of the oesophagus and cardia. Gut, 39:726, 1996.

208. Stein, H. J., Kraemer, S. J. M., Feussner, H., et al.: Clinical value of diagnostic laparoscopy with laparoscopic ultrasound in patients with cancer of the esophagus or cardia. J. Gastrointest. Surg., 1:167, 1997.

209. Stephens, J. K., Bibbo, M., Dytch, H., et al.: Correlation between automated karyometric measurements of squamous celi carcinoma of the esophagus and histopathologic and clinical features. Cancer, 64.83, 1989

210. Stewart, F. M., Harkins, B. J., Hahn, S. S., and Daniel, T. M.: Cisplatin, 5-fluorouracil, mitomycin C, and concurrent radiation therapy with and without esophagectomy for esophageal carcinoma. Cancer, 64.622, 1989.

211. Sugimachi, K., Inokuchi, K., Ueo, H., et al.: Surgical treatment for carcinoma. Surg. Gynecol. Obstet., 160:317, 1985.

212. Sugimachi, K., Maekawa, S., Koga, Y., et al.: The quality of life is sustained after operation for carcinoma of the esophagus. Surg. Gynecol. Obstet., 162:544, 1986.

213. Sugimachi, K., Matsufuji, H., Kai, H., et al.: Preoperative irradiation for carcinoma of the esophagus. Surg. Gynecol. Obstet., 162:174, 1986.

214. Sugimachi, K., Ohno, S., Fujishima, H., et al.: Endoscopic ultrasonographic detection of carcinomatous invasion and of lymph nodes in the thoracic esophagus. Surgery, 107:366, 1990.

215. Sur, R. K., Singh, D. P., Sharma, S. C., et al.: Radiation therapy of esophageal cancer: Role of high dose rate brachytherapy. Int. J. Radiat. Oncol. Biol. Phys., 22:1043, 1992.

216. Suzuki, H., and Nagayo, T.: Primary tumors of the esophagus other than squamous cell carcinoma—histologic classification and statistics in the surgical and autopsied materials in Japan. Int. Adv. Surg. Oncol., 3:73, 1980.

217. Sykes, A. J., Burt, P A., Slevin, N. J., et al.: Radical radiotherapy for carcinoma of the oesophagus: An effective alternative to surgery. Radiother. Oncol., 48:15, 1998.

218. Tabira, Y., Okuma, T., Kondo, K., and Kitamura, N.: Indications for three-field dissection followed by esophagectomy for advanced carcinoma of the thoracic esophagus. J. Thorac. Cardiovasc. Surg., 117:239, 1999.

219. Takubo, K., Takai, A., Takayama, S., et al.: Intra-ductal spread of esophageal squamous cell carcinoma. Cancer, 59:1751, 1987.

220. Tam, P C., Cheung, H. C., Ma, L., et al.: Local recurrences after subtotal esophagectomy for squamous cell carcinoma. Ann. Surg., 205:189, 1987.

221. Tanaka, Y., Fujita, K., Miyama, T., et al.: An evaluation of postoperative prophylactic irradiation for esophageal cancer. In Siewert, J. R., and Holscher, A. H. (eds.): Diseases of the Esophagus. Berlin, Springer-Verlag, 1988, p. 641.

222. Terz, J. J., Leong, L. A., Lipsett, J. A., and Wagman, L. D.: Preoperative chemotherapy and radiotherapy for cancer of the esophagus. Surgery, 114:71, 1993.

223. Thompson, W M., Halvorsen, R. A., Foster, W. L., Jr., et al.: Computed tomography for staging esophageal and gastroesophageal cancer. Re-evaluation. A. J. R., 141.951, 1983.

224. Tilanus, H. W., Hop, W. C. J., Langenhorst, B. L. A. M., and van Lanschot, J. J. B.: Esophagectomy with or without thoracotomy. J. Thorac. Cardiovasc. Surg., 105:898, 1993.

225. Tsutsui, S., Moriguchi, S., Morita, M., et al.: Multivariate analysis of postoperative complications after esophageal resection. Ann. Thorac. Surg., 53:1052, 1992.

226. Turnbull, A. D., Rosen, P., Goodner, J. T., et al.: Primary malignant tumors of the esophagus other than typical epidermoid carcinoma. Ann. Thorac. Surg., 15:463, 1973.

227. Walsh, T N., Noonan, N., Hollywood, D., et al.: A comparison of multimodal therapy and surgery for esophageal adenocarcinoma. N. Engl. J. Med., 335:462, 1996.

228. Wang, P. Y., and Chien, K. Y.: Surgical treatment of carcinoma of the esophagus and cardia among the Chinese. Ann. Thorac. Surg., 35:143, 1983.

229. Watson, D. I., Davies, N., and Jamieson, G. G.: Totally endoscopic Ivor Lewis esophagectomy. Surg. Endosc., 13:293, 1999.

230. Watt, I., Stewart, E., Anderson, D., et al.: Laparoscopy, ultrasound and computed tomography in cancer of the oesophagus and gastric cardia: A prospective comparison for detecting intra-abdominal metastases. Br J. Surg., 76:1036, 1989.

231. Weber, J., and Hecker, E.: Co-carcinogens of the diterpene ester type from Croton flaveus L. and esophageal cancer in Curacao. Experientia, 34.679, 1978.

232. Whittington, R., Coia, L. R., Haller, D. G., et al.: Adenocarcinoma of the esophagus and esophago-gastric junction: The effects of single and combined modalities on the survival and patterns of failure following treatment. Int. J. Radiat. Oncol. Biol. Phys., 19:593, 1990.

233. Wilson, S. E., Hiatt, J. R., Stabile, B. E., et al.: Cancer of the distal esophagus and cardia: Preoperative irradiation prolongs survival. Am.J. Surg., 150:114, 1985.

234. Wolfe, W. G., Vaughn, A. L., Seiglel H. F., et al.: Survival of patients with carcinoma of the esophagus treated with combined-modality therapy. J. Thorac. Cardiovasc. Surg., 105:849, 1993.

235. Wu, Y. K., Huang, G. J., Shao, L. F, et al.: Progress in the study and surgical treatment of cancer of the esophagus in China, 1940-1980. J. Thorac. Cardiovasc. Surg., 84:325, 1982.

236. Yadava, O. P., Hodge, A. J., Matz, L. R., and Donlon, J. B.: Esophageal malignancies: Is preoperative radiotherapy the way to go? Ann. Thorac. Surg., 51:189, 1991.

237. Yu, J.-M., Yang, L.-H., Guo-Oian, et al.: Flow cytometric analysis DNA content in esophageal carcinoma: Correlation with histologic and clinical features. Cancer, 64:80, 1989.

20

Radioterapia en el tratamiento curativo y paliativo del cáncer de esófago

LAWRENCE R. KLEINBERG

En este capítulo se comentará la contribución de la radioterapia (RT) al tratamiento del cáncer de esófago primario. La RT, con cirugía y quimioterapia o sin ellas, se utiliza para curar y paliar el cáncer de esófago. En este capítulo se resume la información disponible acerca del papel desempeñado por la RT. En el cuadro 20-1 se presentan las indicaciones generales para la RT.

Históricamente, la RT primaria se consideró la alternativa estándar a la cirugía en pacientes con cáncer de esófago potencialmente curable, pero los resultados obtenidos fueron decepcionantes. En consecuencia, la RT como única modalidad hoy solo se utiliza en casos selectos. Los datos derivados de estudios aleatorizados muestran que las tasas de control local y supervivencia de la combinación de RT y quimioterapia son superiores a las que se logran con la RT exclusiva. En la actualidad la combinación de quimioterapia y radioterapia es el enfoque curativo no quirúrgico estándar.

También se realizaron ensayos aleatorizados para evauar el papel desempeñado por la RT neoadyuvante (preoperatoria) o coadyuvante (posoperatoria). En cinco ensayos aleatorizados la aplicación de RT antes de la operación no se asoció con una mejoría del pronóstico. Asimismo, los resultados de ensayos aleatorizados indican que la RT posoperatoria tampoco mejora el pronóstico. No obstante, en casos de bordes quirúrgicos positivos o enfermedad residual conocida en general se agrega RT posoperatoria. Aunque los ensayos para evaluar la RT preoperatoria y posoperatoria adolecen de limitaciones, los resultados permiten con-

Cuadro 20-1. *Papel desempañado por la radioterapia en el tratamiento del cáncer de esófago*

Indicación	Recomendación	Evidencias
Radioterapia primaria	Se reserva para pacientes que no son candidatos apropiados para la quimiorradioterapia simultánea	Tasa de supervivencia a largo plazo del 0 al 10% en pacientes con enfermedad localmente avanzada y del 15 al 25% en casos de enfermedad en estadio temprano; en ensayos aleatorizados se demostró una mejoría de la supervivencia y el control local después del agregado de quimioterapia
Quimiorradioterapia primaria	Opción apropiada para el manejo no quirúrgico	En ensayos aleatorizados se demostró una tasa de supervivencia a los 5 años del 9 al 27%
Radioterapia preoperatoria	Ningún beneficio demostrado	Cinco ensayos aleatorizados
Radioterapia posoperatoria	Ningún beneficio demostrado; se utiliza en pacientes con una enfermedad residual conocida	Dos ensayos aleatorizados
Quimiorradioterapia preoperatoria	Enfoque alternativo aceptable, aunque se requieren estudios nuevos en los que se demuestre el beneficio terapéutico asociado	Se documentó un beneficio terapéutico en tres ensayos aleatorizados y resultados alentadores en numerosos ensayos de fase II; en la actualidad, el U.S. Intergroup lleva a cabo un ensayo aleatorizado definitivo de envergadura
Braquiterapia	Utilizada con fines de paliación y mejoría del control local; no se asocia con una mejoría de la supervivencia demostrada en el tratamiento curativo	Ensayos no controlados y experiencias en instituciones aisladas
Paliación	La radioterapia es útil para la paliación de los trastornos de la deglución y las metástasis; en los pacientes con una expectativa de vida más prolongada debe considerarse con firmeza la posibilidad de agregar quimioterapia; la radioterapia puede utilizarse para el tratamiento de una fístula traqueoesofágica	Ensayos no controlados y experiencias en instituciones aisladas
Quimiorradioterapia posoperatoria	No se evaluaron los beneficios; se utiliza en casos de enfermedad residual conocida	Datos muy limitados

cluir que las probabilidades de que estos enfoques mejoren significativamente la supervivencia son escasas. Se cuenta con un cuerpo de conocimientos creciente, incluidos algunos datos derivados de estudios aleatorizados, que sugieren que la quimiorradioterapia simultánea preoperatoria podría mejorar los resultados de la operación. En el presente se llevan a cabo ensayos para evaluar la utilidad de esta modalidad. El papel desempeñado por la quimiorradioterapia posoperatoria aún no se evaluó con rigurosidad.

Desde una perspectiva general, los datos disponibles en la actualidad indican que la resección esofágica exclusivamente, la quimiorradioterapia preoperatoria y la quimiorradioterapia definitiva simultánea son modalidades curativas eficaces en pacientes seleccionados. La RT como única modalidad solo está indicada en sujetos que no son candidatos adecuados para las opciones terapéuticas mencionadas antes. Además, la RT es importante para el tratamiento paliativo del cáncer de esófago preservar o mejorar la función deglutoria.

En este capítulo se comentan los datos más significativos relacionados con los resultados de estas modalidades terapéuticas. En los casos en los que se dispone de ellos, los resultados de los ensayos aleatorizados se destacan y describen con un enfoque crítico. En el cuadro 20-2 se resumen los resultados de ensayos aleatorizados importantes realizados en época reciente. Los datos derivados de estudios no controlados y retrospectivos se utilizan en la medida en que no se cuente con información derivada de ensayos aleatorizados. Otros tópicos que se comentan en este capítulo son la técnica de radioterapia y la toxicidad asociada, la braquiterapia, la evaluación de la respuesta a la RT, la RT en casos de fístula traqueoesofágica maligna y la RT con fines paliativos.

INTRODUCCIÓN A LA RADIOTERAPIA

La RT se basa en la utilización de radiaciones ionizantes para el tratamiento de los procesos malignos. Los tratamientos con haz de rayos externo convencionales se administran con rayos fotónicos de alta energía, por lo general de 1,25 megaelectrones-voltios (MV) a 15 MV o más. Estas magnitudes de energía superan significativamente las utilizadas en radiología diagnóstica. La alta energía de las radiaciones terapéuticas posibilita la penetración en el cuerpo y el trata-

Cuadro 20-2. *Resultados obtenidos en distintos grupos de tratamiento de ensayos aleatorizados selectos*

	Tasa de supervivencia (%)				Tiempo medio de supervivencia (meses)	Tasa de fallo local (%)
	Al año	A los 2 años	A los 3 años	A los 5 años		
Cirugía						
U.S. Intergroup[30]	60	37	26		14,9	
Bossett y col.[33]					18,6	
Walsh y col.[31]	42	26	6		11	
Urba y col.[32]			15		17,5	39
Radioterapia						
RTOG[7,8,10]	34	10	0	0	9,3	68
ECOG[6] (se agregó cirugía en 24 de 56 pacientes)	33	12	8	7	9,2	
Quimiorradioterapia						
RTOG[7,8,10]	52	36	30	26	14	46
RTOG[7,8,10] (grupo confirmatorio no aleatorizado)	62	35	26	14	16,7	
ECOG[6] (se agregó cirugía en 21 de 58 pacientes)	54	27	13	9	14,8	58
Quimiorradioterapia preoperatoria						
Walsh y col.[31]	52	37	32		16	
Bossett y col.[33]					18,6	
Urba y col.[32]			32		16,9	19

Los ensayos aleatorizados incluidos en el cuadro son los siguientes (para más detalles, véase el texto): U.S. Intergroup, cirugía con régimen preoperatorio de cisplatino/5-FU o sin él (no se observó una diferencia significativa); RTOG, radioterapia con un régimen de cisplatino/5-FU o sin él (se observó un beneficio significativo en el grupo tratado con quimioterapia); ECOG: radioterapia con un régimen de mitomicina/5-FU o sin él; también se recurrió a la cirugía según el juicio del médico tratante (se observó un beneficio asociado con la quimioterapia); Bossett y col.: cirugía con un régimen preoperatorio de cisplatino/radioterapia o sin él (no se observó un beneficio asociado con la terapéutica neoadyuvante); Walsh y col.: cirugía con un régimen preoperatorio de cisplatino/5-FU/radioterapia o sin él (se observó un beneficio asociado con la terapéutica neoadyuvante); Urba y col.: cirugía con un régimen preoperatorio de cisplatino/5-FU/vinblastina/radioterapia o sin él (se observó un posible beneficio asociado con la terapéutica neoadyuvante).

5-FU, 5-fluorouracilo; RTOG, Radiation Therapy Oncology Group; ECOG, Esastern Cooperative Oncology Group.

miento de los tejidos profundos. La fracción de energía fotónica absorbida por centímetro de tejido depende de la energía real del haz de radiaciones. La disponibilidad generalizada de fuentes de radiaciones de alta energía en los años posteriores a la Segunda Guerra Mundial incrementaron muy significativamente la utilidad clínica de la RT. En épocas previas sólo se disponía de fuentes de baja energía, lo que implicaba que las radiaciones emitidas se absorbieran en gran medida en los tejidos superficiales. Estas fuentes requerían la administración de dosis elevadas (y a menudo tóxicas) de radiaciones en la superficie del cuerpo para que una dosis terapéutica llegase hasta un tumor profundo. Por ejemplo, la administración de una dosis de 6 MV puede determinar que un 70% de ella llegue a una profundidad de 10 cm, mientras que con una dosis de sólo 230 KV este porcentaje disminuye al 30% de la dosis absorbida por la superficie del cuerpo.

Las radiaciones de baja energía aún se utilizan con frecuencia en la braquiterapia. En este tipo de tratamiento, el material radiactivo se coloca en íntima relación física con el área a tratar. En la braquiterapia la energía de radiación reducida es útil en la medida en que se asocia con una baja penetración tisular y, en consecuencia, la mayor parte de la dosis se deposita en la región blanco alrededor de la que se colocan las fuentes radiactivas. De esta manera, la braquiterapia permite administrar dosis de radiación elevadas al tumor con una exposición mínima de los tejidos circundantes. En la braquiterapia por cáncer de esófago, la fuente radiactiva puede colocarse en la luz del esófago mediante un catéter para el tratamiento de tumores endobronquiales.

Los haces de rayos externos de escasa penetración, como los de electrones o fotones de baja energía descritos antes todavía se utilizan en ciertas situaciones. Los rayos de baja penetración tisular están indicados para el tratamiento de tumores superficiales cuando se desea evitar la exposición de los tejidos más profundos, situación que rara vez se presenta en el tratamiento de un cáncer de esófago primario. La RT con haz de electrones, que puede penetrar hasta una profundidad de varios centímetros, es útil para el tratamiento de metástasis de los ganglios linfáticos supraclaviculares, la piel, las costillas y otras áreas superficiales, pero no para el tratamiento de un cáncer de esófago primario.

El resultado exitoso de la radioterapia en el tratamiento de procesos malignos depende de varias propiedades esenciales. En primer lugar, las radiaciones ionizantes destruyen con mayor eficiencia los tejidos malignos o de división rápida que los tejidos corporales normales. En segundo lugar, estas radiaciones se asocian con características predecibles que permiten dirigirlas con relativa precisión hacia los tejidos blanco, lo que implica que solo los tejidos normales cercanos o suprayacentes estarán expuestos a dosis importantes de radiación. Aunque las características particulares del haz de rayos varían entre los distintos equipos, ciertos rasgos importantes, como la heterogeneidad a lo largo del área transversal del haz de rayos y las propiedades de penetración, pueden medirse con precisión y utilizarse en forma previsible para planificar el tratamiento. Por último, se sabe con certeza que el fraccionamiento de las radiaciones en numerosas dosis diarias de baja magnitud maximiza la posibilidad de administrar una dosis que puede ser curativa. La RT fraccionada reduce el riesgo de toxicidad severa en los tejidos normales que imponga un límite a la dosis de radiación sin reducir la eficacia antitumoral, y estos hallazgos representan el fundamento racional de los cursos prolongados de RT utilizados en la actualidad.

RADIOTERAPIA PRIMARIA

Radioterapia primaria como modalidad única

La RT como terapéutica definitiva del cáncer de esófago permite la paliación de los síntomas y el control temporario de la enfermedad local, y se asocia con una baja probabilidad de control o curación del tumor en el largo plazo. Históricamente, la radioterapia se utilizó como alternativa estándar al tratamiento quirúrgico. En diversos estudios se demostró que los resultados obtenidos con la RT son inferiores a los asociados con quimiorradioterapia simultánea (véase cuadro 20-2). En consecuencia, la RT como modalidad terapéutica única se utiliza con frecuencia decreciente para el tratamiento del cáncer de esófago, tanto en una fase evolutiva temprana como en un estadio avanzado.

Puede ser una medida eficaz, aunque no óptima, para el tratamiento de lesiones en un estadio evolutivo temprano menores que 5 cm de longitud, no obstructivas y que no rodeen circunferencialmente al esófago. La tasa de supervivencia a los 5 años para este tipo de tumores en un estadio temprano varió entre el 15 y el 20%.[1-4] No se informaron datos específicos relacionados con el control local de estas lesiones en un estadio evolutivo temprano. La comparación entre la RT y la cirugía para cada estado de la enfermedad es difícil en la medida en que los pacientes seleccionados para el tratamiento con RT generalmente se asocian con factores pronósticos desfavorables, como un tumor inoperable por motivos médicos o quirúrgicos. Los sujetos irradiados no se evalúan con una estadificación histopatológica y pueden padecer cáncer avanzado o metastásico.

La importancia de la estadificación moderna para la evaluación apropiada de los resultados se demuestra por una serie proveniente del Christie Hospital,[4] Manchester, Inglaterra, en la que se analizaron por separado los resultados en 30 pacientes con cáncer de esófago en un estadio temprano evaluados mediante TC antes de la administración de radioterapia y 81 estadificados solo mediante examen endoscópico, estudios de deglución con bario y ecografía hepática. Un 95% de estos tumores medía menos de 5 cm de longitud. Los pacientes evaluados por TC diagnóstica se asociaron con una tasa de supervivencia a los 5 años del 42%, en relación con un 13% en los no evaluados mediante esta modalidad. En este estudio no fue posible determinar hasta qué punto la diferencia observada fue consecuencia de la exclusión de pacientes con enfermedad avanzada detectada solo mediante TC, de un tratamiento con RT mejor dirigido o de otros factores relacionados con la selección de pacientes. No obstante, la amplitud media del área irradiada fue mayor que en los sujetos evaluados por TC. El agregado de ecografía endoscópica a la evaluación de rutina del paciente con cáncer de esófago, que mejora la estadificación no quirúrgica y permite determinar con mayor precisión la magnitud del tumor, también aumenta la capacidad de comparar en forma directa los resultados del tratamiento quirúrgico con la terapéutica conservadora y desarrollar modelos más adecuados para la selección de las opciones terapéuticas en pacientes individuales.

A pesar de las limitaciones de los datos disponibles para comparar los resultados de la RT con los de otras modalidades terapéuticas en pacientes con cáncer de esófago en estadio temprano, es indudable que la RT como única modalidad no representa un enfoque terapéutico óptimo en pacientes con una enfermedad operable. La administración de RT exclusiva puede justificarse en un subgrupo con tumores muy pequeños en un estadio temprano con ganglios linfáticos negativos en quienes la operación está contraindicada por motivos médicos, sin embargo incluso en estos casos debe considerarse con firmeza la posibilidad de agregar un curso simultáneo de quimioterapia para mejorar el pronóstico, salvo en presencia de contraindicaciones médicas específicas.

La mayoría de los pacientes tratados con RT definitiva no padece un tumor en estadio temprano de las características descritas antes sino que se presenta con lesiones de mayor tamaño, disfunción deglutoria y pérdida de peso, factores que afectan el pronóstico de manera negativa. Como se verá más adelante, el agregado de quimioterapia a la RT en este contexto se asoció claramente con un aumento de la supervivencia[5-8] por lo tanto, es el enfoque recomendado. No obstante, la RT puede asociarse con beneficios paliativos y una tasa de curación de hasta un 10% aun en casos de enfermedad localmente avanzada.[1-3] En consecuencia, se justifica la administración de RT como única mo-

dalidad en presencia de contraindicaciones médicas para el tratamiento combinado o en pacientes que rechazan la quimioterapia después de recibir información de los posibles beneficios. Cabe señalar que aunque en ensayos previos se demostró la supervivencia a largo plazo, en dos ensayos aleatorizados multicéntricos recientes realizados en los Estados Unidos no se documentó ningún caso de supervivencia a los tres años en el grupo control tratado con RT.[6-8] Por otra parte, en estos ensayos se demostró que la quimiorradioterapia simultánea se asoció con una tasa de supervivencia a los 5 años del 9 al 27% con una mejoría significativa del control local del tumor.

En los casos en los que la RT se utiliza como única modalidad para el tratamiento definitivo del cáncer de esófago generalmente se administra una dosis de como mínimo 60 a 64 Gy en fracciones de 1,8 a 2 Gy/día. La dosis de radiaciones está limitada por la tolerancia del esófago. Emani y col.[9] estimaron que la dosis de radiación (con el régimen de fraccionamiento convencional) tendría una tasa de estenosis o perforación clínicas del 5% en el curso de los 5 años posteriores al tratamiento sería de 60 Gy si se trata un tercio del esófago, 58 Gy si se tratan dos tercios y 55 Gy si se trata la totalidad. Si bien el incremento de la dosis más allá del nivel de 60-64 Gy puede mejorar el control local del tumor, el riesgo de toxicidad asociado es excesivo y, dada la frecuencia elevada de metástasis alejadas, es improbable que este enfoque prolongue la supervivencia.

Quimiorradioterapia combinada como tratamiento primario: prolongación de la supervivencia a largo plazo

La quimioterapia administrada en forma simultánea con la RT esofágica aumenta la tasa de supervivencia y debe considerarse una modalidad terapéutica que puede ser curativa. Hay dos fundamentos racionales que justifican el agregado de quimioterapia a la RT primaria. En primer término, este enfoque podría aumentar la tasa de curación mediante la erradicación de micrometástasis indetectables en algunos pacientes. Además, los agentes sistémicos pueden ejercer efectos sinérgicos con la RT y mejorar el control local por medio de este mecanismo.

El ensayo 8501 realizado por el Radiation Therapy Oncology Group (RTOG)[7] estableció en forma indudable la quimiorradioterapia simultánea como nuevo estándar terapéutico para el tratamiento no quirúrgico del cáncer de esófago. En este estudio se compararon los resultados del tratamiento con RT (en dosis de 64 Gy) exclusiva con los de la administración de 50 Gy en forma simultánea con dos ciclos y seguido de otros dos ciclos de cisplatino, 75 mg/m^2, y 5-fluorouracilo (5-FU), 1.000 mg/m^2/día durante 4 días. Solo un 54% de los pacientes completó el curso de quimioterapia posradioterapia programado. En los sujetos tratados con quimioterapia se utilizó una dosis menor de radioterapia para minimizar el riesgo de toxicidad excesiva. Un 87% de estos pacientes padecía carcinoma espinocelular. No se requirió TC del tórax y en un 81% de los pacientes el tumor medía más de 5 cm. El agregado de quimioterapia prolongó el tiempo de supervivencia medio de 9,3 a 14,1 meses ($p < 0,001$). Más importante aun, las tasas de supervivencia a los 3 y 5 años mejoraron hasta el 30 y el 27%, respectivamente, en lugar del 0% en el informe inicial. A pesar de la dosis reducida de RT, la tasa de recurrencia local o enfermedad local persistente como parte del fracaso inicial después de un período de seguimiento medio de 18 meses disminuyó del 65 al 44%, y la tasa de fracaso alejado disminuyó del 26 al 12%. Este estudio finalizó antes de que se alcanzaran los beneficios acumulativos y después de que se documentara un aumento significativo de la supervivencia durante el análisis provisorio programado, y para confirmar los resultados observados se agregaron otros 69 pacientes no aleatorizados al grupo tratado con quimiorradioterapia simultánea. En una actualización del estudio[10] con un período de seguimiento mínimo de 5 años se observó que la tasa de supervivencia a los 5 años en el grupo aleatorizado tratado con quimiorradioterapia fue del 26% (intervalo de confianza del 95%: 15 al 37%) y del 14% (intervalo de confianza del 95%: 6 al 23%) en el grupo confirmatorio. La tasa de supervivencia a los 8 años fue del 22% en el grupo aleatorizado tratado con quimiorradioterapia y no se documentó ninguna muerte relacionada con el cáncer después de transcurridos 5 años. La incidencia de fracaso local/enfermedad persistente como parte del fracaso inicial fue del 53% y la incidencia de enfermedad a distancia como parte del fracaso inicial fue del 22% en todos los pacientes tratados con quimiorradioterapia después del seguimiento completo. Aunque solo 23 pacientes tratados con quimiorradioterapia presentaron un adenocarcinoma, no se documentaron diferencias estadísticamente o clínicamente significativas del resultado final sobre la base de los hallazgos histológicos.

El Eastern Cooperative Oncology Group (ECOG) también realizó un ensayo aleatorizado para comparar la quimiorradioterapia con la RT exclusiva; en este ensayo se demostró un aumento significativo de la supervivencia, aunque menos pronunciado que en el estudio anterior.[6] El régimen de quimioterapia utilizado en este estudio fue diferente al utilizado en el ensayo RTOG descrito antes. En este ensayo todos los pacientes presentaron un carcinoma espinocelular y se permitió la intervención quirúrgica a discreción del médico tratante después de la administración de 40

Gy. Los pacientes recibieron 60 Gy de RT divididos en 30 fracciones, aunque el protocoló incluyó la posibilidad de evaluar al paciente para una intervención quirúrgica después del tratamiento con 40 Gy. Los pacientes aleatorizados en el grupo tratado con quimiorradioterapia recibieron 10 mg/m^2 de mitomicina los días 2 y 29 de la RT, y se instauraron infusiones de 1.000 mg/kg/día durante 96 horas los días 1 y 28 de la RT. En los pacientes en los que se decidió una intervención quirúrgica no se administró el segundo curso de quimioterapia. Ésta mejoró el tiempo de supervivencia medio de 9,2 a 14,8 meses ($p = 0,03$), y la tasa de supervivencia a los 2 años se incrementó del 12 al 27%. Lamentablemente, las tasas de supervivencia a los 5 años fueron del 7 y el 9%, respectivamente. Los resultados de este ensayo se vieron alterados por los 45 pacientes (de 114) que se seleccionaron para cirugía, dado que en este ensayo ninguno de los tratados con RT exclusiva sobrevivió 3 años sin el agregado de cirugía. En los sujetos tratados con quimiorradioterapia el tiempo medio de supervivencia en casos de lesiones en un estadio temprano (<5 cm, ausencia de diseminación extraesofágica, ganglios linfáticos negativos) aumentó de 11,8 a 22,6 meses, mientras que en el caso de lesiones más avanzadas se incrementó de 8,5 a 13,5 meses. Cabe señalar que en este estudio no se precisó la TC para la estadificación tumoral.

Estros resultados son similares a los documentados en un estudio piloto de envergadura realizado en el Fox Chase Cancer de Filadelfia, en el que se administraron 60 Gy en forma simultánea con 5-FU (1 g/m^2/día) durante 4 días los días 1 y 29, y mitomicina (10 mg/m^2) el día 2.[5] En este estudio se comunicaron separadamente los resultados para los tumores menores que 5 cm de longitud (en un estadio temprano) y los mayores que 5 cm. En todos los pacientes se ordenó una TC como parte de la estadificación. Este ensayo se limitó a pacientes con un tumor confinado en el esófago sin ganglios linfáticos sospechosos en la TC ni evidencia radiológica/clínica de extensión extraesofágica a los nervios o los órganos circundantes. En el caso de tumores de 5 cm o menos, las tasas de supervivencia a los 3 años y el control local fueron del 73 y el 100%, respectivamente, y en el grupo con tumores mayores que 5 cm confinados en el esófago estas tasas fueron del 33 y el 60%, respectivamente. Un grupo con factores pronósticos desfavorables (diseminación extraesofágica) se trató con el mismo régimen de quimioterapia y 50 Gy de radioterapia externa con fines paliativos. El tiempo medio de supervivencia de los pacientes con diseminación extraesofágica sin metástasis alejadas fue de 9 meses, mientras que en el caso de pacientes con metástasis alejadas conocidas fue de solo 7 meses.

Otros cuatro ensayos aleatorizados en los que la quimioterapia se comparó con la quimiorradioterapia aportaron resultados negativos. En un ensayo realizado por el Instituto Nacional de Cáncer de Brazil (IN-CA)[11] se utilizó sólo un ciclo de quimioterapia y comprendió 59 pacientes; en un ensayo realizado por la EORTC[12] se administró metotrexato por vía subcutánea; en un estudio realizado en la península escandinava[13] se administraron dosis reducidas de cisplatino/bleomicina y en un ensayo efectuado en Sudáfrica[14] se suministró una dosis de radiación de solo 40 Gy con un régimen fraccionado. No obstante, en todos estos ensayos se utilizaron dosis subóptimas de quimioterapia o radioterapia. En consecuencia, sobre la base de los resultados de los estudios realizados por el RTOG y el ECOG, la quimiorradioterapia se estableció como modalidad estándar para el tratamiento del cáncer de esófago.

Los mismos factores que dificultan la comparación entre la resección quirúrgica y la RT exclusiva (es decir, un el sesgo de selección, falta de estadificación histopatológica, enfermedades médicas simultáneas) también dificultan la comparación entre cirugía y quimiorradioterapia, pero la información disponible sugiere que en pacientes con estos tumores relativamente avanzados los resultados de la quimiorradioterapia pueden aproximarse a los alcanzados con la resección esofágica. El ensayo vs intergroup reciente realizado con un grupo control tratado con resección quirúrgica exclusiva reveló tasas de supervivencia y control local similares a las documentadas en los estudios aleatorizados con grupos tratados con quimiorradioterapia (véase cuadro 20-2). Además, los resultados de algunas comparaciones retrospectivas también son similares. En un estudio retrospectivo de pacientes con enfermedad localmente avanzada se compararon los resultados en 82 pacientes tratados en el Tom Baker Cancer Center de Calgary[15] con quimiorradioterapia en protocolos de fase II con 81 pacientes tratados con una resección quirúrgica durante el mismo período. Esta comparación no reveló diferencias de las tasas de recurrencia local, supervivencia a los 3 o los 5 años ni supervivencia por estadio o grado histológico del tumor. Además, en un estudio realizado en el Hospital Tenri de Japón[16] se compararon pacientes con un tumor en un estado temprano tratados con quimiorradioterapia más braquiterapia con pacientes tratados con cirugía, con RT posoperatoria o sin ella. Los pacientes recibieron 60 mg/m^2 de cisplatino el día 1, un bolo de 400 mg/m^2 de 5-FU los días 1 a 4 y 44 Gy de RT seguidos de braquiterapia en dosis elevadas hasta una dosis de RT total de 70 Gy. En el 10% de los pacientes que no mostraron una respuesta al tratamiento inicial se recurrió a la cirugía en lugar de la braquiterapia. Las tasas de supervivencia al año y los 3 años fueron similares en los pacientes tratados con quimiorradioterapia y los tratados al inicio con cirugía.

Aunque las comparaciones entre los resultados del tratamiento derivados de estudios prospectivos y retrospectivos distintos revisten un valor limitado y deben interpretarse con suma cautela, estos informes indican que en ciertas situaciones la quimiorradioterapia puede ser una alternativa apropiada a la cirugía. Es evidente que se requieren estudios destinados a comparar en forma directa la supervivencia y la calidad de vida entre pacientes operados y los que reciben quimiorradioterapia para identificar los candidatos apropiados al tratamiento no quirúrgico. No obstante, por el momento la quimiorradioterapia no solo debe considerarse la modalidad terapéutica estándar para el cáncer de esófago localmente avanzado inoperable sino también para un cáncer de esófago operable en casos de alto riesgo quirúrgico, pacientes que requieran una laringectomía, o sujetos que rechacen la operación y cuando el cirujano considere que hay una probabilidad muy reducida de obtener bordes quirúrgicos negativos.

En los casos en los que se utiliza la quimiorradioterapia, la dosis estándar de RT es de 50 Gy, dado que se demostró que esta dosis es segura y eficaz en el ensayo señero del RTOG (8501).[7] Los resultados del ensayo realizado por el ECOG[6] y el ensayo piloto de envergadura realizado en el Fox Chase Cancer Centers[59] indicaron que pueden considerarse seguras las dosis de hasta 60 Gy. Es importante tener presente que en estos estudios se utilizaron distintos regímenes de quimioterapia que pueden haber potenciado en diversos grados la toxicidad de la radioterapia. Se recomienda cautela cuando se utilizan otros regímenes aparte de los evaluados en ensayos aleatorizados, y la administración de un nuevo agente quimioterapéutico o un incremento significativo de la dosis de radiación solo pueden justificarse en el contexto de un ensayo clínico.

Los intentos destinados a mejorar los resultados de la quimiorradioterapia se centran en la mejoría del. control local mediante el aumento de la dosis de radiación y reducir la diseminación tumoral alejada mediante una modificación de la quimioterapia sistemática. por ejemplo, en un ensayo en curso realizado por el RTOG se comparó la dosis de 64,8 Gy con la de 50,4 Gy, con quimioterapia simultánea, para determinar si era posible obtener un mayor control local y una tasa de supervivencia más elevada; en los análisis preliminares no se demostró un beneficio significativo con este enfoque. La incorporación de la braquiterapia para aumentar las dosis de radiación en los regímenes de quimiorradioterapia no mejoró el pronóstico en forma indudable y se asoció con una toxicidad excesiva.[17,18] En un ensayo realizado por el Southwest Oncology Group se demostró que el uso de una infusión continua de 5-FU durante la totalidad del cueso de RT no presenta beneficios.[19] Se evaluó la quimioterapia neoadyuvante antes de la quimiorradioterapia simultánea como herramienta para aumentar la tolerancia a la quimioterapia, dado que en el ensayo 8501 del RTOG se comprobó que la quimioterapia después de la quimiorradioterapia tuvo una escasa tolerancia. En un ensayo realizado por el ECOG[20] se evaluó el tratamiento neoadyuvante con tres ciclos de 100 mg/m^2 de cisplatino y 1000 mg m^2/día de 5-FU durante 5 días, seguidos de dos ciclos con 75 mg/m^2 de cisplatino, la misma dosis de 5-FU y 64,8 Gy de RT esofágica en fracciones de 1,8 Gy/día. Sin embargo, este régimen tuvo una tasa de mortalidad relacionada con el tratamiento del 11% y ningún efecto beneficioso aparente sobre la supervivencia. Aunque otros estudios preliminares de regímenes de quimioterapia neoadyuvantes no presentaron una tasa de mortalidad tan elevada, tampoco sugirieron un efecto beneficioso significativo sobre la supervivencia.[21-23] Es probable que la mejoría del pronóstico en el futuro dependa del desarrollo de regímenes sistémicos mejores. La tasa elevada de fracaso local documentada después de la quimiorradioterapia exclusiva también avala el uso de un tratamiento trimodal en pacientes tratados con esofagectomía después de la quimiorradioterapia neoadyuvante para mejorar el control local y la supervivencia.

RADIOTERAPIA NEOADYUVANTE PREOPERATORIA

Radioterapia neoadyuvante preoperatoria: ausencia de beneficios

En épocas pasadas, la RT preoperatoria se propuso como herramienta para mejorar la supervivencia. Hay varios beneficios posibles relacionados con la RT preoperatoria: una reducción de la carga tumoral que puede aumentar la probabilidad de resección completa; la esterilización de la enfermedad regional, que puede no tratarse de manera eficiente con cirugía; la mejoría del estado nutricional antes de la esofagectomía mediante la reducción del volumen del tumor obstructivo y la desvitalización del tumor y la disminución del riesgo de siembra de células tumorales viables durante la operación.

La RT preoperatoria se evaluó en cinco ensayos clínicos prospectivos aleatorizados que ya se completaron[24-28] y se documentó un aumento de la supervivencia en sólo uno de estos estudios, en el que la mitad de los pacientes también recibió quimioterapia simultánea. Estos estudios pueden cuestionarse debido a que con frecuencia la dosis de radiación utilizada fue baja, el intervalo transcurrido entre la RT y la cirugía no fue suficiente para permitir la disminución del volumen tumoral (el período óptimo es de 4 a 6 semanas) y los estudios fueron demasiado pequeños como para de-

tectar un efecto beneficioso sobre la supervivencia que no fuese muy pronunciado. No obstante, la similitud entre los resultados de estos ensayos sugiere con firmeza que la RT preoperatoria no mejora la supervivencia. Se llevó a cabo un metaanálisis[29] con datos individuales del paciente para determinar si pudo haber pasado inadvertido un beneficio de baja magnitud pero de todos modos significativo. Este metaanálisis no permitió identificar un beneficio significativo, aunque sugirió una mejoría mínima de la supervivencia con una relación de probabilidad de muerte de 0,89 (intervalo de confianza del 95%: 0,78-1,01), lo que determina una reducción del riesgo de muerte del 11% y una mejoría absoluta de la supervivencia a los 5 años de seguimiento del 4%. Para detectar de manera fiable una mejoría de la supervivencia de esta magnitud se requiere la participación de alrededor de 2.000 pacientes en el ensayo clínico. Dada la escasa mejoría de la supervivencia y los resultados promisorios obtenidos con la quimiorradioterapia simultánea preoperatoria, la probabilidad de que se lleve a cabo un ensayo de esta envergadura es muy escasa. Hasta el presente, la información disponible no avala el uso de RT preoperatoria como única modalidad.

Quimiorradioterapia neoadyuvante preoperatoria: resultados promisorios

La quimiorradioterapia simultánea preoperatoria representa un enfoque promisorio que se evalúa en la actualidad. La quimioterapia preoperatoria exclusiva y la RT preoperatoria exclusiva no han demostrado beneficios significativos, pero dado que la recurrencia local (o el descubrimiento de un tumor inoperable durante la operación) y las metástasis alejadas representan problemas importantes, hay motivos sólidos para pensar que un enfoque combinado que combata ambos problemas podrían tener un efecto significativo sobre el pronóstico. En un ensayo aleatorizado realizado por el U.S. Intergroup[30] desde 1990 hasta 1995 se utilizó un grupo control de 227 pacientes tratados con cirugía exclusiva que aportó los datos de referencia para la supervivencia y los patrones de fracaso en el ámbito nacional de los Estados Unidos (véase cuadro 20-2). El análisis de los resultados de este estudio demostró que entre los pacientes en que la enfermedad se consideraba curable por cirugía, la resección del esófago con bordes negativos solo fue posible en un 59% de los casos y en otro 17% se documentó una recurrencia local como primera manifestación de fracaso terapéutico; la tasa global de fracaso de control del tumor local fue del 58%. Entre los pacientes en quienes se logró una resección curativa, la tasa de fracasos alejados fue del 50%. Estos datos subrayan la necesidad de combatir los fracasos locales y alejados en pacientes tratados mediante cirugía, lo que sustenta el uso de quimioterapia y RT coadyuvantes.

El enfoque de la quimiorradioterapia preoperatoria se evaluó en varios ensayos aleatorizados recientes. Uno de estos ensayos aportó resultados positivos indudables, en otro los resultados fueron positivos después del análisis multivariado y solo se comunicaron en forma resumida y en un tercer ensayo la quimiorradioterapia preoperatoria no se asoció con beneficios significativos. En consecuencia, el papel desempeñado por este enfoque no se estableció con certeza. Un ensayo intergrupal auspiciado por los NCI destinado a resolver este problema de manera definitiva debió interrumpirse por la disminución de la cantidad de pacientes. A continuación presentamos los datos derivados de estudios aleatorizados.

En un ensayo presentado por Walsh y col.,[31] 113 pacientes con un adenocarcinoma esofágico se aleatorizaron en un grupo tratado con cirugía exclusiva y uno tratado con cirugía y quimiorradioterapia simultánea preoperatoria (40 Gy en 15 fracciones). La quimioterapia, instaurada el primer día de RT, consistió en 15 mg/kg de 5-FU durante 5 días y 75 mg/m^2 de cisplatino, y se repitió durante la semana 6 después de completada la RT. La tasa de respuesta completa al tratamiento neoadyuvante fue del 25%, y la incidencia de ganglios linfáticos positivos en la pieza quirúrgica disminuyó del 82% al 42% ($p < 0,001$). El tiempo medio de supervivencia aumentó de 11 a 16 meses ($p = 0,01$), y las tasas de supervivencia al año, a los 2 años y a los 3 años aumentaron del 44, el 26 y el 6% al 53, el 37 y el 32%, respectivamente. A pesar de estos resultados notables, este ensayo fue cuestionado por los resultados inesperados con la cirugía exclusiva y el tamaño relativamente pequeño de la muestra.

Urba y col.[32] comunicaron (sólo en formato resumido) los resultados de un ensayo aleatorizado realizado en la University of Michigan que sugirieron un aumento de la supervivencia a largo plazo con la terpéutica neoadyuvante preoperatoria. En este ensayo 100 pacientes se aleatorizaron en un grupo tratado con esofagectomía sola o con esofagectomía y quimiorradioterapia preoperatoria. El régimen de quimioterapia consistió en 20 mg/m^2 de cisplatino durante 5 días y 1 mg/m^2 de vinblastina durante 4 días repetidos durante dos ciclos y 300 mg/m^2 de 5-FU durante 21 días en forma simultánea con la RT. La dosis de radiación fue de 1,5 Gy dos veces por día hasta un total de 45 Gy. Un 75% de estos pacientes padecía adenocarcinoma y el 25% restante, un carcinoma espinocelular. Un 28% de los pacientes tratados con quimiorradioterapia preoperatoria mostraron una respuesta completa. Aunque la supervivencia media fue similar en ambos grupos de estudio, la supervivencia a largo plazo fue mayor en el grupo tratado con quimiorradioterapia preoperatoria, con tasas a los 3 años del 32%, frente al 15%

(rango logarítmico $p = 0,0734$; valor de regresión de Cox $= 0,0402$) después de un período de seguimiento medio de 5,2 años de los sobrevivientes. La primera recurrencia tumoral fue local-regional en un 39% de los pacientes tratados con cirugía y del 19% en sujetos que recibieron quimiorradioterapia preoperatoria. Una vez corregidos otros factores, la presencia de un tumor mayor que 5 cm, la edad mayor que 70 años y la presencia de un carcinoma espinocelular se asociaron con un tiempo de supervivencia más breve. La respuesta histopatológica completa se asoció con un aumento de la supervivencia ($p = 0,0060$). Aunque los resultados de este ensayo sugirieron que la quimiorradioterapia preoperatoria se asocia con un efecto beneficioso, el tamaño de la muestra fue relativamente pequeño y el efecto beneficioso sobre la supervivencia en el largo plazo se observó solo durante el análisis multivariado.

También se llevó a cabo un ensayo aleatorizado multicéntrico en Francia[33] en el que se evaluó la eficacia de la quimiorradioterapia preoperatoria en 282 pacientes con carcinoma espinocelular. Si bien en este estudio no se demostró un efecto beneficioso sobre la supervivencia, se documentó una prolongación de las tasas de supervivencia libres de enfermedad y libres de recurrencia local. El régimen de RT utilizado en este estudio se desvió del convencional, dado que se administraron 18,5 Gy en cinco fracciones en el curso de 1 semana con repetición del ciclo después de un período de reposo de 2 semanas hasta alcanzar una dosis total de 37 Gy. Se administraron 80 mg/m^2 de cisplatino 0 a 2 días antes de cada semana de RT. Dado que el régimen de RT se modificó y se utilizó un solo agente quimioterapéutico no siempre administrado el mismo día que la RT, este ensayo no evaluó el enfoque terapéutico que suele utilizarse en los Estados Unidos.

Además de estos ensayos aleatorizados se realizaron numerosos estudios de fase II que globalmente sugieren un beneficio terapéutico asociado con la quimiorradioterapia neoadyuvante.[34-35] Estos ensayos se diferencian sobre todo por el régimen de quimioterapia empleado, pero en ciertos casos también por detalles relacionados con la RT (se comentan en el capítulo 21. En la Johns Hopkins University[46-49] se reclutaron 92 pacientes (65 con adenocarcinomas y 27 con carcinomas espinocelulares) en dos protocolos sucesivos con quimiorradioterapia preoperatoria entre 1989 y 1997. En ambos ensayos la dosis de RT fue de 44 Gy en 22 fracciones. En el primero de estos estudios el régimen de quimioterapia implicó 300 mg/m^2/día de 5-FU durante 30 días de infusión continua con 26 mg/m^2/día de cisplatino los días 1 a 5 y 20 a 30. En el segundo estudio se intentó reducir la toxicidad hemática al disminuir las dosis de 5-FU y cisplatino a 225 y 20 mg/m^2, respectivamente. En este segundo ensayo también se administró un régimen posoperatorio de paclitaxel y cisplatino. De los pacientes reclutados al inicio, un 93% se trató con resección quirúrgica, un 87% se trató con resección completa y un 33% mostró una respuesta histopatológica total. Entre estos últimos pacientes, la tasa de supervivencia a los 3 años fue del 77%, frente a un 34% en los pacientes con enfermedad residual. En los pacientes con un tumor en el estadio I antes de la operación el resultado fue similar al documentado en los pacientes con una respuesta histopatológica completa. La tasa de supervivencia significativa a los 3 años, incluso entre los pacientes que no presentaron una respuesta completa al tratamiento neoadyuvante, sugiere que la cirugía desempeña un papel importante después de la quimiorradioterapia simultánea. La recurrencia local aislada como primera manifestación de fracaso sólo se documentó en el 6% de los casos, mientras que en otro 2% se observaron recurrencias alejadas/focales como primera manifestación de fracaso.

Aunque los resultados contradictorios de los ensayos aleatorizados indican que la quimiorradioterapia preoperatoria debe utilizarse con cautela, la evidencia disponible sugiere que la dosis óptima de RT es de 44 a 45 Gy en fracciones de 1,8 a 2 Gy/día separadas de la operación por un intervalo de 4 a 6 semanas. La tasa de fracaso local aislado es reducida (0 a 19% [32,45,50-53]), de modo que no es necesario aumentar la dosis de RT o intensificar el tratamiento local con dosis mayores que 44 a 45 Gy en fracciones de 1,8 a 2 Gy/día. Una dosis de radiación mayor que 50 Gy se asocia con un aumento de la tasa de mortalidad quirúrgica,[51,54] y una dosis menor puede asociarse con un incremento de la tasa de fracaso local.[55] Es probable que la mejoría del pronóstico dependa del desarrollo de regímenes de quimioterapia sistémica más eficientes.

RADIOTERAPIA COADYUVANTE (POSOPERATORIA)

Radioterapia posoperatoria: utilidad limitada

La RT posoperatoria posee varias ventajas en comparación con la preoperatoria. Dado que el tratamiento se administra una vez que el paciente se recuperó de la operación, esta modalidad no aumenta la tasa de complicaciones operatorias. Además, la RT puede dirigirse con mayor precisión una vez que se conoce la magnitud completa de la enfermedad. La decisión de administrar radiaciones o no puede guiarse por los hallazgos histopatológicos. Por otra parte, los tejidos hipovascularizados en el lecho tumoral posoperatorio pueden albergar células hipóxicas resistentes a las radiaciones.

Los datos derivados de estudios aleatorizados indican que la RT posoperatoria después de una resección completa del tumor no se acompañan de un efecto beneficioso. Aunque en ciertas situaciones estos ensayos sugieren la posibilidad de una mejoría del control local, esta modalidad no mejoró la supervivencia en ningún subgrupo de pacientes. En un ensayo comunicado por Teniere y col.[56] se aleatorizaron 60 pacientes tratados con una resección curativa en un grupo que recibió RT en dosis de 49 Gy en fracciones de 3,5 Gy/día y un grupo tratado con observación expectante y 70 pacientes tratados con una resección paliativa en un grupo que recibió RT en dosis de 52,5 Gy en fracciones de 3,5 Gy/día y uno tratado con observación expectante. Estos pacientes presentaron adenocarcinomas y carcinomas espinocelulares. La resección se consideró curativa en los casos en los que el tumor no había invadido las estructuras circundantes y los ganglios linfáticos estaban separados entre sí y no presentaban un diámetro mayor que 2 cm. En el grupo tratado con resección paliativa la tasa de fracaso local disminuyó significativamente (del 46 al 20%) con la RT, pero en el grupo tratado con resección curativa no se observaron diferencias significativas (13% frente a 10%). En realidad, los pacientes irradiados se asociaron con una disminución de la supervivencia, en parte debido a una tasa de complicación del 37% de la anastomosis gástrica (con un 8% de hemorragias gástricas fatales) que es posible que sea consecuencia de la administración de dosis diarias de radiación más elevadas. En el otro ensayo[57] realizado por la Association Française pour la Recherche du Cancer, los pacientes operados con anterioridad se distribuyeron al azar en un grupo tratado con observación expectante y uno que recibió 45 Gy en fracciones de 1,8 Gy/día. La presencia de ganglios linfáticos mediastínicos comprometidos fue una indicación para administrar 5 a 10 Gy adicionales. No se documentó ningún efecto beneficioso sobre la supervivencia global ni en ningún subgrupo de pacientes. La tasa de recurrencia local disminuyó significativamente en los pacientes con ganglios linfáticos negativos (del 35 al 10%; $p < 0,002$) y no lo hizo en los que presentaron ganglios linfáticos positivos.

En consecuencia, la evidencia disponible sugiere que la RT posoperatoria no se encuentra indicada, ni siquiera en los pacientes con ganglios linfáticos positivos. Por otra parte, en presencia de enfermedad residual macroscópica conocida o en el caso de una resección con bordes quirúrgicos positivos es razonable administrar RT posoperatoria, con quimioterapia o sin ella, dado que se supone que el riesgo de recurrencia local sintomática es elevado. En el ensayo aleatorizado realizado por Fok y col.,[57] 2 de 29 (7%) de los pacientes con enfermedad residual conocida en el mediastino fallecieron como consecuencia de una obstrucción traqueobronquial después de la RT posoperatoria, en comparación con 9 de 27 (33%) pacientes no tratados con RT. La dosis en general debe limitarse a alrededor de 45 Gy en fracciones de 1,8 a 2 Gy/día para reducir el riesgo de toxicidad en la anastomosis gástrica. Si se decide administrar RT posoperatoria, la dosis debe limitarse a 45 Gy para evitar lesiones en la anastomosis gástrica o el intestino interpuesto. Nosotros generalmente recomendamos la quimioterapia simultánea con la RT en presencia de enfermedad residual conocida debido a la mejoría de la supervivencia asociada con este enfoque en pacientes tratados con una resección parcial.

Quimiorradioterapia posoperatoria: escasa información disponible

El papel desempeñado por la quimioterapia aún no se evaluó en ensayos grandes. Las ventajas de este enfoque en relación con el tratamiento preoperatorio incluyen la posibilidad de utilizar los hallazgos histopatológicos para guiar el tratamiento y quizás una disminución de la tasa de complicaciones operatorias. Por otra parte, si el paciente presenta focos micrometastásicos de tumor en el momento del diagnóstico existe el riesgo de que estas lesiones crezcan durante el período de varios meses transcurridos entre el momento del diagnóstico y el comienzo del tratamiento sistémico.

Se cuenta con datos retrospectivos limitados que sugieren que este enfoque podría ser beneficioso. En un análisis apareado[58] de 67 pacientes con cáncer de esófago en estadio avanzado tratados con RT posoperatoria y un ciclo de quimioterapia basada en el cisplatino se reveló un aumento del tiempo medio de supervivencia de 18 a 33 meses en comparación con pacientes tratados con cirugía exclusiva. Estos datos son limitados y se requieren estudios nuevos.[59] En los casos en los que la RT posoperatoria se instaura por la presencia de bordes quirúrgicos positivos o un tumor residual conocido es razonable agregar quimioterapia debido a la superioridad de este enfoque terapéutico en casos nuevos de cáncer de esófago macroscópico,

RADIOTERAPIA PALIATIVA

Radioterapia para paliar los trastornos de la deglución

La radioterapia externa puede mejorar la función deglutoria en un porcentaje significativo de pacientes. La RT como única modalidad mejora la disfagia en alrededor de un 46 a un 89% de los pacientes[60-64] y la quimiorradioterapia en un 59 a un 88% de los casos.[8,32,45,65-67] El alivio no es inmediato pero a menudo es relativamente rápido, con un tiempo medio transcurrido hasta la mejoría máxima de 4 semanas (espectro: 2 a 21 semanas). En general se requieren dosis de radiaciones elevadas (acompañadas de quimioterapia en los casos apropiados) para obtener un efecto paliativo eficaz y duradero[68] y su aplicación solo se justifica en sujetos con una expectativa de vida mayor que 3 meses y un puntaje de performance de Karnofsky de 60 o superior. En un 51% (69) a un 67%[66] de los casos este régimen paliativo agresivo alivia la disfagia durante el resto de la vida del paciente. Sin embargo, los resultados del ensayo 8501 realizado por el RTOG[7] indican una incidencia significativa de enfermedad local persistente o recurrente aun en pacientes tratados con fines curativos que sin duda se traduce en una incidencia significativa de síntomas locales incluso en circunstancias óptimas. En pacientes con una expectativa de vida muy reducida es posible que sea más adecuado un régimen que insuma una cantidad de tiempo menor; por ejemplo, la administración de una dosis de 30 Gy en 10 fracciones.

El papel relativo desempeñado por la RT, la laserterapia, la terapia fotodinámica, el uso del electrocauterio y la colocación de tutores o endoprótesis en el contexto del tratamiento paliativo no se estableció con certeza. Es posible que pueda recurrirse a una combinación de estas modalidades. La terapia fotodinámica, el electrocauterio o la terapia láser pueden utilizarse con fines de paliación rápida con el agregado de radiación para retardar el recrecimiento del tumor. Este enfoque a menudo se utiliza para la paliación de lesiones endobronquiales obstructivas en el cáncer de pulmón, pero la seguridad y la eficacia en el cáncer de esófago deben determinarse mediante estudios nuevos.

Radioterapia para la paliación de la fístula traqueoesofágica

La utilización de RT definitiva o paliativa en pacientes con fístulas traqueoesofágicas fue motivo de debates. La fístula traqueoesofágica históricamente se consideró una contraindicación para la RT debido al riesgo de que se agrave la fístula. No obstante, se cuenta con evidencia que indica que la RT puede ser beneficiosa y se encuentra indicada siempre que pueda otorgar un beneficio paliativo. En un informe proveniente de la Mayo Clinic[70] no se logró demostrar que la lisis tumoral por la RT fuese una causa importante de fístula traqueoesofágica. En 22 pacientes previamente tratados con RT que desarrollaron fístula traqueoesofágica, la causa de la fístula fue la recurrencia del tumor en todos los casos. En un grupo de 10 pacientes con fístula traqueoesofágica conocida tratados con RT no se observó agravamiento de la fístula en ningún caso. La combinación de quimioterapia y RT también demostró capacidad para cerrar la fístula en 4 de 6 pacientes de una serie[71] tratados en el Veterans Affairs medical Center de Washington, D.C. Los pacientes se consideraron candidatos apropiados para la quimioterapia sola si se encontraban afebriles a pesar de la presencia de la fístula traqueoesofágica. Por último, en una serie proveniente del National Cancer Center Hospital, en Japón oriental,[72] 17 de 24 fístulas traqueoesofágicas se cerraron después de la administración de quimiorradioterapia simultánea.

TÉCNICAS Y PLANIFICACIÓN DE LA RADIOTERAPIA

En esta sección comentaremos los conceptos fundamentales de la planificación de la radioterapia, incluidas la simulación, la posición del paciente, la planificación del tratamiento y la administración del tratamiento.

El proceso de planificación comienza con una sesión de "simulación" o planificación de las radiaciones. El objetivo de esta simulación es determinar una posición del paciente reproducible que pueda utilizarse para el tratamiento diario y adquirir datos de imágenes anatómicas que permitan dirigir correctamente el haz de rayos hacia el tumor con el paciente en la posición establecida. Durante la simulación el paciente debe colocarse en una posición que pueda reproducirse sin dificultades en forma cotidiana. A menudo se fabrican moldes a medida que contribuyen con la inmovilización del paciente. Luego seefectúan estudios por imágenes en la posición en la que el paciente iniciara su tratamiento. Se colocan marcas de referencia en la piel del paciente que corresponden a puntos de reparo conocidos identificados en la radiografía o la TC obtenidas durante el proceso de simulación. La simulación estándar se basa en el uso de radiografías convencionales. Los estudios de degución con bario se utilizan para la visualización del esófago y deben usarse además los datos derivados de la TC y la endoscopia para una definición más precisa del área blanco. En la actualidad se dispone de herramientas tecnológicas que permiten obtener una TC en la posición de tratamiento y la creación de radiografías de reconstrucción digital que no solo permiten apreciar la anatomía ósea sino también imágenes superpuestas de los tejidos blandos. En general, el radiólogo oncológico identifica la anatomía normal del tumor en cada uno de los cortes de la TC de planificación del tratamiento, y mediante un programa de computación estos datos se superponen a una imagen radiográfica estándar (fig. 20-1). En los casos en los que esta imagen se obtiene en el ángulo de proyección corporal del haz de rayos se la designa co-

mo una "vista desde el ojo del haz de rayos". La capacidad de establecer con precisión la relación entre el haz de rayos y las estructuras tisulares blandas y el tumor representó un progreso importante en el terreno de la planificación de la radioterapia, dado que permite garantizar que el área tratada abarca la totalidad del tumor y aumenta la posibilidad de excluir del tratamiento tejidos normales importantes.

La definición de la magnitud del tumor requiere la integración de datos derivados de una variedad de estudios y procedimientos radiológicos. La TC puede revelar la extensión radial del tumor primario no visible en los estudios contrastados con bario. Además, dado que los estudios baritados pueden subestimar la extensión distal de la enfermedad, es necesario integrar los datos derivados de la endoscopia y la ecografía en el proceso de planificación. La magnitud del compromiso de los ganglios linfáticos debe evaluarse mediante TC y ecografía endoscópica. En los casos apropiados puede obtenerse una evaluación histopatológica del compromiso ganglionar linfático mediante el examen de una muestra de biopsia por punción con aguja dirigida por ecografía, laparoscopia o ambas modalidades. No se sabe con certeza si el tratamiento selectivo de los ganglios linfáticos supraclaviculares clínicamente no comprometidos en casos de lesión proximal o de los ganglios linfáticos celíacos en casos de tumor distal se asocia con algún beneficio terapéutico.

Las radiaciones con un haz de rayos externo en general se administran mediante un acelerador lineal o una fuente de cobalto incorporada a la máquina de rayos desde la cabeza del tubo. El haz de rayos se dirige hacia el área blanco mediante el uso de bloques de aleación metálica diseñados a medida según la anatomía de cada paciente para configurar el haz de rayos del mismo modo en que un haz lumínico es configurado por cualquier material opaco colocado delante de la fuente de luz (fig. 20-2). En un caso simple el haz de rayos incide las partes frontal y dorsal del paciente. Este enfoque reduce el riesgo de una dosis excesiva cerca de la superficie del cuerpo, que es mayor si el haz de rayos incide desde uno de los lados del paciente (en ese caso debería administrarse una dosis elevada de modo que la dosis planificada penetre hasta la profundidad del tumor). En situaciones más complejas el haz de rayo proviene de varias direcciones. Las dosis de radiación plenas se depositan solo en el punto en el que se superponen todos los haces de rayos, y los tejidos normales localizados por fuera de esta área recibirán una dosis de radiación limitada (fig. 20-3).

En la medida de lo posible, la simulación y el tratamiento deben llevarse a cabo en decúbito ventral, dado que se demostró que esta posición aumenta la distancia entre el esófago y la médula espinal en un promedio de 1,3 a 1,9 cm, según la posición del tumor a lo largo del esófago torácico. La diferencia tiende a ser

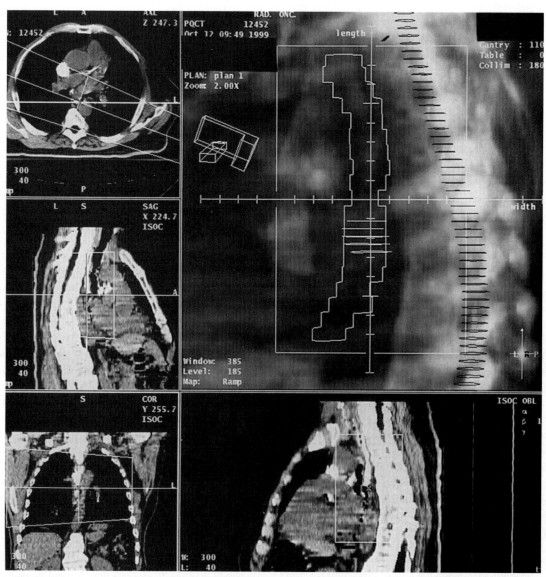

Fig. 20-1. Demostración de un plan de tratamiento con una vista desde "el ojo del haz de rayos". El esófago y la médula espinal se marcaron con un círculo en la tomografía computarizada y se superpusieron a la imagen radiográfica de reconstrucción digital (*parte superior derecha*) para ilustrar la forma en la que el haz de rayos "visualizará" el cuerpo desde una proyección oblicua. Las imágenes por TC reproducidas a la *izquierda* y *abajo* muestran la forma en la que el haz de rayos atraviesa el cuerpo. El haz puede modificarse mediante el uso de bloques de aleación para proteger los tejidos normales, sobre todo la médula espinal.

mayor en el caso de lesiones distales a la carina.[73] El incremento de la distancia entre el esófago y la médula espinal aumenta la capacidad de ofertar una dosis adecuada al blanco y limita la dosis que recibe la médula. No obstante, en los pacientes que no toleran el decúbito ventral en general es posible administrar una dosis aceptable con el paciente en decúbito dorsal.

Los sistemas de planificación computarizados permiten determinar la distribución de la dosis en el interior del cuerpo del paciente. Con la planificación terapéutica "bidimensional" estándar, la distribución de la dosis en general se visualiza en varios planos o cortes selectos representativos a través de la anatomía del paciente. Se utiliza la información relacionada con la configuración de la superficie, el tamaño y las características anatómicas internas del paciente; la posición de los bordes del campo de radiación y las características del haz de rayos de la máquina empleada para determinar la distribución de la dosis en el paciente. Si la distribución es insatisfactoria es posible alterar la posición de los bloques, el porcentaje de dosis asociado con cada dirección del haz de rayos y su angulación, o la cantidad de rayos con la finalidad de mejorar el plan de tratamiento. Es posible recurrir a dispositivos especiales (cuñas y compensadores) que al colocarse en la trayectoria del haz de rayos atenúan las radiaciones y pueden alterar en forma selectiva la dosis administrada en partes determinadas del área de trata-

Fig. 20-2. Radiografía de simulación convencional que revela el contorno de los bloques que protegen la médula espinal y otros tejidos normales.

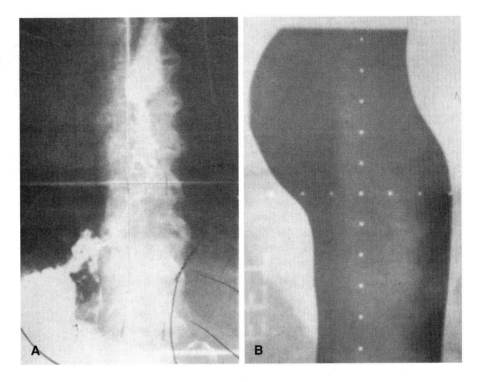

miento. Hay un riesgo de error en la medida en que la mayoría de los planes de tratamiento no toman en cuenta que los diversos tipos de tejidos (p. ej., tejidos blandos, huesos, pulmones) se asocian con distintas densidades electrónicas y en consecuencia atenúan en grado diverso el haz de rayos. Además, dado que el plan de tratamiento solo se aplica en cortes seleccionados representativos del paciente, hay riesgo de que el tumor reciba una dosis insuficiente o los tejidos normales en las áreas no descritas reciban una dosis de radiación excesiva.

La disponibilidad de computadoras potentes y baratas permite resolver estos problemas de dosimetría mediante la determinación de la distribución de la dosis en toda la extensión del área de interés. La posibilidad de un alto poder de procesamiento en estaciones de trabajo o computadoras portátiles permite llevar a cabo cálculos más complejos y precisos. Con el plan de tratamiento bidimensional tradicional es necesario seleccionar varios cortes a través del área blanco en los que se calculará la distribución de la dosis. Una vez que se realizó el cálculo se extrapola a las áreas interpuestas. Este enfoque también limita los ángulos posibles del haz de rayos, dado que es necesario tratar todos los campos en un solo plano. Con la planificación del tratamiento tridimensional, la dosis se calcula en cada pixel del volumen blanco y ello permite conocer con mayor precisión la dosis ofertada a todas las porciones del tumor y a los tejidos normales. También es posible efectuar correcciones pixel por pixel para eliminar el sesgo asociado con las diferencias en el grado de absorción de las radiaciones por los diversos tejidos.

Con la planificación de tratamiento invertida, una tecnología nueva que se encuentra en vías de desarrollo, el médico puede especificar dosis determinadas para un área blanco y limitar las dosis en los tejidos normales. Luego se recurre a algoritmos computarizados complejos para identificar soluciones óptimas a los problemas relacionados con la localización de los bloques, el ángulo del haz de rayos y la dosis asociada con cada dirección del haz de rayos. Con la radioterapia modulada por la intensidad, otra tecnología novedosa en vías de desarrollo, es posible modificar porciones individuales del haz de rayos que provienen de una dirección determinada para la administración más precisa de la dosis prevista.

En última instancia es posible que una mayor precisión del haz de rayos mejore el pronóstico al garantizar el tratamiento eficiente del área blanco. Este enfoque también puede mejorar la relación entre la dosis administrada al tumor y la recibida por los tejidos normales circundantes, lo que reduciría el riesgo del escalamiento de las dosis y es posible que aumente la probabilidad de control tumoral. Por último, dado que en la planificación se utiliza la anatomía tridimensional completa del paciente, es posible corregir con mayor precisión las diferentes magnitudes de atenuación asociadas con los distintos tejidos del cuerpo. En este momento se están realizando ensayos clínicos con una diversidad de tipos tumorales para determinar si la aplicación de estas técnicas en realidad puede mejorar el pronóstico del paciente.

En todo caso, más allá del plan de tratamiento y la tecnología empleada, es esencial mantener las dosis recibidas por los tejidos normales y el volumen tisular dentro de límites seguros y tener presente las diferencias del espesor en las diversas áreas del eje longitudinal del tórax. Debe recurrirse a cuñas y compensadores colocados en la trayectoria del haz de rayos según necesidad para mantener una homogeneidad de la dosis de radiación mediante la atenuación de las radiaciones en las áreas más delgadas del cuerpo. La dosis recibida por la médula espinal no debe ser mayor que alrededor de 45 Gy, y la recibida por volúmenes más significativos de tejido pulmonar debe minimizarse. En casos raros puede ser necesario modificar la configuración del haz de rayos para evitar un riesgo cardíaco excesivo, pero estas situaciones son inusuales.

En cada día de tratamiento el paciente debe colocarse precisamente en relación con la máquina de rayos utilizando las marcas de referencia que se encuentran sobre la piel durante la simulación. Este enfoque garantiza la dirección apropiada del haz de rayos. La cabeza de la máquina y la camilla de tratamiento pueden rotarse para permitir dirigir el haz de rayos desde varias direcciones. En general, la máquina deberá mantenerse encendida durante solo algunos minutos y el paciente no permanecerá más de 15 a 30 minutos por día en la sala de radioterapia. La mayor parte del tiempo lo insume el posicionamiento preciso del paciente y el haz de rayos.

Cuando se utiliza RT definitiva los campos de tratamiento deben extenderse como mínimo 5 cm por arriba y por debajo de la lesión visible por radiografía para abarcar posibles extensiones microscópicas o submucosas del tumor. Si se utiliza una RT definitiva con dosis mayores que 50 Gy, con quimioterapia o sin ella, debe considerarse la "conización" hasta un margen de 2 cm por arriba y debajo del tumor para limitar la toxicidad sin perder eficacia terapéutica en el área de mayor carga tumoral. En general se utiliza un borde radial de 2,5 a 3 cm, pero en la parte superior éste puede reducirse según necesidad para que la dosis que recibe la médula espinal se mantenga dentro de los límites de tolerancia. Estos bordes están determinados por los bordes de los bloques que definen la configuración del campo de radiaciones. Cabe señalar que la dosis plena de radiaciones no se deposita en el borde del bloque y que en este punto en realidad equivale a un 50% de la dosis depositada en el centro del campo. La dosis de radiaciones en general llega a ser de casi el 100% a una distancia de 0,5 a 1 cm del borde del bloque. Además, por lo general es posible posicionar al paciente con una precisión de solo 0,25 a 0,5 cm cada día de tratamiento. Por estos motivos el campo de radiación definido por los bloques que determinan la confuguración del haz de rayos siempre debe ser mayor que el área blanco real.

El enfoque estándar para el tratamiento del cáncer de esófago es de tres o cuatro campos con un campo anterior y dos oblicuos posteriores alejados de la médula espinal; también puede agregarse un cuarto campo posterior. Esto permite administrar dosis elevadas al tumor y limita las que reciben la médula espinal y los pulmones (véase fig. 20-3). Si se utiliza este enfoque con rayos provenientes de diversas direcciones es posible limitar de manera eficiente las dosis recibidas por los tejidos normales, dado que la dosis de radiación plena solo se oferta en el punto en el que se entrecruzan todos los haces de rayos. La dosis administrada por los campos de tratamiento debe ponderarse de manera que la dosis máxima posible (la que administra 45 Gy a la médula espinal) provenga de los campos anterior o posterior (o ambos) y que solo el resto venga de los campos oblicuos posteriores alejados de la médula espinal para minimizar la dosis recibida por los pulmones, que son sensibles a dosis bajas de radiación. Esta disposición de los haces de rayos también puede utilizarse para el tratamiento de los tumores del segmento superior del esófago, dado que ninguno de ellos ingresa en sentido lateral a través de los brazos y los hombros. Todos los campos pueden tratarse desde el primer día de tratamiento, lo que posee la ventaja de administrar una dosis fraccional diaria reducida a estructuras normales (p. ej., el pulmón). Como alternativa, el tratamiento puede comenzar con campos anteroposteriores o posteroanteriores exclusivamente, lo que permite una instauración más rápida del tratamiento mientras se elabora un plan de RT más complejo, posibilita un mayor margen de error en cada día de tratamiento y reduce el tiempo diario de aplicación. En este último caso, el plan con campos múltiples en general se aplica con una dosis no mayor que 30-36 Gy, esto es, muy inferior a la dosis tolerada por la médula espinal.

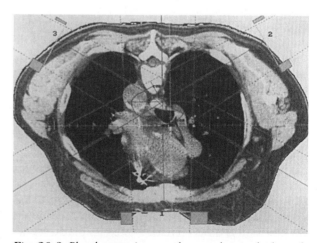

Fig. 20-3. Plan de tratamiento en el que se observan los haces de radiaciones provenientes de tres direcciones. *Área rodeada con un círculo:* región que recibirá la dosis de radiación prescripta. Las regiones irradiadas del pulmón reciben un 20 a un 40% de la dosis prevista para el tratamiento del esófago.

En los casos en los que se administra RT preoperatoria o posoperatoria con la dosis limitada de 44 a 45 Gy nosotros por lo general utilizamos campos anteroposteriores/posteroanteriores hasta una dosis total de 36-40 Gy y administramos el resto de la dosis desde los campos laterales opuestos alejados de la médula espinal. Este procedimiento sencillo permite mantener la dosis recibida por la médula espinal muy por debajo de los niveles de tolerancia. Si la totalidad del tratamiento se administra desde los campos anteroposteriores/posteroanteriores es necesario adoptar precauciones para que la dosis recibida por la médula espinal se mantenga en un nivel sin riesgo. La columna vertebral puede ser relativamente superficial y recibir una dosis significativamente mayor que el "plano medio" del cuerpo tratado con los 44 a 45 Gy planificados.

Toxicidad de la radioterapia

En general la administración de radioterapia en sí no se asocia con ninguna molestia y el tratamiento administrado en cualquiera de los días rara vez se asocia con un agravamiento inmediato de un efecto colateral. La toxicidad aguda de las radiaciones terapéuticas suele manifestarse después de algunas semanas de tratamiento y es consecuencia de un efecto acumulativo de las dosis administradas sobre los tejidos normales en vías de proliferación. La toxicidad tardía de la RT no parece correlacionarse con la presencia o la ausencia de efectos agudos significativos y se considera consecuencia de lesiones por radiación de la microcirculación a largo plazo.

Durante cada tratamiento diario el paciente se coloca sobre la mesa de rayos que posee una superficie dura que permite un posicionamiento preciso. La terapia radiante en sí no provoca ninguna sensación anormal y se parece mucho a la radiografía convencional. No obstante, a medida que avanza el tratamiento aparecen efectos colaterales a corto plazo.

Las radiaciones inducen una esofagitis pronunciada que aumenta a medida que avanza el tratamiento; las primeras manifestaciones por lo general se observan varias semanas después de instaurada la terapéutica y remiten algunas semanas después de que ésta finalizó. En el ensayo 8501 del RTOG[7] se recolectaron datos prospectivos de toxicidad asociados con la radioterapia exclusiva y la quimiorradioterapia simultánea. Un 5% de los pacientes tratados con una dosis de radiación de 60 Gy exclusiva desarrolló esofagitis aguda grado II o superior, mientras que estos síntomas se observaron en un 20% de los que recibieron quimiorradioterapia simultánea. Pueden utilizarse agentes anestésicos tópicos, narcóticos y bloqueantes de los receptores H_2 para minimizar las molestias durante la ingestión de alimentos. Deben administrarse suplementos nutritivos por vía oral para preservar el estadio nutricional. Pueden insertarse sondas para alimentación antes de la radioterapia.

Otros efectos colaterales leves observados con frecuencia a corto plazo son eritema, irritación u oscurecimiento de la piel; fatiga; disminución del recuento de células sanguíneas; caída del vello en la región tratada y molestias torácicas. Las náuseas y los vómitos son infrecuentes pero posibles si se trató una porción significativa del estómago. La neumonitis secundaria a las radiaciones es infrecuente en pacientes tratados por un cáncer de esófago.

La formación de estenosis esofágicas es el efecto colateral tardío más importante de la RT y puede observarse meses o años después de que se completó el tratamiento. Las estenosis benignas afectan a un 12 a un 30% de los pacientes tratados con RT curativa,[4,66,74,75] aunque la experiencia demuestra que la mayoría de las estenosis que aparecen a largo plazo se asocia con más frecuencia con una recurrencia del tumor que con las radiaciones. Puede implementarse sin mayores riesgos la dilatación o es factible colocar una endoprótesis para el tratamiento de una estrechez asociada con la RT.[76] El tiempo medio transcurrido hasta el desarrollo de la estrechez se estimó en el orden de 6 meses, aunque sin duda puede ser mucho más prolongado.[74] En el ensayo 8501 del RTOG[7] se documentaron manifestaciones tóxicas esofágicas tardías en 10 de 53 pacientes tratados con RT exclusiva, frente a 11 de 51 sujetos que recibieron quimiorradioterapia, pero no se describieron los trastornos específicos.

La toxicidad esofágica a largo plazo no solo incluye las estenosis sino también alteraciones de la motilidad esofágica que pueden provocar reflujo, retardo del vaciamiento o espasmo esofágico. Las alteraciones de la motilidad[77-79] son frecuentes y en realidad pueden manifestarse poco tiempo después de completado el tratamiento. Estos trastornos rara vez conducen a la atonía esofágica y se caracterizan por una deficiencia de la onda peristáltica primaria en la región tratada con la observación de ondas no peristálticas repetitivas en el área distal a la interrupción del peristaltismo. Puede observarse falla del esfínter esofágico inferior. Es factible recurrir a fármacos procinéticos, como metoclopramida, que pueden mejorar los síntomas resultantes. En presencia de un espasmo esofágico pueden utilizarse nitratos, antagonistas de los canales del calcio y agentes anticolinérgicos. Otros efectos de las radiaciones a largo plazo son infrecuentes e incluyen ruptura del esófago, formación de fístulas o fibrosis pulmonar con disnea resultante. El cáncer inducido por radiaciones es muy raro.

Es importante tener presente que los pacientes tratados con quimiorradioterapia también estarán expuestos al riesgo de manifestaciones tóxicas a corto y largo plazos asociadas con la quimioterapia, como la mielosupresión. En el ensayo 8501 del RTOG[7] se documentaron complicaciones agudas severas y que pueden ser fatales en un 44 y un 20% de los pacientes tratados con quimiorradioterapia y solo en un 25 y un 3% de los que recibieron RT como única modalidad terapéutica, respectivamente. La mayoría de estos casos de toxicidad implicó esofagitis agudas o alteraciones hemáticas. No se observó un aumento de las complicaciones severas en etapas tardías.

Braquiterapia en los tratamientos curativo y paliativo

La braquiterapia se basa en el uso de radioisótopos implantados en la luz del esófago con la finalidad de administrar radiaciones en un pequeño volumen de tejido sin irradiación de los tejidos suprayacentes. En general se utiliza ^{192}Ir con una energía fotónica promedio de 0,38 MeV. Las radiaciones emitidas por el iridio se atenúa en el orden del 50% por un espesor tisular de 6,3 cm. Más importante aún, la dosis de radiación declina en relación inversamente proporcional a la distancia entre el área irradiada y la fuente radiactiva, de modo que una dosis administrada a una distancia de 2 cm de una fuente de iridio radiactivo equivaldrá a menos del 25% de la dosis administrada a una distancia de 1 cm. En los casos en los que se utiliza una línea de fuentes radiactivas en lugar de una fuente puntual, la declinación de la dosis en relación con la distancia es de menor magnitud, pero aún es importante. Este fenómeno permite administrar dosis elevadas de RT sin afectar otros órganos. No obstante, el aumento progresivo de las dosis de braquiterapia está limitado por el riesgo de lesión resultante de la dosis elevada de radiación administrada al esófago en sí. A continuación revisaremos las técnicas, los posibles beneficios y la toxicidad de la braquiterapia.

En primer lugar se inserta un catéter de 0,6 a 1 cm de diámetro en el interior del esófago. La región a tratar se identifica mediante endoscopia o un estudio contrastado con bario. Luego se insertan fuentes radiactivas en el interior del catéter de manera de tratar el área blanco con bordes situados 1 a 2 cm por arriba y debajo del tumor. La dosis se prescribe con una distancia de 1 cm de la fuente radiactiva; la declinación de la dosis una vez que se supera esta distancia es rápida, lo que determina que se administren las dosis más altas a las áreas más cercanas a la fuente. Como se comentó, la dosis declina con rapidez a medida que aumenta la distancia entre el área tratada y la fuente radiactiva debido a la atenuación en los tejidos y, más importante aún, a la relación inversamente proporcional con el cuadrado de la distancia desde la fuente. En consecuencia, la dosis administrada a cualquier tejido que esté en contacto con la fuente radiactiva será significativamente mayor que la dosis prescripta a 1 cm de la fuente, mientras que a distancias mayores es posible que la dosis sea subterapéutica. Este fenómeno contrasta con el observado en la RT con haz de rayos externo, en la que la dosis es relativamente homogénea (± 5 al 10%) en todo el volumen del área blanco. Por lo tanto, este enfoque permite un tratamiento curativo o paliativo eficiente solo en pacientes con un tumor confinado en la pared y la luz del esófago.

La braquiterapia para el tratamiento del cáncer de esófago puede administrarse mediante técnicas de dosis elevadas o reducidas. La primera técnica se basa en aplicaciones intensas breves (con una dosis similar a la de la RT externa) durante varios minutos; esto representa una modalidad más cómoda para el paciente y no requiere cuidados intrahospitalarios. Sin embargo, este método precisa un dispositivo de control remoto oneroso para insertar automáticamente la fuente radiactiva a la distancia apropiada en el catéter endoluminal. Las dosis elevadas de radiación emitidas en el curso de solo algunos segundos determinan que la inserción manual se asocie con un riesgo significativo para el personal médico sujeto a exposiciones repetidas. Además, las consecuencias de un error de alineación de la fuente radiactiva en el paciente aunque sea durante solo un minuto pueden ser graves, y el dispositivo de control remoto posee varias características de seguridad que determinan su retracción inmediata ante la presencia de cualquier anormalidad. Dado que los tratamientos con dosis elevadas pueden asociarse con un riesgo algo mayor para los tejidos normales circundantes, a menudo se administran en el curso de varias sesiones o en numerosas fracciones, aunque algunos autores cuestionaron que se necesite tomar esta precaución. En el caso de la braquiterapia con dosis reducidas, que se basa en la administración de 0,4 a 1 Gy por hora, el tratamiento implica una o dos inserciones del aplicador durante un tiempo de tratamiento total de 24 a 48 horas. Aunque este enfoque requiere la internación de un día para otro y una intubación esofágica prolongada, se necesitan menos aplicaciones y la disponibilidad de la técnica es más amplia. La braquiterapia con dosis reducidas se asocia con una baja exposición a las radiaciones asociada con la manipulación de fuentes radiactivas de escasa actividad durante los pocos minutos que requiere su inserción en el interior del catéter intraesofágico. Por lo tanto, en este caso puede recurrirse a la inserción manual y evitar el costo asociado con los dispositivos automáticos y los sistemas de protección especiales.

En los casos en los que la RT se utilizó como única modalidad con fines curativos se logró aumentar de manera progresiva la dosis sin mayores riesgos mediante el agregado de braquiterapia, aunque como los datos disponibles son escasos se pudo demostrar con claridad una prolongación de la supervivencia y sólo se sugirió una posible mejoría del control local de la enfermedad.[18,80-82] No obstante, en pacientes tratados con RT exclusiva se justifica agregar braquiterapia con la finalidad de mejorar el control local del tumor en los casos en los que la enfermedad residual puede abarcarse en el volumen tratado. El American Brachytherapy Society Clinical Research Committee publicó pautas generales[83] en los que se sugirió que los candidatos adecuados para la braquiterapia serían los pacientes con un tumor de 10 cm o menos limitado al esófago torácico con ganglios linfáticos regionales negativos. Si se utiliza la braquiterapia, la dosis de RT externa en general se limita a 45-50 Gy en fracciones de 1,8 a 2 Gy, seguidas 1 a 2 semanas después de dos o tres tratamientos semanales con 5 Gy o la aplicación aislada de braquiterapia con dosis reducidas (20 Gy en el curso de 24 a 48 horas). Como se comentó, el tratamiento debe prescribirse a una distancia de 1 cm del punto medio del catéter endoesofágico.

En casos selectos, la braquiterapia puede ser en especial valiosa para el tratamiento paliativo del cáncer de esófago. Para paliar los síntomas obstructivos, la braquiterapia puede utilizarse como un auxiliar de la RT externa, en lugar de ésta o en casos de tratamiento previo con RT.[17] El panel de la American Brachytherapy Society Consensus Guidelines recomendó varios regímenes paliativos posibles.[17] En pacientes no tratados con anterioridad, a la RT externa con dosis limitada (p. ej., 30 Gy) se puede seguir la aplicación de braquiterapia en dosis elevadas (10 a 14 Gy en una o dos fracciones) o la braquiterapia en dosis reducidas (20 a 25 Gy en una sola aplicación en el curso de 1 a 2 días). Si se estima que la expectativa de vida del paciente es de 6 meses o más pueden adeministrarse dosis convencionales de radiación de 40 a 50 Gy en el curso de 4 o 5 semanas con la esperanza de prolongar la duración de la respuesta. La braquiterapia como única modalidad se asocia con resultados paliativos satisfactorios en un 50 a un 90% de los casos.[67,68,79] En una serie, el uso de RT externa seguida de braquiterapia condujo al alivio de la disfagia en un 90% de los pacientes,[60] pero no se sabe si este enfoque posee ventaja alguna en relación con la RT externa exclusiva. Por otra parte, en casos de expectativa de vida breve o en pacientes tratados con anterioridad con RT externa puede recurrirse a la braquiterapia como única modalidad con fines paliativos. Los regímenes apropiados para braquiterapia como única modalidad comprenden el tratamiento con dosis elevadas de 15 a 20 Gy en dos a cuatro aplicaciones y el tratamiento con dosis reducidas de 25 a 40 Gy en el curso de 1 a 2 días. En el caso de pacientes con un pronóstico ominoso también puede recurrirse a la braquiterapia con dosis elevadas de 15 Gy en una sola sesión, que también se asocia con resultados paliativos satisfactorios en casi el 70% de los casos.[67,84] Por lo tanto, otra ventaja de la braquiterapia es la reducción de la cantidad de visitas hospitalarias.

La toxicidad asociada con la braquiterapia no se cuantificó en forma apropiada. En una serie de 148 pacientes tratados con RT externa en dosis de 60 Gy en el curso de 6 semanas seguidas de braquiterapia con dosis elevadas (12 Gy en dos fracciones) una semana más tarde se reveló el desarrollo de ulceraciones (28%), estrecheces (10%) y fístulas (6%). Salvo en el caso de las fístulas, que en general fueron fatales, las complicaciones rara vez fueron severas.[85] En pacientes tratados con RT externa curativa en dosis de 60 Gy seguidas de braquiterapia en dosis elevadas (12 Gy en dos fracciones), a los que se siguió en forma sistemática con exámenes endoscópicos, se documentó una incidencia del 50% de ulceración esofágica que por lo general se curó con un tratamiento conservador y rara vez se tornó severa.[86] La braquiterapia puede administrarse sin riesgos varias semanas después de la laserterapia y puede prolongar el intervalo libre de disfagia;[87-89] el papel desempeñado por la braquiterapia como auxiliar de la terapia fotodinámica no se conoce con certeza.

En el ensayo 9207 realizado por el RTOG[17] se evaluó la estrategia de agregar braquiterapia en tres tratamientos con dosis elevadas de 5 Gy a la quimioterapia (igual que en el ensayo 8501 del RTOG), pero se documentó el desarrollo de fístulas en 6 de los 35 pacientes y por lo tanto este enfoque no es recomendable. En ese ensayo la quimioterapia se administró en forma simultánea con la braquiterapia. Se cuenta con datos limitados que sugieren que la administración de braquiterapia, sobre todo en dosis reducidas, después de completados los tratamientos con quimioterapia y RT se asociaría con menos riesgos[90] o que el paciente toleraría mejor otros regímenes menos intensivos de quimioterapia, RT y braquiterapia simultáneas.[18,91]

EVALUACIÓN CLÍNICA Y RADIOLÓGICA DE LA RESPUESTA A LA RADIOTERAPIA

En teoría es posible recurrir a una estadificación precisa posterior a la RT en pacientes que podrían beneficiarse con un tratamiento adicional con quimioterapia, cirugía o braquiterapia, y para la identificación de sujetos en quienes no se necesita una intervención ulterior. Es difícil evaluar por radiografía la respuesta a la quimiorradioterapia (o la RT) para el tratamiento del cáncer de esófago en el período inmediatamente posterior al tratamiento. El valor de los estudios diagnósticos por imágenes después de la RT en la era moderna se evaluó para pacientes tratados con quimio-rradioterapia preoperatoria en quienes es posible correlacionar la histopatología con los estudios diagnósticos por imágenes. Se llegó a la conclusión de que la TC y la ecografía no permiten una evaluación precisa del estadio T del tumor ni una predicción valedera de respuesta completa, tal vez debido a la respuesta gradual a la RT y a la inflamación y el edema asociados.

En un estudio prospectivo de 50 pacientes[92] se demostró que la TC después de la quimiorradioterapia preoperatoria es imprecisa para la determinación del estadio T del tumor en la mayoría de los pacientes (en un 36% de los casos se observó una sobreestadificación y en un 20%, subestadificación). La evaluación de la respuesta por medio de la medición bidimensional estándar del tumor también fue muy imprecisa, con una sensibilidad del 65%, una especificidad del 33%, un valor predictivo positivo del 58% y un valor predictivo negativo del 41%. Seis de 12 pacientes en quienes la TC sugirió una enfermedad estable en realidad habían desarrollado una respuesta histopatológica completa.

La endoscopia asociada con ecografía tampocó resultó útil para evaluar la respuesta al tratamiento, aunque es probable que este enfoque sea más preciso que la TC o la endoscopia estándar con biopsia. En una serie, un 48% de los pacientes sin evidencias de tumor en el examen endoscópico estándar se asoció con piezas quirúrgicas positivas durante la cirugía.[92a] Este hallazgo condujo a la búsqueda de criterios ecográficos que posean valor predictivo. Investigadores de la Universidad de Verona[93] comunicaron una tasa de precisión del 48% para determinar la magnitud de la invasión y del 71% para la evaluación del estado de los ganglios linfáticos después de la quimiorradioterapia. En una comunicación proveniente del Instituto Paoli-Calmettes, de Marsella, Francia[94] en el que se evaluó la respuesta de las lesiones T3 y T4 mediante ecografía, la restauración completa de las capas de la pared esofágica, con el hallazgo asociado de nódulos hipoecoicos localizados en la submucosa o en la muscular propia o sin él, se asoció con una tasa de respuesta completa del 78%. Si bien no fue posible basarse en una mayor magnitud ecográfica de la enfermedad para determinar de manera definitiva el estadio tumoral T, la presencia de tumor residual se confirmó mediante investigación histopatológica en un 87% de los casos restantes. Este mismo grupo de investigadores observó que en un subgrupo de pacientes tratados con quimiorradioterapia por un carcinoma espinocelular, los casos de respuesta endoscópica completa determinados mediante este criterio se asociaron con un tiempo medio de supervivencia de 49 meses, frente a 10 meses en los pacientes con signos de enfermedad más avanzada.[95] Otro estudio se sugirió que una disminución significativa de la superficie de corte transversal del tumor medida por ecografía podía asociarse con un valor predictivo de respuesta terapéutica.[96] Estos hallazgos requieren confirmación independiente en series numerosas antes de poder incorporarse a la práctica clínica.

Por lo tanto, hasta el presente no es posible basarse en las respuestas radiográfica o endoscópica para guiar las decisiones terapéuticas u obtener información diagnóstica. Por el momento solo pueden utilizarse los hallazgos quirúrgicos para evaluar con precisión la respuesta al tratamiento. En los pacientes tratados con RT definitiva o quimioterapia nosotros por lo general esperamos como mínimo 3 meses para realizar un examen endoscópico, con ecografía o sin ella, con el fin de permitir que remita la inflamación y se complete la respuesta a la RT. Los estudios diagnósticos por imágenes de postratamiento se obtienen 4 a 6 semanas después de que se completó la terapéutica para determinar si se produjo una disminución de la carga tumoral y evaluar la progresión de la enfermedad y el desarrollo de metástasis alejadas. No se realizaron estudios prospectivos para establecer si este enfoque cronológico es el más adecuado.

Referencias

1. Newaishy, G.A., Read, G.A., Duncan, W, Kerr, G.R.: Results of radical radiotherapy of squamous cell carcinoma of the oesophagus. Clin. Radiol., 33:347, 1982.
2. De-Ren, S.: Ten-year follow-up of esophageal cancer treated by radical radiation therapy: Analysis of 869 patients. Int. J. Radiat. Oncol. Biol. Phys., 16:329, 1989.
3. Okawa, T, Kita, M., Tanaka, M., and Ikeda, M.: Results of radiotherapy for inoperable locally advanced esophageal cancer. Int. J. Radiat. Oncol. Biol. Phys., 17:49, 1989.
4. Sykes, AJ., Burt, P.A., Slevin, NJ., et al.: Radical radiotherapy for carcinoma of the oesophagus: An effective alternative to surgery. Radiother. Oncol., 48:15, 1998.
5. Coia, L.R., Engstrom, PF, Paul, A.R., et al.: Long-term results of infusional 5-FU, mitomycin-C, and radiation as primary management of esophageal carcinoma. Int. J. Radiat. Oncol. Biol. Phys., 20:29, 1991.
6. Smith, T.J., Ryan, L.M., Douglass, H.Q., et al.: Combined chemotherapy vs. radiotherapy alone for early stage squamous cell carcinoma of the esophagus: A study of the Eastern Cooperative Oncology Group. Int. J. Radiat. Oncol. Biol. Phys., 42:269, 1998.
7. Herskovic, A., Martz, K., Al-Sarraf, M., et al.: Combined chemotherapy and radiotherapy compared with radiotherapy alone in patients with cancer of the esophagus. N. Engl. J. Med., 326:1593, 1992.
8. Ai-Sarraf, M., Martz, K., Herskovic, L., et al.: Progress report of combined chemoradiotherapy versus radiotherapy alone in patients with esophageal cancer: An Intergroup study. J. Clin. Oncol., 15:277, 1997.
9. Emami, B., Lyman, J., Brown, A., et al.: Tolerance of normal tissue of therapeutic irradiation. Int. J Radiat. Oncol. Biol. Phys., 21:109, 1991.
10. Cooper, J.S., Guo, M.D., Herskovic, A., et al.: Chemoradiotherapy of locally advanced esophageal cancer: long-term fo-

llow-up of a prospective randomized trial (RTOG 8501): Radiation Therapy Oncology Group. JAMA, 281:1623, 1999.

11. Araujo, C.M.M., Souharni, L., Gil, R.A., et al.: A randomized trial comparing radiation therapy vs concomitant radiation therapy and hemotherapy in carcinoma of the thoracic esophagus. Cancer, 67:2258, 1991.

12. Roussel, A., Jacob, J.H., Jung, G.M., et al.: Controlled clinical trial for the treatment of patients with inoperable esophageal carcinoma: A study of the EORTC gastrointestinal tract cancer cooperative group. In Schlag, P, Hohenberger, E, and Metzger, U. (eds.): Recent Results in Cancer Research, Ist ed. Berlin, Springer-Verlag, 1988, p. 21.

13. Nygaard, K., Hagen, S., Hansen, H.S., et al.: Pre-operative radiotherapy prolongs survival in operable esophageal carcinoma: A randomized, multicenter study of pre-operative radiotherapy and chemotherapy: The Second Scandinavian Trial in Esophageal Cancer. World J. Surg., 16:1104, 1992.

14. Slabber, C.E, Nel, J.S., Schoeman, L., et al.: A randomized study of radiotherapy alone vs radiotherapy plus 5-fluorouracil and platinum in patients with inoperable, locally advanced squamous cell cancer of the esophagus. Am. J. Clin. Oncol. (CCT), 21:462, 1998.

15. Chan, A., and Wong, A.: Is combined chemotherapy and radiation therapy equally effective as surgical resection in localized esophageal carcinoma? Int. J. Radiat. Oncol. .Biol. Phys., 45:265, 1999.

16. Murakami, M., Kuroda, Y., Nakajima, T., et al.: Comparison between chemoradiation protocol intended for organ preservation and conventional surgery for clinical T1-T2 esophageal carcinoma. Int. J. Radiat. Oncol. Biol. Phys., 45:277.

16a.Minsky, B.D., Kelsen, D.P, Ginsberg, R., et al.: Preliminary results of Intergroup 0123 Randomized Trial of Combined Modality Therapy for esophageal cancer: standard vs. high dose radiation therapy. Proc. A.S.C.O. 927, 2000.

17. Gaspar, L.E., Qian, C., Kocha, W.I., et al.: A phase 1/11 study of external beam radiation, brachytherapy and concurrent chemotherapy in localized cancer of the esophagus (RTOG 92-07): Preliminary toxicitv report. Int. J. Radiat. Oncol. Biol. Phys., 37:593, 1997.

18. Yorozu, A., Takushi, D., and Oki, Y.: High-dose-rate brachytherapy boost following concurrent chemoradiotherapy for esophageal carcinoma. Int. J. Radiat. Oncol. Biol. Phys., 45:271, 1999.

19. Poplin, E.A., Jacobson, J., Herskovic, A., et al.: Evaluation of multimodality treatment of locoregional esophageal carcinoma by South west Oncology Group 9060. Cancer, 78:1851, 1996.

20. Minsky, B.D., Neuberg, D., Kelsen, D., et al.: Neoadjuvant chemotherapy plus concurrent chemotherapy and high-dose radiation for squamous cell carcinoma of the esophagus—A preliminary analysis of the phase 11 Intergroup trial 0122. J. Clin. Oncol., 14:149, 1996.

21. Valerdi, J.J., Tejedor, M., Illarramendi, J.J., et al.: Neoadjuvant chemotherapy and radiotherapy in locally advanced esophagus carcinoma: Long-term results. Int. J. Radiat. Oncol. Biol. Phys., 27:843, 1994.

22. Roca, E., Pennella, E., Sardi, M., et al.: Combined intensive chemoradiotherapy for organ preservation in patients with resectable and nonresectable oesophageal cancer. Eur. J. Cancer, 32A:429, 1996.

23. Stuschke, M., Stahl, M., Wilke, H., et al.: Induction chemotherapy followed by concurrent chemotherapy and high-dose radiotherapy for locally advanced squamous cell carcinoma of the cervical oesophagus. Oncology, 57:99, 1999.

24. Gignoux, M., Roussel, A., Paillot, B., et al.: The value of preoperative radiotherapy in esophageal cancer: Results of a study of the E.O.R.T.C. World J. Surg., 11:426, 1987.

25. Arnott, S.J., Duncan, W, Kerr, G.R., et al.: Low dose preoperative radiotherapy for carcinoma of the oesophagus: Results of a randomized clinical trial. Radiother. Oncol., 24:108, 1992.

26. Nygaard, K., Hagen, S., Hansen, H.S., et al.: Pre-operative radiotherapy prolongs survival in operable esophageal carcinoma: A randomized., multicenter study of preoperative radiotherapy and chemotherapy: The second Scandinavian Trial in Esophageal Cancer. World J. Surg., 1 6: 1104, 1992.

27. Launois, B., Delarue, D., Campion, J.P., et al.: Preoperative radiotherapy for carcinoma of the esophagus. Surg. Gynecol. Obstet., 153:690, 1981.

28. Huang, G.J., Gu, X.Z., Wang, L.J., et al.: Combined preoperative irradiation and surgery for esophageal carcinoma. In Delarue, N.C. (ed.): International Trends in General Thoracic Surgery, Ist ed. St. Louis, C. Mosby, 1988, p. 315.

29. Arnott, S.J., Duncan, W., Gignous, M., et al.: Preoperative radiotherapy in esophageal carcinoma: A meta-analysis using individual patient data (oesophageal cancer coilaborative group). Int. J. Radiat. Oncol. Biol. Phys., 41:579, 1998.

30. Kelsen, D.P, Ginsberg, R., Pajak, T.F., et al.: Chemotherapy followed by surgery compared with surgery alone for localized esophageal cancer. N. Engl. J. Med., 339:1979, 1998.

31. Walsh, T.N., Noonan, N., Hollywood, D., et al.: A comparison of multimodal therapy and surgery for esophageal adenocarcinoma. N. Engl. J. Med., 335:462, 1996.

32. Urba, S., Orringer, M., Turrisi, A., et al.: A randomized trial comparing surgery (S) to preoperative concomitant chemoradiation plus surgery in patients (pts) with resectable esophageal cancer (CA): Updated analysis. Proc. A.S.C.O., 983, 1997. Abstract.

33. Bossett, J.F., Gignoux, M., Triboulet, J.E, et al.: Chemoradiotherapy followed by surgery compared with surgery alone in squamouscell cancer of the esophagus. N. Engl. J. Med., 337:161, 1997.

34. Stahl, M., Wilke, H., Fink, U., et al.: Combined preoperative chemotherapy and radiotherapy in patients with locally advanced esophageal cancer: Interim analysis of a phase II trial. J. Clin. Oncol., 14:829, 1995.

35. Orringer, M.B., Forastiere, A.A., Perez-Tamayo, C., et al.: Chemotherapy and radiation therapy before transhiatal esophagectoray for esophageal carcinoma. Ann. Thorac. Surg., 49:348, 1990.

36. Ganem, G., Dubray, B., Raoul, Y., et al.: Concomitant chemoradiotherapy followed, where feasible, by surgery for cancer of the esophagus. J. Clin. Oncol., 15:701, 1997.

37. Leichman, L., Steiger, Z., Seydel, H.G., et al.: Combined preoperative chemotherapy and radiation therapy for cancer of the esophagus: The Wayne State University Southwest Oncology Group and Radiation Therapy Oncology Group experience. Semin. Oncol., 11:178, 1984,

38. Poplin, E., Fleming, T., Leichman, L., et al.: Combined therapies for squamous-cell carcinoma of the esophagus: A Southwest Oncology Group Study. J. Clin. Oncol., 5.622, 1987.

39. Bates, B.A., Detterbeck, F.C., Bernard, S.A., et al.: Concurrent radiation therapy and chemotherapy followed by esophagectomy for localized esophageal carcinoma. J. Clin. Oncol., 14:156, 1996.

40. Jones, D.R., Detterbeck, F.C., Egan, T.M., et al.: Induction chemoradiotherapy followed by esophagectomy in patients with carcinoma of the esophagus. Ann. Thorac. Surg., 64:185, 1997.

41. Stewart, J.R., Hoff, S.J., Johnson, D.H., et al.: Improved survival with neoadjuvant therapy and resection for adenocarcinoma of the esophagus. Ann. Surg., 218:571, 1993.

42. Malhaire, J.R, Labat, J.P., Lozac'h, P., et al.: Preoperative concomitant radiochemotherapy in squamous cell carcinoma of

the esophagus: Results of a study of 56 patients. Int. J. Radiat. Oncol. Biol. Phys., 34:429, 1996.

43. Aigan, O., Coia, R.L., Kelier, S.T, et al.: Management of adenocarcinoma of the esophagus with chemoradiation alone or chemoradiation followed by esophagectomy: Results of sequential nonrandomized phase II studies. Int. J. Radiat. Oncol. Biol. Phys., 32:753, 1995.

44. Adelstein, D.J., Rice, T.W, Becker, M., et al.: Use of concurrent chemotherapy, accelerated fractionation radiation, and surgery for patients with esophageal carcinoma. Cancer, 80:1011, 1997.

45. Gill, P.G., Denham, J.W., Jamieson, G.G., et al.: Patterns of treatment failure and prognostic factors associated with the treatment of esophageal carcinoma with chemotherapy and radiotherapy either as sole treatment or followed by surgery. J. Clin. Oncol., 10:1037, 1992.

46. Forastiere, A.A., Heitmiller, R.F., Lee, D.J., et al.: Intensive chemoradiation followed by esophagectomy for squamous cell and adenocarcinoma of the esophagus. Cancer J. Sci. Am., 3:155, 1997.

47. Heath, E.Z., Burtnesss, B.A., Heitmilier, R.F., et al.: Phase II evaluation of preoperative chemoradiation and post-operative adjuvant chemotherapy for squamous ceti carcinoma and adenocarcinoma of the esophagus. J. Clin. Oncol., in press, 2000.

48. Kleinberg, L.R., Knisley, J.P.S., Heitmiller, R., et al.: Long term local control and survival with preoperative cisplatin, continuous infusion 5-FU, and 45 GY radiotherapy for esophageal cancer. Int. J. Radiat. Oncol. Biol. Phys., 45:189, 1999.

49. Forastiere, A.A., Heitmilier, R., Kieinberg, L.R., et al: Long follow up of patients with esophageal cancer treated with preoperative cisplatin/5-FU and concurrent radiation. Proc. Am. Soc. Clin. Oncol., 1999.

50. Macfarlane, S.D., Hili, L.D., Jolly, P.C., et al.: Improved results of surgical treatment for esophageal and gastroesophageal junction carcinomas after preoperative combined chemotherapy and radiation. J. Thorac. Cardiovasc. Surg., 95:415, 1988.

51. Kavanagh, B., Anscher, M., Leopold, K., et al.: Patterns of failure following combined modality therapy for esophageal cancer, 1984. Int. J. Radiat. Oncol. Biol. Phys., 24:633, 1992.

52. Whittington, R., Coia, L.R., Haller, D.G., et al.: Adenocarcinoma of the esophagus and esophago-gastric junction: The effects of single and combined modalities on the survival and patterns of failure following treatment. Int. J. Radiat. Oncol. Biol. Phys., 19:593, 1990.

53. Chidel, M.A., Rice, T.W., Adelsteun, D.J., et al.: Resectable esophageal carcinoma: Local control with neoadjuvant chemotherapy and radiation therapy Radiology, 213:67, 1999.

54. Kelier, S.M., Ryan, L., Coia, L.R., et al.: High-dose chemoradiotherapy followed by esophagectomy for adenocarcinoma of the esophagus and lastroesophageal junction: Results of a phase II study of the Eastern Cooperative Oncology Group. Cancer, 83:1908, 1998.

55. Herskovic, A., Leichman, L., Lattin, P., et al.: Chemo/radiation with and without surgery in the thoracic esophagus: The Wayne State experience. Int. J. Radiat. Oncol. Biol. Phys., 15.55, 1998.

56. Teniere, P, Hay, J.M., Fingerhut, A., et al.: Postoperative radiation therapy does not increase survival after curative resection for squamous cell carcinoma of the middie and lower esophagus as shown by a multicenter controlled trial. Surg. Gynecol. Obstet., 173:123, 1991.

57. Fok, M., Sham, J.S.T., Choy, D., et al.: Postoperative radiotherapy for carcinoma of the esophagus: A prospective andomized controlled study. Surgery, 113:138, 1993.

58. Nyambi, E., Kang, H.J., Millikan, K., et al.: Integration of surgery in multimodality therapy for esophageal cancer. Am. J. Clin. Oncol., 20:11, 1997.

59. Yamamoto, M., Yamashita, T., Matsubara, T, et al.: Reevaluation of postoperative radiotherapy for thoracic esophageal carcinoma. Int. J. Radiat. Oncol. Biol. Phys., 37:75, 1997.

60. Waa, W.M., Mauch, P.M., Thomas, A.N., and Phillips, T.L.: Palliation for carcinoma of the esophagus. Radiology, 121:717, 1976.

61. O'Rourke, C., McNeil, R.J., Walker, P.J., and Bull, C.A.: Objective evaluation of the quality of palliation in patients with esophageal cancer comparing surgery, radiotherapy and intubation. Aust. N.Z. J. Surg., 62:922, 1992.

62. Roussel, A., Jacob, J.H., Jung, G.M., et al.: Controlled clinical trial for the treatment of patients with inoperable esophageal carcinoma: A study of the EORTC Gastrointestinal Tact Cancer Coopeative Group. In Schlag, P., Hohenberger, P., and Metzger, U. eds.): Recent Results in Cancer Research, Ist ed. Berlin, Springer-Verlag, 1988, p. 21.

63. Petrovich, Z., Langholz, B., Formenti, S., et al.: Management of carcinoma of the esophagus: The role of radiotherapy. Am. J. Clin. Oncol. (CCT) 14:80, 1991.

64. Badwe, R.A., Sharma, V., Bhansali, M.S., et al.: The quality of swallowing for patients with operable esophageal carcinoma: A randomized trial comparing surgery with radiotherapy. Cancer, 85:763, 1999.

65. Urbe, S.G., and Turrisi, A.T.: Split-course accelerated radiation therapy combined with carboplatin and 5-fluorouracil for palliation of metastatic or unresectable carcinoma of the esophagus. Cancer, 75:435, 1995.

66. Coia, L.R., Soffen, E.M., Schultheiss, T.E., et al.: Swallowing function in patients with esophageal cancer treated with concurrent radiation and chemotherapy. Cancer, 71:281, 1993.

67. Jager, J., Langendijk, H., Pannebakker, M., et al.: A single session of intraluminal bachytherapy in palliation of esophageal cancer. Radiother. Oncol., 37:237, 1995.

68. Flesichman, E.H., Kagan, A.R., Beliotti, J.E., et al.: Effective palliation for inoperable esophageal cancer using intensive intracavitary radiation. J. Surg. Oncol., 44:234, 1990.

69. Caspers, R.J., Welvaart, K., Verkes, RJ., et al.: The effect of radiotheapy of dysphagia and survival in patients with esophageal cancer Radiother. Oncol., 12:15, 1988.

70. Gschossman, J.M., Bonner, J.A., Foote, R.L., et al.: Malignant tracheoesophageal fistula in patients with esophageal cancer. Cancer, 72:151, 1993.

71. Ahmed, H.F., Hussain, M.A., Gant, C.E., and Wadleigh, R.G.: Closure of tacheoesophageal fistulas with chemotherapy and radiotherapy. Am. J. Clin. Oncol., 21:177, 1998.

72. Muto, M., Ohtsu, A., Miyamoto, S., Muro K. et al.: Concurrent chemoradiotherapy for esophageal carcinoma patients with malignant fistulae. Cancer, 86:1406, 1999.

73. Corn, B.W., Coia, L.R., Chu, J.C.H., et al.: Significance of prone positioning in planning treatment for esophageal cancer Int. J. Radiat. Oncol. Biol. Phys., 21:1303, 1991.

74. O'Rourke, M.B., Tiver, K., Bull, C., et al.: Swallowing performance after adiation therapy for carcinoma of the esophagus. Cancer, 61:2022, 1988.

75. Meng Ng, T., Spencer, G.M., Sargeant, I.R., et al.: Management of strictures after radiotherapy for esophageal cancer. Gastrointest. Endosc., 43:584, 1996.

76. Ng, T.M., Spencer, G.M., Sargeant, I.R., et al.: Management of strictures after radiotherapy for esophageal cancer. Gastrointest. Endosc., 43:584, 1996.

77. Goldstein, H.M., Rogers, L.F., Fletcher, G.H., et al.: Radiological manifestations of radiation-induced injury to the normal upper gastrointestinal tact. Radiology, 117:135, 1975.

78. Coia, L.R., Myerson, R.J., and Tepper, J.E.: Late effects of radiation therapy on the gastrointestinal tact. Int. J. Radiat. Oncol. Biol. Phys., 31:1213, 1995.

79. Lepkea, R.A., and Libshitz, H.I.: Radiation-induced injury of the esophagus. Radiology, 148:375, 1983.

80. Caspers, R.J.L., Zwinderman, A.H., Griffioen, G., et al.: Combined external beam and low dose rate intraluminal radiotherapy in esophageal cancer. Radiother. Oncol., 27:7, 1993.

81. Sur, R.K., Deepinder, P.S., Sharma, S.C., et al.: Radiation therapy of esophageal cancer: Role of high dose rate brachytherapy. Int. J. Radiat. Oncol. Biol. Phys., 22:1043, 1992.

82. Hishikawa, Y., Kurisu, K., Taniguchi, M., et al.: High-dose-rate intraluminal brachytherapy for esophageal cancer: 10 years experience in Hyogo College of Medicine. Radiother. Oncol., 21:107, 1991.

83. Gaspar, L.E., Subir, N., Herskovic, A., et al.: American Brachytherapy Society (ABS) consensus guidelines for brachytherapy for esophageal cancer. Int. J. Radiat. Oncol. Biol. Phys., 3&127, 1997.

84. Rowland, C.G., and Pagliero, K.M.: Intracavitary irradiation in palliation of carcinoma of oesophagus and cardia. Lancet, 2:981, 1985.

85. Hishikawa, Y., Kurisu, K., Taniguchi, N., et al.: High-dose-rate intraluminal brachytherapy for esophageal cancer: 10 years experience in Hyogo College of Medicine. Radiother. Oncol., 21:107, 1991.

86. Hishikawa, Y., Izumi, M., Kurisu, I.C., et al.: Esophageal ulceration following high-dose-rate intraluminal brachytherapy for esophageal cancer. Radiother. Oncol., 28:252, 1993.

87. Sander, R., Hagenmueller, F., Sander, C., et ai.: Laser versus laser plus after loading with iridium-192 in the palliative treatment of malignant stenosis of the esophagus: A prospective, randomized, and controlled study. Gastrointest. Endosc., 37:433, 1991.

88. Shmueli, E., Srivastava, E., Dawes, P.J.D.K., et al.: Combination of laser treatment and intraluminal radiotherapy for malignant dysphagia. Gut, 38:803, 1996.

89. Spencer, G.M., Thorpe, S.M., and Sargeant, I.R.: Laser and brachytherapy in the palliation of adenocarcinoma of the oesophagus and cardia. Gut, 39:726, 1996.

90. Montravadi, R.B, Gates, J.O., Bajpai, D., et al.: Combined chemotherapy and external radiation therapy plus intraluminal boost with high dose rate brachytherapy for carcinoma of the esophagus. Endocuriether/Hypertherm. Oncol., 11:223, 1995.

91. Calais, G., Dorval, E., Louisot, P., et al.: Radiotherapy with high dose rate brachytherapy boost and concomitant chemotherapy for stages IIB and III esophageal carcinoma: Results of a pilot study. Int. J. Radiat. Oncol. Biol. Phys., 38:769, 1997.

92. Jones, D.R., Parker, L.A., Detterbeck, F., et al.: Inadequacy of computed tomography in assessing patients with esophageal carcinoma after induction chemoradiotherapy. Cancer, 85:1026, 1999.

92a. Bates, B.A., Detterbeck, F.C., Bernard, S.A., et al.: Concurrent radiation therapy and chemotherapy followed by esophagectomy for localized esophageal carcinoma. J. Clin. Oncol., 14:156, 1996.

93. Laterza, E., de Manzoni, G., Guglielmi, A., et al.: Endoscopic ultrasonography in the staging of esophageal carcinoma after preoperative radiotherapy and chemotherapy. Ann Thorac Surg., 67:1466, 1999.

94. Giovannini, M., Seitz, J.E, Thomas, P., et al.: Endoscopy ultrasonography for assessment of the response to combined radiation therapy and chemotherapy in patients with esophageal cancer. Endoscopy, 29:4, 1997.

95. Giovannini, M., Bardou, V., Moutardier, V., et al.: Relation between endoscopic ultrasound evaluation and survival of patients with inoperable thoracic squamous cell carcinoma of the oesophagus treated by combined radio- and chemotherapy. Endoscopy, 31:593, 1999.

96. Isenberg, G., Chak, A., Canto, M.I., et al.: Endoscopic ultrasound in restaging of esophageal cancer after neoadjuvant chemoradiation. Gastrointest. Endosc., 48: 158, 1998.

Tratamiento multimodal del carcinoma de esófago

ARLENE A. FORASTIERE

La morbilidad y la mortalidad asociadas con el cáncer de esófago se conocen desde la época de Galeno, en el siglo II. La localización intratorácica del esófago, la ausencia de membrana serosa que facilita la invasión de órganos vecinos, el drenaje linfático abundante y el estado avanzado en el que suele hallarse el cáncer de esófago en el momento de aparición de los síntomas (sobre todo la disfagia) explican las dificultades que hay para curar esta enfermedad. En los estudios epidemiológicos se documentó un período de latencia prolongado (3 a 4 años) entre el desarrollo del carcinoma in situ y el diagnóstico de cáncer invasor. En el momento del diagnóstico el cáncer de esófago por lo general se asocia con metástasis clínicamente detectables u ocultas debido a la red extensa de drenaje linfático. A diferencia de lo que ocurre en áreas de alto riesgo para el cáncer de esófago en China, en donde los programas de screening permiten la detección de lesiones en una fase evolutiva temprana, en el mundo occidental la mayoría de los pacientes ya padece una enfermedad avanzada (estadios IIb o III) en el momento del diagnóstico.

Para el año 1998 se predijeron 12.300 casos de cáncer de esófago y 11.900 muertes como consecuencia de esta enfermedad en los Estados Unidos.[22] Si bien en la década de 1960 casi un 90% de los cánceres de esófago diagnosticados era espinocelular, en la actualidad más del 50% de los tumores son adenocarcinoma del esófago distal, la unión gastroesofágica (UGE) o el cardias. Entre 1974 y 1994 las tasas anuales de adenocarcinmoma por cada 100.000 habitantes aumentaron en el orden de más del 350%.[9] Esta modificación epidemiológica también se documentó en Suecia e Inglaterra.[15,30] Esta enfermedad afecta en mayor medida a personas blancas de clase media; los factores de riesgo asociados comprenden enfermedad por reflujo gastroesofágico, tabaquismo, obesidad y displasia de Barrett.

En el curso de los últimos 40 años, la tasa de supervivencia a los 5 años asociada con el cáncer de esófago se mantuvo por debajo del 10% debido a que la enfermedad por lo general se encuentra diseminada en el momento en que el paciente consulta al médico. Aun en los casos en los que se logra un control exitoso de la enfermedad local y regional mediante intervención quirúrgica o radioterapia, estos pacientes a menudo fallecen como consecuencia de metástasis alejadas. Los intentos de prolongar la supervivencia se centraron en una mejoría del control local, dado que este factor es el responsable de una gran parte de la mortalidad asociada con el cáncer de esófago, y en un tratamiento más eficiente de la enfermedad metastásica oculta.

Las estrategias basadas en la combinación de distintas modalidades terapéuticas son de dos tipos: quirúrgicas y no quirúrgicas. Los enfoques quirúrgicos comprenden radioterapia preoperatoria, quimioterapia preoperatoria y administración seriada o simultánea de radioterapia y quimioterapia. En el transcurso de los últimos 20 años se llevaron a cabo ensayos aleatorizados con estas modalidades preoperatorias (denominadas de inducción o neoadyuvantes) para confirmar los resultados favorables obtenidos en pequeñas series no aleatorizadas. El tratamiento coadyuvante con quimioterapia, radioterapia o ambas modalidades combinadas después de la esofagectomía no se evaluó de manera tan exhaustiva como los enfoques preoperatorios. El tratamiento no quirúrgico se basa en la administración secuencial o simultánea de quimioterapia y radioterapia como tratamiento definitivo en pacientes con enfermedad localizada. Este enfoque se evaluó en pacientes con cáncer de esófago inoperable y en poblaciones con estadios tumorales diversos, y los resultados obtenidos fueron variables.

La inclusión en los ensayos de pacientes con adenocarcinomas del esófago distal, la unión GE y el cardias es relativamente reciente. Los estudios realizados hasta el presente indican que el carcinoma espinocelular y el adenocarcinoma no parecen diferir en grado significativo en lo que respecta a las tasas de supervivencia media o global, pero se asocian con un patrón de falla terapéutica ligeramente distinto.[35] La recurrencia local como primera manifestación de falla terapéutica es un hallazgo más frecuente en pacientes con carcinoma espinocelular, mientras que en los pacientes con adenocarcinoma la falla terapéutica se asocia más a menudo con metástasis alejadas.

El fundamento racional para la administración de quimioterapia en un contexto neoadyuvante comprende la reducción de la carga tumoral local y micrometastásica con una disminución resultante del estadio tumoral; la posibilidad de que el 5-fluorouracilo, el cisplatino y otras citotoxinas actúen como radiosensibilizantes, la prevención de clones resistentes a distintos fármacos y el aumento de la oferta de quimioterapia a áreas de enfermedad local debido a una circulación sanguínea intacta. El tratamiento preoperatorio también permite la evaluación in vivo de la sensibilidad del tumor a la quimioterapia y contribuye con la adopción de decisiones relacionadas con el manejo posoperatorio. Asimismo, la radioterapia preoperatoria posee la ventaja de reducir el estadio tumoral, esterilizar el tumor en áreas no afectadas por la intervención quirúrgica y, en raros casos, negativizar los hallazgos histopatológicos en la pieza quirúrgica resecada. Ambas modalidades poseen la capacidad para prevenir la diseminación intraoperatoria de células tumorales y, en teoría, reducir la tasa de metástasis alejadas.

ESTRATEGIAS TERAPÉUTICAS MULTIMODALES QUE COMPRENDEN CIRUGÍA

Cirugía y radioterapia coadyuvante

Sobre la base de los fundamentos racionales recién mencionados y sabiendo que la esofagectomía eliminaría la enfermedad residual, entre 1973 y 1988 se llevaron a cabo 5 ensayos aleatorizados y controlados con radioterapia preoperatoria. En cada uno se llevó a cabo una comparación prospectiva de la radioterapia seguida de esofagectomía con la cirugía como modalidad única.[4,14,23,29,42] Solo uno de estos ensayos reveló una mejoría de la supervivencia con el agregado de radioterapia preoperatoria.[29] Para evaluar de manera más exhaustiva este resultado, el Medical Research Council (MRC) Oesophageal Collaborative Group realizó un metaanálisis de datos actualizados de cada paciente que incluyeron información proveniente de 1.147 pacientes que participaron en estos 5 ensayos. Los resultados revelaron que después de un período de seguimiento medio de 9 años, la administración de radioterapia preoperatoria se asoció con una mejoría de la supervivencia global del 4% a los 2 años y del 3% a los 5 años; $p = 0,062$.[3] Por lo tanto, los resultados de este análisis de supervivencia actualizado de los 5 ensayos aleatorizados indican que no hay evidencias absolutas que avalen la administración de radioterapia preoperatoria como estrategia para mejorar la supervivencia.

La radioterapia coadyuvante posoperatoria también se evaluó en ensayos aleatorizados con el fundamento de que la mejoría del control local podría aumentar la supervivencia. En tres ensayos aleatorizados se compararon los resultados de la radioterapia coadyuvante en pacientes tratados antes con una resección quirúrgica y en ningún caso se documentó mejoría de la supervivencia.[10,39,43] En el mayor de estos ensayos, comunicado por Teniere,[39] 221 pacientes con una resección curativa se aleatorizaron después de una estratificación basada en el grado de compromiso ganglionar linfático. El seguimiento durante períodos que variaron entre 3 y 9 años no reveló diferencias de las tasas de supervivencia en ninguno de los grupos de tratamiento, aunque los pacientes con un tumor N0 preentaron una tasa de supervivencia significativamente superior a la de los que presentaban N+, independientemente del grupo de tratamiento asignado. La radioterapia redujo la tasa de falla local del 35 al 10%, pero solo en el subgrupo de pacientes con enfermedad N0.

En un ensayo de escasa envergadura realizado en Hong Kong se incluyeron 130 pacientes tratados con resecciones paliativas o curativas.[10] En los sujetos tratados con resecciones paliativas se documentó una disminución significativa de las tasas de recurrencia local y muerte por obstrucción traqueobronquial. Todos los pacientes tratados con radioterapia se asociaron con un aumento significativo de la tasa de complicaciones en el estómago intratorácico y un acortamiento significativo del tiempo transcurrido hasta el desarrollo de metástasis alejadas. Los investigadores atribuyeron estos hallazgos a la disminución significativa de la supervivencia documentada en el grupo tratado con radioterapia comparada con el grupo con conducta expectante. Estos resultados determinaron que la radioterapia posoperatoria se recomendase solo en individuos tratados con una resección paliativa con tumor residual en el mediastino.

En un ensayo de mucha menor envergadura (68 pacientes) realizado en Alemania, Zieren y col.[43] no documentaron diferencias de las tasas de supervivencia global y libre de enfermedad en pacientes con carcinoma espinocelular tratados con resección curativa. La incidencia de estrecheces fibróticas anastomóticas aumentó en grado significativo después de la radioterapia, y este factor contribuyó con un retardo de la recuperación de la función deglutoria y una reducción de la calidad de vida global. En resumen, los datos disponibles no avalan el uso de radioterapia posoperatoria en casos tratados con resección completa.

Quimioterapia preoperatoria

La quimioterapia con múltiples fármacos basada en cisplatino se evaluó en varios ensayos de fase II como tratamiento de inducción o neoadyuvante antes de la esofagectomía. Debido a la frecuencia elevada de metástasis alejadas, el agregado de quimioterapia sistémica representa un enfoque racional. En alrededor de un 50% de los pacientes tratados se demostró una reducción de como mínimo un 50% de la carga tumoral después de dos o tres cursos de cisplatino y una infusión de 5-fluorouracilo (5-FU), un régimen bien establecido para el tratamiento de esta enfermedad.[17] Un pequeño subgrupo (< 5%) no presentó evidencias de tumor en la pieza quirúrgica resecada.

Se comunicaron los resultados de 5 ensayos aleatorizados controlados para evaluar la quimioterapia preoperatoria (cuadro 21-1).[21,25,29,33,36] En dos de estos ensayos también se comparó la administración seriada de quimioterapia y radioterapia seguida de cirugía con la intervención quirúrgica inmediata.[25,29] En estos estudios no se observaron diferencias significativas de las tasas de supervivencia a los 3 años. Roth[33] en los Estados Unidos. y Schlag[36] en Alemania realizaron otros dos ensayos importantes. El primero comparó un régimen de cisplatino más vindesina más bleomicina seguido por la intervención quirúrgica con cirugía sola, mientras que Schlag utilizó el mismo diseño pero con un régimen de cisplatino más 5-FU. Ambos regímenes combinados se asociaron con tasas de respuesta similares, tasas de supervivencia medias similares (9 y 10 meses) y la ausencia de diferencias de la supervivencia global en comparación con la cirugía sola. No obstante, Roth observó que el subgrupo que respondió a la quimioterapia preoperatoria se asoció con una supervivencia más prolongada sin que se documentara un incremento de la mortalidad operatoria.

Dado que en estos ensayos participó una cantidad escasa de pacientes y su inclusión se limitó a casos de carcinoma espinocelular, el U.S. G-I Intergroup decidió realizar un estudio de mayor envergadura en el que se incluyeran pacientes con adenocarcinoma. En el ensayo 0113 participaron 440 pacientes con cáncer de esófago operable asignados al azar a un grupo tratado con cirugía inmediata exclusiva y otro tratado con tres ciclos de cisplatino más 5-FU seguidos de esofagectomía y dos ciclos de cisplatino más 5-FU como tratamiento coadyuvante en los pacientes que respondieran a la quimioterapia de inducción.[21] No se documentaron diferencias de las tasas de resección curativa (59% frente a 62%), mortalidad asociada con el tratamiento (6% frente a 7%), supervivencia media (16 meses frente a 15 meses) o supervivencia a los 3 años (26% frente a 23%). El patrón de primera manifestación de falla terapéutica también fue similar entre ambos grupos de tratamiento en lo que respecta a la recurrencia local (31% vs 32%) y la alejada (50% frente a 41%). La ausencia de beneficios terapéuticos en este ensayo multicéntrico de envergadura asociado con el agregado de quimioterapia a la cirugía en pacientes con ambos tipos histológicos de cánceres condujo a la conclusión de que aun cuando se utilizasen los regímenes de quimioterapia óptimos disponibles con esta estrategia con quimioterapia de inducción no se obtuvieron los resultados previstos.

Quimioterapia y radioterapia simultáneas preoperatorias

El objetivo de un tratamiento que comprenda las tres modalidades terapéuticas es mejorar la supervivencia mediante un mayor control local de la enfermedad y una disminución de la incidencia de metástasis alejadas. En estudios en los que se utilizó la quimiorradioterapia exclusiva se documentó una tasa de falla terapéutica local elevada.[18,20] Por lo tanto, se pensó en la posibilidad teórica de reducir el estadio del tumor con quimioterapia y radioterapia simultáneas seguidas de la extirpación quirúrgica del tumor residual. Los resultados de ensayos de fase II con la administración preoperatoria de cisplatino y 5-FU, con el agregado de otros fármacos citotóxicos o sin él, y radioterapia simultánea (40 a 50 Gy) fueron promisorios para mejorar la supervivencia en comparación con los resultados históricos de la cirugía sola. En el cuadro 21-2 se muestran detalles de estudios selectos.[1,5,11,12,16,28] En estos ensayos se informaron respuestas histopatológicas completas (RHC) en un 21 a un 51% de los pacientes y tasas de supervivencia a los 3 años en el orden del 40%. Además, los pacientes que mostraron una RHC se asociaron con una prolongación significativa de la supervivencia en comparación con los casos de tumor residual en la pieza quirúrgica resecada. Las tasas de supervivencia a los 5 años son de alrededor de un 60% en los pacientes con RHC y del 25 al 30% en sujetos con tumor residual en la pieza resecada.[12] La prolongación de la

Cuadro 21-1. *Ensayos aleatorizados con quimioterapia de inducción*

Serie	Tratamiento	Cantidad de pacientes	Superviven-cia media (meses)	Superviven-cia a los 3 años (%)
Nygaard[29]	Cirugía	41		9
	DDP/Bleo→C	50		3
	DDP/Bleo→RT→C	47		17
Le prise[25]	Cirugía	45		14
	DDP/5-FU→RT→C	41		19
Roth[33]	Cirugía	20	9	5
	DDP/VDS/Bleo→C	19	9	25
Schlag[36]	Cirugía	41	10	
	DDP/5-FU→C	34	10	
Kelsen[21]	Cirugía	227	16	26
	DDP/5-FU→C	213	15	23

DDP, cisplatino; Bleo, bleomicina; C, cirugía; 5-FU, 5-fluorouracilo; RT, radioterapia; VDS, vindesina.

Cuadro 21-2. *Ensayos aleatorizados con quimiorradioterapia preoperatoria*

Serie	Tratamiento preoperatorio	RHC	Supervivencia	
			Media	A los 3 años
Forastiere[11]	DDP/5-FU/Vbl + RT 37,5-45 Gy	24%[10/41]	29 meses	47%
Naunheim[28]	DDP/5-FU + RT 30-36 Gy	21%[8/34]	23 meses	40%
Bates[5]	DDP/5-FU + RT 45 Gy	51%[18/35]	26 meses	41%
Forastiere[12]	DDP/5-FU + RT 44 Gy	40%[19/47]	35 meses	43%
Adelstein[1]	DDP/5-FU + RT 45 Gy (fraccionada 2 veces/día)	27%[18/67]		44%
Heath[16]	DDP/5-FU + RT 44 Gy	28%[11/39]	No alcanzada	62% (a los 2 años)

DDP, cisplatino; 5-FU, 5-fluorouracilo; Vbl, vinblastina; RT, radioterapia; RHC, respuesta histopatológica completa.

supervivencia en el primero de estos subgrupos sustenta la importancia de la cirugía en este enfoque trimodal.[5,11,12]

En un ensayo publicado recientemente por Heath y col.,[16] del hospital Johns Hopkins, se documentó en forma meticulosa el estadio de la enfermedad antes del tratamiento mediante TC, ecografía endoscópica del esófago y laparoscópica de estadificación y luego se comparó la estadificación previa al tratamiento con la posoperatoria. En este estudio que demostró una subestadificación del tumor en un 69%, y se observó que en estos pacientes la supervivencia se correlacionó con la estadificación posoperatoria. Aunque en un 74% de los pacientes los tumores se encontraban en los estadios IIb, III o IV (M1a-ganglios linfáticos celíacos positivos) antes del tratamiento, después de la administración de quimiorradioterapia y la intervención quirúrgica un 66% de los tumores regresó a un estadio 0 (RHC), I o IIa. La RHC se documentó en pacientes con tumores en los estadios IIa, IIb y III. En este ensayo la tasa de supervivencia a los 2 años para todos los pacientes fue del 62%, mientras que en el caso de pacientes con RHC fue del 91%. Por lo tanto, es factible reducir el estadio tumoral de pacientes con compromiso de los ganglios linfáticos regionales y lograr una prolongación de la supervivencia en el largo plazo.

En el cuadro 21-3 se presentan los resultados de los ensayos aleatorizados y controlados destinados a comparar en forma directa la cirugía como única modalidad con la quimioterapia y la radioterapia simultáneas seguidas de cirugía.[6,40,41] En los tres ensayos se documentaron tasas de RHC similares (28, 25 y 26%) y tasas de supervivencia a los 3 años similares (32, 32 y 36%) para pacientes tratados con el enfoque multimodal. Sin embargo, después de la intervención quirúrgica como única modalidad las tasas de supervivencia a los 3 años variaron entre el 6 y el 36%. Solo en un estudio se observó una diferencia estadísticamente significativa de las tasas de supervivencia media y global a favor de la estrategia multimodal.[41]

Walsh y col.[41] aleatorizaron 113 pacientes con adenocarcinoma del esófago en un grupo tratado con cirugía exclusiva y otro tratado con cisplatino más 5-FU y radioterapia simultánea (40 Gy) seguidos de cirugía. Se documentó una diferencia estadísticamente significativa del tiempo medio de supervivencia (11 meses frente a 16 meses) y la tasa a los 3 años (6% frente a 32%) a favor de la estrategia multimodal. Este estudio se cuestionó por la baja tasa de supervivencia del grupo tratado con cirugía (6%). Los datos relacionados con la supervivencia provenientes de los centros médicos principales de los Estados Unidos y del grupo control del ensayo 0113 recientemente completado por el U.S. Intergroup indican que en pacientes considerados candidatos para una resección curativa cabe esperar una tasa de supervivencia a los 3 años del orden del 20 al 30%.[21,31]

Cuadro 21-3. *Ensayos aleatorizados con quimiorradioterapia preoperatoria*

Serie	Histología	Tratamiento	Cantidad de pacientes	RHC (%)	Supervivencia	
					Media	A los 3 años
Urba[40]	Adeno + espinocelular	Cirugía	50		1,48 años	15%
		Quimioterapia preop* + 45 Gy	50	28	1,36 años	32%
Walsh[41]	Adeno	Cirugía	55		11 meses	6%
		Quimioterapia preop* + 40 Gy	58	25	16 meses[†]	32%
Bossett[6]	Espinocelular	Cirugía	139		18,6 meses	36%
		Quimioterapia preop* + 37 Gy	142	26	18,6 meses	36%

*Quimioterapia basada en cisplatino/5-FU
[†]Diferencia estadísticamente significativa.
[‡]Cisplatino.
RHC, respuesta histopatológica completa.

Dados los resultados alentadores documentados en un ensayo de fase II previo[12] Urba y col.,[40] de la University of Michigan, distribuyeron al azar a 100 pacientes (75 con adenocarcinoma y 25 con carcinoma espinocelular) en un grupo tratado con cirugía sola y otro tratado con un ciclo de 3 semanas de infusión prolongada de 5-FU más cisplatino más vinblastina y RT simultáneos dos veces por día (45 Gy). Las curvas de supervivencia tardaron dos años en separarse, de manera que no se documentó diferencia alguna del tiempo medio de supervivencia (1,48 años frente a 1,36 años). La tasa de supervivencia a los 3 años fue del 15% en los pacientes tratados con cirugía y el 32% en los incluidos adentro del enfoque multimodal ($p = 0,07$), lo que implica sólo una tendencia a un beneficio mayor del enfoque con quimiorradioterapia preoperatoria. En el interior del grupo tratado con el enfoque multimodal, los pacientes que mostraron una RHC se asociaron con una tasa de supervivencia a los 3 años significativamente superior a la de los pacientes con tumor residual en la pieza resecada (63% frente a 23%; $p = 0,006$). El patrón de falla terapéutica no difirió entre ambos grupos de tratamiento en cuanto a las metástasis alejadas, pero la tasa de falla local-regional disminuyó en grado significativo en el grupo tratado con quimiorradioterapia preoperatoria (19% frente a 41% en el grupo control).

El tercer ensayo aleatorizado comunicado por Bossett para la EORTC (European Organization for Research and Treatment of Cancer)[6] se limitó a pacientes con carcinoma espinocelular en estadios I o II, que no representan la mayoría de los pacientes que se presentan con cáncer de esófago en los Estados Unidos. Es probable que los individuos reclutados para este ensayo se asociaran con un mejor pronóstico debido al grado más leve de enfermedad en comparación con los reclutados en los ensayos realizados por Walsh[41] y Urba.[40] Esta diferencia podría explicar la mayor tasa de supervivencia asociada con la cirugía sola en relación con las informadas en los otros dos ensayos aleatorizados mencionados. En este estadio se distribuyeron al azar 297 pacientes en un grupo tratado con cirugía sola o un régimen de quimioterapia monodroga con cisplatino y RT simultánea (37 Gy). A pesar de ser el régimen preoperatorio poco agresivo, el grupo tratado con el enfoque multimodal preentó una mejoría significativa de las tasas de supervivencia libre de enfermedad, resección curativa, control local y mortalidad asociada con el cáncer. No obstante, en este último grupo no se documentó mejoría de la supervivencia global, tal vez debido a la mayor cantidad de muertes posoperatorias en el grupo tratado con un régimen preoperatorio de cisplatino y RT.

En resumen, los ensayos aleatorizados indican que:

1. El 25 al 28% de los pacientes manifiesta RHC después de un régimen de quimioterapia basado en cisplatino y radioterapia (RT) simultánea.

2. El 32 al 36% de todos los tratados con un enfoque multimodal se encuentra con vida a los 3 años.

3. Los pacientes con RHC se asocian con una prolongación significativa de la supervivencia.

4. El 25 al 30% de los que presentan tumor residual en la pieza resecada sobrevive en el largo plazo.

5. El enfoque multimodal mejora el control local y regional de la enfermedad.

No obstante, los resultados comparativos de la supervivencia son contradictorios debido a la ausencia de uniformidad de los resultados de supervivencia en los grupos controles tratados con cirugía exclusiva. Es muy probable que esta discrepancia refleje diferencias en los porcentajes de pacientes en estadio avanzado en el nivel local que participaron en los ensayos. No obstante, hasta el presente no se demostró de manera fehaciente que el agregado de quimiorradioterapia a la cirugía sea beneficioso.

TERAPÉUTICA MULTIMODAL SIN CIRUGÍA

Quimioterapia y radioterapia simultáneas

Las preocupaciones relacionadas con la morbilidad y la mortalidad asociadas con la esofagectomía determinaron que a fines de la década de 1970 se decidiese evaluar la quimiorradioterapia simultánea como posible tratamiento definitivo del cáncer de esófago. Este enfoque es atractivo por diversos motivos. Las citotoxinas 5-FU, cisplatino, bleomicina y mitomicina, que ejercen efectos bien conocidos en el cáncer de esófago, también aumentan la sensibilidad de las células a las radiaciones terapéuticas. La quimioterapia puede aportar un efecto sistémico contra las micrometástasis localizadas fuera del campo de irradiación, incluidas las alejadas. La tasa de falla local puede reducirse por el efecto de la quimioterapia sobre las células radiorresistentes.

En ensayos no aleatorizados con quimioterapia y RT simultánea se sugirió la factibilidad del enfoque, aunque la toxicidad aguda fue significativamente mayor que la observada con la RT sola.[7,19,24,32] Las tasas de supervivencia y falla terapéutica local y alejada variaron según el estadio del tumor.[7] Se publicaron cinco ensayos aleatorizados y controlados destinados a comparar la quimiorradioterapia simultánea con la RT como única modalidad (cuadro 21-4).[2,18,34,37,38] Las poblaciones de pacientes, las dosis de quimioterapia y RT, y la planificación de los regímenes difirieron en los distintos ensayos. El estudio de la EORTC comunicado por Roussel[34] y el realizado en Pretoria

Cuadro 21-4. *Ensayos aleatorizados con radioterapia frente a radioterapia más quimioterapia*

Ensayo		Cantidad de pacientes	Tasa de falla local	Supervivencia media (meses)	Supervivencia (%)
Herskovic*[18]	RT	62	68%	9	0 (a los 5 años)
(RTOG)	RT + CDDP/5-FU	61	47%[†]	14[†]	27[†]
Smith*[38]	RT	60		9	7 (a los 5 años)
(ECOG)	RT + 5-FU/mito 59			15[†]	9
Araujo[‡2]	RT	31	84%		6 (a los 5 años)
(INC de Brasil)	RT + CDDP/mito/5-FU	28	61%		16
Roussel[§34]	RT	111	66%	8	10 (a los 4 años)
(EORTC)	RT + CDDP	110	59%	10	8
Slabber[§37]	RT	36		5	
(Pretoria)	RT + CDDP/5-Fu	34		6	

*No se especificó la resecabilidad del tumor.   RT, radioterapia.
[†]Diferencia estadísticamente significativa.   CDDP, Cisplatino.
[‡]Estadio II exclusivo (1982 AJCC).   5-FU, 5-fluorouracilo.
[§]Inoperable.   Mito, mitomicina.

informado por Slabber[37] solo incluyeron pacientes con carcinoma espinocelular avanzado en el nivel local e inoperable. Las tasas de supervivencia media y global no revelaron beneficios asociados con el agregado de quimioterapia simultánea. No obstante, en estos dos ensayos se utilizaron dosis de RT subóptimas. El ensayo realizado en el instituto nacional del cáncer de Brasil comunicado por Araujo[2] incluyó pacientes con carcinoma espinocelular del esófago en estadio II. En este estudio se revelaron diferencias en cuanto a la supervivencia, pero el régimen de quimioterapia (un ciclo de 5-FU, mitomicina C y bleomicina) fue subóptimo. En los dos ensayos cooperativos realizados en los Estados Unidos, el RTOG 8501 y el ECOG 1282, participaron pacientes sin evidencias de metástasis alejadas en quienes no se especificó el estado de resecabilidad del tumor.[18,38] En ambos se utilizaron regímenes de quimioterapia que se habían evaluado en ensayos de fase II y una dosis de RT adecuada (50 Gy). El estudio ECOG presentó la opción de intervención quirúrgica después de la administración de 40 Gy. Alrededor de la mitad de los pacientes en cada grupo de tratamiento se trató con resección quirúrgica; la tasa de mortalidad fue significativa (17%). Se documentó una diferencia significativa del tiempo medio de supervivencia a favor de la quimiorradioterapia (15 meses frente a 9 meses), pero las tasas de supervivencia a los 5 años fueron similares en ambos grupos de tratamiento (9% frente a 7%). El único ensayo en el que se evaluó en forma correcta el enfoque de quimiorradioterapia definitiva fue el realizado por el RTOG.

En el ensayo 8501 del RTOG se comparó el régimen con RT sola (64 Gy) con la quimiorradioterapia simultánea con cuatro ciclos de cisplatino más 5-FU (dos ciclos simultáneos con la RT y otros dos después de ella) y RT con 50 Gy en fracciones diarias de 2 Gy.[18] La aleatorización finalizó después de que el primer análisis provisorio demostrara una diferencia significativa de la supervivencia. Recientemente se publicó un análisis actualizado con un período de seguimiento mínimo de 5 años.[8] El tiempo medio de supervivencia con RT como única modalidad y con el tratamiento combinado fue de 9 y 14 meses (*p* < 0,001), respectivamente, y las tasas de supervivencia a los 5 años fueron del 0 y el 26% (*p* < 0,0001), respectivamente. Las tasas de recurrencias local y alejada como primeras manifestaciones de falla terapéutica fueron significativamente menores en los pacientes tratados con quimiorradioterapia. No obstante, la tasa de recurrencia o persistencia de la enfermedad a los 12 meses siguió demasiado elevada en el grupo tratado con quimiorradioterapia (47%). Los resultados positivos de este ensayo demostraron en forma contundente la superioridad de la quimiorradioterapia como enfoque terapéutico no quirúrgico, por este motivo, esta estrategia se convirtió en el tratamiento de elección estándar.

El intento por mejorar los resultados del ensayo 8501 del RTOG, sobre todo la tasa de control local, condujo a la realización de ensayos con regímenes de RT o quimioterapia más agresivos. El ensayo 0122 realizado por el Intergroup intensificó el régimen de quimioterapia con cisplatino y 5-FU mediante la administración de tres cursos como quimioterapia de inducción y otros dos en forma simultánea con la RT (dosis total: 64,8 Gy). En consecuencia, en este ensayo se intensificaron ambos regímenes terapéuticos.[26] Los resultados indicaron un aumento significativo de la toxicidad y una ausencia de mejoría en relación con los resultados del ensayo 8501 del RTOG; por este motivo se interrumpió la evaluación de este enfoque.[26,27] Otra estrategia destinada a mejorar el control tumoral local se basa en el agregado de braquiterapia. El RTOG realizó un ensayo de fase II con braquiterapia en dosis elevadas como agregado al régimen evaluado en el ensayo 8501 (cuatro ciclos de cisplatino más 5-FU y RT con 50 Gy). Este enfoque se asoció con un aumento de la toxicidad aguda, incluida una tasa de mortalidad asociada con el tratamiento del 8%, y una incidencia acumulativa de formación de fístula del 18% por año, y por estos motivos se abandonó.[13]

Estos resultados determinaron que el Intergroup condujese un estudio para evaluar la RT externa con una dosis mayor como única modalidad terapéutica en un ensayo aleatorizado de seguimiento después del ensayo 8501. En este estudio (INT 0123) se compararon cuatro cursos de cisplatino más 5-FU y RT simultánea (50,4 Gy) en fracciones únicas diarias de 1,8 Gy con un protocolo idéntico pero con una dosis total de RT más elevada (64,8 Gy). Este ensayo comenzó en 1994 y finalizó en 1999 después de que el primer análisis provisorio demostrara la improbabilidad de que el régimen con dosis superiores de RT fuese superior en el largo plazo. Además, el régimen con RT en dosis más elevadas se asoció con un aumento de la toxicidad.

En resumen, el régimen terapéutico no quirúrgico estándar en la actualidad es la quimiorradioterapia simultánea con cuatro cursos de cisplatino más 5-FU y RT con dosis de 50,4 Gy. La tasa de falla local (persistencia más recurrencia) asociada con esta estrategia es elevada, lo que implica que este enfoque como terapéutica definitiva debe considerarse investigacional y aplicable sólo en candidatos adecuados para la resección quirúrgica. La intensificación de los regímenes de quimioterapia o RT (externa o braquiterapia) disponibles en la actualidad se asoció con un aumento de la toxicidad y no mejoró la supervivencia.

CONCLUSIÓN

En el curso de los últimos 10 años se desarrollaron enfoques mutimodales quirúrgicos y no quirúrgicos para el tratamiento del cáncer de esófago sin metástasis detectables en sitios alejados. La obtención de una tasa de curación (osea, ausencia de enfermedad a los 5 años) del 27% después de la quimiorradioterapia definitiva, frente a un 0% después de la RT como única modalidad representa un progreso importante. Es indudable que esta opción terapéutica influyó en la selección de pacientes considerados candidatos para el tratamiento quirúrgico, dado que representa una alternativa para restaurar la función deglutoria en pacientes con enfermedad local y regional en quienes la resección sería paliativa. En el caso de pacientes con un cáncer de esófago en un estadio evolutivo más temprano es posible que la quimiorradioterapia definitiva también desempeñe un papel importante, pero aún no se llevaron a cabo ensayos prospectivos en los que se evalúe esta estrategia quirúrgica con clasificación de los pacientes según la histología y el estadio tumorales.

En el presente los enfoques multimodales como parte integral del manejo quirúrgico de los pacientes con cáncer de esófago pertenecen al terreno investigacional. Es evidente que la RT preoperatoria o posoperatoria no mejora los resultados de la cirugía y esta afirmación también es válida para la quimioterapia preoperatoria, ya sea sola o en secuencia con la RT. La administración de quimioterapia en forma simultánea con la RT seguida de cirugía es la estrategia más promisoria para mejorar la supervivencia. Los regímenes de quimioterapia basados en cisplatino disponibles en la actualidad se asocian con una RHC en un 25 a un 30% de los pacientes, y es indudable que los pacientes con tumores más sensibles a la quimioterapia y la RT se asocian con una supervivencia más prolongada. Este enfoque mejora el control local de la enfermedad pero no parece afectar la diseminación metastásica alejada. La toxicidad aguda asociada con estos regímenes se aproxima al límite superior de tolerancia.

Por lo tanto, se requieren enfoques terapéuticos sistémicos nuevos que al combinarse con la RT aumenten en grado significativo las tasas de RHC. Las citotoxinas que ejercen actividad contra otros procesos malignos gastrointestinales, como los taxanos docetaxel y paclitaxel, el irinotecán, la gemcitabina, el tartrato y la capecitabina, se investigan en pacientes con cáncer de esófago. También comenzaron a evaluarse en ensayos clínicos fármacos con otros mecanismos de acción, como los inhibidores de transducción de señales, y muchos de ellos se asocian con un menor grado de toxicidad que las citotoxinas convencionales. Se obtuvieron resultados promisorios con los inhibidores específicos de la metaloproteinasa de la matriz e inhibidores de la angiogénesis en la fase coadyuvante de tratamiento para retardar o prevenir el desarrollo de metástasis alejadas, que en la actualidad representan la causa principal de muerte por cáncer de esófago. Por último, es esencial identificar marcadores tumorales que permitan predecir la respuesta a los enfoques terapéuticos multimodales.

Referencias

1. Adelstein, DJ., Rice, TW:, Becker, M., et al.: Use of concurrent chemotherapy, accelerated fractionation radiation, and surgery for patients with esophageal cancer. Cancer, 80:1011, 1997.

2. Araujo, C.M.M., Souhami, L., Gil, R.A., et al.: A randomized trial comparing radiation therapy versus concomitant radiation therapy and chemotherapy in carcinoma of the thoracic esophagus. Cancer, 67:2258, 1991.

3. Arnott, S.J., Duncan, W, Gignoux, M., et al.: Preoperative Radiotherapy for Esophageal Carcinoma. Cochrane Database Syst. Rev., 2:CD001799, 2000.

4. Arnott, S.J., Duncan, W., Kerr, G.R., et al.: Low dose preoperative radiotherapy for carcinoma of the oesophagus: Results of a randomized clinical trial. Radiother. Oncol., 24:108, 1992.

5. Bates, B.A., Detterbeck, F.C., Bernard, S.A., et al.: Concurrent radiation therapy and chemotherapy followed by esophagectomy for localized esophageal carcinoma. J. Clin. Oncol., 14:156, 1996.
6. Bossett, I.F., Gignoux, M., Triboulet, J.P., et al.: Chemoradiotherapy followed by surgery compared with surgery alone in squamous cell cancer of the esophagus. N. Engl. J. Med., 337:161, 1997.
7. Coia, L.R., Engstrom, P.F., Paul, A.R., et al.: Long-term results of infusional 5-FU, mitomycin-C and radiation as primary management of esophageal carcinoma. Int. J. Radiat. Oncol. Biol. Phys., 20:29, 1991.
8. Cooper, J.S., Guo, M.D., Herskovic, A., et al.: Chemoradiotherapy of locally advanced esophageal cancer: Long-term follow-up of a prospective randomized trial (RTOG 85-01). J.A.M.A., 281:1623,1999.
9. Devesa, S.S., Blot, W.J., and Fraumeni, J.F, Jr.: Changing patterns in the incidence of esophageal and gastric carcinoma in the United States. Cancer, 83:2049, 1998.
10. Fok, M., Sham, J.S., Choy, D., et al.: Postoperative radiotherapy for carcinoma of the esophagus: A prospective, randomized controlled study. Surgery, 113:138, 1993.
11. Forastiere, A.A., Heitmiller, R.F, Lee, D.-J., et al.: Intensive chemoradiation followed by esophagectomy for squamous cell adenocarcinoma of the esophagus. Cancer J. Sci. Am., 3:144, 1997.
12. Forastiere, A.A., Orringer, M.B., Perez-Tamayo, C., et al.: Preoperative chemoradiation followed by transhiatal esophagectomy for carcinoma of the esophagus: Final report. J. Clin. Oncol., 11:1118,1993.
13. Gaspar, L.E., Nag, S., Herskovic, A., et al.: A phase I/II study of external beam radiation, brachytherapy and concurrent chemotherapy in localized cancer of the esophagus (RTOG 92-07): Preliminary toxicity report. Int. J. Radiat. Oncol Biol. Phys., 3&127, 1997.
14. Gignoux, M., Roussel, A., Paillot, B., et al.: The value of preoperative radiotherapy in esophageal cancer: Results of a study by the EORTC. Recent Results Cancer Res., 110:1, 1988.
15. Hansson, L.-E., Sparen, P., and Nyren, O.: Increasing incidence of both major histological types of esophageal carcinoma among men in Sweden. Int. J. Cancer, 54.402, 1993.
16. Heath, E.I., Burtness, B.A., Heitmiller, R.F, et al.: Phase II evaluation of preoperative chemoradiation and postoperative adjuvant chemotherapy for squamous celi and adenocarcinoma of the esophagus. J. Clin. Oncol., 18:868, 2000.
17. Heitmiller, R.F, Forastiere, A.A., and Kleinberg, L.: Esophageal Cancer In Abeloff, M.D., Armitage, J.O., Lichter, A.S., and Niederhuber, J.E. (eds.): Clinical Oncology, 2nd ed. New York, Churchili-Livingstone, 2000, pp. 1517-1544.
18. Herskovic, A., Martz, K., Al-Sarrag, M., et al.: Combined chemotherapy and radiotherapy compared with radiotherapy alone in patients with cancer of the esophagus. N. Engl. J. Med., 326:1593, 1992.
19. John, MJ., Flam, M.S., Mowry, P.A., et al.: Radiotherapy alone and chemoradiation for nonmetastatic esophageal carcinoma: A critical review of chemoradiation. Cancer, 63:2397, 1989.
20. Kavanagh, B., Anscher, M., Leopold, K., et al.: Patterns of failure following combined modality therapy for esophageal cancer 1984-1990. Int. J. Radiat. Oncol. Biol. Phys., 24:633, 1992.
21. Kelsen, D.P, Ginsberg, R., Pajak, T., et al.: Chemotherapy followed by surgery compared with surgery alone for localized esophageal cancer. N. Engl. J. Med., 339.1979, 1998.
22. Landis, S.H., Murray, T., Bolden, S., et al.: Cancer statistics, 1998. CA Cancer J. Clin., 48.6, 1998.
23. Launois, B., DeLa Rue, D., Campion, J., et al.: Preoperative radiotherapy for carcinoma of the esophagus. Surg. Gynecol. Obstet., 153:690, 1981.
24. Leichman, L., Herskovic, A., Leichman, C.G., et al.: Nonoperative therapy for squamous cell cancer of the esophagus. J. Clin. Oncol., 5:365, 1987.
25. Le Prise, E., Etienne, P.L., Meunier, B., et al.: A randomized study of chemotherapy, radiation therapy, and surgery versus surgery for localized squamous cell carcinoma of the esophagus. Cancer, 73:1779, 1994.
26. Minsky, B.D., Neuberg, D., Kelsen, D., et al.: Neoadjuvant chemotherapy plus concurrent chemotherapy and high dose radiation for squamous cell carcinoma of the esophagus—a preliminary analysis of the phase 11 intergroup trial 0122. J. Clin. Oncol., 14:149, 1996.
27. Minsky, B.D., Neuberg, D., Kelsen, D.P., et al.: Final report of intergroup trial 0122(ECOG PE-289, RTOG 90-12): Phase a trial of neoadjuvant chemotherapy plus concurrent chemotherapy and high-dose radiation for squamous celi carcinoma of the esophagus. Int. J. Radiat. Oncol. Biol. Phys., 43:517, 1999.
28. Naunheim, K.S., Petruska, P.J., Roy, T.S., et al: Preoperative chemotherapy and radiotherapy for esophageal carcinoma. J. Thorac. Cardiovasc. Surg., 5:887, 1992.
29. Nygaard, K., Hagen, S., Hansen, H.S., et al.: Pre-operative radiotherapy prolongs survival in operable esophageal carcinoma: A randomized, multicenter study of pre-operative radiotherapy and chemotherapy. The second Scandinavian trial in esophageal cancer. World J. Surg., 16:1104, 1992.
30. Powell, J., and McConkey, C.C.: Increasing incidence of adenocarcinoma of the gastric cardia and adjacent sites. Br. J. Cancer, 62:440, 1990.
31. Reed, C.E.: Surgical management of esophageal carcinoma. Oncologist, 4.95, 1999.
32. Richmond, J., Seydel, H.G., Bae, Y., et al.: Comparison of three treatment strategies for esophageal cancer within a single institution. Int. J. Radiat. Oncol. Biol. Phys., 13:1617, 1987.
33. Roth, J.A., Pass, H.I., Flanagan, M.M., et al.: Randomized clinical trial of preoperative and postoperative adjuvant chemotherapy with cisplatin, vindesine and bieomycin for carcinoma of the esophagus. J. Thorac. Cardiovasc. Surg., 96:242, 1988.
34. Roussel, A.,Haegele, P., Paillot, B., et al.: Results of the EORTC-inoperable esophageal cancer. Proc Am Soc. Clin. Oncol., 13:199, 1994.
35. Salazar, J.D., Dory, J.R., Lin, J.W., et al. post-esophagectomy survival in patients with esophageal cancer? Dis. Esoph.. 11:168, 1998.
36. Schlag, P., for the CAO Study: Preoperative chemotherapy in localized squamous cell carcinoma of the esophagus: Results of a prospective randomized trial. Eur. J. Cancer, 37:576, 1991.
37. Slabber, C.F, Nel, J.S., Schoeman, L., et al.: A randomized study of radiotherapy alone versus radiotherapy plus 5-fluorouracil and platinum in patients with inoperable, locally advanced squamous cell cancer of the esophagus. Am. J. Clin. Oncol., 21:462, 1998.
38. Smith, T.J., Ryan, L.M., Douglass, H.O., et al.: Combined chemoradiotherapy vs radiotherapy alone for early stage squamous cell carcinoma of the esophagus: A study of the Eastern Cooperative Oncology Group. Int. J. Radiat. Oncol. Biol. Phys., 42:269, 1998.
39. Teniere, P., Hay, J.M., Fingerhut, A., et al.: Postoperative radiation therapy does not increase survival after curative resection for squamous cell carcinoma of the middle and lower esophagus as shown by a multicenter controlled trial. French

University Association for Surgical Research. Surg. Gynecol. Obstet., 173:123, 1991.

40. Urba, S., Orringer, M., Turrisi, A., et al.: A randomized trial comparing surgery to preoperative concomitant chemoradiation plus surgery in patients with resectable esophageal cancer. Proc. Am. Soc. Clin. Oncol., 16:277, 1997.

41. Walsh, T.N., Noonan, N., Hollywood, D., et al.: A comparison of multimodal therapy and surgery for esophageal adenocarcinoma. N. Engl. J. Med., 335:462, 1996.

42. Wang, M., Gu, X.Z., Yin, W.B., et al.: Randomized clinical trial on the combination of preoperative irradiation and surgery in the treatment of esophageal carcinoma: Report on 206 patients. Int. J. Radiat Oncol. Biol. Phys., 16:325, 1989.

43. Zieren, H.U., Muller, J.M., Jacobi, C.A., et al.: Adjuvant postoperative radiation therapy after curative resection of squamous cell carcinoma of the thoracic esophagus: A prospective randomized study. World J. Surg., 19:444, 1995.

22

Carcinoma esofágico: paliación con intubación y láser

CAROLYN E. REED

La mayoría de los pacientes (50 a 60%) con cáncer de esófago presentan una enfermedad localmente avanzada o metastásica que no es posible de tratamiento curativo. En el caso de estos pacientes el objetivo principal debe ser la paliación de los síntomas más molestos, como la disfagia, la regurgitación y la hipersalivación secundarias a la obstrucción. La presencia de una fístula esofagorrespiratoria puede observarse en hasta un 5% de los pacientes con cáncer de esófago; en estos casos la tos incesante con aspiración pulmonar resultante conduce a la muerte temprana (en el curso de 4 a 6 semanas).

El objetivo principal del tratamiento paliativo consiste en mantener la permeabilidad del esófago dado que la disfagia ha demostrado ser el principal factor determinante del deterioro de la calidad de vida del paciente. El método de paliación debe ser rápido y eficiente en relación con el costo y asociarse con baja morbimortalidad. La modalidad paliativa puede depender de la localización y las características del tumor, el estado general del paciente, sus preferencias, la disponibilidad de opciones terapéuticas y la experiencia del médico. Los tres métodos de paliación utilizados con mayor frecuencia en los Estados Unidos son la radioterapia, la intubación y el tratamiento con láser. En este capítulo centraremos la explicación en la intubación y la terapia láser esofágicas, incluido el uso de terapia fotodinámica.

La radioterapia sigue siendo considerada el estándar del tratamiento paliativo por muchos autores. Este enfoque puede aliviar la disfagia en un 50 a un 70% de los casos.[3,4,12,33,54] En el caso de pacientes con buen estado general, enfermedad local extensa y múltiples niveles de compromiso ganglionar linfático, la radioterapia se combina con la quimioterapia con la intención de aliviar la disfagia y prolongar la supervivencia. Aunque en una pequeña serie de pacientes presentada por Coia y col.[13,14] se documentó un buen resultado paliativo, en este capítulo nos centraremos sobre todo en los casos en los que la prolongación de la supervivencia no es el objetivo primario.

La paliación con radioterapia comienza a manifestarse después de 3 a 4 semanas de tratamiento, y las dosis de radiación más elevadas (>45 Gy) se asociaron con resultados más satisfactorios.[4,12,54] Se comunicó la recurrencia de la disfagia secundaria por un nuevo crecimiento del tumor o a la fibrosis por radiaciones en un 30 a un 50% de los casos.[4,12,17] Si bien se ha agregado la braquiterapia con la finalidad de aumentar el control local, este enfoque aumentaría la incidencia de esofagitis, ulceración y formación tardía de estenosis.[2,4,53]

CONSIDERACIONES PRELIMINARES

Un paciente moribundo no es un candidato adecuado para la terapia láser, la terapia fotodinámica ni la intubación. En estos casos las medidas de soporte y la dilatación, con la creación de una gastrostomía endoscópica percutánea o sin ella, pueden permitir que el paciente pase el tiempo que le resta de vida en su domicilio. La necesidad de estudios endoscópicos durante el intervalo y el retratamiento con láser en el caso de pacientes que deben trasladarse desde áreas alejadas puede ser una indicación para la intubación.

La elección de la modalidad paliativa puede depender de las características y la localización del tumor. Las fístulas esofagorrespiratorias instaladas o inminentes requieren intubación. Los tumores cortos, exofíticos y localizados en el segmento medio del esófago pueden tratarse con diversas modalidades paliativas. Los tumores infiltrativos o extrínsecos no deben tratarse con láser. Las lesiones de la unión esofagogástrica (UEG) son más difíciles de paliar debido a la mayor frecuencia de angulaciones y reflujo y al mayor riesgo de migración asociado con la extensión de la endoprótesis en el interior del estómago. Los tumores localizados en la vecindad del cricofaríngeo son especialmente problemáticos. En estos casos la endoprótesis puede provocar trastornos respiratorios o una sensación de cuerpo extraño y el tratamiento con láser se asocia en ocasiones con dificultades técnicas. En estos pacientes es posible que la terapia fotodinámica sea la opción más apropiada y esta modalidad también es útil en los casos en los que el tumor obstruye completamente la luz. El costo es otro factor importante en la elección de la modalidad paliativa. Los factores que afectan la elección de la técnica paliativa se resumen en el cuadro 22-1.

A menudo se requiere una dilatación preliminar antes de la paliación definitiva y este enfoque puede conducir a complicaciones tempranas significativas. Todo cirujano esofágico debe familiarizarse con los distintos tipos de dilatadores, la eficacia de los distintos dilatadores en relación con las características de la estenosis y los métodos para reducir complicaciones asociadas con la dilatación de estrecheces malignas.

Las bujías rellenas con mercurio (p. ej., de Maloney, de Hurst) representan los dilatadores más seguros y más fáciles de utilizar. Estos dispositivos son especialmente valiosos para la dilatación de estrecheces cortas y simétricas mayores de 12 a 14 mm. Lamentablemente estas bujías desempeñan un papel más limitado en el caso de tumores con características más complejas.

En el caso de estrecheces malignas largas, tensas o tortuosas generalmente debe recurrirse a bujías guiadas por alambres o los balones introducidos a través del endoscopio. La mayoría de los cirujanos no están familiarizados con los balones dilatadores introducidos a través del endoscopio y estos dispositivos son costosos y frágiles y su introducción requiere una endoscopia. La presunta ventaja de una mayor seguridad asociada con los dilatadores con balón (es decir, la aplicación de una fuerza radial de distensión en lugar de una fuerza tensional) no se ha demostrado. La dilatación por lo general se lleva a cabo mediante bujías

guiadas por alambres, como el sistema de Savary-Gilliard (Wilson-Cook, Winston-Salem, NC) o el sistema estadounidense (C.R. Bard, Billerica, MA). En la medida de lo posible el alambre guía marcado se coloca en el antro del estómago bajo visión directa utilizando un endoscopio pediátrico. A medida que el endoscopio es retirado en forma progresiva (5 cm por vez) se introduce simultáneamente el alambre guía. Una vez que el endoscopio ha sido completamente retirado de la boca del paciente se controla la posición del alambre guía en relación con las marcas (el extremo distal debe estar a más de 60 cm de los incisivos). Si la estrechez no puede ser atravesada por un endoscopio de pequeño calibre, el alambre guía es introducido mediante la fluoroscopia. La dilatación fluoroscópica generalmente se utiliza en presencia de estrecheces largas, estrecheces anguladas o un compromiso de la UEG. El alambre guía no debe estar doblado ni enrollado dado que la porción angulada puede perforar la pared esofágica y el enrollamiento impide la introducción adecuada de la bujía y aumenta la presión ejercida contra la estrechez.

El error cometido con mayor frecuencia durante la dilatación consiste en dilatar demasiado con excesiva rapidez. El tamaño de la estrechez es definido por el primer dilatador que encuentra resistencia. No deben introducirse más de 3 dilatadores de calibre progresivamente mayor en incrementos de 3 Fr o 1 mm (regla de los 3).

LASERTERAPIA

El láser neodimio:itrio-aluminio-granate (Nd:YAG) se ha utilizado desde principios de la década de 1980 para la paliación endoscópica del cáncer de esófago. La ablación del tumor se lleva a cabo mediante la introducción de una fibra láser a través de la luz para biopsia de un endoscopio flexible. El láser generalmente se aplica en modo de no contacto con un alto nivel de potencia (70 a 150 vatios) y a una distancia de 0,5 a 1 cm del tumor. Se recomiendan a dilatación inicial y una técnica retrógrada para permitir el tratamiento de la totalidad del tumor en una o dos sesiones (fig. 22-1). En el caso de un tumor asociado con una obstrucción completa puede utilizarse un abordaje anterógrado con el tratamiento de 1 a 2 cm por vez y la eliminación de los restos necróticos antes de proseguir con la dilatación del segmento ulterior. No obstante la terapia láser por lo general se aplica en pacientes ambulatorios, se ha descrito un caso de paliación efectiva en una sola sesión mediante un abordaje retrógrado bajo anestesia general.[44] Si bien el modo de contacto permite la utilización de menores niveles de potencia y una disminución de la retroalimenta-

Cuadro 22-1. *Factores que afectan la elección de la modalidad paliativa*

Característica	Terapia láser	Intubación			TFD
		Prótesis plástica	Prótesis metálica autoexpandible revestida		
Localización del tumor					
Cervical	±	−	−		+
Medio	+	+	+		+
Distal	+	+	+		+
UEG	±	±	±		+
Tipo de tumor					
Exofítico	+	+	+		+
Infiltrante	−	±	±		+
Extrínseco	−	+	+		−
Longitud del tumor					
<5 cm	+	±	+		+
>5 cm	±	+	+		+
Obstrucción					
Circunferencial	±	+	+		+
No circunferencial	+	+	+		+
FTE	−	+	+		−
Costo	$$	$	$$$		$$$

TFD, terapia fotodinámica; UGE, unión gastroesofágica; FTE, fístula traqueoesofágica; +, adecuado; −, inadecuado; ±, variablemente adecuado; $, bajo costo; $$, costo moderado; $$$, alto costo elevado.

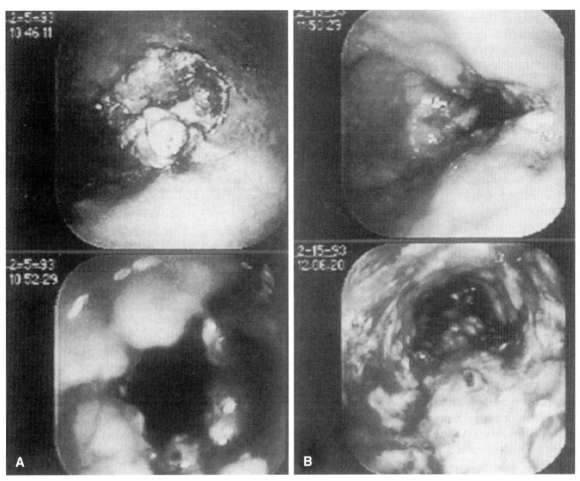

Fig. 22-1. Aspecto endoscópico de un adenocarcinoma distal antes (**A**) y 3 días después (**B**) de una sesión única de terapia láser. Las imágenes reproducidas son proximales *(arriba)* y distales *(abajo)* a la estenosis tumoral.

ción tactil, un estudio comparativo no reveló ninguna ventaja en relación con el modo de no contacto en cuanto a la cantidad de sesiones de tratamiento, el alivio de la disfagia o la tasa de complicaciones.[59] El modo de contacto puede ser apropiado en el caso de recurrencias anastomóticas y crecimiento del tumor sobre la superficie externa de la endoprótesis.

Los tumores relativamente cortos (<6 cm), no coagulados, exofíticos y no circunferenciales localizados en los tercios medio o distal del esófago son los más apropiados para la terapia láser. Los tumores predominantemente submucosos o asociados con compresión extrínseca no son apropiados para una terapia láser sin riesgos. Los tumores de la unión esofagogástrica pueden ser angulados, lo que dificulta los disparos paralelos. Los tumores circunferenciales son más propensos al desarrollo de estrecheces después del tratamiento con láser.

La tasa de éxito técnico de la terapia láser varía entre el 90 y el 100%, no obstante la tasa promedio de éxito funcional es del 75 al 80%.[60] Alrededor de un tercio a la mitad de los pacientes tratados tienen disfagia recurrente; por este motivo se recomienda repetir el estudio endoscópico después de transcurridas 4

a 6 semanas. Hasta un 25% de los pacientes pueden requerir intubación con el transcurso del tiempo.[68] Se han estudiado los factores predictivos de una terapia láser exitosa.[8,10,38,48,49] La tasa de paliación satisfactoria de las lesiones cervicales es baja (30 a 50%). Naveau y col.[49] evaluaron 11 variables como signos pronósticos de mejoría sintomática. Después de transcurridos 3 meses una respuesta satisfactoria al tratamiento inicial con rayo láser y una longitud tumoral inferior a 6 cm se correlacionaron con un pronóstico más favorable. Después de transcurridos 6 meses el pronóstico más favorable se asoció con cuatro variables: una respuesta sintomática inicial, una longitud tumoral menor de 6 cm, la presencia de un adenocarcinoma y un tumor localizado a una distancia mayor de 27 cm de los incisivos. En la mayoría de las series no se observó una correlación entre la histología y la respuesta.[48] Un estado general deficiente (a menudo secundario a la anorexia), la presencia de debilidad general y el dolor se asociaron con un pronóstico funcional más desfavorable.[6]

La ventaja de la terapia láser consiste en la tasa de complicaciones reducida asociada con ella. En la revisión de una serie que incluyó a 431 pacientes se documentó una tasa de perforación del 3%, la formación de una fístula en el curso de las dos semanas de tratamiento en un 2,3% y una hemorragia significativa en un 1,4% de los pacientes.[61] La perforación a menudo fue consecuencia de la dilatación previa a la aplicación del láser. El tratamiento combinado con quimioterapia y radioterapia o con radioterapia exclusivamente se asoció con un aumento del riesgo de formación de fístula.[20,52] Ell y Demling[20] estudiaron a 1.359 pacientes en 59 centros de terapia láser. Las complicaciones principales consistieron en perforación (4,1%), formación de fístula (2,1%), sangrado (0,7%) y sepsis (0,6%). La tasa de mortalidad asociada con el tratamiento fue del 1%.

La terapia láser fue combinada con braquiterapia y radioterapia con haz de rayos externo con la finalidad de mejorar la paliación en pacientes con cáncer de esófago. En un estudio prospectivo en el que se comparó la terapia láser exclusiva con la combinación de láser y braquiterapia el intervalo libre de disfagia inicial fue mayor (el doble) en pacientes con un carcinoma espinocelular tratados con braquiterapia coadyuvante.[63] El agregado de braquiterapia (en dosis altas, 10 Gy con iridio-192) después de la recanalización de un adenocarcinoma obstructivo con láser en 19 pacientes mostró un intervalo libre de disfagia de mayor duración en comparación con controles históricos tratados con láser exclusivamente.[71] En otro estudio 67 pacientes con un cáncer irresecable del esófago o el cardias gástrico fueron aleatorizados en un grupo tratado con observación y un grupo tratado con radioterapia externa (30 Gy en 10 fracciones) después de una recanalización tumoral exitosa con láser. El intervalo libre de disfagia inicial y la duración del intervalo entre los tratamientos con terapia láser (intervalo de tratamiento) aumentaron significativamente (de 5 a 9 semanas).[64]

TERAPIA FOTODINÁMICA

La terapia fotodinámica es una técnica atérmica capaz de necrosar selectivamente los tejidos malignos. Este método se basa en la inyección intravenosa de un compuesto sensible a la luz (fotosensibilizante) que se concentra selectivamente en los tejidos malignos. Una vez activado por una luz con la longitud de onda apropiada el compuesto genera un oxígeno singlete (hidroperóxido) citotóxico y otros radicales reactivos que provocan la destrucción tisular. En la actualidad la terapia fotodinámica para el tratamiento de estrecheces esofágicas malignas se lleva a cabo utilizando el fotosensibilizante fotofrina Photofrin® aprobado por la Food and Drug Administration. La dosis de fotofri-

na utilizada con mayor frecuencia es de 2 mg/kg y la luz se aplica generalmente 48 a 72 horas después de la administración del fármaco mediante un láser que emite un haz de 690 nanómetros. El láser se acopla a una fibra de cuarzo flexible con un extremo difusor cilíndrico de distintas longitudes para obtener una iluminación uniforme del tejido efector. Los tejidos normales no se ven mayormente afectados, no existe toxicidad acumulativa y la toxicidad sistémica es escasa.[62]

La terapia fotodinámica es particularmente valiosa para el tratamiento de tumores largos, estrechos y angulados; tumores totalmente obstructivos y estrecheces cervicales, además de tumores infiltrantes planos.[69] La complicación más frecuente de la terapia fotodinámica es la fotosensibilidad cutánea. Con los agentes fotosensibilizantes actuales los pacientes deben evitar la exposición a la luz solar y las luces de interior muy potentes durante 30 días. Otros efectos colaterales incluyen fiebre transitoria, dolor torácico y derrames pleurales. Las complicaciones mayores como perforación, formación de fístulas y estrecheces se han comunicado en un 10 a un 20% de los casos.[69]

La terapia fotodinámica es onerosa y la tecnología debe ser perfeccionada. Es necesario desarrollar nuevos agentes fotosensibilizantes que acorten el lapso transcurrido entre la administración del fármaco y la administración del láser, sean activados por longitudes de onda más largas que permitan una mayor penetración tisular y presenten un grado menor de fotosensibilidad cutánea. Los sistemas de emisión de luz deben ser mejorados a fin de aumentar la eficacia de la terapia fotodinámica. Aún no se sabe con certeza si el agregado de otras modalidades, como la quimioterapia local y sistémica y la radioterapia, a la terapia fotodinámica aumenta la eficacia del tratamiento.

Se realizaron dos ensayos aleatorizados en los que la terapia fotodinámica fue comparada con el tratamiento con láser Nd:YAG. En el primero de ellos Heier y col.[26] aleatorizaron a 22 pacientes en un grupo tratado con terapia fotodinámica y a 20 pacientes en un grupo tratado con láser. Después de un mes de tratamiento la terapia fotodinámica se asoció con una mejoría más significativa de la ingesta nutricional, el puntaje de Karnofsky y el grado esofágico independientemente de la localización o la histología tumorales y el antecedente de un tratamiento previo. El segundo ensayo consistió en un ensayo multicéntrico de envergadura en el que 218 pacientes fueron aleatorizados en un grupo tratado con láser Nd:YAG y un grupo tratado con terapia fotodinámica.[34] El grado de paliación de la disfagia fue similar en ambos grupos de tratamiento. Cabe señalar que en un 25% de los pacientes no se documentó ninguna mejoría. Despues de un mes de tratamiento la tasa de respuesta fue significativamente mayor en los pacientes tratados con terapia fotodinámica que en los pacientes tratados con láser (20% frente a 3,2%, *p* = 0,05). El análisis reveló una mayor respuesta a la terapia fotodinámica en subgrupos de pacientes con tumores de los tercios cervical y distal del esófago, tumores mayores de 10 cm de largo y antecedentes de tratamiento previo.

INTUBACIÓN: PRÓTESIS PLÁSTICAS

La intubación peroral con una prótesis de material plástico probablemente represente el método más utilizado en todo el mundo para la paliación de un cáncer de esófago. Los tubos utilizados (fig. 22-2) generalmente tienen un diámetro interno de 10 a 12 mm, un diámetro externo de 14 a 17 mm, un diseño infundibular proximal para facilitar el anclaje tumoral y prevenir la migración caudal y una pestaña distal para evitar un desplazamiento cefálico. La colocación de prótesis plásticas es sencilla, rápida y barata y conduce a un alivio inmediato de la disfagia. Estos tubos son particularmente valiosos en pacientes con tumores asimétricos largos o tortuosos, tumores asociados con compresión extrínseca o fístulas esofagorrespiratorias. La intubación a menudo se utiliza después del fracaso de otros métodos paliativos. Una contraindicación general a la intubación ha sido la presencia de un tumor a una distancia de 2 a 3 cm del cricofaríngeo. No obstante, la colocación de un tubo, con modificación o sin ella, ha sido bien tolerada por pacientes con tumores cervicales.[24,35] La compresión de la vía aérea requiere la extracción inmediata del tubo.

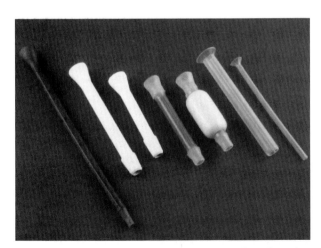

Fig. 22-2. Prótesis plásticas. De izquierda a derecha: tubo Celestin® (Medoc Ltd. Tetbury, Rreino Unido); tubos Atkinson (Key Med Inc.; Spring Valley, NY); tubos de silicona Wilson-Cook sin manguito y con manguito (Wilson-Cook; Winston-Salem, NC); tubos salivales Montgomery (E. Benson Hood Laboratories; Pembroke, MA).

Una de las principales limitaciones de la paliación mediante prótesis plásticas se ha relacionado con la necesidad de dilatar inicialmente el tumor hasta un diámetro mayor de 45 Fr. La revisión de varias series revela una tasa de perforación temprana del 6%.[43,60,73] Otras complicaciones tempranas potenciales incluyen hemorragia (3,5%), neumonía por aspiración (0 a 2%) y migración del tubo (15%). Las complicaciones tardías incluyen la obstrucción del tubo (9,5%), el desalojo del tubo (8%), la necrosis por compresión y el reflujo gastroesofágico (complicación casi universal si el tubo atraviesa la UEG).[43,61,73] La oclusión del tubo puede ser consecuencia de una impacción alimentaria, el sobrecrecimiento tumoral en cualquiera de los extremos del tubo o la angulación del tubo con enclavamiento del extremo distal en las paredes gástrica o esofágica. La migración temprana o tardía del tubo puede ser secundaria a un anclaje insuficiente del tubo o a una retracción del tumor como consecuencia de un tratamiento ulterior (p. ej., radioterapia).

En general se comunican tasas de éxito superiores al 90%. En una revisión de varias series la tasa de mortalidad hospitalaria promedió el 8%.[60] Aproximadamente un tercio de los pacientes son capaces de ingerir alimentos sólidos después de la intubación, pero en la mayoría de los casos la ingesta se limita a alimentos semisólidos. Los pacientes deben ser instruidos para que mastiquen completamente los alimentos, permanezcan en posición erecta durante la ingestión de éstos y beban una gran cantidad de líquido durante las comidas.

En series más recientes[42,51] se han documentado tasas de morbilidad y mortalidad más reducidas. En un estudio prospectivo de 265 pacientes realizado en la India se comunicó la incidencia inmediata de complicaciones en un 4,3% de los casos, complicaciones tardías en un 12,7% y una tasa de mortalidad relacionada con el procedimiento del 3,9%.[42] Esta mejoría de los resultados se atribuyó a una dilatación lenta y gradual del tumor, la utilización de un tubo de menor diámetro para facilitar la inserción de la prótesis y la utilización de una prótesis blanda modificada. ¡El costo asociado con el procedimiento se estimó en tan solo 15 dólares! Los ensayos destinados a comparar los stents plásticos con las endoprótesis metálicas autoexpandibles se comentan más adelante.

INTUBACIÓN: ENDOPRÓTESIS METÁLICAS AUTOEXPANDIBLES

Las endoprótesis metálicas autoexpandibles para la paliación del cáncer de esófago han adquirido popularidad debido a la facilidad técnica de su colocación y a la tasa de complicación reducida asociada con ellas. El entusiasmo despertado en una fase inicial se ha visto disminuido por la apreciación ulterior de una tasa de reintervención tardía significativa.

Las endoprótesis utilizadas con mayor frecuencia en las diversas series publicadas han sido 1) la endoprótesis en Z (Z-stent) de Gianturco (Wilson-Cook), 2) el Wallstent® (Boston Scientific, Natick, MA), 3) el Ultraflex® (Boston Scientific) y 4) el EsophaCoil® (Instent, Eden Prairie, MN) (fig. 22-3). (La empresa fabricante del Wallstent, The Schneider Division, fue adquirida por Boston Scientific en 1998.) El cuadro 22-2 resume las características de estas cuatro prótesis. Si bien las primeras endoprótesis tenían revestimiento, mostraban tasas de crecimiento tumoral interno inaceptables y ello condujo al desarrollo de nuevas prótesis revestidas con poliuretano. El diseño de cada

una de éstas tiene características distintivas: malla de acero inoxidable (Wallstent); malla de revestimiento entretejida (Ultraflex), segmentos interconectados de acero inoxidable con una configuración en zig-zag (endoprótesis en Z de Gianturco) y un diseño helicoidal (EsophaCoil). Las fuerzas radiales de las prótesis varían según el metal utilizado y el diseño del dispositivo. La magnitud de la fuerza radial de las distintas endoprótesis varía de la siguiente manera (de mayor a menor): EsophaCoil, Wallstent, en Z de Gianturco y Ultraflex.

La ventaja de la endoprótesis radica en la capacidad de comprimir y limitar el calibre de la misma hasta el de un catéter para reducir el calibre del dispositivo utilizado para su inserción. Las endoprótesis son colocadas y desplegadas en el interior del tumor maligno bajo control endoscópico, fluoroscópico o una combinación de ambos métodos. Las tasas de éxito y complica-

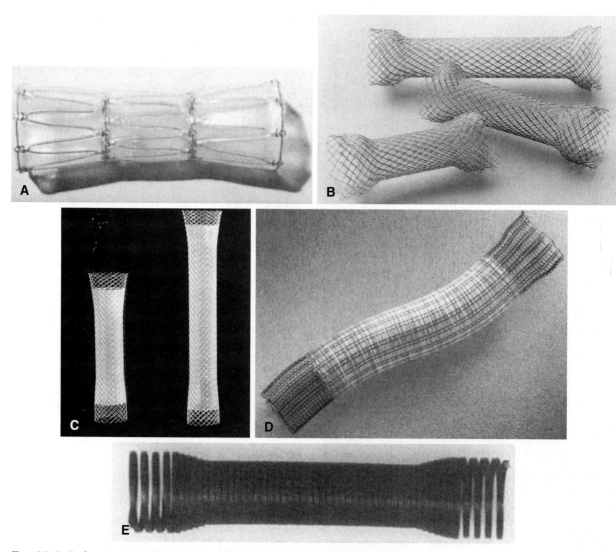

Fig. 22-3. Endoprótesis metálica autoexpandible. **A.** Prótesis en Z (Z-stent) de Gianturco (Wilson-Cook; Winston-Salem, NC). **B.** Wallstent I® (Boston Scientific). **C.** Wallstent II® (Boston Scientific). **E.** EsophaCoil® (Instent).

Cuadro 22-2. *Prótesis metálicas autoexpansibles*

Características	Endoprótesis revestida de Schneider		Endoprótesis revestida Ultraflex®	EsophaCoil®	Endoprótesis en Z (Z-stent) de Gianturco
	I	II			
Material de la endoprótesis	Elgiloy®	Elgiloy®	Nitinol (níquel y titanio)	Nitinol	Acero inoxidable
Estructura	Malla	Malla	Malla de revestimiento entretejida	Helicoidal	Segmentaria, configuración en zig-zag
Diámetro del sistema de desplegamiento (Fr)	38	38	24 / 24	32	28
Diámetro interno expandido (mm)	18	19	18 / 18	14, 16, 18, 20	18
Diámetro máximo externo del extremo proximal (mm)	28	28	23 / 28	18, 21, 24, 25,5	25
Longitud total de la endoprótesis (mm)	80, 100, 130	100, 150	100, 120, 150	75, 100, 150	60, 80, 100, 120, 140
Longitud del stent revestido (mm)	60, 80, 110	80, 130	70, 90, 120	No revestido	60, 80, 100, 120, 140
Acortamiento de la endoprótesis (>20%) una vez desplegada	Sí	Sí	Sí	Sí	No

ciones aparentemente son similares con ambas modalidades.[46] En el caso de las revestidas Ultraflex y Wallstent la longitud de la prótesis es determinada por la longitud del segmento afectado. Se requiere una de por lo menos 4 a 6 cm más largo que la estrechez para compensar el acortamiento del dispositivo después de la expansión. Los extremos proximal y distal del tumor son marcados mediante inyecciones de material de contraste en la mucosa, el endoclipado o la colocación de marcadores radioopacos sobre la piel del paciente. Una vez desplegada la prótesis se expande gradualmente en forma atraumática (fig. 22-4). La prótesis en Z se encuentra completamente revestida y no se acorta. En el caso del tutor de Schneider es necesario ajustar la posición proximal antes de desplegar la mitad del dispositivo. El stent Ultraflex puede ajustarse en la parte proximal mediante la tracción con pinzas de biopsia después de su expansión. Aunque no es imposible retirar una endoprótesis, este procedimiento es sumamente difícil. En los casos en los que no se haya abarcado completamente el tumor puede colocarse una segunda endoprótesis dentro de la primera (fig. 22-5).

El diseño de las prótesis ha experimentado modificaciones frecuentes y por este motivo es difícil interpretar los datos derivados de la comparación entre distintos tipos. Ultraflex se despliega mediante la tracción de una cuerda que deshace el trenzado del dispositivo. Se cuenta con sistemas de liberación proximal y distal. La endoprótesis se expande progresivamente hasta alcanzar su diámetro máximo, por lo general en el curso de 2 a 4 días. En una revisión reciente del Ultraflex se resumen sus características y su performance.[46] Las versiones anteriores al Ultraflex tenían una menor fuerza radial, por lo que muchos endoscopistas utilizaban sistemáticamente un balón para dilatar las prótesis después de su liberación. La nueva versión del Ultraflex tiene una mayor fuerza radial y permite una expansión más completa. El Wallstent también ha ex-

perimentado modificaciones, como una disminución del calibre del sistema de inserción y una alteración de la configuración de los extremos no revestidos del Wallstent II. Las prótesis en Z de Gianturco y los Wallstents no mostraron problemas de expansión. Si bien las prótesis revestidas disminuyeron la tasa de crecimiento tumoral en su interior, la probabilidad de migración es mayor. Para contrarrestar este problema se colocó una pestaña proximal no revestida en ambos tipos de prótesis. En el caso de la prótesis en Z de Gianturco, completamente revestida, se agregaron una o dos hileras de pequeños ganchos de alambre en la parte externa del segmento medio de la misma para reducir el riesgo de migración.

La revisión de los resultados paliativos asociados con las endoprótesis presenta numerosos problemas. El diseño de las prótesis se ha modificado en forma continua en el curso del tiempo y muchas series incluyen distintos diseños y prótesis revestidas y no revestidas. No se cuenta con una definición universalmente aceptada de complicaciones tempranas y tardías y no siempre se comentan los tipos y la tasa de reintervenciones. Hasta el momento no existen comparaciones que tomen en cuenta las características y la localización del tumor, la presencia de fístulas esofagorrespiratorias y otros factores.

A pesar de las limitaciones de la literatura relacionada con el uso de endoprótesis autoexpandibles, en los distintos estudios se han comunicado sistemáticamente tasas altas de despliegue técnicamente exitoso del dispositivo (>90 a 95%). Como se documentó en una revisión de numerosas series publicadas entre 1992 y 1997, la tasa de complicaciones tempranas fue reducida.[21] En la mayoría de las series comunicadas los resultados se relacionan con prótesis no revestidas. El alivio de la disfagia es excelente y este hallazgo es atribuible al importante calibre luminal obtenido con las mismas. Una complicación temprana que no siempre

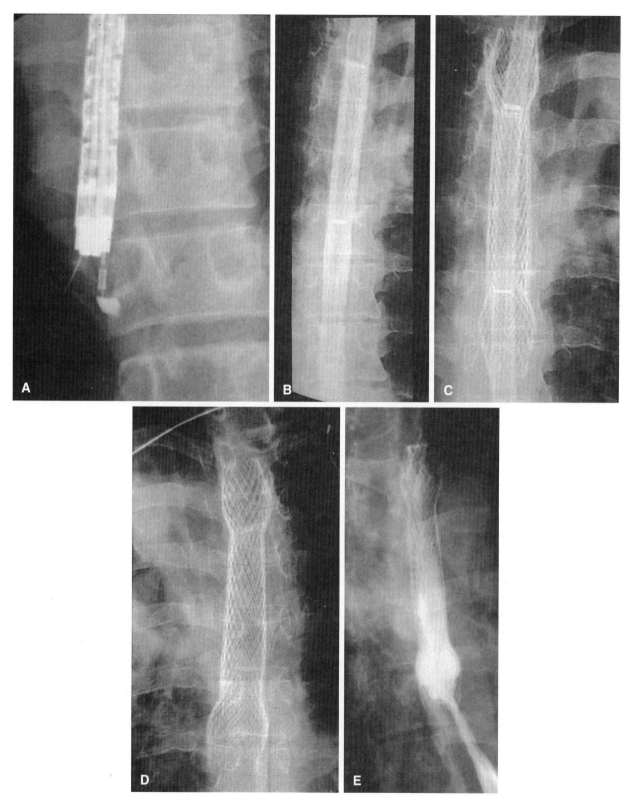

Fig. 22-4. Desplegamiento de las endoprótesis autoexpandible. **A.** Borde distal del tumor marcado con un colorante radiopaco. **B.** Sistema de desplegamiento de la endoprótesis comprimida introducida bajo guía fluoroscópica en el interior del tumor. **C.** Prótesis liberada. **D.** El dispositivo de inserción ha sido retirado y la endoprótesis se encuentra completamente expandida. **E.** Esofagografía obtenida 1 día después de la expansión completa del dispositivo.

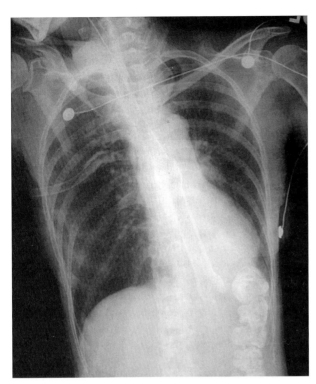

Fig. 22-5. Dos endoprótesis superpuestas para abarcar un tumor maligno sumamente largo.

es comunicada es el dolor torácico, por lo general leve y transitorio. En una serie de pacientes tratados con Ultraflex se comunicó una alta incidencia de expansión incompleta;[32,40] este hallazgo se debe a la menor fuerza radial de estos dispositivos y al tipo de tumor dilatado. Las complicaciones tardías de las endoprótesis incluyen el crecimiento del tumor por dentro o fuera del dispositivo, la migración del mismo, la impacción de alimentos, el sangrado y la formación de fístulas. Lamentablemente las tasas de complicaciones tardías y reintervención son significativas (un promedio del 36% en una revisión de numerosas series).[21] Estudios más recientes de todos los tipos de endoprótesis han confirmado tasas altas de complicaciones tardías y reintervención (p. ej., reinserción, colocación de un tubo de gastrotomía por vía endoscópica percutánea, control endoscópico de la hemorragia).[15,30,56,57,76]

La elección del tipo de endoprótesis puede depender de la localización y las características del tumor.[50] Si bien la colocación de una endoprótesis a una distancia de 2 cm o menos del músculo cricofaríngeo es complicada, existen casos de estrecheces del esófago cervical tratadas exitosamente con Ultraflex.[55,66] La migración puede representar un problema en casos de paliación por una estenosis del cardias y en estos pacientes a veces conviene utilizar una no revestida.[74] En el caso de tumores muy tortuosos e irregulares es posible que Ultraflex flexible se adapte mejor al eje del

tumor. Las endoprótesis que muestran una mayor fuerza expansiva pueden ser más eficaces para el tratamiento de tumores voluminosos y extrínsecos.

La colocación después de la administración de quimioterapia, radioterapia o una combinación de ambas modalidades mostró aumento de la tasa de complicaciones tardías.[7,28,70] No obstante, en otros estudios no se ha observado un riesgo aumentado de complicaciones tardías en esta situación.[31,58] Con la finalidad de reducir el riesgo de necrosis por compresión de la pared del esófago se ha recomendado dejar transcurrir más de 4 semanas entre el tratamiento tumoricida intraluminal y la introducción de la endoprótesis.[37]

Los estudios comparativos de los distintos tipos de endoprótesis adolecen de defectos por deficiencias de planificación, inclusión de una escasa cantidad de pacientes, heterogeneidad de las características tumorales y continuas modificaciones de las prótesis utilizadas.[46] Evidentemente la comparación entre prótesis revestidas y no revestidas revela un aumento del crecimiento tumoral interno entre los primeros, y la tasa global de reintervención depende de la tasa de migración.[1,279] En un estudio, la comparación entre las no revestidas Wallstent y Ultraflex reveló una tasa de reintervención más alta asociada con Ultraflex.[18] En otro estudio comparativo para evaluar estos dos tipos de prótesis no revestidas el Wallstent mostró tasas más altas de mortalidad relacionada con el procedimiento y complicaciones tempranas, pero el Ultraflex se asoció con tasas significativamente mayores de disfunción del dispositivo y de reintervención.[65]

PRÓTESIS PLÁSTICAS COMPARADAS CON ENDOPRÓTESIS METÁLICAS

La introducción de las endoprótesis metálicas autoexpandibles en 1990 redujo notablemente el entusiasmo despertado por las prótesis plásticas en los Estados Unidos. El requisito de una dilatación preliminar mínima, el cual reduce el riesgo de perforación, y la disminución de las tasas de morbilidad y mortalidad asociadas con el procedimiento convirtieron a las endoprótesis autoexpandibles, en la modalidad preferencial para el tratamiento de estrecheces malignas. No obstante, el costo de estos dispositivos es alto y la tasa de morbilidad a largo plazo asociada con estos dispositivos no es despreciable.[67]

En varios estudios prospectivos se han efectuado comparaciones entre las endoprótesis autoexpandibles y las prótesis tradicionales. Knyrim y col.[29] aleatorizaron a 42 pacientes en un grupo tratado con Wallstent revestido y un grupo tratado con un tubo siliconado de

Wilson-Cook (Wilson-Cook). La tasa de complicaciones relacionadas con la colocación del dispositivo fue significativamente menor en el grupo tratado con la endoprótesis autoexpandible. Las tasas de morbilidad a largo plazo fueron iguales y el grado de alivio de la disfagia fue similar en ambos grupos. DePalma y col.[16] compararon la prótesis de Wilson-Cook con el stent Ultraflex y documentaron tasas de complicaciones tempranas y tardías significativamente mayores asociadas con los tubos tradicionales. Siersema y col.[70] aleatorizaron pacientes en un grupo tratado con la prótesis en Z de Gianturco y un grupo tratado con el tubo Celestin (Medoc, Tetbury, Reino Unido). Las tasas de éxito técnico y mejoría de la disfagia fueron similares en ambos grupos, no obstante la incidencia de complicaciones mayores fue significativamente más alta en el grupo tratado con el tubo de látex Celestin.

INTUBACIÓN FRENTE A TERAPIA LÁSER

La terapia láser se ha comparado con el uso de prótesis plásticas convencionales en varios ensayos clínicos.[5,11,22,25,36] En términos de capacidad deglutoria, tres estudios revelaron un mayor grado de paliación en el grupo tratado con láser,[5,11,36] mientras que en otro estudio se documentaron resultados

funcionales similares.[22] En algunas series se documentó una tasa de complicaciones más alta en el grupo tratado con endoprótesis,[9,25] no obstante este hallazgo no fue sistemático. El grupo tratado con terapia láser requirió una mayor cantidad de procedimientos.

En un estudio,[1] la comparación entre la terapia láser y la colocación de endoprótesis metálicas autoexpandibles revestidas y no revestidas la mejoría de la disfagia fue mayor con las endoprótesis. No obstante, el grupo tratado con una endoprótesis revestida mostró una tasa de migración del dispositivo del 26% y el grupo tratado con una endoprótesis no revestida mostró una tasa de crecimiento tumoral interno del 26%. En otro estudio se confirmó el mayor alivio de la disfagia con el uso de endoprótesis.[39] Un estudio en el que se comparó la terapia láser con las endoprótesis reveló un aumento significativo de las tasas de complicaciones menores y mayores en los grupos tratados con endoprótesis metálicas y prótesis plásticas frente al grupo tratado con láser.[23]

PALIACIÓN DE FÍSTULAS ESOFAGORRESPIRATORIAS

Una fístula esofagorrespiratoria maligna conduce a una muerte temprana como consecuencia de una con-

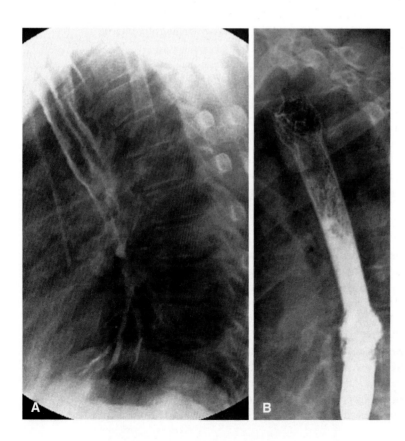

Fig. 22-6. A. Fístula esofagorrespiratoria. **B.** Sellado de la fístula mediante una endoprótesis metálica autoexpansible.

taminación pulmonar constante. Las opciones paliativas en este grupo de pacientes incluyen la exclusión y la derivación esofágicas, la intubación y la radioterapia. En algunos casos el enfoque más apropiado consiste en la implementación de un tratamiento de soporte. La intubación esofágica con prótesis plásticas ha sido el enfoque preferido en la mayoría de los casos.[72] La utilización de endoprótesis autoexpandibles para el cierre de una fístula es un método promisorio[75] (fig. 22-6). Los estudios relacionados con el uso de una endoprótesis revestida para el cierre de una fístula esofagorrespiratoria revelan una tasa de cierre que oscila entre el 70 y el 100%.[41,45,47,56] Las variaciones de las tasas de cierre comunicadas pueden deberse al uso de una definición clínica o una definición radiológica del éxito del procedimiento.[56] El sellado completo de la fístula esofagorrespiratoria con el uso de Ultraflex se ha atribuido al alto grado de flexibilidad de este tipo de prótesis, que posibilita una mayor adherencia a la pared esofágica.[19]

Referencias

1. Adam, A., Ellul, J., Wakinson, A.F., et al.: Pailiation of inoperable esophageal carcinoma: A prospective randomized trial of laser therapy and stent placement. Radiology, 202:344, 1997.
2. Agrawal, R.K., Dawes, P.J.D.K., Clague, M.D.: Combined external beam and intracavitary radiotherapy in oesophageal carcinoma. Clin. Oncol. (R. Coll. Radiol.), 4:222, 1992.
3. Ahmad, N., Goosenberg, E.B., Frucht, H., et al.: Palliative treatment of esophageal cancer. Semin. Radiat. Oncol., 4:202, 1994.
4. Albertsson, M., Ewers, S.-B., Widmark, H., et al.: Evaluation of the palliative effect of radiotherapy for esophageal carcinoma. Acta Oncol., 28:267, 1989.
5. Alderson, D., Wright, BD.: Laser recanalization versus endoscopic intubation in the paliiation of malignant dysphagia. Br. J. Surg., 77:1151, 1990.
6. Alexander, G.L., Wang, K.K., Ahlquist, D.A., et al.: Does performance status influence the outcome of Nd:YAG laser therapy of proximal esophageal tumors? Gastrointest. Endosc., 40:451, 1994.
7. Bethge, N., Summer, A., von Kleist, D., et al.: A prospective trial of self-expanding metal stents in the palliation of malignant esophageal obstruction after failure of primary curative therapy. Gastrointest. Endosc., 44:283, 1996.
8. Brunetaud, J.M., Maunouy, V., Cochelard, D., et al.: Parameters affecting laser palliation in patients with digestive cancers. Laser Surg. Med., 9:169, 1989.
9. Buset M., des Marez, B., Baize, M., et al.: Palliative endoscopic managrment of obstructive esophagogastric cancer: Laser or prosthesis? Gastrointest. Endosc., 33:357, 1987.
10. Carter, R., Smith, J.S., and Anderson, J.R.: Palliation of malignant dysphagia using the Nd:YAG laser. WorldJ. Surg., 17.608, 1993.
11. Carter, R., Smith, J.S., and Anderson, J.R.: Laser recanalization versus endoscopic intubation in the palliation of malignant dysphagia: A randormized prospective study. Br. J. Surg., 79:1167, 1992.
12. Caspers, RJ., Welvaart, K., Verkes, RJ., et al.: The effect of radiotherapy on dysphagia and survival in patients with esophageal cancer. Radiother. Oncol., 12:15, 1988.
13. Coia, L.R., Engstrom, P.E, Paul, A.R., et al.: Long-term results of infusional 5-FU, mitomycin-C, and radiation as primary management of esophageal carcinoma. Int. J. Radiat. Oncol. Blol. Phys., 20:29, 1991.
14. Coia, L., Soffen, E.M., Schultheiss, T.E., et al.: Swallowing function in patients with esophageal cancer treated with concurrent radiation and chemotherapy. Cancer, 71:281, 1993.
15. Cwikiel, W., Tranberg, K.-G., Cwikiel, M., et al.: Malignant dysphagia: Palliation with esophageal stents—long-term results in 100 patients. Radiology, 207:513, 1998.
16. DePalma, G.D., di Matteo, E., Romano, G., et al.: Plastic prótesis versus expandable metal stents for palliation of inoperable esophageal thoracic carcinoma: A controlled prospective study. Gastroint est. Endosc., 43:478, 1996.
17. Desa, L., Raghunath, A.S., Chawla, S.L., et al.: Treatment policy for management of carcinoma of the esophagus. Br. J. Surg., 75:275, 1988.
18. Dorta, G., Binek, J., Blum, A.L., et al.: Comparison between esophaeal Wallstent and Ultraflex stents in the treatment of malignant stenoses of the esophagus and cardia. Endoscopy, 29:149, 1997.
19. Dumonceau, J.M., Cremer, M., Laimand, B., et al.: Esophageal fistula sealing: Choice of stents, practical management, and cost. Gastrointest. Endosc., 49:70, 1999.
20. Ell, C., and Demling, L.: Laser therapy of tumor stenoses in the upper gastrointestinal tract: An international inquiry. Lasers Surg. Med., 7:491, 1987.
21. Ell, C., and May, A.: Self-expanding metal stents for palliation of stenosing tumors of the esophagus and cardia: A critical review. Endoscopy, 29:392, 1997.
22. Fuchs, K.H., Freys, S.M., Schaube, H., et al.: Randomized comparison of endoscopic palliation of malignant esophageal stenoses. Surg. Endosc., 5.63, 1991.
23. Gevers, A.M., Macken, E., Hiele, M., et al.: A comparison of laser therapy, plastic stents, and expandable metal stents for palliation of malignant dysphagia in patients without fistula. Gastrointest. Endosc., 48:383, 1998.
24. Goldschmid, S., Boyce, H.W., Nord, H.J., et al.: Treatment of pharyngoesophageal stenosis by polyvinyl prosthesis. Am. J. Gastroenterol., 83:513, 1988.
25. Hahl, J., Salo, J., Ovaska, R., et al.: Comparison of Nd:YAG laser therapy and oesophageal tube in palliation of oesophagogastric malignancy. Scand. J. Gastroenterol., 26:103, 1991.
26. Heier, S.K., Rothman, K.A., Heier, L.M., et al.: Photodynamic therapy for obstructing esophageal cancer: Light dosimetry and randomized comparison with Nd:YAG laser therapy. Gastroenterology, 109:63, 1995.
27. Hilis, K.S., Chopra, K.B., Pai, A., et al.: Self-expanding metal oesophageal endoprostheses, covered and uncovered: A review of 30 cases. Eur. J. Gastroenterol. Hepatol., 10:371, 1998.
28. Kinsman, K.J., DeGregorio, B.T., Katon, R.M., et al.: Prior radiation and chemotherapy increase the tisk of life-threatening complications after insertion of metallic stents for esophagogastric malignancy. Gastrointest. Endosc., 43:196, 1996.
29. Knyrim, K., Wagner, H.J., Bethge, N., et al.: A controlled trial of an expansile metal stent for palliation of esophageal obstruction due to inoperable cancer. N. Engl. J. Med., 329:1302, 1993.
30. Kozarek, R.A., Raltz, S., Marcon, N., et al.: Use of the 25 mm flanged esophageal Z stent for malignant dysphagia: A prospective multicenter trial. Gastrointest. Endosc., 46:156, 1997.
31. Kozarek, R.A., Ball, T.J., Brandabur, J.J., et al.: Expandable versus conventional esophageal prostheses: Easier insertion may not preclude subsequent stent-related problems. Gastrointest. Endosc., 43:204, 1996.

32. Lagattolla, N.R.F., Rowe, P.H., Anderson, H., et al.: Restenting malignant oesophageal strictures. Br. J. Surg., 85:261, 1998.

33. Langer, M., Choi, N.C., Orlow, E., et al.: Radiation therapy alone or in combination with surgery in the treatment of carcinoma of the esophagus. Cancer, 58:1208, 1986.

34. Lightdale, C.J., Heier, S.K., Marcon, N.E., et al.: Photodynamic.therapy with porfimer sodium versus thermal ablation therapy with Nd:YAG laser for palliation of esophageal cancer: A multicenter randomized trial. Gastrointest. Endosc., 42:505, 1995.

35. Loizou, L.A., Rampton, D., Bown, S.G.: Treatment of malignant strictures of the cervical esophagus by endoscopic intubation using modified endoprosthesis. Gastrointest. Endosc., 38:158, 1992.

36. Loizou, L.A., Grigg, D., Atkinson, M., et al.: A prospective comparison of laser therapy and intubation in endoscopic palliation for malignant dysphagia. Gastroenterology, 100:1303, 1991.

37. Maier, A., Pinter, H., Freihs, G.B., et al.: Seif-expandable coated stent after intraluminal treatment of esophageal cancer: A risky procedure? Ann. Thorac. Surg., 67:781, 1999.

38. Mason, R.C., Bright, N., McColi, I.: Palliation of malignant dysphagia with laser therapy: Predictability of results. Br J. Surg., 78:1346, 1991.

39. Mason, R.: Palliation of malignant dysphagia: An alternative to surgery. Ann. R. Coli. Surg. Engl., 78:457, 1996.

40. May, A., Seimaier, M., Hochberger, J., et al.: Memory metal stents for palliation of malignant obstruction of the oesophagus and cardia. Gut, 37:309, 1995.

41. May, A., and Ell, C.: Palliative treatment of malignant esophagore spiratory fistulas with Gianturco-Z stents. Am. J. Gastroenterol., 93:532, 1998.

42. Maydeo, A.P., Bapaye, A., Desai, P.N., et al.: Endoscopic placement of indigenous plastic esophageal endoprostheses—does it have a role in the era of expandable metallic stents? A prospective Indian study in 265 consecutive patients. Endoscopy, 30:532, 1998.

43. Mehran, RJ., and Duranceau, A.: The use of endoprosthesis in the palliation of esophageal carcinoma. Chest Surg. Clin. North Am., 4:331, 1994.

44. Mitty, R.D., Cave, D.R., and Birkett, D.H.: One-stage retrograde approach to Nd:YAG laser palliation of esophageal carcinoma. Endoscopy, 28:350, 1996.

45. Mohammed, S., and Moss, J.: Palliation of malignant tracheo-esophageal fistula using covered metal stents. Clin. Radiol., 51:42, 1996.

46. Mokhashi, M.S., and Hawes, R.H.: The Ultraflex stent for malignant esophageal obstruction. Gastrointest. Endosc. Clin. N. Am., 9:413, 1999.

47. Morgan, R.A., Ellul, J.P.M., Denton, E.R.E., et al.: Malignant esophageal fistulas and perforations: Management with plastic-covered metallic endoprostheses. Radiology, 204:527, 1997.

48. Narayan, S., and Sivak, M.V: Palliation of esophageal carcinoma. Chest Surg. Clin. North Am., 4:347, 1994.

49. Naveau, S., Chiesa, A., Poynard, T., et al.: Endoscopic Nd:YAG laser therapy as palliative treatment for esophageal and cardial cancer. Dig. Dis. Sci., 35:295, 1990.

50. Neuhaus, H.: The use of stents in the management of malignant esophageal strictures. Gastrointest. Endosc. Clin. North Am., 8:503, 1998.

51. O'Hanlon, D.M., Callanan, K., Karat, D., et al.: Outcome, survival, and costs un patients undergoing intubation for carcinoma of the esophagus. Am. J. Surg., 174:316, 1997.

52. Overholt, B.F.: Laser and photodynamic therapy of esophageal cancer. Semin • Surg. Oncol., 8:191, 1992.

53. Pakisch, B., Kohek, P, Poier, E., et al.: Iridium-192 high dose tate brachytherapy combined with external beam irradiation in non-resectable oesophageal cancer. Clin. Oncol. (R. Coll. Radiol.), 27:7, 1993.

54. Petrovich, Z., Langholz, B., Forment, S., et al.: Management of carcinoma of the esophagus: The role of radiotherapy. Am. J. Clin. Oncol., 14:80, 1991.

55. Pocek, M., Maspes, F., Masala, S., et al.: Palliative treatment of neoplastic strictures by self-expanding nitinol Strecker stent. Eur. Radiol., 6:230, 1996.

56. Pomvood, G.L., and Reed, C.E.: The use of lasers and stents in malignant esophageal disease. In Franco, K.L., and Putnam, J.B. (eds.): Advanced Therapy in Thoracic Surgery. Hamilton, Ontario, BC Decker, 1998, p.441.

57. Raijman, I., Siddique, I., Ajani, J., et al.: Palliation of malignant dysphagia and fistulae with coated expandable metal stents: Experience with 101 patients. Gastrointest. Endosc., 48:172, 1998.

58. Raijman, I., Siddique,I., and Lynch, P.: Does chemoradiation therapy increase the incidence of complications with self-expanding coated stents in the management of malignant esophageal strictures? Am. J. Gastroenterol., 92:2192, 1997.

59. Redford, C.M., Ahlquist, D.A., and Gostout, C.G.: Prospective comparison of contact with noncontact Nd:YAG laser therapy for palliation of esophageal carcinoma. Gastrointest. Endosc., 35:394, 1989.

60. Reed, C.E.: Comparison of different treatments for unresectable esophageal cancer World J. Surg., 19:828, 1995.

61. Reed, C.E.: Endoscopic palliation of esophageal carcinoma. Chest Surg. Clin. North Am., 4:155, 1994.

62. Saidi, R.F., and Marcon, N.E.: Nonthermal ablation of malignant esophageal strictures. Gastrointest. Endosc. Clin. North Am., 8:465, 1998.

63. Sander, R., Hagenmueller, F., Sander, C., et al.: Laser versus laser plus afterloading with iridium-192 in the palliative treatment of malignant stenosis of the esophagus: A prospective randomized and controlled study. Gastrointest. Endosc., 37:433, 1991.

64. Sargeant, I.R., Tobias, J.S., Blackman, G., et al.: Radiotherapy enhances laser palliation of malignant dysphagia: A randomized study. Gut, 40:362, 1997.

65. Schmassmann, A., Meyerberger, C., Knuchel, J., et al.: Self-expanding metal stents in malignant esophageal obstruction: A comparison between two stent types. Am. J. Gastroenterol., 92:400, 1997

66. Segalin, A., Granelli, P., Bonavina, L., et al.: Self-expanding esophageal prosthesis: Effective palliation for inoperable carcinoma of the cervical esophagus. Surg. Endosc., 8:1343, 1994.

67. Segalin, A., Bonavina, A., Carazzone, A., et al.: Improving results of esophageal stenting: A study on 160 consecutive unselected patients. Endoscopy, 29:701, 1997.

68. Shmueli, E., Myszor, M.F., Burke, D., et al.: Limitations of laser treatment for malignant dysphagia. Br. J. Surg., 79:778, 1992.

69. Siersma, P.D., Dees, J., and Van Blankenstein, M.: Palliation of malignant dysphagia from oesophageal cancer. Scand. J. Gastroenterol., 35(Suppl. 225):75, 1998.

70. Siersma, P.D., Hop, W.C.J., Dees, J., et al.: Coated self-expanding metal stents versus latex prostheses for esophagogastric cancer with special reference to prior radiation and chemotherapy: A controlled, prospective study Gastrointest. Endosc., 47:113, 1998.

71. Spencer, G.M., Thorpe, S.M., Sargeant, I.R., et al.: Laser and brachytherapy in the palliation of adenocarcinoma of the esophagus and cardia. Gut, 39:726, 1996.

72. Spivak, H., Katariya, K., Lo, A.Y, et al.: Malignant tracheo-esophageal fistula: Use of esophageal endoprosthesis. J. Surg. Oncol., 63:65, 1996.

73. Tygat, G.N.J.: Endoscopic therapy of esophageal cancer: Possibilities and limitations. Endoscopy, 22:263, 1990.

74. Vakil, N., Morris, A., Segalin, A., et al.: Prospective, controlled, randomized. multicenter comparison of covered and uncovered expandable metal stents in malignant GE junction obstruction (Abstract). Gastrointest. Endosc., 47.AB77, 1998.

75. Wallace, M.B., and Van Dam, J.: Endoscopic management for malignant tracheoesophageal fistulas. J. Crit. Illness, 13:759, 1998.

76. Wengrower, D., Fiorini, A., Valero, J., et al.: EsophaCoil: Long-term results in 81 patients. Gastrointest. Endosc., 48:376, 1998.

23

Tumores benignos y quistes del esófago

RICHARD F. HEITMILLER

GENERALIDADES

Los tumores benignos y los quistes del esófago son raros. Patterson[1] identificó solamente 62 casos comunicados de tumores benignos del esófago en un período de 215 años (entre 1717 y 1932). En series de autopsia independientes, Moersch y Harrington[2] y Plachta[3] comunicaron una prevalencia de tumores benignos o quistes del esófago del 0,59% (44/7.459) y el 0,45% (90/19.982), respectivamente. La revisión de series de autopsia realizada por Plachta es la que mejor resume las características globales de los tumores benignos y los quistes del esófago. Esta revisión revela que de un total de 504 tumores esofágicos identificados en la autopsia, un 82% fueron malignos y un 18% benignos. Los tumores benignos fueron más frecuentes en los hombres que en las mujeres. La edad media de los pacientes evaluados fue de 45 años en los casos sintomáticos y 68 años en los pacientes asintomáticos, aunque el rango etario fue amplio (22 a 92 años). Entre los 90 tumores benignos del esófago se observaron 49 leiomiomas (54%), 23 pólipos (27%), 3 quistes (3%), 3 hemangiomas (3%) y 2 papilomas.[2] Se documentó una prevalencia ligeramente más alta de tumores benignos en el tercio inferior del esófago.

Aunque estas lesiones pueden alcanzar un tamaño significativo, en la mayoría de los casos comunicados se destaca la infrecuencia de los síntomas. Vinson y col.[4] evaluaron 4.000 pacientes que se presentaron en la Clínica Mayo con disfagia e identificaron solamente 3 casos de tumores esofágicos benignos. Los síntomas más frecuentemente asociados con los tumores benignos y los quistes del esófago comprenden disfagia, regurgitación, odinofagia, tos y sibilancias.

Un 10% (9 de 90) de los pacientes con tumores benignos del esófago evaluados por Plachta debió ser sometido a un tratamiento quirúrgico.[3] Comunicaciones más recientes sugieren que los tumores benignos y los quistes del esófago son una indicación infrecuente para la esofagectomía. Davis y Heitmiller[5] realizaron 45 esofagectomías por una enfermedad benigna, y solo en 2 de estos casos (5%) la indicación quirúrgica fue la presencia de un tumor benigno. El examen his-

topatológico de estos dos tumores reveló un leiomioma y un schwannoma melanótico. La presencia de un tumor benigno no fue una indicación para la esofagectomía transhiatal en ninguno de los 166 casos revisados por Orringer y Stirling.[6] En una serie quirúrgica de 20 pacientes comunicada por Mansour y col.[7] se documentaron 13 leiomiomas, 4 quistes, 2 pólipos y un caso de mioblastoma de células granulares. La baja frecuencia de los tumores benignos y los quistes del esófago exige que el cirujano se mantenga particularmente alerta para poder detectarlos.

ANTECEDENTES HISTÓRICOS

La primera descripción de un tumor esofágico benigno, un leiomioma, fue atribuida a Sussius[8] en el año 1559. Desde entonces se acrecentó lentamente la experiencia relacionada con los tumores benignos y los quistes del esófago debido a la baja frecuencia de esta patología. La primera descripción anatomopatológica de un leiomioma ha sido atribuida por Seremetis[9] a Virchow en 1863. Uno de los primeros estudios destinados a evaluar la prevalencia de tumores benignos del esófago fue realizado por Vinson y col.,[4] de la Clínica Mayo, en 1926. En 4.000 pacientes que se presentaron con disfagia en la Clínica Mayo, el síntoma fue atribuido a un tumor benigno del esófago solamente en 3 casos. La infrecuencia de estas lesiones fue ulteriormente corroborada por Patterson[1] en 1932, quien identificó solamente 61 casos comunicados de tumores benignos y quistes del esófago durante los 215 años precedentes. Este fenómeno actualmente se considera una característica distintiva de estos tumores.

Si bien la mayoría de los pacientes con tumores benignos del esófago son asintomáticos, muchos de los primeros casos comunicados se asociaban con síntomas. Arrowsmith (1877)[10] describió el caso de un paciente con un tumor esofágico polipoide benigno asociado con una disfagia tan severa que el paciente falleció como consecuencia de un cuadro de desnutrición. Moersch y Harrington (1944)[2] observaron la ausencia de síntomas en solamente 1 de 15 pacientes con tumores benignos del esófago. Esto se debe a que estos pacientes fueron evaluados antes del advenimiento de los métodos endoscópicos y radiográficos modernos, los cuales acrecentaron la probabilidad de establecer el diagnóstico de lesiones asintomáticas.

Una de las primeras comunicaciones terapéuticas se atribuye a Vater (citado en la referencia 11) quien describió en 1750 a un paciente con un pólipo esofágico que se desprendió espontáneamente y fue regurgitado. En 1818, Dubois (citado en la referencia 12) ligó con éxito un tumor esofágico polipoide intraluminal que más tarde se desprendió durante el sueño del paciente; este episodio condujo a la regurgitación y la aspiración del tumor con asfixia resultante. Mackenzie[11] describió 2 pacientes en quienes los tumores fueron extirpados mediante un tipo de sonda esofágica (probang) que consiste en una varilla larga y flexible con un apósito de gasa en un extremo. La primera resección quirúrgica a cielo abierto de un tumor benigno del esófago generalmente es atribuida a Oshawa[13] y data de 1933; sin embargo, Storey y Adams[14] identificaron un caso comunicado un año antes por Sauerbruch[15] en el que se describe la resección transpleural de un leiomioma. La primera intervención quirúrgica exitosa realizada en los Estados Unidos ha sido atribuida a Churchill[16] en el año 1937.

CLASIFICACIÓN

Se propusieron tres esquemas de clasificación que se resumen en el cuadro 23-1. El primero, propuesto por Sweet y col.[17] y Moersch y Harrington,[2] se basa en características clínicas y anatomopatológicas macroscópicas. Estos autores clasificaron los tumores según la capa del esófago en la que se originaban (mucosa, submucosa o muscular). El segundo es una clasificación anatómica atribuida a Nemir y col.[18] que categoriza a los tumores del esófago según la célula de origen en epiteliales, no epiteliales y heterotópicos. El tercer sistema clasifica los tumores benignos y quistes del esófago según la localización y las manifestaciones clínicas (radiográficas y endoscópicas). Un ejemplo de este tercer enfoque, citado por Reed[19] y atribuido a Herrera,[20] clasifica los tumores en intraluminales, intramurales y extramurales. Otro esquema, propuesto por Avezzano y col.[21], clasifica a los tumores en dos grupos: intramurales-extramucosos y mucosos-intraluminales. Estos dos esquemas de clasificación similares combinados dan origen a un tercer esquema de clasificación basado en los hallazgos clínicos. La descripción de los tumores benignos específicos y los quistes del esófago presentada a continuación se basa en este último esquema de clasificación.

Cuadro 23-1. *Esquemas de clasificación propuestos para los tumores benignos del esófago*

I. Clasificación según la capa esofágica de origen[2,17]
   a. Mucosos
   b. Submucosos
   c. Musculares
II. Clasificación según la región anatómica de origen[18]
   a. Epiteliales
   b. No epiteliales
   c. Heterotópicos
III. Clasificación según la localización y el aspecto clínico[19,20,55]
   a. Intramurales-extramucosos
   b. Intraluminales-mucosos
   c. Quistes y duplicaciones

INTRAMURALES-EXTRAMUCOSOS

Leiomioma

El leiomioma del esófago es el tumor esofágico benigno más frecuente. La frecuencia creciente con la que se está diagnosticando el leiomioma esofágico es consecuencia de los avances en los métodos diagnósticos y no de un verdadero aumento de la prevalencia global. En la actualidad, la mayoría de los casos aislados de leiomioma esofágico no es comunicada. Las características clínicas de los pacientes con estos tumores descritas en revisiones antiguas realizadas por Storey y Adams,[14] Seremetis y col.,[9] Sweet y col.[17] y Postlethwait y Lowe[8] siguen teniendo vigencia en la actualidad. Los avances más modernos comprenden la aplicación de marcadores citogenéticos para la clasificación y la estadificación de las lesiones, la utilización de ecografía endoscópica con fines diagnósticos y la introducción de técnicas mínimamente invasivas para el tratamiento quirúrgico de estos tumores.

Los leiomiomas del esófago son infrecuentes. Muchos de ellos sin duda pasan desapercibidos debido a su pequeño tamaño. La frecuencia de estos tumores, estimada en base al estudio de series de autopsia, varía ampliamente 1:63,6 y 1:18.847 pacientes. Esta variación depende en parte del celo con el que el anatomopatólogo investigue la presencia de un leiomioma. Por ejemplo, Postlethwait y Musser[22] identificaron 51 leiomiomas en 1.000 piezas de autopsia no selectas (1:19,6 pacientes) utilizando como método una evaluación histológica sistemática del esófago. La mayoría de los tumores detectados por estos autores eran pequeños (1 a 4 mm de diámetro) y podrían haber pasado desapercibidos durante la inspección macroscópica. Lortat-Jacob[23] estimaron que los leiomiomas representan un 0,4% de todos los tumores del esófago. Los leiomiomas representan aproximadamente las dos terceras partes de todos los tumores benignos del esófago, y solo un 6% de todos los leiomiomas gastrointestinales se originan en el esófago. El cáncer de esófago es 50 veces más frecuente que el leiomioma.

Las características de los pacientes son similares en todas las series comunicadas. En una revisión de 838 pacientes con leiomiomas, Seremetis y col.[9] documentaron una edad media de 44 años (12 a 80 años). La relación hombre:mujer fue de 1,9:1. En una revisión previa, Storey y Adams[14] habían demostrado que la incidencia de leiomioma era similar (21 a 24,7%) para cada una de las cuatro décadas entre los 20 y los 60 años de edad. En la serie de estos autores, los porcentajes de hombres y mujeres fueron del 64,6 y el 35,4%, respectivamente. En una serie de menor envergadura, Sweet y col.[17] documentaron una edad media de 41,2 años (19 a 67 años) y una distribución sexual similar a la comunicada por Storey y Adams.

Postlethwait y Lowe[8] propusieron una clasificación de los leiomiomas basada en los hallazgos macroscópicos. Estos autores clasifican los leiomiomas en las categorías: 1, redondo u ovalado (solitarios o múltiples); 2, solitarios con extensión y 3, confluyentes (confluencia limitada o leiomiomatosis). Desde una perspectiva macroscópica, los leiomiomas esofágicos son tumores firmes bien delimitados con un patrón arremolinado en la superficie de corte y pueden ser lisos o nodulares. No se observa una cápsula fibrosa específica. Estos tumores por lo general son intramurales, y la mucosa esofágica suprayacente usualmente está intacta. No obstante ello, algunos leiomiomas (2%) se originan por fuera de la pared esofágica en su totalidad y están conectados con ella por un pedículo de tejido conectivo. Un pequeño subgrupo de tumores (1%) se presenta como una lesión polipoide intraluminal. Aunque los tumores de mayor tamaño pueden adherirse a las estructuras circundantes, estas lesiones no son invasivas. En un 1,8 a un 3,9% de los casos la lesión está calcificada. El examen microscópico de los leiomiomas revela células fusiformes uniformes dispuestas en fascículos o remolinos, como se observa en la figura 23-1. El tejido fibroso puede estar ausente, pero su presencia tiende a aumentar en relación directamente proporcional al tamaño del tumor. No se observa una cápsula fibrosa.

En general, los leiomiomas miden entre 2 y 5 cm de diámetro, aunque se comunicaron lesiones de solo algunos milímetros y tumores de hasta 22 cm de diámetro. Los tumores que pesan más de 1.000 g generalmente se describen como gigantes. Los leiomiomas pueden adoptar diversas formas y presentar un aspecto uniforme o bizarro. Se describieron lesiones esféricas, ovaladas, espiraladas y en forma de herradura. La gran mayoría de los leiomiomas (97%) son solitarios; el 3% restante está representado por tumores múltiples. En algunos casos toda la capa muscular lisa del esófago está ocupada por pequeños tumores conflu-

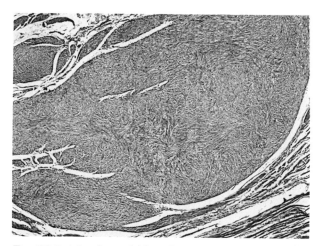

Fig. 23-1. Microfotografía de un leiomioma intramural bien delimitado que revela células fusiformes de aspecto uniforme organizadas en fascículos o remolinos.

yentes; este cuadro se designa con el nombre de leiomiomatosis. Según Seremetis y col.,[9] la distribución de los leiomiomas es la siguiente: tercio inferior del esófago, 56%; tercio medio del esófago, 33% y tercio inferior del esófago, 11%.

En épocas pasadas se pensaba que los leiomiomas se originaban en las células musculares lisas de la muscularis mucosae, la capa muscular, la pared de los vasos sanguíneos o restos embrionarios retenidos en la pared del esófago. Los estudios citogenéticos actuales sugieren que los leiomiomas se originan en las células intersticiales de Cajal (CIC), las cuales regulan el peristaltismo intestinal. Estas células poseen la capacidad de evolucionar hacia células musculares lisas y dar origen a leiomiomas, en células nerviosas y dar origen a schwannomas o en tumores mesenquimáticos indiferenciados con rasgos celulares estrómicos y dar origen a tumores de las células estrómicas del tracto gastrointestinal. Se identificaron marcadores citogenéticos específicos que permiten diferenciar estos tres tipos de tumores y demostrar un sitio de origen común. Estos hallazgos citogenéticos explican en parte la similitud histológica observada a menudo entre estos tres tipos de tumores y el hecho de que estos tumores hayan sido documentados simultáneamente en un mismo paciente.[24,25]

Los síntomas asociados con los leiomiomas fueron exhaustivamente revisados por Seremetis y col.[9] y siguen siendo válidos en la actualidad. Estos síntomas se resumen en el cuadro 23-2. Aproximadamente la mitad de los pacientes con leiomiomas son asintomáticos. En los pacientes sintomáticos predominan la disfagia y el dolor. El dolor por lo general es retroesternal o epigástrico y a menudo se describe como una sensación opresiva. A diferencia de los leiomiomas originados en el estómago, los leiomiomas esofágicos raramente sangran. La duración de los síntomas es pro-

Cuadro 23-2. *Leiomiomas esofágicos: síntomas principales*

Síntoma	Prevalencia
Disfagia	47,5%
Dolor	45%
Pirosis	40%
Pérdida de peso	24%
Duración de los síntomas	30% >5 años
	30% >2 años
	40% 11 meses*

*Duración promedio de los síntomas.
De Seremetis M.G.; Lyons W.S; DeGuzman, V.C. y Peabody, J.W.: Leiomyomata of the esophagus: An analysis of 828 cases. Cancer, 38:2166, 1976.

longada. Un 60% de los pacientes comunicaron la presencia de síntomas durante 2 años o más. El 40% restante padeció síntomas durante un período medio de 11 meses. Storey y Adams[14] destacaron que en el paciente sintomático a menudo se observan múltiples manifestaciones de la enfermedad. Estos autores también observaron que un 10% de los pacientes padecían síntomas respiratorios, tales como tos, disnea o ambos trastornos. Sweet y col.[17] identificaron el tamaño del tumor como el factor aislado de mayor importancia para determinar la probabilidad de la aparición de síntomas y la severidad de las manifestacones clínicas. Se comunicó el caso de una niña de 13 años de edad con una osteoartropatía hipertrófica y un leiomioma esofágico.[28] La osteoartropatía remitió rápidamente después de la resección del leiomioma.

Los trastornos históricamente asociados con los leiomiomas esofágicos comprenden hernia hiatal, divertículos y acalasia. Amer y col.[27] documentaron trastornos de la motilidad esofágica diferentes de los observados en la acalasia en cuatro pacientes; en estos casos el patrón de motilidad se normalizó después de la extirpación del leiomioma. La asociación del leiomioma con alteraciones de la motilidad esofágica no debe sorprender si se considera que los tumores se originan en las CIC, las cuales son responsables de la motilidad gastrointestinal. Otros trastornos que deben considerarse en el diagnóstico diferencial del leiomioma comprenden el cáncer de esófago, otros tumores benignos o quistes del esófago, anomalías vasculares y tumores pulmonares y mediastínicos.

Los leiomiomas no se asocian con ningún síntoma específico. Un 50% de los pacientes con leiomiomas es asintomático. Los pacientes sintomáticos presentan síntomas solapados y a menudo vagos. Asimismo, no existen hallazgos físicos característicos de un leiomioma esofágico. Un tumor de gran tamaño, sobre todo si se extiende por fuera de la pared esofágica, puede ser visualizado en una radiografía simple de tórax. Las características de los leiomiomas en las imágenes radiográficas obtenidas durante la deglución de bario han sido claramente descritas.[8,28-30] La esofagografía contrastada

revela una lesión segmentaria que provoca una indentación focal en la columna del medio de contraste deglutido (fig. 23-2). La imagen semilunar generalmente revela que la mitad de la masa ocupante se encuentra en la pared del esófago y el resto se extiende en el interior de la luz. La unión entre la masa y la pared del esófago presenta bordes bien definidos (en un ángulo que se aproxima a los 90º). La obstrucción al flujo de material de contraste es de bajo grado. La mucosa suprayacente al tumor se encuentra indemne pero presenta un aspecto liso debido al estiramiento provocado por el tumor subyacente. La mucosa de la pared esofágica opuesta está intacta. La dilatación del segmento esofágico proximal es un hallazgo inusual. Los tumores localizados en la unión gastroesofágica o en su vecindad a menudo son de mayor tamaño, provocan la angulación del esófago y aplanan la superficie luminal. Estos tumores pueden asociarse con una dilatación del esófago proximal y simular una acalasia. Los leiomiomas pueden ser evaluados mediante la tomografía computarizada (TC), la cual revela la presencia de masas submucosas. La administración de un medio de contraste por vía oral facilita la visualización de estas lesiones. La TC es particularmente valiosa para el estudio de tumores de mayor tamaño, sobre todo si se extienden por fuera de la pared del esófago, y para evaluar la interfa-

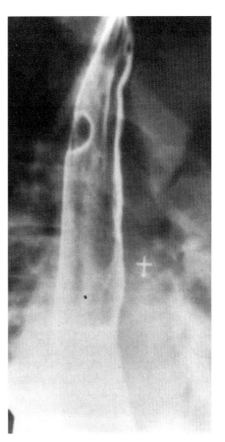

Fig. 23-2. Esofagografía contrastada que revela los hallazgos característicos asociados con un leiomioma.

se entre el tumor y el mediastino. Las características endoscópicas de los leiomiomas también se describieron con precisión[23,33] y comprenden: 1) una protrusión tumoral segmentaria en la luz del esófago, 2) una mucosa esofágica suprayacente indemne, 3) un estrechamiento de la luz del esófago sin obstrucción y 4) una masa ocupante móvil (fig. 23-3). Por último, la ecografía endoscópica (EE) demostró ser útil para el diagnóstico y la estadificación de los leiomiomas. La EE confirma el diagnóstico mediante la demostración del origen submucoso de la masa ocupante (fig. 23-4). Esta modalidad también puede permitir descartar con certeza una masa quística que simula un leiomioma. Los patrones ecoicos internos del tumor contribuyen a diferenciar una lesión benigna de un tumor maligno.[32,33] En un estudio, Kawamoto y col.[34] observaron que un 98% de los leiomiomas era anecoico, de ecogenicidad intermedia o hipoecoicos. La EE también permite definir con precisión los límites del tumor.

El tratamiento de elección sigue siendo la extirpación del tumor mediante la sección de la capa muscular del esófago y la extracción del leiomioma sin traumatizar la mucosa subyacente. Si la mucosa se encuentra abierta deberá cerrarse mediante puntos de sutura invertidos estándares. Luego se reaproximan las fibras musculares seccionadas por arriba del defecto. Este procedimiento se denomina enucleación[8,17,19] y se ilustra en la figura 23-5. La mayoría de los procedimientos de enucleación fueron llevados a cabo a través de una toracotomía. En el caso de tumores localizados en el tercio inferior del esófago se recurre a una toracotomía izquierda, mientras que en el caso de tu-

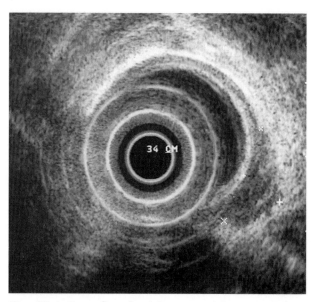

Fig. 23-4. Ecografía endoscópica en un paciente con un leiomioma qie permite apreciar el tamaño y la localización del tumor. Los bordes del tumor se encuentran indicados por los tres marcadores de barrido (*, x, +).

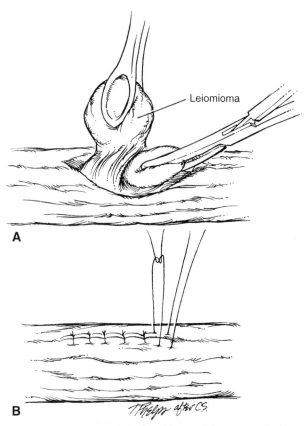

Fig. 23-5. Ilustración de la técnica de enucleación. **A.** Las fibras musculares del esófago se seccionan y el leiomioma se extrae de la pared del esófago con un instrumento romo. **B.** Después de la enucleación del tumor se reaproximan los bordes del defecto muscular.

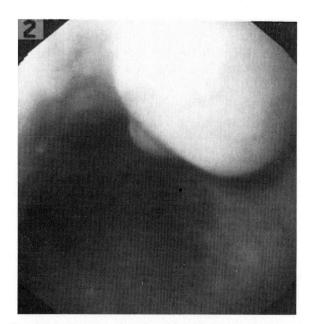

Fig. 23-3. Aspecto endoscópico de un leiomioma. Se observan la protrusión segmentaria del tumor, la mucosa suprayacente indemne y un estrechamiento luminal sin obstrucción.

mores intratorácicos más proximales se recomienda una toracotomía derecha. En fecha más reciente se describieron casos de enucleación con técnicas videotoracoscópicas.[35-37] La esofagoscopia intraoperatoria simultánea con un endoscopio flexible ayuda a localizar la lesión, estabilizar el esófago y proteger la mucosa de lesiones accidentales. Se comunicó la enucleación de leiomiomas del tercio inferior del esófago mediante una laparotomía y un abordaje transhiatal. En la serie comunicada por Seremetis y col.,[9] la resección esofágica fue necesaria en un 10% de los casos. Las indicaciones para la resección comprendieron tumores de gran tamaño (>8 cm de diámetro), tumores anulares, la presencia de adherencias densas a la mucosa subyacente y la presencia de lesiones accidentales significativas de la pared esofágica durante la disección. En raros casos estos tumores se presentan como pólipos intraluminales y pueden ser resecados por vía endoscópica. La reconstrucción esofágica después de la resección debe llevarse a cabo teniendo presente que el paciente padece una enfermedad benigna.

Los resultados publicados indican que el tratamiento quirúrgico de los leiomiomas del esófago es inocuo.[8,19] Rendina y col.[38] comunicaron una tasa de mortalidad operatoria del 1,3% y el 10,5% para la enucleación y la esofagectomía, respectivamente. En una serie más reciente de 66 pacientes publicada por Bonavina y col.[39] un 95,5% de los pacientes fue tratado con enucleación y un 4,5% con esofagectomía. La enucleación fue realizada mediante una toracotomía en 50 casos (79%), una laparotomía en 5 pacientes (8%) y videotoracoscopia en 8 casos (13%). Las indicaciones para la esofagectomía comprendieron tumores difusos o de gran tamaño. En esta serie no se documentó ningún caso fatal. Los datos disponibles sugieren una declinación constante de la mortalidad operatoria asociada con el tratamiento quirúrgico de estos tumores en pacientes adultos. Entre los pacientes pediátricos la tasa de mortalidad operatoria es más elevada (21%), lo que sin duda refleja la mayor cantidad de esofagectomías requerida en este grupo de pacientes.[19,40]

Los leiomiomas rara vez se observan en personas menores de 10 a 12 años.[19,40] En la población pediátrica el leiomioma afecta con mayor frecuencia a las niñas y se asocia con un compromiso esofágico difuso en más del 91% de los casos. La disfagia es el síntoma de presentación más frecuente. En estos pacientes a menudo se piensa erróneamente en una acalasia. El carácter difuso de la enfermedad en los niños determina que a menudo sea necesario recurrir a la esofagectomía.

Tumor de células granulares

Los tumores de células granulares (TCG), también conocidos como mioblastomas de células granulares, son tumores submucosos infrecuentes que rara vez afectan al esófago. Los TCG y los leiomiomas esofágicos son tumores submucosos intramurales que comparten numerosas manifestaciones clínicas, tales como los síntomas e presentación, el enfoque diagnóstico y las opciones terapéuticas. La primera descripción de estos tumores fue atribuida a Abrikossof en 1926, y la primera comunicación de un TCG esofágico data de 1931.[8] Los TCG pueden afectar a cualquier órgano sistémico, pero por lo general se localizan en la submucosa lingual, las mamas, el sistema respiratorio y el tracto gastrointestinal. La mayoría de los TCG son benignos. Los TCG malignos representan solamente un 2 a un 3% del total. Los distintos artículos publicados consignan alternativamente un predominio masculino[41] o femenino[42] de estos tumores. Es probable que la frecuencia de los TCG sea similar en personas de ambos sexos.[8] La edad promedio en el momento del diagnóstico oscila entre 40 y 44 años. Si bien la experiencia con los TCG aumenta progresivamente, aún se generan debates relacionados con el origen celular específico de estas lesiones, con la diferenciación entre tumores benignos y malignos y con las recomendaciones para un tratamiento óptimo.

En la actualidad prevalece el concepto de un origen nervioso en el interior de la pared del esófago. Las células de los TCG poseen rasgos ultraestructurales similares a los de las células de Schwann y se tiñen positivamente para las proteínas nerviosas S-100 y enolasa específica de neuronas (NSE).[8,19] Los TCG esofágicos representan solo un 1 a un 2% del total. La mayoría (50 a 63%) de los TCG esofágicos se localizan en el tercio distal del esófago. Un 20% de los pacientes presentan TCG esofágicos múltiples. La mayoría de los pacientes con un TCG del esófago no presentan TCG en otros órganos, aunque en un 5 a un 14% de los pacientes se detectan TCG en otros órganos.[42] Macroscópicamente, el tumor se origina en la submucosa y protruye en la luz del esófago. Los TCG presentan un color amarillo claro característico. La mucosa suprayacente está indemne, pero a menudo es tan transparente que parece ausente. El examen microscópico revela células tumorales pálidas con núcleos pequeños y citoplasma abundante de aspecto típicamente granular (fig. 23-6). La mucosa suprayacente presenta una hiperplasia seudoepiteliomatosa. No existe ningún patrón histológico característico que permita definir un TCG maligno. La diferenciación entre tumores benignos y malignos se establece en base a los hallazgos clínicos e histológicos. Los TCG malignos se asociaron con invasión local y metástasis.

Los síntomas provocados por los TCG y los leiomiomas esofágicos son muy similares y comprenden disfagia, dolor retroesternal o molestias difusas y, con menor frecuencia, náuseas y vómitos. En un 50% de los casos los tumores son asintomáticos. Coutinho y col.[41]

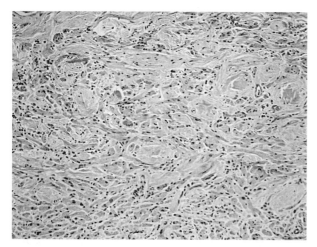

Fig. 23-6. Microfotografía de un tumor de células granulares que revela la presencia de células fusiformes de aspecto relativamente uniforme con un citoplasma eosinófilo groseramente granular.

demostraron que la frecuencia de los síntomas se correlaciona directamente con el tamaño del tumor, como se observa en la figura 23-7. En la serie de estos autores, las frecuencias de síntomas en pacientes con tumores de 10 mm o menos, 11 a 20 mm, 21 a 30 mm y 31 a 40 mm fueron del 25%; el 52,2%; el 77,7% y el 80%, respectivamente. El diagnóstico diferencial de

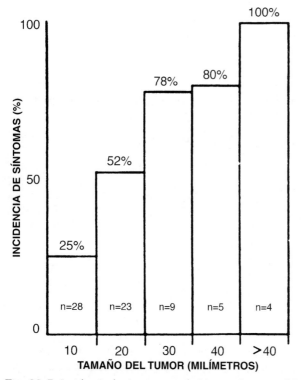

Fig. 23-7. Incidencia de síntomas en relación con el tamaño del tumor de células granulares. (De Coutinho, D.S. de S.; Soga, J.; Yoshikawa, T. y col.: Granular cell tumors of the esophagus. A report of two cases and review of the literature. Am. J. Gastroenterol., 80:758, 1985 (con autorización).

pacientes con un presunto TCG comprende otros tumores benignos esofágicos y el cáncer de esófago.

Al igual que en el caso de los leiomiomas, los métodos diagnósticos preferenciales son la esofagografía con contraste y la endoscopia. La esofagografía baritada muestra un defecto de llenado de contorno regular que indenta la columna de bario. Los tumores más pequeños son difíciles de identificar en la radiografía, mientras que los de mayor tamaño pueden provocar una obstrucción esofágica de alto grado. La endoscopia revela una lesón polipoide amarillenta con "forma de mola" que protruye en la luz del esófago.[43] Las biopsias endoscópicas de estos tumores a menudo no son diagnósticas. La ecografía endoscópica contribuye a identificar el sitio de origen y la magnitud de estas lesiones. Tada y col.[43] realizaron EE y describieron a los TCG como lesiones sólidas hiperecoicas rodeadas por una submucosa hipoecoica que no mantiene continuidad con la capa muscular.

El manejo de pacientes con TCG sigue siendo motivo de debates. Postlethwait y Lowe[8] sostienen que estos tumores requieren un tratamiento agresivo con resección quirúrgica en el momento del diagnóstico debido a la imposibilidad de diferenciar con certeza las lesiones benignas de los tumores malignos. Otros autores propusieron un tratamiento conservador con seguimiento endoscópico en el caso de tumores más pequeños y asintomáticos. Estos autores fundamentan este enfoque conservador en la baja frecuencia de malignidad y la posibilidad de un seguimiento endoscópico del tumor. El problema sigue irresuelto. Generalmente se acepta que la presencia de síntomas y un crecimiento tumoral rápido son indicaciones para la extirpación quirúrgica del tumor. La modalidad terapéutica estándar es la resección local transtorácica del TCG. No se comunicó el uso de métodos videotoracoscópicos para la resección de estas lesiones. La tasa de mortalidad operatoria es de aproximadamente un 2%. Se describió la resección endoscópica de los TCG, pero aparentemente se asocia con riesgo de recurrencia local. Se comunicó un caso de TCG tratado mediante la inyección de alcohol endoscópica dirigida por EGE.[45]

Hemangioma

Los hemangiomas son tumores vasculares benignos originados en la submucosa del esófago. Estas lesiones son raras y en la literatura universal solo se comunicaron menos de 100 casos. En la serie de Plachta,[3] los hemangiomas representaron un 3% de todos los tumores benignos del esófago. Gentry y col.[46] observaron que solamente 11 de 261 (4,2%) tumores vasculares gastrointestinales se localizaron en el esófago. La primera descripción de un hemangioma esofágico, tratado con radio, fue atribuida a Vinson y col.[47] en

1926. No se cuenta con datos que permitan definir las características demográficas de los pacientes con un hemangioma esofágico. Riemenschneider y Klassen[48] observaron un ligero predominio en el sexo masculino y un rango etario que abarca entre el período neonatal y los 72 años de edad.

La inspección macroscópica de un hemangioma revela una masa polipoide de color azulado originada en la submucosa de la pared esofágica. Algunos hemangiomas son pequeños y forman masas quísticas simples. En otros casos los tumores pueden ser voluminosos y multinodulares. Los hemangiomas no son lesiones circunferenciales y pueden afectar cualquier segmento del esófago. En una revisión de 58 pacientes, Govoni[49] observó que la mayoría de los hemangiomas se localizaba en los tercios medio o distal del esófago. El examen microscópico revela una proliferación de espacios vasculares benignos de aspecto cavernoso. Las masas multinodulares presentan tabiques fibrosos. La mucosa suprayacente está indemne.

Los síntomas comprenden disfagia, hemorragia y dolor o molestias retroesternales. En los adultos, los síntomas pueden ser de duración relativamente breve (2 meses) o crónicos (7 años).[48] La disfagia por lo general es leve aun en presencia de tumores voluminosos debido al carácter no circunferencial y compresible de estas lesiones. La hemorragia secundaria a la ruptura del tumor puede ser masiva e incluso fatal. Aproximadamente de un tercio a la mitad de los pacientes con hemangiomas son asintomáticos.

La esofagografía con bario revela masas tumorales submucosas bien delimitadas. La endoscopia revela una lesión submucosa polipoide de color azulado. y compresible; no se aconseja la obtención de muestras para biopsia.[50] Se utilizó la EGE para la identificación y la estadificación de estos tumores vasculares. A diferencia de lo observado en relación con los leiomiomas o los tumores de células granulares, la TC es particularmente valiosa para el diagnóstico y la planificación del tratamiento en pacientes con hemangiomas.[51] La resonancia magnética también fue utilizada para el diagnóstico de hemangiomas, sobre todo en pacientes con tumores voluminosos.

Se propuso una amplia gama de modalidades para el tratamiento de los hemangiomas esofágicos, tales como la resección endoscópica,[52] la fulguración, la escleroterapia,[53] la radioterapia y la resección a cielo abierto o videotoracoscópica.[54] La extirpación de estas lesiones generalmente puede llevarse a cabo mediante la resección local o la enucleación, aunque a veces se requiere una esofagectomía. La intervención quirúrgica es relativamente inocua y se asocia con una tasa de mortalidad de aproximadamente un 2%.[8] No se comunicaron casos de recurrencia después de la resección. Los datos relacionados con la resección endoscópica derivan exclusivamente de comunicaciones de ca-sos, pero el seguimiento limitado indica resultados aceptables.

Otros tumores intramurales

Todos los tumores benignos del esófago son infrecuentes. Los tumores intramurales más frecuentes son los leiomiomas, los tumores de células granulares y los hemangiomas, los cuales fueron comentados por separado. Se comunicaron algunos casos raros de otros tumores intramurales que mencionaremos brevemente a continuación.

Los rabdomiomas son tumores raros del músculo esquelético estriado del tercio superior del esófago. Hasta el momento no se identificaron suficientes casos para determinar las características clínicas de estas lesiones. Los lipomas y los fibromas generalmente protruyen en la luz del esófago en forma de pólipos, pero también pueden manifestarse como masas submucosas. Los schwannomas comparten numerosos rasgos histopatológicos y clínicos con los leiomiomas. Ambos tipos de tumores se originan en las células troncales intersticiales de Cajal. Los schwannomas provocan los mismos síntomas que los leiomiomas y se diagnostican de la misma manera. El tratamiento recomendado es la enucleación quirúrgica. Se comunicaron casos de restos ectópicos congénitos de tejido pancreático, tiroideo y paratiroideo en la pared del esófago.[8] En algunos casos estos tejidos se asociaron con actividad hormonal. El tratamiento consiste en la resección local o la enucleación.

INTRALUMINALES-MUCOSOS

Pólipo fibrovascular

Los pólipos fibrovasculares le siguen en frecuencia a los leiomiomas y representan el tumor benigno intraluminal más frecuente. El término pólipo fibrovascular abarca una amplia gama de pólipos intraluminales específicos, tales como fibromas, fibrolipomas, miomas, mixofibromas, lipomas pediculados y pólipos fibroepiteliales. Estos tumores comparten rasgos patogénicos, clínicos, diagnósticos y terapéuticos similares independientemente del tipo histológico específico del pólipo. Aunque esta teoría no ha sido comprobada, se postuló que estos pólipos se originarían como un engrosamiento de la submucosa que se extiende hacia la luz esofágica formando un pólipo como consecuencia de los movimientos peristálticos del esófago. Los pólipos generalmente se originan en el segmento proximal del esófago inmediatamente distal al músculo cricofaríngeo. Los pólipos pueden alcanzar un gran tamaño y provocar una dilatación del esófago o ser lo suficientemente largos para introducirse en el estómago. La manifestación clínica más notable de los pólipos fibrovasculares consiste en la regurgitación del pólipo a través de la orofaringe, desde donde puede ser nuevamente deglutido, seccionado por una mordida y expectorado o aspirado. Avezzano y col.[21] comunicaron un predominio en el sexo masculino (75%) y una prevalencia máxima en la sexta y la séptima décadas de la vida. Postlethwait y Lowe[8] observaron que la presencia de pólipos en hombres con una edad promedio de 54,7 años y en mujeres con una edad promedio de 43,4 años. En la serie de estos autores, un 69% de los pacientes con pólipos eran del sexo masculino (cuadro 23-3).

Macroscópicamente, los pólipos son masas cilíndricas unidas por un pedículo a la pared del esófago, por lo general en el tercio proximal. La longitud de los pólipos varía entre menos de 1 cm y más de 20 cm. El tamaño promedio es de 5 cm.[57] Los pólipos pueden ser suficientemente largos para extenderse hacia el interior del estómago, en donde el ácido provoca ulceraciones focales. El diámetro de los pólipos puede ser suficiente para provocar una dilatación del esófago. Se comunicaron casos de pólipos múltiples. Los pólipos se localizan en los segmentos cervical, torácico superior, torácico medio y esofágico inferior en un 80%, un 2%, un 8% y un 10% de los pacientes, respectivamente.[8] El examen histológico revela tejido fibroso maduro con cantidades variables de tejido vascular y células adiposas. El predominio de uno de estos tres componentes determina la denominación específica del pólipo (p. ej., fibrolipoma, mixofibroma), que está revestido por una mucosa lisa intacta. No se comunicaron casos de degeneración maligna de los pólipos esofágicos, aunque se documentó como mínimo un caso de carcinoma espinocelular coexistente.[55]

Salvo por la regurgitación del pólipo, estos tumores no se asocian con hallazgos físicos característicos. Los síntomas potenciales comprenden la disfagia intermitente, la regurgitación del pólipo y trastornos respiratorios. Los pólipos que se extienden en el interior del estómago pueden ulcerarse y sangrar, lo que conduce a una anemia y a los síntomas resultantes de ella. Levine y col.[56] observaron que los síntomas más frecuentes eran la disfagia (87%) y los trastornos respiratorios (25%). La regurgitación del pólipo hacia la cavidad bucal se documentó en solo un 12% de los casos. En la experiencia de Levine y col., la duración promedio de los síntomas fue de 17 meses, aunque en un 44% de los pacientes los síntomas duraron 6 meses o menos. Se comunicó hasta un 30% de casos asintomáticos. La esofagografía con bario revela un defecto de llenado polipoide que se desplaza en el interior de la luz del esófago durante la deglución. La obstrucción esofágica de alto grado es infrecuente. Los pólipos de mayor tamaño pueden provocar una dilatación del esófago que simule una acalasia. Los pólipos pueden pasar inadvertidos durante la endoscopia debido a que la mayoría de ellos se originan en el esófago proximal y están revestidos por una mucosa de aspecto normal. La EE revela un pólipo intraluminal ecodenso.[55] La TC revela una masa intraluminal de densidad heterogénea.[57] El diagnóstico diferencial de un presunto pólipo fibrovascular comprende el schwannoma polipoide, el leiomioma y el hamartoma.

El tratamiento consiste en la resección del pólipo, incuidos los puntos de origen y fijación. La resección incompleta puede conducir a la recurrencia de la lesión. Históricamente, estas lesiones fueron extirpadas mediante técnicas a cielo abierto con apertura de la pared del esófago, preferentemente en un ángulo de 180 grados en el área opuesta a la base del pólipo, y la escisión del pólipo y su pedículo junto con un pequeño manguito de mucosa. Luego se reaproximan los bordes del defecto mucoso y se cierra la esofagotomía. Este procedimiento es llevado a cabo mediante una incisión cervical en el caso de tumores proximales y una toracotomía en el caso de tumores más distales. Se comunicaron casos de resección endoscópica en presencia de tumores con poca vascularización. Sin embargo, la resección incompleta de la base del pólipo implica un riesgo de recurrencia local. No se comunicaron casos de muerte relacionada con el tratamiento de los pólipos esofágicos.[21]

Papiloma espinocelular

El papiloma es un tumor benigno que afecta a la mucosa esofágica. Estos tumores son raros. En series de autopsia se documentó una frecuencia del 0,01 al 0,04% de la población general.[57] La primera descripción histológica de los papilomas fue atribuida a Adler y col.,[58] en 1959. Los papilomas afectan con mayor frecuencia a los hombres que a las mjujeres (2:1). La edad en el momento del diagnóstico varía entre 40 y 70 años. La etiología de los papilomas se desconoce,

Cuadro 23-3. *Edad y sexo de 55 pacientes con pólipos fibrovasculares*

Edad (años)	Hombres	Mujeres
20-29	3	5
30-39	3	3
40-49	6	1
50-59	11	4
60-69	8	4
70-79	5	0
80-89	2	0

De Postlethwait, R.W. y Lowe, J.E.: Benign tumors and cysts of the esophagus. En Zuidema, G.D. (dir.): Shackelford's Surgery of the Alimentary Tract, tomo I, 4ª ed., Philadelphia, W.B. Saunders, 1996, pp. 369-386.

pero se propusieron el reflujo gastroesofágico u otro tipo de irritación crónica de la mucosa como posibles causas. En fecha más reciente, Politoske[59] informó un caso de papiloma esofágico asociado con el papilomavirus humano. la importancia de esta lesión es incierta. No se documentó ninguna transformación maligna de papilomas, pero se comunicaron casos de diseminación sistémica progresiva fatal.

Los papilomas por lo general son lesiones sésiles solitarias que afectan al segmento distal del esófago. La mayoría de las lesiones son pequeñas y miden menos de 1 cm de diámetro. El examen microscópico revela un núcleo central de tejido conectivo recubierto de células espinosas hiperplásicas (fig. 23-8).

La mayoría de los pacientes con papilomas son sintomáticos. Algunos pacientes pueden referir una disfagia leve. Existe una asociación entre los papilomas y el reflujo gastroesofágico y la úlcera péptica.[58] En consecuencia, algunos pacientes pueden presentarse con síntomas de estos trastornos asociados. El examen físico no revela ningún hallazgo característico. El examen endoscópico generalmente revela lesiones de color rosado o carne en el segmento distal del esófago. A simple vista estas lesiones pueden confundirse con un carcinoma espinocelular. El diagnóstico se confirma mediante la biopsia. No se recomienda una investigación diagnóstica ni una estadificación ulteriores.

Los datos publicados hasta el momento no permiten establecer con certeza si estas lesiones deben ser seguidas o resecadas en forma agresiva. Evidentemente, en primer lugar debe confirmarse el diagnóstico y la presencia de un cáncer debe ser descartada mediante la biopsia. En el caso de una lesión localizada y pediculada el enfoque óptimo probablemente consista en la resección endoscópica y el seguimiento del paciente. Se comunicaron casos de recurrencia y diseminación del papiloma después de la fulguración con rayo

láser, la resección endoscópica o la escisión quirúrgica. El riesgo de siembra, recurrencia o proliferación de los papilomas determinó que Politoske[59] recomendase resecar los papilomas con el menor grado de manipulación posible.

QUISTES Y DUPLICACIONES

Los quistes y las duplicaciones se comentan en forma conjunta debido a la similitudes etiológicas, clinicas radiográficas y terapéuticas entre ambos tipos de lesiones. Los estudios de autopsia en la población general indican que la incidencia de quistes esofágicos sería de 1:8.200 personas.[60] El 10 al 15% de todas las duplicaciones gastrointestinales son de origen esofágico. Los quistes se diagnostican con mayor frecuencia en los hombres que en las mujeres, y en los niños que en los adultos. Los quistes y las duplicaciones representan alrededor del 0,5 al 3,3% de todos los tumores benignos del esófago. Sin embargo, en la población pediátrica las duplicaciones representan el 12% de todas las masas ocupantes del mediastino. Se estima que solo un 25 a un 30% de los pacientes con quistes son adultos. Postlethwait y Lowe[8] demostraron una distribución etaria bifásica en los pacientes con quistes. Un 41% de los pacientes con quistes del esófago se presentó antes de los 9 años de edad y un 38% entre los 20 y los 49 años de edad. La primera descripción de un quiste fue atribuida a Blassius, en 1711, y la primera resección de un quiste fue comunicada por Sauerbruch y Fick en 1931.[15]

La clasificación de los quistes esofágicos más frecuentemente citada es la propuesta por Arbona y col.[62] y se presenta en el cuadro 23-4.

Los quistes y las duplicaciones son de origen congénito. Una teoría postula que el intestino anterior embrionario temprano está revestido por células cilíndricas ciliadas que crecen hasta obliterar la luz. Más tarde se secretan vacuolas que coalescen, se alinean y dan lugar a la luz del intestino. Se sugirió la posibilidad de

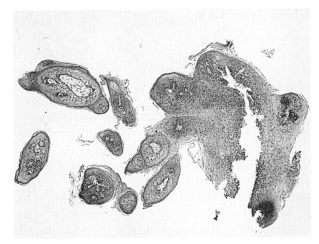

Fig. 23-8. Microfotografía de un papiloma espinocelular que revela la ausencia de epitelio escamoso displásico y un núcleo central de tejido conectivo.

Cuadro 23-4. *Clasificacón de los quistes esofágicos*

  I. Congénitos
      a. Por duplicación
      b. Broncogénicos
      c. Gástricos
      d. De inclusión
  II. Otros
      a. Neuroentéricos
  III. Adquiridos
      a. Por retención (solitarios o múltiples)

Datos obtenidos de Arbono, J.L.; Fazzi, G.F. y Mayoral, J.: Congenital esophageal cysts: Case report and review of the literature. Am. J. Gastroenterol., 79:177, 1984.

que algunas vacuolas aisladas se separen y permanezcan en el seno de la pared esofágica para luego generar duplicaciones o quistes.[19,61,62] Hutchison y Thomson[63] propusieron otra hipótesis. Dado que el tubo endodérmico destinado a formar el intestino forma parte del saco vitelino, o arquenterón, estos autores piensan que todos los quistes gastrointestinales del desarrollo deberían designarse como quistes arquentéricos. Según esta teoría, en un estadio temprano del desarrollo se separaría un segmento de endodermo que no se incorpora al intestino en formación. Este segmento retendría su potencial endodérmico y por lo tanto dirigiría la formación de la pared muscular circundante por el mesodermo. No obstante ello, el hecho de que este segmento se encuentre desplazado reduciría la precisión de su diferenciación histológica, lo que explicaría la diversidad del revestimiento de estos quistes embrionarios.

Los quistes esofágicos se clasifican como duplicaciones[19,61,62] si el quiste: 1) se localiza en el interior de la pared del esófago, 2) está recubierto por dos capas musculares y 3) está revestido por un epitelio espinocelular o embrionario (cilíndrico, seudoestratificado, ciliado). Las duplicaciones por lo general son esféricas, pero pueden ser estructuras tubulares elongadas. El diámetro promedio de una duplicación esférica es de 4,5 cm. Las duplicaciones se observan con mayor frecuencia en el tercio inferior del esófago. En la serie colectiva publicada por Arbona y col.,[62] la distribución de duplicaciones en los tercios inferior, medio y superior del esófago fue del 60%, el 17% y el 23%, respectivamente. Se comunicó un caso de quiste esofágico por duplicación que se presentó como una masa ocupante del abdomen. Las duplicaciones esofágicas pueden acompañarse de duplicaciones en otras partes del tracto gastrointestinal. Los quistes por duplicación no se asocian con anomalías vertebrales. La degeneración neoplásica de una duplicación es un hallazgo raro.

Los quistes broncogénicos originados en el esófago son raros.[62] Estos quistes son consecuencia de una anormalidad de la separación del esbozo pulmonar del intestino anterior primitivo. Las células derivadas de este esbozo embrionario son secuestradas después en el interior del esófago y evolucionan hacia un quiste broncogénico. El examen histopatológico de estos quistes revela que se localizan en el interior de la pared del esófago y contienen cartílago (fig. 23-9). Estos quistes se encuentran en los tercios medio e inferior del esófago y no se asocian con anomalías vertebrales. No se comunicaron alteraciones neoplásicas.

Se piensa que los quistes gástricos se originarían en células destinadas a evolucionar hacia células gástricas pero no descienden y permanecen retenidas en el interior de la pared esofágica. Para que un quiste pueda ser clasificado como gástrico debe estar localizado en el se-

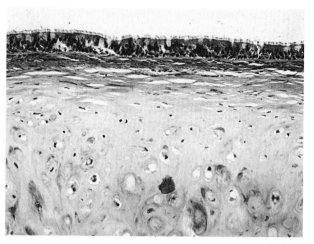

Fig. 23-9. Microfotografía de un quiste mural broncogénico que revela la presencia de cartílago maduro y epitelio cilíndrico ciliado seudoestratificado de tipo respiratorio.

no de la pared del esófago, contener una pared muscular y estar revestido por mucosa gástrica.[62] Se describieron casos asociados con producción de ácido clorhídrico, enzimas y ulceraciones y hemorragia de la mucosa.

Los quistes de inclusión son quistes intramurales que contienen epitelio respiratorio o espinocelular, no están recubiertos por músculo y no contienen cartílago. En consecuencia, estos quistes pueden ser diferenciados de los quistes por duplicación y los quistes broncogénicos. Según Arbona y col.,[62] la distribución de duplicaciones en los tercios inferior, medio y superior del esófago fue del 66%, el 24% y el 10%, respectivamente. El tamaño de estos quistes varió entre 0,5 y 20 cm. Estas lesiones no se asocian con anomalías vertebrales.

Los quistes neuroentéricos, también conocidos como quistes por duplicación del mediastino posterior, se generan durante la separación de la notocorda del endodermo del intestino anterior. Durante esta separación puede formarse un divertículo endodérmico que permanece fusionado con el esófago o unido al esófago por un pedículo y evoluciona hacia un quiste. Los quistes neuroentéricos se localizan en el mediastino posterior, están recubiertos por músculo y están revestidos por una mucosa gastrointestinal de componentes diversos.[62] Estas lesiones se asocian con anomalías vertebrales, aunque no necesariamente en el mismo nivel del quiste.

El esófago normal contiene glándulas mucosas y submucosas que pueden coalescer para formar quistes adquiridos. Los quistes pueden ser solitarios o múltiples. Los quistes múltiples se designan con el nombre de esofagitis quística. Estas lesiones varían entre algunos milímetros y 3 cm de diámetro y se localizan en el tercio superior del esófago.

Los quistes y las duplicaciones no se acompañan de hallazgos físicos característicos. Los síntomas dependen del tamaño y la localización de los quistes y la edad del paciente. Los síntomas respiratorios, tales como la tos y las sibilancias, son más frecuentes en los niños. Los síntomas gastrointestinales, tales como la disfagia, el dolor epigástrico o subesternal y la anorexia y las náuseas, son más frecuentes en los adultos. Los pacientes con quistes y duplicaciones aparentemente se asocian con una mayor incidencia de reflujo gastroesofágico. Según Cioffi y col.,[64] un 37% de los pacientes son asintomáticos en el momento de la detección de las lesiones. Los hallazgos en la esofagografía con contraste y la endoscopia son similares a los descritos en pacientes con leiomiomas, en los cuales puede observarse una masa submucosa de pared lisa. La EGE contribuye a definir la anatomía y establecer el diagnóstico. La TC también es valiosa para establecer el diagnóstico y planificar el tratamiento quirúrgico.

Las opciones terapéuticas comprenden la observación, la aspiración y la resección quirúrgica. Existen defensores de cada una de las tres opciones mencionadas antes. Las indicaciones para la resección comprenden la necesidad de controlar los síntomas, el aumento del tamaño del quiste y la exclusión de un proceso maligno. Los quistes pueden ser enucleados mediante un procedimiento similar al utilizado en pacientes con leiomiomas. Este procedimiento se llevó a cabo a través de una toracotomía a cielo abierto y con técnicas toracoscópicas asistidas por video.

Referencias

1. Patterson, EJ.: Benign neoplasms of the esophagus: Report of a case of myxofibroma. Ann. Otol. Rhinol. Laryngol., 41.942, 1932.
2. Moersch, HJ., and Harrington, S.W.: Benign tumor of the esophagus. Ann. Otol. Rhinol. Laryngol., 53:800, 1944.
3. Plachta, A.: Benign tumors of the esophagus. Am. J. Gastroenterol., 38.639, 1962.
4. Vinson, P.P, Moore, A.B., and Bowing, H.H.: Hemangioma of the esophagus. Am. J. Med. Sci., 172:416, 1926.
5. Davis, E.A., and Heitmiller, R.F: Esophagectomy for benign disease: Trends in surgical results and management. Ann. Thorac. Surg. 62:369, 1996.
6. Orringer, M.B., and Stirling, M.C.: Transhiatal esophagectomy for benign and malignant disease. J. Thorac. Cardiovasc. Surg. 105:265, 1993.
7. Mansour, K.A., Hatcher, C.R., and Haun, C.L.: Benign tumors of the esophagus: Experience with 20 cases. South Med. J., 70:461, 1977.
8. Postlethwait, R.W., and Lowe, J.E.: Benign tumors and cysts of the esophagus. In Zuidema, G.D. ed.), Shackelford's Surgery of the Alimentary Ttact, 4th ed., Vol. 1. Philadelphia, WB. Saunders Company, 1996, pp. 369-386.
9. Seremetis, M.G., Lyons, W.S., De Guzman, V.C., and Peabody, J.W: Leiomyomata of the esophagus: An analysis of 838 cases. Cancer 38:2166, 1976.
10. Arrowsmith, R.: Fatal case dysphagia produced by pylorus growth in the esophagus. Med. Chir. Ttans., 30:229, 1877.
11. MacKenzie, M.: Manual of Diseases of the Nose and Throat, Vol. 2. London, Churchill, 1884, p. 1.
12. Mahoney, J.J.: Polypoid tumors of the esophagus. Report of two cases. Laryngoscope, 50:1086, 1940.
13. Oshawa, T.: Surgery of the esophagus. Arch E. Jap. Chir, 10:605, 1933.
14. Storey, C.F, and Adams, W.C.: Leiomyoma of the esophagus. Am. J. Surg., 91:3, 1956.
15. Sauerbruch, F: Presentations in the field of thoracic surgery. Arch. F Klin. Chir., 173:457, 1932.
16. Churchill, E.D.: Case records of the Massachusetts General Hospital, case no. 23491. N. Engl. J. Med., 217:955, 1937.
17. Sweet, R.H., Soutter, L., and Valenzuela, C.T.: Muscle wall tumors of the esophagus. J. Thorac. Surg., 27:13, 1954.
18. Nemir, P, Jr., Wallace, H.W, and Fallahnejad, M.: Diagnosis and surgical management of benign disease of the esophagus. Curr. Probl. Surg., 13:1, 1976.
19. Reed, C. E.: Benign tumors of the esophagus. Chest Surg. Clin. North Am., 4:769, 1994.
20. Herrera, J.L.: Benign and metastatic tumors of the esophagus. Gastroenterol. Clin. North Am., 20:775, 1991.
21. Avezzano, E.A., Fleischer, D.E., Merida, M.A., and Anderson, D.L.: Giant fibrovascular polyps of the esophagus. Am. J. Gastroenterol., 85:299, 1990.
22. Postlethwait, R.W, and Musser, A.W: Changes in the esophagus in 1000 autopsy specimens. J. Thorac. Cardiovasc. Surg., 68:953, 1974.
23. Lortat-Jacob, J.L.: Localized myomas and diffuse myomas of the esophagus (Myomatoses localisees et myomatoses diffuses de l'oesophage). Arch. Mal. Appl. Dig., 39:519, 1950.
24. Sircar, K., Hewlett, B.R., Huizinga, J.D., et al.: Interstitial cells of Cajal as precursors of gastrointestinal stromal tumors. Am. J. Surg. Pathol., 23:377, 1999.
25. Emory, T.S., Sobin, L.H., Lukes, L., et al.: Prognosis of gastrointestinal smoothmuscle (stromal) tumors. Am. J. Surg. Pathol., 23:82, 1999.
26. Massicot, R., Aubert, D., Mboyo, A., et al.: Localized esophageal leiomyoma and hypertrophic osteoarthropathy. J. Pediatr Surg., 32.646, 1997.
27. Amer, K.M., Payne, H.R., and Jeyasingham, K.: The relevance of abnormal motility patterns in intra-mural oesophageal leiomyomata. Eur. J. Cardiothorac. Surg., 10.634, 1996.
28. Harper, R.A.K., and Tiscenco, E.: Benign tumor of the oesophagus and its differential diagnosis. Br J. Radiol., 18:99, 1945.
29. Schatzki, R., and Hawes, L.E.: The roentgenological appearance of extramucosal tumors of the esophagus. Am. J. Roentgenol., 43:1, 1942.
30. Glantz, I., and Grunebaum, M.: The radiological approach to leiomyoma of the esophagus with long-term follow-up. Clin. Radiol., 28:197, 1977.
31. Lewis, B., and Maxfield, R.G.: Leiomyoma of the esophagus: Case report and review of the literature. Int. Abstr Surg., 99:105, 1954.
32. Takada, N., Higashino, M., Osugi, H., et al.: Utility of endoscopic ultrasonography in assessing the indications for endoscopic surgery of submucosal esophageal tumors. Surg. Endosc., 13:228, 1999.
33. Massari, M., De Simone, M., Cioffi, U., et al.: Endoscopic ultrasonography in the evaluation of leiomyoma and extramucosal cysts of the esophagus. Hepatogastroenterology, 45.938, 1998.
34. Kawamoto K., Yamada Y, Utsunomiya T, et al.: Gastrointestinal submucosal tumors: Evaluation with endoscopic US. Radiology, 205:733, 1997.
35. Tamura, K., Takamori, S., Tayama, K., et al.: Thoracoscopic resection of a giant leiomyoma of the esophagus with a mediastinal outgrowth. Ann. Thorac. Cardiovasc. Surg., 4:351, 1998.

36. Bardini, R., and Asolati, M.: Thoracoscopic resection of benign tumours of the esophagus. Int. Surg., 82:5, 1997.

37. Roviaro, G.C., Maciocco, M., Varoli, F., et al.: Videothoracoscopic treatment of oesophageal leiomyoma. Thorax, 53:190, 1998.

38. Rendina, E.A., Venuta, F, Pescarmona, E.D., et al.: Leiomyoma of the esophagus. Scand. J. Thorac. Cardiovasc. Surg., 24:79-82, 1990.

39. Bonavina, L., Segalin, A., Rosati, R., Pavanello, M., Perrachia A: Surgical therapy of esophageal leiomyoma. J. Am. Coll. Surg., 181:257-62, 1995.

40. Bourque, M.D., Spigland, N., Bensoussan A.L., et al.: Esophageal leiomyoma in children: Two case reports and review of the literature. J. Pediatr. Surg. 24:1103-7, 1989.

41. Coutinho, D.S. de S., Soga, J., Yoshikawa, T., et al.: Granular cell tumors of the esophagus: A report of two cases and review of the literature. Am. J. Gastroenterol., 80:758, 1985.

42. Giacobbe, A., Faciorusso, D., Conoscitore, P, et al.: Granular cell tumor of the esophagus. Am. J. Gastroenterol., 83:1398, 1988.

43. Tada, M., Iida, M., Yao, T., et al.: Granular cell tumor of the esophagus: Endoscopic ultrasonographic demonstration and endoscopic removal. Am. J. Gastroenterol., 85:1507, 1990.

44. Mineo, T.C., Biancari, F, Francioni, F., et al.: Conservative approach to granular cell tumor of the oesophagus. Scand. J. Thorac. Cardiovasc. Surg., 29:141, 1995.

45. Moreira, L.S., and Dani, R.: Treatment of granular cell tumor of the esophagus by endoscopic injection of dehydrated alcohol. Am. J. Gastroenterol., 87:659, 1992.

46. Gentry, R.W., Dockerty, M.B., and Clagett, O.T.: Vascular malformations and vascular tumors of the gastrointestinal tract. Int. Abst. Surg., 88:281, 1949.

47. Vinson, P.P., Moore, A.B., and Bowing, H.H.: Hemangioma of the esophagus: Report of a case. Am. J. Med. Sci., 172:416, 1927.

48. Riemenschneider, H.W., and Klassen, K.P.: Cavernous esophageal hemangioma. Ann. Thorac. Surg., 6:552, 1968.

49. Govoni, A.E: Hemangiomas of the esophagus. Gastrointest. Radiol., 7:113, 1982.

50. Cantero, D., Yoshida, T., Ito, T, et al.: Esophageal hemangioma: Endoscopic diagnosis and treatment. Endoscopy, 26:250, 1994.

51. Taylor, F.H., Fowler, F.C., Betsill, W.L., Jr, and Marroum, M.C.: Hemangioma of the esophagus. Ann. Thorac. Surg., 61:726, 1996.

52. Yoshikane, H., Suzuki, T., Yoshioka, N., et al.: Hemangioma of the esophagus: Endosonographic imaging and endoscopic resection. Endoscopy, 27:267, 1995.

53. Aoki, T., Okagawa, K., Uemura, Y, et al.: Successful treatment of an esophageal hemangioma by endoscopic injection sclerotherapy: Report of a case. Surg. Today, 27:450, 1997.

54. Ramo, O.J., Salo, J.A., Baradini, R., et al.: Treatment of a submucosal hemangioma of the esophagus using simultaneous video-assisted thoracoscopy and esophagoscopy: Description of a new minimally invasive technique. Endoscopy, 29:S27, 1997.

55. Ming, S.: Tumors of the esophagus and stomach. In Firminger H.I. (ed.): Atlas of Tumor Pathology, fascicle 7. Washington, D.C., Armed Forces Institute of Pathology, 1971, p. 68.

56. Levine, M.S., Buck, J.L., Pantongrag-Brown, L., et al.: Fibrovascular polyps of the esophagus: Clinical, radiographic, and pathologic findings in 16 patients. Am. J. Roentgenol., 166:781, 1996.

57. Weitzner, S., and Hentel, W: Squamous papilloma of esophagus. Am. J. Gastroenterol., 50:391, 1968.

58. Adler, R.H., Carberry, D.M., and Ross, C.A.: Papilloma of the esophagus. J. Thorac. Cardiovasc. Surg., 37.65, 1959.

59. Politoske, EJ.: Squamous papilloma of the esophagus associated with the human papillomavirus. Gastroenterology, 102:668, 1992.

60. Whitaker, J., Deffenbaugh, L., and Cooke, A.: Esophageal duplication cyst. Am. J. Gastroenterol., 73:329, 1980.

61. Kolomainen, D., Hurley, PR., and Ebbs S.R.: Esophageal duplication cyst: Case report and review of the literature. Dis. Esoph., 11:62, 1998.

62. Arbona, J.L., Fazzi, G.F., and Mayoral, J.: Congenital esophageal cysts: Case report and review of the literature. Am. J. Gastroenterol., 79:177, 1984.

63. Hutchison, J., and Thomson, J.D.: Congenital archenteric cysts. Br J. Surg., 41:15, 1953.

64. Cioffi, U., Bonavina, L., De Simone, M., et al.: Presentation and surgical management of bronchogenic and esophageal duplication cysts in adults. Chest, 113:1492, 1998.

Resección esofágica y complicaciones quirúrgicas

24

Técnicas de reconstrucción esofágica

DOUGLAS J. MATHISEN Y EARLE W. WILKINS, (h.)

La resección y la reconstrucción esofágica siguen siendo un problema para los cirujanos que tratan pacientes con enfermedades benignas y malignas del esófago. A pesar de los avances importantes en el cuidado posoperatorio las tasas de mortalidad quirúrgica en todo el mundo siguen teniendo niveles inaceptables. Gran parte de la mortalidad operatoria se relaciona con las complicaciones por las filtraciones en la anastomosis. En la actualidad todavía aparecen publicaciones con tasas de filtración del 8 al 10%, las que son consideradas "aceptables". Esos dos factores siguen influyendo sobre la elección del sustituto esofágico y el método de reconstrucción. Esto es suficiente para sostener que cualquiera sea la opción elegida, la operación requiere una planificación y una preparación del paciente esmeradas, la atención minuciosa de los detalles técnicos pertinentes y una gran atención sobre los cuidados posoperatorios. Si bien en los casos de enfermedades malignas la resección y la reconstrucción son inevitables, en las enfermedades benignas siempre debe intentarse preservar el esófago nativo dado que ningún sustituto diferente al esofágico brinda una deglución "normal" comparable.

En el análisis final el cirujano general de tórax debe estar familiarizado no solo con la técnica para el uso de sustitutos esofágicos viscerales diferentes sino también con una elección apropiada, siempre en busca del mejor reemplazo en cada caso. Asimismo, en este capítulo se trata de brindar los detalles técnicos quirúrgicos y los conceptos fisiológicos que constituyen el fundamento para la selección de una órgano particular destinado a la creación de un reemplazo del "esófago" (esofagoplastia).

ANTECEDENTES HISTÓRICOS

La primera resección del esófago que reportó buen resultado fue comunicada por Czerny en 1877.[5] La primera resección del esófago torácico se atribuye a Torek en 1913.[25] En 1939, Oshawa realizó una resección con resultados buenos seguida de la reconstrucción intratorácica del esófago.[18] En 1942 Sweet y

Churchill dieron a conocer una técnica anastomótica en tres planos con la cual obtuvieron resultados confiables, superiores a muchos de los informados en la actualidad.[24] En 1954 la serie de Sweet integrada por 141 pacientes con una tasa de mortalidad operatoria del 15% y una tasa de filtración de 1,4% fue importante para esa época y todavía sigue siendo aceptable de acuerdo con los estándares actuales.[23] En 1946 Ivor Lewis popularizó la laparotomía y la toracotomía derecha para los tumores del tercio medio del esófago, un abordaje que aún lleva su nombre.[10] En 1954 Mahoney y Sherman publicaron los resultados obtenidos con el reemplazo colónico después de la esofagectomía total.[11] El reemplazo del esófago distal con la interposición de un segmento corto del colon fue presentado por Belsey[3] en 1965 y el reemplazo con yeyuno fue dado a conocer por Brain en el mismo año.[4] En una revisión de la literatura mundial realizada en 1980 Earlam y Cunha-Melo establecieron que "la esofagectomía se asocia con la mortalidad operatoria más alta en comparación con la mortalidad de cualquiera de las operaciones más comunes".[6] En otra revisión colectiva realizada en 1990 Muller informó que las tasas de mortalidad quirúrgica general que acompañan a la resección curativa y la resección paliativa son de 11 y 19%, respectivamente.[13] Mathisen y col., del Massachusetts General Hospital, hallaron una tasa de mortalidad operatoria de 2,9%, sin filtraciones.[12] Otros autores han informado resultados excelentes similares obtenidos en instituciones no especializadas, si bien es obvio que el problema todavía no está resuelto.

OPCIONES PARA EL REEMPLAZO DEL ESÓFAGO

Los cirujanos especializados en el cuidado de pacientes con enfermedad esofágica deben estar familiarizados con todos los conductos disponibles para el reemplazo del esófago. Circunstancias individuales pueden dictar la elección del sustituto y hallazgos intraoperatorios inesperados pueden decidir una modificación del plan. El cirujano debe poseer la flexibilidad suficiente como para adaptar la elección del sustituto tanto al paciente mismo como al proceso patológico subyacente. Muchos factores influyen sobre la elección a seguir: las enfermedades malignas o benignas, la disponibilidad de conducto, las condiciones comórbidas como la enfermedad pulmonar obstructiva crónica, la irradiación previa y, por último, las preferencias del cirujano. Algunos métodos de reconstrucción, como los tubos antetorácicos subcutáneos o los reemplazos protésicos, tienen sobre todo un significado histórico y debe recurrirse a ellos en los casos raros de pacientes para los que no se encuentra otra opción. Algunos métodos, como el tubo gástrico invertido, son alternativas apropiadas pero nunca alcanzaron popularidad.

Los tres sustitutos estándar utilizados para el reemplazo del esófago son en orden de frecuencia y preferencia el estómago, el colon y el yeyuno.

Estómago. La irrigación sanguínea abundante que tiene el estómago lo hace el órgano más confiable para el reemplazo del esófago; de sus cinco aferentes de sangre arterial, las arterias que pueden ser seccionadas son la gástrica izquierda, la gastroepiploica izquierda y las arterias gástricas cortas, dejando a las arterias gástrica derecha y gastroepiploica derecha la función de irrigar la totalidad del estómago traspuesto. La sección de esas arterias es posible debido a la gran cantidad de colaterales intrínsecas presentes en el seno de la pared gástrica. Otras razones para considerar al estómago como sustituto del esófago son su tamaño y su contorno, los que, luego de haber seccionado totalmente los epiplones mayor y menor y de haber liberado el peritoneo lateral del marco duodenal (maniobra de Kocher), permiten elongar el estómago, el que de ese modo puede ser llevado hasta el cuello. Cuando se requiere la longitud máxima, en vez de usar la unión esofagogástrica es preferible realizar la anastomosis con el fondo gástrico propiamente dicho. Rectificar la curvatura menor también agrega longitud con poco riesgo de isquemia.

El estómago puede ser traspuesto vía mediastino posterior, en el lecho del esófago nativo, o por la vía subesternal. En la mayoría de los pacientes se opta por la vía mediastínica posterior.

Colon. Tanto el hemicolon izquierdo como el hemicolon derecho pueden emplearse para el reemplazo o la derivación de tramos largos de esófago (es decir, cuando es necesario llegar al cuello). Cuando elige y la coloca el colon izquierdo en dirección isoperistáltica su irrigación proviene de la arteria mesentérica inferior, a través de la arteria cólica izquierda. Si se usa la dirección antiperistáltica, la irrigación es provista por la arteria cólica media. Si lo que se requiere son segmentos colónicos más cortos, las opciones principales son el colon transverso, irrigado por la arteria cólica media, y el ángulo esplénico, cuya irrigación proviene de la arteria cólica izquierda.

Yeyuno. El yeyuno es el segmento corto usado con más frecuencia para reemplazar el esófago distal, generalmente por enfermedades benignas y en particular para la estenosis acidopéptica por reflujo. En estos casos se usa el yeyuno proximal y se comienza inmediatamente distal a la primera rama arterial yeyunal proveniente de la arteria mesentérica superior. En los pacientes de hábito asténico con un mesenterio yeyunal largo, el yeyuno puede llevarse hasta un nivel que sobrepasa al arco aórtico y sobre todo en los niños pequeños, puede llegar hasta el nivel cervical. Sin embargo, cuando se requiere esa longitud debido a la falta de otras opciones disponibles, puede requerirse un *aumento de la circulación*, como por ejemplo a través de una anastomosis entre la arteria mamaria interna y la arteria yeyunal. Por supuesto, esto debe ir acompañado por la anastomosis venosa correspondiente. Para los reemplazos del esófago cervical con segmentos cortos se puede usar un *autoinjerto* de intestino delgado; las anastomosis de las arterias y las venas se realizan usando las técnicas microvasculares convencionales como, por ejemplo, la técnica para la arteria tiroidea superior y la vena facial anterior.

En la selección final de la víscera sustituta del esófago intervienen factores específicos como 1) la disponibilidad, relacionada con una resección quirúrgica previa, 2) las anomalías anatómicas, en particular referidas a la irrigación sanguínea, 3) los procesos patológicos que puede presentar la víscera elegida, 4) la capacidad técnica para conseguir la vascularización que se requiere para una cicatrización apropiada de la anastomosis y 5) la experiencia del cirujano, la cual es indispensable.

Durante este debate se insistirá en el papel de la irrigación sanguínea. *El primer requisito y el principal para obtener resultados favorables luego de un reemplazo esofágico es una circulación adecuada, tanto arterial como venosa, del órgano sustituto.* Una anastomosis no puede cicatrizar por primera si no existe una circulación adecuada de ambos extremos anastomosados.

VARIABLES TÉCNICAS

A la hora de planificar la técnica quirúrgica ideal, además de elegir la víscera para el reemplazo del esófago el cirujano también tiene que realizar oras tres elecciones: 1) el abordaje quirúrgico, 2) la vía de reemplazo para el "esófago" nuevo y 3) el nivel de la anastomosis.

Lugar de la incisión. Para la esofagectomía parcial distal y la anastomosis por debajo del arco aórtico existe un acuerdo general sobre el uso de la incisión transtorácica izquierda o la incisión toracoabdominal. Si es necesario extender el abordaje lateral izquierdo hasta el nivel del esófago intratorácico puede recurrirse a la prolongación paravertebral cefálica y a la resección de dos costillas de Sweet (o incisión intercostal doble), aunque la extirpación de los carcinomas de gran tamaño en el nivel del arco aórtico puede presentar inconvenientes técnicos (fig. 24-1).

Para los carcinomas del esófago medio el abordaje convencional se efectúa a través de las incisiones dobles de Lewis: una laparotomía mediana para la movilización gástrica y una toracotomía posterolateral derecha para la disección esofágica y la confección de una anastomosis intratorácica alta en el vértice del tórax. Se puede incluir una tercera incisión en el cuello para obtener una resección esofágica más extensa y una anastomosis más alta.

Otra opción para el abordaje quirúrgico es la esofagectomía transhiatal de Orringer, que incluye una laparotomía alta en la línea media, mediante la cual se puede agrandar el hiato y efectuar la resección transhiatal, y una incisión cervical a través de la cual se efectúa la resección esofágica proximal y la anastomosis correspondiente.[17] La sección extensa del hiato permite una visualización mayor del esófago distal. En algunos pacientes la resección parcial del manubrio esternal y de las costillas primera y segunda (fig. 24-2) ofrece una visualización mayor y permite la disección

del esófago cervicotóracico. En la mayoría de las pacientes la combinación de ambas técnicas admite una esofagectomía bajo visualización directa.

En cualquiera de estos abordajes, en los cuales se realiza una incisión cervical, pueden usarse incisiones oblicuas preesternocleidomastoideas derecha o izquierda o una incisión transversal como la utilizada para la tiroidectomía, la que se extiende más hacia el lado elegido para el abordaje del esófago cervical.

Vía de reemplazo. Para elegir la vía de reemplazo existen cuatro opciones: 1) mediastínica posterior por el lecho del esófago resecado, 2) mediastínica anterior en la posición retroesternal, 3) transpleural lateral derecha o izquierda y 4) subcutánea torácica anterior o preesternal. La cuarta elección nunca llegó a popularizarse, principalmente debido a sus consecuencias estéticas.

La vía más utilizada para el reemplazo del esófago por la víscera sustituta es la mediastínica posterior ortotópica. Es la vía más corta y directa y no requiere la resección y la preparación de una segunda vía de acceso.

Cuando se ha decidido hacer una derivación esofágica porque la imposibilidad de resecar el tumor, las condiciones del paciente o el estadio tumoral contraindican la resección del esófago, la vía de acceso más común es la retroesternal. Esta elección puede re-

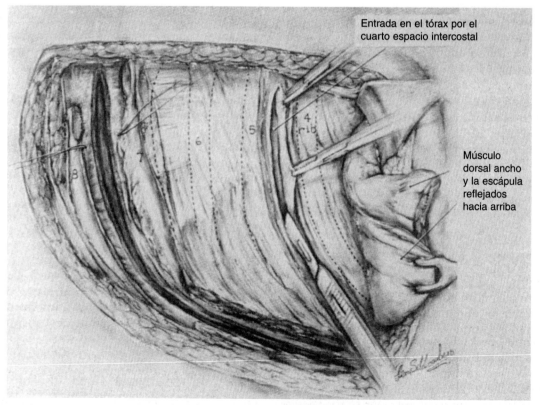

Fig. 24-1. Para realizar la incisión, se retrae la escápula fuera de la pared torácica y se selecciona un especio intercostal superior. Se ilustra el abordaje por el séptimo y el cuarto espacios intercostales. (De The Society of Thoracic Surgeons. Ann. Thorac. Surg. *46*:250, 1988, con autorización.)

Fig. 24-2. A. La parte inferior de la piel cervical anterior y el platisma se separan la aponeurosis pectoral, especialmente en la línea media. El músculo esternocleidomastoideo se desprende de sus inserciones en la clavícula y el esternón. **B** y **C.** Se secciona una placa esternal, clavícula y las costillas primera y segunda. En general lo único que se requiere para la entrada en el tórax es la mitad izquierda, pero en circunstancias especiales pueden requerirse ambos lados.

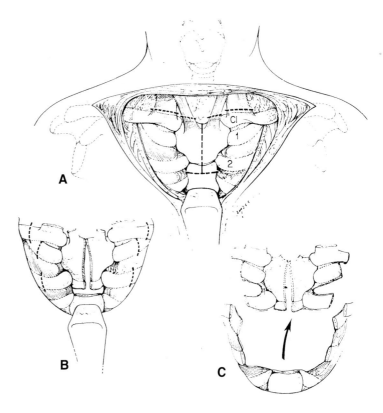

querir la entrada en el tórax extirpando la cabeza de la clavícula y el extremo anterior de la primera costilla con el fin de garantizar un sitio adecuado para el reemplazo sin comprimir los vasos sanguíneos esenciales (véase fig. 24-2).

La vía transpleural no es de uso habitual pero puede requerirse para un procedimiento de derivación cuando la vía mediastínica anterior se encuentra inhabilitada por una esternotomía mediana previa, como la utilizada en la cirugía cardíaca a cielo abierto.

Nivel de la anastomosis. En el caso de realizar una esofagectomía usando el abordaje transhiatal no hay opción: la anastomosis siempre se efectúa en el nivel cervical. Del mismo modo, si se va a realizar una técnica con tres incisiones para la extirpación casi total del esófago, la anastomosis también se realiza en el nivel cervical. Sin embargo, si se va a realizar una esofagectomía distal, la elección del nivel de la anastomosis es fundamental. Debe elegirse un nivel que permita la extirpación completa del tumor y que deje un espacio suficiente para un margen de reseccion libre de células carcinomatosas, aun en el examen microscópico. Este nivel debe permitir la realización de una anastomosis segura en condiciones ideales de exposición visual total. Por lo tanto, la anastomosis intratorácica en un nivel entre medio y alto se lleva a cabo mejor mediante un abordaje torácico del lado derecho.

El aspecto más importante para el buen resultado de una esofagectomía con reemplazo (al menos en términos de recuperación posoperatoria) es la realización de una anastomosis segura y hermética. Los requisitos que le siguen en importancia para obtener resultados satisfactorios son la irrigación sanguínea, la exposición operatoria y la visibilidad para el cirujano. *El objetivo técnico de todos los cirujanos de esófago es una tasa de filtración anastomótica cero.*

NORMAS PARA LA ELECCIÓN

Para las enfermedades malignas en particular la víscera de uso más común para el reemplazo esofágico es el estómago; su irrigación sanguínea intrínseca es la más amplia; su flexibilidad le permite llegar hasta cualquier nivel necesario; su uso implica la realización de una sola línea de sutura anastomótica; ha superado la prueba del tiempo y se usa habitualmente desde que Adams y Phemister lo publicaron en 1938.[1] La principal desventaja de esta víscera es su asociación con el desarrollo potencial de una esofagitis por reflujo, la que tiene la posibilidad de desarrollar una estenosis en la anastomosis o en un nivel superior a ella. Aunque para minimizar la posibilidad del daño por reflujo se recurre a procedimientos de drenaje pilórico y a técnicas de anastomosis más echarpe, la práctica ha demostrado que cuanto más alto es el punto del esófago en el que se confecciona menor es la posibilidad de que se produzca una esofagitis. El hecho de que la mayoría de estos pacientes no tiene una supervivencia prolongada no debe ser un factor que influya en la elección de la víscera de reemplazo.

En los pacientes con una estenosis péptica no dilatable del esófago distal el método de preferencia para reemplazar al esófago resecado es la interposición de un segmento de intestino. La elección entre el colon y el yeyuno depende sobre todo de la preferencia y la experiencia del cirujano. Cualquiera de ellos puede brindar una "barrera" fisiológica satisfactoria contra el reflujo gastroesofágico y permitir al mismo tiempo mantener el estómago íntegro en su localización abdominal normal. La anastomosis esofagogástrica, en particular la motivada por la enfermedad por reflujo péptico en el esófago distal, se acompaña de una alta incidencia de esofagitis posoperatoria y el peligro de una aspiración traqueobronquial nocturna que pone en riesgo la vida. Por otra parte, en los ancianos o los pacientes graves puede realizarse la anastomosis esofagogástrica distal de acuerdo con la conveniencia y la confiabilidad de la circulación.

Para el reemplazo esofágico largo en pacientes con enfermedades benignas (usualmente la estrechez, péptica o corrosiva) la primera víscera a considerar es el colon, cuya circulación arterial marginal abundante, en especial entre la rama izquierda de la arteria cólica media y la arteria cólica izquierda, permite efectuar el reemplazo isoperistáltico con el colon izquierdo por la lecho esofágico mediastínico posterior hasta el nivel del cuello; una vía alternativa, aun después de la resección, consiste en colocarlo por el túnel retroesternal.

Para la derivación esofágica sin resección el colon también es la víscera de elección. Ésta se realiza por detrás del esternón, a menos que exista una cicatriz en el mediastino anterior por una cirugía previa, irradiación mediastínica o una enfermedad maligna que exija un reemplazo transpleural. El lado y la posición de la colocación (por delante o por detrás del pulmón) dependen de las preferencias del cirujano. Puede ser preferible una derivación a una resección esofágica si la extensión de la invasión carcinomatosa o el estado fisiológico del paciente atentan contra el buen resultado de la resección transpleural. Por otra parte, algunos cirujanos generales de tórax prefieren dividir el procedimiento destinado al tratamiento de una esofagitis corrosiva en dos pasos, uno durante el cual se confecciona una derivación esofágica seguido en una segunda etapa en la que se realiza la resección esofágica.

ESTUDIOS ÚTILES EN EL PROCESO DE TOMA DE DECISIONES

Una víscera no puede emplearse para el reemplazo del esófago a menos que esté intrínsecamente sana (es decir, libre de una enfermedad propia) y que brinde una irrigación de sangre arterial y un retorno de la sangre venosa adecuados. Existen tres métodos para evaluar estas características: 1) la endoscopia, 2) la arteriografía y la radiología con contraste de bario.

Endoscopia. La endoscopia brinda una información importante cuando es aplicada en forma apropiada. Por ejemplo, si la esofagogastroscopia con fibra óptica puede franquear el área del carcinoma o la estenosis del esófago, se obtendrá la información necesaria acerca de 1) la presencia o la ausencia de otro carcinoma, 2) la presencia o la ausencia de úlcera o gastritis pépticas y 3) la permeabilidad del canal pilórico. Para evaluar el colon como sustituto del esófago es fundamental la colonoscopia. Ésta brinda la oportunidad de realizar una inspección total para excluir la existencia posible de un pólipo, un carcinoma pequeño o cualquier lesión no sospechada de la víscera sustituta, o de cualquier otro problema que afecte al colon residual que no participa en el reemplazo; no permite obtener el diagnóstico de diverticulitis, a menos que la enfermedad sea extensa o produzca una obstrucción.

Arteriografía. Existen muchas opiniones diferentes acerca de la necesidad de la arteriografía. La irrigación arterial del estómago es abundante debido a que cuenta con cinco arterias primarias mientras que su red intrínseca de arterias comunicantes es tan amplia que no es necesaria la arteriografía. Las anomalías en el suministro de sangre arterial no son demasiado comunes ni suficientemente graves como para generar un problema en el flujo sanguíneo, aun en los casos en los que se requiere separarlo del epiplón adyacente, el bazo, el colon y el tronco celíaco. Sin embargo, en el caso del colon la situación es bastante diferente. La permeabilidad arterial segmentaria y la incidencia de anomalías son inconstantes. Primero, el compromiso aterosclerótico de las arterias colónicas es frecuente, en particular en la población geriátrica, en la cual el carcinoma esofágico es tan común; el origen de la arteria mesentérica inferior es un sitio específico de estrechamiento aterosclerótico. Segundo, la variedad y la frecuencia de las anomalías de la irrigación sanguínea del colon requieren un mapeo correcto de varias arterias colónicas, antes de decidir en forma adecuada 1) la utilidad del colon como sustituto del esófago y 2) cuál es la parte del colon que se va a utilizar. Las variantes anómalas han sido identificadas mediante disecciones anatómicas minuciosas (fig. 24-3); mediante el empleo de la arteriografía mesentérica Sonneland y col. comprobaron la existencia de anomalías mayores en el 10% de los pacientes estudiados.[22] El punto de interés estratégico principal es la comunicación marginal entre la rama izquierda de la arteria cólica media y la porción ascendente de la arteria cólica izquierda (fig. 24-4). El buen resultado del uso del colon izquierdo depende de su arteria marginal, de importancia fun-

Fig. 24-3. Variaciones anatómicas en la distribución colónica de las ramas de la arteria mesentérica superior. La variación extrema y la gran inconstancia de la arteria marginal que conecta las ramas de la arteria cólica derecha y la arteria ileocólica inclinan la preferencia de la elección hacia el colon derecho. (De Sonneland, J, Anson, BJ y Beaton, LE.: Surgical anatomy of the arterial supply to the colon from the superior mesenteric artery based upon a study of 600 specimens. Surg. Gynecol. Obstet., *106*:385, 1958, con autorización.)

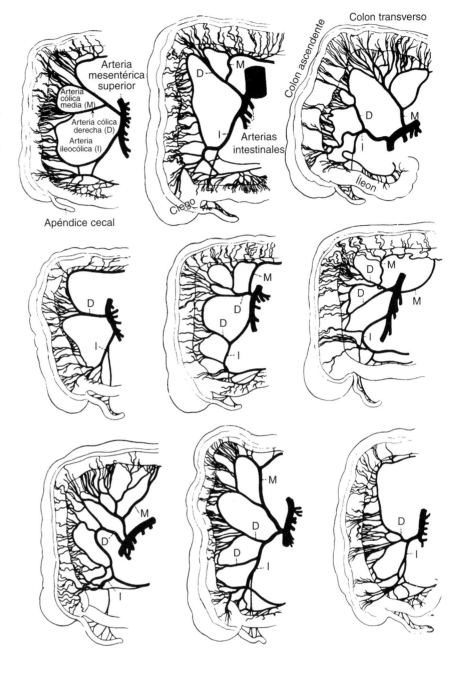

damental. En cuanto a la distribución de la arteria cólica derecha, no es constante y la falta de comunicaciones confiables con la rama derecha de la arteria cólica media o de la arteria ileocólica determinan que la elección del colon derecho a veces sea un riesgo. El beneficio real de la arteriografía colónica reside en el hecho de que brinda un "mapa" anatómico correcto en el *período preoperatorio* que ayuda a eliminar cualquier sorpresa o confusión en la mesa de operaciones. Los hallazgos arteriográficos útiles más comunes son una estenosis en el origen de la arteria mesentérica inferior, una arteria marginal ocluida, comunicaciones insuficientes entre de las ramas derecha e izquierda de la arteria cólica media y un tronco de la arteria cólica me-

dia muy corto, los que impiden el acceso y la sección. El conocimiento de esos hallazgos antes de la operación ahorra un tiempo intraoperatorio considerable. El estudio completo consiste en la opacificación transfemoral mediante un catéter retrógrado en las arterias mesentérica inferior, mesentérica superior *y* el tronco celíaco mismo. En manos de radiólogos con experiencia las complicaciones del estudio son infrecuentes.

Radiografía con contraste de bario. El estudio por contraste con bario, aunque es el usado con mayor frecuencia, es el que ayuda menos al cirujano en la toma de decisiones. Las indicaciones principales de los estudios baritados son 1) el diagnóstico de enfermedad diverticular o diverticulitis y la representación visual de

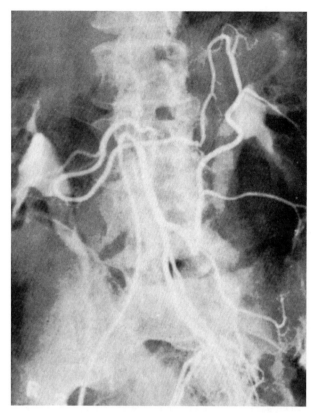

Fig. 24-4. La arteriografía mesentérica inferior muestra el relleno de la arteria cólica izquierda alrededor del ángulo esplénico, a través de la rama anastomótica de la arteria cólica media y aun (superpuesta a la pelvis renal derecha) de la rama derecha de la arteria cólica media y el ángulo hepático. Esta anatomía garantiza la utilización satisfactoria del hemicolon izquierdo en la esofagocoloplastia.

una estimación de la longitud del colon y 2) la visualización del estómago mediante la deglución del bario cuando no es posible pasar el esofagoscopio a través del tumor o la estenosis.

La conclusión final de esta sección sobre los estudios diagnósticos es que ninguno de los tres estudios es en realidad aplicable al yeyuno. El yeyuno tiene una irrigación sanguínea regular y siempre tiene una longitud suficiente, al menos para el reemplazo esofágico corto; no es accesible a la endoscopia. El detalle que brinda el examen del intestino delgado con contraste con bario es insignificante. Sin duda, son estas razones las que determinan que muchos cirujanos inclinen su preferencia al yeyuno para el reemplazo del esófago.

ESOFAGOGASTRO-ANASTOMOSIS

La técnica quirúrgica para este procedimiento de reemplazo esofágico se elige mejor teniendo en cuenta los pasos que la componen: 1) la movilización del

estómago, 2) el alargamiento del estómago, 3) el drenaje gástrico, 4) la transposición del estómago y 5) la anastomosis. A continuación se describe cada paso, con el método de realización de preferencia, y se enuncian las razones de su elección. También se describe la resección esofágica propiamente dicha.

Movilización del estómago

El desprendimiento del estómago de sus complejas relaciones anatómicas intraabdominales exige una exposición operatoria total. Ésta se consigue mejor mediante una laparotomía estándar mediana supraumbilical (utilizada para las incisiones combinadas, incluidas la toracoabdominal derecha y la transhiatal-cervical) o la incisión toracoabdominal izquierda (usada para la resección esofágica distal). Aunque para esta esofagectomía distal el estómago puede disecarse usando un abordaje estrictamente transtorácico y transdiafragmático, este método no brinda una exposición satisfactoria.

El paso inicial en el desprendimiento del estómago es la sección del epiplón mayor por fuera de la arcada gastroepiploica, la cual está formada por la arteria gastroepiploica derecha proveniente de la arteria gastroduodenal en el extremo pilórico del estómago y la arteria gastroepiploica izquierda, proveniente de la arteria esplénica, que irriga el estómago proximal. Esta sección se facilita tomando el colon transverso, exteriorizándolo por la incisión y entrando en la trascavidad de los epiplones en un punto donde el epiplón es más delgado y transparente, el que suele estar en la mitad del estómago o algo a la izquierda. La disección se realiza hacia el píloro, seccionando las pequeñas ramas epiploicas de la arcada gastroepiploica. Estos vasos pueden coagularse, cliparse o ligarse. Se prefieren las ligaduras finas para evitar la aparición de coágulos retrógrados que podrían comprometer la integridad de la arcada, y evitar los clips de metal que podrían comprometer la claridad del detalle de cualquier tomografía computarizada posterior. Luego, la disección se continúa hacia el bazo, donde se liga la arteria gastroepiploica izquierda en el extremo superior de la arcada, por encima de la arteria segmentaria que va al estómago.

Se seccionan con cuidado las arterias gástricas cortas (gastroesplénicas) entre pinzas de hemostasia y se ligan con firmeza. El vaso más proximal puede ser bastante corto y exigir la aplicación de un punto para su hemostasia. Las ligaduras en el extremo gástrico deben anudarse con firmeza; a veces estas ligaduras se deslizan y desprenden cuando el estómago se distiende dentro del tórax. Por último, existe una rama posterior de la arteria esplénica que irriga la parte posterior del cardias gástrico que es muy constante y su sección completa la liberación de la curvatura mayor.

Se secciona la reflexión peritoneal en el nivel de la unión esofagogástrica mientras que la disección roma con el dedo o con pinzas de ángulo recto (doble utilidad o pasahilos) permite al cirujano rodear el esófago abdominal. El pasaje de un drenaje de goma de Penrose a su alrededor permite traccionar el estómago hacia arriba por este extremo mientras se efectúa la disección de la curvatura menor. Si como reemplazo del esófago se planea utilizar todo el estómago, éste es el momento de seccionar los nervios vago. Si se va a resecar el estómago proximal, durante la transección del estómago también se incluyen las ramas de los nervios vago. Luego se atraviesa el epiplón menor, delgado y avascular, bien abajo en el estómago hacia el píloro y otro drenaje de Penrose se pasa alrededor del estómago, aproximadamente en el nivel de la incisura, lo que permite la tracción hacia abajo durante la disección de la curvatura menor.

Luego, se expone el origen de la arteria gástrica izquierda, (coronaria estomáquica) en el nivel de la trifurcación del tronco celíaco. Esta estructura se aborda con mayor facilidad desde atrás del estómago, el que es traccionado hacia la derecha por el ayudante mediante los dos drenajes de Penrose. Es necesario seccionar las adherencias delgadas y avasculares existentes entre la parte posterior del estómago y el retroperitoneo, las que se extienden desde el píloro hasta el borde superior del páncreas. En este momento se pueden identificar el tronco celíaco y sus tres ramas, palpando entre los dedos pulgar e índice izquierdo lo que queda de las adherencias de la curvatura menor. Con esta guía y utilizando tijera se expone la arteria gástrica izquierda. Se coloca una ligadura doble en su origen en el tronco celíaco, usando un material de sutura fuerte, no reabsorbible, como el hilo de seda 0. Se coloca la primera ligadura y se anuda con firmeza antes de seccionar la arteria para evitar una hemorragia arterial masiva si la ligadura se rompe al anudarla. Luego, se colocan dos pinzas hemostáticas distales a esta primera ligadura y se secciona la arteria entre ellas. Se coloca un punto por transfixión o ligadura en la arteria gástrica izquierda, 5 mm distal de la primera ligadura. La arteria del lado gástrico se maneja mejor con una ligadura fuerte. La vena gástrica izquierda se suele identificar separada de la arteria y se trata del mismo modo. También puede incluirse en la primera ligadura arterial; si así fuera, debe colocarse una segunda ligadura por separado, tanto en la arteria como en la vena. En el tejido remanente quedan incluidas las ramas de los nervios vago y las cadenas simpáticas, por encima del drenaje de Penrose que fue colocado antes rodeando la unión esofagogástrica; este tejido se secciona entre pinzas y se realiza una ligadura mediante punto porque los vasos suelen nacer por debajo de la superficie del hígado hasta el punto más proximal de la curvatura mayor.

De esta forma el estómago queda libre excepto por el duodeno, con las arterias gástrica derecha y gastroepiploica izquierda y el esófago con sus dos nervios vago. Según el procedimiento elegido el manejo del estómago puede ser de dos maneras:

1. Si la operación primaria es una esofagogastrectomía distal, se extirpan con cuidado los ganglios que se hallan a lo largo de la arteria gástrica izquierda y del tronco celíaco, de modo que sigan estando en continuidad con el estómago. Se transecciona el estómago *desde* un punto de la curvatura mayor opuesto al nivel donde emerge la arteria gastroepiploica izquierda *hasta* un punto sobre la curvatura menor por debajo de la rama inferior de la arteria gástrica izquierda, usando una engrapadora GIA (fig. 24-5). En la práctica, el punto de transección en la curvatura menor puede situarse distalmente en un punto por debajo de la incisura. El borde gástrico engrapado se termina con puntos separados de tipo Lembert con hilo de seda 3-0.

2. Si la operación planificada es una esofagectomía más proximal, del tipo Ivor Lewis, en este momento no se realiza nada más. La transección del estómago a nivel del cardias, o con algo del tejido de la gástrica izquierda fijado a la pieza, se realiza después de que el estómago se pasa a través del hiato agrandado hacia el

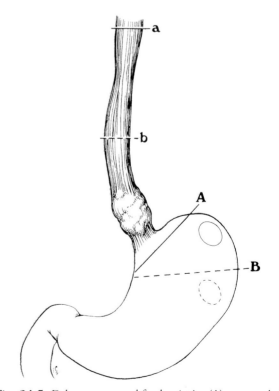

Fig. 24-5. Debe preservarse el fondo gástrico (**A**) para maximizar la longitud del estómago, lo que permitirá, si fuera necesario, extender el tubo gástrico hasta el cuello (a). Es importante no suponer que la longitud del estómago es adecuada y amputar prematuramente el fondo gástrico (**B**). El sitio esofagogástrico propuesto está indicado por un círculo.

hemitórax derecho durante la disección esofágica torácica por la derecha. Con este método las oportunidades de una torsión gástrica son menores ya que el estómago es llevado hacia arriba. El cirujano debe tener cuidado de no traccionar del estómago con mucha fuerza porque podría producirse una compresión en el hiato o dejar demasiado tejido gástrico en el tórax y generar un trastorno del vaciamiento.

Alargamiento del estómago

El alargamiento del estómago se realiza luego de la disección ya descrita, movilizando el peritoneo pancreaticoduodenal hacia el lado derecho, mediante la maniobra denominada de Kocher (fig. 24-6). Este procedimiento se comienza distal al píloro, a lo largo

de la segunda porción del duodeno, con un cuidado especial en preservar la arteria gástrica derecha y permanecer siempre por delante del colédoco. En la práctica no es necesario exponer o intubar el colédoco durante esta maniobra. Se secciona el peritoneo solo y la disección se realiza siguiendo la curva C del duodeno a lo largo del margen inferior de su tercera porción. Luego se puede efectuar la disección roma por detrás del duodeno libre detrás del páncreas y por delante de la vena cava inferior. Esta maniobra permite que al llevar el estómago hacia arriba e introducirlo en el tórax el duodeno adopte un eje casi vertical. De este modo es posible que el estómago llegue hasta el cuello mientras que el píloro queda en el nivel del hiato diafragmático.

Akiyama describió la resección de la curvatura menor del estómago para conseguir una longitud mayor del estómago[2] (fig. 24-7A). Esta maniobra puede ser

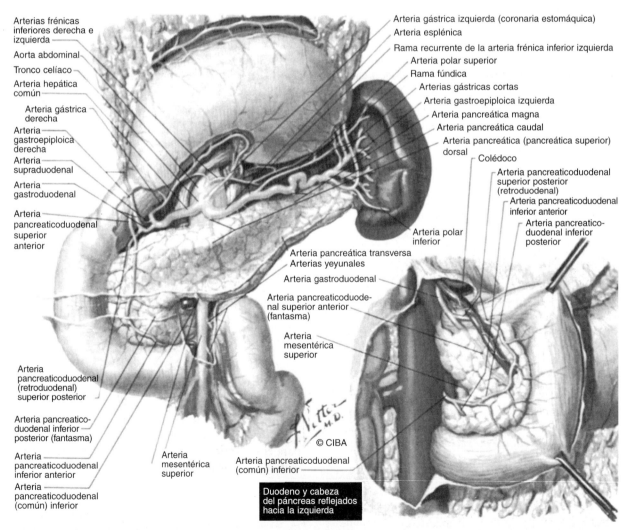

Fig. 24-6. Este esquema (*inferior derecho*) muestra la liberación peritoneal de la superficie externa de la curvatura duodenal, que permite su retracción hacia la izquierda y la exposición de las estructuras retroduodenales. Esto permite la movilización máxima del estómago hacia arriba, en el tórax; por lo tanto, la posición real del píloro se encuentra en el nivel del hiato diafragmático. (De Netter, FH: The CIBA Collection of Medical Illustrations. Vol. 3: Digestive System. Part I: Upper Digestive System. New York, CIBA-GEIGY Corp., 1959, con autorización.)

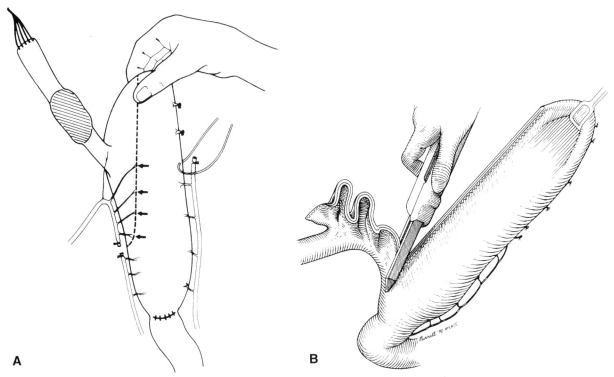

A **B**

Fig. 24-7. A. Este esquema muestra tanto la resección de la curvatura menor del estómago como la elongación gástrica por tracción sobre la curvatura mayor. La anastomosis esofagogástrica que le sigue se realizará en un punto de la curvatura mayor a partir del pulgar del cirujano. (De Akiyama, H: Surgery for carcinoma of the esophagus. Curr. Probl. Surg., *17*:56, 1980, con autorización.) **B.** Se colocan aplicaciones múltiples de la engrapadora GIA-60 para "alisar" la curvatura menor y alcanzar la longitud máxima del tubo gástrico. (De Shriver, CD, Spiro, RH, and Burt, M: A new technique of gastric pull-through. Surg. Gynecol. Obstet. *177*:519,1993.)

necesaria para resecar el drenaje linfático pero, más allá de la sección de las ramas anterior y posterior de la arteria gástrica izquierda por separado en el sitio de la pared gástrica donde se ramifican, en realidad no es necesaria la resección de la curvatura menor para ganar longitud (véase fig. 24-7B). Este procedimiento puede realizarse también con una engrapadora lineal.

Debido a la forma particular que tiene el estómago la longitud máxima se obtiene aplicando tracción hacia arriba sobre un punto proximal de su curvatura mayor, sobre todo en el punto más proximal del fondo gástrico (véase fig. 24-7A). La localización de este punto se determina moviendo hacia arriba y hacia abajo los dedos pulgar e índice que toma en la curvatura; la tracción hacia arriba permite comprobar cuál es el punto que brinda la longitud máxima.

Drenaje del estómago

La opinión sobre la conveniencia del procedimiento de drenaje luego de la esofagectomía es variada; en la práctica depende mucho de la experiencia personal. Existen quienes aprueban a ultranza el uso de un procedimiento de drenaje sistemático y quienes lo utilizan solo cuando se hallan ante una obstrucción pilórica.

En un estudio prospectivo de piloroplastia contra no piloroplastia después de la esofagectomía Huang y col. no hallaron diferencias en el tiempo de vaciamiento gástrico.[8] Si persiste la obstrucción en la salida del estómago en el nivel del píloro, la intervención quirúrgica es ineludible. Ésta puede ser difícil en un paciente que ha sido sometido a una esofagogastrectomía, en especial si se han utilizado los abordajes de Ivor Lewis o transhiatal, debido a que el píloro suele ubicarse en el hiato o cerca de él y torna difícil la exposición. En los pacientes en quienes se ha realizado una piloromiotomía y las medidas conservadoras para tratar la obstrucción en la salida del estómago han fracasado puede ser útil la dilatación con balón.

Desde un punto de vista fisiológico el procedimiento de drenaje gástrico tiene una base lógica. Durante los primeros años de la realización de una vagotomía para el tratamiento de la enfermedad péptica fue evidente que la aparición de los síntomas obstructivos se encontraban cuando la vagotomía no se acompañaba con un procedimiento de drenaje. Luego de la esofagectomía el estudio radiológico de la anastomosis realizado en el posoperatorio inmediato permite descubrir la estasis gástrica. Dado que no es raro que después de la anastomosis intratorácica del esófago con el estómago aparezca el reflujo gastroesofágico, con la amenaza permanente de una estenosis péptica, en la actualidad la mayoría de los cirujanos generales de tórax especializados opta por realizar un procedimiento de drenaje.

La mayoría de los cirujanos prefiere la piloromiotomía, la que no va en detrimento de la longitud del estómago cuando éste debe ser llevado hasta el cuello, y el músculo pilórico retiene cierta capacidad de barrera contra el reflujo de la bilis y del jugo pancreático dentro del estómago, lo que favorece la gastritis alcalina (fig. 24-8). La confección de un piloromiotomía completa no siempre es fácil desde el punto de vista técnico. Los mejores docentes de una técnica correcta son los cirujanos pediátricos, quienes han adquirido una gran experiencia a partir de la realización de la operación de Ramstedt-Fredet para la estenosis pilórica hipertrófica.

La miotomía se limita a 3 cm. Los puntos por transfixión con hilo de seda alrededor de la vena pilórica a cada lado de la miotomía facilitan la exposición reduciendo el sangrado y permitiendo la tracción lateral. Con la mano izquierda colocada por detrás de la unión gastroduodenal se estira el canal pilórico hacia delante y se comienza la incisión directamente sobre el músculo pilórico palpable con facilidad usando una hoja de Bard-Parker 15 nueva. Al seccionar el músculo el cirujano lo separa hacia abajo con el pulgar mientras el asistente aplica una contracción hacia arriba. Una vez alcanzado el plano submucoso la incisión de la miotomía se prolonga hasta la primera porción del duodeno, gesto que constituye el único peligro real si se ingresa en la luz. La mucosa duodenal tiende a protruir por el borde inferior del esfínter hacia el exterior uno o dos mm. Las últimas fibras musculares suelen separarse mejor, usando una tijera de corte vertical, delicada, de cirugía plástica y utilizando lupas con luz..

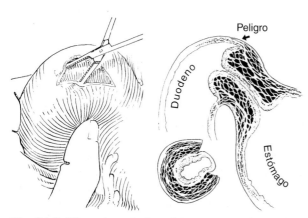

Fig. 24-8. Piloromiotomía. Se realiza una incisión de 3 cm horizontal en el píloro, que proporciona una exposición completa del músculo del esfínter seccionando hacia abajo la capa mucosa. Para esta disección es útil una pinza hemostática delicada. El riesgo principal de entrar en el duodeno se muestra en el plano sagital de la derecha, donde la mucosa duodenal cubre la parte inferior de la superficie del músculo pilórico en la superficie duodenal.

Si se ha entrado en el duodeno, el procedimiento más seguro es convertir la maniobra en una piloroplastia. La técnica de Heineke-Mikulicz con incisión vertical y cierre horizontal es suficiente y también debe limitarse la longitud a no más 2 a 3 cm. Se confecciona un plano interno a punto continuo invertidos de catgut cromado o de ácido poliglicólico y puntos separados de Lembert con hilo de seda fino para reforzar el plano externo. También es aceptable el cierre en un plano. La colocación de un colgajo del epiplón adyacente sobre la piloromiotomía o la piloroplastia ofrece un dispositivo de mayor seguridad contra una filtración posoperatoria.

Transposición del estómago

Si se ha extirpado el esófago se coloca el estómago en el mediastino posterior, o sea en posición ortotópica. Si lo que se ha planificado es una derivación, se requiere un túnel retroesternal para permitir la transposición del estómago al mediastino anterior.[15]

Para la posición ortotópica se usa la vía más corta. Ngan y Wong han medido las distancias de diversas rutas usadas para el reemplazo con estómago.[14] La vía ortotópica fue en promedio 2 cm más corta que la vía retroesternal; esta última tiene otros 2 cm menos que el túnel subcutáneo preesternal. El abordaje por la toracotomía lateral derecha de Ivor Lewis para la disección esofágica permite que el estómago ya totalmente movilizado sea llevado con suavidad a través del hiato, en posición ortotópica, y luego, confirmando que no se ha rotado, se seccionan el cardias o el estómago con una engrapadora GIA y la línea de grapas se invagina con puntos separados con hilo de seda fino. El uso de una bolsa plástica estéril facilita el pasaje del estómago a las posición ortotópica (fig. 24-9).

En el caso de efectuarse una derivación retroesternal deben seccionarse las fijaciones diafragmáticas que lleguen a la parte posterior del esternón, dilatando gradualmente esta división avascular desde el ancho de dos dedos hasta un tamaño que permita pasar toda la mano (fig. 24-10). El tejido areolar y la membrana pleural se disecan con suavidad, con la palma hacia arriba, desde la línea media a la izquierda del paciente hasta hallar el plano de disección desplegado a través de un incisión cervical oblicua izquierda. Durante este procedimiento la presión sanguínea así como la frecuencia y el ritmo cardíacos deben monitorearse de cerca. Si se presentan hipotensión o arritmia, es necesario retirar la mano de inmediato hasta que se restablezca la normalidad; después, y solo después, se continúa la disección roma. La pleura izquierda no se acerca tanto a la línea media como la derecha y, por lo tanto, la prolongación de la disección roma hasta la izquierda tiene menos posibilidad de producir una le-

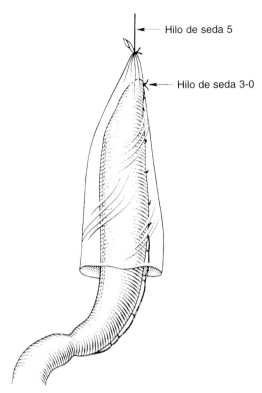

Hilo de seda 5

Hilo de seda 3-0

Fig. 24-9. El tubo gástrico se fija con una bolsa plástica mediante una sutura horizontal total, mientras que el fondo de la bolsa se anuda con hilo de seda 5, el que emerge del mediastino posterior a través del hiato. De este modo, el tubo ya está listo para ser traspuesto en el cuello. (De Shriver, C.D., Spiro, RH, and Burt, M: A new technique of gastric pull-through. Surg. Gynecol. Obstet. *177*:519,1993.)

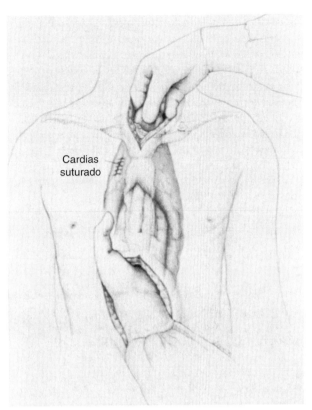

Cardias
suturado

Fig. 24-10. Se ha creado un túnel retroesternal mediante la disección roma digital de manera de poder introducir la mano hacia arriba en el mediastino anterior. Esta figura muestra el pasaje del estómago por este túnel hacia la entrada torácica y la incisión cervical. Nótese que la entrada torácica ha sido agrandada por la resección del extremo interno de la clavícula y una porción del manubrio esternal. (De Orringer, MB, and Sloan, H.: Substomal gastric bypass of the excluded thoracic esophagus for palliation of esophageal carcinoma. J. Thorac. Cardiovas. Surg. *70*:36, 1975, con autorización.)

sión pleural. Si se ingresa en el espacio pleural, se coloca un tubo de toracostomía (Argyle Nº 28) para permitir un drenaje cerrado bajo agua. En cualquier caso siempre se debe tomar una radiografía de tórax con un aparato portátil antes llevar al paciente a la mesa de operaciones, ya que el hallazgo de un neumotórax puede manejarse de inmediato mediante la evacuación por un tubo torácico.

Anastomosis

En los pacientes que van a ser sometidos a la resección esofágica esta anastomosis puede realizarse por debajo del arco aórtico (en los pacientes que requieren una toracotomía lateral izquierda por un carcinoma del cardias o de la porción más distal del esófago), en el vértice del hemitórax derecho (como en el abordaje de Ivor Lewis convencional) o en el cuello para una esofagectomía subtotal. Si se realiza una derivación al mediastino anterior, inevitablemente la anastomosis debe estar en el cuello. Dondequiera que esté ubicada la anastomosis la exposición debe ser excelente. En la práctica este procedimiento puede ser la parte más im-

portante de la operación. En nuestra experiencia personal y la del Massachusetts General Hospital la anastomosis esofagogástrica brinda la suficiente seguridad como para que su realización en el mediastino no presente problemas. Por lo tanto, la ubicación de la anastomosis en el cuello es dictada *solo* por la enfermedad y no por el temor de una filtración posible de la línea de sutura anastomótica.

Durante más de 50 años hemos usado la anastomosis en dos planos con puntos separados de hilo de seda fino (4-0). Esta técnica puramente manual requiere una atención meticulosa sobre los detalles del método. No está permitido el uso de pinzas traumáticas o de cualquier tipo de pinzas en los bordes que van a ser unidos. El electrobisturí de corte no se usa para efectuar la transección del esófago; solo se utiliza una hoja de bisturí nueva. No debe haber tensión sobre los bordes del esófago y el estómago respectivos. Los bordes son manipulados lo menos posible con pinzas de prensión. La colocación de un punto dado estará guiada por la tracción suave sobre el punto precedente. La técnica con puntos separados evita el fruncimiento o enjaretado de la anastomosis y permite que capilares permeables lleguen hasta los bordes de las estructuras anastomosadas.

Los detalles de la anastomosis han sido descritos antes por Wilkins[27] y Mathiesen y col.[12] Se trata de una técnica terminolateral (esófago a estómago). Se selecciona un punto sobre la superficie anterior del estómago, al menos a 2 cm de la línea de cierre gástrica

(realizado cuando se disecó el estómago); este punto se halla en lo que era el fondo gástrico y hacia la curvatura mayor. Se efectúa un círculo pequeño con el bisturí en la serosa gástrica del tamaño de 1 cm. Esta maniobra expone el plexo intramural de vasos que se ligan en forma individual con hilo de seda fino, minimizando la filtración y manteniendo una visión adecuada de la ubicación de los puntos (fig. 24-11). En

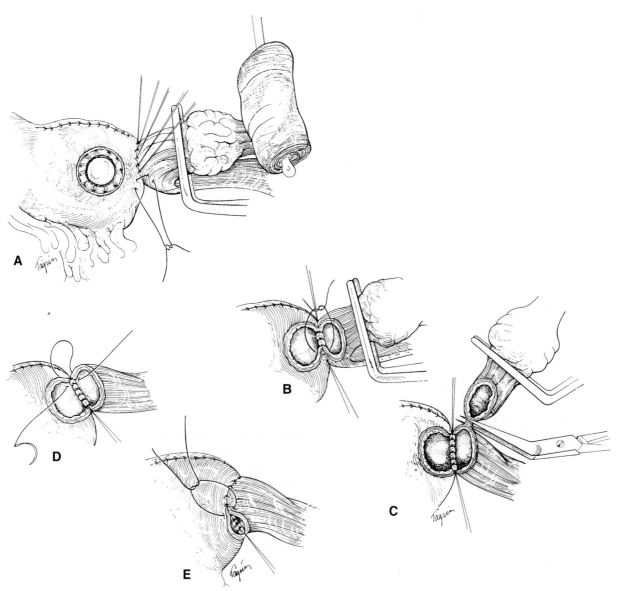

Fig. 24-11. A. Primer paso en la anastomosis de Sweet desarrollado en el Massachusetts General Hospital. Se ha comenzado una anastomosis terminolateral mediante la resección de un ojal de la pared gástrica. Este ojal no debe ubicarse demasiado cerca del cierre gástrico. El ojal suele confeccionarse bastante cerca de la curvatura mayor, con frecuencia entre las dos últimas ramas de la arcada gastroepiploica. La hilera posterior externa de la anastomosis se realiza mediante una sutura a puntos totales separados de hilo de seda fino, perpendicular a las fibras musculares longitudinales del esófago. Yo prefiero pasar todos esos puntos antes de anudarlos. **B.** El ojal gástrico se ha extirpado. Con la pieza operatoria todavía unida y excluida con una pinza de ángulo recto se aproximan las mucosas del esófago y del estómago con puntos separados de hilo de seda fino. **C.** Se completa la hilera posterior interna y se extirpa la pieza. **D.** El ángulo de la anastomosis se gira para comenzar a colocar los puntos de la hilera anterior. Éstos también se colocan separados, con los nudos hacia dentro. **E.** Se completa la anastomosis con una sutura de colchonero con puntos separados de hilo de seda en la hilera anterior externa. Cada punto aproxima el músculo del esófago a la seromuscular del estómago. Estos puntos se colocan como una sutura horizontal de colchonero (no como en efecto se mostró) de manera que existe menos riesgo de cortarlos. (De Mathisen, DJ, Grillo, HC, Wilkins, EW h. y col.: Transthoracic esophagectomy: A safe approach to carcinoma of the esophagus. Ann. Thorac. Surg., *45*:137, 1988, con autorización.).

este momento, luego de la resección del esófago la pieza operatoria todavía sigue unida al esófago proximal esa pieza es levantada en sentido proximal para exponer la línea que se ha elegido para la transección del esófago y se coloca luego un clamp oclusivo de ángulo recto, largo, inmediatamente distal al lugar donde se planea realizar la línea anastomótica (es decir, en la dirección de la pieza operatoria). Esto permite una exposición exacta de la anastomosis y al mismo tiempo evita el derramamiento del contenido gástrico o de las células tumorales de la pieza operatoria.

1. La primera línea de puntos de seda 4-0 es posterior y externa, colocados a manera de puntos totales horizontales y entre la muscular del esófago y la seromuscular del estómago (véase fig. 24-11A). Se confeccionan de cuatro a seis de esos puntos y luego se anudan con cuidado, siempre llevando el estómago hacia arriba en dirección al esófago y colocando el dedo índice izquierdo que anuda por encima del lugar de la aproximación. El esófago es una estructura fija que no puede tironearse hacia abajo en sentido distal; sus cubiertas musculares carentes de serosa también son más frágiles y no soportan las suturas tan bien como el estómago. La hilera de puntos posterior externa cubre solo un tercio de la circunferencia, aproximadamente; esta limitación permite una exposición más accesible para el plano siguiente. Los puntos de los ángulos se dejan largos y marcados con pinzas.

2. Recién ahora se abre el esófago con el bisturí, unos 4 a 5 mm más allá de la hilera inicial de puntos, extendiendo la incisión alrededor de cada ángulo. Se abre el plano mucoso del estómago y se realiza un ojal. Se expone con cuidado la mucosa esofágica gris rosácea (la cual tiende a retraerse) ampliando la apertura del esófago. Se colocan los puntos posteriores internos, también con hilo de seda 4-0, que van anudando a medida que se realizan (véase fig. 24-11B). Cada punto se coloca a unos 5 mm del borde. Luego, se toma un trozo de tejido similar de la mucosa gástrica. La aguja debe pasarse por cada borde en forma separada; si se trata de incluir ambos bordes en una sola pasada de la aguja puede producirse un desgarro. Para colocar este primer punto se requieren pinzas de prensión atraumáticas. A menudo después de esto no es necesario tomar la tracción delicada del punto previo sirve como guía para la colocación del próximo. Se completa toda la hilera posterior en la mucosa, y se dejan los puntos de los ángulos sin cortar. En este momento, se completa la transección del esófago, y se extirpa la pieza quirúrgica (véase fig. 24-11C). Se introduce la sonda nasogástrica hacia abajo a través de la anastomosis hasta el nivel del antro gástrico y el anestesista la fija a la nariz del paciente.

3. La hilera anterior interior se continúa con puntos separados, que se coloca de manera que los nudos queden siempre hacia la luz (véase fig. 24-11D). A medida que se va anudando cada punto el asistente tracciona del punto previo hacia abajo y alejado. Este método permite la inversión completa de la capa mucosa. Luego se corta el punto previo después de anudar el punto que se ha colocado. Esta hilera de puntos se va anudando desde cada extremo en dirección a la línea media, de modo que por encima puede confeccionarse una sutura horizontal de colchonero para completar la hilera mucosa anterior.

4. La fila anterior externa se confecciona a manera de puntos horizontales de colchonero sobre la previa, que corresponde más o menos a un tercio de la circunferencia (véase fig. 24-11E). La serosa del estómago se lleva 1 cm por encima del plano mucoso interno. Debido a que la anastomosis se ha realizado 2 cm o más por debajo del vértice del estómago en su cara posterior y el estómago ha sido plegado hacia arriba en su parte anterior, queda formado un orificio luminal similar a una válvula que ayuda a minimizar la posibilidad del reflujo gastroesofágico. El estómago se suspende a la aponeurosis que cubre la columna vertebral torácica mediante una serie de puntos no reabsorbibles. Esto reduce al mínimo la posibilidad de que un estómago potencialmente lleno arrastre hacia abajo a una anastomosis frágil.

Tanto la esofagogastrectomía con reemplazo esofágico como la derivación del esófago pueden ir acompañadas de una yeyunostomía de alimentación. La yeyunostomía se usa para alimentar al paciente ante cualquier dificultad que se presente con la anastomosis o el retardo del vaciamiento gástrico posoperatorio; también brinda el acceso para una alimentación calórica sustanciosa en el posoperatorio inmediato, con la que se evita la nutrición parenteral total intravenosa y se promueve la cicatrización de los sitios anastomóticos, evitando en el paciente el desarrollo de un estado catabólico.

Una semana después de la cirugía la anastomosis esofagogástrica se controla con un trago de bario. Una vez que el paciente comienza a tolerar la alimentación oral,.y en ausencia de dificultad con la anastomosis, puede retirarse el tubo de yeyunostomía.

Resultados funcionales

A pesar de la vasta experiencia con el estómago como sustituto del esófago se dispone de muy poca información sobre los resultados funcionales al cabo de un tiempo prolongado. Orringer y col. han estudiado los resultados funcionales inmediatos y tardíos luego de la esofagectomía y la anastomosis esofagogástrica cervical en 138 pacientes con enfermedades benignas del esófago.[16] El 68% tuvo resultados entre excelentes y buenos, mientras que en el 29% el resultado fue insatisfactorio y requirió dilatación o fármacos antidiarreicos. Solo el 10% de los casos con estenosis verdaderas necesitó dilataciones repetidas. La pérdida de peso (media, 5 kg) se presentó en el 49%, mientras que el 41% aumentó de peso (media, 5 kg); el 9% no mostró modificaciones en el peso. Entre los 55 pacientes seguidos durante más de 5 años, el 78% no tuvo disfagia o solo sufrió una disfagia leve, el 20% tuvo una disfagia moderada con requerimiento ocasional de dilatación anastomótica y, el 2% tuvo disfagia grave, con necesidad de dilataciones repetidas. El 23% de los pacientes experimentó un síndrome de vaciamiento rápido (dumping), y solo el 7% requirió tratamiento. La regurgitación nocturna que obligó a dormir con la cama sobre cuñas se presentó en el 13% de los pacientes que fueron seguidos durante más de 5 años.

ESOFAGOCOLOPLASTIA

En esta sección el término *esofagocoloplastia* se utiliza en forma arbitraria para referirse al reemplazo o a la derivación del esófago por el colon. Como ya se ha descrito, el estómago es la primera opción como sustituto del esófago. Sin embargo, cuando el estómago ha sido ya extirpado, aun en forma parcial, la víscera reemplazante de elección es el colon. Además, cuando se requiere la derivación de una carcinoma esofágico irresecable, el colon es el que ofrece la posibilidad de paliación más satisfactoria. Las indicaciones específicas de esofagocoloplastia se encuentran en el cuadro 24-1.

Preparación preoperatoria

Ya se ha subrayado la importancia de realizar, en este orden, la evaluación del colon mediante la colonoscopia, la arteriografía mesentérica y el enema con bario. De estos estudios el más importante es la opacificación de las arterias que irrigan el colon, ya que brinda al cirujano un mapa completo de las arterias cólicas. En los ancianos este estudio permite detectar las placas ateroscleróticas, las que deteriorarían la vascularidad del colon interpuesto. Se puede identificar cualquiera de las anomalías importantes de las arterias mesentéricas, cuya incidencia es de 10% (véase fig. 24-3). Aunque en la mayoría de los casos el detalle anatómico puede obtenerse mediante transiluminación intraoperatoria del mesocolon, el estudio arteriográfico ahorra tiempo y confusión durante el desarrollo de operación.

La limpieza mecánica del colon que va a colocarse dentro del tórax es un procedimiento de gran importancia. Un colon limpio es fundamental para la cicatrización primaria de la anastomosis esofagocólica en el cuello, donde debe evitarse el derramamiento del contenido fecal residual. El primer paso para obtener la limpieza del colon es el mismo que se necesita para la colonoscopia para el enema de bario. Si se ha utilizado bario, antes de la operación se debe verificar que éste haya sido evacuado en forma total mediante una radiografía de abdomen. Una dieta básica para la alimentación oral con aminoácidos esenciales suele dar buenos resultados en los pacientes con disfagia. La limpieza mecánica del colon (GoLYTELY®) es el elemento principal para considerar que el colon está limpio. Los enemas, a los que no se recurre en forma habitual, no deben efectuarse dentro de las 12 a 18 horas previas a la cirugía. Algunos autores indican antibióticos por vía oral, siendo el régimen más común la administración de 1 g de neomicina y 1 g de eritromicina cada 4 horas en un total de cuatro dosis. Los antibióticos de amplio espectro, denominados profilácticos, se inician por vía parenteral cuando el paciente es llevado a la sala de operaciones, y las dosis se continúan durante el procedimiento y hasta 48 horas después, en forma de bolo intravenoso.

Técnica quirúrgica

Aquí se describe el uso del colon en un procedimiento de derivación. Su utilización como sustituto difiere solo en la vía ortotópica de la colocación en el mediastino posterior, siendo ésta la distancia más corta hasta el cuello. Si en el mediastino queda carcinoma residual y su tamaño es grande, este trayecto no debe ser utilizado. Muchos cirujanos prefieren ubicar al colon en el espacio retroesternal, sea como sustituto o como derivación.

Es conveniente que la derivación colónica del esófago sea realizada por dos equipos quirúrgicos. Debido a la magnitud de la resección requerida muchas veces conviene que el equipo cervical retrase su incisión hasta que los hallazgos de la exploración abdominal sean claramente favorables: 1) la ausencia de una enfermedad metastásica intraabdominal importante y 2) la

---

Cuadro 24-1. *Indicaciones de la esofagocoloplastia*

Tumores malignos
1. Reemplazo del esófago después de la gastrectomía
2. Derivación por un carcinoma irresecable
3. Paliación de la fístula esofagotraqueal o bronquial
4. Resecciones esofágicas complejas por pasos

Enfermedades benignas
1. Derivación por pasos por una estenosis esofágica cáustica
2. Atresia esofágica (congénita) cuando la anastomosis primaria no es factible
3. Derivación por una estenosis esofágica péptica extensa en pacientes con deterioro fisiológico

presencia de una longitud colónica adecuada con irrigación arterial y drenaje venoso apropiados.

Se usa la anestesia endotraqueal estándar y el paciente se coloca en decúbito dorsal sobre la mesa de operaciones, con la cabeza girada hacia la derecha. Se coloca al cuello en hiperextensión, lo que se logra con la elevación de los hombros mediante la aplicación de la denominada almohada tiroidea. El campo operatorio se prepara desde la apófisis mastoides izquierda hasta la sínfisis púbica. Se pasa una sonda nasogástrica de Salem hasta el punto de la obstrucción esofágica o dentro del estómago. El monitoreo intraoperatorio se realiza a través de una línea arterial radial, presión venosa central y registro electrocardiográfico continuo.

Equipo uno. Se efectúa una incisión larga de laparotomía mediana o paramediana izquierda, que se extiende desde la apófisis xifoides hasta debajo del ombligo. Se requiere una exploración cuidadosa para encontrar metástasis hepáticas y en los ganglios relacionados con la arteria gástrica izquierda y el tronco celíaco, implantes peritoneales o epiploicos del tumor, otro carcinoma gástrico u otro proceso intraabdominal no sospechado.

Luego se moviliza el colon, incluidos sus dos ángulos, desde el colon ascendente hasta el nivel del colon sigmoide. La liberación del colon desde el epiplón y desde las reflexiones derecha e izquierda del peritoneo no es difícil pero debe hacerse con sumo cuidado. La experiencia en cirugía general del cirujano de tórax es un atributo muy útil. Los puntos que requieren un cuidado especial en la disección son, en orden de importancia: 1) la liberación total del epiplón, dejándolo unido al estómago pero preservando los vasos cólicos medios en el acto de despegar la hoja posterior del epiplón del mesocolon transverso, 2) el descenso del ángulo esplénico del colon sin lesionar el bazo, un procedimiento que se realiza con mayor facilidad luego de haberse incidido la reflexión peritoneal izquierda, lo que permite la tracción hacia abajo del colon transverso y del duodeno y 3) la liberación del ángulo hepático en el cuadrante superior derecho.

Esta liberación parcial del colon permite elevarlo para efectuar una transiluminación correcta y visualizar bien todos los vasos cólicos. Para la derivación se prefiere usar el hemicolon izquierdo dado que los resultados obtenidos son más satisfactorios. La comunicación marginal entre la rama izquierda de la arteria cólica media y la porción ascendente de la arteria cólica media es fundamental y su presencia y permeabilidad deben verificarse en el preoperatorio mediante una arteriografía (véase fig. 24-4). La ramificación de la arteria cólica media no es menos importante. Debido a que la longitud requerida para la derivación colónica incluye el ángulo hepático es necesario que la bifurcación de la arteria cólica media se sitúe bien por encima del origen de la arteria mesentérica superior; un origen doble de las ramas derecha e izquierda de la arteria cólica media impide el flujo retrógrado de sangre en todo el trayecto de la arteria cólica izquierda hasta el ángulo hepático. *Es preferible la interposición de un segmento colónico isoperistáltico* (fig. 24-12).

Para utilizar la arteria cólica izquierda como fuente de irrigación sanguínea los vasos cólicos medios se seccionan en su origen en los vasos mesentéricos superiores y se realiza una ligadura doble (fig. 24-13). Para conseguir la movilización completa del ángulo hepático también suelen seccionarse los vasos cólicos derechos. Se mide la distancia desde el punto donde el colon está unido por la arteria cólica izquierda hasta el

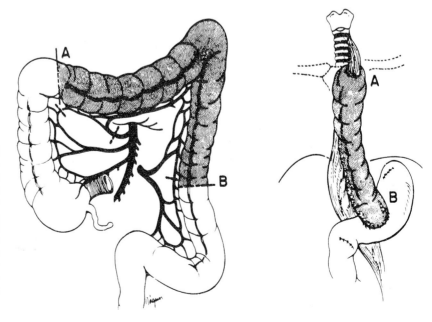

Fig. 24-12. Esquema que muestra el uso del colon izquierdo como reemplazante del esófago. Los puntos A y B son determinados por la longitud de colon requerida para alcanzar el cuello. La arteria cólica izquierda irriga el segmento. La arteria cólica media se secciona. El colon siempre se coloca en sentido isoperistáltico de modo que el segmento próximo al ángulo hepático se anastomosa con el esófago en el cuello y el extremo cercano al colon sigmoide se fija al antro del estómago en el abdomen.

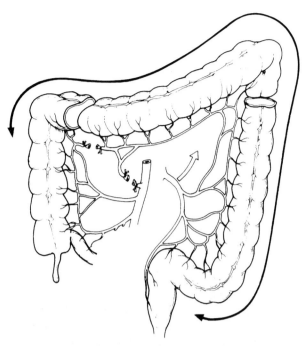

Fig. 24-13. La línea continua con flechas en cada extremo representa la extensión del colon que va a liberarse para el reemplazo del esófago por el colon izquierdo. La irrigación proviene de la arteria mesentérica inferior, la arteria cólica izquierda y la rama anastomótica que conecta la arteria cólica media. La arteria cólica media se ha seccionado cerca de su origen en la arteria mesentérica superior.

medio del cuello. También se mide todo el colon hasta el ángulo hepático para identificar bien el punto apropiado para la transección. El colon se transecciona usando la engrapadora GIA tanto en este punto entre la unión con el colon descendente y sigmoide. El segmento colónico queda unido solo por la arteria cólica izquierda aferente y el drenaje venoso; luego el segmento puede pasarse por detrás del estómago a través de una apertura amplia creada en el epiplón gastrohepático avascular. Esta maniobra permite que la arteria cólica izquierda tenga una distancia más corta en su nueva posición, sin angularse y sin quedar comprimida cuando el estómago se llena (ya que la arteria yace por delante del estómago).

El colon abdominal residual movilizado ya puede volver a anastomosarse. Nosotros preferimos la anastomosis terminoterminal, en dos planos, a puntos separados con hilo de seda fino. Un detalle muy importante es el cierre del mesocolon, con el fin de minimizar la posibilidad de una hernia interna del intestino delgado. Este cierre suele efectuarse ligeramente por debajo del ligamento de Treitz y con frecuencia requiere aproximar el mesenterio al peritoneo posterior.

Una vez que se ha comprobado la viabilidad del segmento colónico destinado a la derivación el segundo equipo quirúrgico comienza la incisión cervical. En el ínterin, el primer equipo crea un túnel retroesternal por disección roma, uno por abajo y el otro desde la incisión cervical como se describe a continuación. Es necesario confirmar la permeabilidad de la entrada de este túnel en el tórax, la que debe admitir cuatro dedos. Si es necesario, la entrada puede agrandarse, como se describió antes (véase fig. 24-2). Luego, el segmento colónico se lleva con suavidad hacia arriba, con la guía de un hilo de seda fuerte, teniendo la precaución de mantener su meso sobre la derecha sin retorcerlo. Para pasar el segmento colónico es útil utilizar una bolsa de plástico estéril (véase fig. 24-9). Un impedimento en el retorno venoso favorece la trombosis venosa y el fracaso de la derivación colónica. La viabilidad del extremo superior del segmento debe verificarse no solo mediante la inspección visual de su color sino también por la palpación del latido arterial, aplicando una sonda de Doppler, o a través de una incisión que muestre el flujo real de la sangre arterial.

La anastomosis cologástrica se realiza en forma terminolateral en la superficie anterior de la porción media del estómago, con una sutura continua en la capa interna, con puntos atraumáticos de catgut 4-0, y otra en la capa externa con puntos separados de hilo de seda 4-0.

Se palpa el píloro para determinar la necesidad de un procedimiento de drenaje pilórico; se puede palpar el canal pilórico desde adentro es en el momento de la anastomosis cologástrica. En general el drenaje pilórico se requiere solo si se ha resecado el esófago y por lo tanto si han seccionado los nervios vago; la derivación simple no compromete la inervación gástrica, por lo que la posibilidad de estasis no es un problema.

La descompresión gástrica se consigue mediante una gastrostomía de Stamm realizada cerca de la anastomosis cologástrica. El uso de una sonda de Foley 18 con balón de 5 mL es eficaz y puede pasarse a través de una incisión colocada lateralmente en el cuadrante superior izquierdo. El estómago se fija al peritoneo anterior en los cuatro cuadrantes alrededor del tubo, con puntos de hilo de seda 3-0.

Equipo dos. Para el abordaje del esófago cervical se realiza una incisión cervical oblicua en el lado izquierdo. Esto implica la sección del músculo omohioideo, la retracción hacia el costado del músculo esternocleidomastoideo, la sección de la arteria tiroidea inferior y, a menudo, la de la vena tiroidea media, el desprendimiento de las inserciones esternales de los músculos peritraqueales para luego entrar en el plano prevertebral avascular. Se identifica el esófago mediante la palpación de la sonda nasogástrica que pasa por su luz.

Se rodea el esófago, con cuidado de no dañar la porción membranosa de la tráquea o los nervios laríngeos recurrentes. Aun la parálisis de una sola cuerda vocal aumenta la posibilidad de aspiración posoperatoria dentro del árbol traqueobronquial. El esófago movilizado se transecciona 2 a 3 cm por debajo del esfínter cricofaríngeo, se marca su extremo proximal con puntos de hilo de seda en los ángulos y se deja abierto, sin colocar pinzas, mientras que su extremo distal se cierra en dos planos, uno engrapado y el otro con puntos invaginantes separados con hilo de seda 4-0.

La anastomosis esofagocolónica se confecciona de manera terminoterminal usando dos planos de puntos separados de seda 4-0. El material de sutura que se utiliza no es tan importante como la técnica en dos planos separados. La derivación con colon izquierdo reduce al mínimo la posibilidad de cualquier discrepancia en el tamaño de las dos luces que van a ser anastomosadas. El intervalo apropiado entre los puntos o el agrandamiento mediante una incisión vertical del extremo esofágico permite un anastomosis puramente circunferencial, sin un ángulo en T que se forma si el extremo colónico parece demasiado grande y se cierra parcialmente antes de realizar la anastomosis. La sonda nasogástrica, retirada apropiadamente cuando se realiza la transección del esófago, es vuelta a colocar distal dentro de la derivación colónica antes de completar la hilera anterior de puntos: la sonda permite la evacuación del aire del colon, el control del sangrado posoperatorio y minimiza la posibilidad de una aspiración traqueal. Esta sonda debe dejarse durante toda la noche.

El cuello se cierra sin drenaje a menos que exista alguna filtración; si es necesario dejar drenaje éste debe ser de sistema cerrado, como el aparato de Jackson-Pratt. (En este momento el primer equipo cierra la incisión abdominal.) Antes de retirar el tubo endotraqueal se obtiene una radiografía de tórax con un aparato portátil. Ante la presencia de neumotórax se procede a su evacuación por medio de un tubo de tórax.

Cuidados posoperatorios

El detalle más importante del manejo posoperatorio es la necesidad de garantizar la viabilidad del segmento de derivación colónica. El signo más característico de que algo anda mal es la persistencia de fiebre alta. La evaluación de la viabilidad por medio de endoscopia es peligrosa dado que la anastomosis está recién confeccionada. Además, el aspecto de la mucosa no siempre es un indicador confiable de la viabilidad. El mejor método para evaluar la viabilidad es la operación denominada de reexploración (second look). La incisión del cuello puede abrirse con facilidad con anestesia local para inspeccionar el extremo superior del segmento colónico en forma directa. Si el segmento no es viable, inmediatamente debe ser retirado en su totalidad de su ubicación retroesternal. La permanencia de un colon necrótico en el mediastino anterior es una causa posible de muerte. En un caso tratado por nosotros en el que la derivación colónica fraca-

só, el colon residual viable se sacó por vía subcutánea y en la brecha se resolvió mediante un puente con un autoinjerto yeyunal libre.

La sonda nasogástrica se retira al día siguiente de la operación. Al segundo día o cuando el líquido residual medido por el drenaje diario es mínimo (es decir, menos de 100 mL) se comienza la alimentación por la gastrostomía. El paciente es alimentado en posición semierecta para reducir al mínimo el reflujo gastrocólico que pudiera producirse. Alrededor del séptimo día del posoperatorio se realiza una esofagografía con bario. Si se comprueba que la anastomosis está intacta se puede iniciar la alimentación oral en forma gradual.

Resultados

Wain registró nuestros resultados con la sustitución del esófago por un segmento largo de colon en 136 pacientes.[26] Las indicaciones fueron 88 neoplasias y 48 enfermedades no neoplásicas (cuadro 24-2). El colon izquierdo se utilizó en 100 de los 136 pacientes (74%) y el colon derecho en 36 de los 136 pacientes (26%). Las complicaciones agudas más importantes incluyeron la isquemia del injerto (4 de 100 segmentos colónicos izquierdos, 8 de 36 segmentos colónicos derechos) y la filtración por la anastomosis cervical (cuadro 24-3). Las tasas de mortalidad operatoria a los 30 días fueron 16% en el grupo neoplásico y 0% en el grupo sin neoplasia (cuadro 24-4). Las diferencias en la mortalidad operatoria entre las enfermedades benignas y malignas fueron corroboradas por una revisión realizada por Postlethwait[20] (cuadro 24-5). Las complicaciones tardías incluyeron la estenosis anastomótica proximal (ocho), la redundancia del injerto (cuatro), el reflujo biliar (dos) y el mucocele esofágico (uno). Entre los sobrevivientes de la operación el 88% (107 de 122) se obtuvo una función excelente (sin dis-

Cuadro 24-2. *Indicaciones de la derivación coloesofágica**

Diagnóstico	n de pacientes
Neoplásicas	88
Cáncer esofágico	78
Cáncer gástrico proximal	3
Cáncer laríngeo	3
Cáncer del tiroides	3
Carcinoide maligno	1
No neoplásicas	48
Estenosis	35
Cáustica	16
Péptica	14
Por radiación	5
Atresia congénita	10
Trastorno de la motilidad	3

* De Wain, JC: Long segment colon interposition. Semin. Thorac. Cardiovasc. Surg. 4:336, 1992, con autorización.

Cuadro 24-3. *Complicaciones agudas de la derivación coloesofágica**

Diagnóstico	n de pacientes
Técnicas	
Isquemia del injerto	12
Colon izquierdo	4
Colon derecho	8
Filtración anastomótica cervical	8
Paresia de las cuerdas vocales	3
Perforación no vascular aguda	1
Necrosis esternal	1
Otras	
Neumonía	15
Infección de la herida	9
Obstrucción del intestino delgado	4
Embolia pulmonar	2
Colecistitis	1

* De Wain, JC: Long segment colon interposition. Semin. Thorac. Cardiovasc. Surg. 4:336, 1992, con autorización.

fagia y con peso estable), el 10% obtuvo una función buena (disfagia leve con estabilidad del peso) y solo tres pacientes (2,5%) tuvieron resultados malos.

Esta operación requiere una atención precisa sobre los detalles técnicos para lograr un resultado bueno. Las complicaciones mayores y las causas de la mortalidad operatoria se relacionan con las fallas técnicas. El cumplimiento estricto de esos detalles técnicos debe minimizar estas complicaciones. Cuando el resultado es bueno, el colon ha probado ser una víscera de eficacia durable con la cual se puede reemplazar el esófago.

ESOFAGOYEYUNOPLASTIA

El yeyuno representa la tercera opción para el reemplazo esofágico y muy pocas veces se utiliza para una derivación. Como reemplazo, éste puede usarse de tres maneras: 1) interposición, 2) segmento en Y de Roux o 3) autoinjerto; como interposición, conserva su irrigación y drenaje sanguíneos a través de una rama yeyunal de la arteria mesentérica superior y, muy importante, una tributaria venosa yeyunal de la vena mesentérica superior. En general se usa como una interposi-

Cuadro 24-4. *Causa de mortalidad operatoria en la derivación con segmento largo de colon por neoplasia**

Causa	n de pacientes
Necrosis de colon	7
Insuficiencia respiratoria	5
Enfermedad metastásica	1
Muerte súbita de causa cardíaca	1

*Tomado de Wain, JC.: Long segment colon interposition. Semin Thorac Cardiovasc. Surg 4:336, 1992, con autorización

ción de segmento corto que salva la brecha creada por la resección de la estrechez esofágica distal, aunque también puede usarse para restaurar la continuidad luego de la esofagectomía distal por carcinoma, cuando el estómago ya ha sido resecado previamente. La anatomía de su mesenterio torna difícil el procedimiento de interposición de un segmento largo, aunque en los niños un asa en Y de Roux tiene la posibilidad de alcanzar el cuello. Usado como autoinjerto se usa después de la resección de segmentos cortos del esófago cervical afectados por un carcinoma, luego del traumatismo cervical extenso con daño esofágico o para ampliación de una derivación esofágica con colon fallida.

Interposición. La interposición corta destinada a reemplazar el esófago distal extirpado se describe aquí porque es la principal indicación de la esofagoyeyunoplastia. La incisión toracoabdominal lateral izquierda brinda la exposición requerida tanto para la exposición del esófago como para la preparación del yeyuno. Se identifica el yeyuno proximal y exterioriza para transiluminar su meso (fig. 24-14). Se identifica la primera arteria yeyunal y se preserva para mantener la integridad vascular de 10 a 12 cm del yeyuno adyacente al ligamento de Treitz, el que será utilizado para la reanastomosis del yeyuno después de aislar el segmento que va a ser anastomosado.

Se determina la longitud precisa requerida de yeyuno y se exponen las tres o cuatro arterias yeyunales superiores en ese segmento. Con la ayuda de la luz de transiluminación se aislan esas arterias y se ocluyen en forma secuencial con clamps bulldog atraumáticos para probar la fiabilidad de una arteria yeyunal que aporte la circulación a este segmento. El peritoneo se abre con cuidado a cada lado del mesenterio hasta la arcada anastomótica primaria, se incide el tejido que se halla entre las arterias yeyunales y se seccionan las arterias y las venas necesarias, ligándose con hilo de seda 2-0. Para lograr segmentos yeyunales más largos puede ser necesaria la sección en la arcada anastomótica secundaria (fig. 24-15).

Acto seguido, el segmento yeyunal se separa de su continuidad intestinal normal, aplicando en sus partes proximal y distal la engrapadora GIA. Luego, el segmento pediculado que va a ser interpuesto se levanta por detrás del colon, a través del mesocolon transverso. Debido a que el segmento tiende a mantener su curvatura, el extremo proximal del segmento engrapado se invagina con puntos de Lembert separados con hilo de seda 3-0. El extremo distal del segmento yeyunal primero se anastomosa con la superficie posterior del fondo gástrico; aquí se realiza la anastomosis en dos planos, con un plano externo de puntos separados de seda 4-0 y un plano interno de puntos continuos con catgut cromado 4-0 o de Dexon®. La anastomosis esofagoyeyunal se confecciona terminolateral a

Cuadro 24-5. *Mortalidad operatoria por la interposición colónica* *

	Benigna		Maligna	
	n de pacientes	Decesos (%)	n de pacientes	Decesos (%)
Durante 1961	54	11,1	78	21,8
Durante1971	655	7,5	245	24,5
Durante 1981	474	4,9	367	16,6
TOTAL	1.183	6,8	690	20,0

* De Postlethwait, RW: Surgery of the Esophagus, 2ª ed.. Norwalk, CT, Appleton-Century-Crofts, 1986, pág. 505, con autorización.

unos 2 cm del extremo invaginado y sobre su borde antimesentérico (fig. 24-16). Ésta se efectúa en dos planos con puntos separados de hilo de seda a manera similar a la descrita en la sección sobre esofagogastrostomía. Si el estómago se ha extirpado, esta anastomosis distal puede llevarse hasta la base del muñón duodenal. La continuidad yeyunal se restaura mediante una anastomosis terminoterminal en un plano externo de seda y uno interno continuo con catgut.

Segmento en Y de Roux. Cuando no se cuenta con el estómago para la interposición yeyunal puede usarse una técnica alternativa, la del segmento yeyunal en Y de Roux. Este procedimiento implica dos anastomosis –la esofagoyeyunal y la yeyunoyeyunal terminolateral– en vez de las tres requeridas por la técnica que utiliza un segmento interpuesto. Cuanto más alto deba llegar el yeyuno en el tórax, o aun en el cuello, más arterias yeyunales deben seccionarse para brindar la longitud adecuada del segmento en Y de Roux. Lamentablemente este requerimiento aumenta la posibilidad de una falla vascular en el extremo del segmento

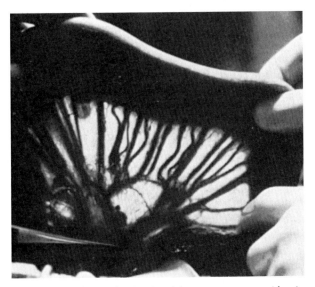

Fig. 24-14. La transiluminación del yeyuno pone en evidencia las ramas yeyunales de la arteria mesentérica superior y permite seleccionar una rama arterial apropiada para el segmento que se va a utilizar en la esofagoyeyunoplastia.

yeyunal de Roux. Esta desventaja particular explica porqué el yeyuno suele considerarse solo como una tercera opción para el reemplazo del esófago. Ring y col.[21] establecieron que el yeyuno es la primera elección en los niños, pero sus ilustraciones (fig. 24-17) muestran la construcción de la anastomosis esofagoyeyunal por etapas, con la confección de un estoma yeyunal no anastomosado en el primer tiempo, realizado presumiblemente para constatar su viabilidad, seguido por la anastomosis esofagoyeyunal.

En la esofagoyeyunoplastia cervical existe siempre la posibilidad de aumentar la vascularización mediante una anastomosis microvascular de la arteria mamaria interna o una rama de la arteria carótida con la arcada arterial del meso yeyunal. También debe comprobarse un drenaje venoso adecuado, el que asimismo se anastomosa. Pyane y Fisher han descrito una experiencia particular con "la transferencia del yeyuno libre cuya circulación ha sido aumentada usando microcirugía vascular," en la cual se describen los detalles de un número de variantes de la esofagoyeyunoplastia para resolver los problemas poco frecuentes del reemplazo esofágico cervical.[19] Cuando el cirujano torácico planea usar el yeyuno para el reemplazo del esófago con un segmento largo, como en el nivel cervical, debe consultar con una cirujano microvascular para estar preparado ante la necesidad de tener que aumentar la circulación.

Transferencia libre. El procedimiento para la transferencia libre se realiza mejor con dos equipos. El debate presente se centra en el equipo abdominal. A través de una laparotomía común se selecciona un segmento yeyunal adecuado –más alejado del Treitz que el usado para la interposición– unos 40 cm distales al ligamento de Treitz (fig. 24-18B). Lo más importante para la selección del sitio es contar con una longitud apropiada de la arteria y la vena yeyunales para poder realizar la anastomosis vascular. La característica del intestino mismo es una consideración adicional; el intestino debe tener una calibre adecuado y estar libre de enfermedad intrínseca. Se marca la longitud del yeyuno que se requiere, el que se transecciona proximal y distal con una engrapadora GIA. Se secciona en V el mesenterio hasta el origen de los vasos aferentes. El

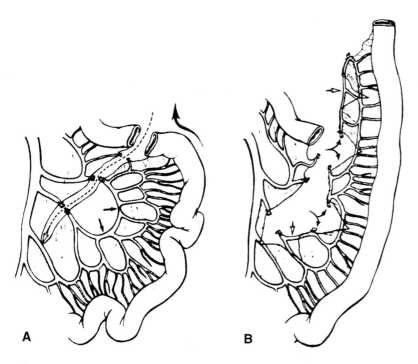

Fig. 24-15. A y **B.** Esquema de 1) la preservación de la arteria yeyunal superior, 2) la división de las tres arterias yeyunales siguientes y 3) los dos puntos de división de una arcada secundaria en B. Se debe estar seguro de la existencia de una arcada de la arteria aferente al segmento (en este caso la arteria yeyunal cuarta) en todo el margen transeccionado. (De Ring, WS, Varco, RL, L'Heureux PR y col.: Esophageal replacement with jejunum in children: Ana 18 to 33 year follow-up. J. Thorac. Cardiovasc. Surg., *83*:918, 1982, con autorización.)

segmento aislado se deja perfundido hasta que el equipo cervical esté preparado para llevar a cabo la trans-

ferencia (véase fig.. 24-18A). Mientras tanto, se restablece la continuidad yeyunal mediante una anastomosis terminoterminal como se describió en la sección precedente. Luego, el único que requiere cierre es el mesenterio, mediante una sutura continua con catgut cromado 4-0, después de haberse realizado la transferencia propiamente dicha.

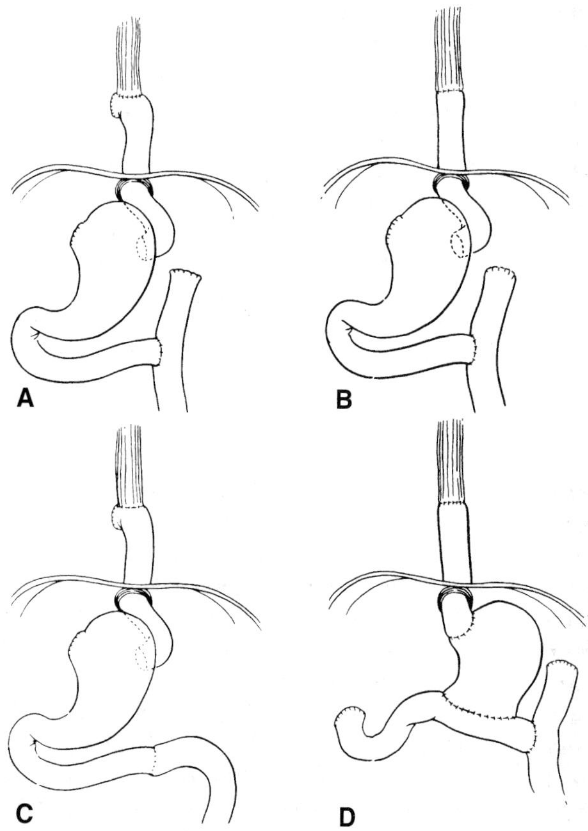

El autoinjerto yeyunal, con la arteria y la vena cuidadosamente ocluidas por clamps bulldog atraumáticos, se lleva hasta la incisión cervical. Se coloca el segmento en el lecho esofágico cervical, siempre de un modo isoperistáltico, y se realiza primero la anastomosis yeyunal proximal –el esófago cervical o la hipofaringe se anastomosan al segmento yeyunal en dos planos con puntos separados con hilo de seda 4-0, igual que para la esofagogastroanastomosis (véase fig. 24-18D)–. Con esto se obtienen la fijación y la estabilidad suficientes para permitir la realización de dos anastomosis microvasculares sin el problema de la tensión o la torsión. Para la anastomosis vascular estándar se utiliza una arteria del cuello (tiroidea inferior, cervical transversa o la arteria carótida interna misma) y se colocan puntos con nailon monofilamento 10-0 bajo control microscópico (véase fig. 24-18*E*). Luego se liberan los clamps bulldog microvasculares y se permite que el autoinjerto yeyunal comience a perfundirse. El paso final es la anastomosis en dos planos del yeyuno distal con el esófago, usando también puntos separados de hilo de seda fina (véase fig. 24-18F). Luego, se completa con una anastomosis venosa usando la vena facial, la vena tiroidea media o una de las venas yugulares.

La incisión cervical suele cerrarse sin drenaje. Como método para el monitoreo de la viabilidad del injerto

Fig. 24-16. Métodos de reconstrucción con yeyuno. (De Postlethwaite, RW: Surgery of the Esophagus, 2ª ed. Noruega, CT, Appleton-Century-Crofts, 1986, pág. 500, con autorización.)

Fig. 24-17. Uso del yeyuno en el reemplazo del esófago en un niño. El yeyuno alcanza bien el cuello. **A.** El yeyuno proximal es llevado hasta un estoma cervical, lo que permite realizar la anastomosis esofagoyeyunal. **B.** El yeyuno distal ha sido dividido y anastomosado al antro gástrico y se completó la anastomosis cervical. (De Ring, WS, Varco, RL, L'Heureux P.R. y col.: Esophageal replacement with jejunum in children: Ana 18 to 33 year follow-up. J. Thorac. Cardiovas. Surg., *83*:918, 1982, con autorización.)

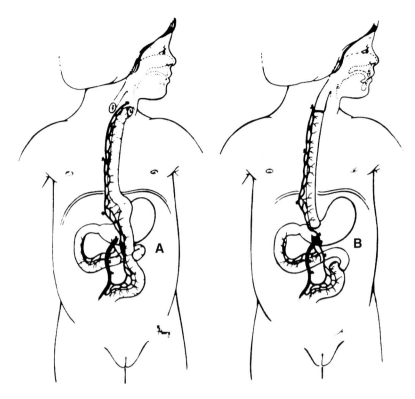

yeyunal se ha utilizado una sonda termistor. Por otra parte, se puede usar una "ventana" de Silastic® para la observación directa del segmento yeyunal durante 24 a 48 horas y luego, se cierra una vez que la viabilidad ha sido comprobada (véase fig. 24-18G). Es preferible no pasar una sonda nasogástrica a través del yeyuno cervical; el drenaje gástrico se realiza mejor con un tubo de gastrostomía.

INTERPOSICIÓN YEYUNAL LIBRE

Se han realizado centenares de trasplantes yeyunales para la reconstrucción del esófago cervical. La tasa de supervivencia del injerto se aproxima al 95%. Jurkiewicz y Paletta han informado su experiencia con 130 casos, con una supervivencia del injerto similar y una tasa de eficacia en los pacientes del 92%.[9] La tasa de mortalidad operatoria fue del 5%. La causa principal de falla del injerto es la insuficiencia arterial o venosa. Esta parte de la operación es técnicamente demandante y requiere prestar mucha atención en la elección de los vasos apropiados para la anastomosis, la longitud adecuada y la posición cuidadosa del pedículo vascular. Si el injerto fracasa, se intenta por segunda vez con otro injerto yeyunal libre, el que tiene una tasa de eficacia esperada del 50 al 75%. Una complicación posoperatoria común es la fístula faringocutánea, hallada en 33 de 101 pacientes de la serie de Jurkiewicz.

Veinticuatro de esos casos cerraron en forma espontánea; los otros fueron manejados con otro injerto o drenaje simple.

INTERPOSICIÓN DE UN SEGMENTO CORTO DEL COLON

La interposición de un segmento corto del colon es una alternativa para la interposición yeyunal en el esófago distal. La preparación del paciente y del colon es como se describió para la interposición de un segmento largo del colon. Debido a que no se requiere una gran longitud existen más opciones y la arteriografía no es tan importante. El segmento más utilizado del colon para el reemplazo del esófago distal es un segmento isoperistáltico del colon transverso distal y del colon izquierdo descendente, irrigados por la rama ascendente de la arteria cólica izquierda.

En general la operación se realiza a través de una incisión toracoabdominal izquierda ampliada, que permite la movilización del segmento colónico, la resección del esófago distal patológico y la anastomosis de la interposición al esófago distal y la pared posterior del estómago. Se realiza la exploración manual minuciosa del colon para excluir anomalías. Se determina el segmento colónico que se va a utilizar. Los segmentos colónicos izquierdos son irrigados por la rama ascendente de la arteria cólica izquierda. Los segmentos

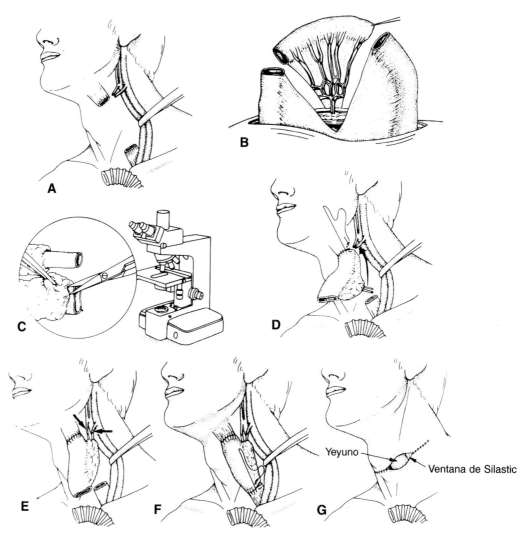

Fig. 24-18. Reconstrucción del esófago cervical con un injerto yeyunal libre. Técnica descrita por Hester y col., (1980). **A.** Se realiza la extirpación del tumor y la disección del cuello. **B.** Luego de la exploración abdominal se aísla un segmento fiable del yeyuno proximal sobre su pedículo y el intestino se corta en los puntos proximal y distal, asegurándose de que la única sangre aferente al segmento sea la que llega por el pedículo. **C.** Se limpian las adventicias de la arteria y la vena del segmento elegido usando un microscopio quirúrgico. **D.** La anastomosis intestinal proximal se efectúa con puntos separados de Vicryl® 3-0. **E.** Se anastomosan las arterias y las venas a los vasos donantes elegidos. **F.** Se realiza la anastomosis intestinal distal con puntos separados de Vicryl® 3-0. **G.** Se deja una ventana pequeña de una hoja de dimeticona (Silastic®) sobre el yeyuno, la que permite la observación posoperatoria del injerto. (De Skinner, DB, y Belsey, RHR: Management of Esophageal disease. Filadelfia. WB Saunders, 1988, con autorización.)

del colon transverso son irrigados por la arteria cólica media. El segmento colónico debe ser isoperistáltico. En nuestra experiencia el colon izquierdo fue usado con más frecuencia (n = 19) que el colon trasverso (n = 3). Luego se moviliza toda la longitud de segmento colónico requerida. Se identifica el pedículo vascular más importante pero no se esqueletiza. Se aísla la irrigación sanguínea colateral a lo largo de la arteria de Drummond o de la rama de la arteria cólica media, probando con cuidado mediante clamps bulldog finos y ligando luego de comprobar la viabilidad del segmento. Para determinar la viabilidad es suficiente la oclusión de los vasos colaterales durante 15 minutos. Se libera una longitud apropiada del colon, entre clamps intestinales atraumáticos o con una engrapadora lineal. Se restaura la continuidad colónica. El segmento del colon se ubica en el mediastino posterior para evitar la tensión o la torsión del pedículo vascular. Se recomienda una anastomosis en dos planos con puntos separados de hilo de seda 4-0. La anastomosis proximal es terminoterminal. La anastomosis distal es terminolateral, por lo general en la pared posterior del estómago. Para la interposición de un segmento corto la anastomosis a la pared posterior del estómago permite colocar al colon de un modo más directo, en un trayecto más recto que la anastomosis a la pared anterior del estómago. Para prevenir el reflujo es conveniente contar con al menos 12 cm de colon dentro del abdomen. Al comenzar se coloca una sonda nasogástrica a través del segmento colóni-

Cuadro 24-6. *Indicaciones para la interposición con un segmento intestinal corto en el esófago distal**

Diagnóstico	n de pacientes
Enfermedad por reflujo gastroesofágico	34
Fracaso de la reparación antirreflujo	21
Estenosis no dilatable	9
Complicaciones del tratamiento de la acalasia	2
Complicación de la miotomía por trastorno de la motilidad	1
Complicación de la esofagogastrostomía intratorácica	1
Moniliasis esofágica con estenosis	2
Esófago de Barrett con carcinoma in situ	2
Filtración de la esofagotomía	1
Carcinoma del esófago	1
Leiomiosarcoma del esófago	1

* De Gaissert, HA, Mathisen, DJ, Grillo, HC, y col.: Short segment intestinal interposition of the distal esophagus. J. Thorac. Cardiovasc. Surg. *106*:860,1993, con autorización.

co y se realiza la gastrostomía o la yeyunostomía según la indicación. El hiato se sutura con cuidado al colon para evitar la herniación del contenido abdominal. Siempre debe efectuarse un procedimiento de drenaje.

Resultados de la interposición del segmento colon del colon y del yeyuno

Gaissert y col. publicaron nuestros resultados con la interposición yeyunal (19 pacientes) y de un segmento colónico corto (22 pacientes) en el esófago distal.[7] Las indicaciones de interposición intestinal fi-

guran en el cuadro 24-6. Las operaciones previas múltiples fueron comunes en más del 75% de los pacientes. Las complicaciones mayores ocurrieron en el 45% de los pacientes (10 de 22) luego de la interposición colónica y la tasa de mortalidad hospitalaria fue de 4,5% (cuadro 24-7). Se presentaron complicaciones mayores luego de la interposición yeyunal en el 31% de los pacientes y la tasa de mortalidad hospitalaria fue del 10,9%. Los resultados funcionales posteriores en 34 pacientes con un seguimiento medio de 87 meses fueron excelentes en 26, regulares en 5 y malo en 1.

La interposición intestinal es un procedimiento que requiere destreza técnica y atender meticulosamente los detalles de la operación para evitar complicaciones catastróficas y garantizar la mayor posibilidad de obtener resultados satisfactorios.

Referencias

1. Adams. WF., and Phemister, D.B.: Carcinoma of lower thoracic esophagus: Report of successful resection and esophagogastrotomy J. Thorac. Surg., 7:621, 1938.
2. Akiyama, H.: Surgery for carcinoma of the esophagus. Curr Probl. Surg., 17:56, 1980.
3. Belsey, R.: Reconstruction of the esophagus with left colon. J. Thorac. Cardiovasc. Surg., 49:33, 165.
4. Brain, R.H.F: The place of jejunal transplantation in the treatment of simple strictures of the esophagus. Ann. R. Coll. Surg. Engl., 40:100, 1967.
5. Czerny, V: Neue Operationen. Zbl. Chir., 4:443, 1877.
6. Earlam, R., and Cunha-Melo, J.R.: Oesophageal squamous celi carcinoma. I. A critical review of surgery. Br. J. Surg., 67:381, 1980.
7. Gaissert, H.A., Mathisen, D.J., Grillo, H.C., et al.: Short segment intestinal interposition of the distal esophagus. J. Thorac. Cardiovasc. Surg., 106:860, 1993.
8. Huang, G.J., Zhang, D.C., and Zhang, D.W.: A comparative study of resection of carcinoma of the esophagus with and without pyloroplasty. In DeMeester, T.R., and Skinner, D.B. (eds.): Esophageal Disorders: Pathophysiology and Therapy. New York, Raven Press, 1985, p. 383.
9. Jurkiewicz, M.J., and Paletta, C.E.L: Free jejunal graft. In Current Therapy in Cardiothoracic Surgery. Philadelphia, B.C. Decker, 1989, p. 206.
10. Lewis, I.L.: The surgical treatment of carcinoma of the oesophagus. With special reference to a new operation for growths of the middle third. Br J. Surg., 34:18, 1946.
11. Mahoney, E.B., and Sherman, C.D., Jr.: Total esophagoplasty using intrathoracic right colon. Surgery, 35:937, 1954.
12. Mathisen, D.J., Grillo, H.C., Wilkins, E.W., Jr., et al.: Transthoracic esophagectomy: A safe approach to carcinoma of the esophagus. Ann. Thorac. Surg., 45:137, 1988.
13. Muller, J.M., Erasmi, H., Stelzner, M., et al.: Surgical therapy of oesophageal carcinoma. Br. J. Surg., 77:845, 1990.
14. Ngan, S.Y.K., and Wong, J.: Lengths of different routes for oesophageal replacement. J. Thorac. Cardiovasc. Surg., 91:790, 1986.
15. Ong, G.B.: The Kirschner operation—a forgotten procedure. Br. J. Surg., 60:221, 1973.

Cuadro 24-7. *Complicaciones mayores luego de la interposición intestinal**

Complicación	n de pacientes
Colon	
Neumonía	4†
Perforación del injerto	1
Perforación del colon, absceso subfrénico	1
Quilotórax	1
Edema pulmonar	1
Émbolo pulmonar	1
Trombosis venosa profunda	1
Yeyuno	
Neumonía/SDRA	3
Necrosis del injerto	1†
Perforación gástrica	1
Paraparesia, erosión aortoentérica	1
Lesión transitoria del nervio recurrente	1
Infarto del miocardio	1†

* De Gaissert, HA, Mathisen, DJ, Grillo, HC, y col.: Short segment intestinal interposition of the distal esophagus. J. Thorac. Cardiovasc. Surg. *106*:860,1993, con autorización.
† Causa de mortalidad operatoria.
SDRA: Síndrome de distrés respiratorio del adulto.

16. Orringer, M.B., Marshall, B., and Stirling, M.C.: Transhiatal esophagectomy for benign and malignant disease. J. Thorac. Cardiovasc. Surg., 105:265, 1993.

17. Orringer, M.B., and Orringer, J.S.: Esophagectomy without thoracotomy: A dangerous operation? J. Thorac. Cardiovasc. Surg., 85:72, 1983.

18. Oshawa, T.: Surgery of the esophagus. Arch. Jap. Surg., 10:605, 1933.

19. Payne, W.S., and Fisher, J.: Esophageal reconstruction: Free jejunal transfer or circulatory augmentation of pedicled interpositions using microvascular surgery. In Delarue, N.C., Wilkins, E.W, Jr., and Wong, J. (eds.): International Trends in General Thoracic Surgery, Vol. IU Esophageal Cancer St. Louis, C.V. Mosby, 1988.

20. Postlethwait, R.W: Surgery of the Esophagus, 2nd ed. Norwalk, CT, Appleton-Century-Crofts, 1986, p. 505.

21. Ring, WS., Varco, R L., L'Heureux, PR., et al.: Esophageal replacement with jejunum in children: An 18 to 33 year follow-up. J. Thorac. Cardiovasc. Surg., 83: 918, 1982.

22. Sonneland, J., Anson, B.J., and Beaton, L.E.: Surgical anatomy of the arterial supply to the colon from the superior mesenteric artery based upon a study of 600 specimens. Surg. Gynecol. Obstet., 106:385, 1958.

23. Sweet, R.H.: Thoracic Surgery, 2nd ed. Philadelphia, W.B. Saunders, 1954, p. 309.

24. Sweet, R.H., and Churchill, E.D.: Transthoracic resection of tumors of the esophagus and stomach. Ann. Surg., 116:566, 1942.

25. Torek, F.: The first successful case of resection of the portion of the esophagus for carcinoma. Surg. Gynecol. Obstet., 16:614, 1913.

26. Wain, J.C.: Long segment colon interposition. Semin. Thorac. Cardiovas. Surg. 4:336, 1992.

27. Wilkins, E.W, Jr.: Esophageal anastomotic techniques: The esophagogastric anastomosis. In Wu, Y, and Peters, R. (eds.): International Practice in Cardiothoracic Surgery. Beijing, Science Press, 1985, p. 590.

25

Esofagectomía transhiatal sin toracotomía

MARK B. ORRINGER

Desde que aparecieron los primeros informes sobre los buenos resultados obtenidos con la esofagectomía transtorácica y anastomosis esofagogástrica intratorácica para el tratamiento del carcinoma,[1,9,64,70] este procedimiento fue el más utilizado en los casos de cánceres resecables del esófago. A pesar de los adelantos tan importantes obtenidos en la evaluación preoperatoria, el soporte nutricional, las técnicas anestésicas y quirúrgicas y los cuidados posoperatorios, las alteraciones fisiológicas que resultan de la resección esofágica y su reconstrucción en los pacientes con compromiso nutricional y de la función pulmonar, secundarios a los trastornos de la deglución, siguen siendo muy grandes. Las operaciones toracoabdominales combinadas en pacientes debilitados provocan trastornos respiratorios posoperatorios representados por una necesidad frecuente de asistencia ventilatoria mecánica prolongada, y una incidencia significativa de atelectasia posoperatoria, neumonía e insuficiencia respiratoria. La complicación de máxima gravedad de la cirugía esofágica sigue siendo la dehiscencia anastomótica esofagogástrica intratorácica con la mediastinitis y la sepsis resultantes. Así, la insuficiencia respiratoria y la mediastinitis debidas a la filtración anastomótica fueron las causas principales de morbilidad y mortalidad posoperatorias en la mayoría de las series más importantes de resección y reconstrucción esofágicas. Además, fueron las responsables de la mortalidad operatoria, cuyo porcentaje siempre estuvo entre el 15% y el 40%,[27,38,92] con un promedio de 33%.[26] Aunque un número escaso de series quirúrgicas actuales catalogadas como excelentes mostró tasas de mortalidad operatoria inferiores al 5%, en la mayoría de las publicaciones entre 1980 y 1988[4,28,66] la media de la tasa de mortalidad hospitalaria debida a la resección por carcinoma del esófago permanece en el 13%.[69] Nadie duda que la resección y la reconstrucción esofágicas están entre los procedimientos quirúrgicos torácicos más difíciles.

Con este telón de fondo de años de experiencia con la esofagectomía transtorácica, la esofagectomía transhiatal sin toracotomía surgió como un enfoque quirúrgico alternativo que, aplicado en forma apropiada, puede ir acompañado por un riesgo y una morbilidad mucho menores.[22,46,84,86,108,110,114] La esofagectomía transhiatal no solo evita la morbilidad de una toracotomía en estos pacientes, sino que la anastomosis esofágica sistemáticamente se realiza en el cuello que elimina casi por completo la mediastinitis secundaria a una dehiscencia como causa de muerte posoperatoria. Además, el abordaje abdominal usado para la esofagectomía en estos pacientes permite el acceso a todas las secciones del aparato digestivo que se utilizan en la sustitución esofágica, brindando al cirujano la opción de utilizar el estómago o cualquier porción del colon que pudiera necesitarse para el reemplazo esofágico.

RESEÑA HISTÓRICA

En 1913, Denk efectuó la primera esofagectomía transmediastínica directa sin toracotomía, en cadáveres y en animales de experimentación, usando un flebo extractor para extraer el esófago del mediastino posterior.[23] En 1933, Turner, un cirujano británico, realizó la primera esofagectomía transhiatal con disección roma por carcinoma, con buen resultado, y restableció la continuidad del tubo digestivo usando un tubo cutáneo en la cara anterior del tórax en un segundo tiempo.[113] El advenimiento de la anestesia endotraqueal permitió la esofagectomía transtorácica bajo visión directa, mientras que la esofagectomía transhiatal sin toracotomía pasó a ser un abordaje poco utilizado, con un uso ocasional solo como procedimiento concomitante con la laringofaringectomía destinada al tratamiento de los carcinomas faríngeos o del esófago cervical, utilizando el estómago para restaurar la continuidad del tracto alimentario. Ong y Lee, en 1960, y LeQuesne y Ranger, en 1966, publicaron la primera anastomosis faringogástrica primaria luego de laringofaringectomía y esofagectomía torácica con buen resultado.[59,71] En estos casos, y en un informe de Akiyama y colaboradores,[3] se realizó la resección roma del esófago torácico *normal*. Kirk utilizó este abordaje para la paliación del carcinoma esofágico incurable en cinco pacientes.[54] Thomas y Dedo mediante esofagectomía torácica roma sin toracotomía, movilización del estómago a través del mediastino posterior y anastomosis faringogástrica a cuatro pacientes con estenosis cáustica faringoesofágica crónica grave.[109]

En 1975, Orringer y Sloan propusieron la técnica del bypass gástrico subesternal del esófago torácico excluido como un método de paliación de los carcinomas incurables del esófago, tanto con invasión de las estructuras contiguas mayores, como la tráquea o la aorta, como para aquellos que tenían metástasis en los ganglios linfáticos cervicales o abdominales.[85] Este procedimiento fue considerado como un bypass "simple" para aliviar la disfagia sin la morbilidad posoperatoria de una toracotomía y una anastomosis esofágica intratorácica (figs. 25-1 a 25-4). Por desgracia, la experiencia posterior con esta operación no pudo confirmar su valor como un procedimiento paliativo útil con una morbilidad mínima.[72] Las dos complicaciones principales de este procedimiento fueron la filtración anastomótica cervical y la ruptura de esófago torácico excluido, en particular en la línea de sutura distal. En 37 pacientes así tratados, hubo nueve muertes durante la internación (24%), siete con filtración anastomótica (19%) y seis con la dehiscencia del esófago distal seccionado (17%). El 59% de esos pacientes presentó complicaciones posoperatorias importantes. Solo 15 (54%) de los 28 supervivientes dejaron el hospital con capacidad para deglutir 3 semanas después de la operación, y 10 (36%) requirieron la internación hospitalaria durante 1 mes o más luego de la operación. En los supervivientes a la operación y que dejaron el hospital con vida, la duración promedio de la supervivencia fue solo de 5,9 meses. Con la operación de bypass, solo en 7 pacientes (25% de los supervivientes) se logró una paliación buena. La debilidad generalizada y la caquexia progresiva de los pacientes restantes impidieron una ingesta oral adecuada y obligaron a colocar un tubo de alimentación con suplementos alimentarios. Se concluyó que el bypass gástrico subesternal del esófago torácico excluido es una operación demasiado drástica para los pacientes con cáncer esofágico irresecable y una expectativa de vida limitada a solo algunos meses. En el caso de los pa-

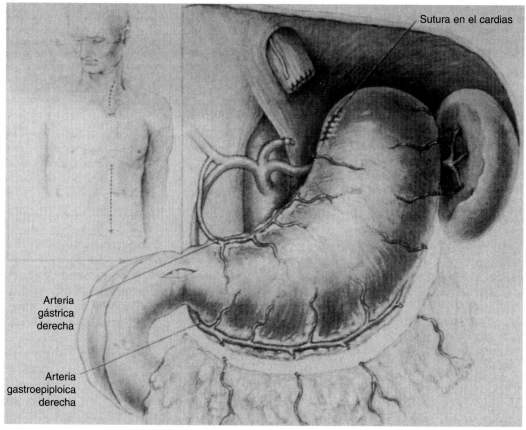

Fig. 25-1. Movilización usual del estómago para el reemplazo esofágico en la posición subesternal o mediastínica posterior. La arteria gástrica izquierda (coronaria estomáquica) y los vasos gastroepiploicos izquierdos se seccionan, mientras que la arteria gástrica derecha y la arteria gastroepiploica derecha se preservan. Siempre se hace una piloromiotomía y una maniobra de Kocher amplia. La línea de grapas del cardias siempre se invagina para reforzar la línea de sutura. El *recuadro* muestra la incisión cervical izquierda y la incisión abdominal mediana superior usadas tanto para la interposición gástrica subesternal como para la esofagectomía transhiatal con reemplazo esofágico por estómago en el mediastino posterior. (De Orringer, M.B. y Sloan, H.: Substernal gastric bypass of the excluded thoracic esophagus for palliation of esophageal carcinoma. J. Thorac. Cardiovasc. Surg. *70*:836, 1975, con su autorización.)

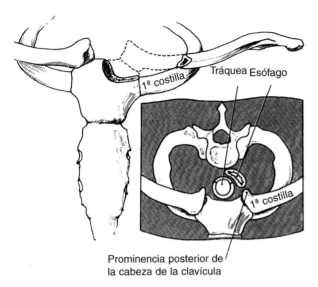

Tráquea Esófago

1ª costilla

1ª costilla

Prominencia posterior de
la cabeza de la clavícula

Fig. 25-2. Agrandamiento de la apertura anterior del mediastino superior para el bypass o el reemplazo esofágicos usando la vía retroesternal. El *recuadro* muestra la posición normal del esófago cervical en la entrada torácica, por detrás y a la izquierda de la tráquea. Cuando se hace una anastomosis entre el esófago cervical y un sustituto esofágico visceral retroesternal (estómago o colon) puede producirse la compresión del injerto por la prominencia posterior de la cabeza de la clavícula. Por lo tanto, la parte media de la clavícula y el manubrio esternal adyacente, y con frecuencia también la parte media de la primera costilla, son resecados sistemáticamente cuando se utiliza la vía mediastínica *anterior*, para lograr un lecho más amplio para el estómago transpuesto (o el colon) en la entrada torácica anterior. (De Orringer, M.B. y Sloan, H.: Substernal gastric bypass of the excluded thoracic esophagus for palliation of esophageal carcinoma. J. Thorac. Cardiovasc. Surg. *70*:836, 1975, con su autorización.)

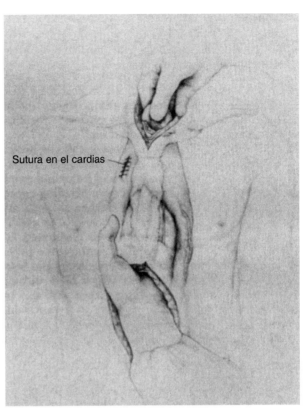

Sutura en el cardias

Fig. 25-3. Posición del estómago movilizado en el mediastino anterior para el bypass gástrico subesternal. El fondo gástrico, no el cardias, llega más arriba para la anastomosis esofagogástrica, varios centímetros por encima del nivel de las clavículas. La apertura anterior en el mediastino superior ha sido ensanchada mediante resección de la clavícula y la porción media del manubrio esternal. (De Orringer, M.B. y Sloan, H.: Substernal gastric bypass of the excluded thoracic esophagus for palliation of esophageal carcinoma. J. Thorac. Cardiovasc. Surg. *70*:836, 1975, con su autorización.)

cientes con buen estado general, portadores de un carcinoma esofágico irresecable, puede ser útil el bypass gástrico subesternal, pero el esófago distal seccionado debe ser descomprimido en un asa yeyunal, como en un principio fue propuesto por Kirschner[55] y en la actualidad también por otros.[2,119]

Aunque no se logró el objetivo del bypass gástrico subesternal del esófago torácico excluido, de esta experiencia se extrajeron varias enseñanzas importantes. Primero, con una movilización apropiada, el estómago del hombre blanco norteamericano *siempre* supera el nivel de las clavículas para confeccionar una anastomosis esofagogástrica cervical. Segundo, las consecuencias inmediatas de una filtración anastomótica esofagogástrica cervical, sobre todo si es una fístula salival, suelen ser menos graves que las asociadas con una pérdida esofágica anastomótica intratorácica seguida de mediastinitis. Tercero, como consecuencia de la angulación anterior en la entrada torácica, la esofagoscopia y la dilatación posteriores son mucho más peligrosas y difíciles luego de una interposición gástrica subesternal que en el caso de la sustitución esofágica ubicada en el mediastino posterior, en el lecho esofágico original. Sobre la base de esta experiencia, no-

sotros adoptamos la costumbre de evitar la anastomosis esofagogástrica intratorácica siempre que sea posible. Independientemente del nivel de las lesiones patológicas esofágicas, se resecó todo el esófago torácico, y se realizó una anastomosis esofágica cervical. Aunque en nuestros pacientes con carcinoma esofágico se necesitaron tres incisiones (cervical, torácica y abdominal), casi no se produjo la muerte por una complicación anastomótica luego de la esofagectomía.

En 1974, realicé mi primera esofagectomía transhiatal no programada. Durante la movilización del estómago a través del abdomen en un paciente obeso que tenía una gran hernia hiatal por deslizamiento y un adenocarcinoma esofágico pequeño en el tercio distal del esófago, preparado para una resección esofágica transtorácica y la reconstrucción esofágica posterior, movilicé cerca de 10 cm del esófago desde el mediastino posterior dentro del abdomen a través del hiato diafragmático. Yo sabía por mi experiencia previa adquirida con las mediastinoscopias realizadas para evaluar a los pacientes con carcinoma de pulmón, que el dedo índice podía llegar en el mediasti-

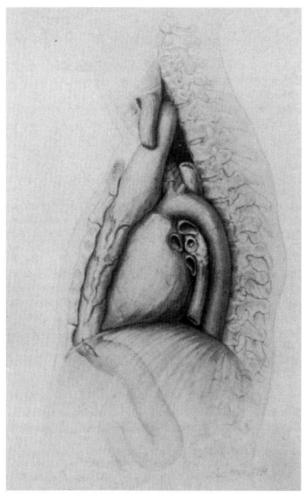

Fig. 25-4. Vista lateral que muestra la posición final del estómago retroesternal y el esófago torácico excluido en el mediastino posterior. El fondo gástrico fue suspendido desde la aponeurosis prevertebral; la anastomosis se realizó sobre la pared anterior del estómago y el esófago, con un tumor irresecable, queda excluido en el mediastino posterior. (De Orringer, M.B. y Sloan, H.: Substernal gastric bypass of the excluded thoracic esophagus for palliation of esophageal carcinoma. J. Thorac. Cardiovasc. Surg. *70*:836, 1975, con su autorización.)

no a través de una incisión cervical, hasta el nivel de la carina. Por lo tanto, en este paciente obeso en particular, con un riesgo elevado para un procedimiento torácico, hice una incisión cervical y, con una mano en el abdomen colocada a través del hiato diafragmático en el mediastino posterior y la otra en el mediastino superior a través de la incisión cervical, llevé a cabo una movilización esofágica "roma." Luego de la extirpación del esófago, llevé el estómago movilizado al mediastino posterior, al lecho esofágico original, y realicé la anastomosis esofagogástrica cervical. La evolución excelente que tuvo este paciente fue mi primera experiencia con una esofagectomía transhiatal sin toracotomía y fue la base de nuestro informe de 1978 sobre el procedimiento en 28 pacientes, 4 de los cuales tenían una enfermedad benig-

na del esófago intratorácico y 22 tenían carcinomas que comprometían varios niveles del esófago.[86] Desde entonces, nuestra experiencia con más de 1200 pacientes sometidos a la esofagectomía transhiatal sin toracotomía[73,74,81,83] así como los informes de otros especialistas,[9-11,21,22,35,47,100,104,105,107,108,112] justificaron nuestra creencia actual de que son pocos los pacientes con indicación de una resección del esófago, ya sea por enfermedades benignas o malignas, que requieren una toracotomía. Este capítulo describe los aspectos técnicos de la esofagectomía transhiatal, sus indicaciones y contraindicaciones, y los resultados alcanzados hasta el momento.

Desde la década de 1980 mucho se ha aprendido de la anastomosis esofagogástrica cervical (AEGC) Nuestra hipótesis inicial acerca de que las complicaciones agudas de la filtración de una AEGC son menos frecuentes que por la pérdida de una anastomosis intratorácica ha sido validada, ya que son raras las ocasiones en las que una AEGC se asocia con mediastinitis. Además, el 98% de las filtraciones de una AEGC se trata en forma satisfactoria con los cuidados locales de la herida, los cuales incluyen la institución precoz de la terapia de dilatación,[80] y menos del 2% se asocia con complicaciones severas como necrosis del extremo gástrico, osteomielitis vertebral cervical, absceso epidural, fístula anastomótica traqueogastroesofágica, etc.[51] Lamentablemente, las secuelas a largo plazo de una filtración de la AEGC no han sido tan leves como se creyó al principio, debido a que, la mitad de esas filtraciones provoca estenosis anastomóticas. La necesidad de la terapia de dilatación esofágica de por vida resta valor a una operación destinada al alivio de la disfagia.

El avance más reciente en los refinamientos técnicos de las modificaciones técnicas de la esofagectomía transhiatal y la AEGC ha sido el desarrollo de una anastomosis laterolateral con sutura mecánica Auto-Suture Endo-GIA 30-3.5 aplicada directamente a través de la incisión cervical.[82] Con esta técnica, el índice de filtración anastomótica esofagogástrica cervical ha disminuido muchísimo desde un promedio de 10% a 15% hasta menos del 3%, la necesidad de dilataciones anastomóticas posoperatorias ha decrecido y la satisfacción del paciente respecto de la deglución ha aumentado.

INDICACIONES Y CONTRAINDICACIONES

Los pacientes que requieren una esofagectomía por una enfermedad benigna o maligna son candidatos potenciales para la esofagectomía transhiatal sin toracotomía. En los pacientes con carcinomas del esófago torácico superior o medio, la evidencia broncoscópica de *invasión* traqueobronquial (sin contigüidad) es una contraindicación absoluta de la esofagectomía transhiatal. En los pacientes con un tumor esofágico cervicotorácico que compromete a la laringe o la porción superior de la tráquea, se recomienda la realización de una traqueostomía mediastínica anterior, en los últimos 5 cm de la tráquea por encima de la carina. (Véanse más adelante las consideraciones sobre carcinomas que comprometen el esófago cervicotorácico.) Por lo tanto, la medición precisa de la distancia entre el margen distal del tumor y la carina mediante la esofagoscopia es importante para evaluar la resecabilidad de esos tumores.

Los pacientes con carcinomas esofágicos torácicos y enfermedad metastásica hepática de los ganglios linfáticos supraclaviculares o enfermedad metastásica a distancia, *comprobada por biopsia*, tienen una expectativa de vida tan corta que no son candidatos a la esofagectomía. Nosotros exigimos un diagnóstico tisular de enfermedad metastásica a distancia antes de llegar a la conclusión que el carcinoma esofágico es irresecable. Aunque la tomografía computarizada (TC) brinda una evaluación radiográfica inigualable del mediastino, en nuestra experiencia esta modalidad diagnóstica *no* es un indicador confiable de la *resecabilidad* de una carcinoma esofágico.[93] La TC puede demostrar *contigüidad* del tumor esofágico con la aorta o la aponeurosis prevertebral, pero esto *no* es sinónimo de invasión.

Aunque la TC es útil para evaluar la enfermedad metastásica, tiene una capacidad limitada para evaluar correctamente la profundidad de la invasión tumoral o el estado de los ganglios linfáticos regionales. La ecografía endoscópica esofágica ha surgido como un medio más preciso para estimar la profundidad de la invasión tumoral y ha probado ser más segura que la TC para identificar las metástasis de los ganglios linfáticos regionales.[16,42,111,116,120] Reed y col. demostraron la eficacia de la combinación de la ecografía endoscópica esofágica y la biopsia por aspiración con aguja fina para confirmar las metástasis de los ganglios linfáticos celíacos en los pacientes con carcinoma esofágico.[94]

Aunque la evaluación clínica general, que incluye el examen por deglución de bario, la endoscopia y las TC del tórax y el abdomen superior, nos ha permitido determinar la resecabilidad de la mayoría de los cánceres esofágicos que hemos tratado con esofagectomía transhiatal desde la década de 1980, sin duda es posible determinar mejor la enfermedad metastásica a distancia que contraindica la resección mediante el uso de los exámenes mencionados antes. Del mismo modo, aun cuando nosotros no las hemos usado en forma sistemática, se han publicado resultados alentadores con el uso de la tomografía por emisión de positrones (PET)[12,63] así como la estadificación del cáncer por medio de la toracoscopia mínimamente invasiva y la laparoscopia.[56,62]

La realización de la esofagectomía transhiatal para las enfermedades benignas del esófago ha sido posible aun en pacientes sometidos a radioterapia o que tienen una periesofagitis relacionada con lesiones cáusticas u operaciones previas, o el megaesófago de la acalasia.[75,81,89] Por supuesto, el antecedente de cirugía esofágica, en particular una esofagomiotomía larga o una resección de un divertículo del esófago medio, debe alertar al cirujano sobre la posibilidad de adherencias periesofágicas intratorácicas importantes. Cuando se hace una esofagectomía transhiatal por una enfermedad benigna o maligna y ante la presencia de invasión tumoral local o de adherencias periesofágicas que impiden realizar una resección transhiatal segura o si se produce una hemorragia intraoperatoria de tratamiento difícil, el cirujano *debe* estar preparado para abrir el tórax y resecar el esófago. La contraindicación más importante de la esofagectomía transhiatal surge de la evaluación que hace el cirujano mediante la palpación manual del esófago a través del hiato diafragmático, al comprobar que la fijación mediastínica del esófago debida al tumor o las adherencias impide una resección transhiatal segura.

PREPARACIÓN PREOPERATORIA

Con la fisioterapia pulmonar preoperatoria intensa, las complicaciones pulmonares posoperatorias son menores. A todos nuestros pacientes se les insiste para que dejen de fumar al menos 2 semanas antes de la operación. Se indica el uso sistemático de un inspirómetro de incentivo durante la etapa ambulatoria del paciente, unas 2 semanas antes de la cirugía. Cuando es posible, se aconseja caminar de 15 a 30 cuadras por día para que los pacientes estén preparados para una ambulación precoz durante el posoperatorio. Cuando la pérdida de peso es muy pronunciada y la obstrucción esofágica es importante, se introduce en el estómago una sonda nasogástrica para alimentación, la cual pasa a través del tumor para posibilitar la administración de 2.000 a 3.000 calorías por día. Se evita el uso de una gastrostomía o yeyunostomía de alimentación percutáneas porque interfieren con la movilización gástrica posterior. El paciente y su familia representan un papel activo en la preparación prequirúrgica, y no es frecuente tener que hospitalizar al paciente para mantener una ingesta calórica satisfactoria a través de la sonda nasogástrica. La nutrición parenteral intravenosa raramente se usa en nuestros pacientes. Debido a que la higiene oral suele ser deficiente en los pacientes con carcinoma esofágico, y la presencia de caries dentales y su flora oral patógena pueden afectar en forma adversa el pronóstico de una filtración anastomótica, la boca del paciente debe ser examinada minuciosamente antes de la operación, recurriendo al odontólogo para arreglar o extirpar los dientes con caries. En los pacientes que por enfermedad o cirugía gástrica previa, presentan una cicatriz gástrica o una disminución del tamaño gástrico, las cuales pueden impedir el uso de todo el estómago como sustituto del esófago, se realiza un enema de bario para evaluar la capacidad del colon como reemplazante del esófago. Si va a interponerse el colon como sustituto del esófago, entonces se procede a la preparación colónica. Sin embargo, la preparación intestinal colónica de los pacientes que serán sometidos a la esofagectomía transhiatal no es habitual, porque en los pacientes cuyo estómago es normal, el fondo gástrico llega bien a un nivel por encima de las clavículas como para permitir la anastomosis cervical.

El paciente con obstrucción esofágica siempre se deshidrata. Antes de la aparición del síndrome de inmunodeficiencia adquirida, para reducir al mínimo la inestabilidad vascular intraoperatoria nosotros siempre transfundíamos a nuestros pacientes con 500 cm^3 de sangre cada 5 kg de pérdida de peso antes de la operación. Esta práctica ya no es aceptable. En efecto, más del 99% de nuestros pacientes sometidos a la esofagectomía transhiatal son internados el día programado para la cirugía. Sin embargo, debido a que la alimentación preoperatoria por sonda nasogástrica produjo un aumento del aporte de líquidos por vía oral, el estado de hidratación de los pacientes ha mejorado y la rehidratación intravenosa intraoperatoria ha dejado de ser un problema. En la actualidad, las transfusiones de sangre perioperatorias son más una excepción que una regla, y nosotros somos menos exigentes con la anemia en el posoperatorio de estos pacientes.

MANEJO ANESTÉSICO

El desplazamiento del corazón por la mano del cirujano en el mediastino posterior durante la esofagectomía transhiatal puede producir hipotensión. Por lo tanto, durante la operación se hace el monitoreo continuo de la presión intraarterial mediante un catéter colocado en la arteria radial. Este catéter se sutura en el lugar y se protege con apósitos porque los brazos del paciente se dejan a los lados durante la operación para permitir al cirujano y sus ayudantes el acceso al cuello, tórax y abdomen, sin el inconveniente de la presencia del apoyabrazos. Se introducen dos catéteres intravenosos periféricos de gran calibre para permitir el aporte rápido de volumen en el caso de ser necesario, aunque la pérdida de sangre intraoperatoria suele ser, en promedio, inferior a 1.000 mL. No creemos que sea necesario monitorizar la presión venosa central en

forma sistemática pero, si es necesario, debe hacerse a través de una vena del lado derecho del cuello, lejos del campo operatorio ubicado en el lado izquierdo del cuello. Es sistemática la colocación de un catéter epidural torácico antes de la operación. La anestesia epidural no solo reduce al mínimo la necesidad de los anestésicos inhalatorios intraoperatorios (facilitando así el retiro temprano del tubo endotraqueal) sino que también mejora mucho la higiene pulmonar posoperatoria mediante un mejor control del dolor.

En general, se utiliza un tubo endotraqueal estándar *largo,* de manera que si se produce un desgarro traqueal durante la disección transhiatal, el tubo endotraqueal puede introducirse hasta la tráquea distal o el bronquio fuente izquierdo, colocando el balón más allá del desgarro y permitiendo su reparación directa. Tanto el anestesista como el cirujano deben tener en cuenta que los pacientes con tumores en los tercios superior o medio del esófago o con antecedentes de una esofagomiotomía extensa o de la resección de un divertículo del esófago medio pueden necesitar una toracotomía para movilizar el esófago. En estos casos, una opción es utilizar un tubo endotraqueal de luz doble y, si es necesario, hacer una toracotomía anterolateral derecha y desinsuflar el pulmón derecho, permitiendo el acceso al mediastino posterior para una esofagectomía bajo visión directa. Sin embargo, a través de una toracotomía anterolateral no se obtiene una exposición óptima del esófago. Por lo tanto, si el cirujano encuentra la necesidad de convertir la operación en una esofagectomía transtorácica, yo prefiero recolocar al paciente en otra posición y volver a colocar los campos para realizar una toracotomía posterolateral derecha verdadera si es necesario y avanzar el tubo endotraqueal dentro del bronquio fuente izquierdo para continuar la anestesia en un solo pulmón. Los tubos endotraqueales de luz doble en los pacientes sometidos a esofagectomía transhiatal rara vez son necesarios. Se suspenden los anestésicos inhalatorios y se aumenta la concentración del oxígeno inspirado hasta el momento de la disección transhiatal con el fin de reducir al mínimo los efectos adversos de la hipotensión transitoria, la cual es frecuente durante la esofagectomía. La operación requiere una cooperación estrecha entre el anestesista y el cirujano para reducir al mínimo la hipotensión prolongada. El contacto manual con el pericardio durante la disección transhiatal puede inducir alteraciones electrocardiográficas artificiales que simulan una arritmia ventricular pero desaparecen cuando se retira la mano del mediastino posterior. La alarma en este momento es más aparente que real. El momento habitual para retirar el tubo endotraqueal es al final de la operación, la anestesia epidural ha eliminado mucho la necesidad de la asistencia ventilatoria mecánica luego de la esofagectomía transhiatal.

TÉCNICA QUIRÚRGICA

El paciente se coloca en decúbito dorsal con un campo plegado colocado por debajo de la escápula para extender el cuello. La cabeza se gira hacia la derecha y se estabiliza con una almohada anular debajo del occipucio. Se prepara la piel y se cubre desde la mandíbula hasta el pubis y por delante de ambas líneas medias axilares. Los brazos se acojinan, se protegen los catéteres intravenosos y arteriales, y se ubican al costado del paciente. Cuando puede llegar a ser necesaria una esofagectomía transtorácica (p. ej., en los pacientes con tumores en los tercios superior o medio del esófago o los que van a ser reoperados luego de una esofagomiotomía previa) el lado derecho puede ser "levantado" con una manta plegada, el brazo derecho flexionado en el codo y la mano derecha colocada debajo de la región lumbar. En caso de necesidad, esta posición permite el acceso para una toracotomía anterolateral derecha. Luego, la camilla de operaciones puede inclinarse hacia la derecha de manera que el abdomen quede nuevamente paralelo al piso y pueda ser abordado a través de la incisión usual en la mediana superior. Sin embargo, como se dijo antes, para todos los pacientes que van a ser sometidos a una esofagectomía transhiatal yo prefiero el decúbito dorsal. La exposición se facilita mucho mediante el uso de un separador autoestático automático montado en la mesa. La esofagectomía transhiatal tiene tres tiempos separados: abdominal, cervical y mediastínica.

Fase abdominal

Se ingresa al abdomen por una incisión mediana supraumbilical (véase fig. 25-1, *recuadro*). Luego de seccionar el ligamento triangular del hígado se separa el lóbulo hepático izquierdo hacia la derecha. Se examina el estómago con sumo cuidado para verificar la inexistencia de cicatrices gástricas derivadas de operaciones anteriores o de alguna enfermedad que impidan su utilización como sustituto del esófago. Se identifica la arteria gastroepiploica derecha al comienzo de la operación, la cual debe quedar protegida a partir de ese momento. Esto tiene una importancia especial en los pacientes que fueron sometidos a cirugía previa en quienes la necesidad de seccionar las adherencias puede poner en peligro la irrigación sanguínea del estómago. Las adherencias entre el bazo y el epiplón adyacente se seccionan al principio para evitar los desgarros de la cápsula esplénica.

La movilización del epiplón mayor y separación del estómago comienza en la mitad de la curvatura mayor donde se incide en un punto avascular, en que la arteria gastroepiploica derecha termina y entra en el estó-

mago o se anastomosa con las ramas pequeñas de la arteria gastroepiploica izquierda. Se separa el epiplón de la arteria gastroepiploica derecha, por lo menos 1,5 a 2 cm por debajo del vaso, con el fin de reducir al mínimo la posibilidad de lesionar esa arteria. Se seccionan las arterias gastroepiploica izquierda y gástricas cortas y se ligan a lo largo de la curvatura mayor del estómago hacia el techo, evitando así la lesión del bazo y la necrosis del estómago secundaria a la ligadura de esos vasos demasiado cerca de la pared gástrica. Hacia distal, se separa el epiplón mayor del estómago hasta el nivel del píloro y el origen de la arteria gastroepiploica derecha en la gastroduodenal.

Luego de haber movilizado la curvatura mayor del estómago, se incide el peritoneo que cubre el hiato esofágico y se rodea la unión esofagogástrica con un drenaje de goma de 2,5 cm. Siguiendo la curvatura menor del estómago hacia abajo, se incide el epiplón gastrohepático a la altura de la parte superior de la curvatura menor, se aisla la arteria gástrica izquierda, (coronaria estomáquica), se liga y se corta. Cuando el paciente es portador de un carcinoma, se resecan los ganglios linfáticos del tronco celíaco y se envían a anatomía patológica para realizar la estadificación. Siempre que sea posible, la arteria gástrica izquierda se secciona cerca de su origen en el tronco celíaco. Si los ganglios linfáticos del tronco celíaco están agrandados por enfermedad metastásica la curación no es posible y, a menos que la extirpación de dichos ganglios sea relativamente fácil, solo deben ser biopsiados y no extirpados por completo, para disminuir el riesgo de hemorragia. La arteria gástrica derecha debe quedar protegida mientras se secciona el epiplón gastrohepático remanente, siguiendo la curvatura menor.

Luego de completar la movilización del estómago, se realiza una maniobra de Kocher amplia hasta conseguir una movilidad duodenal suficiente que permita que el píloro se desplace de su posición habitual en el cuadrante superior derecho del abdomen hasta el nivel del apéndice xifoides, en la línea media. Se realiza una piloromiotomía estándar debido a que es posible que luego de la vagotomía que acompaña a la esofagectomía haya un retardo en el vaciamiento gástrico. La piloromiotomía comienza con una incisión de 1,5 cm en el músculo gástrico, la cual se dirige primero hacia el píloro y luego hacia el duodeno, unos 0,5 a 1 cm (véase fig. 25-1). Este procedimiento se lleva a cabo usando la corriente de corte de un electrocauterio con punta fina y una pinza mosquito vascular delicada para disecar los músculos gástricos y duodenales lejos de la submucosa subyacente. Se colocan clips de plata como marcadores en el nivel de la piloromiotomía para permitir la evaluación radiográfica futura del vaciamiento gástrico.

Como en la reparación transabdominal de rutina de la hernia hiatal o en la esofagogastrectomía estándar de Ivor Lewis, se movilizan 5 a 10 cm del esófago distal desde el mediastino hasta el abdomen, traccionando la unión esofagogástrica hacia abajo con la ayuda del drenaje de goma que circunda el esófago mientras con la otra mano se diseca hacia arriba dentro del mediastino (fig. 25-5). En este momento, se evalúa la movilidad del esófago dentro del mediastino posterior. En los pacientes con tumores esofágicos, se toma el tumor y se "mueve" de lado a lado para certificar que el esófago no esté fijado a la aponeurosis prevertebral, la aorta o las estructuras mediastínicas adyacentes. Los separadores autoestáticos de Deaver angostos colocados en el hiato diafragmático facilitan la exposición y la disección directa de la mitad inferior del esófago en el mediastino posterior. Para pinzar y permitir la sección y la ligadura de los tejidos periesofágicos bajo visión directa, prácticamente en el nivel de la carina, se utilizan pinzas de ángulo recto de 30 cm de longitud (pasahilos o doble utilidad). En este punto, la disección del mediastino se suspende temporalmente. Se introduce un tubo de alimentación de yeyunostomía 14 Fr unos 10 a 15 cm más allá del ligamento de

Treitz y se fija en el lugar mediante la técnica de Weitzel.[36] La yeyunostomía no se saca por la pared abdominal hasta que se haya completado la esofagectomía transmediastínica.

Fase cervical

El esófago cervical se moviliza a través de un incisión oblicua paralela al borde anterior del músculo esternocleidomastoideo izquierdo y se extiende desde el hueco supraesternal hasta el nivel del cartílago cricoide (unos 5 a 7 cm de longitud). Se inciden el platisma y la aponeurosis omohioidea, el músculo esternocleidomastoideo y la cubierta carotídea; sus contenidos se separan hacia afuera y la laringe y la tráquea hacia la parte media. *No se usa ningún separador* salvo el dedo del cirujano para no lesionara el nervio laríngeo recurrente en el surco traqueoesofágico. En general, la vena tiroidea media se liga y se secciona. También puede ligarse y seccionarse la arteria tiroidea inferior.

La disección se hace por detrás, directamente sobre la aponeurosis prevertebral, y continúa como disección digital roma dentro del mediastino superior. El surco traqueoesofágico se despliega mediante una disección a tijera a lo largo de la superficie anterolateral del esófago, dejando por detrás al nervio laríngeo recurrente para evitar lesionarlo. El esófago cervical se rodea con un drenaje de goma de 2,5 cm, que es traccionado hacia arriba a medida que se va haciendo la disección roma del esófago torácico superior, en el mediastino superior (véase fig. 25-5). Los pulpejos de los dedos se mantienen contra el esófago en la línea media y se debe tener la precaución de no desgarrar la tráquea membranosa posterior. Con esta técnica, el esófago torácico superior se moviliza casi hasta el nivel de la carina, a través de la incisión del cuello.

Disección (transhiatal) mediastínica

La esofagectomía transhiatal se realiza siguiendo un orden secuencial y no es simplemente un arrancamiento indiscriminado del esófago del mediastino posterior. Si a partir de la evaluación inicial del esófago a través del hiato diafragmático se cree que el esófago tiene la movilidad suficiente como para ser extirpado por la vía transhiatal, el cirujano introduce una mano a través del hiato diafragmático por detrás del esófago mientras que la otra, colocada a través de la incisión del cuello a lo largo de la aponeurosis prevertebral, avanza hacia abajo. Se introduce un hisopo preparado con una pinza larga en el mediastino superior a través de la incisión cervical, siguiendo la aponeurosis prevertebral para facilitar su disección (fig. 25-6). De este modo, se realiza la disección esofágica

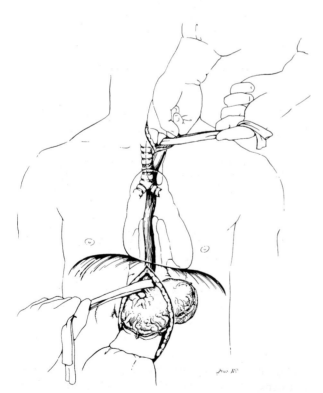

Fig. 25-5. La movilización transhiatal del esófago superior e inferior en el mediastino posterior se facilita mediante la tracción sobre el drenaje de goma colocado alrededor de la unión esofagogástrica y el esófago cervical. Los pulpejos de los dedos de colocan contra el esófago para reducir la posibilidad de lesionar las estructuras adyacentes. (De Orringer, M.B.: Surgical options for esophageal resection and reconstruction with stomach. En Baue, A.E., Geha, A.S., Hammond, G.L., y col., [eds.]: Glenn's Thoracic and Cardiovascular Surgery, 6ª ed. Stamford, CT. Appleton & Lange, 1996, pág. 899, con su autorización.)

Fig. 25-6. La movilización transhiatal del esófago lejos de la aponeurosis prevertebral se facilita mediante el uso de un hisopo en la punta de una pinza, el cual se introduce a través de la incisión cervical hasta que hace contacto con la mano introducida desde abajo por el hiato diafragmático. (De Orringer, M.B.: Surgical options for esophageal resection and reconstruction with stomach. En Baue, A.E., Geha, A.S., Hammond, G.L., y col., [eds.]: Glenn's Thoracic and Cardiovascular Surgery, 6ª ed. Stamford, CT. Appleton & Lange, 1996, pág. 899, con su autorización.)

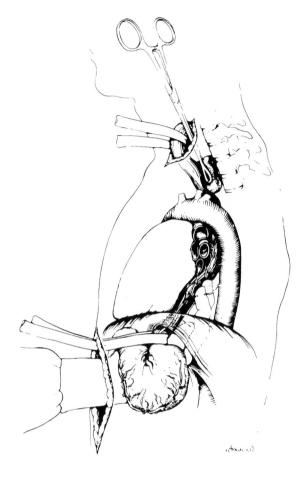

posterior separando el esófago lejos de la aponeurosis prevertebral desde arriba hasta que la gasa hace contacto con la mano introducida a través del hiato diafragmático. La presión intraarterial se monitoriza en forma continua durante toda la disección esofágica intratorácica para evitar la hipotensión prolongada. La sangre se evacua desde el mediastino posterior mediante una catéter de drenaje de Argyle Saratoga 28 Fr colocado desde la incisión cervical hacia abajo, hasta el mediastino.

Luego que la disección mediastínica posterior se ha completado, se realiza la disección esofágica anterior. El drenaje de goma de Penrose que rodea la unión esofagogástrica se tracciona hacia los pies del paciente mientras el cirujano introduce la mano con la palma hacia abajo, contra el esófago anterior, y avanza hacia el mediastino (fig. 25-7). El esófago se moviliza progresivamente separándolo de la superficie posterior del pericardio y la carina. Trabajando en forma simultánea desde las incisiones abdominal y cervical, siguiendo la superficie anterior del esófago, el cirujano diseca las inserciones membranosas características en la superficie posterior de la tráquea (fig. 25-8). Una vez completadas las disecciones de las superficies anterior y posterior del esófago, deben cortarse las inserciones esofágicas laterales remanentes. Se tracciona nuevamente el

esófago cervical hacia arriba utilizando el drenaje de Penrose que lo rodea y se disecan con suavidad las adherencias laterales del esófago, a medida que se exteriorizan por la incisión cervical. De este modo, cerca de 5 a 8 cm del esófago torácico superior se movilizan en toda su circunferencia. Una mano introducida a través del hiato diafragmático por delante del esófago avanza en el mediastino superior por detrás de la tráquea hasta que se moviliza toda la circunferencia del esófago superior y se palpan sus adherencias laterales intactas (fig. 25-9). Así, el esófago queda "atrapado" contra la aponeurosis prevertebral entre los dedos índice y medio, y un movimiento de rastrillo de la mano hacia abajo permite la avulsión de las inserciones periesofágicas remanentes (fig. 25-10). A veces, las adherencias o la fibrosis periesofágicas impiden la movilización completa del esófago intratorácico que queda fijo 1 o 2 cm en el área por debajo de la carina o en la zona subaórtica. Puede ser necesario comprimir este tejido con firmeza entre los dedos índice y pulgar para romperlo. Como alternativa, según fue descrito por primera vez por Waddell y Scannell,[117] se puede lograr la disección del esófago torácico superior en el nivel de la carina usando una apertura parcial en la parte superior del esternón, la que permite seccionar las inserciones periesofágicas remanentes bajo visión directa[73] (fig. 25-11).

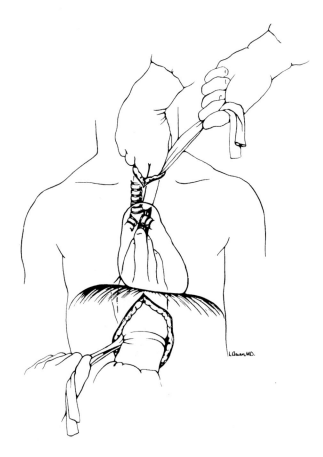

Fig. 25-7. Movilización esofágica transhiatal anterior realizada como una imagen en espejo de la disección posterior, llevando la cara palmar de los dedos contra el esófago, particularmente cerca de la tráquea membranosa posterior y del bronquio fuente izquierdo. (De Orringer, M.B.: Surgical options for esophageal resection and reconstruction with stomach. En Baue, A.E., Geha, A.S., Hammond, G.L., y col., [eds.]: Glenn's Thoracic and Cardiovascular Surgery, 6ª ed. Stamford, CT. Appleton & Lange, 1996, pág. 899, con su autorización.)

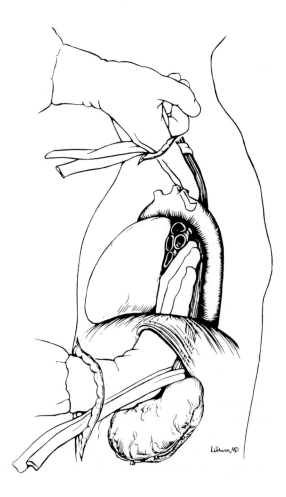

Fig. 25-8. Como en la disección esofágica anterior, debe ejercerse una presión constante contra el esófago hacia detrás para disminuir al mínimo los efectos hemodinámicos del desplazamiento cardíaco. (De Orringer, M.B.: Surgical options for esophageal resection and reconstruction with stomach. En Baue, A.E., Geha, A.S., Hammond, G.L., y col., [eds.]: Glenn's Thoracic and Cardiovascular Surgery, 6ª ed. Stamford, CT. Appleton & Lange, 1996, pág. 899, con su autorización.)

Fig. 25-9. La mano derecha introducida a través del hiato diafragmático se lleva hacia arriba por el mediastino superior hasta que se sienten las inserciones esofágicas laterales no seccionadas. (De Orringer, M.B.: Transhiatal blunt esophagectomy without thoracotomy. En Cohn, L.H. [eds.]: Modern Technics in Surgery, Vol. 62. Cardiovascular Surgery. New York, Futura Publishing 1983, pág. 1, con su autorización.)

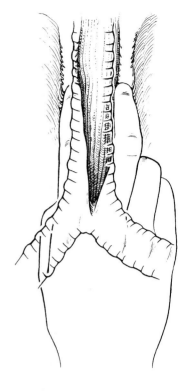

Cuando ya se ha completado la disección de todo el esófago intratorácico, se exteriorizan varios centímetros del esófago por la incisión cervical y luego éste se secciona, dejando la cara anterior un poco más larga que la posterior (fig. 25-12). Cuando se secciona el esófago superior, se deja intencionalmente un poco de margen porque durante la construcción de la anastomosis esofagogástrica cervical se perderá algo de longitud. Cuando se tratan enfermedades esofágicas benignas, en particular si afectan a la mitad distal del esófago, debe conservarse una buena cantidad de esófago cervical y torácico superior. Si se presenta cualquier dificultad para que el estómago alcance bien la incisión cervical, se puede hacer una apertura parcial en la parte superior del esternón, con lo cual un tramo más largo del esófago superior ayudará a alcanzar

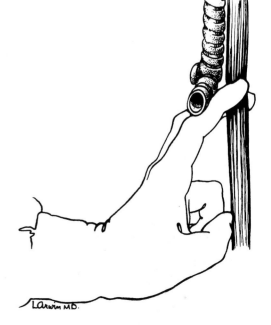

Fig. 25-10. Con el esófago entre los dedos índice y medio contra la aponeurosis prevertebral, y un movimiento de rastrillo hacia abajo de la mano se puede realizar la avulsión de las inserciones periesofágicas remanentes. (De Orringer, M.B.. Transhiatal blunt esophagectomy without thoracotomy. En Cohn, L.H. [ed]: Modern Technics in Surgery, vol. 62. Cardiovascular Surgery. New York, Futura Publishing 1983, pág. 1, con su autorización.)

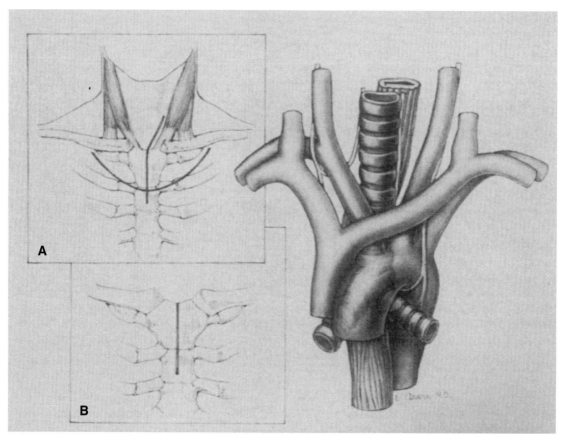

Fig. 25-11. Exposición del esófago torácico superior a través de una apertura esternal parcial. El esquema principal demuestra el trayecto del nervio laríngeo recurrente izquierdo por debajo del arco aórtico y en el surco traqueoesofágico. *Recuadro* **A.** La incisión cervical izquierda se extiende en dirección al tórax anterior, en la línea media. A veces, se puede usar una incisión torácica anterior curvada para evitar una cicatriz en la parte baja de la cara anterior del cuello. *Recuadro* **B.** La incisión de la esternotomía se extiende desde el hueco esternal, pasa por el manubrio y cruza el ángulo de Louis. (De Orringer, M.B.: Partial median sternotomy: Anterior approach to the upper thoracic esophagus. J. Thorac. Cardiovasc. Surg., *87*:124, 1984, con su autorización.)

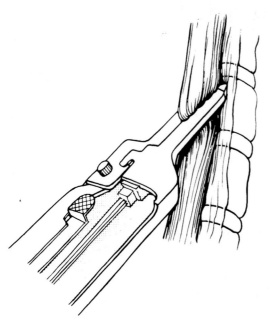

Fig. 25-12. Sección oblicua del esófago superior en la incisión cervical; el extremo anterior se dejó un poco más largo que el posterior. (De Orringer, M.B. y Sloan, H.: Esophageal replacement after blunt esophagectomy. En Nyhus, L.M. y Baker, R.J. [eds.]: Mastery of Surgery. 2ª ed. Boston, Little, Brown, 1992, pág. 569, con su autorización.)

el fondo gástrico con mayor facilidad. Luego de la sección del esófago en el cuello, se tracciona del estómago hacia abajo a través de la incisión abdominal y el esófago torácico se extrae del mediastino posterior por el hiato diafragmático.

Una vez extraído el esófago del mediastino posterior, se evacua la sangre contenida en él con un catéter de drenaje de Argyle Saratoga introducido a través de la incisión cervical. Se colocan separadores de Deaver angostos y profundos en el hiato diafragmático, lo que permite la inspección directa del mediastino posterior y la pleura mediastínica. Si como consecuencia de la sección de una arteria esofágica proveniente de la aorta se produce sangrado, se controla con una pinza de ángulo recto larga y se liga el vaso. Si durante la disección esofágica se ha entrado en la cavidad torácica, se coloca un tubo torácico de 28 Fr en ese hemitórax sacándolo por la línea axilar media y se conecta con una aparato de aspiración torácica bajo agua. Se colocan uno o dos apósitos abdominales grandes dentro del mediastino posterior a través del hiato diafragmático para taponar cualquier punto pequeño de sangrado que haya quedado y se prepara el estómago. El estómago y el esófago unidos se colocan sobre la pared abdominal anterior. El fondo gástrico se tracciona hacia arriba y una zona ubicada en la parte superior de la curvatura menor del estómago en el nivel de la segunda arcada vascular en el cardias se limpia de grasa y los vasos sanguíneos se pinzan y se ligan. Luego, el estómago superior se secciona con una engrapadora GIA aplicada inicialmente contra la curvatura menor (fig. 25-13). Cuando la gastrectomía proximal parcial se ha completado, se sacan del campo el esófago y el estómago superior en bloque. La línea de grapas gástrica se invagina con puntos continuos de Lembert de polipropileno 4-0. Los apósitos abdominales colocados en el mediastino posterior se retiran a través del hiato y se hace una inspección final para comprobar la inexistencia de sangrado.

En la actualidad, nuestro interés ha cambiado de técnica para la esofagectomía transhiatal a los métodos para evitar la filtración de la AEGC. Para disminuir al mínimo el trauma del estómago movilizado, en particular el extremo gástrico al cual se va a anastomosar el esófago cervical, es preferible evitar los puntos tractores en el extremo gástrico y la costumbre de empujar el estómago por el mediastino posterior hasta la incisión cervical con el aspirador. El objetivo es mantener el extremo gástrico con un aspecto rosado y sano para la anastomosis cervical. La circulación colateral de la submucosa gástrica se preserva evitando tanto como sea posible la construcción de un "tubo" gástrico.

Luego de identificar el punto más elevado de la curvatura mayor del estómago (fig. 25-14), esta área se toma con una mano y el estómago movilizado se manipula hacia arriba con suavidad, a través del hiato diafragmático, por debajo del arco aórtico y en el me-

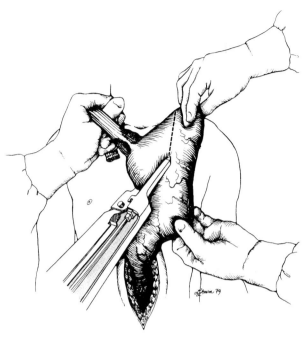

Fig. 25-13. Gastrectomía proximal parcial realizada sistemáticamente en la esofagectomía transhiatal con reemplazo del esófago por el estómago. El estómago movilizado y el esófago distal son sacados por la incisión abdominal y traccionados hacia arriba mientras se hace una sutura engrapada en forma secuencial, comenzando desde la parte más cefálica de la curvatura menor y siguiendo hacia la parte más cefálica de la curvatura mayor (como lo indica la *línea de puntos*). Esta técnica también se usa para los tumores del cardias (como se mostró), donde la engrapadora puede ser aplicada 4 a 6 cm distal al tumor palpable. (De Orringer, M.B. y Sloan, H.: Esophageal replacement after transhiatal esophagectomy without thoracotomy. En Nyhus, L.M. y Baker, R.J. [eds.]: Mastery of Surgery. 2ª ed. Boston, Little, Brown, 1992, pág. 569, con su autorización.)

diastino superior, hasta que pueda palparse la punta del estómago con la otra mano introducida a través de la incisión cervical. Se introduce una pinza de Babcock a través de la incisión cervical, la cual se utiliza para tomar el estómago con suavidad y exteriorizarlo por el campo cervical, hasta que pueda tomarse con la punta de los dedos y ser llevado hacia arriba, a unos 4 a 5 cm de las clavículas (fig. 25-15). Actualmente no se colocan "puntos de sostén" entre el extremo gástrico y la aponeurosis prevertebral cervical, como se describió antes, con el fin de reducir al mínimo el trauma gástrico y la osteomielitis vertebral potencial, la cual puede ser provocada por la siembra bacteriana de un disco cervical.

Debe tenerse la precaución de evitar la torsión del estómago durante su recolocación en el mediastino posterior. Cuando el estómago está en una posición adecuada puede verse la línea de grapas gástricas a lo largo del lado derecho del fondo gástrico. Se palpa suavemente la superficie anterior del estómago desde abajo, a través del hiato y también desde la incisión cervical hasta tener la seguridad que el estómago no se ha retorcido.

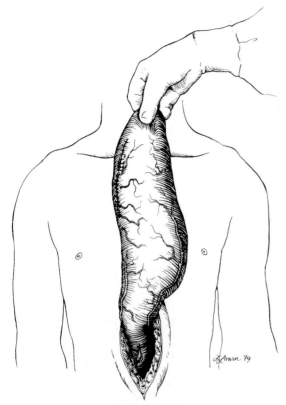

Fig. 25-14. Identificación del sitio de la curvatura mayor del estómago que alcanzará la parte más cefálica del cuello. Se muestra la línea de sutura de grapas invaginada donde el cardias ha sido seccionado. (De Orringer, M.B. y Sloan, H.: Esophageal replacement after blunt esophagectomy. En Nyhus, L.M. y Baker, R.J. [eds.]: Mastery of Surgery. 2ª ed. Boston, Little, Brown, 1992, pág. 569, con su autorización.)

Antes de realizar la anastomosis cervical, se concluye la fase abdominal de la operación para evitar la contaminación por bacterias orales que podría ocurrir luego de abrir el esófago cervical. La herida cervical se cubre con un apósito de gasa humedecido con solución salina; el color del estómago se controla varias veces mientras se completa la fase abdominal de la operación. El hiato diafragmático se estrecha con uno a tres puntos de hilo de seda 0, de manera que el hiato admita tres dedos al costado del estómago. El borde del hiato diafragmático se fija a la pared gástrica anterior con varios puntos de seda 3-0 mientras que el lóbulo hepático izquierdo se vuelve a colocar en su posición normal, el ligamento triangular del hígado seccionado previamente se sutura sobre el hiato, con puntos simples de seda 3-0, para evitar la hernia de la víscera intraabdominal dentro del tórax a través del hiato, una complicación que ha sido informada.[49,95] La piloromiotomía se cubre con el epiplón adyacente. El tubo de alimentación de la yeyunostomía se saca por contraabertura por el cuadrante superior izquierdo y el yeyuno se fija a la pared abdominal anterior con varios puntos separados. La incisión abdominal se cierra y se excluye mediante un campo estéril. En este momento, se realiza la última parte de la operación, la AEGC.

Anastomosis esofagogástrica cervical

Si el estómago se ha movilizado correctamente, un tramo de 4 a 5 cm del fondo gástrico descansa en la incisión cervical, por encima del nivel de la clavícula izquierda (fig. 25-16). El extremo seccionado del esófago superior se tracciona con una pinza de Allis. La

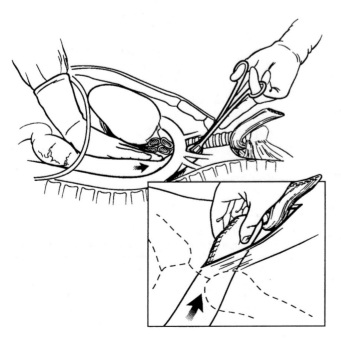

Fig. 25-15. El estómago movilizado se manipula con suavidad a través del hiato diafragmático y dentro del mediastino posterior, en el lecho esofágico original. El desplazamiento cardíaco se disminuye al mínimo manteniendo la mano contra la columna vertebral tanto como sea posible. Luego que el estómago alcanza el mediastino superior por debajo del arco aórtico, su extremo se toma con una pinza de Babcock introducida a través de la incisión cervical y se lleva con cuidado hacia el campo cervical hasta que pueda ser tomado con la punta de los dedos (*recuadro*). La pinza no se traba por completo para minimizar el traumatismo gástrico. Se sacan 4 a 5 cm de estómago por encima del nivel clavicular, empujando desde abajo por el tórax más que aplicando tracción en el cuello. (De Orringer, M.B., Marshall, B. e Iannettoni, M.D.: Eliminating the cervical esophagogastric anastomotic leak with a side-to-side stapled anastomosis. J. Thorac. Cardiovasc. Surg., *119*:277, 2000.)

Fig. 25-16. El extremo del estómago movilizado descansa anterior a la aponeurosis prevertebral en el cuello, 4 a 5 cm por encima del nivel de la clavícula izquierda y bien por detrás del esófago cervical seccionado. El extremo del esófago se tracciona hacia arriba, la línea de sutura engrapada se rota hacia adentro, hacia el lado derecho del paciente, y se coloca una pinza de Babcock para elevar la pared gástrica anterior dentro del campo. Se hace un punto tractor con hilo de seda 3-0 distal a la pinza y se fija los campos quirúrgicos lo cual eleva el estómago hasta la superficie de la herida. (De Orringer, M.B., Marshall, B. e Iannettoni, M.D.: Eliminating the cervical esophagogastric anastomotic leak with a side-to-side stapled anastomosis. J. Thorac. Cardiovasc. Surg., *119*:277, 2000.)

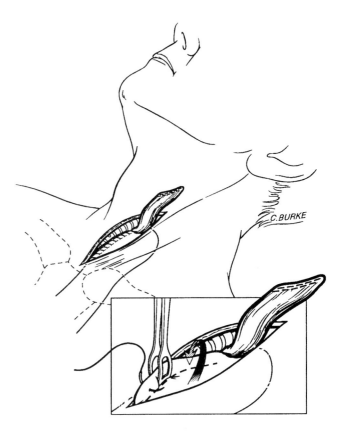

línea de grapas gástrica se rota más medial con una pinza Babcock, se coloca un punto de tracción en la pared gástrica anterior por debajo del nivel de la clavícula, la que utiliza para elevar el estómago hasta la superficie de la herida. Se realiza una gastrotomía vertical de 1,5 cm sobre la pared gástrica anterior (fig. 25-17). La gastrotomía debe estar lo suficientemente por debajo del extremo del fondo gástrico como para permitir la total inserción de un cartucho de grapas de 3 cm de largo. Al estimar la longitud óptima del esófago cervical que se va a necesitar debe planificarse cierta redundancia, porque luego de retirar el punto de tracción el estómago (y la anastomosis) se retraerá parcialmente en la entrada del tórax. La línea de grapas del esófago cervical se reseca, dejando una vez más la cara anterior del esófago más larga que el ángulo posterior (fig. 25-18). El extremo resecado se envía como "margen esofágico proximal" para su examen histológico.

Se colocan dos puntos de reparo para facilitar el alineamiento del esófago y del estómago para la anastomosis (fig. 25-19). Se introduce un cartucho de grapas Auto Suture Endo GIA II 30-3,5 cargado en una engrapadora GIA tipo Versafine en el estómago y el esófago (fig. 25-20A). Cuando se aplica la engrapadora y se aproximan sus ramas, es muy importante el alineamiento de las paredes anterior y posterior del esófago (véase fig. 25-20B). Con las ramas de la engrapadora cerradas pero antes de disparar el cartucho, se colocan dos puntos de reparo a cada lado, entre la pared gástri-

ca anterior y la pared esofágica posterior adyacente (fig. 25-21A). El disparo de la engrapadora crea una anastomosis laterolateral de 3 cm de longitud (véase fig. 25-21B). El anestesista coloca una sonda nasogástrica

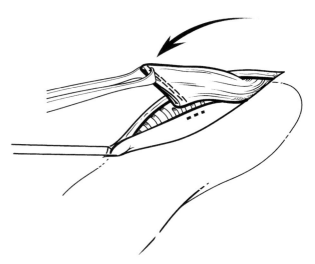

Fig. 25-17. Usando un electrocauterio con punta fina se hace una gastrotomía vertical de 1,5 cm sobre la pared anterior del estómago, bien lejos de la línea de sutura engrapada y luego de evaluar muy bien dónde quedará finalmente sin tensión el extremo cervical del esófago una vez que el punto de tracción haya sido retirado. (Modificado de Orringer, M.B., Marshall, B. e Iannettoni, M.D.: Eliminating the cervical esophagogastric anastomotic leak with a side-to-side stapled anastomosis. J. Thorac. Cardiovasc Surg., *119*:277, 2000.)

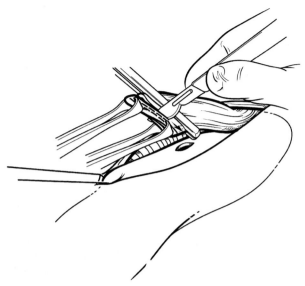

Fig. 25-18. La línea de grapas esofágica se reseca en forma oblicua de delante hacia atrás, creando nuevamente un extremo anterior más largo que el posterior. Como guía para la resección de la línea de sutura, la cual se envía como "margen esofágico proximal," se utiliza una pinza vascular atraumática. (Modificado de Orringer, M.B., Marshall, B. e Iannettoni, M.D.: Eliminating the cervical esophagogastric anastomotic leak with a side-to-side stapled anastomosis. J. Thorac. Cardiovasc. Surg., *119*:277, 2000.)

16 Fr a través de la anastomosis y dentro del estómago intratorácico; los bordes anteriores de la gastrotomía y el esófago abierto se aproximan en dos planos (fig. 25-22). Se colocan clips metálicos hemostáticos a cada lado de la anastomosis como marcadores para permitir la

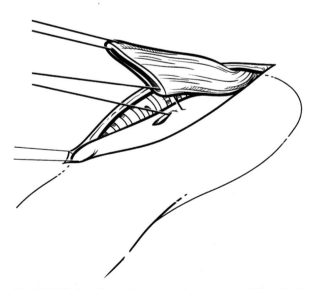

Fig. 25-19. Se colocan dos puntos de reparo con ácido poliglicólico 4-0, uno en el extremo del ángulo anterior del esófago biselado y el otro en el ángulo superior de la gastrotomía vertical y el ángulo posterior del esófago. (Modificado de Orringer M.B., Marshall, B. e Iannettoni, M.D.: Eliminating the cervical esophagogastric anastomotic leak with a side-to-side stapled anastomosis. J. Thorac. Cardiovasc. Surg., *119*:277, 2000.)

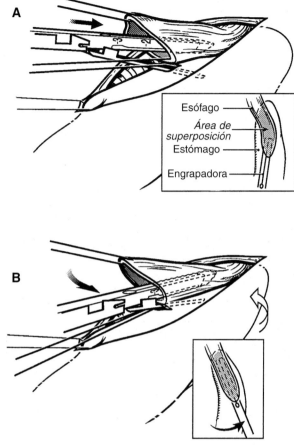

Esófago
Área de superposición
Estómago
Engrapadora

Fig. 25-20. A. Los dos puntos de reparo son traccionados hacia abajo en el momento de insertar el cartucho de la engrapadora ENDO-GIA 30-3,5, la porción del yunque más delgada dentro del estómago y la porción portadora de las grapas, más gruesa, dentro del esófago. **B.** El cartucho de grapas se rota en forma gradual y se apunta hacia la oreja derecha del paciente a medida que se avanza dentro del esófago y del estómago (*recuadro*). La pared posterior del esófago y la pared anterior del estómago se alinean con sumo cuidado en forma paralela, manteniendo el sitio de la anastomosis bien lejos de la línea de sutura engrapada del estómago. (De Orringer, M.B., Marshall, B. e Iannettoni, M.D.: Eliminating the cervical esophagogastric anastomotic leak with a side-to-side stapled anastomosis. J. Thorac. Cardiovasc. Surg., *119*:277, 2000.)

evaluación radiográfica futura, mientras que la herida se cierra floja con puntos separados sobre un drenaje de goma pequeño. Se toma una radiografía de tórax con un aparato portátil en la sala de operaciones para verificar si existen hemotórax o neumotórax inadvertidos, y que la posición de la sonda nasogástrica y del tubo endotraqueal son las correctas.

Esofagectomía transhiatal por un carcinoma de la unión esofagogástrica

En la mayoría de los pacientes con carcinoma del cardias y del estómago proximal puede usarse la técni-

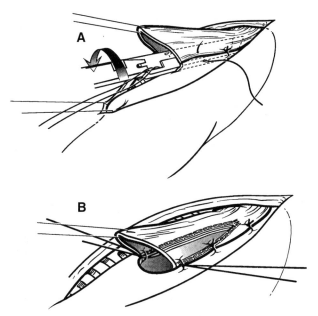

Fig. 25-21. A. Las ramas de la engrapadora se aproximan apretando el mango, pero antes de accionarla se rota la engrapadora de un lado al otro como dos puntos de "suspensión" a cada lado, entre el esófago y el estómago adyacente. **B.** Se crea la anastomosis laterolateral disparando la engrapadora y avanzando al mismo tiempo la hoja cortante. Se retira la engrapadora, se inspecciona la anastomosis en búsqueda de sangrado, se coloca un tubo nasogástrico y se colocan puntos en los ángulos que servirán para completar la anastomosis (De Orringer, M.B., Marshall, B. e Iannettoni, M.D.: Eliminating the cervical esophagogastric anastomotic leak with a side-to-side stapled anastomosis. J. Thorac. Cardiovasc. Surg., *119*:277, 2000.)

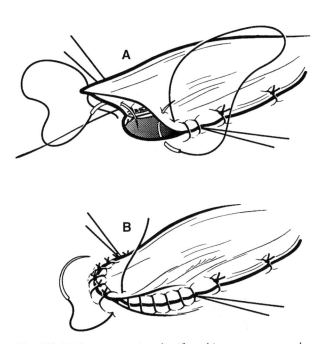

Fig. 25-22. La gastrotomía y el esófago abierto se aponen en dos planos. **A.** una sutura continua reabsorbible monofilamento 4-0 en el plano interno y **B**, puntos separados en el plano externo (De Orringer, M.B., Marshall, B. e Iannettoni, M.D.: Eliminating the cervical esophagogastric anastomotic leak with a side-to-side stapled anastomosis. J. Thorac. Surg., *119*:277, 2000.)

ca ya descrita (fig. 25-23). La hemigastrectomía proximal convencional realizada para esos tumores así "desperdicia" un estómago valioso que puede usarse para el reemplazo esofágico, contribuye poco con la supervivencia del paciente, y obliga al cirujano a hacer una anastomosis esofágica intratorácica. En la mayoría de los casos, es posible seccionar el estómago unos 4 a 6 cm más alláde la masa tumoral, preservando así toda la curvatura mayor del fondo gástrico. El "tubo" gástrico estrechado que queda funciona como un sustituto esofágico satisfactorio.

Para el tratamiento de los tumores de la unión esofagogástrica es necesario tener un gran cuidado al evaluar la factibilidad de la esofagectomía transhiatal y la gastrectomía parcial proximal. El esófago cervical no debe seccionarse hasta que el cirujano esté convencido que el estómago remanente es adecuado y llegará hasta el cuello. Si el esófago cervical se secciona y el esófago torácico es extirpado *antes* de comprobar que el

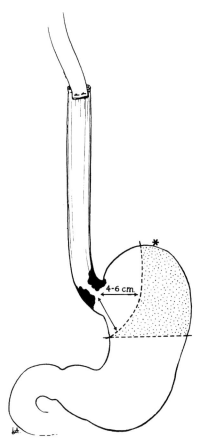

Fig. 25-23. Esofagectomía transhiatal y gastrectomía parcial proximal para las lesiones del cardias y el esófago distal. Se obtiene un margen gástrico de 4 a 6 cm mientras se preserva toda la curvatura mayor y aquel punto (*asterisco*) que queda más cefálico. El *área punteada* indica la porción del estómago que suele resecarse en una hemigastrectomía estándar por un carcinoma esofágico distal, eliminando así la posibilidad de una anastomosis esofagogástrica cervical. (De Orringer, M.B. y Sloan, H.: Esophagectomy without thoracotomy. J. Thorac. Cardiovasc. Surg., *76*:643, 1978, con su autorización.)

tumor de la unión esofagogástrica compromete tanto el estómago como para requerir una hemigastrectomía proximal para extirparlo, no habrá longitud gástrica suficiente para alcanzar el cuello, y el paciente quedará con una esofagostomía cervical y un tubo de alimentación, ¡la peor consecuencia posible de una operación esofágica indicada para aliviar la disfagia!

CUIDADOS POSOPERATORIOS

Una radiografía de tórax con aparato portátil en la sala de operaciones establece la posición correcta del tubo torácico, descarta un hemotórax o un neumotórax inadvertidos y permite evaluar el ensanchamiento del mediastino secundario a un sangrado mediastínico. La esofagectomía transhiatal sin toracotomía y una anastomosis esofagogástrica cervical constituyen un daño fisiológico menos grave para el paciente que el abordaje toracoabdominal combinado convencional para esofagectomía y reconstrucción esofágica. La duración promedio de la operación para la esofagectomía transhiatal es 3 a 4 horas. En la mayoría de los pacientes, la anestesia epidural torácica permite retirar el tubo endotraqueal inmediatamente al finalizar la operación, una vez que una radiografía de tórax tomada en la sala de operaciones al final de la operación ha descartado las contraindicaciones importantes.

En el preoperatorio, es muy importante enseñar al paciente la conveniencia y la necesidad de una ambulación posoperatoria precoz y de la higiene pulmonar. Tan pronto como el tubo endotraqueal ha sido retirado, se vuelve a utilizar el espirómetro de incentivo, que comenzó a utilizarse ya en el preoperatorio. La ambulación comienza la misma tarde de la operación. El íleo posoperatorio rara vez supera las 72 horas porque la esofagectomía transhiatal es fundamentalmente una operación abdominal superior. En general, el débito de la sonda nasogástrica no supera los 100 mL en cada turno de enfermería de 8 horas, por lo que al tercer día del posoperatorio se retira. Al tercer día del posoperatorio se comienza con la alimentación por el tubo de yeyunostomía con dextrosa al 5%, a una tasa de 30 mL/h. Si esta velocidad es tolerada durante 12 horas, se aumenta a 60 mL/h. Al día siguiente, se inicia un régimen de alimentación moderado y al quinto día se establece el régimen de alimentación yeyunal completo. Puede presentarse diarrea posoperatoria en respuesta a la alimentación por el tubo o a la vagotomía que acompaña a la esofagectomía transhiatal. Esta diarrea se controla con difenoxilato (Lomotil®) o un elixir paregórico.

Dentro de los 3 a 5 días posteriores a la operación, se retiran todas las vías intravenosas, el catéter arterial, el drenaje de la herida cervical, el catéter torácico para la anestesia epidural, la sonda de Foley uretral y la sonda nasogástrica, con el fin de facilitar la ambulación libre y la fisioterapia respiratoria vigorosa. Si el paciente tolera la ausencia de la sonda nasogástrica durante 24 horas, comienza la administración de líquidos por vía oral. A medida que aumenta la ingesta oral, la alimentación por la yeyunostomía disminuye progresivamente hasta que se suspende. Al séptimo día del posoperatorio, se hace una radiografía por deglución con bario para documentar que la anastomosis está intacta y que el vaciamiento gástrico a través de la piloromiotomía es adecuado (ambas zonas están bien marcadas con los clips de plata). Existe poca lógica en no permitir que el paciente ingiera alimentos orales hasta después de realizado el estudio con bario el décimo día del posoperatorio, cuando ya es seguro que la anastomosis cicatrizó. El paciente traga saliva desde el momento que despierta de la operación; el hecho que el paciente no ingiera alimentos no significa que el contenido de la boca no esté pasando por la anastomosis. Además, suele haber un período de alrededor de 1 semana de "adaptación" durante el cual el paciente se va acostumbrando a la sensación de plenitud retroesternal inicial, la saciedad precoz o los cólicos posvagotomía y la diarrea (por dumping), que pueden presentarse con este procedimiento; y si la alimentación oral se retrasa hasta después del trago de bario del décimo día, el paciente suele requerir otra semana más de internación innecesaria.

En general, el paciente es dado de alta el séptimo día del posoperatorio, luego que los resultados del examen dedeglución de bario fueron satisfactorios (figs. 25-24 a 25-26). El tubo de yeyunostomía de alimentación se retira cuando el paciente ya es ambulatorio, 2 semanas más tarde, alrededor de 4 semanas después de la operación. En algunas ocasiones, si el paciente está anoréxico inmediatamente después de la cirugía, se suplementa su ingesta calórica con un aporte nocturno por la yeyunostomía, durante las primeras semanas de su estancia domiciliaria. Sin embargo, la mayoría de los pacientes es capaz de comer en forma satisfactoria cuando dejan el hospital, sin la necesidad de una alimentación suplementaria por la yeyunostomía.

COMPLICACIONES DE LA ESOFAGECTOMÍA TRANSHIATAL Y SU TRATAMIENTO

Las complicaciones agudas más comunes de la esofagectomía transhiatal sin toracotomía pueden clasificarse en dos grandes categorías: 1) las intraoperatorias

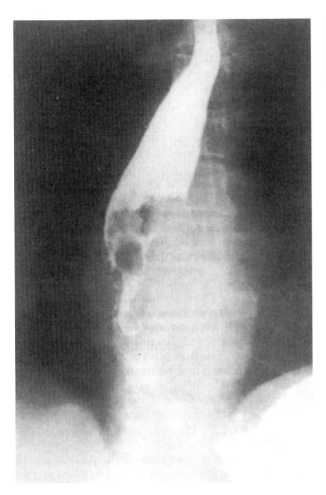

Fig. 25-24. Trago de bario preoperatorio que muestra un tumor grande que compromete los tercios medio e inferior del esófago.

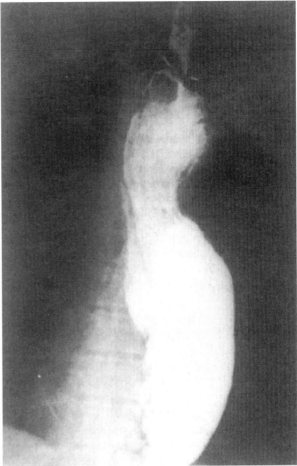

Fig. 25-25. Trago de bario posoperatorio en el paciente de la figura 25-24 luego de la esofagectomía transhiatal y la anastomosis esofagogástrica cervical. Los dos clips de plata por encima del nivel de la clavícula señalan la anastomosis esofagogástrica cervical.

(neumotórax, desgarro de la tráquea y hemorragia) y, 2) las que aparecen durante los primeros 10 días "críticos" después de la operación (ronquera o trastorno de la deglución por lesión del nervio laríngeo recurrente, filtración de la anastomosis, quilotórax, taquiarritmias supraventriculares y derrame pleural). Las complicaciones tardías de la esofagectomía transhiatal son relativamente pocas: estrechez anastomótica de la AEGC y herniación de la víscera abdominal a través del hiato diaframático. Las complicaciones precoces menos comunes de la esofagectomía transhiatal y la AEGC se producen en un porcentaje inferior al 1% e incluyen necrosis del extremo gástrico, osteomielitis de los cuerpos vertebrales, absceso epidural, microabscesos pulmonares a partir del acceso de la vena yugular interna y la fístula anastomótica traqueogástrica.[51] Si el procedimiento de drenaje gástrico es inadecuado, el hiato fue estrechado en exceso o hay una recurrencia local del tumor, puede producirse un retardo en el vaciamiento del estómago intratorácico. La torsión del estómago intratorácico puede evitarse prestando sumo cuidado de orientar correctamente el estómago dentro del mediastino posterior.

Neumotórax

Durante la disección del mediastino es posible entrar en una o ambas cavidades pleurales, lo cual ocurre en alrededor de los dos tercios de los pacientes sometidos a la esofagectomía transhiatal. Luego de haber completado la esofagectomía y antes de ubicar al estómago en el mediastino posterior en el lecho esofágico original, se debe hacer una inspección exhaustiva de la pleura, tanto visual como palpatoria, a través del hiato diafragmático, para asegurarse que no se han producido desgarros. Si la pleura se lesionó, debe colocarse inmediatamente uno o más tubos torácicos para hacer un tratamiento efectivo.

Desgarro traqueal

Hay pocas experiencias más terribles durante una esofagectomía transhiatal que escuchar el escape de aire del respirador a través de un desgarro en la tráquea

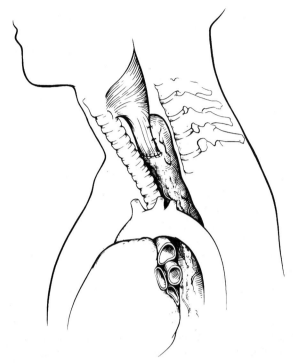

Fig. 25-26. Posición final del estómago movilizado luego de la esofagectomía transhiatal y la anastomosis esofagogástrica cervical. El estómago descansa en el mediastino posterior en el lecho esofágico original. Dos puntos de "suspensión" a cada lado de la anastomosis, entre la superficie posterior del esófago y el estómago adyacente, disminuyen la tensión sobre la anastomosis y son preferibles a los puntos que "fijan" el estómago a la aponeurosis prevertebral. El píloro (no visible) suele quedar a varios centímetros por debajo del nivel del hiato diafragmático. (De Iannettoni, M.D., Whyte, R.I. y Orringer, M.B.: Catastrophic complications of the cervical esophagogastric anastomosis. J. Thorac. Cardiovasc. Surg., *110*:1493, 1995, con su autorización.)

membranosa posterior! Los desgarros traqueales que ocurren durante la esofagectomía transhiatal pueden ser pequeños, lineales y relativamente fáciles de suturar; pero en otros casos, si el cirujano ha tratado de resecar en forma incorrecta el tumor adherido a la tráquea por fijaciones groseras o que la invade y produjo una ruptura traqueobronquial más importante, la situación puede ser irreparable.

Si la lesión de la tráquea se produce durante la esofagectomía, el manguito del tubo endotraqueal debe ser desinflado por el anestesista y guiado por la mano del cirujano debe ser introducido más en el mediastino posterior, en la tráquea distal o el bronquio fuente izquierdo, de manera que el manguito del tubo endotraqueal quede distal al desgarro. Una vez restablecido el control de la vía aérea, se puede reparar la lesión de un modo más controlado. Una apertura parcial en la parte superior del esternón (véase fig. 25-11) brinda una exposición amplia de la tráquea superior para su reparación directa. Si es posible, es mejor terminar la esofagectomía transhiatal antes de proceder a reparar la tráquea porque una vez que el esófago ha sido extir-

pado, la exposición de la tráquea posterior es óptima. Si el desgarro traqueal es extenso o compromete la carina o los bronquios fuente, no es posible hacer una reparación anterior a través de la abertura parcial en la parte superior del esternón. En tal caso, se continúa la anestesia de un solo pulmón mediante un tubo endotraqueal introducido en el bronquio fuente izquierdo y se cierra el abdomen rápidamente con varios puntos totales de la pared abdominal. La herida cervical también se cierra floja, y se cubren ambas heridas. Luego, el paciente se rota hacia el lado izquierdo y el hemitórax derecho se prepara y se cubre con los campos quirúrgicos. La herida de la tráquea puede ser identificada y reparada a través de una toracotomía posterolateral en el quinto espacio intercostal y también puede completarse la esofagectomía, movilizando todo el esófago superior hasta el cuello. Luego del cierre torácico, el paciente se vuelve a colocar en decúbito dorsal. Las incisiones abdominal y cervical se reabren, el estómago movilizado se vuelve a colocar dentro del mediastino posterior y se realiza la anastomosis esofagogástrica de acuerdo con la descripción previa.

Hemorragia

El promedio de pérdida de sangre intraoperatoria con la esofagectomía transhiatal es inferior a 1.000 mL y el sangrado intraoperatorio importante es más una excepción que la regla. Las arterias esofágicas provenientes de la aorta se dividen en vasos muy pequeños antes de llegar a la pared del esófago y cuando se diseca el esófago y exponen esos vasos pequeños durante la esofagectomía transhiatal, el sangrado se controla mediante los mecanismos hemostáticos naturales de trombosis y contracción arterial.[61] Cuanta más experiencia se tiene con la técnica de la esofagectomía transhiatal, cada vez más la disección puede hacerse bajo la visión directa. Por ejemplo, con separadores angostos colocados a cada lado del hiato diafragmático, las inserciones esofágicas laterales pueden seccionarse usando pinzas de ángulo recto largas y ligarse, a menudo hasta el nivel de la carina. No se presentan hemorragias mayores incontrolables si el cirujano selecciona muy bien a los pacientes adecuados para el procedimiento. Cuando la palpación del esófago a través del hiato diafragmático indica que el esófago está fijo a la aorta o a los tejidos periesofágicos, es probable que haya que abandonar el abordaje transhiatal. Si durante la disección transhiatal se produce un sangrado intraoperatorio importante, debe colocarse un catéter de drenaje de Argyle Saratoga 28 Fr en la incisión cervical, para ayudar a evacuar la sangre del mediastino por arriba, y con la ayuda de separadores angostos colocados en la profundidad en el hiato diafragmático el mediastino debe inspeccionarse, en un esfuerzo por identificar y controlar el punto del sangrado. Si no se logra la hemostasia bajo visión directa, no hay otra opción que taponar el mediastino con gasas grandes introducidas a través del hiato diafragmático. Después de esperar 5 a 10 minutos para permitir que actúen los mecanismos hemostáticos naturales y de habe expandido al paciente según necesid, puede retirarse el paquete de gasas y reexplorarse el mediastino. Si aun así no se logró un adecuado control del sangrado, el mediastino debe taponarse con gasas grandes nuevamente. Debe realizarse una toracotomía para lograr la hemostasia. Si el sangrado se produce durante la disección del tercio inferior del esófago, es necesario realizar una toracotomía izquierda. Si la disección de los tercios medio o superior del esófago produce la hemorragia, el control adecuado podrá hacerse a través de una toracotomía derecha.

Lesión del nervio laríngeo recurrente

La lesión del nervio laríngeo recurrente que se produce durante la esofagectomía transhiatal y la anastomosis esofagogástrica cervical es una complicación grave cuyo significado más importante no es la voz ronca. La disfunción motora cricofaríngea con la disfagia cervical y la aspiración resultante puede tener como consecuencia una neumonía por aspiración grave. Al principio de nuestra experiencia la lesión transitoria del nervio laríngeo recurrente apareció con frecuencia durante esta operación. En un comienzo, esta lesión fue atribuida al estiramiento intraoperatorio inevitable del nervio laríngeo recurrente en el tórax por debajo del arco aórtico. Sin embargo, más tarde se comprobó que dicha lesión se presenta en pocas ocasiones. Más bien, la paresia o la parálisis del nervio laríngeo recurrente casi invariablemente ocurren durante la fase cervical de la operación. Por lo tanto, esta es una complicación *evitable*, y puede prevenirse no poniendo *ningún* separador contra el surco traqueoesofágico. En la actualidad, esta complicación es infrecuente en nuestras manos porque adoptamos la costumbre de evitar la colocación de separadores de metal contra el surco traqueoesofágico. Para separar la tráquea y la glándula tiroides hacia la parte media solo se utiliza el dedo índice del primer ayudante.

Filtración anastomótica

La filtración anastomótica esofágica cervical rara vez aparece después del décimo día del posoperatorio, normalmente tiene poca morbilidad aguda y raramente es fatal. Si el paciente tiene una temperatura de 38,3 ºC o más 48 horas después de la esofagectomía transhiatal, hasta que se demuestre lo contrario se considera que tiene una filtración anastomótica y debe realizarse de in-

mediato un estudio contrastado del esófago. El material de contraste soluble en agua (Gastrografin®) puede provocar una neumonitis química grave y por lo tanto debe evitarse. Si se sospecha una dehiscencia es preferible el bario diluido, que define mejor los detalles de la mucosa. El tratamiento de la filtración de la anastomosis esofágica cervical consiste en la apertura de toda la herida cervical en la cama del enfermo y el taponamiento de la herida con gasas. Se puede solicitar al paciente que trague agua mientras se utiliza un catéter de aspiración para evacuar el líquido que surge de la herida del cuello; la deglución ayuda a "lavar" cualquier detrito asociado. La herida del cuello se cubre con un apósito de gasa humedecido, que se cambia al menos tres veces por día, mientras que se mantiene la nutrición por la yeyunostomía de alimentación. Las filtraciones que ocurren 7 a 10 días después de la operación suelen ser pequeñas. Cada vez que se cambian la curación del cuello, se solicita al paciente que trague agua, para observar la cantidad que sale por la herida, y así estimar la magnitud de la dehiscencia. Una vez que la fístula llega a un tamaño pequeño, se autoriza al paciente a ingerir una dieta blanda mientras se aplica una presión directa sobre la herida cervical. Al menos una vez desde que se abrió la herida y antes de que el paciente sea dado de alta, se pasa una bujía de Maloney 46 Fr para certificar que no existe obstrucción distal asociada con la fístula y para reducir al mínimo la posibilidad de que se produzca una estenosis anastomótica. En nuestra experiencia, el pasaje de un dilatador esofágico antes que la fístula se cierre no daña la anastomosis, sino más bien suele estar seguido por el cierre total de la fístula en 2 a 5 días. La mayoría de las filtraciones anastomóticas esofagogástricas cervicales cura espontáneamente dentro de las 2 a 3 semanas. Sin embargo, alrededor del 50% de las anastomosis sufre estenosis y requiere la dilatación esofágica crónica.[80]

Quilotórax

Si luego de la esofagectomía transhiatal se produce un drenaje excesivo o prolongado por el tubo torácico, debe sospecharse un quilotórax por lesión del conducto torácico. Es posible que este diagnóstico presuntivo no se haga evidente rápidamente porque el drenaje torácico seroso no se torna "lechoso" hasta que se reinicia la ingesta oral de grasas. Sin embargo, si el tubo de drenaje excede los 200 a 400 mL/8 h durante más de 48 horas luego de la esofagectomía transhiatal, debe considerarse la posibilidad de una lesión del conducto torácico. El diagnóstico se confirma administrando 30 a 60 mL/h de crema a través del tubo de yeyunostomía durante 3 a 6 horas. Si se produce una modificación concomitante de las características del líquido que drena por el tubo torácico, que pasa de ser seroso a lechoso, el diagnóstico queda establecido. El tratamiento conservador del quilotórax en el paciente sometido a una esofagectomía tiene poca justificación.[78] La pérdida de grandes cantidades de líquido rico en proteínas y linfocitos que se produce con un quilotórax no es tolerado por un paciente nutricionalmente ya comprometido con una obstrucción esofágica. A menos que se produzca una reducción drástica de la pérdida quilosa dentro de los 3 a 5 días posteriores a la instauración de una dieta básica por la yeyunostomía, el método más efectivo para abordar el problema y disminuir la morbilidad es la toracotomía y la ligadura del conducto torácico lesionado. Se administran por el tubo de yeyunostomía 60 a 90 mL/h de crema cada 6 horas y cuando el drenaje por el tubo torácico es lechoso en forma permanente, se realiza la toracotomía sobre el lado del tubo torácico que está drenando líquido quiloso. La colocación de un tubo endotraqueal de doble luz permite hacer la anestesia en un solo pulmón y exponer el mediastino a través de una toracotomía muy pequeña. El conducto torácico lesionado se identifica con facilidad por el flujo rápido de líquido lechoso que brota de él y es relativamente fácil la ligadura. Esta conducta significa un daño fisiológico menos grave para el paciente que semanas de internación e hiperalimentación intravenosa pasadas con la esperanza de que el conducto cure en forma espontánea.

Derrame pleural simpático

Cuando la cavidad pleural no ha sido vulnerada durante la esofagectomía transhiatal y por lo tanto no se ha requerido la colocación de un tubo de tórax, durante la primera semana del posoperatorio puede producirse un derrame pleural simpático relacionado con la disección mediastínica. Si el derrame permanece asintomático y estable no es necesario ningún tratamiento siendo común su resolución espontánea. Por otra parte, si existe disnea provocada por un derrame grande, pueden ser útiles las toracocentesis repetidas. El derrame pleural recurrente debe diferenciarse del quilotórax y tratarlo en consecuencia.

RESULTADOS DE LA ESOFAGECTOMÍA TRANSHIATAL EN LAS ENFERMEDADES BENIGNAS Y MALIGNAS DEL ESÓFAGO

Desde la década de 1980 se han publicado muchos informes que describen las primeras experiencias de varios cirujanos con la esofagectomía transhiatal y se han debatido las indicaciones como también la mor-

bilidad y la mortalidad relativas de la esofagectomía transhiatal comparadas con las de la esofagectomía transtorácica. En una revisión colectiva completa de las complicaciones de la esofagectomía transhiatal en 1.353 pacientes (99% por cáncer de esófago) documentada en 23 trabajos publicados entre 1981 y 1992, Katariya y col. señalaron que solo el 1,3% requirió la conversión a una toracotomía abierta para el control de la hemorragia.[53] Una lista heterogénea de "complicaciones pulmonares," que se presentaron en la mitad de los pacientes, incluyó neumotórax, derrames pleurales, neumonía, enfisema e insuficiencia respiratoria. Otras complicaciones fueron la dehiscencia anastomótica (15,1%), la lesión del nervio laríngeo recurrente (11,3%), las arritmias cardíacas, el infarto de miocardio o el taponamiento (11,9%), la esplenectomía imprevista (2,6%), el quilotórax (0,7%) y las lesiones traqueales (0,67%). La tasa de mortalidad a los 30 días hallada en los 1.353 pacientes fue 7,1%. Sin embargo, es preciso destacar que 16 de los 23 trabajos de referencia de esta revisión (69,5%) fueron series quirúrgicas de 50 pacientes o menos y por lo tanto no reflejan el tipo de resultados que los equipos con mayor experiencia pueden alcanzar.

Una revisión colectiva más reciente de Gandhi y Naunheim sobre las complicaciones de la esofagectomía transhiatal en 1.192 pacientes comprobó que ocho trabajos publicados entre 1992 y 1994[34] incluyeron cuatro series de 100 pacientes o más (118, 131, 141 y 583), la última correspondiente a la University of Michigan.[83] La tasa promedio de mortalidad fue 6,7%. Las complicaciones incluyeron la hemorragia mediastínica 3%), la lesión del nervio laríngeo recurrente (9%), las complicaciones respiratorias (12%), la filtración anastomótica (12%) y las complicaciones cardíacas (16%).

En la serie más importante de esofagectomías transhiatales, con mis colaboradores hemos presentado nuestra experiencia de 20 años con este procedimiento en 1.085 pacientes que requirieron esofagectomía por enfermedad del esófago intratorácico.[81] La esofagectomía transhiatal sin toracotomía fue realizada en 1.085 pacientes con enfermedades del esófago intratorácico, 285 (26%) de ellos tenían tumores benignos que necesitaron el reemplazo del esófago; 800 (74%) pacientes tenían una enfermedad maligna[81] (cuadro 25-1). Los pacientes con enfermedad benigna tenían entre 14 y 89 años (media, 52 años). En este grupo, la indicación de la esofagectomía estuvo relacionada con la estenosis por reflujo grave, varios procedimientos previos sin resultado, lesiones cáusticas, estenosis crónicas diversas (secundarias a la radioterapia, esofagitis moniliásica, lesión posemética, etc.), displasia epitelial asociada con un esófago inferior con epitelio cilíndrico (esófago de Barrett), esofagitis por reflujo esclerodérmico, esofagitis alcalina y fístula cutánea esofago-

Cuadro 25-1. *Indicaciones de la esofagectomía transhiatal (1085 pacientes)**

Diagnóstico	nº de pacientes (%)
Condiciones benignas	**285 (26)**
Disfunción neuromotora	93 (33)
Acalasia	70
Espasmo/dismotilidad	22
Esclerodermia	1
Estenosis	75 (26)
Reflujo gastroesofágico	42
Ingestión de cáusticos	19
Radiación	4
Otros	10
Mucosa de Barrett con displasia de grado elevado	54 (19)
Hernia hiatal recurrente	21 (7)
	14 (5)
Perforación aguda	14 (5)
Lesión cáustica aguda	6
Otros	8
Carcinoma del esófago intratorácico	**800 (74)**
Tercio superior	36 (4,5)
Tercio medio	177 (28,0)
Tercio torácico inferior, cardias, o ambos	587 (73,5)

*De Orringer, M.B., Marshall, B. e Iannettoni, M.D.: Transhiatal esophagectomy: Clinical experience and refinements. Ann. Surg., *230*:392-400, 1999, con su autorización.

pleural crónica. Un tercio de los pacientes presentó disfunción esofágica neuromotora (acalasia o espasmo) y muchos de ellos habían sido sometidos a operaciones tempranas ineficaces. Entre los 800 pacientes con carcinoma, 651 (81%) eran hombres y 149 (19%) mujeres; las edades de estos pacientes oscilaban entre los 29 y los 92 años (media, 64 años). Doscientos treinta y nueve (22%) pacientes de esta serie completa tenían 71 años o más. Incluidos dentro de este grupo de 800 carcinomas esofágicos había 225 (28%) carcinomas epidermoides (28 del esófago superior, 121 del esófago medio y 76 del esófago inferior) y 555 (69%) adenocarcinomas (5 del tercio superior, 53 del tercio medio y 497 del tercio inferior o del cardias). Hubo 12 carcinomas adenoespinosos, 11 en anillo de sello, 2 anaplásicos, 2 mal diferenciados, 2 de células

pequeñas y 1 carcinoma indiferenciado. En la mayoría de los pacientes, la presencia de fibrosis periesofágica y de inflamación mediastínica relacionadas con una cirugía esofágica previa las perforaciones o la radioterapia no contraindica la esofagectomía transhiatal. Ciento cuarenta y seis (52%) pacientes con enfermedad benigna tenían antecedentes de una o más operaciones esofágicas o periesofágicas: reparación antirreflujo en 85 pacientes; esofagomiotomía en 60; vagotomía en 15 y una variedad de otras operaciones en 23. Cuatro pacientes con lesiones esofágicas cáusticas agudas fueron sometidos a una esofagectomía transhiatal de emergencia, esofagostomía cervical y alimentación por yeyunostomía, seguida por la reconstrucción, 2 a 8 semanas después. En un paciente con un bypass colónico retroesternal antiperistáltico con mal funcionamiento, realizado por una estenosis cáustica, hubo que extirpar el colon retroesternal y realizar una esofagectomía transhiatal con una AEGC. Durante los 22 años que estuve haciendo la esofagectomía transhiatal, la operación fue posible en el 98% de los pacientes en los que se intentó, 15 requirieron el agregado de una toracotomía para la resección esofágica debido a la fijación esofágica intratorácica o sangrado.

Excepto en 6 pacientes, la resección y la reconstrucción esofágicas fueron realizadas durante la misma operación (cuadro 25-2). El estómago se utilizó como víscera sustituta del esófago en 1.040 (96%) de nuestros pacientes en quienes se hizo el reemplazo esofágico inmediato. Entre los 250 pacientes con lesiones cáusticas agudas o crónicas, 6 requirieron la resección gástrica parcial o total, y en éstos se usó el colon como sustituto del esófago. En otros 33, el colon se utilizó como sustituto del esófago cuando una resección gástrica previa por una enfermedad ulcerosa péptica impidió el uso del estómago para ese fin. Excepto en 20 pacientes que tenían un tumor residual o una fibrosis en el mediastino posterior, en quienes era imposible colocar el estómago en una posición adecuada para que la anastomosis cervical no estuviese sometida a tensiones, en los demás pacientes el estómago se ubicó en el mediastino poste-

Cuadro 25-2. *Reconstrucción esofágica después de la esofagectomía transhiatal (1085 pacientes)**

Procedimiento	Benigno (n de pacientes)	Carcinoma (n de pacientes)	Total (%)
Inmediato			
Esofagogastroanastomosis cervical	258	782	1.040 (96)
Mediastínica posterior	256	777	
Retroesternal	2	5	
Esofagocoloanastomosis cervical	22	17	39 (4)
Mediastínica posterior	16	10	
Retroesternal	6	7	
Retroesternal tardía (2-8 semanas)	4		4
Ninguno (esofagostomía, tubo)	1	1	2
TOTAL	285	800	1.085

*De Orringer, M.B., Marshall, B. e Iannettoni, M.D.: Transhiatal esophagectomy: Clinical experience and refinements. Ann. Surg., *230*:392-400, 1999, con su autorización.

Cuadro 25-3. *Estadificación TNM posquirúrgica de 800 carcinomas esofágicos intratorácicos**

| Estadio | Localización del tumor | | | | Total |
	Superior	Medio	Inferior	Cardias	
0†	8	15	45	4	72 (9,0%)
I	2	25	57	10	94 (11,8%)
IIA	10	48	109	22	189 (23,6%)
IIB	2	19	46	12	79 (9,9%)
III	9	54	170	63	296 (37,0%)
IVA	—	2	15	11	28 (3,5%)
IVB	5	14	17	2	39 (4,9%)
No estadificado‡			2	1	3 (0,4%)
TOTAL	36 (4,5%)	177 (22,1%)	462 (57,8%)	125 (15,6%)	800 (100,0%)

*De Orringer M.B. Marshall, B., Iannettoni M.D.: Transhiatal esophagectomy: Clinical experience and refinements. Ann. Surg. *230*:392-400, 1999, con su autorización. Datos de la estadificación de Fleming, I.R. y col. (eds.): AJCC Cancer Staging Handbook. De AJCC Cancer Staging Manual, 5ª en., Filadelfia. Lippincott Williams & Wilkins, 1998, con su autorización.

†Incluye 14 Tis + 59 T0 después de quimioterapia previa acompañada de radiación o sin ella.

‡ Incluye 1 muerte intraoperatoria, 1 carcinoma del estroma y 1 paciente T0, Nx, M0.

rior, sobre el lecho esofágico original. En esos 20 pacientes se hizo una interposición colónica retroesternal. Siempre que se utiliza el estómago como sustituto del esófago, se hace la movilización amplia del duodeno de su ubicación retroperitoneal (maniobra de Kocher). En todos los pacientes en quienes se hace la reconstrucción esofágica, el procedimiento de drenaje gástrico habitual es la piloromiotomía como también es sistemático el uso de una yeyunostomía de alimentación para el soporte nutricional posoperatorio. En el momento de la esofagectomía, en los pacientes con carcinoma se realiza la resección convencional de los ganglios linfáticos que están accesibles por debajo de la carina, los paraesofágicos y los del tronco celíaco, pero no se trata de realizar una resección amplia en bloque del esófago y los tejidos adyacentes que contienen los ganglios linfáticos. El pronóstico tan lamentable que suele tener el carcinoma esofágico fue confirmado en esta serie por el hecho que la estadificación de las metástasis ganglionares del tumor en el posoperatorio (estadificación TNM) de esos carcinomas indicaba que el 46% era invasivo transmural o con metástasis distantes, más allá de los ganglios linfáticos regionales (estadio TNM III o IV) (cuadro 25-3). En esta serie se produjo una muerte intraoperatoria debida a una hemorragia mediastínica que no pudo ser controlada. La medición de la pérdida de sangre intraoperatoria arrojó un promedio de 652 mL en los pacientes con carcinoma y 795 mL en los pacientes con enfermedad benigna (cuadro 25-4).

Complicaciones intraoperatorias

En 831 (77%) pacientes se produjo la entrada en una o ambas cavidades pleurales durante la operación y debieron ser tratados con la colocación de uno o más tubos torácicos. Las laceraciones intraoperatorias de la traquea membranosa ocurrieron en cuatro pacientes.

Tres comprometieron la tráquea membranosa superior, las que fueron reparadas a través de una abertura parcial en la parte superior del esternón. Un desgarro afectó la tráquea membranosa y fue tratado introduciendo el tubo endotraqueal en el bronquio fuente izquierdo mediante a través del hiato diafragmático y ventilando un solo pulmón en forma selectiva, luego se realizó un bypass gástrico subesternal. Luego, a través de unala toracotomía derecha, se completó la esofagectomía y se reparó la lesión traqueal con buenos resultados. En 34 pacientes (3%) se necesitó una esplenectomía debido a la lesión intraoperatoria del bazo. La entrada en las mucosas del duodeno o del estómago durante la realización de la piloromiotomía ocurrió en menos del 2% de los pacientes. La misma fue tratada mediante la sutura del orificio y refuerzo de la reparación con epiplón.

Complicaciones posoperatorias

Cinco pacientes (dos con megaesófago por acalasia y tres con carcinoma) fueron reoperados dentro de las

Cuadro 25-4. *Cantidad de sangre intraoperatoria perdida en la esofagectomía transhiatal**

Diagnóstico	n de pacientes	Límites (promedio)
Enfermedad benigna	282†	100-4.000 mL (795 mL)
Carcinoma	794†	35-4.250 mL (652 mL)
Tercio superior	36	75-3.000 mL (820 mL)
Tercio medio	175†	50-4.250 mL (748 mL)
Tercio inferior	586†	35-3.600 mL (613 mL)
TOTAL	1.076	35-4.250 mL (689 mL)

*De Orringer, M.B., Marshall, B. e Iannettoni, M.D.: Transhiatal esophagectomy: Clinical experience and refinements. Ann. Surg., *230*:392-400, 1999, con su autorización.

†Excluye 3 muertes intraoperatorias por hemorragia, 2 con enfermedad benigna y 1 con carcinoma y 6 pacientes supervivientes que experimentaron una pérdida de sangre intraoperatoria importante, entre 5.850 y 18.440 mL.

24 horas de realizada la esofagectomía transhiatal, con el fin de controlar el sangrado mediastínico proveniente de las arterias esofágicas provenientes de la aorta. La lesión del nervio laríngeo recurrente se produjo en 74 pacientes (7%); 50 pacientes sufrieron ronquera transitoria, la cual se resolvió en 2 a 12 semanas. En 7 de 24 pacientes (menos del 1%) con parálisis de la cuerda vocal verdadera se hizo un procedimiento de medialización de la cuerda vocal. Esta complicación fue más común al principio de nuestra práctica con esta operación y en ese momento creíamos que era un resultado inevitable de la disección roma en el área subaórtica a lo largo del trayecto del nervio laríngeo recurrente izquierdo. Sin embargo, luego de haber acumulado experiencia con este procedimiento, fue evidente que la lesión del nervio laríngeo recurrente asociado con la esofagectomía transhiatal es una complicación iatrogénica que puede evitarse por completo. Desde que optamos por no colocar ningún separador contra el surco traqueoesofágico durante la fase cervical de la operación, nuestra incidencia de la lesión del nervio laríngeo recurrente luego de la esofagectomía transhiatal ha caído a menos del 3%. La lesión del conducto torácico fue la responsable de la aparición de un quilotórax en el posoperatorio en 18 pacientes (menos del 1%), 12 de los cuales tenían un carcinoma y otros 6, una enfermedad esofágica benigna. El quilotórax que se presenta en un paciente con mal estado de nutrición y obstrucción esofágica debe ser tratado en forma agresiva. En los 18 pacientes de nuestra serie realizamos la ligadura transtorácica del conducto torácico lesionado, dentro de los 7 a 10 días del posoperatorio, con buenos resultados en todos los casos.[75]

El índice general de filtración anastomótica luego de la anastomosis esofagogástrica cervical ha sido 13% (146 pacientes); 36 (25%) ocurrieron entre los 258 pacientes con enfermedad benigna en quienes se utilizó el estómago como sustituto del esófago; y 110 (75%) se produjeron entre los 782 pacientes con AEGC por carcinoma. Entre los 7 pacientes en quienes el estómago fue colocado en posición *retroesternal*, hubo 6 (86%) dehiscencias anastomóticas. Por el contrario, entre los 1.030 pacientes supervivientes en quienes el estómago fue ubicado en el lecho esofágico original en el mediastino posterior, las filtraciones fueron 137 (13%). Excepto en 9 pacientes de los 146 pacientes con filtraciones anastomóticas de esta serie que fueron tratadas con la apertura de la herida cervical en la cama del enfermo y la colocación de apósitos, los resultados fueron favorables y las fístulas curaron en forma espontánea. Como se informó antes, el pasaje de bujías en los 7 a 10 días de abierta la herida del cuello acelera la curación y reduce al mínimo la estenosis grave tardía.[80] En 9 pacientes se produjo la necrosis del estómago en la entrada torácica, y se necesitó desmontar el estómago desde el tórax y hacer una esofagostomía cervical.

Mortalidad

La tasa de mortalidad hospitalaria total entre los 1.085 pacientes fue 4% (44 muertes). Entre los 250 pacientes con enfermedad benigna hubo 8 muertes (2,8%) provocadas por sepsis (5), infarto agudo de miocardio (1), insuficiencia respiratoria (1) y trombosis de la vena porta posesplenectomía (1). Entre los 800 pacientes con carcinoma hubo 36 muertes (4,5%) provocadas por insuficiencia hepática (6), insuficiencia respiratoria (5), infarto de miocardio (4), hemorragia intraoperatoria (3), neumonía (3), sepsis (3), isquemia intestinal (3), muerte súbita/paro cardíaco (3), émbolo pulmonar (2) y absceso mediastínico posterior (1), absceso retroperitoneal (1), metástasis cerebral no diagnosticada (1) y filtración tardía de la piloromiotomía (1).

RESULTADOS FUNCIONALES DE LA SUSTITUCIÓN VISCERAL DEL ESÓFAGO POR EL ESTÓMAGO

Enfermedad benigna

Están disponibles los datos de los resultados funcionales de 242 pacientes entre 251 supervivientes de esofagectomías transhiatales con reemplazo del esófago por estómago quienes fueron seguidos hasta un máximo de 213 meses (promedio 47 meses). Dichos resultados funcionales se han evaluado analizando la presencia y el grado de: 1) disfagia, 2) regurgitación y 3) diarrea y cólicos posvagotomía (dumping). Para *cualquier* grado de disfagia cervical que se presente después del alta hospitalaria se utilizan bujías de Maloney según la necesidad. Con el uso liberal del tratamiento de dilatación, 186 de esos pacientes (77%) requirieron al menos una dilatación esofágica posoperatoria. En su última consulta, 157 (65%) pacientes comían una dieta normal sin restricciones, 38 (16%) presentaron disfagia leve intermitente que no requiere tratamiento, 36 (15%) requirieron dilatación esofágica ocasional pero con buena deglución entre los tratamientos y se sienten satisfechos con su capacidad para comer y 11 (4%) requirieron dilataciones sistemáticas (diarias o semanales) por disfagia grave.

Ciento cuarenta y seis pacientes (60%) negaron presentar reflujo gastroesofágico posoperatorio pero un cuestionario detallado comprobó que 77 (32%) tenían regurgitaciones en algunas ocasiones, principalmente si se acuestan enseguida de haber comido. En general dormían en forma confortable, en posición horizontal y solo con una o dos almohadas, sin sensación de reflujo importante. Sin embargo, 18 (7%) pacientes notificaron la aparición habitual de regurgitación nocturna intensa que los obligaba a dormir con la cabecera de la cama elevada. Hasta el momento, solo 1 (menos del 1%) de nuestros pacientes con una anastomosis esofagogástrica cervical ha sufrido una complicación pulmonar secundaria a aspiración. Después de una anastomosis esofagogástrica con su correspondiente vagotomía y AEGC aparecen cólicos abdominales y diarrea posprandiales. En la mayoría de los pacientes, estos síntomas son transitorios y desaparecen poco a poco durante el transcurso del primer año.

En el momento de la última consulta 147 (61%) de nuestros pacientes con enfermedad benigna no sufrieron diarrea o cólicos. Cuarenta y nueve (20%) tuvieron diarrea "leve", 16 (7%) diarrea "moderada" (cuyo control requiere medicación periódica) y 10 pacientes (4%) diarrea "grave", tratada con medicación habitual, como difenoxilato, loperamida o tintura de opio. Treinta y ocho pacientes (16%) notificaron la aparición de cólicos posprandiales leves intermitentes sin necesidad de tratamiento mientras que 9 pacientes (4%) usaban un antiespasmódico en forma habitual para controlar sus cólicos de carácter moderado. Noventa y cinco pacientes (40%) experimentaron un cierto grado de dumping (náuseas posprandiales, cólicos, diaforesis, palpitaciones, diarrea), pero por suerte este síndrome fue disminuyendo con el paso del tiempo y era bien controlado con difenoxilato o tintura de opio.

Se adjudica un puntaje a los resultados funcionales de la sustitución esofágica con el estómago, de la siguiente manera: excelente (completamente asintomático); bueno (síntomas leves que no requieren tratamiento), regular (síntomas que requieren tratamiento ocasional como una dilatación esofágica o medicación antidiarreica) y, malo (síntomas que necesitan tratamiento regular). En la evaluación del último seguimiento, el resultado en 71 (29%) de los pacientes fue catalogado excelente, bueno en 93 (39%), escaso en 68 (28%) y malo en 10 (4%).

Carcinoma

Los pacientes sometidos a esofagectomía debido a carcinoma seguida por reemplazo esofágico tienden a tener una expectativa de vida más corta que los pacientes con enfermedades benignas, y debido a que suelen estar más debilitados antes de la operación y su recuperación es más lenta, los síntomas registrados durante su seguimiento tienden a ser menos que los de los pacientes con enfermedades benignas. De los

748 supervivientes internados por esofagectomía transhiatal debida a carcinoma, seguida por reemplazo esofágico por el estómago, 72 tienen la información relacionada con seguimiento de hasta 194 meses (promedio, 29 meses) de los resultados funcionales después de la cirugía. Como se dijo antes, las dilataciones esofágicas del paciente ambulatorio se realizan según la necesidad, ante cualquier síntoma de disfagia cervical que aparezca durante el seguimiento posoperatorio. A diferencia de los pacientes con enfermedad benigna, de los cuales solo el 23% nunca recibió tratamiento de dilatación esofágica en el posoperatorio, 343 (48%) de los 721 pacientes con cáncer que tuvieron un seguimiento estándar en el posoperatorio nunca necesitaron dilatación esofágica.

Quinientos setenta y cinco pacientes (80%) no experimentaban disfagia durante la última consulta del seguimiento; 71 (10%) relataron disfagia leve sin necesidad de tratamiento, 55 (8%) recibieron dilataciones en algunas ocasiones por disfagia moderada y, 20 pacientes (2%) necesitaron dilataciones esofágicas habituales por disfagia grave. Un total de 571 (79%) pacientes negó haber tenido regurgitaciones en 124 (17%) la regurgitación fue leve si se acostaban después de comer pero pudiendo dormir horizontal sin dificultad y, 25 (3,5%) dormían con la cabecera de la cama elevada para evitar el reflujo nocturno. Un paciente (menos del 1%) tuvo complicaciones pulmonares por aspiración. Quinientos treinta pacientes (74%) negaron la aparición de cólicos o diarrea posprandiales. Ciento noventa y un pacientes (26%) tenían síntomas de dumping de grados diversos: 117 (16%) informaron diarrea leve sin necesidad de tratamiento; 27 (14%), diarrea moderada con tratamiento ocasional y 6 (<1%) diarrea grave con tratamiento sistemático. Ochenta y tres pacientes (11,5%) experimentaron cólicos posprandiales leves sin requerimiento terapéutico mientras que 13 pacientes (2%) usaban antiespasmódicos en forma periódica para controlar los cólicos de carácter moderado. El resultado funcional general del seguimiento más reciente en estos pacientes con carcinoma fue el siguiente: excelente (asintomático) en 389 (54%), bueno (síntomas leves sin requerimiento terapéutico) en 204 (28%), regular (síntomas con necesidad de tratamiento) en 108 (15%) y malo (disfagia grave y dilataciones habituales) en 20 (3%).

Supervivencia de los pacientes con carcinoma

Hubo 764 supervivientes de las operaciones entre los 800 pacientes sometidos a esofagectomía transhiatal por carcinoma. Treinta y uno (4%) se perdieron para el seguimiento. Luego de la esofagectomía transhiatal, los pacientes fueron seguidos hasta 195 meses (media, 27 meses). La figura 24-27 muestra la super-

Fig. 25-27. Curva de supervivencia actuarial Kaplan-Meier de 800 pacientes sometidos a esofagectomía transhiatal por un carcinoma del esófago intratorácico y del cardias. (De Orringer, M.B., Marshall, B. e Iannettoni, M.D.: Transhiatal esophagectomy: clinical experience and refinements. Ann. Surg., *230*:392, 1999, con su autorización.)

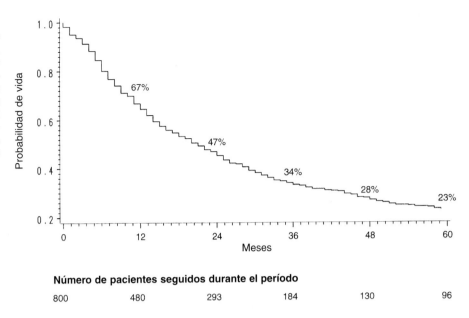

Número de pacientes seguidos durante el período

| 800 | 480 | 293 | 184 | 130 | 96 |

vivencia actuarial de Kaplan-Meier durante los 5 primeros años posteriores a la esofagectomía transhiatal por carcinoma del esófago intratorácico y del cardias e indica una tasa de supervivencia general a los 2 años del 47% y a los 5 años, del 23%. La tasa de supervivencia a los 5 años de los pacientes con cánceres del tercio inferior del esófago fue 26% comparada con el 13% en los pacientes con carcinomas del tercio medio y el 24% de aquellos con tumores del tercio superior (fig. 25-28). Un total de 217 (27%) de nuestros 800 pacientes sometidos a esofagectomía transhiatal por carcinoma recibieron quimioterapia y ra-

dioterapia posoperatorias, ya sea en nuestro centro médico,[31,79] o en otras instituciones. Cuando se examinó el esófago resecado, 49 (23%) de esos pacientes tenían tumores T0 N0 (respondedores totales). Para estos 49 pacientes, la tasa de supervivencia actuarial a los 2 años fue 86% y la misma tasa a los 5 años fue 48% (fig. 25-29). Como era de esperar, el estadio del tumor ha sido un determinante importante de la supervivencia luego de la esofagectomía transhiatal, la tasa de supervivencia con tumores en los estadios 0 y I es mejor que la asociada con la enfermedad en los estadios III y IV (fig. 25-30; cuadro 25-5). Los ade-

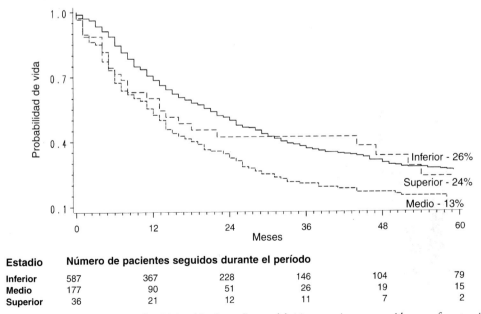

Estadio Número de pacientes seguidos durante el período

Estadio						
Inferior	587	367	228	146	104	79
Medio	177	90	51	26	19	15
Superior	36	21	12	11	7	2

Fig. 25-28. Curvas de supervivencia Kaplan-Meier sitio-dependientes del sitio en pacientes sometidos a esofagectomía transhiatal por carcinoma del esófago intratorácico y del cardias. (De Orringer, M.B., Marshall, B. e Iannettoni, M.D.: Transhiatal esophagectomy: clinical experience and refinements. Ann. Surg., *230*:392, 1999, con su autorización.)

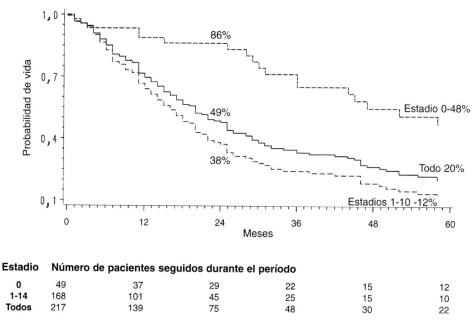

Estadio	Número de pacientes seguidos durante el período					
0	49	37	29	22	15	12
1-14	168	101	45	25	15	10
Todos	217	139	75	48	30	22

Fig. 25-29. Curva de supervivencia Kaplan-Meier en pacientes que recibieron quimioterapia y radioterapia antes de la esofagectomía transhiatal. (De Orringer, M.B., Marshall, B. e Iannettoni, M.D.: Transhiatal esophagectomy: clinical experience and refinements. Ann. Surg., *230*:392, 1999, con su autorización.)

nocarcinomas se asociaron con una supervivencia general estadísticamente significativa ($p < 0,01$) mejor que los carcinomas epidermoides, y a los 5 años su ventaja alcanzó significado estadístico ($p = 0,06$) (fig. 25-31).

RESUMEN

En nuestra experiencia, la esofagectomía transhiatal ha sido aplicable a casi todos los pacientes con indica-

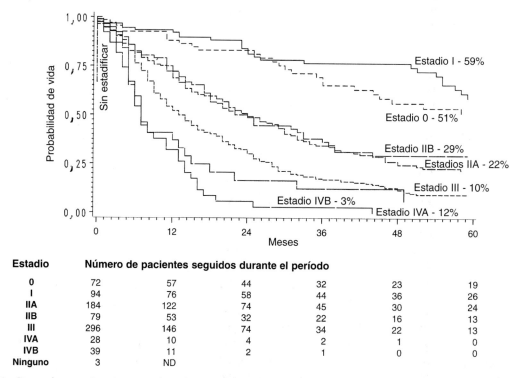

Estadio	Número de pacientes seguidos durante el período					
0	72	57	44	32	23	19
I	94	76	58	44	36	26
IIA	184	122	74	45	30	24
IIB	79	53	32	22	16	13
III	296	146	74	34	22	13
IVA	28	10	4	2	1	0
IVB	39	11	2	1	0	0
Ninguno	3	ND				

Fig. 25-30. Curvas de supervivencia actuarial Kaplan-Meier estadio-dependientes en pacientes sometidos a esofagectomía transhiatal por carcinoma del esófago intratorácico y del cardias. (De Orringer, M.B., Marshall, B. e Iannettoni, M.D.: Transhiatal esophagectomy: clinical experience and refinements. Ann. Surg., *230*:392, 1999, con su autorización.)

Cuadro 25-5. *Supervivencia Kaplan-Meier después de la esofagectomía transhiatal por estadio tumoral**

Estadio TNM	n de pacientes	Supervivencia (%) 2 años	5 años
0	72	83	51
I	94	84	59
IIA	189	50	22
IIB	79	51	29
III	296	32	10
IVA	28	17	7
IVB	39	6	0

*De Orringer, M.B., Marshall, B. e Iannettoni, M.D.: Transhiatal esophagectomy: Clinical experience and refinements. Ann. Surg., *230*:392-400, 1999, con su autorización.

ción de esofagectomía, ya sea por enfermedad maligna o benigna. Las resecciones difíciles pueden facilitarse colocando en la profundidad separadores angostos en el hiato diafragmático y disecando el esófago desde el mediastino inferior bajo la visión directa. En Brasil, Pinotti y col. Abren en forma sistemática el diafragma desde la parte anterior del hiato hasta el xifoides para facilitar la esofagectomía en sus pacientes con megaesófago por acalasia.[91] Nosotros hemos utilizado este abordaje en solo cinco pacientes. El cirujano que va a realizar una esofagectomía transhiatal sin toracotomía *debe* estar preparado para convertirla en una resección esofágica transtorácica cuando la palpación del esófago a través del hiato diafragmático demuestra una fijación amplia del esófago a las estructuras adyacentes. La contraindicación más importante

de esta operación es si el cirujano considera que este abordaje es inseguro. Sin embargo, de nuestros 1.100 pacientes consecutivos últimos, portadores de un carcinoma operable en el esófago intratorácico, la esofagectomía transhiatal fue posible en 1.085 (98,6%). Es útil el agregado de una apertura parcial en la parte superior del esternón pues facilita la disección del esófago torácico superior y medio en los pacientes con tumores localizados en cualquiera de los sitios así como en aquellos con fibrosis periesofágica provocada por una cirugía previa en esa zona.

Yo creo que el estómago es el órgano de elección para el reemplazo esofágico, tanto para las enfermedades benignas como para las malignas. A diferencia del intestino delgado o el intestino grueso, de paredes delgadas, el estómago es un órgano elástico del aparato digestivo *superior*, de paredes delgadas cuya función es la transmisión de los alimentos semisólidos digeridos y no tiene la tendencia a la redundancia como ocurre con frecuencia con los sustitutos esofágicos intestinales. La incidencia extremadamente elevada de un reflujo gastroesofágico importante y de esofagitis que acompañan a una anastomosis esofagogástrica *intratorácica* no suele encontrarse en las anastomosis *cervicales*. Basado en mis comunicaciones con varios cirujanos esofágicos, parece que una anastomosis entre el *extremo* del esófago cervical y el *extremo* del fondo gástrico en el cuello se acompaña de un reflujo gastroesofágico posoperatorio considerable. Por el contrario, cuando el fondo gástrico se moviliza tan arriba en la herida del cuello como sea posible, y el extremo del esófago cervical se anastomosa a la pared anterior del estómago a

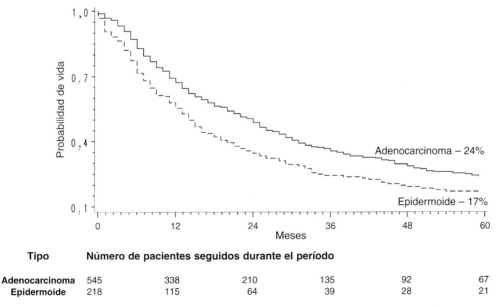

Fig. 25-31. Curvas de supervivencia Kaplan-Meier histología-dependientes en pacientes sometidos a esofagectomía transhiatal por carcinoma del esófago intratorácico y del cardias. (De Orringer, M.B., Marshall, B. e Iannettoni, M.D.: Transhiatal esophagectomy: clinical experience and refinements. Ann. Surg., *230*:392, 1999, con su autorización.)

varios centímetros del extremo superior, el ángulo agudo resultante que se forma en la entrada del esófago al estómago, como también el segmento gástrico retroesofágico, tienden a reducir al mínimo el reflujo gastroesofágico que se produce. El estómago anastomosado al esófago cervical parece ser un sustituto esofágico excelente. Cerca del 30% de estos pacientes tendrá reflujo ocasional leve, en particular si se acuestan enseguida de comer. En alrededor del 70% de los pacientes se presenta dumping transitorio (cólicos, diarrea, diaforesis, palpitaciones posprandiales, etc.) de grados diversos, el cual casi nunca es discapacitante. Casi el 70% de nuestros pacientes fue tratado al menos con una dilatación de la AEGC después del alta hospitalaria, en la primera etapa del posoperatorio, pero más tarde el 80% de ellos llega a tener una deglución considerada buena o excelente. Los pacientes que sufren una dehiscencia en la anastomosis tienen una incidencia cercana al 50% de estenosis anastomótica posterior. La reducción tan importante del índice de filtración anastomótica a partir de nuestro uso de la anastomosis esofagogástrica cervical engrapada laterolateral ha reducido en forma notable la necesidad de dilataciones anastomóticas posoperatorias, y se logró que los pacientes tengan un deglución mejor.[82]

La vía de abordaje preferida para el mediastino posterior es la retroesternal, sin informar si el sustituto del esófago es el estómago o el colon. Primero, el mediastino posterior es la distancia más corta entre el cuello y el abdomen. Segundo, debido a que el esófago cervical debe formar un ángulo por delante para encontrarse con el estómago o el colon pasados por detrás del esternón, cualquier procedimiento endoscópico o de dilatación posterior que se necesite es más difícil de hacer que cuando los instrumentos pueden ser pasados directamente por detrás, a través del sustituto esofágico ubicado en el lecho esofágico original. Por último, la anastomosis cervical alojada en el lecho esofágico de la parte posterior del cuello queda "reforzada" por la columna vertebral, la tráquea, la cubierta carotídea y los músculos infrahioideos cervicales anteriores. Por el contrario, en su localización subcutánea, la cual comparativamente tiene menos "apoyo", la anastomosis entre el esófago cervical y un estómago o un colon retroesternales tiene mayor posibilidad de filtración durante el período posoperatorio. Este hecho se pone en evidencia a través de nuestra tasa del 13% de filtraciones anastomóticas con el estómago ubicado en el lecho esofágico original, comparado con la tasa de filtración del 86% cuando el estómago se coloca en la posición retroesternal.

Con la excepción importante de algunas series recién presentadas sobre esofagectomía con tasas de mortalidad operatoria inferior al 5%, la mayoría de las series occidentales contemporáneas de resección esofágica y reconstrucción entre 1980 y 1988 muestra una tasa promedio de mortalidad de 13%.[69] La esofagectomía transhiatal sin toracotomía es una agresión fisiológica menos grave para el paciente debilitado por una obstrucción esofágica que la operación convencional combinada toracoabdominal. El 91% de nuestros pacientes que fue dado de alta del hospital podía comer a las 3 semanas de la operación. En la actualidad, la duración promedio de la internación luego de una esofagectomía transhiatal no complicada se redujo a 7 días. Tanto las complicaciones pulmonares (disminución del volumen corriente, atelectasias, neumonía e insuficiencia respiratoria asociadas con dolor en la incisión) como la mediastinitis fatal posoperatorias provocadas por una dehiscencia en la anastomosis casi se eliminaron al evitar el uso de la toracotomía y realizar la anastomosis esofágica intratorácica y prestar más atención a la fisioterapia pulmonar. A pesar de la preocupación mencionada al principio sobre la posibilidad de una hemorragia intratorácica grave, esto no ocurre cuando la esofagectomía transhiatal se realiza en forma correcta, con un promedio de pérdida sanguínea por esta operación de 689 mL. La necesidad de un tubo torácico debido a la entrada en una o ambas cavidades pleurales durante la esofagectomía es de fácil manejo. La lesión del nervio laríngeo recurrente no es frecuente. Por lo tanto, las complicaciones más comunes de la esofagectomía transhiatal pueden evitarse con el uso de un criterio quirúrgico y una técnica apropiados.

La mayor controversia acerca del uso de la esofagectomía transhiatal sigue siendo su conveniencia en los pacientes con cáncer esofágico. Los especialistas conservadores sostienen que la esofagectomía transhiatal impide la linfadenectomía mediastínica en bloque y que, por lo tanto, al paciente con cáncer esofágico se le niega la estadificación precisa del tumor y la posibilidad de una cura potencial. Lamentablemente, el hallazgo de este tumor en su forma localizada y curable mediante la cirugía solo es posible en los países donde las técnicas de detección masiva permiten contar con una población grande de pacientes con carcinoma limitado a la mucosa y la submucosa. En la mayoría de los pacientes con cáncer esofágico de los países occidentales, las metástasis ganglionares a distancia y la invasión transparietal del tumor atentan contra su curación. En nuestra serie, por ejemplo, el 46% de los pacientes tenía tumores en los estadios III o IV, de acuerdo con los resultados de la anatomía patológica posquirúrgica, y la curación de esta enfermedad "sistémica" mediante cualquier operación es imposible. Además, 217 de nuestros pacientes han recibido radioterapia y quimioterapia preoperatorias, las cuales "disminuyen el estadio" de los cánceres del esófago.

Los que defienden las operaciones radicales destinadas a la "curación" del cáncer en otros sitios son cada vez menos, gracias a la comparación objetiva de la supervivencia obtenida con los métodos terapéuticos menos radicales. Por ejemplo, en la actualidad existe un acuerdo general que la mastectomía tradicional radical de Halsted por carcinoma de mama, con disección en bloque de los ganglios linfáticos regionales en continuidad con la mama no consigue una supervivencia mayor que la mastectomía simple seguida de la radioterapia posoperatoria.[25,29,115] Del mismo modo, un estudio aleatorizado prospectivo publicado hace poco tiempo evaluó la disección radical de los ganglios linfáticos por cáncer gástrico, con más de 300 pacientes en cada rama del estudio, y comprobó que el tratamiento más radical no agregaba beneficios respecto de la supervivencia.[15] Algunos especialistas siguen haciendo la esofagectomía radical con la linfadenectomía "completa" en bloque.[5,6,45,60] Sin embargo, nuestra estadística de supervivencia luego de la esofagectomía transhiatal por carcinoma esofágico es similar a la publicada en la mayoría de las series occidentales con la esofagectomía transtorácica estándar[13,14,37,39,50,67] y a la obtenida con la denominada esofagectomía radical en bloque con linfadenectomía mediastínica.[101] Más que el enfoque quirúrgico, el tamaño de la pieza quirúrgica o el número de ganglios linfáticos disecados, lo que determina la supervivencia en estos pacientes es el estadio y el comportamiento biológico del tumor en el momento de la esofagectomía. En época reciente, Altorki y Skinner comunicaron la presencia de metástasis ocultas en los ganglios linfáticos cervicales en el 35% de los pacientes sometidos a la disección de los ganglios linfáticos en los tres campos por carcmoma del esófago torácico, de otra forma considerados "curables".[7] Este hallazgo solo refuerza nuestra posición acerca de que en la mayoría de nuestros pacientes, el cáncer esofágico es una enfermedad *sistémica*, siendo el tratamiento sistémico (p. ej., quimioterapia o inmunoterapia) el más indicado para su curación, siempre que ésta sea posible. Los pacientes con carcinomas en el estadio I limitado a la mucosa esofágica son curables por cualquier tipo de esofagectomía, y por esta razón, en estos pacientes, yo prefiero evitar la toracotomía y su morbilidad, cuanto sea posible.

Aquí cabe una mención final acerca del mérito de la esofagectomía transhiatal, la cual, al igual que muchas operaciones, es segura y bien tolerada siempre que se realice con cuidado y con un criterio apropiado. El esófago es un órgano *torácico,* y muchas de las complicaciones de la resección y la reconstrucción esofágicas son torácicas. El hecho que la toracotomía no sea necesaria en la mayoría de los pacientes que requiere la resección esofágica no le quita al cirujano la responsabilidad de tener un conocimiento profundo de la anatomía torácica y de las complicaciones quirúrgicas importantes y su tratamiento. El control del sangrado de la aorta torácica, los límites de la resección pericárdica, la identificación y el control del conducto torácico y el uso de la ventilación selectiva de un solo pulmón son la base del entrenamiento de los cirujanos torácicos. El hecho que no exista la necesidad de una incisión torácica en los pacientes con indicación de esofagectomía transhiatal no implica que la operación deba quedar en manos de los cirujanos abdominales, que no tengan experiencia previa en la cirugía del tórax.

RESECCIÓN DEL CARCINOMA DEL ESÓFAGO CERVICOTORÁCICO MEDIANTE LA EXENTERACIÓN CERVICAL

El esófago cervicotorácico puede estar afectado por cánceres laringotraqueales, esofágicos o tiroideos. Estos tumores que afectan al esófago y la tráquea en su entrada en el tórax comprometen no solo la capacidad para deglutir sino también la vía aérea. El buen resultado terapéutico de estos tumores implica la aplicación de técnicas relacionadas con diversas especialidades quirúrgicas entre ellas la cirugía torácica, la otorrinolaringología, la cirugía plástica y la cirugía general. La extirpación del esófago puede ser la parte más difícil de todo el procedimiento. Puede requerirse una laringectomía y la resección de la tráquea proximal, con frecuencia acompañadas por la resección de la piel cervical anterior adyacente debido a la recurrencia local del tumor (p. ej., recurrencia en el estoma traqueal luego de la laringectomía). La restauración de la continuidad del tubo digestivo, la cobertura de los vasos grandes del cuello y del mediastino superior y el reestablecimiento de una vía aérea adecuada representan un reto formidable. A pesar de la magnitud de la operación requerida para el buen resultado terapéutico se puede alcanzar una paliación satisfactoria y a veces la curación utilizando un enfoque sistemático y organizado.

Desde la década de 1980, se implementaron métodos variados para el restablecimiento de la continuidad del tubo digestivo luego de la laringofaringectomía, incluyendo colgajos miocutáneos, segmentos yeyunales libres, estómago y colon.[32,40,52,68,90,98,103,118] Muchos han aconsejado la transposición gástrica y la anastomosis faringogástrica.[8,17,48,97,102] Este procedimiento se acompaña de una tasa de mortalidad entre el 5% y el 31% e índices de filtración anastomótica entre 7% y 37%. En su experiencia con 157 anastomosis faringogástricas luego de la laringofaringoesofagectomía, Lam y col. comprobaron una tasa de mortalidad hospitalaria de 31% y una tasa de filtración anastomótica de 23%.[58] En una época más reciente, Sullivan y colaboradores demostraron una tasa de mortalidad operatoria del 12% y una tasa de filtración anastomótica de 31% en un grupo de 32 pacientes a quienes se les realizó una anastomosis faringogástrica.[106] Ninguno de estos informes presentan los resultados funcionales posoperatorios de la faringogastrostomía.

El crecimiento de la experiencia y la capacidad en las técnicas microvasculares hizo que la transferencia libre del yeyuno se convirtiera en el método más difundido para la reconstrucción faríngea luego de la resección de tumores proximales de hipofaringe, faringe, laringe y esófago por encima de la entrada en el tórax.[18,20,30,52,90,96,98] El restablecimiento satisfactorio de la continuidad del tubo digestivo se alcanzó en casi el 95% de los pacientes en quienes se usó la transferencia libre yeyunal, con una morbilidad similar a la hallada luego de la faringogastrostomía.

Esto se corroboró mediante estudios comparativos entre los injertos libres yeyunales y las anastomosis faringogástricas, en los que se comprobó una diferencia mínima en los resultados.[24,99] Un informe reciente de Fujita y colaboradores refiere una incidencia de recurrencia local que no difiere mucho y una tasa de mortalidad hospitalaria inferior (13% versus 50%) en los pacientes sometidos a la esofagectomía proximal con transferencia yeyunal y la esofagectomía total con faringogastrostomía, respectivamente.[33] Sobre la base de estos informes, en la actualidad se acepta que la transferencia libre del yeyuno es el procedimiento de elección para los pacientes que necesitan una reconstrucción con un segmento corto por encima de la entrada en el tórax. Los tumores que comprometen el esófago en el nivel de la entrada torácica o por debajo

de ella se tratan mejor con esofagectomía total e interposición gástrica o colónica.

Si el esófago está comprometido por un tumor en su entrada en el tórax (fig. 25-32), también lo estará la porción más proximal de la tráquea retroesternal en el mismo nivel. Por lo tanto, si es necesario al mismo tiempo hacer una laringofaringectomía, es posible que la tráquea cervical no alcance para construir con ella una traqueostomía estándar, porque el muñón de la tráquea remanente más allá del tumor no alcanzará el nivel del hueco supraesternal. La resección de los carcinomas del esófago cervicotorácico se facilita mucho extirpando el "platillo pectoral" anterior, la cual incluye la parte medial de las clavículas, la parte superior de manubrio esternal y la porción medial de la primera costilla adyacente (y a veces la segunda). Una vez resecada la pared torácica ósea anterior se logra una exposición amplia del mediastino superior lo que permite el acceso a su contenido (figs. 25-33 y 25-34).[77,87] Mediante este abordaje, es posible seccionar la tráquea retroesternal para construir una traqueostomía mediastínica anterior y hacer una laringofaringoesofagectomía sin toracotomía. La continuidad del tubo digestivo puede restablecerse usando el estómago (figs. 25-35 y 25-36). Debe comprenderse que para confeccionar una anastomosis faringogástrica es necesario que el estómago alcance el cuello muy alto y debe hacerse todo lo posible para reducir la tensión sobre la anastomosis. Esto se facilita realizando una maniobra de Ko-

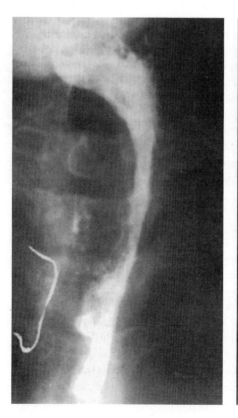
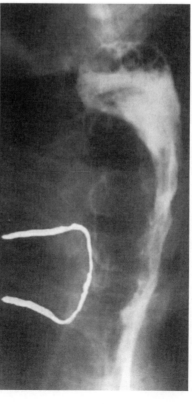

Fig. 25-32. Esofagograma cervical en un paciente con un gran carcinoma epidermoide del esófago cervicotorácico en la entrada del tórax. La cabeza de la clavícula ha sido resaltada para poner en evidencia cómo estos tumores pueden superponerse con la entrada del tórax.

Fig. 25-33. Se usa una incisión en collar ampliada para determinar que el tumor del esófago cervicotorácico no está invadiendo la aponeurosis prevertebral adyacente o los vasos carotídeos. Una vez que se ha determinado que el tumor es resecable, se eleva un colgajo de piel cervical anterior y platisma y se seccionan los orígenes del músculo esternocleidomastoideo. El *recuadro* muestra el colgajo torácico superior bipediculado "en delantal" popularizado por Grillo[43] para la traqueostomía mediastínica anterior. (De Orringer, M.B. y Sloan, H.: Anterior mediastinal tracheostomy. J. Thorac. Cardiovasc. Surg., *78*:850, 1979, con su autorización.)

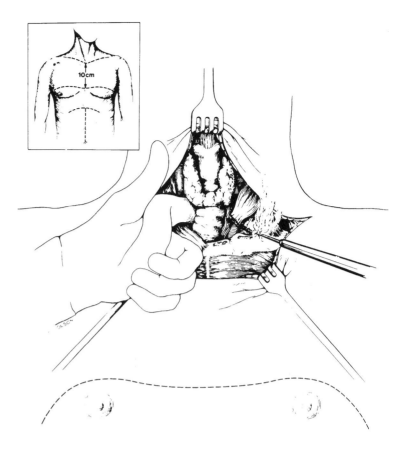

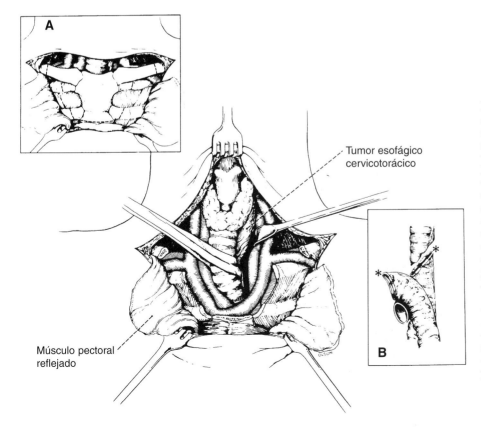

Tumor esofágico cervicotorácico

Músculo pectoral reflejado

Fig. 25-34. *Recuadro* **A.** Resección del "platillo pectoral" torácica anterior (los tercios medio de las clavículas, segmentos cortos de los cartílagos costales de las costillas primera y segunda y, el manubrio superior) permite la exposición del mediastino superior y su contenido, específicamente, la tráquea, el esófago cervicotorácico y, los grandes vasos asociados. *Recuadro* **B.** La sección oblicua de la tráquea preserva tanto como sea posible la zona membranosa posterior (*asterisco*) porque ésta es la zona que tendrá que quedar más anterior cuando la tráquea sea llevada hacia delante sobre tronco arterial braquiocefálico y suturada a la piel. (De Orringer, M.B. y Sloan, H.: Anterior mediastinal tracheostomy. J. Thorac. Cardiovasc. Surg., *78*:850, 1979, con su autorización.

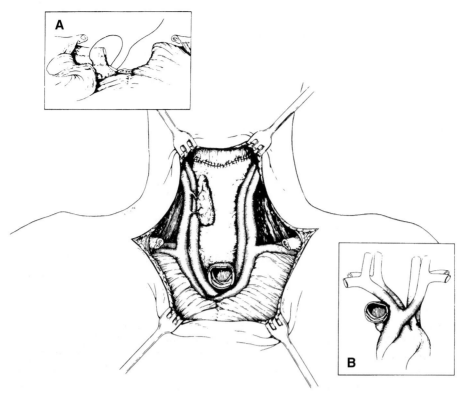

Fig. 25-35. Anastomosis faringogástrica terminada. Las funciones tiroidea y paratiroidea se preservan lo más posible. La tráquea seccionada se coloca sobre el tronco arterial braquiocefálico para construir la traqueostomía mediastínica. *Recuadro* **A.** Se muestra la sutura del músculo pectoral sobre el borde de la pared torácica ósea dividida. *Recuadro* **B.** La transposición del muñón traqueal hacia abajo y a la derecha de la arteria y la vena del tronco minimiza la tensión cuando la tráquea se sutura a la piel. Esta maniobra se utiliza frecuentemente para evitar la erosión posoperatoria del tronco arterial. (De Orringer, M.B. y Sloan, H.: Anterior mediastinal tracheostomy. J. Thorac. Cardiovasc. Surg., *78*:850, 1979, con su autorización.)

cher amplia y creando un tubo gástrico largo mediante la sección secuencial con una engrapadora a lo largo de la curvatura menor (véase fig. 25-13) para ma- ximizar la llegada del estómago hasta arriba. A pesar de estas maniobras, suele haber tensión sobre la anastomosis faringogástrica y éste es el factor principal que

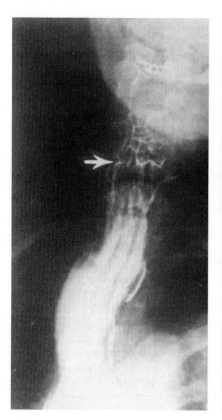

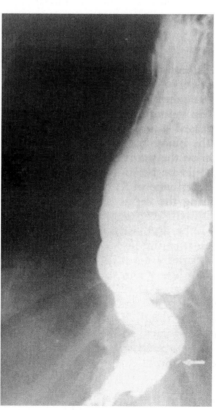

Fig. 25-36. Esofagografía posoperatoria en el paciente representado en la figura 25-32 luego de la laringofaringectomía, la traqueostomía mediastínica anterior y la anastomosis faringogástrica. *Izquierda.* La anastomosis faringogástrica está indicada por la *flecha. Derecha.* Nivel de la piloromiotomía (*flecha*).

colabora en el 30% de incidencia de filtración anastomótica que se ha comunicado.

La mayoría de las dehiscencias anastomóticas faringogástricas localizadas y pequeñas son bien controladas mediante aspiración continua con los catéteres de drenaje subcutáneo colocados en el momento de la cirugía. Es posible que las dehiscencias más grandes obliguen a desmantelar la anastomosis y crear un faringostoma, intentando más tarde restablecer la continuidad del tubo digestivo. Este *no* es el curso normal y relativamente inocuo de una AEGC estándar luego de la esofagectomía transhiatal. Otro problema importante con la anastomosis faringogástrica es el resultado funcional a largo plazo. Aunque es excepcional que aparezca reflujo gastroesofágico de importancia clínica después de la esofagectomía transhiatal y AEGC, la resección del esfínter esofágico superior (cricofaríngeo) que se realiza durante una laringofaringoesofagectomía provoca casi siempre una regurgitación importante del contenido gástrico con las maniobras posturales, como flexionarse y reclinarse y con la maniobra de Valsalva, como la provocada por tos. Los supervivientes a largo plazo de una anastomosis faringogástrica se quejan de esta molesta regurgitación. Por esta razón, yo prefiero usar una interposición colónica para restablecer la continuidad del tubo digestivo luego de la laringofaringoesofagectomía, no porque la longitud del estómago sea insuficiente para alcanzar la faringe sino porque una interposición colónica se acompaña de un índice de filtración anastomótica inferior, menos regurgitación posoperatoria y, por lo tanto, un resultado funcional más satisfacto-

rio.[77] Grillo y Mathisen también prefieren el uso del colon para restablecer la continuidad del tubo digestivo luego de la exenteración cervical.[44]

Aunque al principio utilizamos el colgajo torácico superior bipediculado "en delantal" descrito por Grillo y Mathisen[44] para la resección del platillo pectoral y la construcción de la traqueostomía mediastínica, posteriormente comprobamos que la resección de la pared anterior del tórax puede hacerse bien usando una incisión en collar baja amplia (figs. 25-37 y 25-38). Puede ser necesario separar vigorosamente la piel y el tejido subcutáneo durante la resección de la pared torácica pero el resultado es una piel torácica anterior bien vascularizada y para la construcción de la traqueostomía es mejor que el colgajo bipediculado "en delantal". En los pacientes que presentan la recurrencia en el estoma luego de la laringectomía por carcinoma (figs. 25-39 y 25-40) debe resecarse un margen de piel de 3 a 5 cm alrededor del estoma y la recurrencia. En esta situación, se usa un colgajo toracoacromial para cubrir la superficie anterior del cuello y del mediastino superior, luego de resecar el estoma traqueal primitivo (figs. 25-41B y C y 25-42). Para construir una traqueostomía mediastínica anterior, lo ideal para alcanzar la piel es contar con una longitud residual mínima de 5 cm de tráquea distal por encima de la carina. Es necesario hacer mediciones broncoscópicas preoperatorias precisas para establecer la distancia entre la carina y el tumor y evaluar la operabilidad. Los primeros informes describiendo la traqueostomía mediastínica anterior hablan de la producción de una erosión del tronco braquiocefálico como la complica-

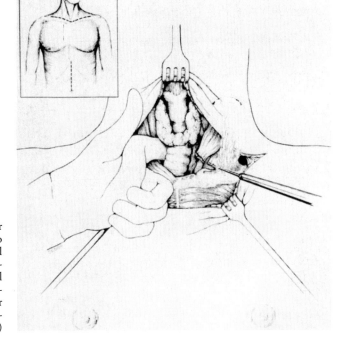

Fig. 25-37. En la mayoría de los casos, la incisión en collar ampliada combinada con una separación vigorosa hacia abajo de la piel torácica superior y anterior permite la resección del platillo pectoral anterior sin la necesidad de incisiones transversas e injertos de piel adicionales sobre el tórax superior y el abdomen, como lo requiere el colgajo torácico superior bipediculado "en delantal" de Grillo. (De Orringer, M.B.: Anterior mediastinal tracheostomy with and without cervical exenteration. Ann. Thorac. Surg., *54*:628, 1992, con su autorización.)

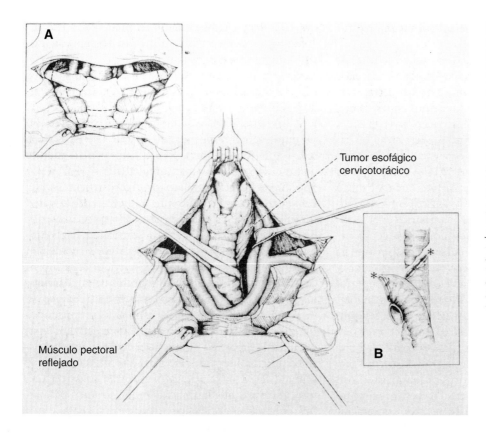

Tumor esofágico cervicotorácico

Músculo pectoral reflejado

Fig. 25-38. Resección del platillo pectoral anterior para la traqueostomía mediastínica anterior. *Recuadro* **A**. Esquema de la incisión a través de los tercios mediales de las clavículas, los cartílagos de la primera costilla adyacentes y el esternón, por encima de la unión manubrioesternal (*línea punteada superior*). Cuando es necesario hacer una sección traqueal muy baja, también se resecan los cartílagos de la segunda costilla y el esternón por debajo de la unión manubrioesternal (*línea punteada inferior y recuadro A* de la figura 25-34). (De Orringer, M.B.: Anterior mediastinal tracheostomy with and without cervical exenteration. Ann. Thorac. Surg., *54*:628, 1992, con su autorización.)

ción posoperatoria más importante y causa de muerte.[43] Esta complicación aparece debido a que la tráquea erosiona la arteria del tronco braquiocefálico, en el punto donde la tráquea es empujada hacia delante sobre la parte más alta de la arteria y se sutura a la piel.

Grillo y Mathisen llamaron la atención sobre su preocupación acerca de la posibilidad de que la arteria se erosione luego de la traqueostomía mediastínica y aconsejaron la sección profiláctica de la arteria del

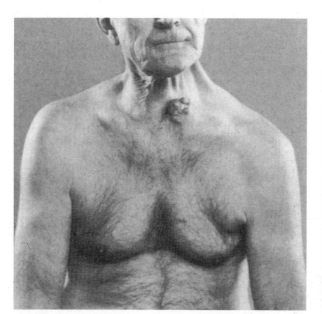

Fig. 25-39. Carcinoma escamocelular recurrente del estoma traqueal en un hombre de 60 años quien 2 años antes había sido sometido a una laringectomía por una carcinoma.

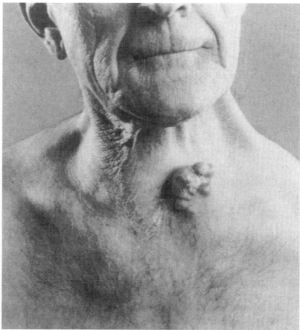

Fig. 25-40. Carcinoma escamocelular recurrente; el mismo paciente de la figura 25-39.

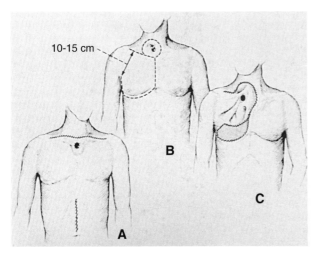

Fig. 25-41. **A.** Incisión en collar ampliada, traqueostomía mediastínica anterior e incisión abdominal mediana superior luego de la exenteración cervical, la esofagectomía transhiatal y la anastomosis faringogástrica. **B.** Incisiones para la resección de las recurrencias estomales traqueales y de la piel comprometida por el tumor y el colgajo toracoacromial usado para la reconstrucción. **C.** Colgajo toracoacromial rotado, traqueostomía mediastínica e injerto cutáneo (*área punteada*). (De Orringer, M.B. y Sloan, H.: Anterior mediastinal tracheostomy with and without cervical exenteration. Ann. Thorac. Surg., *54*:628, 1992, con su autorización.)

tronco después de hacer una angiografía preoperatoria del arco aórtico y el control electroencefalográfico intraoperatorio luego de ocluir el vaso con un clamp durante 10 minutos, antes de seccionarlo.[44] Mathisen y col. seccionaron la arteria en 7 de sus 14 pacientes a quienes realizaron una traqueostomía mediastínica anterior. Además, interpusieron el epiplón movilizado

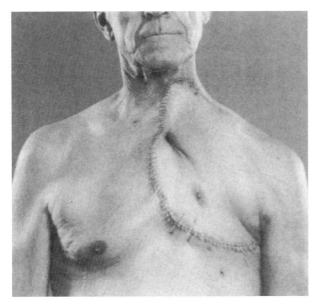

Fig. 25-42. Colgajo toracoacromial izquierdo ya terminado usado para recubrir la piel del cuello anterior luego de la resección de la recurrencia del estoma traqueal observada en las figuras 25-39 y 25-40.

entre los vasos mayores mediastínicos, la tráquea y la piel, para eliminar la erosión de los grandes vasos.[65]

Sin embargo, yo estoy convencido de que la erosión del tronco arterial braquiocefálico luego de la traqueostomía mediastínica puede evitarse y no hay necesidad de seccionar el vaso o de movilizar el epiplón dentro del cuello si, cuando existe algún problema debido a la presión sobre la arteria por la tráquea, el muñón traqueal remanente es transpuesto por debajo y a la derecha del tronco (véase fig. 25-35B). Sin tensión sobre la línea de sutura entre la piel y la tráquea no debería haber erosión sobre el tronco arterial. Así, en nuestra experiencia con 47 exenteraciones por cáncer con compromiso del esófago cervicotorácico, 34 (72%) pacientes requirieron una traqueostomía mediastínica anterior y en un tercio de los pacientes se realizó la transposición del muñón traqueal por debajo del tronco arterial. Sin la interposición muscular o epiploica entre la arteria y la tráquea, en este grupo nosotros hallamos solo una erosión posoperatoria de la arteria.[76]

La magnitud de la operación requerida para resecar el cáncer esofágico cervicotorácico, restablecer la continuidad del tubo digestivo y brindar una vía aérea satisfactoria no puede ser subestimada y necesita una gran experiencia quirúrgica. Los resultados del tratamiento quirúrgico en estos pacientes, muchos de los cuales no obtuvieron beneficios con la radioterapia para el control del tumor primitivo, no son tan buenos como los obtenidos cuando solo se requiere esofagectomía y sustitución visceral del esófago.

De los 47 pacientes de nuestra serie que necesitaron exenteraciones cervicales por carcinoma que afectaba al esófago cervicotorácico, 39 (83%) tenían un carcinoma epidermoide de la hipofaringe, el esófago poscricoideo o del esófago cervicotorácico. En cinco (11%) pacientes, el esófago cervicotorácico estaba afectado por un carcinoma laríngeo escamocelular; 2 (4%) por cáncer tiroideo y uno (2%) por una fístula traqueoesofágica de alta malignidad. En 34 (72%) de esos pacientes hubo que realizar una traqueostomía mediastínica anterior. En todos se realizó una esofagectomía transhiatal sin toracotomía. La continuidad del tubo digestivo se restableció con una anastomosis faringogástrica en 44 (94%) y con el colon en 3 (6%); estos últimos pacientes habían sido sometidos previamente a una resección gástrica por enfermedad ulcerosa, la cual impidió usar al estómago como sustituto del esófago. Veintiséis (55%) pacientes habían recibido radioterapia posoperatoria en la cabeza y el cuello. La morbilidad resultante fue elevada. Se produjeron ocho (17%) muertes intrahospitalarias. Trece (28%) pacientes tenían filtraciones anastomóticas persistentes, la mayoría de las cuales fue controlada con drenaje local, pero una de ellas terminó en una dehiscencia anastomótica importante que necesitó un injerto libre yeyunal entre la faringe remanente y el estómago, el cual había sido movilizado dentro del cuello. Siempre que sea posible, las glándulas tiroides y paratiroides deben ser preservadas, o las paratiroides deben ser resecadas y reimplantadas en el músculo pectoral adyacente o el antebrazo. Por desgracia, según el grado de radioterapia preoperatoria recibida por muchos de estos pacientes, muchas veces fue imposible identificar las glándulas paratiroides dentro de los tejidos cervicales fibróticos. Por lo tanto, 13 (28%) de estos pacientes quedaron con un hipoparatiroidismo iatrogénico que obligó al tratamiento crónico con calcio y vitamina D. Como sería de esperar por la tasa de complicaciones posoperatorias tan importantes, a menudo estos pacientes tenían posoperatorios prolongados. Comparado con el paciente con esofagectomía transhiatal estándar que va a ser sometido a la anastomosis esofagogástrica cervical sin la necesidad de una laringectomía o una anastomosis faringogástrica concomitantes cuya internación posoperatoria habitual es 10 días, solo 8 (21%) de los 39 supervivientes hospitalarios a quienes se hizo la exenteración cervical fueron dados de alta del hospital entre los 7 y los 14 días; 11 (28%) lo hicieron entre los 15 y los 21 días. Veinte (51% de los supervivientes de la operación) tuvieron que quedar hospitalizados entre 22 y 50 días luego de la cirugía. También es desalentador que la supervivencia después de la cirugía de 23 (59%) de los 39 supervivientes no superó los 12 meses; tres vivieron entre 13 y 24 meses. Trece de los 39 supervivientes (33%) vivieron 24 meses o más, con una paliación satisfactoria de la disfagia y de la obstrucción de la vía aérea.

Es evidente que la laringofaringectomía, combinada con una esofagectomía transhiatal, traqueostomía mediastínica anterior y la restauración de la continuidad del tubo digestivo, constituyen un gran emprendimiento en los pacientes cuyo pronóstico es malo. Sin embargo, con la adquisición de una experiencia mayor, se puede lograr una paliación importante en un gran número de esos pacientes, siempre que se seleccionen en forma criteriosa, la técnica quirúrgica sea meticulosa y los cuidados posoperatorios sean extremos.[41,57,65,76,87,106,118]

Referencias

1. Adams, W.E., and Phemister, D.B.: Carcinoma of the lower thoracic esophagus: Report of a successful resection and esophagogastrostomy. J. Thorac. Surg., 7.621, 1988.
2. Akiyama, H., and Hiyama, M.: A simple esophageal bypass operation by the high gastric division. Surgery, 75:674, 1974.
3. Akiyama, H., Sato, Y., and Takahashi, F.: Immediate pharyngogastrostomy following total esophagectomy by blunt dissection. Jpn. J. Surg., 1:225, 1971.
4. Akiyama, H., Tsurumaru, M., Kawamura, T., et al.: Principles of surgical treatment for carcinoma of the esophagus: Analysis of lymph node involvement. Ann. Surg., 194:438, 1981.
5. Akiyama, H., Tsurumaru, M., Udagawa, H., et al.: Radical lymph node dissection for cancer of the thoracic esophagus. Ann. Surg., 220:364, 1994.
6. Altorki, N.K., Girardi, L., and Skinner, D.B.: En bloc esophagectomy improves survival for stage III esophageal cancer. J. Thorac. Cardiovasc. Surg., 114:948, 1997.
7. Altorki, N.K., and Skinner, D.B.: Occult cervical nodal metastasis in esophageal cancer: Preliminary results of three-field lymphadenectomy. J. Thorac. Cardiovasc. Surg., 113:540, 1997.
8. Azurin, DJ., Go, L.S., and Kirkland, M.L.: Palliative gastric transposition following pharyngolaryngoesophagectomy. Am. Surg., 63:410, 1997.
9. Bains, M.S., and Spiro, R.H.: Pharyngolaryngectomy total extrathoracic esophagectomy and gastric transposition. Surg. Gynecol. Obstet., 149:693, 1979.
10. Baker, J.W., and Schechter, G.L.: Management of panesophageal cancer by blunt resection without thoracotomy and reconstruction with stomach. Ann. Surg., 203:491, 1986.
11. Barbier, P.A., Becker, C.D., and Wagner, H.E.: Esophageal carcinoma: Patient selection for transhiatal esophagectomy. A prospective analysis of 50 consecutive cases. World J. Surg., 12:263, 1988.
12. Block, M.I., Patterson, G.A., Sundaresan, S., et al.: Improvement in staging of esophageal cancer with the addition of positron emission tomography. Ann. Thorac. Surg., 64:770, 1997.
13. Bolton, J.S., Ochsner, J.L., and Abdoh, A.A.: Surgical management of esophageal cancer: A decade of change. Ann. Surg., 219:475, 1994.
14. Bolton, J.S., Sardi, A., Bowen, J.C., et al.: Transhiatal and transthoracic esophagectomy: A comparative study. J. Surg. Oncol., 51:249, 1992.
15. Bonenkamp, J.J., Hermans, J., Sasako, M., et al.: Extended lymph node dissection for gastric cancer. N. Engl. J. Med., 340,08, 1999.
16. Botet, J.F., Lightdale, CJ., Zauber, A.G., et al.: Preoperative staging of esophageal cancer: Comparison of endoscopic US and dynamic CT. Radiology, 181:419, 1991.
17. Cahow, C.E., and Sasaki, C.T.: Gastric pull-up reconstruction for pharyngolaryngoesophagectomy. Arch. Surg., 129:425, 1994.
18. Carlson, G.W., Schusterman, M.A., and Guillamondegui, O.M.: Total reconstruction of the hypopharynx and cervical esophagus: A 20-year experience. Ann. Plast. Surg., 29:408, 1992.
19. Churchill, E.D., and Sweet, R.H.: Transthoracic resection of tumors of the stomach and esophagus. Ann. Surg., 115:897, 1942.
20. Coleman, J.J., Searles, J.M., Jr., Hester, T.R., et al.: Ten years experience with free jejunal autograph. Am. J. Surg., 154:394, 1987.
21. Cordiano, C., Fracastoro, G., Mosciaro, O., et al.: Esophagectomy and esophageal replacement by gastric pull-through procedure. Int. Surg., 64:17, 1979.
22. Daniel, T.M., Fleischer, K.J., Flanagan, T.I., et al.: Transhiatal esophagectomy: A safe alternative for selected patients. Ann. Thorac. Surg., 54:686, 1992.
23. Denk, W.: Zur Radikaloperation des Osophaguskarfzentralbl. Chirurg, 40:1065, 1913.
24. deVries, E.J., Stein, D.W., Johnson, J.T., et al.: Hypopharyngeal reconstruction: A comparison of two alternatives. Laryngoscope, 99:614, 1989.
25. Donegan, W.L.: Surgical clinical trials. Cancer, 53:691, 1981.
26. Earlam, R., and Cunha-Melo, J.R.: Oesophageal squamous cell carcinoma. 1. A critical review of surgery. Br J. Surg., 67:381, 1980.

27. Ellis, F.H., Jr.: Carcinoma of the esophagus. Cancer, 33:264, 1983.
28. Ellis, F.H., Jr, and Gibb, S.P.: Esophagogastrectomy for carcinoma: Current hospital mortality and morbidity rates. Ann. Surg., 190.699, 1979.
29. Fisher, B., Redmond, C., and Fisher E.R., et al.: 10-Year results of a randomized clinical trial comparing radical mastectomy and total mastectomy with or without radiation. N. Engl. J. Med., 312:674, 1985.
30. Flynn, M.B., Banis, J., and Acland, R.: Reconstruction with free bowel autografts after pharyngoesophageal or laryngopharynged resection. Am. J. Surg., 158:333, 1989.
31. Forastiere, M., Orringer, M.B., Perez-Tamayo, C., et al.: Preoperative chemoradiation followed by transhiatal esophagectomy for carcinoma of the esophagus: Final report. J. Clin. Oncol., 11:1118, 1993.
32. Frederickson, J.M., Wagenfeld, D.J.H., and Pearson, G.: Gastric pull-up vs. deltopectoral flap for reconstruction of the cervical esophagus. Arch. Otolaryngol., 107.613, 1981.
33. Fujita, H., Kakegawa, T., Yamana, H., et al.: Total esophagectomy versus proximal esophagectomy for esophageal cancer at the cervicothoracic junction. World J. Surg., 23:486, 1999.
34. Gandhi, S.K., and Naunheim, K.S.: Complications of-transhiatal esophagectomy. Chest Surg. Clin. North Am., 7L601, 1997.
35. Garvin, PJ., and Kaminski, D.L.: Extrathoracic esophagectomy in the treatment of esophageal cancer. Am. J. Surg., 104:772, 1980.
36. Gerndt, S.J., and Orringer, M.B.: Tube jejunostomy as an adjunct to esophagectomy. Surgery, 115:168, 1994.
37. Gertsch, P., Vauthey, J.N., Lustenberger, A.A., et al.: Long-term results of transhiatal esophagectomy for esophageal carcinoma: A multivariate analysis of prognostic factors. Cancer, 72:2312, 1993.
38. Giuli, R., and Gignoux, M.: Treatment of carcinoma of the esophagus: Retrospective study of 2400 patients. Ann. Surg., 192:44, 1980.
39. Gluch, L., Smith, R.C., Bambach, C.P, et al.: Comparison of out comes following transhiatal or Ivor Lewis esophagectomy for esophageal carcinoma. World J. Surg., 23:271, 1999.
40. Goldberg, M., Freeman, J., Gullane, P.J., et al.: Transhiatal esophagectomy with gastric transposition for pharyngolaryngeal malignant disease. J. Thorac. Cardiovasc. Surg., 97:327, 1989.
41. Gomes, M.N., Krole, S., and Spear, S.L.: Mediastinal tracheostomy. Ann. Thorac. Surg., 43:539, 1987.
42. Greenberg, J., Durkin, M., Van Drunen, M., et al.: Computerized tomography or endoscopic ultrasound in preoperative staging of gastric and esophageal tumors. Surgery, 11:696, 1994.
43. Grillo, H.C.: Terminal or mural tracheostomy in the anterior mediastinum. J. Thorac. Cardiovasc. Surg., 51:422, 1966.
44. Grillo, H.C., and Mathisen, D.J.: Cervical exenteration. Ann. Thorac. Surg., 49:401, 1990.
45. Hagan, J.A., Peters, J.H., and DeMeester, T.R.: Superiority of extended en bloc esophagogastrectomy for carcinoma of the lower esophagus and cardia. J. Thorac. Cardiovasc. Surg., 106:850, 1993.
46. Hankins, J.R., Atlar, S., Coughlin, T.R., et al.: Carcinoma of the esophagus: A comparison of the results of transhiatal versus transthoracic resection. Ann. Thorac. Surg., 47:700, 1989.
47. Hankins, J.R., Miller, J.E., Attar, S., et al.: Transhiatal esophagectomy for carcinoma of the esophagus: Experience with 26 patients. Ann. Thorac. Surg., 44:123, 1987.
48. Harrison, D.F., and Thompson, A.E.: Pharyngolaryngoesophagectomy with pharyngogastric anastomosis for cancer of the hypopharynx: Review of 101 operations. Head Neck Surg., 8:418, 1986.
49. Heitmiller R.F., Gillinov, A.M., Jones, B., et al.: Transhiatal herniation of colon after esophagectomy and gastric pull-up. Ann. Thorac. Surg., 63:554, 1997.
50. Horstmann, O., Verreet, P.R., Becker, H., et al.: Transhiatal esophagectomy compared with transthoracic resection and systematic lymphadenectomy for the treatment of esophageal cancer. Eur J. Surg., 161:557, 1995.
51. Iannettoni, M.D., Whyte, R.I., and Orringer, M.B.: Catastrophic complications of the cervical esophagogastric anastomosis. J. Thorac. Cardiovasc. Surg., 110:1493, 1995.
52. Jurkiewicz, M.J.: Reconstructive surgery of the cervical esophagus. J. Thorac. Cardiovasc. Surg., 88:893, 1984.
53. Katariya, K., Harvey, J.C., Pina, E., et al.: Complications of transhiatal esophagectomy J. Surg. Oncol., 57:157, 1994.
54. Kirk, R.M.: Palliative resection of oesophageal carcinoma without formal thoracotomy. Br. J. Surg., 61.689, 1974.
55. Kirschner, M.: Ein neues Verfahren der Oesophagoplastik. Arch Klin. Chir., 114.606, 1920.
56. Krasna, M.J., Flowers, J.L., Attar, S., et al.: Combined thoracoscopic/laparoscopic staging of esophageal cancer. J. Thorac. Cardiovasc. Surg., 111:800, 1996.
57. Krespi, Y.P., Wurster, C.F., and Sisson, G.A.: Immediate reconstruction after total laryngopharyngectomy and mediastinal dissection. Laryngoscope, 95:156, 1985.
58. Lam, K.H., Wong, J., Lim, S.T., et al.: Pharyngogastric anastomosis following pharyngolaryngoesophagectomy: Analysis of 137 cases. World J. Surg., 5:509, 1981.
59. LeQuesne, L.P., and Ranger, D.: Pharyngogastrectomy with immediate pharyngogastric anastomosis. Br. J. Surg., 53:105, 1966.
60. Lerut, T., DeLeyn, P, Coosemans, W., et al.: Surgical strategies in esophageal carcinoma with emphasis on radical lymphadenectomy. Ann. Surg., 26:583, 1992.
61. Liebermann-Meffert, D.M.I., Luescher, U., Neff, U., et al.: Esophagectomy without thoracotomy: Is there a risk of intramediastinal bleeding. Ann. Surg., 206:184, 1987.
62. Luketich, J.D., Schauer, P, Landreneau, R., et al.: Minimally invasive surgical staging is superior to endoscopic ultrasound in detecting lymph node metastases un esophageal cancer. J. Thorac. Cardiovasc. Surg., 114:817, 1997.
63. Luketich, J.D., Schauer, P.R., Meltzer, C.C., et al.: The role of positron emission tomography in suging esophageal cancer. Ann. Thorac. Surg., 64:765, 1997.
64. Marshall, S.F.: Carcinoma of the esophagus. Surg. Clin. North Am., 18.643, 1938.
65. Mathisen, D.J., Grillo, H.C., Vlahakes, G.J., et al.: The omentum in the management of complicated cardiothoracic problems. J. Thorac. Cardiovasc. Surg., 95.677, 1988.
66. Mathisen, D.J., Grillo, H.C., Wilkins, E.W., et al.: Transthoracic esophagectomy: A safe approach to carcinoma of the esophagus. Ann. Thorac. Surg., 45:137, 1988.
67. Moon, M.R., Schulte, W.J., Haasler, G.B., et al.: Transhiatal and transthoracic esophagectomy for adenocarcinoma of the esophagus. Arch. Surg., 127.951, 1992.
68. Moores, D.W.O., Ilves, R., Cooper, J.D., et al.: One-stage reconstruction for pharyngolaryngectomy: Esophagectomy and pharyngogastrostomy without thoracotomy. J. Thorac. Cardiovasc. Surg., 85:330, 1983.
69. Muller, J.M. Erasmi, H., Stelzner, M., et al.: Surgicad oesophageal carcinoma. Br. J. Surg., 77:845, 1990.
70. Ohsawa, T: The surgery of the esophagus. Arch. F. Jap. Chir., 10:605, 1933.
71. Ong, G.B., and Lee, T.C.: Pharyngogastric anastomosis phagopharyngectomy for carcinoma of the hypopharynx and cervical esophagus. Br J. Surg., 48:193, 1960.

72. Orringer, M.B.: Substernal gastric bypass of the excluded esophagus—results of an ill-advised operation. Surgery, 96:467, 1984.

73. Orringer, M.B.: Partial median sternotomy: Anterior approach to the upper thoracic esophagus. J. Thorac. Cardiovasc. Surg., 87:124, 1984.

74. Orringer, M.B.: Transhiatal esophagectomy without thoracotomy for carcinoma of the thoracic esophagus. Ann. Surg., 200:282, 1984.

75. Orringer, M.B.: Transhiatal esophagectomy for benign disease. J. Thorac. Cardiovasc. Surg., 90:649, 1985.

76. Orringer, M.B.: Anterior mediastinal tracheostomy with and with out cervical exenteration. Ann. Thorac. Surg., 54:628, 1992.

77. Orringer, M.B.: Anterior mediastinal tracheostomy with and without cervical exenteration—updated in 1998. Ann. Thorac. Surg., 67:591, 1999.

78. Orringer, M.B., Bluett, M., and Deeb, G.M.: Aggressive treatment of chylothorax complicating transhiatd esophagectomy without thoracotomy Surgery, 104:720, 1988.

79. Orringer, M.B., Forastiere, A.A., Perez-Tamayo, C., et al.: Chemotherapy and radiation therapy before transhiatal esophagectomy for esophageal carcinoma. Ann. Thorac. Surg., 49:348, 1990.

80. Orringer, M.B., and Lemmer, J.H.: Early dilatation in the treatment of esophageal disruption. Ann. Thorac. Surg., 42:536, 1986.

81. Orringer, M.B., Marshall, B., and Iannettoni, M.D.: Transhiatal esophagectomy: Clinical experience and refinements. Ann. Surg., 230:329, 1999.

82. Orringer, M.B., Marshall, B., and Iannettoni, M.D.: Eliminating the cervical esophagogastric anastomotic leak with a side-to-side stapled anastomosis. J. Thorac. Cardiovasc. Surg., 119:277, 2000.

83. Orringer, M.B., MarshaJ, B., and Stirling, M.C.: Transhiatd esophagectomy for benign and malignant disease. J. Thorac. Cardiovasc. Surg., 105:265, 1993.

84. Orringer, M.B., and Orringer, J.S.: Esophagectomy without thoracotomy—a dangerous operation? J. Thorac. Cardiovasc. Surg., 85:72, 1983.

85. Orringer, M.B., and Sloan, H.: Substernad gastric bypass of the excluded thoracic esophagus for palliation of esophageal carcinoma. J. Thorac. Cardiovasc. Surg., 70:836, 1975.

86. Orringer, M.B., and Sloan, H.: Esophagectomy without thoracotomy. J. Thorac. Cardiovasc. Surg., 76:643, 1978.

87. Orringer, M.B., and Sloan, H.: Anterior mediastinal tracheostomy—indications, techniques, and clinical experience. J. Thorac. Cardiovasc. Surg., 78:850, 1979.

88. Orringer, M.B., and Stirling, M.C.: Cervical esophagogastric anastomosis for benign disease—functional results. J. Thorac. Cardiovasc. Surg., 96:887, 1988.

89. Orringer, M.B., and Stirling, M.C.: Esophageal resection for achalasia—indications and results. Ann. Thorac. Surg., 47:340, 1989.

90. Paletta, C.E., and Jurkiewicz, M.J.: Esophageal replacement: Microvascular jejunal transplantation. In Baue, A.E., Geha, A.S., Hammond, G.L., et ad. (eds.): Glenn's Thoracic and Cardiovascular Surgery, 5th ed. Nonvalk, CT, Appleton & Lange, 1991, p. 819.

91. Pinotti, H.W., Zilberstein, B., Pollara, W., et al.: Esophagectomy without thoracotomy. Surg Gynecol. Obstet., 154:344, 1981.

92. Postlethwait, R.W.: Complications and deaths after operations for esophageal carcinoma. J. Thorac. Cardiovasc. Surg., 85.827, 1983.

93. Quint, L.E., Glazer, G.M., Orringer, M.B., et al.: Esophageal carcinoma: CT findings. Radiology, 155:171, 1985.

94. Reed, C.E., Mishra, G., Sahai, A.V., et al.: Esophageal cancer staging: Improved accuracy by endoscopic ultrasound of celiac lymph nodes. Ann. Thorac. Surg., 67:319, 1999.

95. Reich, H., Lo, A.Y., and Harvey, J.C.: Diaphragmatic herniation following transhiatal esophagectomy. Scand. J. Thorac. Cardiovasc. Surg., 30:101, 1996.

96. Salamoun, W., Swartz, W.M., Johnson, J.T, et al.: Free jejunal transfer for reconstruction of the laryngopharynx. Head Neck Surg., 96:149, 1987.

97. Sasaki, C.T., Salzer, S.J., Cahow, C.E., et al.: Laryngopharyngoesophagectomy for advanced hypopharyngeai and esophageal squamous cell carcinoma: The Yale experience. Laryngoscope, 105:160, 1995.

98. Sasaki, T.M., Baker, H.W., McConnell, D.B., et al.: Free jejunal graft reconstruction after extensive head and neck surgery. Am. J. Surg., 139:650, 1980.

99. Schusterman, M.A., Shestak, K., deVries, E.J., et al.: Reconstruction of the cervical esophagus: Free jejunal transfer versus gastric pullup. Plast. Reconstr Surg., 85:16, 1990.

100. Shahian, D.M., Neptune, WB., Ellis, FH., et al.: Transthoracic versus extrathoracic esophagectomy: Mortality, morbidity, and long-term survival. Ann. Thorac. Surg., 41:237, 1986.

101. Skinner, D.B.: En bloc resection for neoplasms of the esophagus and cardia. J. Thorac. Cardiovasc. Surg., 85:59, 1983.

102. Spiro, R.H., Bains, M.S., Shah, J.E, et al.: Gastric transposition for head and neck cancer: A critical update. Am. J. Surg., 162:348, 1991.

103. Spiro, R.H., Shah, J.P., Strong, B.W., et al.: Gastric transposition in head and neck surgery: Indications, complications, and expectations. Am. J. Surg., 146:483. 1983.

104. Steiger, Z., and Wilson, R.F: Comparison of the results of esophagectomy with and without a thoracotomy. Surg. Gynecol. Obstet., 153.653, 1981.

105. Stewart, J.R., Sarr, M.G., Sharp, K.W, et al.: Transhiatal (blunt) esophagectomy for malignant and benign esophageal disease: Clinical experience and technique. Ann. Thorac. Surg., 40:343, 1985.

106. Sullivan, M.W., Talamonti, M.S., Sithanandam, K., et al.: Results of gastric transposition for reconstruction of the pharyngoesophagus. Surgery, 126.666, 1999.

107. Szentpetery, S., Woifgang, T, and Lower, R.R.: Pull-through esophagectomy without thoracotomy for esophageal carcinoma. Ann. Thorac. Surg., 27:399, 1979.

108. Terz, J.J., Beatty, J.D., Kokal, W.A., et al.: Transhiatal esophagectomy. Am. J. Surg., 154:42, 1987.

109. Thomas, A.N., and Dedo, H.H.: Pharyngogastrostomy for treatment of severe caustic stricture of the pharynx and esophagus. J. Thorac. Cardiovasc. Surg., 73:817, 1977.

110. Tilanus, H.W., Hop, W.C.J., Langenhorst, B.L., et al.: Esophagectomy with or without thoracotomy: Is there any difference? J. Thorac. Cardiovasc. Surg., 105:898, 1993.

111. Tio, T.I., Coene, P.P.L.O., Schouwink, M.H., et al.: Esophagogastric carcinoma: Preoperative TNM classification with endosonography Radiology, 173:411, 1989.

112. Tryzelaar, J.F., Neptune, W.B., Ellis, F.H., Jr.: Esophagectomy without thoracotomy for carcinoma of the esophagus. Am. J. Surg., 143:486, 1982.

113. Turner, G.G.: Excision of thoracic esophagus for carcinoma with construction of extrathoracic gullet. Lancet, 2:1315, 1933.

114. Ujiki, G.T., Pearl, G.J., Poticha, S., et al.: Mortality and morbidity of gastric pull-up for replacement of the pharyngoesophagus. Arch. Surg., 122:644, 1987.

115. Veronesi, V, Saccozzi, R., Delvecchio, M., et al.: Comparing radical mastectomy with quadrantectomy, axillary dissec-

tion, and radiotherapy in patients with small cancers of the breast. N. Engl. J. Med., 305:6, 1981.

116. Vilgrain, V., Mompoint, D., Palazzo, L., et al.: Staging of esophageal carcinoma: Comparison of results with endoscopic sonography and CT. Am. J. Roentgenol., 155:277, 1990.

117. Waddell, W.R., and Scannell, J.G.: Anterior approach to carcinoma of the superior mediastinal and cervical segments of the esophagus. J. Thorac. Surg., 33:663, 1957.

118. Withers, E.H., Davis, J.L., and Lynch, J.B.: Anterior mediastinal tracheostomy with a pectoralis major musculocutaneous flap. Plast. Reconstr. Surg., 67:381, 1981.

119. Wong, J., Lam, K.W., Wei, W.I., et al.: Results of the Kirschner operation. World J. Surg., 5:547, 1981.

120. Ziegler, K., Sanft, C., Zeitz, M., et al.: Evaluation of endosonography in TN staging of oesophageal cancer. Gut, 32:16, 1991.

26

Complicaciones de la cirugía esofágica

MARK B. ORRINGER

CONSIDERACIONES ANATÓMICAS Y FISIOLÓGICAS

Muchas de las complicaciones de la cirugía esofágica se relacionan en forma directa con las características particulares de la anatomía y la fisiología del esófago. El total conocimiento y apreciación de esas características permiten al cirujano esofágico pensar y actuar previniendo las complicaciones antes de que ocurran. Por ejemplo, durante la realización de la esofagoscopia uno debe tener presente los tres lugares donde el esófago está normalmente estrechado: el introito esofágico superior o esfínter cricofaríngeo, el nivel del arco aórtico y el bronquio fuente izquierdo, y la unión esofagogástrica (fig. 26-1). En esos tres puntos de estrechamiento el esofagoscopio rígido debe ser manipulado con el fin de disminuir al mínimo el riesgo de lesión durante la esofagoscopia. Otra característica específica de la anatomía esofágica es la gran cantidad de grasa existente en la submucosa, lo que determina que la mucosa pavimentosa tenga una relativamente gran movilidad. Cuando se realiza la anastomosis esofágica manual hay que asegurarse muy bien de que la trasfixión hecha con cada punto tome el borde de la mucosa, la que a veces puede retraerse hasta 1 cm o más, lejos del margen de corte esofágico (fig. 26-2). La mayoría de las filtraciones anastomóticas esofágicas posoperatorias se relaciona con errores técnicos y no cabe otra conducta que realizar una técnica meticulosa y prestar gran atención a los detalles de la cirugía esofágica.

La recurrencia del tumor en la línea de sutura luego de una esofagectomía por carcinoma es una complicación tardía gravísima de la cirugía esofágica que tiene una relación directa con las características anatómicas, en este caso, con la gran profusión del drenaje linfático submucoso del esófago. La tendencia muy bien conocida de las células de los tumores esofágicos de diseminarse a través de los linfáticos de la submucosa, hasta 4 a 6 cm o más desde la masa tumoral, ha justificado la indicación, antes de construir la anastomosis, de obtener un margen de seguridad tumoral de 6 a 10 cm, siempre que sea posible (fig. 26-3). Dentro del tubo digestivo el esófago también se caracteriza por carecer

de la capa serosa. Por ejemplo, el músculo más bien laxo y con frecuencia débil del esófago soporta mal las suturas y no se puede confiar en él para mantener una fundoplicatura, a menos que se coloquen puntos de trasfixión en la submucosa correspondiente.

El esófago está rodeado por cuatro a seis pares de arterias esofágicas provenientes de la aorta así como por circulación colateral proveniente de las arterias tiroidea inferior, intercostal y bronquial, frénica inferior y gástrica izquierda. Suele decirse que la irrigación san-

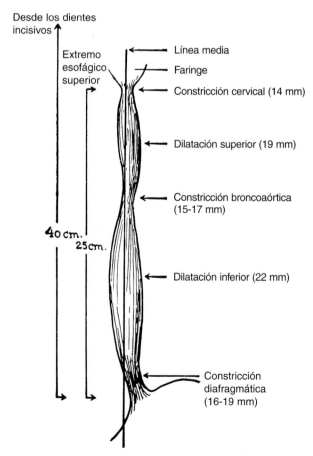

Fig. 26-1. Constricciones, dilataciones y medidas normales del esófago. (De Shackelford RT [ed.]: Surgery of the Alimentary Tract, Vol. 1, 2ª ed. Filadelfia, WB Saunders, 1978, pág. 8, con autorización.)

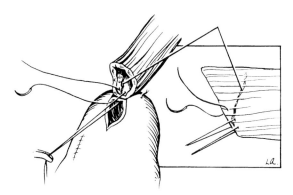

Fig. 26-2. La falla de un punto anastomótico esofágico transfixiante en la mucosa se debe a la grasa submucosa, la que permite que la mucosa que la cubre se mueva y causa su retracción. Una vez identificada mucosa se colocan puntos por transfixión para lograr la aposición de la mucosa y evitar una filtración anastomótica. (De Orringer MB: Complications of esophageal surgery and trauma. En Greenfield LJ [ed.]: Complications in Surgery and Trauma. Filadelfia, JB Lippincott, 1984 pág. 261, con autorización.)

guínea segmentaria "mala" del esófago es responsable de las filtraciones anastomóticas. Sin embargo, este punto de vista no está justificado. La circulación colateral submucosa del esófago es amplia y, aun después de la sección del cardias y que el esófago intratorácico ha sido movilizado por completo fuera del tórax, el ex-

tremo distal del esófago conserva un sangrado arterial bueno ya que las arterias tiroideas inferiores permanecen intactas. Una vez más, una técnica mala, y no la falta de irrigación, es la explicación más probable de la complicación por dehiscencia anastomótica del esófago. Por último, la inervación parasimpática del esófago proviene del nervio vago mientras que el laríngeo recurrente inerva la porción superior del esófago. La lesión del nervio laríngeo recurrente durante la cirugía esofágica puede producir una de las complicaciones más graves, ya que provoca la disfunción del músculo cricofaríngeo con las consiguientes disfagia cervical incapacitante y la neumonía por aspiración.[30,48] Del mismo modo, la lesión del tronco del nervio vago durante las operaciones del esófago distal puede producir disfagia neurogénica o atonía gástrica y piloroespasmo, complicaciones graves de la cirugía esofágica.

Los aspectos fisiológicos tienen relación con otras complicaciones de la cirugía del esófago. La fisiopatología del reflujo gastroesofágico y la esofagitis por reflujo secundaria influyen sobre los resultados de la cirugía antirreflujo y favorecen la complicación representada por el reflujo recurrente. Por ejemplo, se ha demostrado que la incidencia de reflujo recurrente en los pacientes en los que se ha realizado la reparación de la hernia hiatal transtorácica de Belsey Mark IV es-

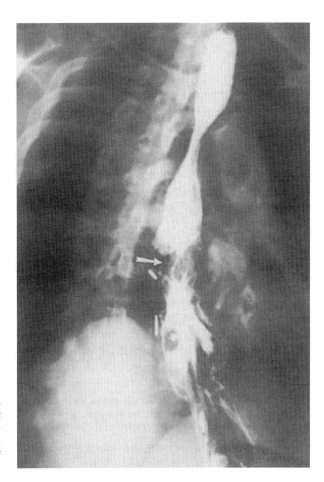

Fig. 26-3. Estenosis anastomótica esofagogástrica intratorácica (*flecha*) debida a recurrencia tumoral en la línea de puntos. Este paciente había recibido una esofagogastrectomía por un adenocarcinoma del tercio distal del esófago 7 meses antes. Se obtuvo un margen esofágico proximal insuficiente de 3 cm y la paliación de la disfagia duró poco tiempo.

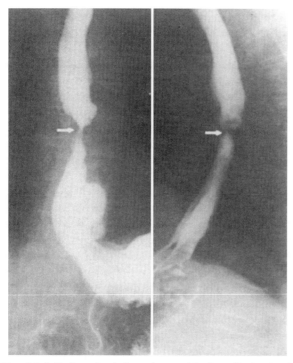

Fig. 26-4. Radiografías de frente (*izquierda*) y de perfil (*derecha*) de un estudio por deglución con bario que muestran una hernia hiatal con un estrechamiento del esófago medio (*flecha*) en la unión escamocolumnar en un paciente con esófago de Barrett. Las operaciones antirreflujo estándar (Hill, Belsey o Nissen) requieren la reducción por debajo del diafragma no solo de la unión esofagogástrica sino también de 3 a 5 cm del esófago distal. En este paciente el acortamiento esofágico y la fibrosis periesofágica causados por la esofagitis por reflujo impidieron la reparación estándar sin tensión.

tándar en presencia de esofagitis o de un estrechamiento oscila entre el 25 y el 75%[26,92,121] En presencia de inflamación intraparietal y de acortamiento del esófago que pueden acompañar a la esofagitis por reflujo la sutura esofágica de la reparación de Belsey puede no resultar confiable, y la tensión establecida sobre la reparación para mantener 3 a 5 cm de esófago distal por debajo del diafragma establece el escenario para la recurrencia de la hernia (fig. 26-4). Estas mismas consideraciones se aplican para la fundoplicatura de Nissen y la gastropexia posterior de Hill, las que también apuntan a restaurar un segmento intraabdominal del esófago distal y requieren puntos en el esófago o periesofágicas. (fig. 26-5 y 26-6). Para prevenir la complicación de ruptura de la reparación debida a suturas sobre un esófago inflamado y a tensión sobre la reparación, la gastroplastia de Collins con elongación de esófago se combinó con una fundoplicatura (fig. 26-7 hasta fig. 26-9).[47,91,93-96,106,107,129] El tubo de la gastroplastia funciona como un esófago distal nuevo que aporta tejido sano, elástico y durable —la pared gástrica— alrededor de la cual se realizará la fundoplicatura. Además, la "longitud esofágica" adicional brindada por el tubo de la gastroplastia reduce la tensión sobre la reparación. La presencia de una esofagitis por reflujo y una estenosis péptica también complican un procedimiento antirreflujo, si el estrechamiento llega a perforarse durante un tratamiento de dilatación.

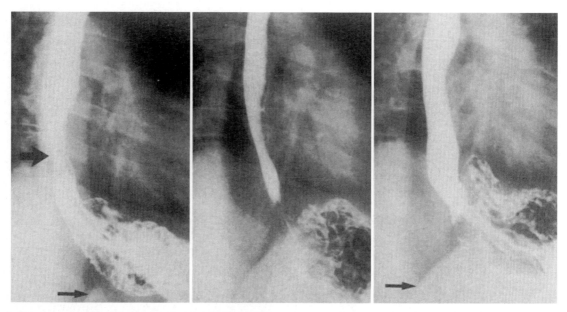

Fig. 26-5. Aparición de una hernia hiatal recurrente luego de la gastropexia posterior de Hill para el tratamiento de la esofagitis por reflujo con un estrechamiento. *Izquierda.* Se observa una hernia hiatal por deslizamiento por encima del diafragma (*flecha pequeña*) así como un estrechamiento por reflujo (*flecha grande*). Este paciente era obeso y tenía una esofagitis distal con acortamiento del esófago. *Centro.* Una semana después de la reparación de Hill todavía quedaban ciertas evidencias de un segmento esofágico distal intraabdominal. *Derecha.* Un año después de la reparación con tensión de esta hernia hiatal se produjo una alteración y se observó el estómago por encima del diafragma (*flecha*). (De Orringer, M.B.: Complications of esophageal surgery and trauma. En Greenfield LJ [ed.]: Complications in Surgery and Trauma. Filadelfia, JB Lippincott, 1984 pág. 262, con autorización.)

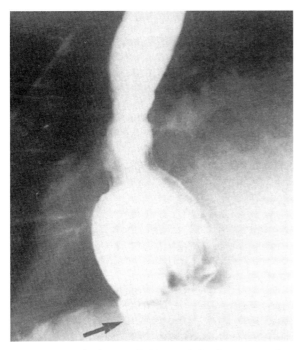

Fig. 26-6. Fundoplicatura de Nissen deslizada en un paciente operado por reflujo complicado con esófago corto y estrechamiento. La tensión sobre la reparación provocó su ruptura ulterior. El estómago proximal se ha herniado a través de la fundoplicatura (*flecha*) y puede verse por arriba del nivel del esófago.

La morbilidad de la filtración anastomótica esofago-gástrica intratorácica, quizá la complicación más temida de la cirugía esofágica, se debe en parte al reflujo gastroesofágico asociado. Una anastomosis esofago-gástrica intratorácica se asocia casi siempre con el desarrollo de una esofagitis por reflujo, en comparación con una anastomosis esofagogástrica cervical que es muy raro que se asocie con un reflujo clínicamente importante.[99] Aunque se sostenía que prestando la atención correspondiente a los pormenores una anastomosis esofagogástrica intratorácica puede realizarse en forma confiable y con una tasa de morbilidad muy baja,[35,77] la posibilidad de que se produzca una dehiscencia anastomótica y la mediastinitis secundaria no puede evitarse por completo. Quizás sea éste hecho, más que cualquier otro, el que ha influido en nuestra "postura defensiva" actual sobre que la mejor anastomosis esofagogástrica es una anastomosis *cervical*, en la que la consecuencia de una filtración es una fístula salival y una mediastinitis y una sepsis mortales.[97]

El reflujo gastroesofágico que sigue a una resección esofágica con anastomosis esofagogástrica puede ser responsable de la aspiración potencialmente mortal del contenido gástrico dentro del árbol traqueobronquial que puede producirse durante el período posoperatorio inmediato. Por esta razón, es importante la descompresión inicial del estómago intratorácico mediante una sonda nasogástrica y colocando al paciente

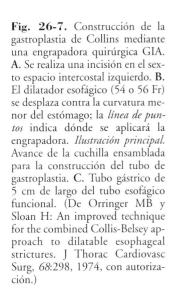

Fig. 26-7. Construcción de la gastroplastia de Collins mediante una engrapadora quirúrgica GIA. **A.** Se realiza una incisión en el sexto espacio intercostal izquierdo. **B.** El dilatador esofágico (54 o 56 Fr) se desplaza contra la curvatura menor del estómago; la *línea de puntos* indica dónde se aplicará la engrapadora. *Ilustración principal.* Avance de la cuchilla ensamblada para la construcción del tubo de gastroplastia. **C.** Tubo gástrico de 5 cm de largo del tubo esofágico funcional. (De Orringer MB y Sloan H: An improved technique for the combined Collis-Belsey approach to dilatable esophageal strictures. J Thorac Cardiovasc Surg, 68:298, 1974, con autorización.)

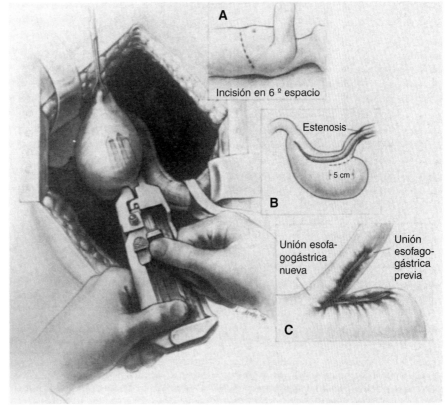

Incisión en 6 º espacio

Estenosis

5 cm

B

Unión esofagogástrica nueva

Unión esofagogástrica previa

A

C

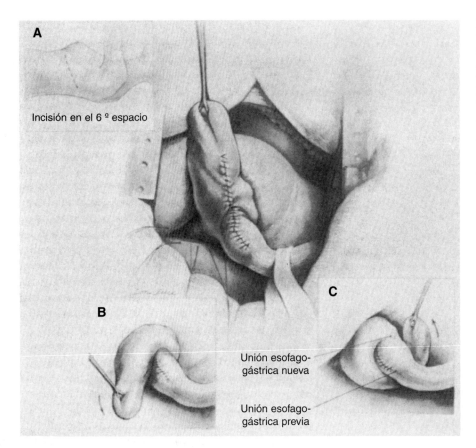

Fig. 26-8. A. Luego de construido el tubo de la gastroplastia se conserva el fondo del estómago elongado. La línea de sutura engrapada ha sido invaginada. **B** y **C.** Ubicación del fondo gástrico por detrás del tubo de gastroplastia en preparación para la fundoplicatura. (De Orringer MB y Sloan H: Combined Collis-Belsey reconstruction of the esophagogastric junction. Ann Thorac Surg, *25*:16, 1978, con autorización.)

Incisión en el 6 º espacio

Unión esofago-gástrica nueva

Unión esofago-gástrica previa

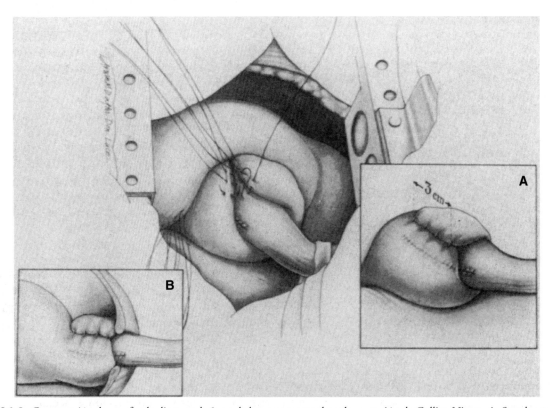

Fig. 26-9. Construcción de una fundoplicatura de 3 cm de largo para completar la operación de Collins-Nissen. **A.** Se colocan cuatro puntos con hilo de seda 3-0 en la capa seromuscular separados entre sí por 1 cm. **B.** La fundoplicatura se ubica por debajo del diafragma y se anudan los puntos crurales posteriores colocados antes. (De Stirling MC y Orringer MB: The combined Collis-Nissen operation for esophageal reflux strictures. Ann Thorac Surg, *45*:148, 1988, con autorización.)

en una posición de 45 grados. Asimismo, debido a la regurgitación y la aspiración potenciales después de comer los pacientes portadores de una anastomosis esofagogástrica reciente no deben someterse a drenaje postural como parte de su fisioterapia pulmonar posoperatoria hasta que no hayan transcurrido 1 a 2 horas de la ingesta.

Las complicaciones pulmonares posibles, principalmente la neumonía aspirativa, que resultan de la obstrucción esofágica de causas diferentes no pueden subestimarse. En particular en el paciente con acalasia grave asociada con megaesófago el riesgo de regurgitación masiva y aspiración durante la inducción de la anestesia general es enorme. En vista de esta posibilidad antes de efectuar la inducción de secuencia rápida de la anestesia general y la intubación endotraqueal en esos pacientes es necesario colocar una sonda nasogástrica para descomprimir y vaciar el esófago.

Perforación esofágica

Existe una variedad de causas de perforación esofágica (cuadro 26-1), pero independientemente de ellas, la mediastinitis resultante es una amenaza gravísima. La necesidad urgente del diagnóstico y el tratamiento inmediatos de la dehiscencia esofágica no puede ser subestimada y es una carrera contra el reloj para instituir el drenaje o la reparación apropiados. La reparación de un desgarro esofágico agudo en un esófago que por lo otra parte es normal, dentro de las 6 a 8 horas de la lesión, implica un riesgo de morbilidad que es esencialmente el mismo que el que acompaña a la esofagotomía electiva y cierre primario del esófago. Si

la cirugía se retrasa más de 6 a 8 horas a partir del momento de producida la lesión, la inflamación atenta muchísimo contra la cicatrización del desgarro esofágico y la tasa de mortalidad aumenta en forma considerable.[64,78,79,120,126]

DIAGNÓSTICO

No hay ninguna máxima más importante en la cirugía esofágica que la que dice que se debe establecer si el dolor y la fiebre aparecidos después de una instrumentación o una cirugía esofágica representan una perforación esofágica hasta que se demuestre lo contrario y obligan a realizar una esofagografía inmediata. El tiempo es de gran importancia para confirmar el diagnóstico y realizar el drenaje o la reparación apropiados, y el estudio esofágico por contraste no puede esperar hasta la mañana siguiente o hasta que se hayan terminado de realizar los demás estudios radiológicos programados. Ante la sospecha de una perforación esofágica debe efectuarse un estudio con sustancia de contraste soluble en agua (p. ej., diatrizoato de sodio [Gastrografin®]). Sin embargo, los resultados negativos obtenidos con este estudio deben confirmarse con una deglución con bario que proporciona más detalles de la mucosa y puede detectar una lesión no advertida mediante el estudio con diatrizoato de sodio (fig. 26-10).

Si la radiografía de tórax muestra aire en los tejidos blandos del cuello o el mediastino o un hidroneumotórax en el paciente en el cual se sospecha una perforación, el diagnóstico es casi seguro. *Sin embargo, una radiografía de tórax normal no descarta la posibilidad de perforación esofágica.* Un estudio con contraste del esófago es obligatorio, tanto para establecer el diagnóstico como para demostrar el sitio exacto de la lesión de manera de poder aplicar un tratamiento apropiado.

No todos los desgarros esofágicos afectan el espesor completo de la pared. Por ejemplo, un desgarro en la mucosa o la submucosa del esófago distal que ocurre durante una dilatación con balón forzada para el tratamiento de la acalasia puede parecer mucho más grave de lo que es, sobre todo si la insuflación del aire a través del esofagoscopio flexible genera la aparición de aire en el mediastino, el cuello o la aponeurosis subcutánea. El esofagograma con contraste suele mostrar solo la disección intramural del bario y no la salida libre de la sustancia dentro del mediastino o la cavidad pleural. En general más que la toracotomía de emergencia para reparar el esófago es útil el tratamiento con antibióticos y la observación expectante. Apenas se sospecha la perforación debe llevarse a cabo el estudio con contraste porque es la mejor manera de determinar la necesidad de la intervención quirúrgica.

Cuadro 26-1. *Causas de perforación esofágica*

Instrumental

Endoscopia
    Lesión directa
    Lesión durante la extracción de un cuerpo extraño
Dilatación
Intubación (esofágica, endotraqueal)

No instrumental

Traumatismo barogénico
    Posemético
    Traumatismo cerrado torácico abdominal
    Otros (p. ej., trabajo de parto, convulsiones, defecación)
Traumatismo penetrante del cuello, el tórax o el abdomen
Posquirúrgico
    Dehiscencia anastomótica
    Desvascularización luego de resección pulmonar, vagotomía o
        reparación de una hernia hiatal
    Lesiones cáusticas (ingestión de ácido o álcali)
Erosión por infección adyacente con formación de una fístula con
    compromiso del árbol traqueobronquial, pericardio, cavidad pleural
    o aorta

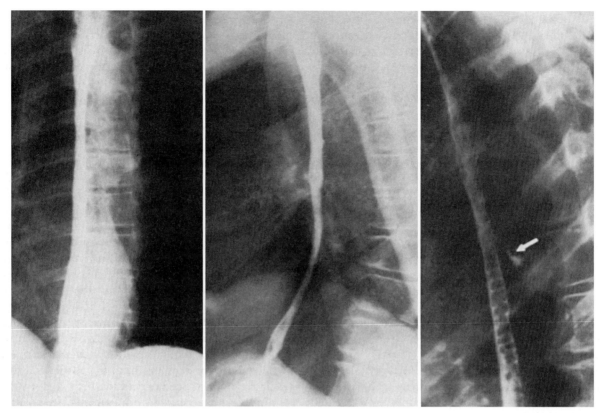

Fig. 26-10. Radiografía de frente (*izquierda*) y de perfil (*derecha*) con Gastrografin® en un paciente con una lesión cáustica aguda que fue dilatada incorrectamente en un período prematuro 10 días después de la ingestión de Drano®. Este esófago todavía mostraba inflamación aguda y después de la dilatación el paciente tuvo fiebre y dolor torácico. A pesar de que el trago de Gastrografin no mostró anormalidades se administró bario diluido (*derecha*) y se halló una perforación (*flecha*) del esófago medio. (De Orringer MB: Complications of esophageal surgery and trauma. *En* Greenfield, L.J. [ed.]: Complications in Surgery and Trauma. Filadelfia, JB Lippincott, 1984 pág.270, con autorización.)

FISIOPATOLOGÍA DE LA PERFORACIÓN ESOFÁGICA

La disección provocada por las enzimas digestivas salivales, las bacterias orales y el contenido gástrico en los planos aponeuróticos del cuello y del mediastino inicia respuestas químicas e inflamatorias. La presión intratorácica negativa así como los movimientos respiratorios succionan el contenido del esófago y del estómago hacia el mediastino. Se produce un "tercer espacio" líquido, producto de esta irritación mediastínica y la acumulación del líquido dentro del mediastino puede ocasionar el desplazamiento de la tráquea, el corazón o los pulmones. El árbol traqueobronquial puede responder a la mediastinitis circundante con una broncorrea refleja, la que produce secreciones pulmonares copiosas y estertores húmedos centrales con murmullo vesicular periférico relativamente normal. Como parte del volumen extracelular circulante se pierde en los planos tisulares del cuello, mediastino o pericardio, pleura o espacio peritoneal adyacentes, se produce un shock hipovolémico.

El proceso es aún más grave cuando existe una obstrucción esofágica previa distal al desgarro.

Por lo tanto, el paciente con perforación esofágica manifiesta dolor cervical o torácico, dolor o dificultad al deglutir, distrés respiratorio y fiebre. El dolor cervical o retroesternal superior es más característico de las perforaciones cervicotorácicas, mientras que en los desgarros esofágicos medios o distales el dolor torácico es anterior, posterior, intraescapular o epigástrico. Los derrames pleurales del lado derecho son más comunes con los desgarros del esófago superior o medio, mientras que los derrames izquierdos se observan luego de las perforaciones del tercio esofágico distal.

TRATAMIENTO DE LAS PERFORACIONES ESOFÁGICAS

Una vez confirmado el diagnóstico de perforación esofágica se prohíbe todo tipo de ingesta oral y se coloca un aspirador dental oral descartable para que el paciente evacue las secreciones orales. Si la perforación intratorácica se asocia con hipovolemia puede requerirse la reposición intravenosa intensiva del volumen líquido, lo que puede efectuarse mejor con un catéter de presión intravenosa central o un catéter en la arteria pulmonar con monitoreo de presión. Se comienza el tratamiento con antibióticos intravenosos de amplio espectro, combinando una cefalosporina (cefazolina o cefamandol, 1 g/4 horas) con un aminoglucósido (gentamicina o tobramicina, 1 a 1,5 mg/kg/8 horas). La presencia de caries dentales aumenta el riesgo de morbilidad de una lesión esofágica debido a la virulencia de las bacterias orales deglutidas. Por lo tanto, aunque no parezca importante, la higiene bucal no puede desatenderse en el paciente que tiene una perforación esofágica, quien debe realizar el cepillado dental frecuente. No es casual que los pacientes ancianos desdentados, con menos bacterias orales, suelan tolerar mejor la fístula esofágica crónica que los pacientes más jóvenes y con una higiene dental deficiente.

Existen controversias acerca de cuál es el método mejor para el tratamiento de los pacientes con perforaciones esofágicas. Es obvio que todas las perforaciones esofágicas no tienen la misma magnitud y que no existe un tratamiento uniforme para todas ellas. El tratamiento "conservador" no quirúrgico sirve para algunos pacientes con perforaciones esofágicas, principalmente para aquellos con fibrosis periesofágica y mediastínica preexistentes en el lugar de la lesión.[11,15,71] Así, para las lesiones esofágicas en las cuales el material de contraste se extiende solo unos pocos milímetros desde la luz del esófago y si el paciente mantiene un buen estado clínico, es suficiente el tratamiento de drenaje mediante un tubo torácico y observación. Lamentablemente, muchas perforaciones esofágicas no cumplen con los criterios mencionados y para obtener un resultado bueno se requiere una intervención quirúrgica.

Las perforaciones del esófago cervical y torácico superior se abordan a través de una incisión cervical oblicua, paralela al borde anterior del músculo esternocleidomastoideo izquierdo[104] (fig. 26-11). El músculo esternocleidomastoideo y la vaina carotídea se separan hacia afuera y la tráquea y la glándula tiroides hacia la línea media. Si la perforación puede identificarse se cierra con puntos reabsorbibles de ácido poliglicólico. Si la visualización de la lesión no es adecuada para su reparación, entonces se realiza la disección roma digital del espacio prevertebral retroesofágico y se drena el mediastino superior con dos drenajes de Penrose de 2,5 cm, los que se sacan por la herida del cuello. En general las perforaciones esofágicas hasta el nivel de la bifurcación traqueal pueden tratarse bien con este abordaje cervical. Las perforaciones esofágicas intratorácicas del esófago medio deben abordarse a través de una

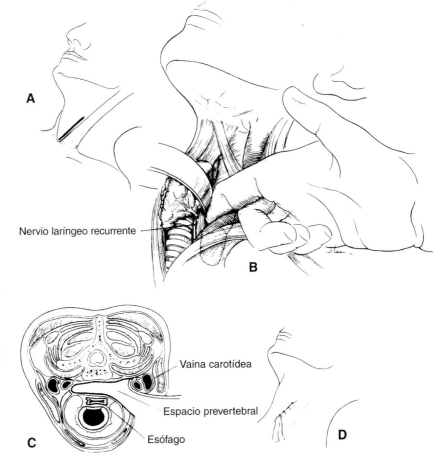

Fig. 26-11. Abordaje quirúrgico de una perforación esofágica cervical. **A.** Incisión de la piel que sigue el borde anterior del músculo esternocleidomastoideo izquierdo desde el nivel del cartílago cricoides hasta el hueco esternal. **B.** Disección roma dentro del mediastino superior a lo largo de la aponeurosis prevertebral medial hasta el músculo esternocleidomastoideo y la vaina carotídea. Al llegar al surco traqueoesofágico debe evitarse la lesión del nervio laríngeo recurrente. **C.** Esquema del espacio prevertebral que va a ser drenado. **D.** Colocación de dos drenajes de goma de 2,5 cm para facilitar la formación de una fístula esofagocutánea. (De Orringer MB: The mediastinum. En Nora PF [ed.]: Nora's Operative Surgery, 3ª ed. Filadelfia, WB Saunders, 1990, pág. 370, con autorización.)

Nervio laríngeo recurrente

Vaina carotídea

Espacio prevertebral

Esófago

toracotomía derecha y las del tercio distal del esófago, a través de una toracotomía izquierda.

El criterio quirúrgico convencional sostiene que es prácticamente imposible realizar la reparación primaria de las perforaciones esofágicas de más de 6 a 12 horas de duración ya que la mucosa inflamada que protruye por el borde del desgarro no soporta bien los puntos. Sin embargo, hay algunos informes aislados en los que se afirma que aun después de una reparación efectuada con mucho retraso, el cierre de la lesión esofágica puede ser posible.[5,42,43,46,62] En efecto, el autor ha comprobado que la mayoría de los desgarros esofágicos puede repararse con buen resultado mediante una técnica quirúrgica meticulosa que incluye identificación de la submucosa adyacente, disección y separación del músculo suprayacente, definición de los límites del desgarro mucoso, reaproximación de la mucosa y submucosa alteradas con una engrapadora quirúrgica (Endo-GIA) y también del músculo que está sobre la línea de grapas (fig. 26-12 y 26-13).[138] En los pacientes con mediastinitis crónica y reacción pleural la pleura mediastínica adyacente está engrosada y ofrece un colgajo excelente para reforzar la línea de puntos esofágica.[43] Por otra parte, si no se cuenta con un engrosamiento pleural suficiente para brindar un soporte adecuado a la línea de puntos, el refuerzo puede efectuarse con un colgajo pediculado de músculo intercostal[12,27] (fig. 26-14), epiplón,[76] pericardio[53] (fig. 26-15), pleura visceral[80] o diafragma.[59,113,118] La pleura mediastínica debe abrirse desde el vértice del tórax hasta el diafragma para permitir el drenaje amplio del mediastino y, luego de un lavado abundante del mediastino y de la cavidad pleural y de la decorticación de todo exudado fibrinoso agudo que pueda haberse formado

sobre el pulmón, se coloca un tubo torácico de calibre grande, cerca de la línea de sutura esofágica de manera que, si sufre una dehiscencia, el resultado será una fístula esofagopleurocutánea.[120]

Cuando se lleva a cabo el tratamiento de la perforación esofágica no puede dejarse de lado la anatomía patológica del esófago. Así, una perforación proximal a un carcinoma o una estenosis cáustica o por reflujo pueden requerir una esofagectomía de emergencia con reconstrucción esofágica primaria o postergada.[50,61,101] Por otra parte, si durante la operación es posible dilatar una estenosis benigna y aliviar la obstrucción distal, el cierre de una perforación esofágica proximal puede tener buen resultado. Una alteración producida después del cierre del esófago también puede curar si se continúan efectuando las dilataciones de la estenosis asociada.[88] Un divertículo esofágico por pulsión perforado puede ser resecado varias horas después de la perforación pero, en este caso, también deben tratarse la obstrucción y la disfunción neuromotora esofágica responsable de la formación del divertículo mediante una esofagomiotomía simultánea.

COMPLICACIONES DE LAS INTERVENCIONES ESOFÁGICAS ESPECÍFICAS

Esofagoscopia

Los grandes avances tecnológicos producidos recientemente en el desarrollo de los instrumentos con

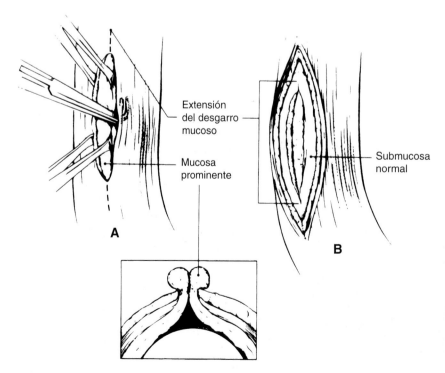

Fig. 26-12. Técnica de reparación primaria de la perforación esofágica. La mucosa prominente en el sitio del desgarro (*recuadro*) se toma con pinzas de Allis (**A**) mientras que el músculo adjunto se moviliza alrededor de todo el desgarro con una pinza de ángulo recto hasta que alrededor del defecto quede expuesto 1 cm de la submucosa normal (**B**). (De Whyte RI, Iannettoni MD y Orringer MB: Intrathoracic esophageal perforation: The merit of primary repair. J Thorac. Cardiovasc Surg, *109*:140, 1994, con autorización.)

Labels in figure:
Extensión del desgarro mucoso
Mucosa prominente
Submucosa normal
A
B

Fig. 26- 13. Técnica de la reparación primaria de la perforación esofágica (continuación de fig. 26-12). Los puntos de tracción colocados a través del borde mucoso del desgarro prominente por la inflamación elevan la submucosa para que pueda aplicarse y fijarse el cartucho de la engrapadora (**A** y *recuadro*). La línea de grapas se cubre aproximando el músculo adyacente sobre ella con puntos continuos reabsorbibles (**B**). (De Whyte RI, Iannettoni MD y Orringer MB: Intrathoracic esophageal perforation: The merit of primary repair. J Thorac Cardiovasc Surg, *109*:140, 1994, con autorización.)

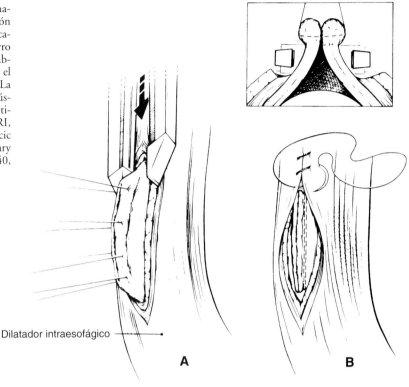

Dilatador intraesofágico

A   **B**

fibra óptica flexibles han facilitado muchísimo la realización de la esofagogastroscopia y han conducido a un aumento considerable del número de esos estudios que se realiza en pacientes ambulatorios. Lamentablemente la mayor facilidad para efectuar la esofagoscopia ha conducido a que se tenga una actitud casi desaprensiva hacia este procedimiento relativamente "menor". Sin embargo, las consecuencias de las lesiones esofágicas no han cambiado y la perforación durante la endoscopia ocurre entre el 1 y el 2% de los pacientes, aun en las manos de los endoscopistas más experimentados. Si se quiere evitar esta complicación de la

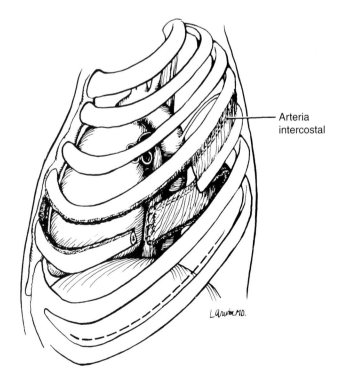

Arteria intercostal

Fig. 26-14. Refuerzo de la línea de sutura esofágica con un colgajo del músculo intercostal previsto. Debe preservarse el haz neurovascular del colgajo intercostal. El colgajo muscular se sutura sobre la línea de puntos esofágicos como un "parche aplicado". El pedículo del músculo intercostal no debe envolverse alrededor del esófago pues si se produce la regeneración perióstica provoca una constricción anular y obstrucción. (Para simplificar el esquema se eliminó la parte de la costilla que impide ver el pedículo muscular). (De Orringer MB: Complications of esophageal surgery and trauma. En Greenfield LJ [ed.]: Complications in Surgery and Trauma. Filadelfia, JB Lippincott, 1984 pág. 272, con autorización.)

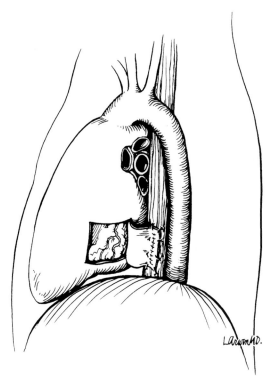

Fig. 26-15. Refuerzo de la línea de sutura esofágica con un colgajo de pericardio. (De Orringer MB: Complications of esophageal surgery and trauma. En Greenfield LJ [ed.]: Complications in Surgery and Trauma. Filadelfia, JB Lippincott, 1984 pág. 273, con autorización.)

esofagoscopia, entonces hay que contemplar ciertos principios comunes y acatarlos en forma muy estricta:

1. Son obligatorias la sedación perioperatoria e intraoperatoria y la anestesia adecuadas. Los pacientes ansiosos, conflictivos o que no cooperan, sencillamente no toleran en forma segura una esofagoscopia. En algunos pacientes la anestesia general es el único modo de crear las condiciones aceptables para la realización del estudio, tanto para el paciente como para el cirujano. En general la dilatación inicial de una estenosis esofágica estrecha es dolorosa y es mejor que la atención y la concentración del cirujano estén centradas en el campo operatorio y no en un paciente que opone resistencia.

2. La esofagoscopia no debe realizarse a menos que se haya efectuado antes una radiografía por deglución con bario y que ésta haya sido examinada por el endoscopista. Es preferible que la radiografía se haga en presencia del endoscopista. La tendencia "moderna" es realizar el examen endoscópico flexible sin esperar los resultados del estudio de deglución con bario previo y realizar el estudio con contraste solo *si* se halla una enfermedad significativa. Esta práctica es peligrosa. Así como el mapa de ruta alerta al viajero acerca del camino que está bajo sus pies, la deglución con bario brinda información acerca de enfermedad preexistente y

su localización (fig. 26-16). Por ejemplo, un divertículo de Zenker identificado mediante el esofagograma con bario debe hallarse a unos 15 cm de los incisivos superiores, que es donde está ubicado el esfínter esofágico superior. Un carcinoma del esófago medio en el nivel de la bifurcación traqueal se encuentra a unos 25 cm de los incisivos superiores. Un divertículo epifrénico localizado proximal a la unión esofagogástrica se encuentra antes de que el esofagoscopio alcance el punto a 40 cm de los incisivos superiores. La perforación de un divertículo esofágico o de una estenosis en el esófago medio debido a que el endoscopista desconocía esas lesiones por no haber efectuado antes un estudio con bario o a que no lo revisó en forma personal es inaceptable.

3. El fracaso en introducir apropiadamente el esofagoscopio rígido a través del esfínter esofágico superior puede producir una perforación. El músculo cricofaríngeo se origina en el cartílago cricoides y la "tracción" natural de músculo contra el cartílago provocará una perforación posterior a menos que la laringe sea "levantada" hacia adelante cuando se introduce el esofagoscopio (fig. 26-17).

4. No se debe avanzar con el esofagoscopio, salvo que la luz sea visible. La administración preoperatoria

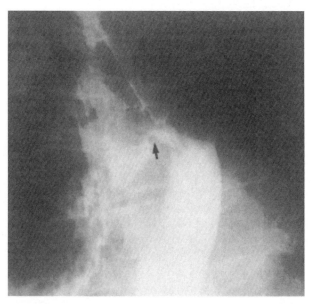

Fig. 26-16. El Gastrografin muestra una perforación esofágica del tercio medio (*flecha*) luego de una esofagoscopia rígida en un paciente con disfagia. Se aceptó como "normal" un informe del resultado de la deglución de bario realizado en otro lugar y el esofagoscopista realizó la esofagoscopia sin haber examinado el estudio con contraste. En este paciente una tumoración formada por ganglios linfáticos con sarcoidosis ubicados por debajo de la carina desplazó el esófago hacia la izquierda, como puede verse en esta radiografía frontal. Desconociendo el trayecto anormal que tenía el esófago en este paciente el cirujano introdujo el esofagoscopio y provocó una perforación. El endoscopista que realiza la esofagoscopia es el responsable de analizar el estudio con contraste con bario del paciente *antes* de introducir el esofagoscopio.

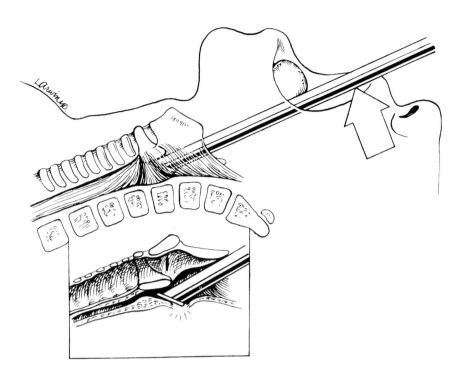

Fig. 26-17. Si el esofagoscopio rígido se introduce en forma incorrecta se produce una perforación esofágica cervical. El esofagoscopio debe mantenerse hacia adelante (*flecha*) a medida que avanza a través del esfínter para vencer la tracción natural del músculo cricofaríngeo contra el cartílago cricoides y para evitar la perforación posterior característica (*recuadro*). (De Orringer MB: Complications of esophageal surgery and trauma. *En* Greenfield LJ [ed.]: Complications in Surgery and Trauma. Filadelfia, JB Lippincott, 1984, pág. 267, con autorización.)

de atropina para reducir las secreciones orales y garantizar una aspiración adecuada son requisitos importantes para realizar un examen endoscópico seguro.

5. A medida que se avanza con el esofagoscopio es necesario ir corrigiendo su trayecto natural. Debido a que el esófago distal cursa hacia adelante y a la izquierda hasta que se une con el estómago, en particular cuando se realiza la endoscopia rígida, el instrumento debe angularse hacia el lado derecho de la boca del paciente y descender el occipucio a medida que se avanza el esofagoscopio dentro del esófago distal.

6. La dilatación inicial de una estenosis esofágica muy estrecha requiere sedación y anestesia adecuadas y, a veces, anestesia general (véase cap. 13). Esto disminuye al mínimo las molestias del paciente y permite al cirujano concentrarse en el campo visual. Cuando se usa el esofagoscopio rígido para realizar esta evaluación inicial, se introducen bujías con punta de goma dentro del esofagoscopio y se pasan a través del estrechamiento, bajo visión directa, para evaluar la resistencia y la extensión de la estenosis. Si se trata de una estenosis "blanda" de poca magnitud, es posible vencerla avanzando el esofagoscopio. Sin embargo, si la estenosis es más firme y más es mejor pasar dilatadores a través de la estenosis con calibres progresivamente mayores. Esto puede realizarse a través del esofagoscopio rígido, como se describió en el capítulo 13, o como es de uso habitual en la actualidad, mediante el sistema de dilatación con alambre guía de Savary-Gilliard. En nuestra experiencia, las bujías esofágicas de Maloney son los instrumentos más confiables y seguros para las dilataciones repetidas de los pacientes ambulatorios con estenosis esofágicas y, en muchos

casos, su pasaje no requiere sedación o anestesia, las que sí son necesarias cuando se realizan las dilataciones endoscópicas con balón.

Otras complicaciones menores de la esofagoscopia, más comunes con los esofagoscopios rígidos, incluyen las fracturas de los dientes y las laceraciones labiales. Estas complicaciones se evitan acolchando bien los labios y los dientes con un apósito de gasa humedecida antes de introducir el esofagoscopio dentro de la boca y asegurándose, al introducir el esofagoscopio, de que el labio superior no se encuentra comprimido entre el esofagoscopio y los dientes incisivos.

Hernioplastia hiatal

La hernioplastia hiatal, aunque en teoría es bastante simple, puede provocar varias complicaciones graves (cuadro 26-2). El esófago puede sufrir una perforación aguda cuando se realiza la esofagoscopia simultánea durante la operación antirreflujo o cuando una estenosis esofágica distal es lesionada durante una dilatación intraoperatoria. Una perforación tardía, usualmente 1 semana después de la cirugía, puede aparecer cuando los puntos esofágicos están colocados demasiado profundos durante la reparación y provocan una necrosis parietal en el lugar.

Los desgarros esofágicos agudos diagnosticados antes de la operación deben abordarse y repararse por vía transtorácica y la línea de sutura esofágica debe reforzarse con una fundoplicatura si el desgarro es del esófago distal, grasa mediastínica anterior pediculada o, si el

Cuadro 26-2. *Complicaciones de la cirugía de la hernia hiatal*

Intraoperatoria

Perforación
 Endoscopia
 Durante la dilatación
Lesión del nervio vago
Hemorragia
 Lesión esplénica
 Vaso corto gástrico

Posoperatoria

Perforación
 Estenosis
 Sutura esofágica
 Sutura gástrica
 Disfagia
 Transitoria: "desnervación", edema mecánico, fundoplicatura, tubo
  de gastroplastia o hiato demasiado ajustado
"Burbujas de gas"
Atonía gástrica: piloroespasmo
Defecto de la reparación diafragmática
Diarrea posvagotomía
Quilotórax
Dolor en la incisión

desgarro es superior, con un colgajo pediculado de músculo intercostal. Cuando se usa un pedículo de músculo intescostal para reforzar una línea de sutura esofágica, el colgajo debe suturarse al esófago como un parche por aposición y no circunferencialmente alrededor del esófago; la regeneración del hueso o del cartílago a partir del pericondrio o del periostio movilizados

con el colgajo puede provocar más tarde un anillo obstructivo alrededor del esófago (fig. 26-18). En general la mejor opción para tratar la perforación de una estenosis por reflujo durante un intento de dilatación en el momento de una operación antirreflujo programada es la resección, a menos que los tejidos comprometidos sean relativamente sanos y posibles de reparar. Aunque la mayoría de las estenosis por reflujo puede ser dilatada y muchas mejoran después de un procedimiento antirreflujo, la rotura de una esenosis durante un intento de dilatación es una de las características que define un estrechamiento "no dilatable" y que justifica la resección esofágica; la preferencia del autor en esta situación es realizar una esofagectomía transtorácica con recolocación del paciente en decúbito dorsal para continuar con la anastomosis esofagogástrica cervical.[89] Existen varias opciones más para el tratamiento de una estenosis distal lesionada. Lamentablemente, ninguna de ellas carece de morbilidad. En la esofagoplastia con parche fúndico de Thal se utiliza el fondo gástrico adyacente para "emparchar" el esófago estrechado que se ha abierto.[132,133] Este procedimiento no solo depende de la cicatrización de la apertura del esófago distal inflamado al cual está suturado el estómago sino que también requiere el agregado de una fundoplicatura intratorácica (procedimiento de Thal-Woodward) para controlar el reflujo gastroesofágico; de hecho, la creación de una hernia hiatal paraesofágica iatrogénica.[73,134,141] La incidencia de dehiscencia en la línea de sutura y de complicaciones mecánicas asociadas con esta operación invalidan su uso (fig. 26-19). Por la mis-

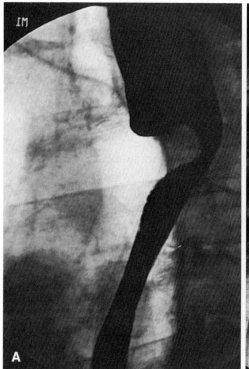
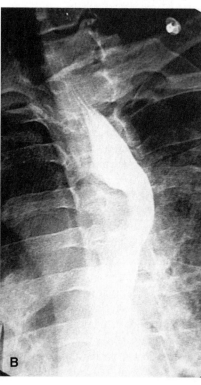

Fig. 26-18. A. Estudio con trago de bario en un hombre de 49 años tratado 23 años antes por una herida de bala en el esófago y la tráquea. En esa operación se desbridaron y repararon los orificios de ambos órganos pero la circunferencia del esófago quedó envuelta incorrectamente por un pedículo de músculo intercostal movilizado. La regeneración posterior del cartílago a partir del pericondrio contenido en el pedículo intercostal provocó una disfagia grave y una estenosis del esófago superior muy pronunciada, con la dilatación esofágica proximal que puede observarse. **B.** Deglución con bario posoperatoria luego de repetir la toracotomía derecha y la resección parcial del anillo cartilaginoso y muscular circundante. La luz mejoró mucho y la disfagia se alivió.

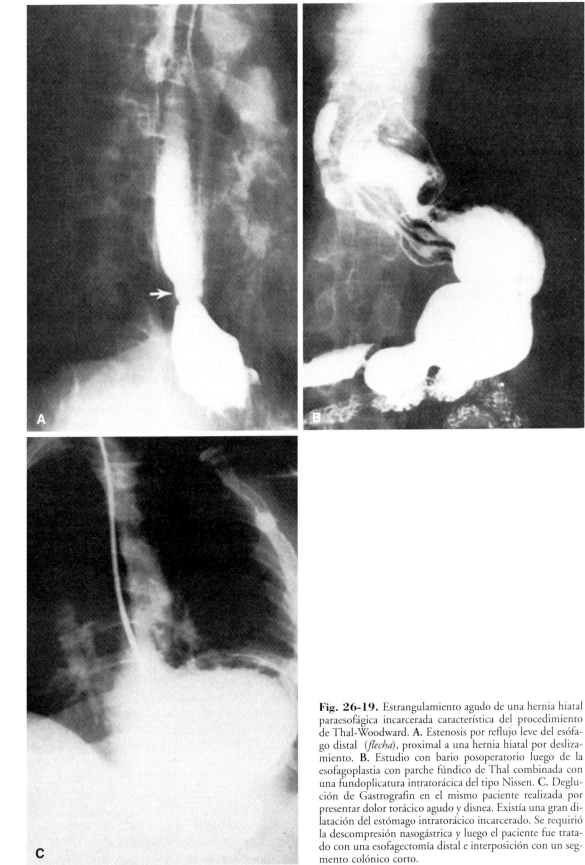

Fig. 26-19. Estrangulamiento agudo de una hernia hiatal paraesofágica incarcerada característica del procedimiento de Thal-Woodward. **A.** Estenosis por reflujo leve del esófago distal (*flecha*), proximal a una hernia hiatal por deslizamiento. **B.** Estudio con bario posoperatorio luego de la esofagoplastia con parche fúndico de Thal combinada con una fundoplicatura intratorácica del tipo Nissen. **C.** Deglución de Gastrografin en el mismo paciente realizada por presentar dolor torácico agudo y disnea. Existía una gran dilatación del estómago intratorácico incarcerado. Se requirió la descompresión nasogástrica y luego el paciente fue tratado con una esofagectomía distal e interposición con un segmento colónico corto.

ma razón, nos oponemos al uso de una fundoplicatura intratorácica (sin un procedimiento de Tahl) para el control del reflujo. Las complicaciones de este procedimiento contrarrestan sus beneficios.[74,116,119] La ulceración gástrica puede complicar el 3 al 10% de las fundoplicaturas y producirse tanto en los echarpes fúndicos supradiafragmáticos como en las fundoplicaturas intraabdominales.[10,14,109] En el primer caso la complicación consiste en una hernia hiatal paraesofágica iatrogénica, para la cual suele estar indicada la reparación quirúrgica. En la última la ulceración puede deberse a una isquemia relativa en el echarpe y es suficiente el tratamiento con bloqueantes de los receptores H_2, inhibidores de la bomba de protones o citoprotectores.

La aparición de fiebre, dolor torácico o distrés respiratorio durante la primera semana del posoperatorio de una hernia hiatal obliga a realizar un estudio por contraste y si se comprueba la perforación esofágica distal, el tratamiento usual es la reoperación. El sitio de la perforación se identifica durante la operación, a veces insuflando aire a través de la sonda nasogástrica. Una filtración que aparece en la sutura de la fundoplicatura intraabdominal puede cerrarse y reforzarse con el epiplón adyacente. Si la filtración es en el tórax, se usa un abordaje transtorácico y un pedículo de grasa mediastínica anterior, músculo intercostal o pleura para reforzar el cierre. En caso de que la reparación no "soporte" y aparezca una fístula debe administrarse el soporte nutricional mediante una yeyunostomía de alimentación sobre tubo, con lo que también se consigue una deambulación irrestricta. Para asegurar el drenaje externo de una fístula recurrente se coloca un tubo torácico de gran calibre cerca de la reparación esofágica torácica o un drenaje cerca de la fundoplicatura que se ha reparado por la vía transabdominal.

La disfagia retroesternal baja luego de una operación antirreflujo puede tener varias causas: 1) el edema del esófago distal luego de la manipulación intraoperatoria, 2) la disfunción motora esofágica distal debida a la manipulación de los nervios vago, 3) la obstrucción provocada por una fundoplicatura demasiado ajustada[125] o por un cierre excesivo del hiato. La confección de una fundoplicatura sobre un dilatador intraesofágico no inferior a un dilatador de 54 Fr disminuye al mínimo la posibilidad de esta última complicación. Hace más de 40 años que se conoce la disfagia que aparece después de la vagotomía troncular y es obvio que después de la manipulación de los nervios vago en el nivel del esófago distal puede aparecer una disfunción esofágica neuromotora.[20,44,45,82] Esta complicación de la cirugía antirreflujo se presenta con mayor frecuencia después de la reparación transtorácica más que con la reparación transabdominal porque la identificación y el desplazamiento de los troncos vagales principales son más frecuentes durante el primer abordaje. Estos pacientes tienen disfagia inmediatamente después del

procedimiento antirreflujo; en el examen por deglución con bario el esófago distal está ahusado y se vacía mal, en forma similar a un cuadro de acalasia o de espasmo esofágico El aporte y el mantenimiento de una dieta blanda durante varios días suele ser un tratamiento adecuado, aunque a veces se requiere el pasaje de un dilatador esofágico. En general este problema se resuelve en forma espontánea pero a veces son necesarias la reoperación, deshacer la reparación y aun la resección.

Otra complicación de la lesión intraoperatoria del nervio vago durante la reparación de la hernia hiatal es la alteración de la motilidad gástrica o el piloroespasmo que traen como resultado un vaciamiento gástrico retardado y la dilatación gástrica secundaria. Esta complicación tiene consecuencias directas sobre el buen resultado a largo plazo de la reparación de la hernia hiatal porque la dilatación gástrica sostenida, combinada con un mecanismo del esfínter esofágico distal competente puede, por último, provocar la ruptura de las suturas esofágicas utilizadas para construir la fundoplicatura y la falla en la reparación (fig. 26-20). Cuando el paciente que ha sido sometido a una operación antirreflujo presenta una dilatación gástrica inmediatamente después de la operación, está indicada la descompresión gástrica mediante sonda nasogástrica durante 7 y 10 días. A veces se requiere un anticolinérgico pa aliviar el piloroespasmo asociado (p. ej., atropina, 0,4 mg por vía oral o intramuscular, cada 4 a 6 horas). Sin embargo, este problema no debe persistir en forma indefinida y es mejor realizar enseguida un procedimiento de drenaje gástrico (piloromiotomía o piloroplastia) que correr el riesgo de recurrencia del reflujo gastroesofágico. Por último, la lesión del nervio vago puede provocar diversos grados de "síndrome de la evacuación gástrica en torrente" (dumping) (p. ej., diarrea posprandial, retortijones, dolor abdominal, náuseas, sudoración, palpitaciones). Si bien este problema suele ceder a los pocos meses, a veces el manejo a largo plazo requiere medicación antidiarreica y restricciones en la alimentación.

Antes de que el paciente abandone el hospital después de una operación antirreflujo siempre se efectúa un estudio con contraste con bario con el fin de documentar el aspecto posoperatorio de la unión esofagogástrica reconstruida. A veces este estudio con contraste revela una extravasación localizada "muda" de material de contraste en el sitio de uno de los puntos de la fundoplicatura que fue colocado demasiado profundo. Si el paciente está asintomático y la "filtración" es muy pequeña, no es necesario el tratamiento porque la fundoplicatura oficia de soporte y previene un defecto mayor. Un hallazgo radiográfico mucho más desconcertante en la radiografía de control por deglución con bario obtenida antes del alta del paciente es la migración asintomática de la fundoplicatura o del fondo gástrico dentro del tórax como consecuencia

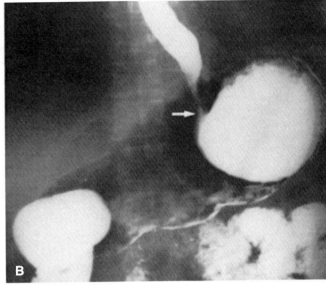

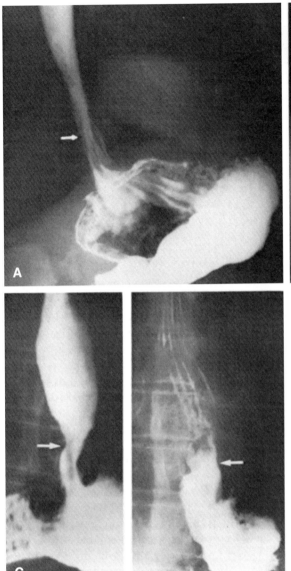

Fig. 26-20. Rotura de la reparación de una hernia hiatal asociada con dilatación gástrica posoperatoria (las *flechas* indican la unión esofagogástrica). **A.** Estudio con bario preoperatorio que muestra una hernia hiatal recurrente pequeña. **B.** Estudio con bario posoperatorio 1 semana después de la reparación de Belsey Mark IV que muestra un segmento esofágico distal intraabdominal satisfactorio pero también una dilatación gástrica y un vaciamiento gástrico retardado. **C.** A los 2 meses (*izquierda*) y a los 4 meses (*derecha*) la reparación se ha ido rompiendo en forma progresiva. El vaciamiento gástrico retardado en la primera etapa del posoperatorio, cuya principal causa probablemente haya sido la lesión inadvertida de los nervios vago, debió haberse tratado con un procedimiento de drenaje gástrico para disminuir al mínimo la posibilidad de un defecto en la reparación y una recurrencia de la hernia. (De Orringer MB: Complications of esophageal surgery and trauma. En Greenfield LJ [ed.]: Complications in Surgery and Trauma. Filadelfia, JB Lippincott, 1984 pág. 274, con autorización.)

del defecto de la reparación hiatal posterior (fig. 26-21). Esta hernia hiatal paraesofágica iatrogénica está sujeta a las mismas complicaciones mecánicas de la hernia paraesofágica en el paciente sin tratamiento quirúrgico. Es necesario volver a operar para reducir la fundoplicatura por detrás del abdomen y reemplazar los puntos diafragmáticos posteriores si es que están empujados a través del músculo diafragma (o para estrechar más el hiato si no lo está, antes de que las adherencias posoperatorias que se forman entre el estómago herniado y los tejidos adyacentes tornen más difícil la reparación posterior). Puede ser difícil decirle a un paciente que se está recuperando de una operación antirreflujo que debe ser reoperado, pero el manejo conservador de este problema es desaconsejable.

El quilotórax que sigue a un procedimiento antirreflujo puede ser producido por una lesión del conducto torácico, el que pasa desde el abdomen por el hiato aórtico y luego cursa en la parte baja del tórax por delante de la columna vertebral, entre el esófago y la aorta. La lesión puede producirse durante la movilización del cardias o durante la colocación de los puntos diafragmáticos. Esta complicación está preanunciada por un drenaje prolongado de líquido a través de un tubo torácico luego de la reparación transtorácica, y es posible que la causa verdadera de este drenaje serosanguinolento no se vuelva evidente hasta que el paciente comience a ingerir una dieta libre con mayor contenido de grasas. Si existe un quilotórax, la administración oral de 60 a 90 mL de crema durante 4 a 6 horas provocará el drenaje por el tubo torácico de un líquido quiloso opalescente y lechoso. El diagnóstico también puede establecerse tiñendo el líquido con Sudan R, el cual tiñe los glóbulos de grasa. En general no

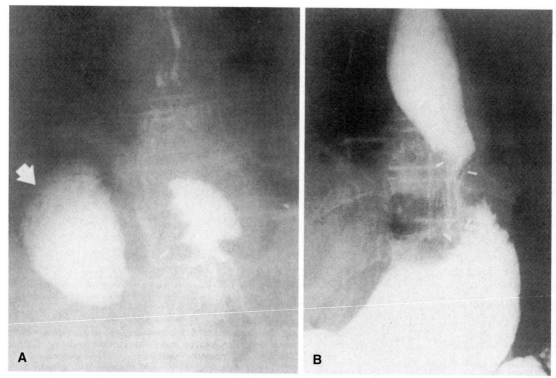

Fig. 26-21. A. Migración parcial asintomática de la fundoplicatura dentro del tórax a través del hiato diafragmático 1 semana después de una reparación de la hernia hiatal de Collis-Nissen (la *flecha* indica la parte de la fundoplicatura que está por arriba del diafragma). Aunque este paciente se hallaba asintomático, fue reoperado y se redujo la fundoplicatura, fijándola por debajo del diafragma y el hiato fue estrechado más para prevenir las complicaciones potenciales tardías de esta hernia paraesofágica. **B.** Luego de haber reducido la fundoplicatura los clips de plata superiores en el nivel del hiato diafragmático y el conjunto inferior de clips de plata en el extremo del tubo de la gastroplastia ("neoesófago") definen la longitud de la fundoplicatura, la que ahora se encuentra por debajo del diafragma. (De Orringer MB: Complications of esophageal surgery and trauma. *En* Greenfield LJ [ed.]: Complications in Surgery and Trauma. Filadelfia, JB Lippincott, 1984, pág.275, con autorización.)

es necesario determinar los niveles de colesterol y triglicéridos. Una relación colesterol/triglicéridos inferior a 1 es característica de un derrame quiloso, mientras que los derrames no quilosos tienen una relación superior a 1. En la mayoría de los casos un quilotórax que aparece después de la reparación de una hernia hiatal puede recibir un tratamiento conservador administrando una dieta básica con pocos residuos y manteniendo el tubo torácico en aspiración durante un tiempo prolongado. Si la producción de líquido quiloso sigue siendo importante (>400 a 600 mL por períodos consecutivos de 8 horas) luego de 7 a 10 días de este tratamiento, entonces está indicada la reoperación con el fin de identificar y ligar el conducto torácico lesionado.

La causa más frecuente de hemorragia aguda posoperatoria después de una operación antirreflujo es el sangrado de un vaso corto gástrico seccionado y no ligado a lo largo de la curvatura mayor del estómago. Esta posibilidad siempre debe ser tenida en cuenta ya que los vasos cortos gástricos son seccionados y ligados antes de realizar la fundoplicatura. La hemorragia de esos vasos puede ser una complicación particularmente traicionera luego de la reparación transtorácica

de la hernia hiatal porque cuando el drenaje por el tubo torácico es mínimo y la radiografía de tórax no muestra hemotórax, el shock hipovolémico resultante puede ser atribuido a otras causas (p. ej., infarto de miocardio). El tratamiento adecuado es la exploración abdominal, la evacuación de la sangre y la ligadura del vaso sangrante. En un porcentaje pequeño de pacientes sometidos a un procedimiento antirreflujo también se produce la lesión esplénica, sobre todo durante las reoperaciones. La incidencia de lesión esplénica es algo superior con las operaciones antirreflujo transabdominales, en comparación con la incidencia de las operaciones antirreflujo transtorácicas, sobre todo en los pacientes obesos.

La prótesis antirreflujo de Angelchik fue propuesta como un método quirúrgico sencillo para el tratamiento del reflujo gastroesofágico.[3] Aunque la gran experiencia adquirida en los trabajos de laboratorio y en la clínica confirmó que este dispositivo controlaba en efecto el reflujo gastroesofágico en la mayoría de los pacientes en los que fue utilizado, se observó que la tasa de complicaciones mayores causadas por esta prótesis fue de al menos el 10%.[19] Las complicaciones asociadas con el collar esofágico de silicona de Angelchik

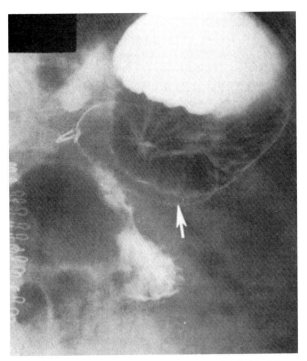

Fig. 26-22. Migración de la prótesis de Angelchik (*flecha*) que ha provocado la dilatación aguda del fondo gástrico. Este paciente presentaba dolor abdominal superior y para controlar el reflujo gastroesofágico requirió el retiro urgente de la prótesis y una fundoplicatura.

incluyeron la ruptura y la migración de la prótesis (fig. 26-22), la erosión dentro o a través del esófago, la disfagia persistente y el dolor.[7,32,69,75,81,108,114,127] Las complicaciones que requieren el retiro de la prótesis fueron a menudo desastrosas y requirieron interven-

ción quirúrgica mayor. La erosión de la unión esofago-gástrica causada por el dispositivo deja poca posibilidad de reconstrucción satisfactoria, con control a largo plazo del reflujo. Por lo tanto, debió recurrirse a la resección esofágica y el tipo de reconstrucción elegido varió de acuerdo con la experiencia y la preferencia del cirujano así como del estado general del paciente. Las opciones incluían la esofagectomía distal y la anastomosis esofagogástrica intratorácica (una solución mala debido a la esofagitis por reflujo inevitable que acompaña a este método), la interposición de un segmento corto del colon o del yeyuno distal o, el método de preferencia del autor, la esofagectomía transhiatal con una anastomosis esofagogástrica cervical.[99] En algunos casos la erosión esofágica asociada con una mediastinitis aguda requiere drenaje inicial, esofagectomía, tubo de alimentación y esofagectomía cervical o torácica anterior (fig. 26-23) hasta que el estado general del paciente tenga la suficiente estabilidad como para permitir la reconstrucción esofágica. En los casos en los que la prótesis ha obstruido la unión esofagogástrica sin causar erosión dentro de la luz del esófago el objetivo es retirar el dispositivo y luego realizar una fundoplicatura para el control del reflujo. Lamentablemente, la cápsula fibrosa gruesa que se forma alrededor de la prótesis torna más difícil la construcción de una fundoplicatura y la posibilidad de lesionar los nervios vago es mayor debido a la presencia de fibrosis periesofágica, que dificulta su identificación. La magnitud de las complicaciones producidas por la prótesis de Angelchik, aunque son infrecuentes, ha determinado que esta opción quirúrgica antirreflujo haya quedado prácticamente en desuso.

Fig. 26-23. Construcción de una esofagostomía torácica anterior. Cuando la alteración del esófago obliga a la extirpación esofágica total debe movilizarse el esófago intratorácico hasta alcanzar el cuello a través de una incisión torácica, para luego sacarlo al exterior por la herida del cuello y colocarlo sobre la pared torácica anterior. La viabilidad del esófago remanente se mantiene por la circulación colateral proveniente de las arterias tiroideas inferiores. El esófago debe tunelizarse por vía subcutánea para construir una esofagostomía torácica anterior. Es mucho más fácil colocar una bolsa sobre la superficie plana de tórax superior que en la localización usual de una esofagostomía cervical. La longitud del esófago remanente puede usarse para ayudar a restablecer la continuidad alimentaria en un período posterior. (De Orringer MB: Complications of esophageal surgery and trauma. En Greenfield LJ [ed.]: Complications in Surgery and Trauma. 2ª ed. Filadelfia, JB Lippincott, 1990, pág.302, con autorización.)

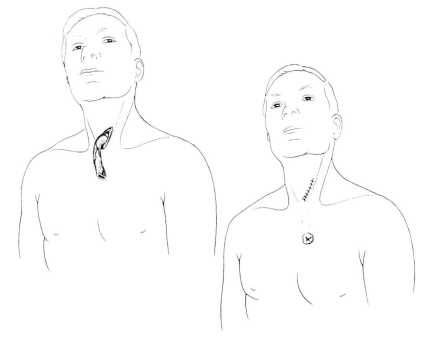

Cirugía laparoscópica antirreflujo y cirugía de la hernia hiatal

A partir de 1991, cuando aparecieron las primeras publicaciones sobre la cirugía antirreflujo laparoscópica, los abordajes quirúrgicos mínimamente invasivos por el hiato esofágico diafragmático se han usado con frecuencia creciente.[112] Aunque las tasas de mortalidad de la fundoplicatura laparoscópica han sido bajas (0 a 1,4%), las tasas de morbilidad precoz aceptables y los índices de conversión a un procedimiento abierto de entre 0 y 14%, la curva de aprendizaje para esta operación es muy pronunciada.[122] Lamentablemente las lecciones aprendidas en el pasado a través de la práctica de los procedimientos a cielo abierto suelen olvidarse con el entusiasmo y la determinación del cirujano que usa métodos poco invasivos para realizar la reparación de la hernia hiatal solo con técnicas asistidas por video.

En los pacientes obesos, en los pacientes con adherencias intraabdominales por una cirugía previa o en los sujetos que tienen un lóbulo hepático izquierdo demasiado grande la visualización del campo quirúrgico puede ser tan difícil que insistir con la operación "cerrada" puede ser muy peligroso. Los factores mencionados son indicación de reparación transtorácica a cielo abierto de la hernia hiatal. Hay informes sobre perforaciones del esófago distal o del fondo gástrico producidas durante la fundoplicatura laparoscópica que requirieron conversión a abierto. Para impedir esta complicación debe evitarse la disección posterior a ciegas del esófago.

La disfagia posoperatoria precoz puede ser producto de una fundoplicatura ajustada, la que tiene mayor posibilidad de producirse con los procedimientos mínimamente invasivos, en los que no se usa la sensación táctil para evaluar la rigidez del echarpe. La realización de la fundoplicatura sobre un dilatador 54 F o superior disminuye al mínimo la posibilidad de esta complicación. También se ha informado la disfagia posoperatoria por estenosis fibrótica del hiato esofágico muscular, atribuida a una lesión diatérmica durante la disección del esófago, la cual se trata con la sección del hiato por vía laparoscópica.[102] La disfagia persistente después de una fundoplicatura laparoscópica refractaria al tratamiento dilatador puede requerir la reoperación, desmantelamiento del echarpe y construcción de una fundoplicatura más laxa. El enfoque del autor para este procedimiento de reoperación es un abordaje transtorácico, a menudo combinado con una gastroplastia de Collis con alargamiento esofágico, con fundoplicatura de Nissen (véanse figs. 26-7, 26-8 y 26-9).

Otras complicaciones de la fundoplicatura laparoscópica son el neumotórax o el neumomediastino, debido al pasaje de CO_2 dentro del tórax durante la operación, la evisceración o eventración por la entrada de los trocares y la hernia de la fundoplicatura a través del hiato diagramático (en particular cuando los pilares diafragmáticos no fueron cerrados en el momento de la operación original).

El entusiasmo por la fundoplicatura laparoscópica ha crecido y este abordaje también se ha utilizado para reparar las hernias hiatales paraesofágicas grandes, las que suelen asociarse con un hiato esofágico amplio y debilitado. En 1983 Pearson y col.[105] llamaron la atención sobre la frecuencia del acortamiento esofágico en estos pacientes, la mayoría de los cuales presentan una combinación de hernias hiatal por deslizamiento y paraesofágica; en este grupo los autores usaron mucho la gastroplastia de Collins con fundoplicatura. Con el método laparoscópico no se puede evaluar el grado de tensión sobre el esófago distal que resulta de la reducción de la unión esofagogástrica por debajo del diafragma porque tampoco aquí es posible la palpación manual directa del esófago. Además, con el diafragma empujado hacia arriba debido a la instilación intraoperatoria de CO_2 dentro del abdomen, puede tenerse la falsa impresión de que la reducción de la unión esofagogástrica dentro del abdomen es sencilla. El autor cree que la mayoría de las hernias hiatales por deslizamiento y paraesofágicas combinadas deben ser abordadas a través del tórax mediante una operación a cielo abierto, siendo la más usada la operación combinada de Collis-Nissen. El aumento de los "deslizamientos" de fundoplicaturas a través del hiato hacia el tórax luego de la reparación laparoscópica reflejaría, al menos en parte, que el primer cirujano no advirtió que la reparación se realizó con una tensión inaceptable. La herniación recurrente de una fundoplicatura intacta o desprendida es la razón más común del fracaso de las fundoplicaturas laparoscópicas.[21,54,56,128] El hábito constitucional es otro factor importante y a menudo subestimado en la recurrencia posoperatoria de la operación laparoscópica antirreflujo (o de cualquier otra operación laparoscópica); un número importante de pacientes que sufrieron fracaso de la reparación presenta obesidad.[111]

Otra técnica laparoscópica para la reparación de las hernias hiatales paraesofágicas usa una malla para reparar el defecto diafragmático.[33,57,68] Esta operación no es recomendable porque el movimiento constante del diafragma contra el esófago adyacente en el hiato puede provocar la erosión esofágica o gástrica y la perforación. Este método solo se menciona para reprobar su uso.

Resección esofágica y sustitución esofágica

En casi todas las series grandes de pacientes sometidos a la resección esofágica convencional y sustitución por estómago o intestino las causas principales de muerte son 1) insuficiencia respiratoria asociada con la agresión fisiológica de una operación combinada torácica y abdominal y 2) la sepsis con punto de partida en la mediastinitis resultante del defecto de una anastomosis intratorácica. Como consecuencia el autor ha adoptado la política general de *no realizar la anastomosis esofágica intratorácica* y preferir en su lugar la anastomosis esofagogástrica cervical. Una filtración anastomótica esofagogástrica cervical no suele representar una morbilidad mayor que la de una fístula salival y el cierre espontáneo es la regla. El uso de la anastomosis esofagogástrica engrapada, en general utilizando una engrapadora circular EEA, ha sido recomendado por algunos especialistas debido a la menor cantidad de filtraciones anastomóticas esofágicas intratorácicas que genera.[103,110] Otros autores no han hallado diferencias en los porcentajes de filtración entre la anastomosis engrapada y la anastomosis manuales.[33,112] El autor de esta obra y sus colaboradores informaron una reducción muy importante de la incidencia de filtración posoperatoria en la anastomosis esofagogástrica cervical hasta de menos del 3% efectuando dicha anastomosis cervical en forma laterolateral con sutura mecánica construida con una engrapadora Auto Suture Endo-GIA II (U.S. Surgical Corporation, Auto Suture Company Division, Norwalk, CT)[90] El autor también comprobó que la esofagectomía transhiatal sin toracotomía con anastomosis esofagogástrica cervical es aplicable a la mayoría de los pacientes que requieren una resección del esófago con reconstrucción, sea por una enfermedad benigna o maligna (véase cap. 24). Este procedimiento reduce al mínimo el estrés quirúrgico en el paciente ya que evita la toracotomía. De este modo la incidencia de complicaciones pulmonares posoperatorias se reduce y la posibilidad de mediastinitis por una dehiscencia intratorácica queda casi eliminada. En su revisión colectiva extensa de los resultados de la esofagectomía en 76.911 pacientes con carcinoma esofágico en la década de 1990 Muller y col.[83] comprobaron una reducción global de la tasa de mortalidad posoperatoria después de la resección esofágica del 50%, con la menor tasa de mortalidad (11 ± 8%) en los pacientes sometidos a la esofagectomía transhiatal sin toracotomía.

En el caso de los pacientes sometidos a esofagectomía y reconstrucción esofágica el autor recomienda confeccionar una yeyunostomía de alimentación con un catéter 14 Fr, el cual se fija en el lugar mediante la técnica de Witzel y no es recomendable una yeyunostomía con "aguja catéter".[40] El tubo de yeyunostomía se considera un "reaseguro" si una dehiscencia anastomótica impone un medio alternativo de alimentación. Si en el posoperatorio no es necesario usar el tubo, luego de algunas semanas se retira. Por otra parte, si se produce una filtración anastomótica, una yeyunosto-mía de alimentación es más segura y efectiva para el aporte calórico que la hiperalimentación intravenosa.

Filtración anastomótica

Luego de terminada la anastomosis esofágica cervical, la incisión cervical se cierra *floja*, con solo cuatro o cinco puntos con hilo 4-0 sobre un drenaje de goma de Penrose de 0,5 cm colocado adyacente a la anastomosis (véase cap. 24). Si se produce una filtración anastomótica, se vuelve a abrir *toda* la herida del cuello y se llena delicadamente la herida con gasas. El tamaño del la dehiscencia puede calcularse dando de beber agua al paciente y evaluando mediante un catéter de aspiración descartable la cantidad que sale por la herida cervical. En general luego de varios días de abierta la herida el drenaje disminuye considerablemente y el paciente puede volver a ingerir alimentos mientras mantiene una presión suave sobre la herida para ocluir la fístula. El pasaje de bujías de Maloney (generalmente 40 y 46 Fr) durante la primera semana que sigue al drenaje de la fístula cervical garantiza que no haya obstrucción proveniente del edema o el espasmo locales, los que contribuyen con la persistencia del drenaje de la fístula.[88] Más del 98% de las filtraciones anastomóticas esofagogástricas cervicales son pequeñas y responden al drenaje abierto cubierto con apósitos, como se describió. Sin embargo, existe una proporción mínima que se asocia con complicaciones muy graves: una necrosis severa del extremo gástrico que obliga a desmontar la anastomosis, construir una esofagostomía cervical y resecar el estómago no viable; la osteomielitis del cuerpo vertebral; el absceso epidural con paraplejia secundaria; los microabscesos pulmonares a partir de abscesos en la vena yugular interna y la fístula anastomótica traqueoesofagogástrica.[58]

Cuando el defecto de una anastomosis esofágica intratorácica ocurre dentro de los primeros 10 días del posoperatorio, el cuadro clínico es bastante característico. Los síntomas típicos de mediastinitis (fiebre, dolor torácico, taquicardia, taquipnea, distrés respiratorio, cianosis periférica, vasoconstricción, hipotensión y shock) junto con una radiografía de tórax que muestra la presencia de hidrotórax o neumotórax dejan pocas dudas acerca del diagnóstico, el que, sin embargo, debe documentarse mediante un estudio con contraste. Es posible que una dehiscencia anastomótica ocasional, pequeña y limitada (< 1cm), detectada mediante una radiografía de control con deglución de bario en un paciente asintomático, no necesite ser tratada. Sin embargo, en muchos casos la dehiscencia anastomótica justifica la reexploración inmediata, la irrigación del tórax y del mediastino, la reparación de la fístula y, si es posible, un tubo torácico de drenaje. Una filtración anastomótica localizada con tejido adyacente viable puede ser pasible de reparación directa. Debe reforzarse con un pedículo de grasa mediastínica anterior o con un colgajo de músculo intercostal, pleura o epiplón. Para completar el tratamiento se descomprime el estómago con una sonda nasogástrica, se coloca un tubo de yeyunostomía para el soporte nutricional y se administran antibióticos apropiados. El estudio de deglución con bario realizado a los 10 días de la operación debe certificar la cicatrización y el tubo torácico debe haberse retirado previamente. Si se vuelve a producir una filtración anastomótica, la meta es establecer una fístula cutánea esofagopleural controlada. A veces se requiere la resección de una costilla para poder colocar un tubo de drenaje de calibre grande adyacente a la fístula y garantizar que todo el drenaje de la pérdida esofágica pueda fluir libremente fuera del tórax. El contenido gástrico que es aspirado a través de la sonda nasogástrica puede retornar al tubo digestivo a través de la yeyunostomía para disminuir al mínimo el desequilibrio electrolítico y simplificar el aporte de líquidos y electrólitos.

Si durante la reexploración torácica debida a una filtración de la anastomosis esofágica se encuentra una necrosis extensa del tejido local con una dehiscencia importante de la anastomosis, no existe otro recurso que desmontar la anastomosis, resecar el estómago no viable y devolverlo al abdomen. Solo debe resecarse el esófago distal no viable. El extremo proximal del esófago intratorácico seccionado *no* debe suturarse ni dejarse dentro del mediastino infectado dejando un esofagostoma lateral. La ruptura de la línea de sutura del esófago intratorácico puede ocurrir, pero si es posible realizar una reconstrucción, ésta debe tenerse en cuenta, aunque el manejo del segmento remanente del esófago intratorácico presente un problema técnico considerable. La mejor alternativa es movilizar circunferencialmente el esófago hasta el cuello por la incisión torácica y, después de haber cerrado la toracotomía, colocar al paciente en decúbito dorsal y construir una esofagostomía convencional *terminal*. Como se dijo antes, la circulación colateral submucosa del esófago es excelente y la mayor parte de todo el esófago torácico permanecerá viable mientras una arteria tiroidea inferior permanezca intacta. Por lo tanto, luego de exteriorizar el esófago torácico seccionado por la incisión cervical no debe resecarse esófago viable para "acomodar" el esófago remanente en una esofagostomía cervical estándar. Más bien todo el esófago remanente debe preservarse para facilitar la reconstrucción posterior. Esto se logra realizando un túnel subcutáneo sobre la pared torácica anterior y construyendo una esofagostosmía torácica anterior (véase fig. 26-23). Un estoma de esofagostomía ubicado sobre la pared torácica anterior superior relativamente plana es mucho más fácil de cuidar por el paciente porque se puede adaptar mejor una bolsa de estoma en esta localización que en el sitio usual de una esofagostomía

cervical estándar. Por supuesto, es necesario alimentar al paciente por la yeyunostomía hasta que más tarde se lleve a cabo la reconstrucción esofágica.

Cuando se han usado el colon o el yeyuno para reemplazar el esófago y durante la reexploración de una filtración anastomótica se confirma la necrosis del injerto, tampoco hay otro recurso que extirpar el injerto no viable y colocar un tubo de alimentación. Si el paciente sobrevive a la sepsis mediastínica, puede intentarse la reconstrucción en un momento posterior.

Estenosis anastomótica

Los efectos agudos de una filtración anastomótica esofágica intratorácica han determinado que después de la esofagectomía el autor opte por usar la reconstrucción esofagogástrica cervical siempre que sea posible. Aunque el manejo de la filtración anastomótica cervical suele ser sencillo y rara vez conduce a la muerte, las secuelas a largo plazo están lejos de ser inocuas. Hasta el 50% de las filtraciones anastomóticas esofagogástricas cervicales provocan una estenosis anastomótica, lo que se considera una evolución indeseable de una operación destinada a brindar una deglución confortable. Las implicancias son similares en los pacientes supervivientes a una filtración anastomótica esofagogástrica intratorácica. En su revisión colectiva de 46.692 pacientes sometidos a una esofagectomía por cáncer Muller y col.[83] informaron que la incidencia de filtración anastomótica de una anastomosis esofagogástrica intratorácica no tuvo una diferencia significativa si fue realizada en un plano (12%) o en dos planos (12%) o si la anastomosis fue realizada en forma manual (11%) comparada con la realizada con una engrapadora quirúrgica EEA (U.S. Surgical Corporation). Por otra parte, en una serie de 580 anastomosis esofágicas, Fok y col.[37] comprobaron que las anastomosis manuales en un plano a punto continuo tuvieron una incidencia de filtración del 5%, en comparación con el 3,8% de las anastomosis suturadas con engrapadora circular ($p = 0,69$), si bien la anastomosis engrapada se asoció con un número superior de estenosis.

En una revisión de las complicaciones de la esofagectomía transhiatal en un grupo colectivo de 1.353 pacientes Katariya y col.[63] hallaron una incidencia media de filtraciones anastomóticas cervicales del 15% y el mismo número (15%) de pacientes presentó estenosis anastomótica. Dewar y col.[25] informaron una incidencia de filtración anastomótica del 17% y una incidencia de estenosis de la anastomosis del 31%, en 169 pacientes en los que se realizó una anastomosis esofagogástrica cervical, esta última relacionada con una filtración anastomótica previa ($p = 0,001$). En una revisión de 131 pacientes con esofagectomía transhiatal por carcinoma el grupo de la Mayo Clinic informó una incidencia del 25% de filtraciones cervicales.[137] En otra revisión colectiva las filtraciones anastomóticas cervicales ocurrieron en el 5 al 26% de los pacientes sometidos a esofagectomía transhiatal con anastomosis esofagogástrica cervical y el 10 al 15% de los pacientes presentó estenosis anastomótica posterior.[39] La tasa de filtración anastomótica promedió el 13% en más de 1.000 pacientes con esofagectomía transhiatal de la University of Michigan y cerca de la mitad de esos pacientes más tarde presentó estenosis.[89] Sin dudas, la clave de un resultado funcional satisfactorio en estos pacientes es la prevención de una filtración anastomótica. Además, la anastomosis esofagogástrica cervical laterolateral engrapada dada a conocer recientemente, la que se ha asociado con una tasa de filtración anastomótica inferior al 3%, ha reducido en forma notable la necesidad de dilataciones anastomóticas posoperatorias en nuestros pacientes.[90]

En el paciente que ha experimentado una filtración anastomótica esofágica, dentro de la primera semana del drenaje se pasa una bujía 46 Fr o mayor para mantener una luz adecuada y evitar la estenosis tardía grave. Una fístula cervical suele cicatrizar entre los 7 y los 10 días de drenaje externo. Cuando el paciente vuelve para el control luego de dos semanas del alta hospitalaria, se pasa una bujía 46 Fr o una mayor de Maloney a través de la anastomosis para la "calibración". Si el paciente no tiene disfagia y no existe resistencia al pasaje de la bujía, la necesidad de más dilataciones depende del retorno de la disfagia cervical. En los pacientes con una estenosis anastomótica que impide el pasaje de una bujía 46 Fr o una de Maloney más grande se comienza un programa más intensivo de dilataciones, al comienzo semanal. El principio básico es que el tejido cicatrizal se estira y en algunos pacientes un programa de dilataciones frecuentes aplicado en forma temprana logra la permeabilidad. Los pacientes cuya estenosis produce resistencia al paso del dilatador pueden requerir dilataciones más frecuentes. En este caso durante varias semanas se pasan bujías 46 o 48 Fr con la asistencia de un miembro de la familia o de un allegado. Una vez que se logra pasar el dilatador con facilidad, se instruye al paciente para que pase el dilatador todos los días durante 1 semana, luego día por medio y después con intervalos cada vez más largos hasta llegar al período más prolongado entre las dilataciones sin que se produzca la recurrencia de la disfagia. En general con este programa inicial progresivo de dilataciones se logra una deglución confortable durante mucho tiempo con muy poca necesidad, o ninguna, de proseguir con las dilataciones. Pocos son los pacientes en quienes es necesario desmantelar la anastomosis. En algunos casos la inyección endoscópica de esteroides dentro de una cicatriz anastomótica refractaria facilita el tratamiento de este problema.[65,142]

Complicaciones pulmonares

La insuficiencia respiratoria luego de la resección y la reconstrucción esofágicas es extremadamente común y se asocia con una tasa de mortalidad que llega al 40%.[117,123,131] Un aspecto muy importante para disminuir al mínimo las complicaciones pulmonares posoperatorias luego de la resección y la reconstrucción esofágicas es la fisioterapia pulmonar preoperatoria exhaustiva. El autor insiste en la abstinencia total del cigarrillo durante un mínimo de 2 semanas antes de la esofagectomía y el uso domiciliario de un inspirómetro de incentivo e instrucciones para la realización de ejercicios con respiraciones profundas, comenzando 2 semanas antes de la operación. Este tiempo y esta energía destinados a mejorar el estado respiratorio preoperatorio del paciente siempre se acompaña de una incidencia menor de complicaciones pulmonares posoperatorias luego de la resección y la reconstrucción esofágicas. La analgesia posoperatoria adecuada, en particular la anestesia epidural, es de gran valor para disminuir al mínimo los problemas pulmonares que aparecen en el posoperatorio.

Una de las complicaciones más graves después de la resección esofágica es la formación de una fístula entre el árbol traqueobronquial y el esófago y su sustituto, en general en el sitio de la anastomosis. Kron y col.[67] comunicaron una fístula gastrotraqueal que apareció luego de una esofagectomía transhiatal por carcinoma. De los 207 pacientes con fístulas esofagorrespiratorias tratados en el Memorial Sloan-Kattering Cancer Center de New York, Burt y col.[13] comprobaron la aparición de fístulas en 13 pacientes sometidos a la resección por un carcinoma esofágico. Según la experiencia del autor con más de 1.000 resecciones esofágicas transhiatales solo en un caso la operación se complicó con una fístula traqueogástrica; se trataba de un paciente que había sido dado de alta del hospital con una filtración anastomótica esofagogástrica cervical, detectada en un esofagograma con bario para el control posoperatorio. Diez días después el paciente se volvió a internar con una fístula traqueogástrica de la anastomosis cervical en la que la infección localizada había erosionado toda la tráquea membranosa posterior. Se desmontó la anastomosis, el estómago intratorácico se volvió a colocar en el abdomen y se reparó la tráquea, reforzándose con el músculo adyacente. Sin embargo, el paciente murió por una insuficiencia pulmonar progresiva. Este hecho pone de relieve la importancia del drenaje más que la observación después de las filtraciones anastomóticas esofagogástricas cervicales. Una vez que se produce una fístula entre la vía aérea y el tubo digestivo adyacente no existe otra opción que evitar la contaminación continua del árbol respiratorio, identificando y resecando la fístula y reparando la vía aérea, método que a menudo representa un emprendimiento mayor en un paciente enfermo de gravedad.

Obstrucción en la salida del estómago

Ya se ha analizado la necesidad de un procedimiento de drenaje gástrico sistemático luego de la vagotomía que siempre acompaña a la esofagectomía. Se ha demostrado, por ejemplo, que la mayoría de los pacientes sometidos a una esofagectomía y anastomosis esofagogástrica *sin* un procedimiento de drenaje simultáneo no tienen dificultad con la obstrucción de la salida del estómago.[4,51,55,124] Sin embargo, en un estudio prospectivo de 200 pacientes con una resección esofágica que fueron aleatorizados en un grupo sometido a piloroplastia y en otro grupo al que no se realizó ningún procedimiento del drenaje se comprobó que el vaciamiento gástrico era cuatro veces más prolongado en los que no tenían piloroplastia.[38] Los síntomas posprandiales adversos fueron menores en los que tenían un procedimiento de drenaje y no hubo morbilidad derivada de la piloroplastia, una observación que ya se había advertido.[17] En el caso del paciente que presenta una obstrucción en el tracto de salida del estómago después de la resección esofágica el resultado puede ser una neumonía por aspiración *gravísima* y un defecto nutricional debido a la incapacidad para comer (fig. 26-24). Además, la reoperación para realizar un procedimiento de drenaje puede ser muy difícil luego de que el estómago ha sido movilizado dentro del tórax. Por estas razones el autor recomienda realizar un procedimiento de drenaje gástrico en todos los pacientes que van a ser sometidos a esofagectomía y reconstrucción esofágicas, preferentemente usando la piloromiotomía extramucosa del tipo Ramstedt, la cual evita la sutura que requiere la piloroplastia. Luego de realizar la piloromiotomía se colocan clips de plata marcadores en el nivel del píloro, los que ayudan a la interpretación radiológica posterior de los estudios destinados a evaluar el vaciamiento gástrico. En más de 1.000 de las piloromiotomías realizadas durante el bypass o el reemplazo esofágicos con estómago, el autor comprobó una sola filtración posoperatoria; esta filtración provocó una peritonitis fatal. La obstrucción del estómago intratorácico también puede hacer que la ampliación del hiato diafragmático para la movilización del estómago dentro del tórax quede estrecha (véase fig. 26-24) Para evitar esta complicación el hiato diafragmático debe permitir el paso holgado de al menos tres dedos al costado del estómago movilizado.

Obstrucción de la hernia por el hiato diafragmático

No solo el hiato debe ser agrandado convenientemente para evitar que el sustituto esofágico se obstruya en el nivel del diafragma sino que también el reemplazo esofágico, sea estómago o intestino, debe

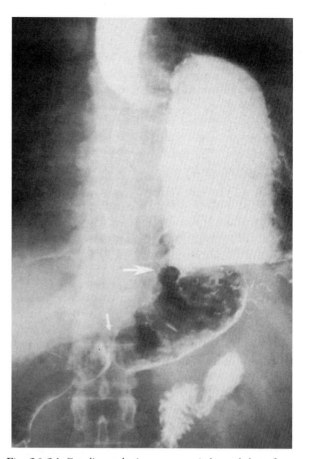

Fig. 26-24. Estudio con bario posoperatorio luego de la esofagectomía y la anastomosis esofagogástrica intratorácica por un carcinoma. El vaciamiento gástrico del paciente había empeorado debido a dos errores técnicos: 1) no se agrandó suficientemente el hiato diafragmático (*flecha grande*) y 2) no se realizó un procedimiento de drenaje gástrico (la *flecha pequeña* indica una salida gástrica obstruida). (De Orringer MB: Complications of esophageal surgery and trauma. En Greenfield LJ [ed.]: Complications in Surgery and Trauma. Filadelfia, JB Lippincott, 1984, pág.276, con autorización.)

suturarse con sumo cuidado al borde del hiato diafragmático para prevenir la herniación consiguiente de la víscera abdominal a través del hiato y dentro del tórax (fig. 26-25). Esta complicación puede ocurrir en forma aguda a los pocos días de la operación o años después de la esofagectomía. Dicha hernia puede ser un hallazgo asintomático en una radiografía de tórax posoperatoria en la cual se puede ver el gas intestinal por encima del nivel del diafragma, o el paciente puede presentar un malestar vago en el hipocondrio derecho o en la parte inferior del tórax, náuseas y vómitos, como sucede con las hernias diafragmáticas traumáticas crónicas. Debido a que el riesgo de incarceración y de estrangulación de la víscera herniada es muy importante se aconseja la reducción de la hernia. Las hernias intestinales a través del hiato diafragmático luego de la esofagectomía pueden en general repararse por vía transabdominal en el período posoperatorio inmediato o años más tarde. En el

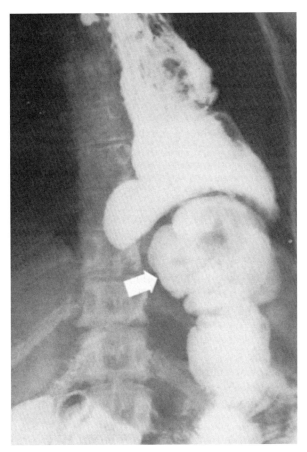

Fig. 26-25. Herniación del ángulo esplénico del colon (*flecha*) a través del hiato diafragmático luego de una esofagogastrostomía intratorácica por una estenosis cáustica. El estómago no se ha suturado al hiato diafragmático para evitar esta complicación. (De Orringer MB: Complications of esophageal surgery and trauma. En Greenfield LJ [ed.]: Complications in Surgery and Trauma. Filadelfia, JB Lippincott, 1984 pág.277, con autorización.)

caso de las hernias diafragmáticas traumáticas crónicas la abertura del diafragma es relativamente pequeña y la víscera herniada llega en ocasiones a adherirse a las estructuras intratorácicas adyacentes y requiere un abordaje transtorácico para su reducción. Por otra parte, la mayoría de las hernias del intestino laterales al estómago intratorácico aparecen por un hiato relativamente amplio y la reducción de la hernia y el estrechamiento del hiato se realizan a través del abdomen. Como en el caso de otras complicaciones que aparecen luego de la cirugía esofágica, en general esta situación también puede prevenirse. Cuando el sustituto esofágico ya se ha llevado a través del hiato diafragmático y se ha completado la anastomosis deben colocarse varios puntos fuertes en los pilares del diafragma con el fin de estrechar el hiato de manera que admita tres dedos al costado del estómago o del colon. Luego se colocan algunos puntos separados entre el borde del hiato diafragmático y el sustituto esofágico visceral con el fin de impedir la migración de otra víscera intraabdominal a través del hiato hacia el

tórax. Por último, el ligamento triangular seccionado del hígado movilizado se sutura al borde del hiato para brindar una barrera adicional a la herniación por este sitio.

Quilotórax

Debido a la proximidad entre el conducto torácico y el esófago, el quilotórax es una complicación de la esofagectomía.[9,16] La ligadura de los tejidos periesofágicos seccionados en el momento de la esofagectomía disminuye al mínimo esta complicación. En comparación con el paciente relativamente sano que sufre un quilotórax luego de la cirugía aórtica, cuando esta complicación aparece en un paciente debilitado que presenta una obstrucción esofágica el quilotórax no es bien tolerado, habiéndose publicado tasas de mortalidad que llegan al 50%.[36,70] Los pacientes con obstrucción esofágica crónica casi siempre están desnutridos a lo que se suma la pérdida de quilo rico en proteínas. El tratamiento conservador debe durar muy pocos días. En general una intervención quirúrgica y la ligadura directa del conducto torácico lesionado salva la vida del paciente.[87]

Pancreatitis

Después de una esofagectomía puede producirse una pancreatitis posoperatoria debido a la lesión pancreática durante el despliegue de la maniobra de Kocher o durante la movilización gástrica. Esta posibilidad debe sospecharse en los pacientes que presentan fiebre cuyo origen se desconoce, distrés respiratorio o íleo prolongado luego de la esofagectomía. El diagnóstico se confirma determinando los niveles de amilasemia y de calcemia. El tratamiento estándar de la pancreatitis mediante descompresión del tubo digestivo con una sonda nasogástrica y aporte de líquidos intravenosos suele ser suficiente, aunque hay casos de mala evolución que progresan hacia una pancreatitis hemorrágica fatal.

Lesión esplénica

Durante la esofagectomía puede producirse la lesión del bazo, sobre todo durante la movilización del estómago para reemplazar el esófago. Evitando con cuidado la tracción excesiva de los vasos cortos gástricos durante la movilización del estómago y la sección precoz de la adherencias entre el estómago y el bazo al abrir el abdomen minimizan esta complicación. La esplenectomía sistemática como parte de la "operación oncológica" destinada al tratamiento del carcinoma esofágico no se recomienda porque la esplenectomía se asocia con un aumento bien documentado de la morbilidad por esta causa.

Ateroembolismo periférico

Secuelas tromboembólicas luego de la esofagectomía transhiatal se han hallado en dos pacientes y atribuido al desplazamiento inadvertido de detritos de una aorta patológica durante el proceso de movilización del esófago a través del hiato diafragmático.[72] Esta complicación no ha sido encontrada por el autor en toda su experiencia con más de 1.000 esofagectomías transhiatales.

Complicaciones del reemplazo esofágico subesternal

Varias complicaciones específicas del reemplazo esofágico se relacionan con la ubicación retroesternal del sustituto esofágico; la más evidente es la obstrucción en el neohiato retroesternal debido al fracaso en crear una apertura adecuada (fig. 26-26). Cuando se crea un túnel retroesternal el autor acostumbra a dilatar este espacio hasta que toda la mano y el antebrazo puedan introducirse por detrás del esternón asegurando un espacio suficiente para el estómago o el colon. La compresión y la obstrucción del sustituto esofágico retroesternal en la apertura superior en el mediastino anterior proviene de la prominencia posterior de la cabeza de la clavícula, la que estrecha la entrada torácica anterior (fig. 26-27). Por esta razón, cuando se realiza una interposición retroesternal de estómago o de colon, que requiere colocar el esófago cervical por delante desde su posición habitual, a la izquierda y detrás de la tráquea, el tercio medial de la clavícula, el manubrio adyacente y muchas veces la parte medial de la primera costilla también deben ser resecados para conseguir una apertura adecuada en el mediastino anterior (fig. 26-28).

Complicaciones del bypass o de la exclusión del esófago nativo

Cuando el reemplazo del esófago se realiza por vía retroesternal, el manejo del esófago nativo patológico es controvertido. Por ejemplo, un esófago que sufre un estrechamiento grave por una lesión cáustica puede simplemente dejarse en el mediastino posterior y ser salteado con un segmento de colon retroesternal. Las complicaciones potenciales que surgen del esófago patológico residual obligan a extirparlo siempre que sea posible. El riesgo de un carcinoma en el esófago con estenosis cáustica que, aunque pequeño, está

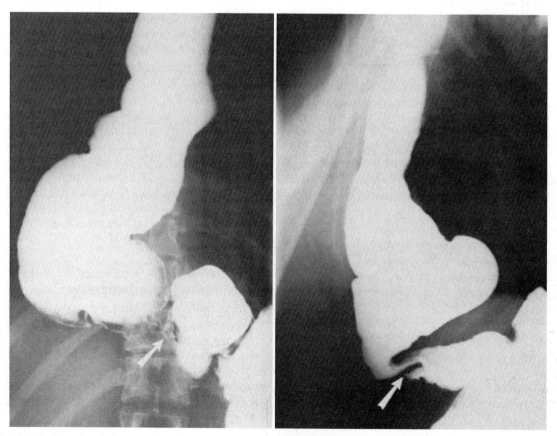

Fig. 26-26. Radiografías de frente (*izquierda*) y de perfil (*derecha*) con bario que muestran una obstrucción posoperatoria precoz de la interposición colónica retroesternal en el nivel del diafragma (*flecha*) producida por una falla en la creación de una apertura adecuada en el diafragma.

Fig. 26-27. La prominencia posterior de la cabeza de la clavícula (*recuadro*) comprime un injerto retroesternal que pasa por el mediastino anterior en la entrada torácica. Cuando se realiza la reconstrucción esofágica retroesternal para evitar la obstrucción del injerto deben resecarse la parte medial de la clavícula y el manubrio adyacente (*líneas de puntos*) y con frecuencia también la parte medial de la primera costilla. (De Orringer MB y Sloan H: Substernal gastric bypass of the excluded thoracic esophagus for palliation of esophageal carcinoma. J Thorac Cardiovasc Surg *70*:836, 1975, con autorización.)

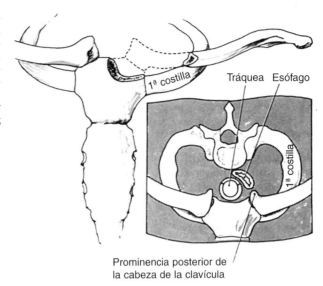

aumentado, es una razón menos imperativa para resecarlo que la esofagitis por reflujo potencial que aparece después. Una lesión cáustica puede destruir el mecanismo del esfínter esofágico inferior debido a la fibrosis que se produce y estos pacientes, que luego son sometidos a la interposición colónica subesternal, pueden experimentar síntomas de reflujo y esofagitis grave en el esófago nativo (fig. 26-29).

Aunque el bypass subesternal con estómago o colon del esófago *excluido* se ha usado para el tratamiento de enfermedades esofágicas benignas o malignas,[23,60,98] las complicaciones que lo acompañan son importantes. El esófago excluido puede desarrollar un mucocele mediastínico posterior gigante, que causa distrés respiratorio debido a la compresión traqueobronquial (fig. 26-30). Más preocupante en el posoperatorio inmediato es la incidencia de rupturas en el extremo distal del esófago excluido, que dan origen a abscesos subfrénicos izquierdos.[86] Cuando es necesario sustituir al esófago afectado por una enfermedad benigna, el autor recomienda la resección del esófago. Siempre es preferible ubicar el sustituto esofágico en el medias-

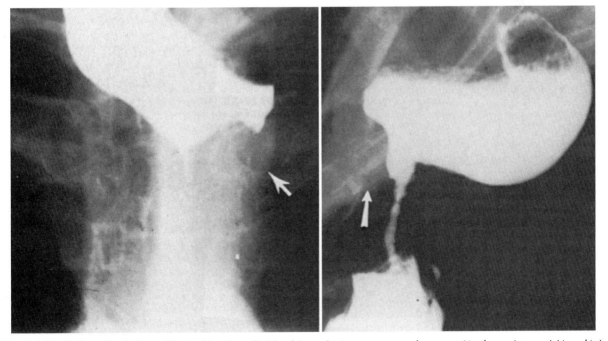

Fig. 26-28. Radiografías de frente (*izquierda*) y de perfil (*derecha*) con bario que muestran la compresión de una interposición colónica retroesternal en el nivel de la cabeza clavicular izquierda no resecada (*flechas*). Para disminuir la obstrucción hubo que agrandar la apertura anterior en el mediastino superior (como se muestra en la fig. 26-27) y corregir el estrechamiento anastomótico que se había formado.

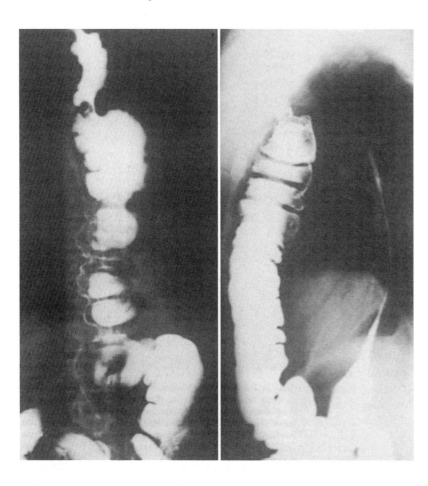

Fig. 26-29. Radiografías de frente (*izquierda*) y de perfil (*derecha*) con bario realizadas en un paciente que 4 años antes había sido sometido a un bypass colónico retroesternal por estenosis esofágica cáustica. Este paciente había tenido síntomas graves de reflujo durante los 2 años previos y se presentó con una hemorragia digestiva alta debida a una esofagitis por reflujo. La radiografía de perfil muestra una opacificación simultánea del colon y el esófago nativo, los que se rellenaron como resultado de un esfínter esofágico inferior con una incompetencia grave. Se requirió la resección del esófago nativo para aliviar la esofagitis por reflujo grave.

tino posterior, en el lecho esofágico original porque 1) esta es la distancia más corta entre el cuello y la cavidad abdominal, 2) si se requiere una dilatación anastomótica posterior, es mucho más seguro y directo realizarla cuando el cirujano no se encuentra con la angulación anterior de un injerto retroesternal y 3) la

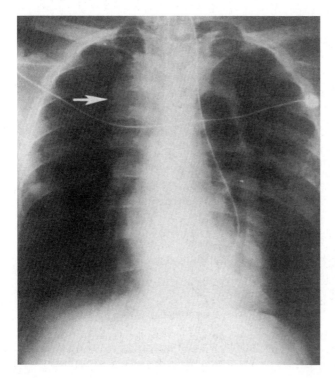

Fig. 26-30. Radiografía de tórax de frente de un hombre de 27 años con distrés respiratorio agudo 2 años después de haber sido sometido a un bypass gástrico subesternal del esófago torácico excluido por estenosis cáustica. El paciente tenía comprimido el árbol traqueobronquial por un mucocele mediastínico posterior enorme (*flecha*), el que se había formado en el esófago excluido. Para disminuir la obstrucción de la vía aérea fue necesario colocar un tubo endotraqueal. En el estómago retroesternal puede verse la sonda nasogástrica. Se realizaron una toracotomía del lado derecho y una resección del esófago dilatado.

incidencia de filtración anastomótica cervical posoperatoria es inferior. En el lecho esofágico original del cuello la anastomosis está reforzada por los tejidos adyacentes: la columna vertebral por detrás, la vaina carotídea hacia afuera, la tráquea por dentro y los músculos infrahioideos por delante. En el cuello una anastomosis retroesternal entre el esófago y el colon o el estómago es básicamente subcutánea y su soporte es débil. La tos o la maniobra de Valsalva contra un esfínter esofágico superior cerrado provocan la distensión del sustituto esofágico retroesternal y la anastomosis es el sitio que soporta mayor presión, con una tasa de filtración anastomótica más alta. Si el bypass esofágico se realiza en pacientes con un carcinoma esofágico irresecable, más que excluir al esófago distal se lo debe descomprimir mediante un segmento en Y de Roux o yeyuno[1,66,140]

Diverticulectomía esofágica

Los divertículos esofágicos por pulsión, ya orofaríngeos (divertículo de Zenker) ya intratorácicos, son resultado de una obstrucción esofágica distal asociada, sobre todo por disfunción neuromotora. Por lo tanto, si la anormalidad neuromotora subyacente responsable de la formación del divertículo no se trata al mismo tiempo que se realiza la diverticulectomía, la falta

de solución de la obstrucción distal puede provocar un "estallido" de la línea de sutura[2,24] (figs. 26-31 a 26-34). Luego de la resección de un divertículo el esófago se insufla con aire a través de una sonda nasogástrica introducida en éste y cualquier pérdida de aire se observa sumergiendo la submucosa esofágica prominente en solución salina (véase fig. 26-34D). El mejor momento para tratar una filtración puntiforme es durante la operación y un solo punto 5-0 puede significar un gran cambio en la morbilidad posoperatoria.

Como alternativa, si una filtración del esófago cervical aparece después de una diverticulectomía y una esofagomiotomía, la herida del cuello debe abrirse para irrigar y drenar como se describió antes para el tratamiento de la dehiscencia anastomótica cervical. La nutrición puede mantenerse administrando los alimentos por la sonda nasogástrica y por vía intravenosa. Se administran antibióticos de amplio espectro. Con una esofagomiotomía adecuada que alivie la obstrucción distal la incidencia de filtración por la línea de sutura de la diverticulectomía es extremadamente baja. Sin embargo, si se forma una fístula salival cervical, lo habitual es su cierre espontáneo entre los 7 y 10 días. Si varios días después de la diverticulectomía se produce una filtración en la línea de sutura del esófago intratorácico es necesaria la reexploración inmediata del tórax con cierre de la fístula y refuerzo con pleura, músculo intercostal, grasa mediastínica anterior o epiplón adyacentes.

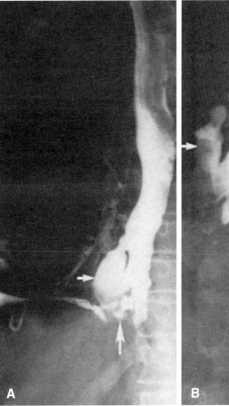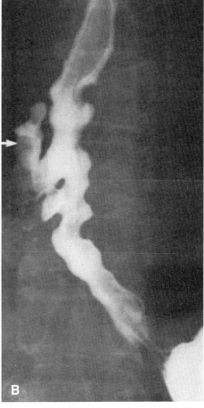

Fig. 26-31. A. Estudio con bario que muestra una fístula esofagopleurocutánea (*flecha grande*) y un divertículo esofágico recurrente (*flecha pequeña*) luego de la diverticulectomía *sin* esofagomiotomía. **B.** La disfunción neuromotora subyacente persistente en este paciente es evidente, como puede comprobarse en este esófago en "tirabuzón". La imposibilidad de aliviar la obstrucción relativa debida al espasmo intermitente del esófago distal al divertículo provocó una dehiscencia en la línea de sutura de la diverticulectomía y la recurrencia del divertículo (*flecha*). (De Orringer MB: Complications of esophageal surgery and trauma. En Greenfield LJ [ed.]: Complications in Surgery and Trauma. Filadelfia, JB Lippincott, 1984 pág.278, con autorización.)

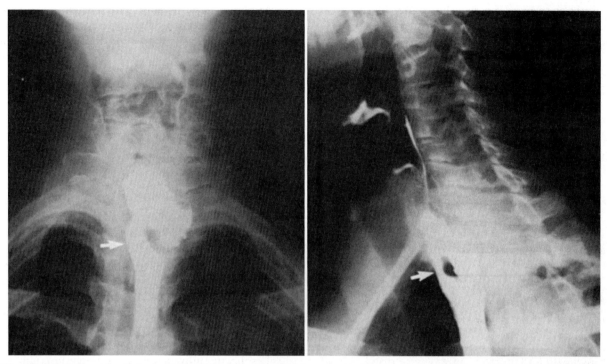

Fig. 26-32. Radiografías de frente (*izquierda*) y de perfil (*derecha*) con bario realizadas en un paciente con divertículo de Zenker recurrente luego de dos diverticulectomías previas, cada una de ellas complicada por dehiscencia de la línea de sutura y fístula esofagocutánea. Se ve el músculo cricofaríngeo no seccionado (*flecha*) responsable de la obstrucción distal a la bolsa. No se realizó la esofagomiotomía para aliviar la disfunción neuromotora causante de la obstrucción. Mediante una tercera diverticulectomía, esta vez combinada con una esofagomiotomía, se logró la mejoría de la disfagia. El divertículo no recurrió durante un seguimiento de 10 años.

Esofagomiotomía para acalasia o espasmo esofágico

El megaesófago de la acalasia puede tener 1 a 2 litros de contenido intraesofágico estancado. La inducción de la anestesia general en estos pacientes representa la etapa más peligrosa de la operación. Debido a que la sonda nasogástrica interfiere con las respiraciones profundas y la eliminación adecuada de las secreciones pulmonares el autor no la utiliza para descomprimir el esófago dilatado desde 2 a 3 días antes de la cirugía. Más bien paciente solo recibe una dieta líquida durante los 2 días previos a la operación y la sonda nasogástrica se pasa inmediatamente antes de la inducción de la anestesia general con el paciente sentado de modo que el esófago se aspire y evacue. Luego se efectúa la inducción anestésica de se-

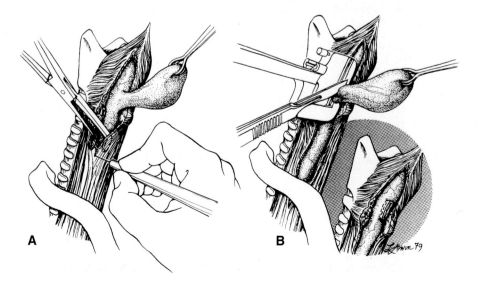

Fig. 26-33. La esofagomiotomía cervical es parte de la diverticulectomía de Zenker. **A.** Luego de la movilización del divertículo se realiza la miotomía para disminuir la obstrucción distal relativa responsable de la formación del divertículo. **B.** Cuando ya se ha completado la esofagomiotomía, la base del divertículo se cruza con una engrapadora quirúrgica y se reseca la bolsa. (De Orringer MB: Extended cervical esophagomyotomy for cricopharyngeal dysfunction. J Thorac Cardiovasc Surg, *80*:669, 1980, con autorización.)

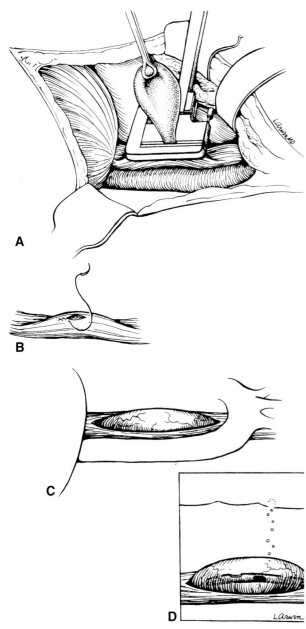

Fig. 26-34. Resección del divertículo esofágico torácico y esofagomiotomía simultánea. **A.** Se secciona el divertículo movilizado en su base y se reseca después del engrapado. **B.** Se invagina la línea de sutura engrapada. **C.** El esófago se rota 180 grados y se realiza una esofagomiotomía larga desde la unión esofagogástrica hasta el arco aórtico. **D.** Debe comprobarse en forma sistemática si luego de la esofagomiotomía no se ha producido una perforación esofágica inadvertida. La insuflación de aire a través de la sonda nasogástrica intraesofágica distiende la submucosa expuesta. La inmersión del esófago en suero fisiológico permite detectar el escape de burbujas de aire e identificar y reparar cualquier lesión no sospechada que haya ocurrido durante la realización de la esofagomiotomía. (De Orringer MB: Complications of esophageal surgery and trauma. En Greenfield LJ [ed.]: Complications in Surgery and Trauma. Filadelfia, JB Lippincott, 1984, pág.278, con autorización.)

cuencia rápida mientras se ejerce presión constante sobre el cartílago cricoides con el fin de evitar la regurgitación del contenido esofágico dentro de la faringe hasta

que el balón del tubo endotraqueal esté inflado. Una vez que la vía aérea está protegida se realiza una esofagoscopia rígida, mediante la que se evacua e irriga el esófago.

Luego de finalizada la esofagomiotomía destinada al tratamiento de la acalasia o del espasmo del esófago se controla la integridad de la mucosa esofágica insuflando aire dentro del esófago a través de la sonda nasogástrica colocada dentro de éste (véase fig. 26-34D). Como se describió antes, la identificación y el cierre en este momento de una lesión esofágica inadvertida es más fácil que cuando la perforación se detecta horas o días después de la operación.

Existe controversia sobre la necesidad de un procedimiento antirreflujo que acompañe a la esofagomiotomía distal, la que puede dejar el esfínter esofágico inferior incompetente.[67,34,84] Independientemente del abordaje utilizado las complicaciones potenciales existen. Si no se efectúa una esofagomiotomía distal completa y la obstrucción no disminuye, tanto la disfagia como la regurgitación continuarán en el período posoperatorio inmediato y puede requerirse una reoperación. Como alternativa, si la esofagomiotomía se efectúa hacia el estómago para conseguir un alivio adecuado de la obstrucción esofágica, el esfínter esofágico inferior incoordinado puede convertirse en un esfínter incompetente y puede aparecer una esofagitis por reflujo como complicación.[8,26,44,119] Con unas pocas excepciones importantes, en la actualidad luego de la esofagomiotomía por acalasia la mayoría de los cirujanos esofágicos recomienda algún tipo de fundoplicatura para prevenir la producción posterior de reflujo gastroesofágico. También se han recomendado la fundoplicatura parcial de Belsey o del tipo Dorr[6,28,41,115] o una fundoplicatura corta, muy floja, de Nissen. Cuando se realiza una fundoplicatura destinada a conservar la competencia del esfínter esofágico inferior en un esófago atónico *debe* tenerse mucho cuidado en evitar la obstrucción posterior derivada de una fundoplicatura exagerada.[31]

Uno de los problemas más difíciles de la cirugía de la acalasia es la recurrencia de la disfagia y la regurgitación por obstrucción esofágica que aparece 1 año o más después de una esofagomiotomía. Aunque la esofagomiotomía se ha convertido en el abordaje quirúrgico estándar para los pacientes con acalasia, en aquellos con un megaesófago tortuoso y una bolsa supradiafragmática esofágica puede haber un vaciamiento esofágico retardado aun después de haber realizado una esofagomiotomía satisfactoria. Además, el paciente que se ha sometido a una esofagomiotomía y tiene recurrencia de los síntomas, tiene solo un 40 a 70% de posibilidades de obtener un buen resultado con una esofagomiotomía nueva. En estos pacientes con síntomas de acalasia recurrentes o persistentes con esofagitis por reflujo o sin ella la esofagectomía puede brindar una opción mejor y eliminar la obstrucción esofágica así como la posibilidad de un carcinoma en el futuro.[88]

Referencias

1. Akiyama, H., and Hiyama, M.: A simple esophageal bypass operation by the high gastric division. Surgery, 75:674, 1974.
2. Allen, T.H., and Clagett, O.T.: Changing concepts in the surgical treatment of pulsion diverticula of the lower esophagus. J. Thorac. Cardiovasc. Surg., 50:455, 1965.
3. Angelchik, J.P., and Cohen, R.: A new surgical procedure for the treatment of gastroesophageal reflux and hiatus hernia. Surg. Gynecol. Obstet., 14:246, 1979.
4. Angorn, I.B.: Esophagogastrostomy without a drainage procedure in esophageal carcinoma. Br. J. Surg., 62:601, 1975.
5. Attar, S., Hankins, J.R., Suter, C.M., et al.: Esophageal perforation: A therapeutic chalienge. Ann. Thorac. Surg., 50:45, 1990.
6. Belsey, R.: Functional diseases of the esophagus. J. Thorac. Cardiovasc. Surg., 52:164, 1966.
7. Benjamin, S.B., Kerr, R., Cohen, D., et al.: Complications of the Angelchik antireflux prosthesis. Ann. Intern. Med., 100:570, 1984.
8. Black, J., Vorbach, A.N., and Collis, J.L.: Resuits of Heiler's operation for achalasia of the oesophagus. The importance of hiatal hernia repair. Br. J. Surg., 63.949, 1976.
9. Bolger, T., Walsh, T, Tanner, W., et al.: Chylothorax after oesophagectomy Br. J. Surg., 78:587, 1991.
10. Bremmer, C.G.: Gastric ulcer after the Nissen fundoplication. Surg. Gynecol. Obstet., 148.62, 1979.
11. Brown, R.H., and Cohen, P.S.: Nonsurgical management of spontaneous esophageal perforation. JAMA, 240:140, 1978.
12. Bryant, L.R., and Eiseman, B.: Experimental evaluation of intercostal pedicle grafts in esophageal repair. J. Thorac. Cardiovasc. Surg., 50.626, 1965.
13. Burt, M., Deihl, W., Martini, N., et al.: Malignant esophagorespiratory fistula: Management options and survival. Ann. Thoac. Surg., 52:1222, 1991.
14. Bushkin, F.L., Woodward, E.R., and O'Leary, J.P.: Occurrence of gastric ulcer after Nissen fundoplication. Am. Surg., 42:821, 1976.
15. Cameron, J.L., Kieffer, R.H., Hendrix, T.R., et al.: Selective nonoperative management of contained intrathoracic esophageal disruptions. Ann. Thorac. Surg., 27:404, 1979.
16. Cerfolio, R.J., Ailen, M.S., Deschamps, C., et al.: Postoperative chylothorax. J. Thorac. Cardiovasc. Surg. 112:1361, 1996.
17. Cheung, H.C., Siu, K.F., and Wong, J.: Is pyloroplasty necessary in esophageal replacement by stomach? A prospective randomized controlled trial. Surgery, 102:19, 1987.
18. Cioffiro, W, Schein, C.J., and Gliedman, M.L.: Splenic injury during abdominal surgery. Arch . Surg., 111: 167, 1976.
19. Condon, R.E.: More misadventures with the esophageal collar. Surgery, 93:477, 1983.
20. Dagradi, A.E., Stempien, S.J., Seifer, W.H., and Weinberg, J.A.: Terminal esophageal (vestibular) spasm after vagotomy. Arch. Surg., 85:955, 1962.
21. Dallemagne B., Weerts J.M., Jehaes C., et al.: Causes of failure of laparoscopic antireflux operations. Surg. Endosc. 10:305, 1996.
22. Danforth, D.N., and Thorbjarnarson, B.: Incidental splenectomy: A review of the literature and the New York Hospital experience. Ann. Surg., 183:124, 1976.
23. Deaton, WR., Jr, and Bradshaw, H.H.: The fate of an isolated segment of esophagus. J. Thorac. Surg., 23:570, 1952.
24. Debas, H.T, Payne, W.S., and Cameron, AJ.: Physiopathology of lower esophageal diverticulum and its implications for treatment. Surg. Gynecol. Obstet., 151:593, 1980.
25. Dewar, L., Gelford, G., Finiey, RJ., et al.: Factors affecting cervical anastomotic leak and stricture formation follow esophagogastrectomy and gastric tube interposition. Am. J. Surg., 163:484, 1992.
26. Donnelly, R.J., Deverall, P.B., and Watson, D.A.: Hiatus hernia with and without esophageal strictures: Experience with the Belsey Mark IV repair. Ann. Thorac. Surg., 16:301, 1973.
27. Dooling, J.A., and Zick, H.R.: Closure of an esophagopleural fistula using onlay intercostal pedicle graft. Ann. Thorac. Surg., 3:553, 1967.
28. Dor, J., Humbert, F, Dor, V., and Figarella, J.: L'intéret de la technique de Nissen modifiée dans la prévention du reflux apres cardiomyotomie extramuqueuse de Heller. Mem. Acad. Chir. (Paris), 88:877, 1962.
29. Douglas, K., and Nicholson, F.: The late results of Heller's operation for cardiospasm. Br. J. Surg., 47:250, 1959.
30. Duranceau, A., Jamieson, G., Hurwitz, A.L., and Postlethwait, R.W.: Alteration in esophageal motility after laryngectomy. Am. J. Surg., 131:30, 1976.
31. Duranceau, A., LaFontaine, E., and Vallieres, B.: Effects of total fundoplication on function of the esophagus after myotomy for achalasia. Am. J. Surg., 143:22, 1982.
32. Durrans, D., Armstrong, C.P., and Taylor, T.V.: The Angelchik antireflux prosthesis—some reservations. Br. J. Surg., 72:525, 1985.
33. Edelman, D.S.: Laparoscopic paraesophageal hernia repair with mesh. Surg. Laparosc., 5:32, 1993.
34. Ellis, FH., Jr., Gibb, S.P., and Crozier, R.E.: Esophagomyotomy for achalasia of the esophagus. Ann. Surg., 192:157, 1980.
35. Ellis, F.H., Gibb, S.P., and Watkins, E., Jr.: Esophagogastrectomy: A safe, widely applicable, and expeditious form of palliation for patients with carcinoma of the esophagus and cardia. Ann. Surg., 198:531, 1983.
36. Ferguson, M.K., Little, A.G., and Skinner, D.B.: Current concepts in the management of postoperative chylothorax. Ann. Thorac. Surg., 40:542, 1985.
37. Fok, M., Ah-Chong, A., Cheng, S., and Wong, J.: Comparison of a single layer continuous hand sewn method and circular stapling in 580 oesophageal anastomoses. Br. J. Surg., 78:34, 1991.
38. Fok, M., Cheng, W.K., and Wong, J.: Pyloroplasty versus no drainage in gastric replacement of the esophagus. Am. J. Surg., 162:447, 1991.
39. Gandhi, S.K., and Naunheim, K.: Complications of transhiatal esophagectomy. Chest Surg. Clin. North Am., 7.601, 1997.
40. Gerndt, SJ., and Orringer, M.B.: Tube jejunostomy as an adjunct to esophagectomy. Surgery, 115:164, 1994.
41. Gerzic, A., Knezevic, J., Milicevic, M., et al.: Results of transabdominal cardiomyotomy with Dor partial fundoplication in the management of achalasia. In Siewart, J.R., and Holscher, A.H. (eds.): Diseases of the Esophagus. New York, Springer-Verlag, 1988, p. 970.
42. Gouge, T.H., Depan, H.K., and Spencer, E.C.: Experience with the Grillo pleural wrap procedure in 18 patients with perforation of the thoracic esophagus. Ann. Surg., 209.612, 1989.
43. Grillo, H.C., and Wilkins, E.W, Jr.: Esophageal repair following late diagnosis of intrathoracic perforation. Ann. Thorac. Surg., 20:387, 1975.
44. Grimson, K.S., Baylin, G.J., Taylor, H.M., et al.: Transthoracic vagotomy. JAMA, 134:925, 1947.
45. Guillory, J.R., Jr, and Clagett, O.T.: Postvagotomy dysphagia. Surg. Clin. North Am., 47:833, 1967.
46. Hardy, J.D., Tompkins, W.C., Jr., Ching, E.C., and Chavez, C.M.: Esophageal perforations and fistulas: Review of 36 cases with operative closure of four chronic fistulas. Ann. Surg., 177:788, 1973.
47. Henderson, R.D.: Reflux control following gastroplasty. Ann. Thorac. Surg., 24:206, 1977.
48. Henderson, R.D., Boszko, A., and van Nostrand, S.W:P.: Pharyngoesophageal dysphagia and recurrent laryngeal nerve palsy. J. Thorac. Cardiovasc. Surg., 68:507, 1974.

49. Henderson, R.D., and Ryder, D.E.: Reflux control following myotomy for diffuse esophageal spasm. Ann. Thorac. Surg., 34:230, 1982.

50. Hendren, W.H., and Henderson, B.M.: Immediate esophagectomy for instrumental perforation of the thoracic esophagus. Ann. Surg., 168.997, 1968.

51. Holster, A.H., Voit, H., Siewert, J.R., and Buttermann, G.: Function of the intrathoracic stomach. In Siewert, J.R., and Holscher, A.H. (eds.): Diseases of the Esophagus. Berlin, Springer-Verlag, 1988, p. 660.

52. Hopkins, R.A., and Postlethwait, R.W.: Caustic burns and carcinoma of the esophagus. Ann. Surg., 194:146, 1981.

53. Hopper, C.L., Berk, P.D., and Howes, E.L.: Strength of esophageal anastomosis repaired with autogenous pericardial grafts. Surg. Gynecol. Obstet., 117:83, 1963.

54. Horgan S., Pohl D., Bogetti D., et al.: Failed antireflux surgery: what have we learned from reoperations? Arch. Surg. 134,09, 1999.

55. Huang, G.J., Zhang, D.C., and Zhang, D.W: A comparative study of resection of carcinoma of the esophagus with and without pyloroplasty. In DeMeester, T.R., and Skinner, D.B. (eds.): Esophageal Disorders: Pathophysiology and Therapy. New York, Raven Press, 1985, p. 383.

56. Hunter, J.G., Smith C.D., Branum, G.D., et al.: Laparoscopic fundoplication failures: patterns of failure and response to fundoplication revision. Ann. Surg. 230:595, 1999.

57. Huntington, T.R. Laparoscopic mesh repair of the esophageal hiatus. J. Am. Coll. Surg., 184:399, 1997.

58. Iannettoni, M.D., Whyte, R.I., and Orringer, M.B.: Catastrophic complications of the cervical esophagogastric anastomosis. J. Thorac. Cardiovasc. Surg., 110:1493, 1995.

59. Jara, F.M.: Diaphragmatic pedicle flap for treatment of Boerhaave's syndrome. J. Thorac. Cardiovasc., 78:931, 1979.

60. Johnson, J., Schwegman, C.W., and Kirby, K.K.: Esophageal exclusion for persistent fistula following spontaneous rupture of the esophagus. J. Thorac. Surg., 32:827, 1956.

61. Johnson, J., Schwegman, C.W., and MacVaugh, H., III: Early esophagogastrostomy in the treatment of iatrogenic perforation of the distal esophagus. J. Thorac. Cardiovasc. Surg., 55:24, 1968.

62. Jones, W.G., and Ginsberg, R.J.: Esophageal perforation: A continuing challenge. Ann. Thorac. Surg., 53:534, 1992.

63. Katariya, K., Harvey, J.C., Pina, E., et al.: Complications of transhiatal esophagectomy. Br. J. Surg., 78:342, 1991.

64. Keighley, M.R.B., Girdwood, R.W, Worler, G.H., et al.: Morbidity and mortality of oesophageal perforation. Thorax, 27:353, 1972.

65. Kirsch, M., Blue, M., Desai, R.K., et al.: Intralesional steroid injections for peptic esophageal strictures. Gastrointest. Endosc., 37:180, 1991.

66. Kirschner, M.: Ein neves Verfahren der Oesophagoplastik. Arch. Clin. Chir., 114.606, 1920.

67. Kron, I., Johnson, A., and Morgan, R.: Gastrotracheal fistula: A late complication after transhiatal esophagectomy Ann. Thorac. Surg., 47:767, 1989.

68. Ruster, G.G.R., and Gilroy, S.: Laparoscopic technique for repair of paraesophageal hiatus hernias. J. Laparoendosc. Surg., 3:331, 1999.

69. Lackey, C., and Potts, J.: Penetration into the stomach: A complication of the antireflux prosthesis. JAMA, 248:350, 1982.

70. Lam, K.H., Lim, S.T.K., Wong, J., and Ong, G.B.: Chylothorax following resection of the esophagus. Br J. Surg., 66:105, 1979.

71. Lyons, WS., Seremetis, M.G., deGuzman, V.C., et al.: Ruptures and perforations of the esophagus: The case for conservative supportive management. Ann. Thorac. Surg., 25:346, 1978.

72. Magee, M.J., Landrenegu, R.J., Keenan, R.J., et al.: Peripheral athero-embolism from the aorta complicating transhiatal esophagectomy. Am Surg., 60.634, 1994.

73. Maher, J.W, Hocking, M.P, and Woodward, E.R.: Long-term follow-up of the combined fundic patch-fundoplication for treatment of longitudinal strictures of the esophagus. Ann. Surg., 194:64, 1981.

74. Mansour, K.A., Burton, H.G., Miller, J. I., and Heather, C.R., Jr.: Complications of intrathoracic Nissen fundoplication. Ann. Thorac. Surg., 32:173, 1981.

75. Mansour, K.A., and McKeown, P.P.: Disastrous complications of the Angelchik prosthesis. Am. Surg., 49.616, 1983.

76. Mathisen, D.J., Grillo, H.C., Vlahakes, G.J., and Daggett, WM.: The omentum in the management of complicated cardiothoracic problems. J. Thorac. Cardiovasc. Surg., 95:677, 1988.

77. Mathisen, D.J., Grillo, H.C., Wilkins, E., Jr, et al.: Transthoracic esophagectomy: A safe approach to carcinoma of the esophagus. Ann. Thorac. Surg., 45:137, 1988.

78. Michel, L., Grillo, H.C., and Malt, R.A.: Esophageal perforation: Collective review. Ann. Thorac. Surg., 33:203, 1982.

79. Michel, L., Grillo, H.C., and Malt, R.A.: Operative and nonoperative management of esophageal perforations. Ann. Surg., 194:57, 1981.

80. Middleton, C.J., and Foster, J.H.: Visceral pleural patch for support of esophageal anastomosis. Arch. Surg., 104:67, 1972.

81. Morris, D.L., Jones, J., and Evans, D.F: Reflux versus dysphagia: An objective evaluation of the Angelchik prosthesis. Br. J. Surg., 72:1017. 1985.

82. Moses, W.R.: Critique on vagotomy. N. Engl. J. Med., 237:603, 1947.

83. Muller, J.M., Erasmi, H., Stelzner, M., et al.: Surgical therapy of esophageal carcinoma. Br J. Surg., 77:845, 1990.

84. Murray, G.F, Battaglini, J.W., Keagy, B.A., et al.: Selective application of fundoplication in achalasia. Ann. Thorac. Surg., 37:185, 1984.

85. Olsen, W.R., and Beaudoin, D.E.: Surgical injury to the spleen. Surg. Gynecol. Obstet., 131:57, 1970.

86. Orringer, M.B.: Substernal gastric bypass of the excluded esophagus—results of an ill-advised operation. Surgery, 96:467, 1984.

87. Orringer, M.B., Bluett, M., and Deeb, G.M.: Aggressive treatment of chylothorax complicating transhiatal esophagectomy without thoraeotomy. Surgery, 104:720, 1988.

88. Orringer, M.B., and Lemmer, J.H.: Early dilation in the treatment of esophageal disruption. Ann. Thorac. Surg., 42:536, 1986.

89. Orringer, M.B., Marshall, B., and Iannettoni, M.D.: Transhiatal esophagectomy: Clinical experience and refinements. Ann. Surg., 230:392, 1999.

90. Orringer, M.B., Marshall, B., and Iannettoni, M.D.: Eliminating the cervical esophagogastric anastomotic leak with a side-to side stapled anastomosis. J. Thorac. Cardiovasc. Surg., 119:277, 2000.

91. Orringer, M.B., and Orringer, J.S.: The combined Collis-Nissen operation: Early assessment of reflux control. Ann. Thorac. Surg., 33:534, 1982.

92. Orringer, M.B., Skinner, D.B., and Belsey, R.H.R.: Long-term results of the Mark IV operation for hiatal hernia and analyses of recurrenees and their treatment. J. Thorac. Cardiovasc. Surg., 63:25, 1972

93. Orringer, M.B., and Sloan, H.: An improved technique for the combined Collis-Belsey approach to dilatable esophageal strictures. J. Thorac. Cardiovasc. Surg., 68:298, 1974.

94. Orringer, M.B., and Sloan, H. Collis-Belsey reconstruction of the esophagogastric junction. J. Thorac. Cardiovasc. Surg., 71:295, 1976

95. Orringer, M.B., and Sloan, H.: Combined Collis-Nissen reconstruction of the esophagogastric junction. Ann. Thorac. Surg., 25:16, 1978

96. Orringer, M.B., and Sloan, H.: Complications and failings of the combined Collis-Belsey operation. J. Thorac. Cardiovasc. Surg., 74:726, 1977.

97. Orringer, M.B., and Sloan, H.: Esophagectomy without thoracotomy. J. Thorac. Cardiovasc. Surg., 76:643, 1978.

98. Orringer, M.B., and Sloan, H.: Substernal gastric bypass of the excluded thoracic esophagus for palliation of esophageal carcinoma. J. Thorac. Cardiovasc. Surg., 70:636, 1975.

99. Orringer, M.B., and Stirling, M.C.: Cervical esophagogastric anastomosis for benign disease—functional results. J. Thorac. Cardiovasc. Surg., 96:687, 1988.

100. Orringer, M.B., and Stirling, M.C.: Esophageal resection for achalasia—indications and results. Ann. Thorac. Surg., 47:340, 1989.

101. Orringer, M.B., and Stirling, M.C.: Esophagectomy for esophageal disruption. Ann. Thorac. Surg., 49:35 1990.

102. Orsoni, P, Berdah, S., Sebag, F., et al.: An unusual cause of dysphagia after lararoscopic fundoplication: A report on two cases. Surgery, 123:241, 1998.

103. Paterson, I.M., and Wong, J.: Anastomotic leakage: An avoidable complication of Lewis-Tanner oesophagectomy. Br. J. Surg., 7:127, 1989.

104. Payne, WS., and Larson, R.H.: Acute mediastinitis. Surg. Clin. North Am., 49:699, 1969.

105. Pearson, FG., Cooper, J.D., Ilves, R., et al.: Massive hiatal hernia with incarceration: A report of 53 cases. Ann. Thorac. Surg., 35:45, 1983.

106. Pearson, F.G., and Henderson, R.D.: Long-term follow-up of peptie strictures managed by dilation, modified Collis gastroplasty, and Belsey hiatus hernia repair Surgery, 80:396, 1976.

107. Pearson, E.G., Langer, B., and Henderson, R.D.: Gastroplasty and Belsey hiatus hernia repair. J. Thorac. Cardiovasc. Surg., 61:50, 1971.

108. Peloso, O.A.: Intra-abdominal migration of an antireflux prosthesis: A cause of bizarre pain. JAMA, 248:351, 1982.

109. Pennell, T.C.: Supradiaphragmatic correction of esophageal reflux. Ann. Surg., 173:775, 1981.

110. Peraechia, A., Bardini, R., Ruol, A., et al.: Esophagovisceral anastomotic leak. J. Thorac. Cardiovasc. Surg., 95: 685, 1988.

111. Perez, A.R., Moncure, A.W, and Rattner, D.W.: Obesity is a major cause of failure both for transabdominal and transthoracic antireflux operations (abstract). Gastroenterology, 116:A 1343, 1999.

112. Peters, J.H., Hagen, J.A., DeMeester, S.R., et al.: A decade of laparoscopic Nissen fundoplication. Contemp. Surg., 56:138, 2000.

113. Petrovsky, B.V.: The use of diaphragm grafts for plastic operations in thoracic surgery. J. Thorac. Cardiovasc. Surg., 41:348, 1961.

114. Piekleman, J.: Disruption and migration of an Angelehik esophagead antireflux prosthesis. Arch. Surg., 120:498, 1985.

115. Pinotti, H.W., and Bettarello, A.: Chagasic mega-oesophagus. In Jamieson, G.G. (ed.): Surgery of the Oesophagus. London, Churchill Livingstone, 1988, p. 471.

116. Polk, H.C., Jr: Fundoplication for reflux esophagitis: Misadventures with the choice of operation. Ann. Surg., 183:645, 1976.

117. Postlethwait, R.: Complications and deaths after operations for esophageal carcinoma. J. Thorac. Cardiovasc. Surg., 85:627, 1983.

118. Rao, K.VS., Mir, M., and Cogbill, C.L.: Management of perforations of the thoracic esophagus: A new technique utilizing a pedicle flap of diaphragm. Am. J. Surg., 127:609, 1974.

119. Richardson, J.D., Larson, G.M., and Polk, H.C.: Intrathoracic fundoplication for shortened esophagus: Treacherous solution to a challenging problem. Am. J. Surg., 143:29, 1982.

120. Rosoff, L., and White, E.J.: Perforation of the esophagus. Am. J. Surg., 128:207, 1974.

121. Salama, F.D., and Lamont, G.: Long-term results of the Belsey Mark IV antireflux operation in relation to the severity of esophagitis. J. Thorac. Cardiovasc. Surg., 100:57, 1990.

122. Sataloff, D.M., Purgnani, K., Hoyo, S., et al.: An objective assessment of laparoscopic antireflux surgety. Am. J. Surg., 174:63, 1997.

123. Shahian, D., Neptune, W., Ellis, F, and Watkins, E.: Transthoracic versus extrathoracic esophagectomy: Mortality, morbidity, and long-term survival. Ann. Thorac. Surg., 41:237, 1986.

124. Shapiro, S., Hamlin, D., and Morgenstern, M.: The fate of the pylorus in esophagogastrostomy. Surg. Gynecol. Obstet., 135:216, 1972.

125. Skinner, D.B.: Complications of surgery for gastroesophageal reflux. World J. Surg., 1:485, 1977.

126. Skinner, D.B., Little, A.G., and DeMeester, T.R.: Management of esophageal perforation. Am. J. Surg., 139:760, 1980.

127. Smith, R.S., Chang, F.C., Hayes, K.A., and DeBakker, J.: Complications of the Angelchik antireflux prosthesis. Am. J. Surg., 150:735, 1985.

128. Soper, N.J., and Dunnegan, D.: Anatomic fundoplication failure after laparoscopic antireflux surgery. Ann. Surg., 22:669, 1999.

129. Stirling, M.C., and Orringer, M.B.: Continued assessment of the combined Collis-Nissen operation. Ann. Thorac. Surg., 47:224, 1989.

130. Suefert, R., Schmidt-Matthiesen, A., and Beyer, A.: Total gastrectomy and oesophagojejunostomy—a prospective randomized trial of a hand-sutured versus mechanically stapled anastomosis. Br. J. Surg., 77:50, 1990.

131. Tam, P., Fok, M., and Wong, J.: Re-exploration for complications after esophagectomy for cancer. J. Thorac. Cardiovasc. Surg., 98:1122, 1989.

132. Thal, A.P.: A unified approach to surgical problems of the esophagogastric junction. Ann. Surg., 16:542, 1968.

133. Thal, A.P., and Hatafuku, T.: Improved operation for esophageal rupture. JAMA, 188:626, 1964.

134. Thomas, H.F., Clarke, J.M., Rayl, J.E., and Woodward, E.R.: Results of the combined fundic patch-fundoplication operation in the treatment of reflux esophagitis with stricture. Surg. Gynecol. Obstet., 135:240, 1972.

135. Ti, T.K.: Oesophageal carcinoma associated with corrosive injury: Prevention and treatment by oesophageal resection. Br J. Surg., 70:223, 1983.

136. Trus, TL., Bax, T, Richardson, WS., et al.: Complications of laparoscopic paraesophageal hernia repair J. Gastrointest. Surg., 1:221, 1997.

137. Vigneswaran, WT., Trastek, V.E, Pairolero, PC., et al.: Transhiatal esophagectomy for carcinoma of the esophagus. Ann. Thorac. Surg., 56:836, 1993.

138. Whyte, R.I., Iannettoni, M.D., and Orringer, M.B.: Intrathoracic esophageal perforation: The merit of primary repair. J. Thorac. Cardiovasc. Surg., 109:140, 1994.

139. Wingfield, H.V., and Karwowski, A.: The treatment of achalasia by cardiomyotomy Br J. Surg., 59:281, 1972.

140. Wong, J., Lam, K.W., Wei, W.I., and Ong, G.B.: Results of the Kirschner operation. World J. Surg., 5:547, 1981.

141. Woodward, E.R.: Sliding esophageal hiatal hernia and reflux peptic esophagitis. Mayo Clin. Proc., 50:523, 1975.

Traumatismos

27

Traumatismos esofágicos

MARK D. IANNETTONI Y MARK B. ORRINGER

El problema inmediato con una lesión esofágica es la posibilidad de perforación y contaminación mediastínica. Aunque el traumatismo esofágico puede tener complicaciones tardía como la estenosis, éstas son raras y suelen estar relacionadas con la perforación esofágica. Cerca del 75% de las perforaciones esofágicas tienen una causa iatrogénica y la mayoría está ocasionada por la realización de maniobras o la cirugía paraesofágica. Alrededor del 25% de las perforaciones esofágicas se deben a traumatismos externos, traumatismos barogénicos, lesiones corrosivas o a la ingestión de un cuerpo extraño.[4] La lesión extraluminal del esófago abarca el 20% de las perforaciones esofágicas, y la mayoría es el resultado de un traumatismo contuso o punzante (cuadro 27-1). Más allá de la causa, después de haberse producido la ruptura, la perforación esofágica tiene una fisiopatología común. A través del desgarro siguen saliendo en forma constante hacia los tejidos periesofágicos, el cuello, el mediastino o el abdomen, los jugos salivales deglutidos junto con las bacterias orales y el reflujo del contenido gástrico. Los movimientos respiratorios y la presión intratorácica negativa tienden a exacerbar el problema por el aumento de la cantidad de material que sale del esófago. Las consecuencias clínicas de la "quemadura" química (pérdida de volumen, necrosis tisular) y la sepsis como resultado de la contaminación bacteriana son devastadoras. Se trata de una de las perforaciones más graves del tracto gastrointestinal, con tasas de mortalidad que oscilan entre el 15 y el 34% en series en las que se utilizaron diferentes esquemas terapéuticos.[1,16,17,51,65,71,99] Las tasas de morbilidad y mortalidad de la perforación esofágica dependen de tres factores importantes: 1) la localización de la lesión, 2) el tipo de lesión y, 3) la duración de la lesión.

La clave para reducir las tasas de morbilidad y mortalidad de las perforaciones esofágicas es el diagnóstico precoz. Las perforaciones tratadas dentro de las seis horas de producidas tienen la misma tasa de mortalidad que las que resultan de la esofagotomía quirúrgica controlada. La tasa de mortalidad informada en las perforaciones diagnosticadas antes de las 24 horas es del 5%, y en las que se diagnostican después de las 24 horas es de 14%. Este mejoramiento importante en las tasas de mortalidad y morbilidad no disculpa el retardo en el tratamiento quirúrgico inmediato, porque dicha dilación tiene un efecto negativo sobre los resultados favorables en esos pacientes. Sin embargo, el retardo en el diagnóstico de las perforaciones esofágicas continúa siendo la regla más que la excepción en las lesiones tanto iatrogénicas como no iatrogénicas. Todos los traumatismos en los que se sospecha una lesión esofágica deben ser evaluados en profundidad mediante la esofagografía y, cuando está indicado, mediante la esofagoscopia.

Desde hace mucho tiempo, los esofagogramas de frente y de perfil con sustancia de contraste son el estándar de referencia para la evaluación de las supuestas perforaciones esofágicas. Este estudio puede realizarse con facilidad y rapidez y brindar un diagnóstico de perforación en la mayoría de los casos. Sin embargo, existen casos en los cuales el esofagograma aporta signos ambiguos o se mantiene la sospecha clínica a pesar de un estudio negativo. En estos casos, una tomografía computarizada (TC) con contraste permitiría un diagnóstico correcto de perforación esofágica, en particular en los pacientes en quienes la sospecha clínica es elevada y que tienen otras lesiones asociadas.[7] Sin embargo, el uso más importante de las imágenes de la TC en el diagnóstico de perforación esofágica es en los pacientes con síntomas atípicos o en quienes el diagnóstico es dudoso. Los hallazgos to-

---

Cuadro 27-1. *Causas traumáticas de perforación esofágica*

Instrumental

Endoscopia
Dilatación
Intubación
Escleroterapia
Laserterapia

No instrumental

Trauma barogénico
   Posemético (síndrome de Boerhaave)
   Otros (p. ej., trabajo de parto, convulsiones, defecación,
     traumatismos cerrados)
Trauma penetrante de cuello, tórax o abdomen
Trauma quirúrgico (vagotomía, resección pulmonar, reconstrucción
   esofágica)
Lesiones cáusticas
Deglución de cuerpos extraños

mográficos diagnósticos pueden incluir la presencia de aire extraesofágico, el engrosamiento del esófago o un derrame pleural pequeño con engrosamiento de los tejidos mediastínicos, lo que obliga al tratamiento precoz.[7]

El tratamiento de las perforaciones esofágicas, especialmente las diagnosticadas después de las 24 horas, es problemático, controvertido y todavía en discusión. Sin embargo, muchos cirujanos torácicos creen que el método de elección es la reparación primaria, sin importar la duración de la perforación.[114] Aunque las normas generales son útiles, el tratamiento debe ser personalizado. El clínico debe seleccionar la mejor opción entre varios tratamientos y aplicarla a un paciente con posibilidades elevadas de padecer una complicación o de morir por un tratamiento ineficaz. La primera parte de este capítulo describe las causas diferentes de los traumatismos esofágicos y su incidencia, fisiopatología y manifestaciones clínicas. También se analizan los aspectos particulares del tratamiento. La segunda parte del capítulo trata en detalle sobre el problema general del manejo del esófago perforado.

CAUSAS DE LOS TRAUMATISMOS ESOFÁGICOS

Traumatismos instrumentales

La iatrogenia es la causa más común de perforación esofágica, y es la responsable de aproximadamente el 45% de los casos.[51] Aunque la mayoría de las perforaciones instrumentales del esófago ocurre durante la endoscopia: con dilatación o sin ella, se ha comprobado que casi todas las variedades de tubos utilizados para la intubación del esófago, intencional o inadvertida como los nasogástricos, los endotraqueales, los de Sengstaken-Blakemore y los colocados para la paliación del carcinoma esofágico, pueden ser causantes de perforaciones (fig. 27-1 y 27-2).[41,66,70,75,96,98] La escleroterapia de las várices hemorrágicas del esófago también puede causar una perforación esofágica debido a la necrosis de la pared del esófago, presumiblemente ocasionada por el esclerosante.[8,100] La terapia

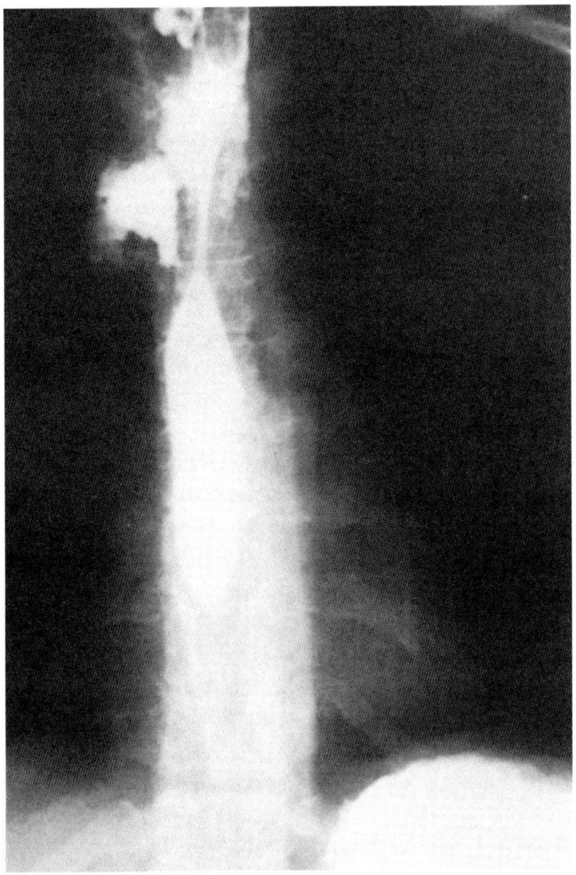

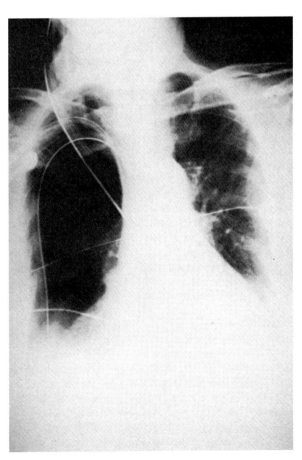

Fig. 27-1. Perforación esofágica debida a un intento de intubación endotraqueal de emergencia. El contraste se extravasa en el nivel del músculo cricofaríngeo y la cavidad del absceso se extiende por debajo, hasta un punto arriba de la carina.

Fig. 27-2. Perforación esofágica provocada por el pasaje de un tubo nasogástrico. En la cavidad pleural derecha se ve el tubo y un gran neumotórax.

con láser ha surgido como otra causa de perforación esofágica iatrogénica,[4] en especial cuando se combina con el tratamiento fotodinámico en el cáncer esofágico inoperable.

El uso más difundido de la endoscopia ha generado un aumento en el número real de perforaciones esofágicas. La endoscopia gastrointestinal solo es responsable de una tasa de perforación de 0,03% a 0,35%, la cual tiene más posibilidad de ocurrir cuando el examen se realiza en un esófago enfermo que si se hace en presencia de una enfermedad gástrica o duodenal.[66,70] La dilatación de las estenosis esofágicas causa perforación en el 0,25% al 0,38% de los casos.[66,70] La dilatación neumática o hidrostática forzada de la acalasia tiene una tasa de perforación del 4%, siendo ésta la segunda causa más común de perforación instrumental, cuya tasa llega al 25% de estas lesiones. La frecuencia de otras perforaciones instrumentales se muestra en la figura 27-3.[51]

Las lesiones iatrogénicas pueden disminuirse al mínimo realizando la instrumentación esofágica en forma correcta. Se enfatiza el cumplimiento de ciertos principios básicos. En la opinión de los autores, no debe hacerse una esofagoscopia hasta no haber examinado antes un estudio baritado. La falta de apreciación de una patología esofágica existente puede tener consecuencias graves (p. ej., la perforación durante la esofagoscopia por pirosis, de un divertículo esofágico cervical no sospechado). La esofagoscopia no debe ser realizada en pacientes ansiosos, agresivos o que no cooperan, y

en tales casos es preferible recurrir a la anestesia general para hacer la evaluación inicial de las lesiones del esófago. Esto permite usar el esofagoscopio rígido, a través del cual se pueden obtener biopsias mejores (de tamaño mayor) y realizar la dilatación bajo visión directa. Las dilataciones "a ciegas" posteriores pueden hacerse con mayor seguridad (véase cap. 13).

La mayoría de los sitios de perforación esofágica instrumental están en el nivel del músculo cricofaríngeo, seguido por la zona relativamente fija del esófago, justo por encima del hiato y, en tercer lugar, le sigue el nivel del arco aórtico y el bronquio fuente izquierdo. La zona cricofaríngea es la de mayor riesgo de perforación porque es la porción más estrecha de la luz esofágica, mientras que la región de la transición entre las fibras tirofaríngeas oblicuas y las fibras cricofaríngeas horizontales (triángulo de Killian), en el nivel de las vértebras C5 y C6, está cubierta por detrás solo por la aponeurosis y carece de soporte muscular. La introducción correcta del esofagoscopio rígido a través del esfínter esofágico superior requiere el desplazamiento anterior de la laringe en el momento que se avanza con el instrumento. De otro modo, puede producirse la perforación posterior. A medida que se va introduciendo el endoscopio, la luz del esófago debe ser visualizada en todo momento durante el examen. Aunque se asume que la tasa de perforación es mayor con el esofagoscopio rígido, una serie que comparó ambos métodos utilizados para el diagnóstico y la toma de biopsia ha demostrado que no hubo perforaciones en ninguno de los dos grupos. Sin embargo, la tasa de diagnóstico definitivo con el esofagoscopio rígido fue superior que la lograda con el esofagoscopio flexible.[89]

El hallazgo clínico más común luego de la perforación instrumental es el dolor.[96] En alrededor de dos tercios de los pacientes, la fiebre y la leucocitosis aparecen precozmente. Menos frecuente es la aparición de crepitaciones cervicales palpables y enfisema mediastínico en la radiografía de tórax pero cuando están presentes son signos diagnósticos muy útiles. La disfagia, la odinofagia y el distrés respiratorio que aparecen luego de la instrumentación esofágica sugieren la ruptura del esófago. Pueden aparecer derrames pleurales nuevos, en especial, luego de las perforaciones del esófago torácico.

Lamentablemente, el retardo del diagnóstico es común en los casos de perforación esofágica instrumental iatrogénica; hasta en el 40% de los pacientes, el diagnóstico se hace después de las 24 horas.[57] Todo paciente con dolor, fiebre o cualquier signo indicativo de ruptura esofágica luego de un procedimiento obliga a hacer un estudio inmediato con contraste del esófago. El bario diluido es el estudio inicial de preferencia en nuestra institución, porque los agentes solubles en agua suelen brindar resultados negativos falsos. Si el esofagograma con bario diluido no muestra signos

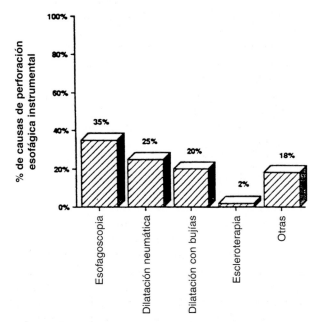

Fig. 27-3. Distribución de las perforaciones instrumentales en 511 lesiones esofágicas iatrogénicas, agrupadas por procedimiento. (De Jones, W.G., II, Ginsberg, R.J. y Jones, W.G.: Esophageal perforation: A continuing challenge. Ann. Thorac. Surg., *53*:534, 1992, con autorización.)

de perforación, más tarde se hace un estudio completo con contraste baritado. Casi todos los casos de perforación instrumental pueden diagnosticarse de esta manera.

El manejo de la perforación instrumental del esófago se debate más adelante, en la sección "Manejo de la perforación esofágica." Sin embargo, hay un tipo de perforación esofágica iatrogénica que merece una consideración especial–la fístula traqueoesofágica posintubación.[37,61] Este trastorno está causado por la presencia del tubo endotraqueal o de traqueostomía, los cuales pueden provocar necrosis por presión en toda la pared de la tráquea y el esófago. Muchos pacientes también tienen tubos endoesofágicos. La fístula traqueoesofágica se manifiesta por la aparición de secreciones copiosas y alimentos en el árbol traqueobrónquico, junto con neumonía y distensión gástrica. La reparación, que es mejor diferir hasta que el paciente se independice del respirador, comprende la resección de la parte dañada de la tráquea y la reanastomosis primaria, el cierre del esófago y la interposición de un colgajo muscular pediculado entre los dos órganos.[61] En general, los pacientes que dependen del respirador pueden ser manejados retirando los tubos esofágicos, colocando un tubo protegido de baja presión en la tráquea, y haciendo un drenaje por gastrostomía con alimentación enteral a través de una yeyunostomía, hasta que el paciente pueda independizarse del respirador. En raras ocasiones los pacientes dependientes del respirador con fístula traqueoesofágica presentan una pérdida masiva de aire dentro del tracto gastrointestinal que hace inefectiva la asistencia respiratoria. En esta situación, la ligadura o la sección del esófago tanto proximal como distal a la fístula puede salvar la vida.

Traumatismos barogénicos

En 1724, Boerhaave describió un caso fatal de ruptura esofágica posemética en el Dutch Admiral Baron DeWassenaer.[24] Esta entidad clínica fue denominada más tarde síndrome de Boerhaave, o ruptura espontánea del esófago. El término "ruptura espontánea," el cual simplemente significa la perforación esofágica no asociada con traumatismos externos, traumatismos instrumentales internos o ingestión de cuerpos extraños o cáusticos, no es preciso, porque casi todas las rupturas espontáneas se asocian con afecciones que pueden causar un aumento brusco e intenso de la presión intraesofágica. Por lo tanto, parece más apropiado clasificar el síndrome de Boerhaave como un tipo de ruptura esofágica barogénica.

Aunque en la mayoría de los casos de ruptura esofágica barogénica, el cuadro precipitante es el vómito, se han comunicado muchas otras causas, como el esfuerzo defecatorio, el parto, los traumatismos cerrados, las convulsiones, el levantamiento de objetos pesados y la deglución forzosa.[108] Estas entidades, cuando coinciden con una obstrucción esofágica subyacente causada por un espasmo secundario agudo debido al reflujo gastroesofágico, un trastorno crónico de la motilidad u otra enfermedad esofágica preexistente, pueden generar un aumento súbito muy marcado de la presión intraluminal causante de la ruptura del esófago. Por ejemplo, es posible que el vómito prolongado pueda fatigar el centro del vómito en el tronco cerebral, provocando la incoordinación del reflejo del vómito y un espasmo en el músculo esofágico con obstrucción de la luz del esófago. La perforación barogénica también puede estar relacionada con una obstrucción intraluminal o extraluminal, asociadas con el aumento brusco de la presión intraluminal.[108]

En más del 90% de los casos, la perforación resultante del traumatismo barogénico se localiza sobre el lado izquierdo del tercio inferior del esófago, aunque las rupturas del esófago proximal y el compromiso del lado derecho también han sido comunicados. El desgarro suele ser longitudinal y con bordes bien delimitados, como si el esófago hubiese sido "cortado con un cuchillo." La longitud del desgarro promedia los 3 cm pero varía desde un orificio diminuto hasta una abertura de 10 cm.[52,108] Las rupturas pueden estar contenidas dentro del mediastino o extenderse a través de la pleura mediastínica hacia la cavidad pleural. En la ruptura barogénica existe una contaminación relativamente más importante del mediastino y la pleura que con otras causas de perforación esofágica, debido a la gran fuerza con la cual el contenido del esófago es propulsado a través del desgarro. El síndrome de Mallory-Weiss es una entidad clínica muy relacionada que está causada por los vómitos y se caracteriza por un desgarro mucoso sobre el lado gástrico de la unión esofagogástrica. Esta afección suele estar acompañada por una hemorragia gastrointestinal grave; sin embargo, no hay perforación esofágica.[104]

Las características clínicas de la ruptura espontánea o barogénica del esófago han sido bien descritas.[21,24,35,52,60,81,106,108] La afección se ve con mayor frecuencia en hombres de 35 a 55 años, cerca de la mitad de los cuales tiene antecedentes de alcoholismo. El dolor terebrante en el precordio o el epigastrio que *sigue* al vómito (a menudo el evento precipitante) es el síntoma más común y prominente, aunque algunos pacientes tienen muy poco dolor. El dolor puede irradiarse hacia la parte posterior de los hombros y suele empeorar con la deglución y la inspiración. A medida que el proceso continúa, el dolor se extiende más y es más intenso. Puede haber disnea o no, ello depende de la presencia y la gravedad del hidroneumotórax asociado. Un síntoma frecuente es la sed intensa. La hematemesis no suele ser importante, en contraste con su predominancia en el síndrome de Mallory-Weiss.

Luego de la perforación, el líquido fluye con rapidez hacia el mediastino y las cavidades pleurales, causando un shock de gravedad progresiva, con taquicardia, hipotensión, cianosis y extremidades frías y sudorosas. Este proceso se exacerba con la sepsis progresiva que es consecuencia de la contaminación bacteriana agregada. Sin embargo, debe destacarse que la fiebre suele estar ausente al principio de la enfermedad. Es frecuente la aparición de sensibilidad y aumento de la tensión con la palpación abdominal, dando lugar a dudas diagnósticas. Si la pleura ha sufrido un desgarro, el aire deglutido que sale del esófago puede provocar un neumotórax (casi siempre del lado izquierdo) y también puede seguir a lo largo de los planos tisulares mediastínicos hasta el cuello, causando enfisema subcutáneo cervical (alrededor de un tercio de los pacientes) y modificaciones de la voz (voz "nasal"), como consecuencia de la disección que hace el aire de los tejidos blandos nasofaríngeos. A veces, puede apreciarse aire mediastínico mediante la auscultación (crujidos de Hamman).

Mackler señaló que la tríada de vómito, dolor torácico bajo y enfisema cervical, es casi patognomónica del síndrome de Boerhaave.[60] Sin embargo, muchos pacientes no presentan este cuadro clásico.[81] La ruptura espontánea del esófago puede ocurrir sin dolor, vómitos ni enfisema subcutáneo.

La radiografía simple del tórax puede brindar información diagnóstica importante. El enfisema mediastínico indica ruptura del esófago. Otros hallazgos posibles son el neumotórax, los derrames pleurales (unilateral o bilateral) e infiltrados heterogéneos del lóbulo inferior, causados por una pleuritis química. Aunque la toracocentesis suele revelar un líquido marrón fétido, con un nivel elevado de amilasa, este procedimiento no es imprescindible y nunca debe posponer la prueba diagnóstica definitiva, el esofagograma con contraste. En general, este estudio muestra una salida del agente de contraste del lado izquierdo del esófago inferior (fig. 27-4); el contraste puede quedar contenido en el mediastino o salir libremente hacia una de las cavidades pleurales. En todos los pacientes con antecedentes que sugieren una ruptura esofágica o con signos físicos o radiográficos sospechosos, en especial enfisema subcutáneo o mediastínico, de inmediato debe hacerse un estudio con contraste.

La presentación de una úlcera péptica perforada puede semejar muchísimo la ruptura esofágica espontánea. La falta de aire libre por debajo del diafragma en la radiografía de tórax de pie y la presencia de aire pleural o mediastínico acompañados de dolor intratorácico son las manifestaciones más útiles para su diferenciación. La disección aórtica aguda, la pancreatitis y el infarto de miocardio también pueden ser confundidos con las perforaciones esofágicas espontáneas, como puede hacerlo cualquier afección grave intratorácica o abdominal.

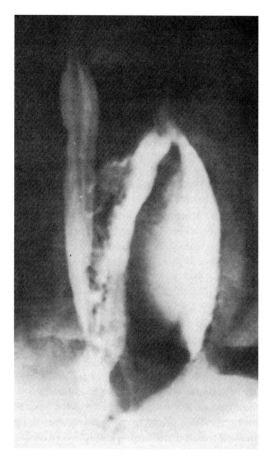

Fig. 27-4. Ruptura esofágica posemética. Esofagograma con contraste soluble en agua que muestra la gran extravasación del contraste en la parte izquierda del esófago inferior.

El tratamiento de la ruptura barogénica del esófago no es muy diferente del manejo general de las perforaciones esofágicas y se trata más adelante. Sin embargo, es importante recordar que el desgarro mucoso que se produce en la ruptura barogénica suele sobrepasar la zona de desgarro muscular. Por lo tanto, cuando se hace el cierre del desgarro, es muy importante visualizar toda la extensión de la capa muscular.[114] Un informe reciente sobre la reparación primaria del síndrome de Boerhaave demostró que mediante esa reparación, la tasa de resultados buenos alcanza el 80%, con una mortalidad del 14%.[58] El informe muestra un mejoramiento notable en comparación con los resultados de series anteriores, lo cual coincide con los mejoramientos obtenidos con la reparación primaria en todos los casos.

Traumatismos externos

La contusión traumática es una causa rara de perforación esofágica. Los mecanismos por los cuales este tipo de contusiones puede causar la ruptura del esófago no se conocen por completo. El traumatismo contuso del tórax o del abdomen, combinado con afecciones que provocan la obstrucción del esófago (p. ej., el espasmo agudo por reflujo) puede provocar un aumento enorme de la presión intraesofágica y la ruptura barogénica, casi siempre en la parte inferior izquierda del esófago torácico, como se describió antes. El traumatismo contuso de la región cervical puede lesionar al esófago en forma directa, como lo hacen las lesiones cervicales por el movimiento en latigazo.[38,92,101] Informes más recientes hablan de la ruptura del esófago torácico distal por accidentes de automotores, relacionados con la colocación incorrecta de los cinturones de seguridad y las lesiones por frenadas violentas (desaceleración súbita). Las rupturas esofágicas debidas a las contusiones ocurren con mayor frecuencia en el esófago cervical y suelen acompañarse por las lesiones de otros órganos, usualmente la tráquea.[31,53,102]

Las lesiones esofágicas punzantes provocadas por las heridas de arma blanca y las heridas de arma de fuego son más frecuentes que las lesiones esofágicas causadas por traumatismos contusos, pero siguen siendo infrecuentes. Como sucede con las heridas contusas, el traumatismo punzante afecta sobre todo al esófago cervical y en casi todos los casos están acompañadas por otras lesiones.[23,31,80,83,105,107] Las heridas de arma de fuego de calibre grueso pueden causar una necrosis tisular esofágica extensa, lo cual complica el manejo quirúrgico de este problema. Después de la reparación o del drenaje, la alteración esofágica cervical ocasionada por el traumatismo suele cicatrizar sin complicación. Sin embargo, casi el 10% de los pacientes con heridas de bala sufre la formación de una fístula que nace en la zona traumatizada del esófago cervical. Se ha comprobado que el método de cierre utilizado (p. ej., en uno o dos planos) no influye sobre la tasa de formación de fístulas y finalmente todas las fístulas cierran sin tratamiento quirúrgico.[115]

Los signos clínicos y radiográficos en los pacientes con ruptura esofágica por un traumatismo externo son inespecíficos, a menudo imperceptibles y muchas veces están enmascarados por las lesiones graves de otros órganos. Los pacientes con lesiones esofágicas pueden tener enfisema subcutáneo, distrés respiratorio, ronquera, disfagia y pérdida de sangre por el tubo nasogástrico. La sensibilidad a la palpación del cuello, los hematomas y la disminución de la motilidad también pueden hallarse en las lesiones del esófago cervical. Las perforaciones del esófago intraabdominal por traumatismos externos son raras y presentan sensibilidad a la palpación abdominal y signos de irritación peritoneal. Las radiografías simples de tórax pueden mostrar aire cervical o mediastínico, ensanchamiento del mediastino, neumotórax o, hemotórax. La presencia de edema retrofaríngeo en la radiografía de perfil del cuello puede poner de manifiesto una lesión en el esófago cervical.

Debido a que los signos de la lesión esofágica son inespecíficos y poco definidos en el contexto del traumatismo, es muy importante contar con un índice elevado de sospecha para que las perforaciones esofágicas sean detectadas precozmente. Aunque todavía no hayan aparecido algunos de los signos físicos o radiográficos descritos antes, siempre debe sospecharse una alteración esofágica. El diagnóstico debe presumirse en todos los pacientes con heridas de bala o de arma blanca que hayan atravesado el mediastino y en los que presentan un proyectil alojado cerca del esófago.

Ante la sospecha de una perforación esofágica traumática el esquema diagnóstico varía en relación con la urgencia de las lesiones asociadas.[87] En los traumatizados que deben ser sometidos de inmediato a la exploración del cuello, el tórax o el abdomen, debe realizarse un examen intraoperatorio metódico y minucioso. Si esto no es posible o el examen es inadecuado, hay que practicar una esofagoscopia intraoperatoria. Se ha comprobado que la esofagoscopia intraoperatoria tiene sensibilidad del 100% y especificidad del 80% para detectar la lesión penetrante del esófago que ha sufrido un traumatismo.[45] La insuflación de aire a través del esofagoscopio flexible es muy útil para identificar los desgarros esofágicos durante la operación. Si todavía se tiene la sospecha de la existencia de una lesión que no ha sido individualizada durante la exploración, es necesario hacer esofagogramas con contraste en el posoperatorio. Los pacientes que no requieren una exploración quirúrgica inmediata deben ser estudiados enseguida con un esofagograma con contraste. Debido a que en el 10 al 20% de los casos de traumatismo externo los esofagogramas con contraste son negativos falsos, si la sospecha de lesión esofágica persiste, después de un esofagograma con resultado negativo falso debe hacerse un examen endoscópico.[23,31,80,83,105,107] En este caso, en los pacientes que deben ser evaluados por un politraumatismo, la TC con contraste también puede ser diagnóstica.[7,113] Cuando se está evaluando la presencia de otras lesiones, la evaluación del esófago también debe estar incluida en el examen.

El manejo de la perforación esofágica causada por un traumatismo externo no difiere mucho del manejo de otros tipos de perforación esofágica, excepto que las lesiones asociadas también deban recibir tratamiento. Las reparaciones de las lesiones traqueales concomitantes deben estar separadas del plano de sutura esofágica mediante la interposición de tejidos normales, como los músculos infrahioideos en el cuello o un músculo intercostal o la pleura en el tórax. La desvitalización extensa por heridas de arma de fuego es poco común pero puede impedir la reparación esofágica primaria (véase más adelante la sección "Manejo de la perforación esofágica").

Traumatismos quirúrgicos

Durante las operaciones esofágicas o periesofágicas, como la reparación de la hernia hiatal, la esofagomiotomía o la neumonectomía, puede producirse la lesión inadvertida del esófago.[2,11,26,62,84,116] La mayoría de las operaciones antirreflujo incluye la sutura de las capas musculares esofágicas. Cuando esta sutura está hecha demasiado profunda puede ser la causa de un desgarro en la pared del esófago.[66] La lesión del esófago también puede ocurrir durante la disección quirúrgica destinada a exponer el esófago, en particular si fue realizada con dificultad debido a las adherencias inflamatorias provocadas por una cirugía previa o infección.[62,84,116] Cuando el esófago está oculto por las adherencias, la identificación puede facilitarse mucho colocando un dilatador introducido en el esófago por la boca o, un modo más efectivo aún, dejando un endoscopio flexible en el esófago, con la luz encendida. Durante la vagotomía, el esófago debe manipularse con gran cuidado, disminuyendo al mínimo la tracción y la disección a ciegas.

La fístula esofagopleural que aparece luego de la neumonectomía se debe al traumatismo quirúrgico directo sobre la pared esofágica, o la desvascularización y la necrosis parietal resultantes.[11,26] La mayoría de los casos de fístula esofagopleural se ha presentado luego de la neumonectomía por tuberculosis, en particular sobre el lado derecho, siendo un factor predisponente la preexistencia de un divertículo esofágico por tracción. En la actualidad, esta complicación grave muy rara vez se observa.

Los cirujanos esofágicos deben adoptar una postura muy activa para hacer el diagnóstico de las perforaciones esofágicas. Si se diagnostican lesiones intraoperatorias importantes, pueden ser reparadas satisfactoriamente con poco riesgo de morbilidad posoperatoria. Independientemente del grado de posibilidad de lesión esofágica, el esófago debe ser examinado con sumo cuidado y meticulosidad. Por ejemplo, luego de haber finalizado la esofagomiotomía para tratar la acalasia o el espasmo, hay que confirmar la integridad de la mucosa esofágica haciendo que el anestesista llene el esófago con aire, insuflado a través del tubo nasogástrico intraesofágico. El esófago se sumerge luego en solución salina y se observa en detalle si existe algún escape de burbujas de aire (fig. 27-5). Si se descubre una ruptura pequeña de la mucosa, en general puede cerrarse en forma satisfactoria con una engrapadora, como se describe en las secciones siguientes.

Las lesiones esofágicas intraoperatorias inadvertidas pueden manifestarse en el período posoperatorio con fiebre, leucocitosis, dolor, enfisema cervical o mediastínico, derrames pleurales o neumotórax. En general, la fiebre es el primer signo en aparecer y el que más ayuda a sospechar una filtración esofágica posoperato-

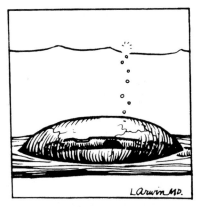

Fig. 27-5. Método de prueba para la perforación esofágica inadvertida luego de la esofagomiotomía. El esófago es insuflado con aire a través de un tubo nasogástrico y sumergido en solución salina. Las burbujas de aire indican una perforación. (De Orringer, M.B.: Complications of esophageal surgery and trauma. *En* Greenfield, I.J. [eds.]: Complications in Surgery and Trauma. Filadelfia, J.B. Lippincott, 1984, con autorización.)

ria. Luego de la cirugía esofágica o periesofágica, la fiebre que no puede atribuirse con certeza a otros focos debe considerarse indicativa de una perforación esofágica, hasta que un esofagograma con contraste negativo pruebe lo contrario. El manejo de la filtración esofágica posoperatoria se analiza más adelante.

Lesiones cáusticas

Las sustancias químicas deglutidas son una causa importante de lesiones del tracto gastrointestinal. La ingestión de sustancias cáusticas tiende a ocurrir en dos grupos de pacientes; los niños menores de 5 años que tragan estas sustancias en forma accidental y los adultos que intentan el suicidio. Se calcula que cada año se producen más de 5.000 ingestiones cáusticas en Estados Unidos.[69] Los agentes responsables más importantes son los álcalis, los ácidos, la lejía (hipoclorito de sodio) y los detergentes que contienen tripolifosfato sódico. En la práctica, los detergentes y la lejía casi siempre producen solo una irritación esofágica leve, la cual cura sin secuelas adversas. En cambio, los ácidos y los álcalis son capaces de producir lesiones gravísimas que van desde las estenosis crónicas del esófago y del estómago hasta la necrosis multiorgánica aguda y la perforación. Los álcalis son los más destructivos y causan necrosis por licuefacción, la cual facilita la penetración profunda, mientras que los ácidos suelen producir necrosis por coagulación, la cual tiende a limitar, en cierta medida, la profundidad de la lesión.[40]

Antes de 1967, los álcalis (soda cáustica, hidróxido de sodio) solo estaban disponibles en forma sólida. En la forma sólida, la soda cáustica tiende a adherirse a la mucosa de la orofaringe y del esófago superior, produciendo quemaduras en parches o bandas lineales. No es frecuente que los álcalis sólidos alcancen el estómago en cantidad suficiente como para provocarle una lesión.[27] En 1967, la introducción en Estados Unidos de preparaciones alcalinas líquidas concentradas (p. ej., Drano®, Liquid-Plumr®) cambió de modo drástico la naturaleza y la extensión de las lesiones esofágicas cáusticas. En la actualidad, estos agentes son la causa más común de lesiones cáusticas graves. La viscosidad elevada de las preparaciones alcalinas líquidas tiende a prolongar el contacto de estas sustancias con las membranas mucosas y contribuye con su pasaje rápido hacia el estómago. La consecuencia más común es el daño grave del esófago, el estómago y los órganos adyacentes como la tráquea, el colon, el intestino delgado, el páncreas y la aorta. Los ácidos ingeridos tienden a causar un daño gástrico importante con indemnidad relativa del esófago, aunque también pueden producirse lesiones graves del esófago.[32] Los espasmos pilóricos reflejos que ocurren en respuesta al contacto con un agente corrosivo hacen una mezcla de los ácidos y los álcalis en el antro gástrico, la cual provoca un daño grave capaz de conducir a la estenosis antral o a un tipo de deformidad en reloj de arena (fig. 27-6). Los estudios experimentales en perros han demostrado que después de la instilación de soda cáustica concentrada dentro del esófago se producen espasmos cricofaríngeos y pilóricos. Luego, las contracciones del esófago y del estómago impulsan el contenido hacia atrás y hacia delante entre los dos órganos durante varios minutos hasta

que, como consecuencia del daño extenso de ambos órganos, aparecen la atonía gástrica y esofágica.[90]

Manifestaciones clínicas

Las manifestaciones clínicas varían algo de acuerdo con la cantidad y las características del agente cáustico ingerido.[32] Las quemaduras leves de la faringe, el esófago y el estómago pueden ser prácticamente asintomáticas. Los *álcalis sólidos* suelen causar quemaduras en la boca, la faringe y el esófago superior, como se mencionó antes. En general, el dolor intenso causado por estas quemaduras induce la expectoración inmediata, de manera que la cantidad deglutida es pequeña. A menudo, tales quemaduras inducen también una salivación excesiva. El examen de la boca y la orofaringe revela zonas de mucosa que son reemplazadas por seudomembranas con color entre blanco y gris negruzco. La ronquera, el estridor, la afonía y la disnea indican la presencia de edema o destrucción laringotraqueales. El *álcali líquido* se suele tragar con rapidez, causando menos lesión en la boca y la faringe y un daño más extenso en el esófago, el estómago, o en ambos. Puede haber disfagia, odinofagia y aspiración. El dolor intenso subesternal, dorsal y abdominal acompañado por signos peritoneales indican la existencia de una mediastinitis o una peritonitis causadas por la perforación esofágica o gástrica. Como se dijo antes, es más común la lesión del estómago causada por la

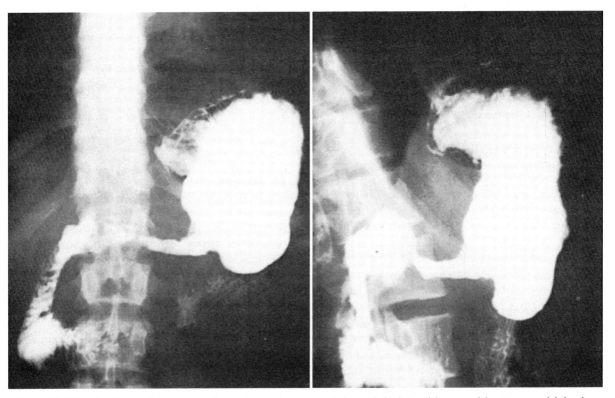

Fig. 27-6. Lesión cáustica del estómago. Estenosis antral grave con indemnidad relativa del cuerpo del estómago y del duodeno.

ingestión ácida, y por lo tanto, los síntomas y los signos se localizan con mayor frecuencia en el abdomen.

Aunque hay controversias al respecto, el examen de la orofaringe es muy útil en los pacientes que han ingerido cáusticos, en especial si son niños. De estos pacientes con quemaduras laríngeas graves, más del 70% tiene también quemaduras esofágicas, y lo que es más importante, todos los pacientes con quemaduras esofágicas graves tienen quemaduras faríngeas. Sin embargo, los complejos sintomáticos que se presentan en los pacientes que han ingerido un álcali no alcanzan para hacer el diagnóstico. Los pacientes que no tienen vómitos o distrés respiratorio tienen una incidencia elevada de quemaduras esofágicas importantes. Sin embargo, en una revisión de un grupo grande de pacientes con quemaduras esofágicas importantes, solo el 30% tenía síntomas graves. Por lo tanto, se destaca que ningún conjunto de signos o síntomas iniciales permite identificar a los pacientes con quemaduras esofágicas potencialmente graves.[5]

Las lesiones cáusticas graves provocadas por la perforación esofágica o la perforación gástrica se acompañan de shock séptico progresivo o de shock hipovolémico hasta que se instituya un tratamiento adecuado. Cuando no se produce la perforación del estómago ni del esófago, las manifestaciones clínicas importantes suelen resolverse pasados varios días. La resolución es seguida por un período de mejoría clínica que, en general, dura varias semanas. Luego, comienzan a manifestarse los síntomas causados por la formación de una estenosis en el esófago o el estómago. Las estenosis ocurren en solo el 10 al 25% de los pacientes que han ingerido álcalis sólidos.[27] No obstante, la mayoría de los que han ingerido álcalis líquidos tiene un daño esofágico grave (y con frecuencia, gástrico) que suele terminar en la formación de una estenosis. La ingestión de ácidos tiene más posibilidad de provocar estenosis o contracturas del antro o del píloro.

Diagnóstico inmediato y medidas terapéuticas

Los pacientes con una ingestión importante de sustancia cáustica deben ser internados en el hospital. El tratamiento inicial está dirigido a asegurar una vía aérea adecuada, brindando una estabilización hemodinámica y evaluando la gravedad de la lesión. No se aconseja la inducción del vómito. Debido a la rapidez con que se produce la mayoría de las lesiones cáusticas actuales, los intentos de diluir el agente dando de beber agua son de poco valor. En efecto, esto puede aumentar el problema provocando distensión gástrica o la inducción del vómito. Se suspende la ingesta oral y se trata la hipovolemia con las infusiones intravenosas correspondientes. Se mantiene la observación estricta para detectar la aparición de signos de obstrucción de

la vía aérea. La intubación endotraqueal o la traqueostomía pueden ser necesarias debido al edema laríngeo o a la destrucción grave de la laringe. Es necesario comenzar el tratamiento con antibióticos, apenas se haya diagnosticado la lesión esofágica grave, a fin de disminuir el riesgo de infección pulmonar por aspiración y la invasión bacteriana a través de la pared esofágica dañada.[29,32,52,54,73] En la fase aguda de la ingestión cáustica también se han aconsejado los esteroides para prevenir la formación de estenosis.[40] Sin embargo, su eficacia nunca quedó establecida y su uso puede enmascarar los signos de sepsis y de perforación visceral y obstaculizar la cicatrización. En una revisión colectiva retrospectiva se ha sugerido que los esteroides pueden ser beneficiosos en los niños con quemaduras esofágicas de tercer grado.[46] No obstante, en un estudio aleatorizado prospectivo de publicación reciente que evaluó a niños durante un período de 18 años luego de la ingestión de cáustico, los esteroides no mostraron un beneficio importante en la prevención de la estenosis.[5] En la actualidad, no puede recomendarse el uso de esteroides en las lesiones cáusticas.[5,32,46,54,73]

El examen radiográfico con contraste del tracto gastrointestinal puede brindar información importante en el paciente con una lesión cáustica y en la mayoría de los casos, debe ser realizado al principio.[55] En las radiografías, las lesiones mucosas esofágicas se ven como márgenes irregulares difusos con estrías lineales de contraste en las úlceras más profundas. Los márgenes esofagogástricos sinuosos o rectos pueden representar edema submucoso. La dilatación del esófago y del estómago puede ser evidente, o puede haber ulceraciones gástricas, aire en la pared del estómago o una extravasación franca del agente de contraste. La esofagografía con contraste es el mejor método para hacer el diagnóstico de perforación esofágica y debe realizarse apenas se ha sospechado su presencia, ya sea en el momento de la internación en el hospital o una vez internado.

Tratamiento

La endoscopia precoz está indicada en casi todos los pacientes en quienes se sospecha una lesión cáustica del esófago.[27,32,54,69,73,95] La endoscopia establece la existencia de una lesión esofágica importante y sus hallazgos pueden usarse para establecer la gravedad de la lesión (cuadro 27-2).[27] Sin embargo, el examen endoscópico solo no puede determinar la profundidad real de la quemadura. El riesgo de perforación endoscópica se reduce al mínimo si el examen es realizado por un endoscopista con experiencia, bajo anestesia general y con un endoscopio pediátrico flexible. La endoscopia flexible también puede hacerse con el paciente consciente siempre que se haga una sedación adecuada para evitar las arcadas y los movimientos del paciente. En un comienzo se creía que el endoscopio

Cuadro 27-2. *Evaluación endoscópica de las lesiones cáusticas*

Extensión de la lesión	Hallazgos endoscópicos
Primer grado	Hiperemia y edema de la mucosa
Segundo grado	Úlceras mucosas con ampollas y exudados; formación de seudomembranas
Tercer grado	Úlceras profundas con quemaduras y formación de escaras; edema masivo que oblitera la luz esofágica

no debía introducirse hasta más allá de la primera zona lesionada.[54,72] Sin embargo, en la actualidad, se recomienda el examen completo del esófago y del estómago, sobre todo si no se hallan quemaduras graves en la zona proximal.[20,32,95,103]

Luego de la aplicación de las medidas iniciales de soporte y diagnósticas descritas antes, el manejo de los individuos con lesiones cáusticas suele ser expectante. En los pacientes cuyas quemaduras no superan el primer grado, el tratamiento es inespecífico y no incluye más que la observación durante 24 a 48 horas. La estenosis esofágica posterior no es común en los pacientes con quemaduras leves. Los que presentan quemaduras de segundo y tercer grado deben ser observados con mayor detalle durante un período de tiempo más prolongado, para detectar signos de necrosis esofágica o gástrica, la cual se produce en la fase aguda de la lesión. La necrosis cáustica total del esófago, el estómago y otros órganos, requiere la resección de emergencia. Cuando se ha producido la necrosis en todo el órgano, el problema es hacer el diagnóstico sobre la base de los datos clínicos, endoscópicos y radiográficos. La exploración quirúrgica es obligatoria en los pacientes con aire libre intraperitoneal o mediastínico, con extravasación de material de contraste desde el estómago o el esófago, signos peritoneales y sepsis, la cual aparentemente comenzó en el abdomen o el mediastino. La necesidad de la exploración quirúrgica también surge ante el dolor de espalda o subesternal persistente e intenso (que indica mediastinitis) o por la acidosis metabólica (como expresión de la necrosis visceral extensa). Asimismo, el hallazgo de un pH gástrico mayor de 7 indica un daño gástrico grave y la necesidad de exploración, aunque este hallazgo no es confiable en presencia de una cantidad de sangre importante en el interior del estómago.[54,116]

En general, la exploración quirúrgica de emergencia luego de la ingestión de un líquido cáustico se realiza por la vía abdominal. Este abordaje permite evaluar en forma correcta el daño de los órganos intraabdominales y hacer la resección de las zonas gástricas con necrosis total. Es obvio que a través de la laparotomía solo se visualiza bien la porción inferior del esófago. Sin embargo, cuando es necesario hacer la resección esofágica, la esofagectomía transhiatal puede hacerse con relativa facilidad a través de un abordaje combinado cervical y abdominal.[34,76,77] La esofagectomía transhiatal sin toracotomía es la técnica ideal para la resección esofágica en el caso de la lesión cáustica aguda, porque evita la toracotomía en estos pacientes muy graves. Cabe destacar que la presencia de edema periesofágico resultante de la quemadura cáustica, en lugar de hacer más difícil la disección esofágica transhiatal la facilita.

La reconstrucción alimentaria luego de la resección gástrica o esofágica de emergencia debida a una lesión cáustica transparietal aguda debe diferirse hasta que la mucosa cicatrice y sea evidente la gravedad de la estenosis crónica de los órganos. La mayoría de los pacientes con quemaduras gástricas graves por ácidos o por álcalis también presenta lesiones esofágicas importantes.[27,54] Por lo tanto, cuando se precisa la resección gástrica, también es necesaria la resección esofágica. Aun cuando no se requiera la resección esofágica concomitante, en general no es conveniente dejar el esófago cerrado como un tubo ciego dentro del mediastino y, por lo tanto, cuando se hace la gastrectomía también se procede a la resección transhiatal del esófago. El esófago torácico movilizado se saca por la incisión cervical y se reseca la porción necrótica. Se debe conservar la mayor cantidad posible de esófago potencialmente viable, el extremo del esófago remanente se tuneliza por debajo de la piel sobre la parte inferior del cuello o, preferiblemente, sobre la pared anterior del tórax, donde se construye un estoma (para una descripción más completa de esta técnica, véase más adelante la sección "Perforación esofágica intratorácica").

A diferencia del método expectante estándar para el manejo de las lesiones cáusticas agudas, Estrera y col.[27] recomendaron un abordaje más activo. Todos los pacientes con lesiones de segundo o tercer grado observadas mediante la endoscopia son sometidos de inmediato a la laparotomía exploradora. Los pacientes con lesiones totales son tratados mediante la resección, usualmente la esofagogastrectomía. Cuando no existe una lesión de toda la pared se coloca un tutor de silicona en el esófago y se deja en el lugar alrededor de 3 semanas, para evitar la formación de una estenosis. Los primeros resultados con este enfoque terapéutico parecen muy promisorios, aunque falta más experiencia para definir con claridad cuál es su papel en el manejo de la lesión esofágica cáustica aguda.

Las lesiones graves pero que no toman toda la pared del esófago tienen mucha posibilidad de evolucionar hacia la estenosis. El tratamiento estándar de las estenosis esofágicas cáusticas es la dilatación. Debido a que las dilataciones precoces tienen mayor riesgo de perforación, no deben comenzar a hacerse hasta pasadas 6 a 8 semanas de la lesión, cuando ya se ha documentado por vía endoscópica la reepitelización.[54] Una perforación provocada por la dilatación de una estenosis esofágica cáustica se trata mejor mediante la esofagectomía, porque los procedimientos más conservadores invariablemente fracasan en el salvataje del esófago como un órgano funcionante y la reparación de la perforación producida en una estenosis está destinada al fracaso. Las estenosis que no pueden ser dilatadas o que permanecen refractarias a la dilatación luego de 6 a 12 meses, necesitan la sustitución del esófago, por lo general por el colon. Aunque en estos pacientes el estómago no suele ser un órgano sustituto aceptable debido a la cicatriz y a la contractura causadas por la lesión original, las quemaduras gástricas cáusticas limitadas al área prepilórica pueden ser resecadas, preservando las arcadas vasculares gástrica y gastroepiploica derechas, lo que permite hacer una esofagogastrostomía cervical y una gastroyeyunostomía distal.

Cuando se requiere la sustitución esofágica debido a estenosis por cáusticos, la necesidad de la resección del esófago dañado es motivo de controversias. Sin embargo, siempre que sea posible, debe resecarse. Esto tiene la ventaja de prevenir la formación de: 1) quistes de retención o abscesos en el esófago retenido, 2) esofagitis por reflujo, si el esófago retenido quedó unido al estómago, y 3) carcinoma esofágico. La resección del esófago también permite la colocación del sustituto esofágico en el mediastino posterior, en el lecho esofágico original, dado que ésta es la vía más corta y directa entre el cuello y la cavidad abdominal. En esta posición, la resección de la cabeza de la clavícula y el esternón adyacente destinada a agrandar la abertura superior en el mediastino anterior *no* es necesaria, a diferencia de cuando el injerto se coloca retroesternal. Luego de lesiones cáusticas, el riesgo de aparición de un carcinoma esofágico es 1.000 veces superior, con incidencia de 0,8 a 4%, a menudo después de un período de latencia de 20 a 40 años.[1] Los pacientes con esófago retenido portador de una estenosis cáustica deben seguir controlados muy de cerca respecto de esta complicación por el resto de sus vidas.

Ingestión de cuerpos extraños

El material ingerido puede quedar alojado en el esófago y provocar la obstrucción, la abrasión o la perforación. La imposibilidad de que las sustancias ingeridas pasen por el esófago puede ser el resultado de una obstrucción orgánica o funcional (neuromotora) subyacente. Los niños pequeños y los pacientes psiquiátricos tienen una gran predisposición para la ingestión de cuerpos extraños. En los niños pequeños, los objetos ingeridos más comunes suelen ser las monedas (69%), pero las tachuelas, los huesos y los botones también son frecuentes. En los adultos, los más comunes son los huesos y los botones.[18,43,64] Los que usan dentadura postiza en la arcada superior pueden tener menor capacidad para sentir objetos extraños en la bo-

ca, lo que lleva a su ingestión inadvertida. A veces, se tragan piezas dentarias o prótesis fijas (fig. 27-7). La perforación esofágica luego de la ingestión de un cuerpo extraño puede ser la consecuencia de la penetración directa de la pared esofágica por un borde cortante, la necrosis por presión o los intentos endoscópicos para removerlo.[10,34,63]

A menudo no puede establecerse el antecedente de la ingestión de un cuerpo extraño; en general, el relato de los niños y los pacientes psiquiátricos no es claro y los adultos normales pueden ignorar que han deglutido un cuerpo extraño. Por lo tanto, el diagnóstico de un cuerpo extraño esofágico requiere un índice de sospecha elevado. Los síntomas más comunes son la disfagia y la odinofagia. Los cuerpos extraños grandes en el esófago cervical pueden causar signos y síntomas de obstrucción concomitante de la vía aérea superior. Como primera manifestación de un cuerpo extraño esofágico, algunos pacientes tienen síntomas y signos clínicos de perforación esofágica (fiebre, dolor torácico, crepitaciones cervicales).

El diagnóstico de cuerpos extraños radioopacos en el esófago puede hacerse mediante una radiografía simple del cuello y el tórax. Las radiografías de frente del cuello deben hacerse con el cuello en hiperextensión porque en la posición neutral el manubrio esternal tiende a ocultar la entrada del esófago. Si las radiografías simples no muestran el cuerpo extraño sospechado, se administra bario diluido por vía oral; la mayoría de los cuerpos extraños se ven con esta técnica. Es muy raro tener que recurrir a la esofagoscopia para diagnosticar cuerpos extraños pequeños o para diferenciar las abrasiones esofágicas sintomáticas de los cuerpos extraños pequeños.

Los cuerpos extraños esofágicos deben removerse debido al riesgo de obstrucción y perforación, a diferencia de los cuerpos extraños gástricos, los cuales no suelen requerir su eliminación. Los cuerpos extraños de bordes redondeados, más pequeños, como las monedas, a menudo pueden ser removidos mediante un catéter de Foley que se introduce hasta sobrepasar el objeto para luego inflar el balón y retirar el catéter y el cuerpo extraño juntos.[14,72] Sin embargo, cuando se usa esta técnica hay que tener mucho cuidado para evitar que el paciente aspire el cuerpo extraño dentro de la vía aérea al pasar por la epiglotis en el acto de ser retirado. Para los objetos más grandes y blandos y para todos los objetos aguzados es necesaria la esofagoscopia. Aunque algunos pueden ser removidos con un instrumento flexible, el esofagoscopio rígido usado bajo anestesia general suele ser el preferido, debido a que su seguridad y eficacia son superiores. Nosotros *no* recomendamos el uso del esofagoscopio para empujar el objeto hacia el estómago. Esta maniobra acarrea un riesgo importante de perforación esofágica y debe intentarse solo con los objetos de bordes romos

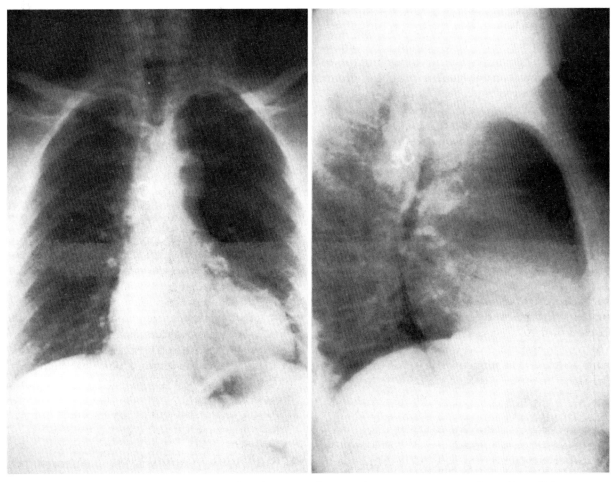

Fig. 27-7. Deglución inadvertida de una prótesis fija. El intento endoscópico de remoción provocó una laceración esofágica extensa y la perforación, la cual se evidenció por la presencia de aire en el mediastino. No fue posible reparar el esófago en la toracotomía exploradora debiendo hacerse una esofagectomía con anastomosis esofagogástrica cervical.

y cuando ya se ha descartado la obstrucción esofágica distal. Luego de la remoción del cuerpo extraño deben hacerse esofagogramas en forma sistemática para llegar al diagnóstico precoz de las perforaciones esofágicas y excluir la enfermedad esofágica subyacente.

Algunos pacientes manifiestan haber ingerido carne inmediatamente antes del comienzo de los síntomas de obstrucción esofágica. A veces, este problema puede ser tratado haciendo ingerir al paciente una solución enzimática diluida conteniendo papaína (ablandador de carne) para digerir en parte la carne impactada y permitir que pase hacia el estómago. Brooks recomienda una dosis de 5 mL de papaína al 20% en alcohol al 10% cada 5 minutos durante 1 hora.[18] Tanto la presencia como la resolución de la impactación de la carne deben quedar documentadas mediante una esofagografía baritada.

Los cuerpos extraños esofágicos que no pueden removerse en forma segura y eficaz con el esofagoscopio rígido requieren una esofagotomía para ser eliminados. Los objetos alojados en el esófago distal (por debajo de los 35 cm) deben abordarse a través de una to-

racotomía izquierda mientras que para los cuerpos extraños alojados en el esófago torácico más proximal se utiliza la toracotomía derecha. Las perforaciones provocadas por los cuerpos extraños o los intentos para su remoción requieren la intervención quirúrgica, como se analizará en la sección siguiente.

MANEJO DE LA PERFORACIÓN ESOFÁGICA

El tratamiento de recuperación inmediato de la perforación esofágica aguda está dirigido a disminuir la contaminación bacteriana y química del mediastino y a reponer las pérdidas de volumen intravascular asociadas. Los antibióticos de amplio espectro con actividad contra la flora oral deben comenzar a administrarse lo antes posible. Debe suspenderse cualquier tipo de ingesta oral y encararse la hidratación intravenosa intensa. La descompresión del estómago mediante un tubo nasogástrico está indicada en la mayoría de los pacientes para disminuir la contaminación que se produce a través del defecto esofágico, secundario al reflujo gastroesofágico. Sin embargo, un tubo nasogástrico puede ser contraproducente en algunos pacientes, particularmente en aquellos con perforaciones proximales bien contenidas.

El manejo definitivo de la perforación esofágica debe iniciarse cuanto antes, después de haberse instituido las medidas generales de soporte descritas antes. El tratamiento apropiado de los desgarros esofágicos *siempre* incluye el drenaje adecuado del mediastino y la reparación del desgarro esofágico, toda vez que sea posible. Sin embargo, el tratamiento de la perforación esofágica depende de la localización del desgarro, el tamaño y la causa, el tiempo transcurrido hasta el diagnóstico, la gravedad de la contaminación mediastínica y pleural, y la presencia de una enfermedad esofágica subyacente. Debido a que son tantos los factores a tener en consideración cuando se tratan rupturas esofágicas, el tratamiento debe instituirse sobre una base individual. Con todo, los abordajes efectivos y prácticos para la mayoría de los pacientes con perforación esofágica han surgido de la experiencia clínica previa.

Tratamiento no quirúrgico

La intervención quirúrgica está indicada en casi todos los casos de perforación esofágica. Sin embargo, ciertos pacientes muy bien seleccionados pueden ser tratados con resultados buenos sin un tratamiento quirúrgico.[19,65] Los candidatos para el tratamiento conservador deben tener: 1) un defecto limitado, sin contaminación pleural, 2) evidencia en el estudio con contraste de la existencia de drenaje de la perforación localizado por detrás, en el esófago, 3) síntomas mínimos y, 4) evidencia clínica mínima de sepsis. Tales pacientes suelen tener desgarros esofágicos proximales causados por una esofagoscopia o las disecciones intraparietales que se han producido durante la dilatación de una estenosis.

La dilatación con balón neumático puede producir perforación esofágica hasta en el 10% de los pacientes. Cuando estas lesiones quedan como desgarros mucosos lineales sin mediastinitis importante, pueden manejarse con buenos resultados dejando al paciente en observación.[68] No obstante, si los signos de sepsis aumentan o aparece inestabilidad hemodinámica, es necesario adoptar un enfoque más activo. El tratamiento consiste en la cesación de la ingesta oral, la administración de antibióticos y, la hidratación intravenosa hasta que el desgarro se cure o hasta que exista la certeza de haber alcanzado la curación, hecho puesto de manifiesto por la reducción del tamaño de la cavidad. La higiene oral óptima es esencial para disminuir

al mínimo la contaminación subsiguiente por las bacterias orales deglutidas. Se indica el cepillado de los dientes cuatro a seis veces por día. En general, la colocación de un tubo de drenaje nasogástrico no es necesaria. Durante la cicatrización, la nutrición debe ser mantenida a través de los tubos de alimentación nasogástrico, de la gastrostomía, de la yeyunostomía o por la hiperalimentación intravenosa, hasta que pueda reanudarse la ingestión oral, lo cual sucede entre la primera y la tercera semanas que siguen a la lesión.

Cuando se seleccionan los candidatos para el tratamiento no quirúrgico, es muy importante que la cavidad que resulta de la perforación esté bien contenida y drenada internamente dentro del esófago. Lamentablemente, no es habitual estar seguro de que la filtración está bien contenida en los pacientes que se presentan enseguida después de la lesión (<24 horas) y si se posterga la cirugía, la sepsis mediastínica puede seguir su evolución durante las horas siguientes. Por lo tanto, el tratamiento conservador de las perforaciones esofágicas es más apropiado para los pacientes seleccionados que se presentan después de las 24 horas de la lesión, que no tienen signos sistémicos de infección y que presentan una filtración con drenaje interno y signos obvios de estar contenida. La mayor parte de los otros pacientes requiere la intervención quirúrgica.

Tratamiento quirúrgico

Perforaciones esofágicas cervicales y torácicas superiores

La perforación del esófago cervical conduce a la contaminación progresiva del mediastino debido a la diseminación de la infección por los planos aponeuróticos, desde el cuello.[82] A menos que se haga un drenaje adecuado sobreviene la muerte por mediastinitis. La mayoría de las perforaciones esofágicas cervicales y torácicas superiores (por debajo del nivel de la carina o del cuerpo de la cuarta vértebra torácica) puede tratarse con efectividad colocando drenajes en el espacio retroesofágico a través de un *abordaje cervical*.[17,18,59,65,66,82] Esto se lleva a cabo haciendo una incisión en la piel paralela al borde anterior del músculo esternocleidomastoideo (véase fig. 26-11). Luego, la disección se continúa por detrás (medial al músculo esternocleidomastoideo y la vaina carotídea y lateral respecto de la glándula tiroides y los músculos infrahioideos). El músculo omohioideo, la vena tiroidea media y, a veces, la arteria tiroidea inferior se seccionan hasta llegar a la fascia prevertebral. La disección roma con el dedo en el espacio prevertebral retroesofágico brinda entonces un acceso a la cavidad abscedada y permite la colocación de los drenajes, los cuales se sacan a través de la incisión cutánea.

El cierre de la laceración esofágica proximal no siempre es necesario porque luego de algunos días se produce la cicatrización espontánea, siempre que no exista una obstrucción distal. Sin embargo, además del drenaje puede hacerse el cierre con puntos de las perforaciones accesibles. El resultado obtenido con el drenaje solo o con el cierre quirúrgico para el tratamiento de las perforaciones cervicales es el mismo, ya que en ambos grupos la tasa de mortalidad conocida es del 6%.[51] Algunos siguen recomendando la observación sin exploración hasta que haya signos de propagación o aparezcan síntomas importantes.[109] En general, la nutrición oral puede volver a instaurarse luego de 5 a 7 días, cuando la perforación ha cicatrizado o ha disminuido significativamente el tamaño, de manera que el volumen de pérdida por la fístula es mínimo. La nutrición durante los primeros días se mantiene con alimentos administrados por un tubo nasogástrico. Las perforaciones esofágicas cervicales que comprometen la cavidad pleural o se extienden hasta el mediastino inferior no pueden ser drenadas en forma adecuada por el abordaje cervical y requieren un drenaje transtorácico (fig. 27-8).

Perforación esofágica intratorácica

Las perforaciones esofágicas que se diagnostican enseguida (dentro de las primeras 24 horas) se tratan con mayor facilidad y tienen mejor pronóstico que las

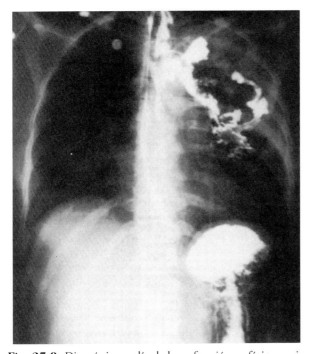

Fig. 27-8. Diagnóstico tardío de la perforación esofágica cervical luego de intentar hacer una intubación endotraqueal. El absceso de gran tamaño en el hemitórax superior izquierdo requirió un drenaje transtorácico.

diagnosticadas más tarde (luego de las 24 horas). Cuanto más tiempo pasa después de la lesión, los bordes del desgarro esofágico se tornan más inflamados y friables, lo que hace que resistan menos los puntos de la sutura reparadora. Por lo tanto, en todos los pacientes con un desgarro esofágico inicial está indicado el tratamiento quirúrgico inmediato.

Existe un acuerdo general acerca de que las perforaciones esofágicas torácicas *no asociadas con una enfermedad esofágica intrínseca* deben ser tratadas mediante la reparación primaria del defecto combinada con un drenaje mediastínico amplio.[1,13,16,17,65,66,71,91,93,99] Sin embargo, la experiencia acumulada indica que debe intentarse la reparación independientemente de la duración de la lesión primaria ya que con una técnica meticulosa la mayoría de las veces los resultados son buenos.[11] Para que la reparación primaria sea eficaz, sin tener en cuenta cuánto tiempo transcurrió antes de hacer el diagnóstico, es muy importante lograr la exposición de toda la mucosa lesionada. Esto requiere extender el defecto muscular alrededor de 1 a 2 cm proximal y distal, más allá de la extensión del desgarro mucoso (fig. 27-9). Solo debe realizarse un desbridamiento mínimo de los bordes mucosos inflamados del defecto. Con una bujía de Hurst-Maloney 40 a 46 Fr dentro del esófago se hace un cierre meticuloso en dos planos, aproximando el defecto mucoso con una engrapadora lineal y la capa muscular con puntos absorbibles (fig. 27-10).[119] Además de la reparación, es necesario colocar un drenaje mediastínico. El drenaje se realiza abriendo la pleura mediastínica por arriba y por debajo del nivel del desgarro, desde la entrada torácica hasta el diafragma, irrigando el mediastino para luego drenarlo por vía transpleural, mediante el uso de un tubo torácico de calibre grueso. Las perforaciones del tercio inferior del esófago suelen abordarse mejor a través de una toracotomía izquierda y las perforaciones del esófago torácico más proximal, a través de una toracotomía derecha. Las perforaciones del esófago intraabdominal sin contaminación intrapleural pueden abordarse por el abdomen. Sin embargo, los autores prefieren casi siempre la exposición transtorácica.[13]

El refuerzo o el sostén de la reparación con colgajos pediculados de los tejidos normales adyacentes es un complemento importante para reducir la dehiscencia posoperatoria de la línea de sutura.[16,65,71,88,91] Se han utilizado tejidos diversos para sostener las reparaciones esofágicas, incluidos la pleura parietal, el fondo gástrico, los músculos intercostales o diafragmáticos, el pulmón, o el epiplón. A través de un informe se conocen los resultados excelentes de la reparación primaria seguida de la envoltura del esófago con una malla absorbible cubierta con pegamento de fibrina para cuando no existe otra alternativa.[9] En general, las reparaciones de las perforaciones del esófago inferior

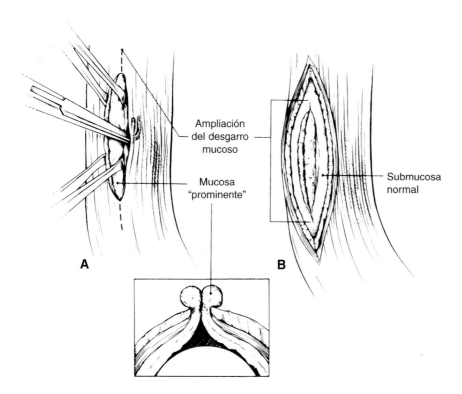

Fig. 27-9. Ilustración de la reparación primaria de la perforación esofágica que muestra la exposición de la perforación esofágica. **A.** Ampliación del desgarro muscular proximal y distal a la lesión para permitir la exposición completa del defecto mucoso. El *recuadro* muestra la mucosa prominente dañada, la cual se vio al comienzo cuando se inspeccionó la lesión. **B.** Movilización de la submucosa lejos de la capa muscular para permitir la exposición del defecto rodeado por submucosa normal y ambas extensiones, proximal y distal a la lesión mucosa, que amplían el desgarro muscular. (De Whyte, R.I., Iannettoni, M.D. y Orringer, M.B.: Intrathoracic esophageal perforation: the merit of primary repair. J. Thorac. Cardiovasc. Surg., *109*:140, 1995.)

(p. ej., la ruptura posemética) se refuerzan envolviendo el fondo del estómago alrededor de la reparación (fig. 27-11). Esta fundoplicatura debe ser reducida por debajo del diafragma para prevenir las complicaciones de una hernia paraesofágica iatrogénica. Las reparaciones de la parte más proximal del esófago sue-

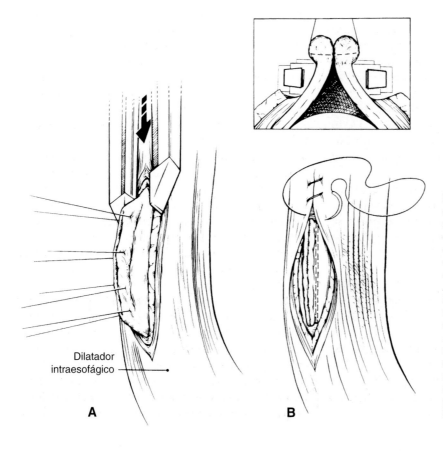

Fig. 27-10. Ilustración de la técnica de la reparación primaria para la perforación esofágica. **A.** Cierre del defecto con una engrapadora quirúrgica GIA después de la movilización y la exposición del desgarro mucoso y submucoso, que sobrepasa el desgarro muscular. **B.** Aproximación de la cubierta muscular sobre la línea de sutura con puntos continuos reabsorbibles. La engrapadora se aplica sobre la bujía intraesofágica (*recuadro*) en la mucosa y la submucosa sanas, y no sobre los bordes inflamados del defecto. (De Whyte, R.I., Iannettoni, M.D. y Orringer, M.B.: Intrathoracic esophageal perforation: the merit of primary repair. J. Thorac. Cardiovasc. Surg., *109*:140, 1995.)

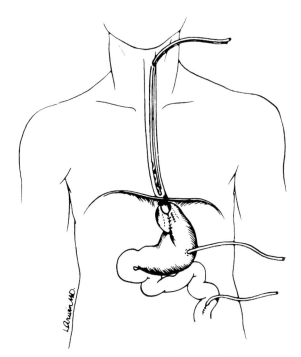

Fig. 27-11. Reparación de una perforación esofágica distal y refuerzo con una fundoplicatura. La fundoplicatura ha sido reducida por debajo del diafragma para evitar las complicaciones de la hernia paraesofágica. Se ven el tubo nasogástrico, la gastrostomía descompresiva y la alimentación por yeyunostomía. (De Orringer, M.B.: Complications of esophageal surgery and trauma. *En* Greenfield, I.J. [ed.]: Complications in Surgery and Trauma. Filadelfia, J.B. Lippincott, 1984, con autorización.)

len cubrirse con músculo intercostal o con pleura parietal.[25,36] Para proteger las perforaciones esofágicas abdominales puede usarse el epiplón como complemento del fondo gástrico o en su lugar, puede ser movilizado dentro del tórax hasta cualquier nivel del esófago. En algunos casos, las reparaciones de las perforaciones esofágicas torácicas han sido protegidas con el pericardio pero esto no es recomendado por los autores, porque su uso sobrelleva el riesgo de pericarditis purulenta. También se han utilizado colgajos pediculados de diafragma.[85,112]

Luego de la reparación esofágica con drenaje, se coloca un tubo nasogástrico para el tratamiento del íleo paralítico posoperatorio. Además, ese tubo puede ser utilizado para administrar alimentación enteral hasta que se restablezca la ingestión oral. Es un error creer que un paciente que no deglute ningún alimento tiene una línea de sutura esofágica "protegida", porque la saliva que contiene enzimas digestivas y bacterias orales comienza a atravesar el esófago desde el momento que el paciente se despierta de la anestesia general. Por lo tanto, la ingesta de líquidos debe comenzar una vez que el íleo intestinal ha desaparecido. No hay evidencia convincente que avale el criterio que la ingesta de dieta líquida se acompaña de incidencia más elevada de dehiscencia de la línea de sutura esofágica. Las fístulas esofagocutáneas con un buen drenaje, que están provocadas por el defecto de la reparación esofágica, suelen cicatrizar en forma espontánea, siempre que no exista una obstrucción distal concomitante. Si estas fístulas son pequeñas, tienen buen drenaje y no hay obstrucción distal, no son una contraindicación para la alimentación oral.

Perforación esofágica tardía

Las enseñanzas tradicionales sostienen que el cierre de una perforación esofágica no maligna luego de las 24 horas tiene tasas de morbilidad y mortalidad elevadas, lo que genera la necesidad de una variedad de operaciones para derivar, drenar o excluir el esófago afectado por una perforación de diagnóstico tardío que ha evolucionado. Sin embargo, los resultados de la reparación primaria de las perforaciones esofágicas intratorácicas han mejorado muchísimo, de manera que en la actualidad también se hace la reparación primaria de las perforaciones esofágicas con enfermedad esofágica mínima, sin considerar la duración de la lesión. Los pacientes con enfermedad esofágica intrínseca representan un subgrupo diferente y se analizan a continuación.

En un estudio prospectivo, 22 pacientes con perforaciones esofágicas no malignas de quienes se consideró que tenían un esófago recuperable en el momento de la presentación, fueron tratados por los autores mediante la reparación primaria en dos planos sin tener en cuenta la duración del desgarro.[114] No hubo diferencia significativa en las tasas de morbilidad o mortalidad entre los pacientes sometidos a la reparación antes de las 24 horas de producida (13 de 22, o 59%) y los pacientes a los que se hizo la reparación superadas las 24 horas (9 de 22, o 41%). Los cuatro enfermos que sufrieron la formación de fístulas esofágicas (uno que fue reparado antes de las 24 horas luego de la lesión y tres que fueron reparadas después de las 24 horas) recibieron un tratamiento conservador mediante un drenaje por un tubo de toracostomía (dos pacientes) o la resección de la costilla y el drenaje (dos pacientes). A continuación, todos los pacientes curaron las perforaciones y ninguno requirió un tratamiento quirúrgico por esta causa. Los autores no hacen el sostén de las reparaciones esofágicas en forma sistemática; sin embargo, en cinco casos se hizo algún tipo de fundoplicatura. Los autores creen que la reparación primaria, siempre que sea posible, es preferible a la resección y la reconstrucción en una etapa o la reconstrucción postergada, y las fístulas cutáneas esofagopleurales ocasionales que a veces aparecen después de la reparación primaria se controlan con facilidad con un drenaje simple, y cicatrizan siempre que se haya solucionado la obstrucción distal y que la patología esofágica intrínseca pueda ser controlada y tratada.

Las otras opciones disponibles para el tratamiento de las perforaciones esofágicas tardías incluyen el drenaje amplio solo, la exclusión y la desviación, y el manejo no quirúrgico. El uso de estos métodos terapéuticos diferentes es algo controvertido y está influenciado por la experiencia del cirujano, el estado general del paciente y la evaluación quirúrgica de la calidad del tejido esofágico en el sitio de la lesión. En casi todos los pacientes con un diagnóstico tardío de perforación esofágica, es necesario colocar un tubo de alimentación por la yeyunostomía. El drenaje amplio es la base del tratamiento de la perforación esofágica tardía y debe aplicarse en todos los casos, sin tener en cuenta las otras opciones terapéuticas utilizadas.[88] El drenaje adecuado de las perforaciones del esófago torácico por debajo del nivel de la cuarta vértebra torácica suele requerir una toracotomía con abertura de la pleura mediastínica sobre el esófago perforado y el drenaje transpleural con tubos torácicos grandes. Por supuesto, el drenaje transpleural implica un grado de contaminación constante de la cavidad pleural, pero en general es bien tolerado con el tratamiento antibiótico apropiado, el cual debe administrarse hasta que se establezca la fístula esofagopleurocutánea controlada crónica. Por otra parte, para el tratamiento de las perforaciones esofágicas, Santos y Frater[94] recomendaron solo el drenaje con un tubo torácico y la irrigación continua del mediastino y la cavidad pleural dando de beber agua al paciente. La mediastinotomía posterior es otra alternativa que permite el drenaje extrapleural de los abscesos confinados al mediastino y es una opción excelente en pacientes seleccionados.[97] El drenaje amplio solo ha sido recomendado para los pacientes que pueden tolerar cierto grado de contaminación pleural y en quienes el cierre del defecto no se presenta como posible. Sin embargo, los autores no recomiendan este enfoque y el drenaje solo se aplica mejor a las perforaciones esofágicas cervicales.[51]

La decisión de cerrar las perforaciones diagnosticadas tardíamente debe tomarse en el momento de la toracotomía, cuando es posible evaluar la calidad del tejido de los bordes del defecto esofágico. Pero con el aumento de la experiencia, en la mayoría de estos pacientes se consigue un cierre exitoso de las perforaciones esofágicas aunque el diagnóstico de la lesión sea tardío.[28,36,71] Algunos defectos esofágicos son demasiado grandes como para permitir el cierre directo sin tensión. A veces, estos defectos mayores pueden ser cerrados usando colgajos de tejido adyacente pediculado como un parche, el cual es suturado a los bordes del defecto (fig.27-12).[36] El cierre

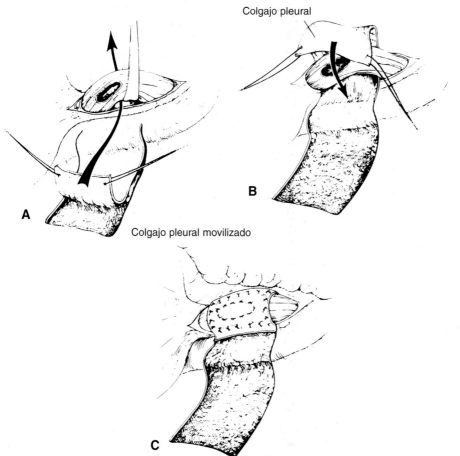

Colgajo pleural

Colgajo pleural movilizado

A

B

C

Fig. 27-12. Cierre de un defecto esofágico grande con un colgajo pleural a modo de parche. **A.** Luego de la movilización del esófago, se eleva un colgajo pleural. **B.** El colgajo se coloca alrededor del esófago, cubriendo la perforación. **C.** El colgajo se sutura a sí mismo, en las márgenes del colgajo y también a la perforación misma, atrayendo la pleura con firmeza sobre la muscular del esófago. (De Gricco, H.C. y Wilkins, F.W.: Esophageal repair following late diagnosis of intrathoracic perforation. Ann. Thorac. Cardiovas. Surg., *20:*337, 1975, con la autorización de The Society of Thoracic Surgeons.)

de las perforaciones esofágicas siempre debe ir acompañado por un drenaje adecuado y nunca debe realizarse en presencia de una obstrucción distal no tratada.[7]

Perforaciones esofágicas asociadas con enfermedad del esófago

El tratamiento de las *perforaciones esofágicas asociadas con una enfermedad esofágica intrínseca causante de obstrucción distal* es más complejo, aun cuando sean diagnosticadas tempranamente. La reparación primaria combinada con el drenaje es inadecuada, porque en presencia de obstrucción distal la reparación siempre se desgarra. En estos casos, siempre que sea posible, es necesario aliviar la obstrucción asociada en el momento de la reparación y el drenaje.[56,66,96] Por lo tanto, los pacientes con acalasia que sufren una perforación durante el intento de dilatación deben ser tratados con una sutura reparadora, la esofagomiotomía y una fundoplicatura parcial, a fin de proteger el desgarro, si es posible. Las perforaciones pequeñas, por arriba de las estenosis esofágicos por reflujo *pasibles de dilatación*, pueden tratarse mediante una reparación con puntos, la dilatación de la estenosis para aliviar la obstrucción, y la operación antirreflujo. Nosotros evaluamos los resultados funcionales en 42 pacientes con perforación esofágica, 25 de los cuales fueron tratados con la reparación primaria y un tercio (8 de 25) requirió un tratamiento posterior con dilatación o reconstrucción esofágicas.[47] Todos los pacientes de este último grupo tenían estenosis esofágicas preexistentes o trastornos difusos de la motilidad.

La resección esofágica es la mejor opción para las perforaciones que se producen en un esófago con enfermedad intrínseca (neoplasia, estenosis no dilatable, lesión cáustica, desvitalización extensa) que no puede ser tratado con eficacia con las medidas más conservadoras.[17,42,50,56,65,99] Los pacientes con perforaciones asociadas con cáncer o con estenosis benignas no dilatables se tratan mejor mediante la resección, como sucede en los pacientes con perforaciones que persisten luego de la lesión cáustica. La desvitalización esofágica extensa, que se produce con algunas heridas de arma de fuego de alta velocidad también puede requerir la resección. Los pacientes con estenosis esofágicas benignas que sufren una perforación durante un intento de dilatación también pueden ser tratados mejor mediante la resección. En general, no es conveniente intentar el salvamento de un esófago enfermo simplemente porque se considera que la esofagectomía es una empresa muy difícil. Cuando la esofagectomía es necesaria, la esofagectomía torácica total es más ventajosa comparada con una resección más limitada porque elimina por completo la fuente de la sepsis mediastínica y pleural y es bien tolerada por la mayoría de los pacientes, en especial aquellos con perforaciones que se diagnostican en el primer momento. Los informes sobre la esofagectomía transhiatal con la reconstrucción primaria en tales casos mencionan tasas de supervivencia general excelentes y el tratamiento definitivo de la patología esofágica.[3,39,79]

La reconstrucción inmediata del tracto alimentario es posible en muchos pacientes que requieren esofagectomía por una perforación diagnosticada con rapidez. Este enfoque, sin embargo, se hace mejor si se cuenta con un estómago intacto y sano para la sustitución esofágica utilizando una anastomosis esofagogástrica cervical. Algunos han recomendado la sustitución esofágica inmediata con el colon sin preparación pero ésta no es la opinión de los autores. Los pacientes con perforaciones esofágicas causadas por lesiones cáusticas agudas y los inestables o graves deben ser sometidos a la esofagectomía seguida después por la reconstrucción. La reconstrucción inmediata se realiza mejor colocando el estómago movilizado y elongado en el mediastino posterior, en el lecho esofágico nativo, y realizando una esofagogastrostomía cervical (fig. 27-13). La alimentación por yeyunostomía es sistemática.

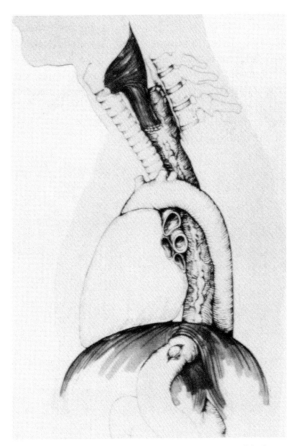

Fig. 27-13. Reemplazo esofágico con estómago en el lecho esofágico nativo. Se ha realizado una esofagogastrostomía cervical. (De Orringer, M.B. y Sloan, H.: Esophagectomy without thoracotomy. J. Thorac. Cardiovasc. Surg., *76*:643, 1978, con autorización.)

Cuando no es posible hacer una esofagectomía inmediata seguida de la reconstrucción para el tratamiento de la perforación aguda, debido a que las lesiones cáusticas graves se acompañan de posible compromiso del tracto respiratorio o de la inestabilidad cardiovascular por la sepsis asociada, se secciona la unión esofagogástrica a través de un abordaje abdominal y el cardias seccionado se sutura con sumo cuidado. Trabajando a través del hiato diafragmático y de una incisión cervical separada, el esófago intratorácico puede luego movilizarse y todo el esófago torácico puede sacarse por la herida del cuello. *Solo debe resecarse el esófago desvitalizado o con daño evidente.* El hiato esofágico debe cerrarse para evitar la hernia de las vísceras abdominales dentro del tórax. Se preserva la longitud máxima del esófago y se pasa por un túnel subcutáneo sobre la pared anterior izquierda del tórax, donde se construye el estoma (fig. 27-14). Es mucho más fácil cuidar un estoma de esofagostomía ubicado en este sitio que en su localización habitual en el cuello, y la longitud extra del esófago remanente puede facilitar la reconstrucción posterior usando el estómago o el colon por detrás del esternón. Se construye una yeyunostomía para la alimentación, con el fin de aportar alimentos por vía enteral hasta que se haga la reconstrucción en una etapa posterior. También debe colocarse un tubo de gastrostomía porque luego de la vagotomía pueden producirse atonía gástrica o piloroespasmo, los cuales acompañan siempre a la esofagectomía. Si luego de varios días el vaciamiento gástrico es bueno, para continuar con la alimentación es preferible suplantar la yeyunostomía por una gastrostomía, ya que la primera es menos apta para la administración en bolo y por lo tanto, es menos conveniente para el paciente.

Algunos tipos de patología esofágica intrínseca hacen imposible, o casi, que el esófago perforado pueda ser salvado como órgano funcional de la alimentación. En la mayoría de estos pacientes, la esofagectomía es la mejor opción, aun después de un reconocimiento demorado de la perforación esofágica. Es mejor diferir la reconstrucción según el estado del paciente y la disponibilidad de un sustituto esofágico.

El concepto de la exclusión esofágica para el tratamiento de su perforación fue descrito por primera vez en 1956.[49] La técnica descrita en un principio comprendía la sección y el cierre del esófago torácico distal a través de una toracotomía o laparotomía, la sección del esófago cervical distal, y una esofagostomía del extremo cervical proximal. Esta técnica disminuye con eficacia la contaminación mediastínica pero provoca más dificultades en la reconstrucción esofágica posterior. Con la intención de aliviar los problemas con la reconstrucción esofágica luego de una exclusión previa, Urschel y col.[110] desarrollaron una técnica de derivación y exclusión esofágicas en continuidad. Este procedimiento comprende la colocación de una ligadura alrededor del esófago torácico distal para controlar el reflujo y la realización de una esofagostomía lateral cervical para derivar las secreciones orofaríngeas (fig. 27-15).

A pesar del atractivo conceptual de este abordaje, los problemas para restablecer una deglución confortable luego del procedimiento persisten, la contaminación mediastínica no ha podido ser controlada en absoluto y los autores no usan esta técnica.[51,88] Ha sido descrito el uso de grapas absorbibles para excluir en forma temporaria el esófago desgarrado. Esta técnica ha conseguido, en varios pacientes, la cicatrización de la per-

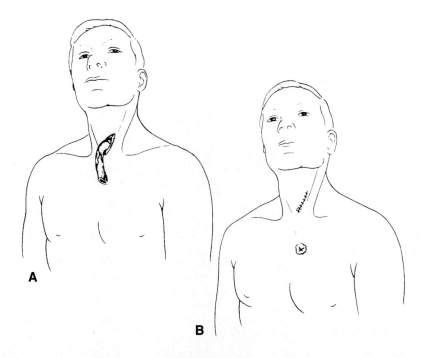

Fig. 27-14. Construcción de una esofagostomía torácica anterior para preservar la longitud máxima del esófago. **A.** El esófago torácico movilizado se coloca sobre la pared anterior del tórax para determinar la localización del estoma. **B.** Luego el esófago se pasa por un túnel subcutáneo y se hace la esofagostomía. En la superficie plana del tórax pueden aplicarse diversos dispositivos estomales, y la longitud esofágica adicional brindada por la técnica suele facilitar la reconstrucción posterior. (De Orringer, M.B.: Complications of esophageal surgery and trauma. *En* Greenfield, I.J. [ed.]: Complications in Surgery and Trauma. Filadelfia, J.B. Lippincott, 1984, con autorización.)

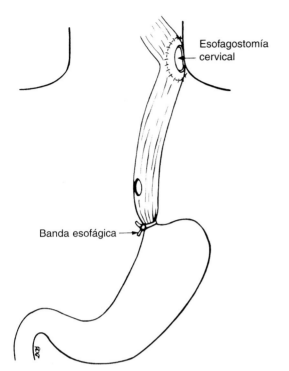

Esofagostomía cervical

Banda esofágica

Fig. 27-15. Técnica de la exclusión esofágica. Una esofagostomía cervical lateral deriva las secreciones orales. El reflujo de las secreciones gástrica y biliar se evita colocando una cinta de hilera anudada a la unión gastroesofágica. La cinta es anudada con firmeza suficiente como para obstruir la luz pero sin que cause isquemia parietal. Los nervios vago no están incluidos en el nudo sino que quedan en su superficie. (De Brewer, I.A., Carter, R., Mulder, G.A. y Stiles, Q.R.: Options in the management of perforations of the esophagus. Am. J. Surg., *152*:62, 1986, con autorización.)

foración y la mejoría espontánea de la obstrucción esofágica luego de 3 a 4 semanas sin que se haya formado estenosis.[44] La adquisición de más experiencia puede demostrar la eficacia de este método de exclusión esofágica. Del mismo modo, el uso de un tutor esofágico para el tratamiento de las perforaciones en esófagos que no pueden ser reparados o resecados[15] requiere una evaluación mayor.

RESUMEN

La perforación esofágica es casi siempre una indicación de cirugía excepto en los pacientes con filtraciones bien contenidas con un drenaje interno bueno. Una minoría de pacientes con defectos mal contenidos han sido tratados con buenos resultados mediante métodos no quirúrgicos, usando un tubo de toracostomía para el drenaje o un tubo de toracostomía combinado con la intubación esofágica, con la finalidad de ocluir el desgarro esofágico.[12,48] A pesar de los resultados buenos obtenidos en algunos casos con estos métodos conservadores, el tratamiento no quirúr-

gico está contraindicado en la mayoría de los pacientes con desgarro esofágico, y un abordaje muy activo, si es necesario usando una esofagectomía en los pacientes que tienen una enfermedad esofágica intrínseca, suele ser el tratamiento menos "radical" en el largo plazo. La reparación primaria cuidadosa, sin tener en cuenta la duración del desgarro, es un principio establecido en el manejo de esta gravísima lesión.

Referencias

1. Ajalat, G.M., and Mulder, D.G.: Esophageal perforations: The need for an individualized approach. Arch. Surg., 119:1318, 1984.
2. Albin, J., Noel, T., Allan, K., et al.: Intrathoracic esophageal perforation with the Angelchik antireflux prosthesis: Report of a new complication. Gastrointest. Radiol., 10:330, 1985.
3. Altorjay, A., Kiss, J., Voros, A., et al.: The role of esophagectomy in the management of esophageal perforations. Ann. Thorac. Surg., 65:1433, 1998.
4. Ancona, E., Gayet, B.: Etiology, diagnostic localization and symptoms: A GEEMO questionaire. In Siewert, J.R., and Holscher, A.H. (eds.). Diseases of the Esophagus. Berlin, Springer-Verlag, 1988, p. 1327.
5. Anderson, K.D., Rouse, T.M., and Randolph, J.G.: A controlled trial of corticosteroids in children with corrosive injury of the esophagus. N. Engl. J. Med., 323:637, 1990.
6. Appelqvist, P., and Salmo, M.: Lye corrosion carcinoma of the esophagus: A review of 63 cases. Cancer, 45:2655, 1980.
7. Backer, C.L., LoCicero, J.D., Hartz, R.S., et al.: Computed tomography in patients with esophageal perforation. Chest, 98:1078, 1990.
8. Bacon, B.R., Camara, D.S., and Duffy, M.C.: Severe ulceration and delayed perforation of the esophagus after endoscopic variceal sclerotherapy Gastrointest. Endosc., 33:311, 1987.
9. Bardaxoglou, E., Manganas, D., Meunier, B., et al.: New approach to surgical management of early esophageal thoracic perforation: Primary suture repair reinforced with absorbable mesh and fibrin glue. World J. Surg., 21:618, 1997.
10. Benda, T.J.: Perforating foreign body of the esophagus. Laryngoscope, 79:470, 1969.
11. Benjamin, I., Olsen, A.M., and Ellis, F.H., Jr.: Esophagopleural fístula: A rare postpneumonectomy complication. Ann. Thorac. Surg., 7:139, 1969.
12. Berger, R.L., and Donato, A.T.: Treatment of esophageal disruption by intubation: A new method of management. Ann. Thorac. Surg., 13:27, 1972.
13. Berne, C.J., Shader, A.E., and Doty, D.B.: Treatment of effort rupture of the esophagus by epigastric celiotomy. Surg. Gynecol. Obstet., 129:277, 1969.
14. Bigler, F C.: The use of a Foley catheter for removal of blunt foreign bodies from the esophagus. J. Thorac. Cardiovasc. Surg., 51:759, 1966.
15. Bisgaard, T., Wojdemann, M., Heindorff, H., et al.: Nonsurgical treatment of esophageal perforations after endoscopic palliation in advanced esophageal cancer. Endoscopy, 29:155, 1997.
16. Bladergroen, M.R., Lowe, J.E., and Postlethwait, R.W.: Diagnosis and recommended management of esophageal perforation and rupture. Am. Thorac. Surg., 43:235, 1986.
17. Brewer, L.A., Carter, R., Mulder, G.A., et al.: Options in the management of perforations of the esophagus. Am. J. Surg., 152: 62, 1986.

18. Brooks, J.W.: Foreign bodies in the air and food passages. Ann. Surg., 175:720, 1972.

19. Cameron, J.L., Kieffer, R.F., Hendrix, T.R., et al.: Selective nonoperative management of contained intrathoracic esophageal disruptions. Ann. Thorac. Surg., 27:404, 1979.

20. Chung, R.S., and DenBesten, L.: Fiberoptic endoscopy in treatment of corrosive injury of the stomach. Arch. Surg., 110:725, 1975.

21. Curci, J.J., and Horman, M.J.: The importance of early diagnosis and treatment. Ann. Surg., 145:30, 1983.

22. Davies, A.P., and Vaughan, R.: Expanding mesh stent in the emergency treatment of Boerhaave's syndrome. Ann. Thorac. Surg., 67: 1482, 1999.

23. Defore, W.W., Jr., Mattox, K.L., Hansen, H.A., et al.: Surgical management of penetrating injuries of the esophagus. Am. J. Surg., 134:734, 1977.

24. Derbes, V.J., and Mitcheli, R.E.: Hermann Boerhaave's Atrocis, nec descripti prius, morbi historia. First translation of classic case report of rupture of esophagus, with annotations. Buli. Med. Lib. Assoc. 43:217, 1955.

25. Dooling, J.A., and Zick, H.R.: Closure of an esophagopleural fistula using onlay intercostal pedicle graft. Ann. Thorac. Surg., 3:553, 1967.

26. Engieman, R.M., Spencer, F.C., and Berg, P.: Postpneumonectomy esophageal fistula: Successful one-stage repair. J. Thorac. Cardiovasc. Surg., 59:871, 1970.

27. Estrera, A., Taylor, W, Milis, L.J., et al.: Corrosive burns of the esophagus and stomach: A recommendation for an aggressive surgical approach. Ann. Thorac. Surg., 41:276, 1986.

28. Finley, R.J., Pearson, F.G., Weisel, R.D., et al.: The management of nonmalignant intrathoracic esophageal perforations. Ann. Thorac. Surg., 30:575, 1980.

29. Foley, M.J., Ghahremani, G.G., and Rogers, L.F.: Reappraisal of contrast media used to detect upper gastrointestinal perforations: Comparison of ionic water-soluble media with barium sulfate. Radiology, 144:231, 1982.

30. Gayett, B., and Ancona, E.: Esophageal perforations: High risk group padents and treatment. A GEEMO questionnaire. In Siewert, J.R., Holscher, A.H. (eds.): Diseases of the Esophagus. Berlin, Springer-Verlag, 1988, p. 1331.

31. Glatterer, M.S., Jr., Toon, R.S., Ellestad, C., et al.: Management of blunt and penetrating external esophageal trauma. J. Trauma, 25:789, 1985.

32. Goldman, L.P., and Weigert, J.M.: Corrosive substance ingestion: A review. Am. J. Gastroenterol., 79:85, 1984.

33. Gorman, R.L., Khin-Maung-Gyi, M.T., Klein-Schwartz, W., et al.: Initial symptoms as predictors of esophageal injury in alkaline corrosive ingestions. Am. J. Emerg. Med., 10:189, 1992.

34. Gossot, D., Sarfati, E., and Celerier, M.: Early blunt esophagectomy in severe caustic burns of the upper digestive tract. J. Thorac. Cardiovasc. Surg., 84:188, 1987.

35. Graeber, G.M., Niezgoda, J.A., Albus, R.A., et al.: A comparison of patients with endoscopic esophageal perforations and patients with Boerhaave's syndrome. Chest, 92.995, 1987.

36. Grillo, H.C., and Wilkins, E.W., Jr.: Esophageal repair following late diagnosis of intrathoracic perforation. Ann. Thorac. Surg., 20:387, 1975.

37. Grillo, H.C., Moncure, A.C., and McEnany, M.T.: Repair of inflammatory tracheoesophageal fistula. Ann. Thorac. Surg., 22: 112, 1976.

38. Gulbrandson, R.N., and Gaspard, D.J.: Steering wheel rupture of the pharyngoesophagus: A solitary injury. J. Trauma, 17:74, 1977.

39. Gupta, N.M.: Emergency transhiatal oesophagectomy for instrumental perforation of an obstructed thoracic oesophagus. Br. J. Surg., 83:1007, 1996.

40. Haller, J.A., Jr., Andrews, H.G., White, J.J., et al.: Pathophysiology and management of acute corrosive burns of the esophagus: Results of treatment in 285 children. J. Pediatr. Surg., 6:578, 1971.

41. Hankins, J.R., Cole, F.N., and Attar, S.: Palliation of esophageal carcinoma with intraluminal tubes: Experience with 30 patients. Ann. Thorac. Surg., 28:224, 1976.

42. Hendren, W.H., and Henderson, B.M.: Immediate esophagectomy of instrumental perforation of the thoracic esophagus. Ann. Surg., 68:997, 1968.

43. Henry, K., Toro, C., and Crossley, K.B.: Perforation of the esophagus by chicken bones: A report of two cases and a review of the literature. Minn. Med., 70:459, 1987.

44. Holzinger, F, Metzger, A., Barras, J.P., et al.: Temporary exclusion of the perforated esophagus using a linear vascular stapler: A new surgical treatment. Hepatogastroenterology, 43:155, 1996.

45. Horwitz, B., Krevsky, B., Buckman, R.F., Jr., et al.: Endoscopic evaluation of penetrating esophageal injuries. Am. J. Gastroenterol., 88:1249, 1993.

46. Howell, J.M., Dalsey, W.C., Hartsell, F.W., et al.: Steroids for the treatment of corrosive esophageal injury: A statistical analysis of past studies. Am. J. Emerg. Med., 10:421, 1992.

47. Iannettoni, M.D., Vlessis, A.A., Whyte, R.I., et al.: Functional out-come after surgical treatment of esophageal perforation. Ann. Thorac. Surg., 64:1606; discussion 1609, 1997.

48. Imre, J.: Plastic tube prosthesis for the surgical treatment of perforations in esophageal strictures. Ann. Thorac. Surg., 15:275, 1973.

49. Johnson, J., Schwegman, C.W., and Kirby, C.K.: Esophageal occlusion for persistent fistula following spontaneous rupture of the esophagus. J. Thorac. Cardiovasc. Surg., 32:827, 1956.

50. Johnson, J., Schwegman, C.W., and MacVaugh, H.: Early esophagogastrostomy in the treatment of iatrogenic perforation of the distal esophagus. J. Thorac. Cardiovasc. Surg., 55:24, 1968.

51. Jones, W.G., and Ginsberg, R.J.: Esophageal perforation: A continuing challenge. Ann. Thorac. Surg., 53:534, 1992.

52. Keighley, M.R., Girdwood, R.W., Ionescu, M.I., et al.: Spontaneous rupture of the oesophagus: Avoidance of postoperative morbidity. Br. J. Surg., 59:649, 1972.

53. Kelly, J.P., Webb, W.R., Moulder, P.V, et al.: Management of airway trauma. II: Combined injuries of the trachea and esophagus. Ann. Thorac. Surg., 43:160, 1987.

54. Kirsh, M.M., Peterson, A., Brown, J.W., et al.: Treatment of caustic injuries of the esophagus: A ten year experience. Ann. Surg., 188:675, 1978.

55. Kuhn, J.R., and Tunell, W.P.: The role of initial cineesophagography in caustic esophageal injury. Am. J. Surg., 146:804, 1983.

56. Larsson, S., and Pettersson, G.: Advisability of concomitant immediate surgery for perforation and underlying disease of the esophagus. Scand. J. Thorac. Cardiovasc. Surg., 18:275, 1984.

57. Lawrence, D.R., Moxon, R.E., Fountain, S.W., et al.: Iatrogenic oesophageal perforations: A clinical review. Ann. R. Coll. Surg. Engl., 80:115, 1998.

58. Lawrence, D.R., Ohri, S.K., Moxon, R.E., et al.: Primary esophageal repair for Boerhaave's syndrome. Ann. Thorac. Surg., 67:818, 1999.

59. Loop, F.D., and Groves, L.K.: Esophageal perforations. Ann. Thorac. Surg., 10:571, 1970.

60. Mackler, S.A.: Spontaneous rupture of the esophagus. Surg. Gynecol. Obstet., 95:345, 1952.

61. Mathisen, D.J., Grillo, H.C., Wain, J.C., et al.: Management of acquired nonmalignant tracheoesophageal fistula. Ann. Thorac. Surg., 52:759, 1991.

62. McBurney, R.P.: Perforation of the esophagus: A complication of vagotomy or hiatal hernia repair. Ann. Surg., 169:851, 1969.

63. McLaughlin, R.T., Morris, J.D., and Haight, C.: The morbid nature of the migrating foreign body in the esophagus. J. Thorac. Cardiovasc. Surg., 55:188, 1968.

64. Meislin, H., and Kobernick, M.: Corn chip laceration of the esophagus and evaluation of suspected esophageal perforation. Ann. Emerg. Med., 12:455, 1983.

65. Michel, L., Grillo, H.C., and Malt, R.A.: Operative and nonoperative management of esophageal perforations. Ann. Surg., 194:57, 1981.

66. Michel, L., Grillo, H.C., and Malt, R.A.: Esophageal perforation. Ann. Thorac. Surg., 33:203, 1982.

67. Micon, L., Geis, L., Siderys, H., et al.: Rupture of the distal thoracic esophagus following blunt trauma: Case report. J. Trauma, 30:214, 1990.

68. Molina, E.G., Stollman, N., Grauer, L., et al.: Conservative management of esophageal nontransmural tears after pneumatic dilation for achalasia. Am. J. Gastroenterol., 91:15, 1996.

69. Moore, W.R.: Caustic ingestions. Pathophysiology, diagnosis, and treatment. Clin. Pediatr. (Phila.), 25:192, 1986.

70. Nashef, S.A., and Pagliero, K.M.: Instrumental perforation of the esophagus in benign disease. Ann. Thorac. Surg., 44:360, 1987.

71. Nesbitt, J.C., and Sawyers, J.L.: Surgical management of esophageal perforation. Am. Surg., 53:183, 1987.

72. Nixon, G.W.: Foley catheter method of esophageal foreign body removal: Extension of applications. AJR Am. J. Roentgenol., 132:441, 1979.

73. Oakes, D.D., Sherck, J.P., and Mark, J.B.: Lye ingestion. Clinical patterns and therapeutic implications. J. Thorac. Cardiovasc. Surg, 83:194, 1982.

74. Ogilvie, A.L., Dronfield, M.W, Ferguson, R., et al.: Palliative intubation of oesophagogastric neoplasms at fibreoptic endoscopy. Gut, 23:1060, 1982.

75. Okike, N., Payne, W.S., Neufeld, D.M., et al.: Esophagomyotomy versus forceful dilation for achalasia of the esophagus: Results in 899 patients. Ann. Thorac. Surg., 28:119, 1979.

76. Orringer, M.B.: Technical aids in performing transhiatal esophagectomy without thoracotomy. Ann. Thorac. Surg., 38:128, 1984.

77. Orringer, M.B.: Transhiatal esophagectomy for benign disease. J. Thorac. Cardiovasc. Surg., 90:649, 1985.

78. Orringer, M.B., and Lemmer, J.H.: Early dilation in the treatment of esophageal disruption. Ann. Thorac. Surg., 42:536, 1986.

79. Orringer, M.B., and Stirling, M.C.: Esophagectomy for esophageal disruption. Ann. Thorac. Surg., 49:35, discussion 42, 1990.

80. Pass, L.J., LeNarz, L.A., Schreiber, J.T., et al.: Management of esophageal gunshot wounds. Ann. Thorac. Surg., 44:253, 1987.

81. Patton, A.S., Lawson, D.W., Shannon, J.M., et al.: Reevaluation of the Boerhaave syndrome. A review of fourteen cases. Am. J. Surg., 137:560, 1979.

82. Pearse, H.E.: The operations for perforations of the cervical esophagus. Surg. Gynecol. Obstet., 56:192, 1933.

83. Popovsky, J.: Perforations of the esophagus from gunshot wounds. J. Trauma, 24:337, 1984.

84. Postlethwait, R.W., Kim, S.K., and Dillon, M.L.: Esophageal complications of vagotomy. Surg. Gynecol. Obstet., 128:481, 1969.

85. Rao, K.V, Mir, M., and Cogbill, C.L.: Management of perforations of the thoracic esophagus: A new technic utilizing a pedicle flap of diaphragm. Am. J. Surg., 127.09, 1974.

86. Reeder, L B., DeFilippi, V.J., and Ferguson, M.K.: Current results of therapy for esophageal perforation. Am. J. Surg., 169: 615, 1995.

87. Richardson, J.D., Flint, L.M., Snow, N.J., et al.: Management of transmediastinal gunshot wounds. Surgery, 90:671, 1981.

88. Richardson, J.D., Martin, L.F., Borzotta, A.P, et al.: Unifying concepts in treatment of esophageal leaks. Am. J. Surg., 149:157, 1985.

89. Ritchie, A.J., McGuigan, J., McManus, K., et al.: Diagnostic rigid and flexible oesophagoscopy in carcinoma of the oesophagus: A comparison. Thorax, 48:115, 1993.

90. Ritter, F.N., Newman, M.H., and Newman, D.E.: A clinical and experimental study of corrosive burns of the stomach. Ann. Otol. Rhinol. Laryngol., 77:830, 1968.

91. Rosoff, L. Sr., and White, E.J.: Perforation of the esophagus. Am. J. Surg., 128:207, 1974.

92. Rotstein, O.D., Rhame, F.S., Molina, E., et al.: Mediastinitis after whiplash injury. Can. J. Surg., 29:54, 1986.

93. Safavi, A., Wang, N., Razzouk, A., et al.: One-stage primary repair of distal esophageal perforation using fundic wrap. Am. Surg., 61:919, 1995.

94. Santos, G.H., and Frater, R.W.: Transesophageal irrigation for the treatment of mediastinitis produced by esophageal rupture. J. Thorac. Cardiovasc. Surg., 91:57, 1991.

95. Sarfati, E., Gossot, D., Assens, P., et al.: Management of caustic ingestion in adults. Br. J. Surg., 74:146, 1987.

96. Sarr, M.G., Pemberton, J.H., and Payne, W.S.: Management of instrumental perforations of the esophagus. J. Thorac. Cardiovasc. Surg., 84:211, 1982.

97. Seybold, W.D., and Johnson, M.A., III: Perforation of the esophagus: An analysis of 50 cases and an account of experimental studies. Surg. Clin. North Am., 30:1155, 1950.

98. Silvis, S.E., Nebel, O., Rogers, G., et al.: Endoscopic complications: Results of the 1974 American Society for Gastrointestinal Endoscopy Survey, JAMA 235:928, 1976.

99. Skinner, D.B., Little, A.G., and DeMeester, T.R.: Management of esophageal perforation. Am. J. Surg., 139:760, 1980.

100. Soderlund, C., and Wiechel, K.L.: Oesophageal perforation after sclerotherapy for variceal haemorrhage. Acta Chir. Scand., 149:491, 1983.

101. Splener, C.W., and Benfield, J.R.: Esophageal disruption from blunt and penetrating external trauma. Arch. Surg., 111:663, 1976.

102. Stothert, J.C., Jr., Buttorff, J., and Kaminski, D.L.: Thoracic esophageal and tracheal injury following blunt trauma. J. Trauma, 20:992, 1980.

103. Sugawa, C., Mullins, RJ., Lucas, C.E., et al.: The value of early endoscopy following caustic ingestion. Surg. Gynecol. Obstet., 153:553, 1981.

104. Sugawa, C., Benishek, D., and Wait, A.J.: Mallory-Weiss syndrome. A study of 224 patients. Am. J. Surg., 145:30, 1983.

105. Symbas, P.N., Tyras, D.H., Hatcher, C.R., Jr., et al.: Penetrating wounds of the esophagus. Ann. Thorac. Surg., 13:552, 1972.

106. Symbas, P.N., Hatcher, C.R., Jr., and Hariaftis N: Spontaneous rupture of the esophagus. Ann. Surg., 187:634, 1978.

107. Symbas, P.N., Hatcher, C.R. Jr., and Viasis, S.E.: Esophageal gunshot injuries. Ann. Surg., 191:703, 1980.

108. Tesler, M.A., and Eisenberg, M.M.: Spontaneous esophageal rupture. Int. Abstr. Surg., 117:1, 1963.

109. Tilanus, H.W., Bossuyt, P., Schattenkerk, M.E., et al.: Treatment of oesophageal perforation: A multivariate analysis. Br. J. Surg., 78:582, 1991.

110. Urschel, H.C. Jr., Razzuk, M.A., Wood, R.E., et al.: Improved management of esophageal perforation: Exclusion and diversion in continuity. Ann. Surg., 179:587, 1974.

111. Vergauwen, P., Moulin, D., Buts, J.P., et al.: Caustic burns of the upper digestive and respiratory tracts. Eur. J. Pediatr., 150:700, 1991 .

112. Westaby, S., Shepherd, M.P., and Nohi-Oser, H.C.: The use of diaphragmatic pedicle grafts for reconstructive procedures in the esophagus and tracheobronchial tree. Ann. Thorac. Surg., 33:486, 1982.

113. White, C.S., Templeton, P.A., and Attar, S.: Esophageal perforation: CT findings. AJR Am. J. Roentgenol., 160:767, 1993.

114. Whyte, R.I., Iannettoni, M.D., and Orringer, M.B.: Intrathoracic esophageal perforation. The merit of primary repair. J. Thorac. Cardiovasc. Surg., 109:140, discussion 144, 1995.

115. Winter, R.P., and Weigelt, J.A.: Cervical esophageal trauma. Incidence and cause of esophageal fistulas. Arch. Surg., 125:849; discussion 851, 1990.

116. Wirthlin, L.S., and Malt R.A.: Accidents of vagotomy. Surg. Gynecol. Obstet., 135:913, 1972.

Várices esofágicas

28

Várices esofágicas

FREDERIC E. ECKHAUSER, JAMES A. KNOL Y GEORGE A. SAROSI

Las várices esofágicas son venas submucosas de paredes finas que aparecen comúnmente en el esófago inferior y en el cardias en respuesta a la elevación de la presión del sistema porta. El sangrado agudo es la única manifestación clínica de las várices esofágicas y puede ser muy violento. El manejo de la hemorragia de las várices esofágicas requiere un acabado conocimiento de las múltiples opciones de tratamiento, un juicio clínico sagaz e intervenciones oportunas.

Nuestro conocimiento de la fisiopatología, el diagnóstico y el manejo del sangrado de las várices esofágicas ha cambiado un poco en las últimas décadas. El uso temprano de la endoscopia gastroduodenal por fibra óptica para el diagnóstico de esta patología y su posible tratamiento se ha convertido en una práctica rutinaria. El taponamiento mediante balón, el control farmacológico del sangrado, la oclusión percutánea de las várices y la escleroterapia por inyección son pasos importantes en el manejo inicial de estos pacientes. Todas estas modalidades ofrecen un control temporal del sangrado con una morbilidad aceptable. Los papeles respectivos de los procedimientos de derivación portosistémica selectivos y no selectivos están claramente definidos en la actualidad y los procedimientos no derivativos se han redefinido para su aplicación en pacientes con variaciones en la anatomía venosa o con función hepática gravemente comprometida que impiden la derivación portal descompresiva.

PATOGENIA

Entre las circulaciones portal y sistémica se forma una enorme cantidad de venas colaterales en respuesta a la hipertensión portal (fig. 28-1). Las comunicaciones que aparecen en la unión esofagogástrica son extremadamente complejas. Hasta hace poco se comprendía muy mal la anatomía normal de estas redes venosas y su respuesta a la hipertensión portal. En una serie de estudios elegantes en los que se utilizaron tres técnicas complementarias (radiología, moldes vasculares y morfometría) Vianna y col.[4] definieron cuatro zonas diferentes de drenaje venoso en la unión esofagogástrica: 1) una zona gástrica, 2) una zona en empalizada, 3) una zona perforante y 4) una zona troncal. La zona gástrica consiste en una banda circular de venas orientadas longitudinalmente dentro de la submucosa en el estómago proximal. En el extremo distal de esta zona las venas que se encuentran en el interior de la mucosa se unen para formar troncos más grandes que se comunican con la vena porta a través de la vena gástrica izquierda (coronaria estomáquica) y con la vena esplénica a través de las venas cortas gástricas. La zona en empalizada es la continuación cefálica de la zona gástrica que se extiende 2 o 3 cm por encima de la unión esofagogástrica. Los vasos de la zona gástrica atraviesan la muscular de la mucosa justo por debajo de la unión esofagogástrica formando una red de venas orientadas paralela y longitudinalmente que se hallan dentro de la lámina propia de la zona en empalizada. Hay anastomosis frecuentes entre cada uno de estos grupos de vasos y dentro de cada grupo. Por encima de la zona en empalizada los vasos atraviesan nuevamente la muscular de la mucosa para descansar dentro de la submucosa. La zona perforante ubicada 3 a 5 cm por encima de la unión esofagogástrica consiste en troncos longitudinales formados por la confluencia de los vasos que llegan de la zona en empalizada. Estos vasos perforan la pared esofágica y se fusionan en el exterior de ella para formar las venas esofágicas externas. Por último, la zona troncal se extiende unos 8 a 10 cm en dirección proximal a la zona perforante. En esta zona predominan grandes troncos venosos que discurren en sentido longitudinal a los pliegues submucosos y que se comunican a intervalos irregulares con las venas esofágicas externas a través de venas perforantes.

En los pacientes con hipertensión portal esta red venosa debe recibir un flujo sanguíneo enormemente aumentado y redirigir a través del diafragma de 400 a 500 mL/min de sangre portal. El área de máxima resistencia al flujo de sangre portal a través de esta red intrínseca del plexo venoso esofágico se encuentra en la zona en empalizada. Las altas presiones presentes por debajo de esta zona son responsables de la aparición de las várices gástricas. Las venas de la zona en empalizada pueden dilatarse en respuesta al aumento del flujo colateral proveniente de los vasos localizados por debajo en la zona gástrica y de las comunicaciones adicionales localizadas por arriba en la zona troncal. La ubicación superficial de este plexo venoso dentro de la lámina propia puede predisponer al paciente a la ruptura o la erosión aguda con la aparición de una hemorragia catastrófica.

Fig. 28-1. Conductos venosos colaterales que se pueden producir por una obstrucción del sistema porta. (De Gray, H.K. y Whitsell, F.B. Jr.: Hemorrage from esophageal varices: Surgical management. Ann. Surg., *132*:798, 1950, con autorización.)

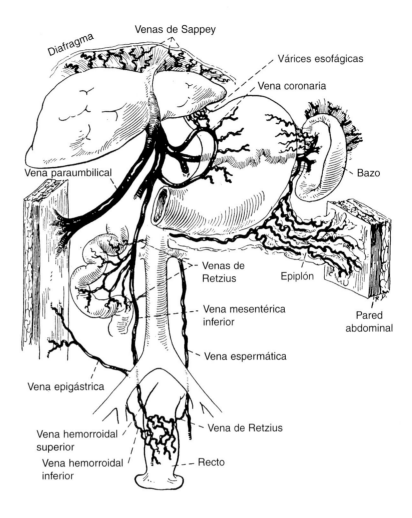

La presión portal es el factor más importante en la patogenia del sangrado por várices esofágicas, aunque su papel exacto se desconoce. En estudios anteriores se ha observado una correlación bastante buena entre la "extensión" o el "tamaño" de las várices demostradas por endoscopia o portografía y la magnitud de la elevación de la presión portal. Sin embargo, Lebrec y col.[2] no pudieron demostrar una correlación clara entre el tamaño de las várices o la posibilidad de recurrencia del sangrado y el grado de presión portal. La presión portal no es estática. De hecho, hay una relación aproximadamente lineal entre la presión portal y el volumen de sangre. También hay una excelente correlación entre la presión de enclavamiento de las venas suprahepáticas y la presión libre de la vena porta, excepto cuando la hipertensión portal es de origen presinusoidal o extrahepático. Sobre la base de determinaciones hemodinámicas realizadas en pacientes con hipertensión portal actualmente creemos que un gradiente absoluto de presión portal o portohepático (la presión de enclavamiento de las venas suprahepáticas menos la presión libre de la vena suprahepática) de 12 mm Hg o menos en un paciente con cirrosis raramente se asocia con sangrado por várices esofágicas.

Conn[1] observó disminuciones seriadas de la presión portal en pacientes estudiados con intervalos de 2 semanas después de un episodio agudo de sangrado varicoso. Otros autores, entre ellos Leevy y col.,[3] hicieron notar la tendencia de las várices esofágicas a crecer y disminuir durante los períodos de tratamiento médico intenso y documentaron reducciones de la presión portal entre los pacientes con cirrosis leve a moderada. Aunque teleológicamente sería tentador asumir que la resistencia al flujo portal (y por lo tanto la presión portal) disminuye durante los períodos de mejoramiento clínico, la evidencia que avala esta conjetura es demasiado circunstancial.

Más allá de la influencia de los factores externos, la clave para que comprendamos la patogenia del sangrado varicoso es la hipertensión portal y su efecto sobre la anatomía venosa de la unión esofagogástrica. En teoría la elevación aguda de la presión portal por encima de niveles críticos ocasionaría un estrés mural excesivo en algún punto débil de la red colateral venosa, lo que produciría una ruptura similar a la de un aneurisma de la aorta. La ley de Laplace establece que la tensión sobre la pared de un vaso es igual a la presión multiplicada por el radio interno del vaso ($T = Pr$) y solo es verdaderamente aplicable a los vasos de paredes finas. De acuerdo con el estudio realizado por Vianna y col.[4] sobre la anatomía venosa en la unión esofagogástrica, la resistencia más alta al flujo en esta red se produce en los finos vasos interdigitados de la zona en empalizada, que se hallan ubicados superficialmente dentro de la lámina propia. Dado que estos vasos de alta resistencia y paredes finas no tienen tejido conectivo que los rodee, ni siquiera muscular de la mucosa, cualquier incremento de la presión portal puede producir un aumento agudo de la tensión parietal y ruptura, con el resultado de lo que Conn[1] describe como el "fenómeno del volcán en explosión".

ETIOLOGÍA

La hipertensión portal generalmente se desarrolla debido a una obstrucción al flujo de sangre en la vena porta. Entre las raras excepciones figuran las comunicaciones arterioportales que se producen debido a un traumatismo o a la ruptura de aneurismas congénitos, arterioscleróticos o inflamatorios. La obstrucción al flujo portal puede producirse en muchos niveles. Para evitar confusiones se ideó una clasificación relacionada con el nivel de obstrucción anatómica de los sinusoides hepáticos (presinusoidal, sinusoidal y posinusoidal). Esta clasificación es útil desde el punto de vista pronóstico porque las causas presinusoidales generalmente no se asocian con un deterioro de la reserva hepática. Por otra parte, la cirrosis o la enfermedad venooclusiva hepática (oclusión de las venas suprahepáticas o síndrome de Budd-Chiari) pueden tener un efecto profundo sobre la función hepática.

La hipertensión portal extrahepática presinusoidal se debe principalmente a infecciones intraabdominales. La apendicitis con absceso paraapendicular y pileflebitis es una causa clásica de piemia portal, de abscesos hepáticos piógenos y de trombosis de la porta. Los abscesos perirrenales y otros abscesos intraabdominales también pueden producir una trombosis de la vena porta. Normalmente hay un período de latencia de varios años entre la aparición de los abscesos y el desarrollo de las várices esofágicas. La trombosis de la porta también se produce después de una esplenectomía traumática, durante la progresión de la enfermedad de Hodgkin o de un linfoma y por trastornos hematológicos. El trombo que aparece en el extremo ligado o suturado de un muñón excesivamente largo de la vena esplénica después de una esplenectomía puede propagarse en dirección distal, produciendo una trombosis completa o parcial de la vena porta o de las venas mesentéricas.

El paradigma de la obstrucción intrahepática presinusoidal de la vena porta es la esquistosomiasis. En los Estados Unidos la esquistosomiasis no es un problema común, excepto en ciertas poblaciones de inmigrantes. Sin embargo, es endémica en muchas partes del mundo, que incluyen África y Medio Oriente. El parásito libera huevos en la circulación portal; estos huevos se alojan en las vénulas portales intrahepáticas, donde generan una respuesta mediada por células. La respuesta inflamatoria resultante causa una obstrucción del flujo de sangre portal. Otras causas menos comunes de bloqueo presinusoidal intrahepático son la fibrosis hepática congénita y la esclerosis hepatoportal.

La cirrosis es la causa más común de hipertensión portal. El alcoholismo crónico es la causa principal de cirrosis entre los pacientes occidentales. La enfermedad hepática alcohólica puede presentarse con muchos hallazgos histológicos diferentes, que incluyen esteatosis, hepatitis alcohólica y cirrosis. La esteatosis (hígado graso) es un estadio temprano y reversible en el que la hipertensión portal es ocasionada por el edema celular y por la compresión de las vénulas intrahepáticas.[7] La hepatitis alcohólica se desarrolla después de una ingestión crónica de alcohol y desde el punto de vista histológico se caracteriza por degeneración esférica, necrosis de los hepatocitos, un infiltrado de células inflamatorias, cuerpos de Mallory (cuerpos de inclusión intracitoplasmáticos cuyo significado aún no se ha determinado) y fibrosis. La fibrosis es causada por depósito de colágeno, principalmente en las áreas de las vénulas centrales, y produce un deterioro en el flujo portal así como capilarización de los sinusoides. Dicha capilarización inhibe el pasaje de los nutrientes esenciales al interior de los espacios de Disse al ocluir las fenestraciones que normalmente existen entre las células endoteliales.[6]

La cirrosis micronodular (cirrosis de Laënnec) es el estadio terminal observado en los pacientes con hepatopatía alcohólica. Morfológicamente la cirrosis se caracteriza por seudolobulillos regenerativos de parénquima hepático (nódulos de regeneración) de distintos tamaños rodeados por una fibrosis discreta pero extendida. La distorsión resultante de la anatomía vascular intrahepática (en particular de la arquitectura venosa) causa un aumento de la resistencia al flujo de sangre de la vena porta y produce una elevación de la presión portal. Otras causas de cirrosis son la posnecrótica y las formas biliares primaria y secundaria. Enfermedades como la colangitis esclerosante, la fibrosis quística y la deficiencia de α_1-antitripsina pueden causar un daño hepático que conduzca a la hipertensión portal.

Las causas posinusoidales de hipertensión portal son relativamente raras pero, desde un punto de vista fisiopatológico, resultan fascinantes. En este grupo predominan las enfermedades de las venas suprahepáticas y de la vena cava inferior. El síndrome de Budd-Chiari, descrito originalmente a mediados del siglo

XIX, es causado por la trombosis de las venas suprahepáticas principales. La trombosis de las venas suprahepáticas puede ser secundaria a traumatismos, síndromes mieloproliferativos, tumores originados en órganos adyacentes al hígado y a la vena cava (riñón y suprarrenal), embarazo y empleo de anticonceptivos orales. Cerca de la mitad de estas lesiones son de origen criptogénico. El síndrome de Budd-Chiari usualmente se presenta como una enfermedad subaguda o crónica que cursa con ascitis, hepatomegalia, molestias en el abdomen superior y hemorragia por várices esofágicas como manifestaciones clínicas principales. La intervención quirúrgica temprana está indicada para evitar la fibrosis irreversible y la atrofia del parénquima hepático. En pacientes con una vena cava inferior permeable se recomienda una anastomosis portocava.[9] Sin embargo, la obstrucción total o casi total de la vena cava inferior puede requerir la construcción de una derivación mesentericoatrial.[5]

La enfermedad venooclusiva hepática se produce más comúnmente por una endoflebitis de las venas centrolobulillares e intraparenquimatosas secundaria a la ingestión de "remedios herbáceos" que contienen alcaloides de la pirrolidizina. Sin embargo, se han observado lesiones similares en pacientes tratados con quimioterapia, radioterapia hepática o trasplante de médula ósea. Los cambios fisiopatológicos, las características clínicas y el tratamiento de estos pacientes son similares a los de los individuos con síndrome de Budd-Chiari clásico.

La peliosis hepática es una enfermedad cada vez más frecuente que se relaciona con la ingestión de esteroides anabólicos (andrógenos).[8] La lesión histológica característica es una dilatación diseminada de los sinusoides, con frecuencia asociada con cambios quísticos confluyentes y pérdida del parénquima interpuesto. La patogenia de la peliosis hepática es poco clara. Se han informado muertes por insuficiencia hepática o por hemorragia dentro de la cavidad peritoneal en pacientes con peliosis.

FISIOPATOLOGÍA: IMPLICANCIAS EN EL TRATAMIENTO

Las várices esofágicas se desarrollan como resultado de alteraciones complejas en la fisiopatología local y sistémica. Las presiones en la circulación portal varían de acuerdo con la ley de Ohm:

$$P = Q \times R$$

en donde P es la presión intravascular, Q es el flujo y R es la resistencia. De acuerdo con el pensamiento actual, el aumento de la resistencia al flujo portal a nivel presinusoidal, sinusoidal o posinusoidal junto con la hipervolemia esplácnica resultante de la expansión del volumen plasmático y un estado hiperdinámico contribuyen al desarrollo de la hipertensión portal.

El flujo total hepático promedio en el adulto es de 1,5 L/min y representa el 25% del volumen minuto. En la cirrosis el volumen minuto puede aumentar tres o cuatro veces por encima de su valor normal.[10] Se han identificado varios factores que contribuyen a dicho proceso en los pacientes cirróticos con estado hiperdinámico, entre los que figuran los niveles elevados de vasodilatadores circulantes y la apertura de las comunicaciones arteriovenosas.

El aumento de la resistencia en las colaterales portales también ha sido implicado en el desarrollo de la hipertensión portal y puede ser más importante que las alteraciones circulatorias.[11] Los intentos destinados a disminuir la resistencia portal condujeron a varios enfoques terapéuticos, entre ellos el tratamiento vasodilatador, los procedimientos de derivación portocava y la trasposición esplénica o la esplenoneumopexia para estimular el desarrollo de colaterales portosistémicas adicionales. Los procedimientos que no implican derivación portosistémica se analizan más adelante en este capítulo.

HISTORIA NATURAL DE LA CIRROSIS Y DE LA HEMORRAGIA POR VÁRICES

Las várices esofágicas son asintomáticas hasta que sangran. La hemorragia por várices es indolora, repentina y, en muchos casos, catastrófica. Hasta hace poco la historia natural de la cirrosis y de la hemorragia por várices era poco conocida. Hoy sabemos que alrededor del 12% de los pacientes cirróticos desarrollan várices que son demostrables con los métodos por imágenes convencionales y con técnicas endoscópicas. De estos pacientes un tercio experimentará un episodio de sangrado en algún momento con una tasa de mortalidad asociada de casi el 60%. Los que sobreviven al sangrado inicial tienen un riesgo de recurrencia del sangrado dentro de las 6 semanas del 30 al 50%, si no se prosigue con el tratamiento.[12] El riesgo de muerte parece ser el mismo con cada episodio de sangrado varicoso. La relación se muestra en la figura 28-2. Si un paciente sobrevive a un episodio de sangrado varicoso y al período de alto riesgo posterior (entre 6 y 8 semanas), el riesgo de resangrado tardío es similar al informado en pacientes cirróticos no seleccionados o al observado en pacientes cirróticos con várices demostra-

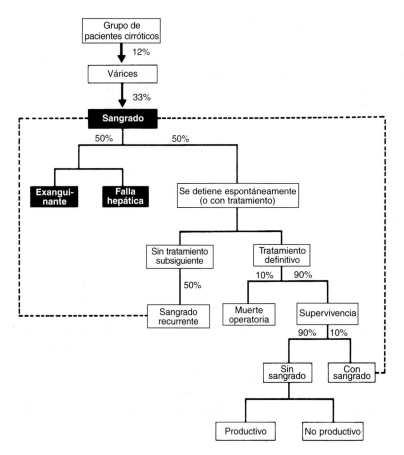

Fig. 28-2. Historia natural de la cirrosis y de la hemorragia por várices esofágicas. (De Voorhees, A.B.: Portal hypertension as I see it. *En* Child, C.G., III [ed.]: Portal Hypertension. Philadelphia, W.B. Saunders, 1974, pág. 63, con autorización.)

das. Obviamente, si tenemos la esperanza de modificar la historia natural de la cirrosis y de la hemorragia por várices debemos concentrar nuestros esfuerzos en reducir la mortalidad "temprana" asociada con el sangrado. Muchos de los esfuerzos terapéuticos recientes, si no todos, están orientados en esa dirección.

DIAGNÓSTICO

El sangrado por várices esofágicas con frecuencia es masivo y se asocia con inestabilidad hemodinámica. El diagnóstico inicial debe ser integrado a los esfuerzos en curso por reanimar al paciente. La rápida estabilización del enfermo en una unidad de terapia intensiva es importante para revertir la hipotensión y evitar las secuelas de una hipoperfusión hepática prolongada. El monitoreo fisiológico de parámetros hemodinámicos como pulso, presión arterial, producción de orina y presión venosa central debe efectuarse en forma sistemática. Cuando sea posible deberá colocarse un catéter oximétrico de Swan-Ganz para vigilar la saturación de oxígeno venosa central y parámetros cardiovasculares como volumen minuto, presión de enclavamiento de la arteria pulmonar y resistencia vascular sistémica. Una vez que el paciente ha sido reanimado debe usarse una sonda gruesa para vaciar el estómago de coágulos. Debe efectuarse una endoscopia en forma expedita para determinar la fuente del sangrado y para realizar una intervención terapéutica en caso de que esté indicada. Esto es especialmente importante porque hasta un 40% de los pacientes con hemorragias digestivas altas y signos de enfermedad hepática crónica presentan un sangrado que no se debe a várices esofágicas. Las fuentes no varicosas de sangrado son las úlceras pépticas del estómago y el duodeno, los desgarros de Mallory-Weiss provocados por vómitos forzados y la gastritis erosiva debida a la ingestión de alcohol o fármacos que causan daño mucoso. Se ha identificado a la gastritis congestiva asociada con la hipertensión portal como una fuente frecuente de hemorragia digestiva alta en los pacientes cirróticos. El pronóstico y el manejo de los pacientes con sangrado por gastritis hipertensiva portal o por várices esofágicas generalmente son similares. Sin embargo, la gastritis erosiva y la gastritis hipertensiva portal requieren enfoques terapéuticos enteramente diferentes. En los pacientes con gastritis hipertensiva portal los procedimientos como la gastrectomía parcial, que normalmente sería adecuada para tratar la gastritis erosiva, no tienen valor y a menudo se requiere una derivación portosistémica para controlar el sangrado.[17]

Otras modalidades diagnósticas se han vuelto muy importantes para la evaluación del paciente con hipertensión portal y várices esofágicas. La ecografía es un método rápido, no invasivo y portátil que puede proporcionar información útil sobre la permeabilidad de la circulación portal y sobre la dirección del flujo.[16] Se han desarrollado pruebas más modernas y más sensibles para evaluar la reserva funcional hepática que pueden ayudar a planificar el tratamiento quirúrgico. Entre ellas la prueba de la aminopirina, la determinación de la capacidad de eliminación de galactosa y la depuración sanguínea del verde de indocianina se consideran las más prometedoras como predictores de la reserva hepática y del pronóstico posoperatorio.[13,14] Cada vez que se contemple la posibilidad de realizar un procedimiento de derivación debe efectuarse una angiografía panhepática para definir la anatomía vascular y obtener los valores de presión basales, información que puede ser útil durante la comparación posterior a la cirugía. La medición de los parámetros hemodinámicos portales en general es de poco valor en el manejo de los pacientes, excepto cuando se sospecha una etiología presinusoidal.[15] Por ejemplo, la hipertensión portal aislada del lado izquierdo con várices sangrantes puede ser producida por una trombosis de la vena esplénica debida a pancreatitis crónica o a tumores pancreáticos. Estos pacientes rara vez tienen una enfermedad hepática concomitante y pueden ser curados mediante una esplenectomía.

TRATAMIENTO FARMACOLÓGICO

Vasopresina

La vasopresina es un nonapéptido derivado de la hipófisis posterior que cuando se administra por vía sistémica produce varios efectos fisiológicos (p. ej., contracción inespecífica del músculo liso vascular y aumento del peristaltismo intestinal). El uso de la vasopresina en el tratamiento de las várices esofágicas sangrantes se basa en la evidencia de que su administración intravenosa produce una reducción del flujo y la presión de la vena porta.[25] Se han presentado explicaciones alternativas para tratar de aclarar por qué el sangrado varicoso se detiene en algunos de los pacientes que reciben vasopresina sin evidencia contundente de reducción del flujo y la presión portales. La más defendible de estas explicaciones se basa en la observación de que la vasopresina puede determinar la contracción del músculo liso esofágico con la consiguiente reducción del flujo de las várices.[18]

La vasopresina intravenosa controla la hemorragia en el 50-70% de los pacientes con sangrado por vári-

ces. Sin embargo, en el 75% de los casos aparecen complicaciones y casi la mitad de ellas son importantes. Se esperaba que la administración de vasopresina directamente en la arteria mesentérica superior permitiera reducir la dosis necesaria para controlar el sangrado, con la disminución resultante en la toxicidad del fármaco. No obstante, en dos ensayos clínicos importantes no fue posible demostrar la superioridad de la administración intraarterial de vasopresina.[22,24] Además, las complicaciones relacionadas con el catéter, como disección de la íntima de las arterias viscerales principales, formación de seudoaneurismas en el sitio de inserción del catéter, trombosis arterial in situ, y embolización distal de fragmentos de fibrina desprendidos por la punta del catéter, aparecen con una frecuencia sorprendente. También hay evidencia de que la vasopresina puede tener un efecto adverso sobre el metabolismo hepático.[19] Se han investigado análogos de la vasopresina y de la nitroglicerina como una forma de solucionar este problema. La administración de nitroglicerina por vía intravenosa, transdérmica o sublingual parece mejorar los efectos colaterales cardiovasculares y puede tener un efecto secundario beneficioso sobre la presión portal.[23] La glipresina es un análogo de la vasopresina con igual efectividad para detener el sangrado y menos toxicidad cardíaca.[28]

La administración de vasopresina puede ser útil para controlar el sangrado agudo pero no debe considerarse una forma de tratamiento definitivo. Como la toxicidad cardíaca de la vasopresina es muy importante solo se la debe administrar en una unidad de cuidados intensivos. Nosotros preferimos la vía intravenosa y aconsejamos una velocidad inicial de infusión alta (0,4 a 0,6 unidades/minuto o 24 a 36 unidades/hora). Una vez detenido el sangrado la dosis debe reducirse a menos de 0,4 unidades/minuto y mantenerse por varias horas más antes de ser suspendida. La vasopresina debe administrarse junto con nitroglicerina intravenosa para evitar sus efectos cardiotóxicos potenciales. Si el sangrado se reanuda puede volver a iniciarse la infusión de vasopresina pero también se deben considerar otras formas de tratamiento, como el taponamiento mediante balón, la oclusión transhepática de las várices o la escleroterapia.

Somatostatina

La somatostatina es un péptido natural de 14 aminoácidos que está ampliamente distribuido por el aparato gastrointestinal y por el sistema nervioso central. Se ha demostrado que reduce el flujo de sangre esplácnico tanto en sujetos normales como en pacientes cirróticos[20] sin producir vasodilatación sistémica. Esta disminución del flujo esplácnico está mediada tanto por una acción directa sobre el músculo liso vascular mesentérico como por la disminución de los niveles séricos de glucagón. La octreotida, un análogo sintético de la somatostatina de 8 aminoácidos que presenta una vida media más larga, también disminuiye el flujo de sangre de la vena porta.

Los resultados obtenidos en los primeros estudios que compararon la eficacia de la somatostatina contra placebo para controlar la hemorragia aguda por várices esofágicas fueron contradictorios.[25] A posteriori se realizaron siete ensayos controlados aleatorizados en los que se comparó la somatostatina con vasopresina y otro ensayo destinado a comparar la octreotida con vasopresina. En estos estudios la somatostatina produjo una tasa de control del sangrado del 60 al 90%, con una tasa de complicaciones mucho menor que la correspondiente a la vasopresina (0 a 18%). Dos metaanálisis recientes[26,27] demostraron que la somatostatina es más efectiva que la vasopresina para controlar el sangrado de las várices con diferencias estadísticamente significativas a favor de la primera.

Tanto la somatostatina como la octreotida se administran por goteo intravenoso, normalmente por un período de 3 a 5 días, para reducir las tasas de recurrencia del sangrado. La somatostatina se administra en un bolo de 250 μg seguido de un goteo de 250 μg/hora y la octreotida en un bolo de 50 μg seguido por un goteo de 50 μg/hora.

Tratamiento con propranolol y nitrato

El propranolol es un betabloqueante no cardioselectivo que ha sido bien estudiado como método de control farmacológico para prevenir el sangrado por várices en pacientes cirróticos. En un principio los betabloqueantes se utilizaban para prevenir el sangrado por várices debido a su capacidad para reducir las presiones portales. Estas drogas reducen la presión portal al disminuir el volumen minuto cardíaco y producir vasoconstricción esplácnica mediada por el bloqueo de los receptores β_2. Los betabloqueantes evitan tanto el sangrado inicial en los pacientes cirróticos como el sangrado recurrente en pacientes con antecedentes de hemorragia por várices esofágicas.

En un metaanálisis reciente de nueve ensayos controlados de betabloqueantes contra placebo los bloqueantes demostraron capacidad para reducir la tasa de sangrado inicial en casi un 50%.[26] Además de reducir la tasa de primeros episodios de sangrado varicoso este metaanálisis sugirió que el tratamiento con betabloqueantes reduciría las tasas de mortalidad en alrededor de un 25%. Aunque la reducción de la incidencia de sangrado fue estadísticamente significativa, la disminución de la tasa de mortalidad no lo fue. Dado que la mayoría de los pacientes incluidos en estos estudios tenían cirrosis de clase A o B de Child, estos resultados pueden modificarse en la cirrosis de clase C.[27]

El uso de betabloqueantes para evitar la repetición del sangrado en los pacientes cirróticos con antecedentes de sangrado también ha sido bien estudiado. En un metaanálisis reciente de 12 ensayos controlados Bernard y col. demostraron una reducción del 21% en la tasa de resangrado con la terapia con betabloqueantes.[29] Además, este metaanálisis demostró un aumento del 5% en la supervivencia promedio atribuible al tratamiento con betabloqueantes.

Como la incidencia de efectos colaterales es relativamente baja el tratamiento con betabloqueantes es una herramienta importante en la prevención del sangrado por várices esofágicas y debe usarse en todos los pacientes cirróticos que no presenten contraindicaciones. Entre las contraindicaciones de los betabloqueantes se encuentran la insuficiencia cardíaca congestiva, la enfermedad pulmonar obstructiva crónica grave, el asma y la diabetes insulinodependiente. En los pacientes con contraindicaciones los nitratos de acción prolongada como el mononitrato de isosorbida, pueden representar una alternativa razonable. En un ensayo controlado aleatorizado simple este tratamiento fue tan efectivo como el propranolol.[30] El tratamiento con betabloqueantes o nitratos debe continuar indefinidamente una vez iniciado porque su interrupción después de dos años se asocia con un retorno del riesgo de sangrado.

TAPONAMIENTO CON BALÓN

El taponamiento con balón es un método efectivo para el control del sangrado agudo de las várices esofágicas. Se cree que el mecanismo de acción se relaciona con la compresión de las várices submucosas en el esófago distal y en el fondo gástrico. Se dispone de una variedad de tubos pero los dos más usados son el de Sengstaken-Blakemore (SB) y el de Minnesota. El tubo de SB es un dispositivo de triple luz con un balón gástrico y uno esofágico más un orificio para aspirar las secreciones gástricas (fig. 28-3). El inflado de uno o ambos balones produce la oclusión completa del esófago y se requiere la colocación de una sonda adicional en el esófago proximal para aspirar las secreciones orofaríngeas deglutidas. El tubo de Minnesota es más blando y puede ser más difícil de colocar que el tubo de SB, tiene un balón gástrico ligeramente más grande (500 mL contra 200 a 400 mL), y posee un orificio adicional para la aspiración del esófago. Ambos tubos son igualmente efectivos y controlan temporalmente el sangrado en alrededor del 80% de los pacientes. El sangrado se repite en hasta un tercio de los pacientes pero normalmente puede controlarse si

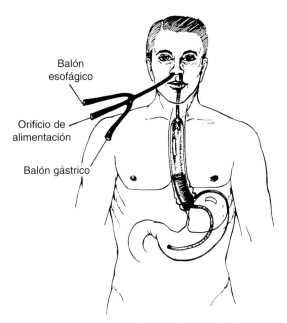

Fig. 28-3. Esquema de la colocación de un tubo de Sengstaken-Blakemore. (De Hermann, R.E. y Traul, D.: Experience with the Sengstaken-Blakemore tube for bleeding esophageal varices. Surg. Gynecol. Obstet. *130*:879, 1970, con autorización de Surgery, Gynecology and Obstetrics.)

Balón esofágico

Orificio de alimentación

Balón gástrico

se vuelven a inflar los balones. El uso simultáneo de un vasoconstrictor como la vasopresina conduce a tasas más altas de control del sangrado, y puede ser beneficioso para reducir el tiempo de inflado del balón requerido para lograr la hemostasia.

La principal desventaja del taponamiento con balón es la alta tasa de complicaciones. La complicación más común, la neumonía aspirativa, se produce en el 5 al 10% de los pacientes y puede prevenirse. Aconsejamos la intubación endotraqueal en *todos* los pacientes que requieran taponamiento con balón para el control del sangrado. Otras complicaciones posibles son la migración del balón con impactación en la bifurcación traqueal y la ruptura esofágica por inflado inadvertido del balón gástrico en el esófago. Esta última complicación puede evitarse mediante la confirmación radiográfica de la ubicación del balón gástrico en el estómago antes del inflado. Algunos autores han citado tasas de complicaciones serias del 15 al 35% según el tipo de tubo utilizado, la experiencia del médico que introduce el tubo y el cuidado adoptado para mantenerlo en forma apropiada hasta su extracción.[32] Otros, como Sarin y Mundy,[34] informaron un control excelente del sangrado (75%) en pacientes tratados mediante taponamiento con balón y ninguna mortalidad relacionada con el tubo. Se observan complicaciones no fatales pero potencialmente serias en un tercio de los pacientes.

Vale la pena mencionar una modificación adicional del tubo. Reynaert y col.[35] informaron los resultados de un estudio retrospectivo comparativo en el que se

utilizó un tubo de Linton-Nachlas en 35 pacientes y un tubo de Michel en 48. El tubo de Linton consiste en un gran balón gástrico único con dos canales para la aspiración del estómago y del esófago. El tubo de Michel tiene una configuración similar a un bombilla eléctrica y comprime el esófago distal y el fondo gástrico sin necesidad de tracción. Hubo un mejor control del sangrado y menos complicaciones con el tubo de Michel. Aunque en los Estados Unidos hay poca experiencia con el tubo de Michel, la seguridad y la eficacia informadas, comparadas con las de los tubos más tradicionales, parecen justificar la realización de más estudios.

OCLUSIÓN TRANSHEPÁTICA DE LAS VÁRICES

La técnica original de la oclusión transhepática de las várices (OTV) fue introducida por Lunderquist y Vang en 1974;[36] incluía el cateterismo transhepático de la vena porta y la embolización de la vena coronaria estomáquica con glucosa y trombina. Desde entonces se han descrito abordajes transumbilical y transyugular, y se han utilizado nuevos agentes esclerosantes para reducir la incidencia inaceptablemente alta, de recanalización y sangrado recurrente observada con la glucosa y la trombina.

La OTV controla en forma exitosa el sangrado en el 60-80% de los pacientes.[37] La hemorragia se repite en hasta dos tercios de los casos después de una OTV pero usualmente puede anticiparse un intervalo libre de sangrado de 2 a 3 semanas. Este intervalo da tiempo para mejorar la función hepática si se requiere un tratamiento definitivo. Los fracasos del tratamiento casi siempre se deben a la imposibilidad de cateterizar la vena porta, a la formación de várices nuevas y a la recanalización de las venas obliteradas.

La tasa de complicaciones asociada con la OTV varía entre el 25 y el 40% y es más alta en los pacientes en los que se efectúa una intervención de urgencia. La trombosis de la vena porta se produce en hasta el 25% de los pacientes y es la complicación más seria por varias razones. Primero, la interrupción brusca del flujo portal puede precipitar una insuficiencia hepática irreversible. Segundo, la trombosis de la vena porta elimina la posibilidad de una derivación portocava subsecuente y puede impedir cualquier tipo de derivación portosistémica si el coágulo se propaga hasta comprometer las venas mesentérica superior y esplénica. Tercero, puede eliminar cualquier consideración posterior de trasplante hepático. El hemoperitoneo es otra complicación de la OTV, especialmente en pacientes con anomalías graves de la coagulación y trombocitopenia.

Hay relativamente pocos ensayos controlados que comparen la OTV con otras opciones terapéuticas en pacientes con sangrado por várices esofágicas. En un estudio Terabayashi y col.[38] aleatorizaron a 66 pacientes a OTV selectiva o a escleroterapia endoscópica. Los pacientes fueron tratados de manera electiva después de la detención del sangrado con un tratamiento con vasopresina o mediante taponamiento con balón. En seis pacientes (18%) del grupo tratado con escleroterapia y 21 pacientes (64%) del grupo tratado con OTV el sangrado se repitió al menos una vez durante el período de seguimiento. La tasa acumulada de sangrado fue considerablemente más baja en el grupo tratado con escleroterapia y en ese grupo murieron menos pacientes por sangrado varicoso recurrente. Este estudio consistió en una intervención *electiva* en pacientes con cirrosis *no alcohólica* y por lo tanto puede estar viciado por un sesgo de selección. Sin embargo, estos datos sugieren que la OTV ofrecería poca protección a largo plazo contra el resangrado de las várices y debería limitarse a pacientes en quienes otras formas de tratamiento no quirúrgico han fracasado y a los que rechazan la operación o por alguna razón no se consideran aptos para la cirugía.

ESCLEROTERAPIA

La escleroterapia por inyección es una técnica relativamente antigua que ha experimentado un resurgimiento explosivo. Esta técnica fue informada por primera vez por Craaford y Frenckner en 1939; estos autores emplearon anestesia general, un esofagoscopio rígido y un esclerosante en base a quinina.[39] A pesar del enorme entusiasmo inicial no se realizaron ensayos de envergadura porque en ese momento la cirugía de derivación portosistémica se había convertido en el tratamiento principal para las várices esofágicas sangrantes en muchos países. Después de varias décadas y de numerosos ensayos multicéntricos se tornó evidente que la protección contra el sangrado varicoso conferida por los procedimientos de derivación portosistémicos era contrarrestada por un aumento de la morbimortalidad asociada con la encefalopatía y la insuficiencia hepática acelerada. La insatisfacción producida por los resultados de los procedimientos de derivación portosistémicos llevó a un resurgimiento del interés en la escleroterapia endoscópica por inyección. A esto se sumó el desarrollo de los endoscopios flexibles de fibra óptica que posibilitan una escleroterapia más sencilla y segura y que evitan la necesidad de anestesia general.

Durante las últimas décadas se acumuló una enorme cantidad de información con respecto al papel de la escleroterapia de las várices en el manejo a largo plazo del sangrado varicoso. Ocho ensayos clínicos aleatorizados compararon los efectos de la escleroterapia seriada contra el tratamiento médico convencional sobre la supervivencia a largo plazo de los pacientes con sangrado por várices esofágicas documentado. En seis ensayos se observó una mejoría de la supervivencia a largo plazo luego de la escleroterapia pero en otros dos eso no sucedió. Para resolver esta controversia se combinaron en un metaanálisis los resultados de ocho ensayos independientes, con un total de 1.111 pacientes enrolados.[26] En general la escleroterapia se sumó a algún tipo de tratamiento médico o se comparó con un tratamiento médico como única modalidad terapéutica. Se utilizaron varios tipos diferentes de endoscopios, técnicas de inyección y materiales esclerosantes. Para evaluar el efecto de la escleroterapia las tasas de mortalidad y de control del sangrado se evaluaron para cada ensayo clínico por separado y se combinaron para proporcionar una estimación de la diferencia del riesgo global. Los resultados del estudio sugirieron que la escleroterapia efectuada en forma temprana y en conjunción con otras medidas médicas se asociaría con una mejor supervivencia a largo plazo que la lograda con el tratamiento médico solo. Además se demostró una marcada disminución de la tasa de resangrado por várices esofágicas. El efecto protector de la escleroterapia por inyección seriada –esto es, su capacidad para reducir la mortalidad y mejorar la supervivencia en el largo plazo– es solamente moderado. Sin embargo, esta observación tiene una relevancia clínica potencial porque la tasa de mortalidad asociada con hemorragia por várices esofágicas es alta (de hasta un 40% en algunas series).[52]

Las complicaciones de la escleroterapia pueden clasificarse como tempranas o tardías. Las complicaciones tempranas se producen en el 30% de los pacientes. Las complicaciones inmediatas más comunes son fiebre, dolor retroesternal después del procedimiento y hemorragia proveniente del sitio de inyección que requiere una nueva inyección o taponamiento con balón. Otras complicaciones tempranas menos comunes son necrosis esofágica con perforación y mediastinitis (en alrededor del 4% de los casos), sangrado por ulceración y necrosis de la escara (en un 12%) y aspiración con neumonía (en aproximadamente el 6%). Las complicaciones tardías incluyen resangrado y estrechez esofágica (en alrededor del 11% de los casos).[56] En un estudio Minoli analizó 822 complicaciones observadas en 1.192 pacientes sometidos a un total de 4.550 tratamientos esclerosantes endoscópicos efectuados por miembros del New Italian Endoscopic Club.[59] En forma global, 583 pacientes (49%) presentaron al menos una complicación y el 16% desarrolló varias complicaciones. Se observaron ulceraciones no confluentes y confluentes en el 33 y el 8,5% de los pacientes, respectivamente. Aunque la mayoría de las úlceras posinyección no causan problemas, ha habido reportes de sangrado grave y hasta de muertes.[47]

Las estrecheces esofágicas provocadas por la escleroterapia pueden representar una fuente importante de morbilidad para el paciente. Estas estrecheces suelen provocar distintos grados de disfagia, normalmente son únicas y por lo general aparecen en el esófago distal. La incidencia mundial varía mucho pero un 10 a un 12% parece ser una estimación razonable.[56] Se cree que el determinante principal es la reacción tisular al esclerosante pero otros factores, como alteraciones en la motilidad esofágica y reflujo ácido, pueden contribuir. Recientemente Kochhar y col. evaluaron a 129 pacientes sometidos a escleroterapia que fueron seguidos por un período de 4 años y documentaron una incidencia de estrecheces esofágicas persistentes del 15,5%.[57] Se evaluaron varios factores patogénicos posibles, incluidos la etiología de la hipertensión portal, la gravedad de la enfermedad subyacente, el tipo de agente esclerosante utilizado y la intensidad de la esclerosis varicosa juzgada por el volumen de esclerosante inyectado y por el número de sesiones de escleroterapia. No hubo una correlación demostrable entre el tipo de esclerosante utilizado, el volumen de la inyección o el número de sesiones y los resultados adversos. Sin embargo, los autores del estudio demostraron un aumento de la incidencia de formación de estrecheces en los pacientes con úlceras grandes o persistentes. Otros estudios han arrojado resultados contradictorios. Recientemente Guynn y col. evaluaron los factores de riesgo y el pronóstico asociados con las estrecheces posescleroterapia en 117 pacientes sometidos a la esclerosis de las várices esofágicas en una sola institución educativa.[54] El riesgo de formación de estrecheces se correlacionó con la cantidad acumulada de esclerosante usada y con el número de sesiones de inyección pero no con el volumen de esclerosante inyectado por tratamiento ni con el número de episodios de sangrado previos.

Las estrecheces esofágicas inducidas por la escleroterapia habitualmente pueden tratarse mediante dilatación, pero hasta la mitad de los pacientes requieren dos o más dilataciones para conseguir resultados satisfactorios.[54] A pesar de las dilataciones exitosas, entre el 10 y el 15% de los pacientes pueden experimentar disfagia persistente. La explicación propuesta es una fibrosis intramural inducida por la escleroterapia y una dismotilidad esofágica secundaria.[58] El riesgo de complicaciones inducidas por la escleroterapia parece depender mucho del operador. Se pueden estandarizar muchas variables, pero la profundidad de la inyección es difícil de evaluar y todavía más difícil de controlar. Una inyección intravaricosa demasiado entusiasta puede romper una várice submucosa y producir extravasación y disección en la pared del esófago. Las inyecciones intramurales demasiado profundas pueden

provocar necrosis focal y perforación del esófago con mediastinitis resultante.[46] Para minimizar la morbilidad de la escleroterapia nosotros y otros autores recomendamos con firmeza inyectar pequeños volúmenes en varios sitios en lugar de pocas inyecciones de grandes volúmenes.

LIGADURA ENDOSCÓPICA DE LAS VÁRICES

En 1988 Stiegmann y Goff describieron una experiencia clínica preliminar con ligadura endoscópica de las várices (LEV).[61] La técnica es similar a la utilizada para la ligadura con bandas de las hemorroides internas. Los estudios de factibilidad de la LEV en modelos caninos demostraron que la ligadura endoscópica con bandas elásticas producía áreas de necrosis isquémica local con formación de úlceras superficiales que curaban con obliteración de los conductos venosos subyacentes.[63] Estos experimentos indicaron que la LEV podría ser útil como alternativa de la escleroterapia por inyección en pacientes con sangrado varicoso.

La técnica se realiza con un dispositivo que consiste en un cilindro externo añadido al extremo de un gastroscopio de fibra óptica flexible estándar y un cilindro interno con una traba y un alambre de disparo (fig. 28-4).[87] Una banda (O ring) elástica se coloca so-

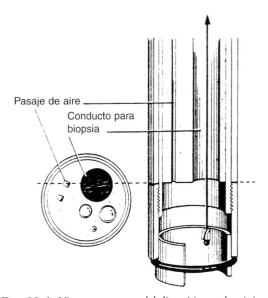

Fig. 28-4. Vista transparente del dispositivo endoscópico de ligadura y la parte distal del gastroscopio. El prototipo fue construido con extremos atornillables que se agregan directamente al endoscopio. Obsérvese el alambre de disparo (*flecha*) que discurre en forma retrógrada a través del conducto para biopsia y sale por el orificio de entrada. La banda de goma (O ring) se coloca en el extremo del cilindro interno. (De Van Stiegmann, G. and Goff, S.F.: Endoscopic esophageal varix ligation: Preliminary clinical experience. Gastrointest. Endosc., *34*:113, 1988, con autorización.)

bre el cilindro interno y el alambre de disparo se saca a través del orificio del conducto para biopsias del endoscopio. La várice que va a ser ligada es abordada de frente por el endoscopista. Se aplica aspiración para conducir la várice dentro del cilindro interno, lo que provoca un repentino oscurecimiento de la visión o "red out" (frase inglesa que significa que desaparece el color rojo de la mucosa). Se tira del alambre de disparo, con lo cual se mueve el cilindro interno en dirección al endoscopio y se produce la descarga de la banda alrededor de la base de la várice. La várice ligada se desprende del endoscopio, el aparato se retira por un tubo exterior usado para facilitar la reintroducción del instrumento, el cilindro interno se recarga con otra banda O ring y el procedimiento se repite (fig. 28-5).

La primera experiencia de Stiegmann consistió en 132 procedimientos de LEV efectuados durante 44 sesiones separadas en 14 pacientes.[61] Se realizaron hasta 6 ligaduras durante la sesión inicial y a veces se necesitaron hasta 6 sesiones para lograr una obliteración completa de las várices. Dos pacientes fallecieron (14%) después de la LEV pero ninguna de las muertes se relaciona con el procedimiento. No se produjeron complicaciones mayores y no hubo fracasos del tratamiento. La erradicación completa de las várices

esofágicas se logró en 10 pacientes que sobrevivieron (83%). El seguimiento endoscópico durante 4 a 10 días después de la LEV mostró el desarrollo de úlceras circulares superficiales en todos los sitios tratados. Las úlceras midieron entre 10 y 12 mm de diámetro y fueron mucho más superficiales que las producidas por la inyección de esclerosante. A los 10 días la mayoría de las úlceras habían curado con reepitelización de los sitios tratados y dejando depresiones pequeñas y superficiales en la mucosa.

Se ha demostrado que el procedimiento de ligadura endoscópica permite controlar el sangrado y erradicar las várices cuando se realizan sesiones repetidas. Los autores que defienden la técnica citan menos complicaciones locales y sistémicas que las que se producen con la escleroterapia. Para caracterizar y comparar las úlceras producidas por la ligadura endoscópica con las generadas por la escleroterapia Young y col. asignaron al azar a 23 pacientes a tratamientos seriados y seguimiento.[64] Ambos tratamientos fueron rígidamente estandarizados y repetidos a intervalos de 7 a 10 días hasta lograr la oclusión total de todos los vasos venosos. La presencia de ulceraciones y su localización, su número, su tamaño y su color se registraron mediante endoscopias seriadas. La LEV produjo ulceraciones

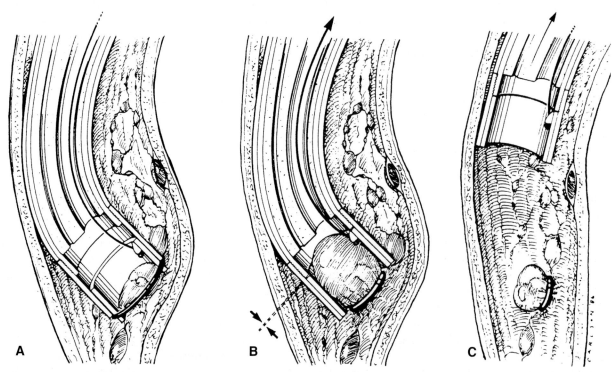

Fig. 28-5. A. El endoscopista aborda la várice blanco y obtiene un contacto de 360° con el tejido entre el objetivo y el extremo del cilindro interno. En este momento se activa la aspiración del endoscopio. **B.** La aspiración ha introducido la várice blanco totalmente dentro del cilindro interno (el segmento que produce la ligadura). Una vez que se ha producido el "oscurecimiento" endoscópico ("red out"), se tracciona del alambre, con lo cual se mueve el cilindro interior en dirección del endoscopio y se suelta la banda elástica alrededor del cuello de la várice. **C.** La várice ligada se libera del cilindro retirando el endoscopio unos 2 o 3 cm e insuflando aire. El endoscopio y el dispositivo se retiran y se recargan para realizar otras ligaduras. Esta secuencia se facilita mediante el uso de un sobretubo para endoscopia. (De Van Stiegmann, G., and Goff, S.F.: Endoscopic esophageal varix ligation: Preliminary clinical experience. Gastrointest. Endosc., *34*:113, 1988, con autorización.)

circulares superficiales con una gran superficie que curó en unos 14 días. En comparación, la escleroterapia endoscópica produjo ulceraciones lineales profundas que requirieron 14 días para cicatrizar. Se necesitaron menos sesiones de LEV para alcanzar la oclusión completa de las várices. No se observaron diferencias significativas entre los grupos con respecto a la formación de estrecheces o a las muertes.

Resultados de los ensayos clínicos aleatorizados para el control del sangrado agudo de las várices esofágicas

No hace mucho Cello y col.[41] asignaron al azar a 52 pacientes con cirrosis severa a dos grupos de tratamiento: escleroterapia o derivación portocava. La escleroterapia intravaricosa se efectuó a través de un endoscopio flexible y con morruato de sodio al 5% como esclerosante. Las primeras inyecciones se efectuaron en la unión esofagogástrica o próximo a ella y luego se continuó con inyecciones repetidas a intervalos prescriptos. La mitad de los pacientes de cada grupo murieron durante la primera internación pero la hemorragia recurrente fue más frecuente como causa de muerte en el grupo sometido a escleroterapia que en el grupo con derivación portocava. La necesidad de una nueva internación fue más común en el grupo sometido a escleroterapia para el control del sangrado recurrente. La supervivencia a largo plazo determinada por estimaciones basadas en curvas de Kaplan-Meier fue uniformemente baja, y no hubo diferencia significativa en el grupo tratado con escleroterapia y el grupo sometido a la derivación portocava.

Los resultados del ensayo multicéntrico de Copenhague que comparó escleroterapia más tratamiento médico contra taponamiento con balón más vasopresina fueron igualmente desalentadores.[40] La técnica de inyección paravaricosa se realizó mediante el empleo de polidocanol al 3% en etanol al 55% como esclerosante. Este ensayo prospectivo controlado demostró que la escleroterapia aumenta la supervivencia a largo plazo al reducir el riesgo de sangrado recurrente pero no ofrece ventajas iniciales sobre el tratamiento convencional para detener la hemorragia varicosa y no tiene un efecto significativo sobre la supervivencia temprana.

Cada vez resulta más claro que en los pacientes cirróticos con hemorragia por várices esofágicas la supervivencia temprana y a largo plazo se correlacionan más con la severidad de la enfermedad hepática subyacente que con el tipo de intervención empleada para el control del sangrado. En un estudio de la Mayo Clinic DiMagno y col.[42] revisaron el efecto de la es-

cleroterapia sobre la supervivencia comparado con la alcanzada en la era preescleroterapia. Cuando las tasas de supervivencia y los intervalos libres de sangrado se analizaron teniendo en cuenta la clasificación del riesgo hepático, no se encontraron diferencias discernibles entre los pacientes que recibieron escleroterapia y los controles históricos.

Aunque la LEV parece ser relativamente segura en comparación con la escleroterapia endoscópica, se han informado complicaciones serias como laceración esofágica y perforación. Las perforaciones esofágicas asociadas con el uso de sobretubos se han atribuido a dos causas, a saber, la laceración de la várice por una fuerza excesiva o el pinzamiento de la mucosa entre el endoscopio y el canal interno del sobretubo. Para evitar este último problema, Goldschmiedt y col. recomendaron montar el sobretubo dentro de un dilatador ahusado e intubar el esófago sobre el dilatador en lugar de sobre un endoscopio.[51]

Comparación entre escleroterapia y ligadura de las várices

Hasta el momento se han realizado tres ensayos clínicos prospectivos que compararon la ligadura endoscópica de las várices con la escleroterapia en los Estados Unidos, Japón y el Reino Unido.[50,55,62] En total 143 pacientes fueron asignados al azar a LEV y 139 fueron asignados en forma aleatoria a un procedimiento de escleroterapia endoscópica. El estudio estadounidense, que incluyó 129 pacientes, reveló que la LEV permitía lograr un mejor control inicial del sangrado y requería un promedio menor de tratamientos para erradicar las várices. En comparación, tanto la tasa de mortalidad como el riesgo de resangrado y la incidencia de complicaciones fueron más altos en el grupo tratado con escleroterapia endoscópica.[62] La incidencia de ulceraciones fue comparable después de ambas intervenciones, pero en el grupo tratado con ligadura por bandas la mayoría de las úlceras fueron pequeñas y raras veces se asociaron con síntomas. La tasa de estrecheces observada en el estudio del Reino Unido fue significativamente más baja que la informada por Stiegmann (0 contra 12%).[60] El estudio japonés incluyó a 50 pacientes y mostró resultados prácticamente idénticos excepto por una leve reducción de la tasa de complicaciones en el grupo tratado con LEV.[53]

La ligadura endoscópica de las várices se desarrolló con la intención de proporcionar un tratamiento equivalente en eficacia a la escleroterapia endoscópica pero con menos complicaciones locales y sistémicas. Aunque el norteamericano no fue un ensayo ciego, y posiblemente estuviera sesgado, la LEV demostró ser al menos tan efectiva como la escleroterapia endoscópica para detener la hemorragia aguda y prevenir el resangrado de las várices. Comparada con la escleroterapia endoscópica, la LEV otorga por lo menos una supervivencia equivalente y en un estudio mostró capacidad para mejorarla, especialmente entre pacientes con reserva hepática buena o moderada (pacientes clases Child A y B). Aunque la definición de las complicaciones debidas a los procedimientos varía mucho, la LEV parece asociarse con una incidencia de complicaciones menor que la esclerosis endoscópica. La LEV es un procedimiento técnicamente sencillo para los endoscopistas experimentados y produce grados de daño tisular más estandarizados y reproducibles. Las complicaciones relacionadas con la inserción del sobretubo pueden evitarse en gran medida montando e introduciendo el tubo sobre un dilatador cónico en lugar de hacerlo a través del endoscopio. Los costos por procedimiento de la LEV son comparables con los de la escleroterapia endoscópica[49] pero la ligadura por bandas puede llegar a ser más efectiva en relación con los costos porque requiere menos sesiones de tratamiento para erradicar las várices.[64] Esto puede ser particularmente beneficioso en los pacientes más renuentes o menos dóciles y en aquellos individuos que viven en áreas geográficas remotas donde estos procedimientos pueden no estar rápidamente disponibles.

Derivaciones portosistémicas intrahepáticas transyugulares

Un nuevo tratamiento experimental, la derivación portosistémica intrahepática transyugular (DPTY, en inglés TIPS) se considera promisorio para el manejo de la hemorragia por várices. Esta técnica establece una fístula artificial entre ramas de la vena porta y la circulación sistémica a través del parénquima hepático y en esencia crea una derivación portosistémica intrahepática. Este concepto fue propuesto más de 20 años atrás por Rosch, Hanafee y Snow.[80] Mediante el empleo de un abordaje transyugular en perros los autores establecieron un trayecto parenquimatoso entre las ramas de la vena porta y las de las venas suprahepáticas, que luego dilataron. Desafortunadamente la tasa de trombosis inicial fue alta debido a la tendencia natural del parénquima hepático a colapsarse en los animales con presión portal normal. Colapinto fue el primero en establecer una derivación portosistémica exitosa en un sujeto humano con cirrosis y sangrado por várices a principios de la década de 1980.[66] Muy pronto resultó claro que podían realizarse derivaciones exitosas en la mayoría de los pacientes. Sin embargo, con el paso del tiempo se observó una alta incidencia de estenosis a pesar de los intentos repetidos de dilatación con balón.

El desarrollo por parte de Palmaz y col. de un tutor endoluminal expansible (stent) de metal implantable en 1985 fue el mayor avance de este método y permitió su aplicación para el tratamiento de las várices sangrantes en seres humanos.[75] Estos investigadores crearon una fístula iatrogénica entre la pared anterior de la vena cava inferior y la vena porta en una serie de 12 perros y observaron una tasa elevada de trombosis de la endoprótesis que atribuyeron a las presiones portales normales y, por lo tanto, al bajo flujo que pasaba a través de la fístula. Estudios posteriores realizados en perros con hipertensión portal creada mediante una técnica de embolización con alcohol polivinilo mostraron una permeabilidad a largo plazo en los stent de hasta 3,5 años con evidencia histológica de mínima reacción tisular y endotelización parcial de la superficie luminal de la fístula.[74]

La técnica de DPTY empleada actualmente en todo el mundo está bastante estandarizada con variaciones mínimas y es una evolución directa de la descrita originalmente por Ring y col. en 1992.[79] Se han usado dos stents, incluido el stent con balón expansible de Palmaz (Johnson & Johnson, New Brunswick, NJ) y el Wallstent® (Schneider U.S. Stent Division, Pfizer Hospital Production Group, Plymouth, MN). El stent de Palmaz es relativamente rígido y puede expandirse hasta 12 a 16 mm ID. El Wallstent es autoexpansible, más flexible y, por lo tanto, más fácil de insertar. La técnica de colocación de la DPTY puede resumirse brevemente como sigue (fig. 28-6). La vena cava inferior por encima del hígado y las venas suprahepáticas se identifican y canulan con un catéter angiográfico convencional introducido a través de un abordaje transyugular. El catéter angiográfico se reemplaza por una aguja de Colapinto, la cual se dirige hacia el hilio hepático. La punción de una rama de la vena porta se confirma mediante aspiración de sangre y la inyección posterior de material de contraste (véase fig. 28-6A). Se enhebra un alambre guía a través de la aguja, que se retira y se reemplaza por un catéter angiográfico que se introduce en la vena mesentérica superior (véase fig. 18-6B). Se coloca un catéter con balón de angioplastia a través del trayecto parenquimatoso y se lo infla con material de contraste hasta alcanzar un diámetro de 10 mm (véase fig. 28-6C). El catéter balón se retira y se reemplaza por un catéter de colocación en el que está montado el Wallstent encerrado en una cubierta plástica retráctil (véase fig. 28-6D). La longitud del stent que se debe utilizar depende de la longitud del trayecto parenquimatoso y oscila entre 42 a 68 mm. El stent se despliega hasta cubrir todo el trayecto intraparenquimatoso y, en forma ideal, debe excederse 5 mm hacia la luz de la vena porta y de las venas suprahepáticas. La ubicación correcta del stent debe ser confirmada para asegurar una adecuada descompresión portal (véase fig. 28-6E). Si el stent es demasiado corto puede desplegarse un segundo dispositivo que sobrepase al primero. Si la des-

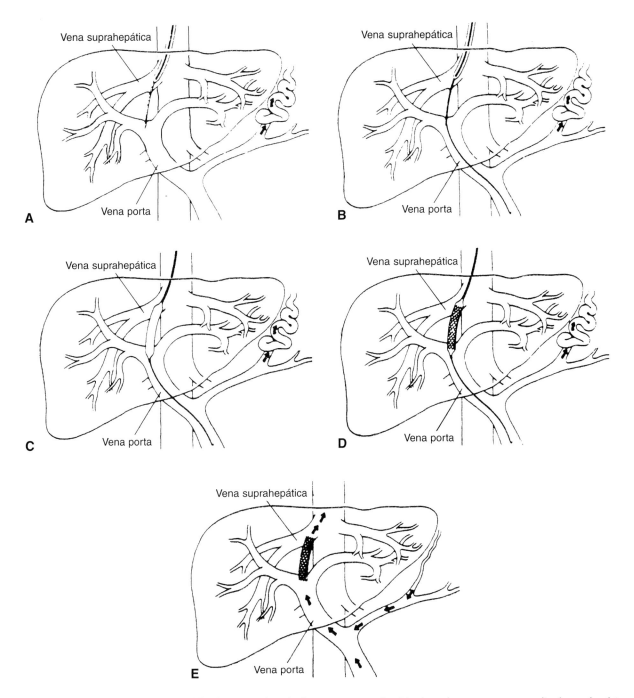

Fig. 28-6. A. Una aguja de Ross modificada se introduce desde una vena suprahepática hasta la vena porta por medio de un abordaje transyugular (las *flechas* indican el flujo hepatófugo en una vena coronaria agrandada). **B.** El alambre guía se introduce a través de la aguja dentro de la vena mesentérica superior. **C.** Un balón de angioplastia de 8 mm se introduce sobre el alambre guía y se expande dentro del trayecto del parénquima hepático. **D.** Se abre un tutor endoluminal (stent) de Palmaz, montado en un balón de angioplastia de 8 mm, para comunicar las venas suprahepáticas y la vena porta. **E.** Aspecto final del stent en una derivación intrahepática entre la suprahepática y la porta. La vena coronaria es más pequeña y muestra retorno con flujo hepatópeto. (De Zemel, G., Katzen, B.T., Becker, G.J., et al: Percutaneous transjugular portosystemic shunt. JAMA, *266*:390, 1991, con autorización.)

compresión es insuficiente, el stent puede dilatarse suavemente hasta llegar al diámetro de 10 mm. A veces se requiere la colocación de un segundo stent para obtener una descompresión portal adecuada.

Varios ensayos clínicos realizados en todo el mundo han demostrado la factibilidad y la seguridad de la DPTY en pacientes con hipertensión portal y várices sangrantes. Dos investigadores y sus colaboradores (Ring y Rossle) han realizado más de 100 procedimientos de DPTY. Los datos fueron resumidos por Conn en 1993.[67] Ambos grupos fueron capaces de implantar stents en forma exitosa en el 90% de los pacientes, con una reducción de la presión portal de un 50% y una tasa de mortalidad global a los 30 días del 8%. La tasa de mortalidad más alta informada por el grupo norteamericano puede atribuirse parcialmente al mayor porcentaje de pacientes cirróticos graves incluidos en el estudio. La DPTY logró detener el sangrado en el 90% de los pacientes con sangrado activo y controló la ascitis en el 70% de los casos.

Actualmente hay datos reproducibles que confirman que la DPTY es un tratamiento seguro y efectivo para pacientes seleccionados con sangrado por várices. Dado que la DPTY es hemodinámicamente equivalente a una anastomosis portocava laterolateral, teóricamente es valiosa en pacientes con ascitis o hidrotórax refractarios al tratamiento médico. Los informes preliminares indican que la ascitis y el hidrotórax se resuelven con la DPTY o se vuelven más sensibles al tratamiento diurético después de ella.[77,78,88] En un estudio la DPTY se utilizó para tratar la ascitis refractaria en 19 pacientes.[77] Aunque la ascitis se volvió más sensible al tratamiento diurético en 15 pacientes (79%), 8 pacientes murieron y 5 más desarrollaron una encefalopatía discapacitante durante el seguimiento de 3 a 18 meses. Aunque la DPTY puede llegar a ser una buena terapia paliativa para la ascitis refractaria, sus beneficios sobre la supervivencia siguen siendo cuestionables.

Algunos datos preliminares sugieren que la DPTY podría ser útil para el tratamiento del síndrome de Budd-Chiari.[73] En un informe la angioplastia venosa transluminal y la colocación de un stent metálico expansible Gianturco determinaron mejorías clínicas significativas inmediatas y a corto plazo de la ascitis en un paciente de 26 años con síndrome de Budd-Chiari confirmado.[73] El papel de la DPTY en estos pacientes no es claro porque las derivaciones portocava y mesentericoatriales, así como el trasplante ortotópico del hígado, se han utilizado con un éxito razonable. Sin embargo, la DPTY puede ser especialmente útil en pacientes con un alto grado de obstrucción del segmento hepático de la vena cava inferior que ocluye las derivaciones mesentericoatriales o portocavas o en pacientes con una función hepática conservada que contraindica el trasplante hepático. También hay evidencia preliminar de que la DPTY puede resultar útil en pacientes con gastropatía congestiva.[76] En cuatro pacientes comunicados por Peine y col., el sangrado cesó y no hubo necesidad de transfusión de sangre posterior. Las endoscopias de seguimiento hasta una media de 5 semanas mostraron una resolución completa o una marcada mejoría de la patología de la mucosa gástrica.[76]

Además de controlar la hemorragia aguda por várices esofágicas la DPTY puede resultar muy útil hasta el trasplante hepático. Las opciones terapéuticas para los pacientes con várices esofágicas sangrantes que no responden al tratamiento médico son la escleroterapia, la ligadura endoscópica (o ambas), los procedi-

mientos de derivación portosistémica y el trasplante de hígado.[89] El trasplante realizado durante una hemorragia varicosa aguda o activa se asocia con una elevada morbimortalidad.[73] Los diversos tipos de derivaciones portosistémicas reducen la presión portal y evitan el resangrado pero se asocian con riesgos considerables, como deterioro progresivo de la función hepática y encefalopatía. La DPTY es más fácil de realizar y más segura que las derivaciones portosistémicas y facilita el trasplante hepático posterior al evitar las adherencias quirúrgicas y la necesidad de desmantelar dicha derivación. Varios estudios han demostrado que el trasplante hepático, realizado en presencia de una derivación portosistémica se asocia con tiempos quirúrgicos más prolongados, una estadía hospitalaria más larga y una disminución potencial de la supervivencia.[65, 72] En un estudio reciente Somberg y col. comunicaron datos sobre el seguimiento de 192 pacientes sometidos a una DPTY, 83 de los cuales fueron evaluados como candidatos a un trasplante ortotópico de hígado.[86] Todos los pacientes presentaban complicaciones por hipertensión portal y una marcada disfunción en la síntesis. El trasplante de hígado se realizó en 37 de los 83 pacientes (45%) 58 días, en promedio, después de la colocación de la DPTY. De los 39 pacientes restantes uno murió, 11 siguieron siendo candidatos potenciales al trasplante y 27 (33%) mejoraron y no requirieron trasplante. Muchos médicos creen que la colocación de una DPTY en pacientes con una escasa reserva hepática podría acelerar la disfunción del hígado debido a la disminución de la perfusión portal. Sin embargo, los informes iniciales convalidan esta preocupación.[90] Se ha demostrado que la DPTY se asocia con un riesgo de encefalopatía hepática del 10 al 25%, pero esta complicación normalmente se puede manejar con restricción proteica y lactulosa.

Las principales complicaciones de la DPTY son la encefalopatía y la estenosis u oclusión del stent. La encefalopatía se ha informado en el 10-20% de los pacientes después de la DPTY, usualmente dentro del primer mes posterior al procedimiento, y es relativamente fácil de manejar con restricción proteica y lactulosa.[81] Algunos investigadores han observado que la incidencia de encefalopatía después de la DPTY se correlaciona con la edad avanzada de los pacientes y con los mayores diámetros de la derivación (el stent) y sus flujos.[85] Los datos preliminares sugieren que la DPTY entrañaría un riesgo de encefalopatía hepática menor que el asociado con la anastomosis portocava quirúrgica. La gravedad de la enfermedad hepática subyacente podría no ser tan importante como el tamaño o el diámetro de la derivación intrahepática. Hace unas décadas se consideraba que la descompresión completa de la circulación portal era el objetivo deseable y sistemáticamente se confeccionaban derivaciones de diámetros amplios. Sin embargo, la incidencia de encefalopatía hepática resultante del 40% alteraba significativamente la calidad de vida de los pacientes y disminuía la utilidad global del procedimiento. La insatisfacción provocada por la alta incidencia de encefalopatía después de la anastomosis portocava convencional llevó al desarrollo de la descompresión portal "selectiva", con derivación esplenorrenal según técnica de Warren y de la descompresión portal "parcial", con derivación portocava por interposición de injertos en H de pequeño calibre según técnica de Sarfeh. Sarfeh y col.[83] y Johansen[70] utilizaban injertos de 8 y 10 mm que reducían la presión portal por debajo de un umbral crítico, con lo cual se reducía la hemorragia por várices ulterior, pero que a la vez conservaban un flujo portal anterógrado parcial y la hipertensión mesentericoportal, con lo cual se reducía el riesgo de encefalopatía. Los stents intrahepáticos colocados radiológicamente, por lo general tienen un diámetro de 7 a 10 mm y parecen tener las mismas consecuencias fisiológicas que las derivaciones por interposición de injerto en H confeccionadas quirúrgicamente.

La segunda complicación por DPTY más común es la estenosis o trombosis. Los estudios preliminares indican una tasa de estenosis del 5 al 15% con una progresión a la trombosis en el 5 al 10% de los pacientes.[67] En un estudio reciente el 22% de los pacientes con DPTY requirieron una revisión para corregir una falla técnica.[69] Además de los factores puramente técnicos, como la angulación o retorcimiento del stent o un stent mal colocado que cubra en forma incompleta el trayecto intraparenquimatoso, la explicación más plausible de la oclusión progresiva del stent es el desarrollo de una hiperplasia neointimal excesiva.[71] Histológicamente esta lesión se caracteriza por el depósito temprano de un tejido de granulación seudomixomatoso con un número variable de células inflamatorias. La seudoíntima parece ser más gruesa en la porción central del trayecto parenquimatoso y no parece involucrar las porciones intravenosas de los stents.

El desarrollo de la hiperplasia seudointimal no es predecible. A medida que el diámetro de la derivación se compromete los gradientes de presión portosistémica se elevan, al igual que el riesgo de una hemorragia recurrente de las várices. El sangrado clínicamente manifiesto después de la colocación de una DPTY indica la necesidad de una evaluación rigurosa de la permeabilidad del stent y de su función. La ecografía dúplex color ha demostrado ser un método no invasivo confiable para la evaluación de la permeabilidad del stent y del flujo de sangre.[68] En una serie Haag y col. utilizaron la ecografía dúplex color para documentar los cambios en el flujo del stent a través del tiempo en 42 pacientes con DPTY.[68] En un período de observación de 6 meses, estos autores comprobaron un flujo estable a través del stent en el 20% de los pacientes, una reducción progresiva hasta el 30% de los valores iniciales

con posterior estabilización en el 60% de los casos y una disminución progresiva del flujo y su inversión, lo que indicaba la necesidad de una recolocación en el 20% restante. Más allá de la causa, la oclusión progresiva del stent es un problema clínico real que puede ocasionar morbilidad grave y hasta la muerte en pacientes con hemorragia varicosa recurrente severa. Todos los pacientes con DPTY deben ser seguidos con ecografías dúplex color seriadas para evaluar la permeabilidad y el flujo de los stents. Los resultados dudosos deben apresurar una evaluación angiográfica con medición directa del gradiente de presión portosistémica e inyección de contraste para identificar posibles problemas técnicos. Puede que sea necesario desplegar un segundo stent dentro del dispositivo primario o colocar un segundo stent a través de un trayecto parenquimatoso nuevo y separado para prevenir el resangrado.

Entre las complicaciones menos comunes de la DPTY figuran el desplazamiento y embolización del dispositivo en la arteria pulmonar, la punción inadvertida de la vesícula o la laceración de la cápsula hepática con la consiguiente hemorragia intraperitoneal, la hemobilia, la bacteriemia con shock séptico y la insuficiencia renal oligúrica inducida por contraste. También se han comunicado casos de hemólisis intravascular después de la colocación de una DPTY.[82] Los autores atribuyeron la coagulopatía observada al daño de los eritrocitos expuestos a la malla del stent.

El papel actual de la DPTY en el manejo global de los pacientes con enfermedad hepática e hipertensión portal complicada con hemorragia por várices esofágicas o gastropatía congestiva, o con ascitis o hidrotórax refractarios al tratamiento, no es claro. Estamos en deuda con Harold Conn por su breve evaluación del estado de la DPTY en la medicina moderna.[67]

Los resultados presentados aportan un rayo de luz en un campo que ha sido dominado durante mucho tiempo por la oscuridad y el pronóstico ominoso. Sin embargo, en mi opinión, la DPTY debe seguir siendo un procedimiento experimental hasta que su eficacia y su seguridad se establezcan de manera inequívoca. Solo debe ser utilizada en instituciones que tengan la experiencia suficiente como para efectuar el procedimiento en forma segura y eficaz... Después de 40 años de experiencia en este campo, creo que la DPTY es un avance importante que merece evaluación clínica objetiva en gran escala para que podamos proporcionar respuestas definitivas a infinidad de preguntas.

Resultados de los ensayos clínicos aleatorizados para el control electivo del sangrado por várices

Se han publicado tres ensayos clínicos aleatorizados de escleroterapia versus derivación portosistémica en el manejo electivo del sangrado por várices. Rikkers y col.[43] estudiaron a 57 pacientes asignados al azar a cirugía de derivación o escleroterapia y observaron una incidencia tres veces más alta de resangrado entre los pacientes del grupo sometido a escleroterapia que fueron seguidos durante una media de 25 meses. De los pacientes tratados quirúrgicamente el 85% recibió una derivación esplenorrenal distal. Las tasas de supervivencia a los dos años fueron similares en los dos grupos de pacientes y no hubo diferencias significativas en encefalopatía, función hepática cuantitativa o costos médicos acumulados. Sin embargo, la desconcertante observación de que solo el 20% de los pacientes en los que la escleroterapia había fracasado podían salvarse mediante la cirugía determinó que los autores llegaron a la conclusión de que la escleroterapia es una "alternativa aceptable, pero no superior, a la cirugía de derivación para el tratamiento de la hemorragia por várices".

Los datos del ensayo clínico aleatorizado de la Emory University que comparó la escleroterapia electiva en 36 pacientes con la derivación esplenorrenal distal en 35 pacientes condujeron a diferentes conclusiones.[45] El resangrado fue más frecuente después de la escleroterapia que después de la derivación esplenorrenal (53 contra 3%, respectivamente), pero el sangrado no pudo ser controlado con una nueva serie de escleroterapia solo en un tercio de estos pacientes. Esto se consideró un fracaso del tratamiento. La tasa de supervivencia a los dos años fue significativamente más alta en el grupo tratado con escleroterapia (84%) que en el sometido a la derivación esplenorrenal (59%). Debe hacerse notar que el análisis de la supervivencia del grupo tratado con escleroterapia incluyó los fracasos del tratamiento que se resolvieron posteriormente con una cirugía de derivación. La función hepática, determinada por mediciones seriadas de la capacidad de eliminación de galactosa, también se mantuvo mejor en el grupo tratado con escleroterapia. Sobre la base de estos datos los autores recomendaron el empleo de la escleroterapia como tratamiento inicial para el sangrado por várices en los pacientes cirróticos y el uso de la derivación selectiva para los fracasos del tratamiento. En otro gran ensayo clínico aleatorizado de 112 pacientes clases A y B de Child, Teres y col.[44] arribaron a la conclusión de que la escleroterapia es una buena alternativa para el manejo del sangrado por várices, sobre todo en pacientes con probabilidades de desarrollar una encefalopatía. El resangrado fue más frecuente en el grupo tratado con escleroterapia mientras que la encefalopatía fue más común en el grupo sometido a la derivación.

Estos estudios han ayudado a definir mejor el papel de la escleroterapia en el tratamiento de las várices sangrantes. En los pacientes con sangrado agudo los resultados de la escleroterapia tal vez sean marginalmente mejores que los de las formas de tratamiento médico alternativas, pero no hay una ventaja precisa en términos de control del sangrado o de supervivencia a corto plazo. Sin embargo, la evidencia válida de estos tres ensayos clínicos aleatorizados realizados por investigadores prestigiosos convalidan que la escleroterapia es un método electivo de tratamiento del sangrado por várices igualmente efectivo, y posiblemente mejor, que la derivación esplenorrenal distal porque preserva la función hepática y disminuye el riesgo de encefalopatía. Se necesitan más ensayos clínicos aleatorizados que comparen la escleroterapia con los procedimientos de transposición esplénica y desvascularización gastroesofágica para investigar el papel de estas modalidades en el tratamiento del sangrado por várices.

TRANSPOSICIÓN ESPLÉNICA

La transposición torácica del bazo fue introducida por Nylander y Turunen[96] en 1955 con la esperanza de que nuevas anastomosis vasculares formadas entre el bazo y la cavidad y la pared torácicas aliviaran la hipertensión portal y evitaran la hemorragia por várices. El procedimiento se efectuó en tres pacientes debilitados; no hubo mortalidad quirúrgica y hasta dos años después de la cirugía los pacientes seguían bien sin recurrencia del sangrado varicoso ni encefalopatía.

Turcotte y col.[99] demostraron que se originan colaterales nuevas principalmente en las venas del hilio esplénico y que estas colaterales drenan en las venas intercostales, frénicas, cardiofrénicas y otras venas mediastínicas indefinidas y hacia el sistema de la vena cava superior a través de las venas ácigos y hemiácigos. Raras veces se observan extensas colaterales venosas entre el parénquima esplénico y ramas de la circulación venosa pulmonar. La formación de colaterales se atribuyó al gradiente de presión entre las circulaciones venosas portal y sistémica a través del diafragma, que a su vez está influido por los movimientos respiratorios. Para confirmar esta hipótesis Turunen y Autio[100] transpusieron el bazo a la cavidad torácica y al retroperitoneo en perros y observaron una escasa formación de colaterales esplenocavas por debajo del diafragma.

La cápsula esplénica y el peritoneo que la rodea constituyen una barrera efectiva contra la formación de colaterales parenquimatosas. Entre los esfuerzos destinados a aumentar la formación de estas colaterales figuran la abrasión mecánica de la cápsula esplénica y la aplicación tópica de polvo de asbesto. Turcotte y col.[99] demostraron que la decapsulación del bazo produce abundantes adherencias y colaterales esplénicas; luego documentaron la funcionalidad de estas colaterales con radionúclidos y colorantes vitales y demostraron la inversión del flujo venoso esplénico después de la transposición torácica. Además, Turcotte y col. demostraron que estas nuevas colaterales no derivan solamente la sangre de la arteria esplénica sino también algo de sangre venosa portal.

Durante la década de 1960 se desarrollaron varias modificaciones de la transposición esplénica. Bourgeon y Mouiel[93] describieron la esplenopexia, que implicaba la resección de parte del hemidiafragma izquierdo para producir adherencias vascularizadas entre el bazo y las estructuras intratorácicas. Posteriormente Auvert y col.[92] introdujeron la esplenoneumopexia, destinada a producir una derivación esplenopulmonar mediante el implante de parte del polo esplénico superior decapsulado dentro del pulmón izquierdo. Todos estos investigadores se dieron cuenta de que la descompresión efectiva de las várices a través del eje esplenocavo y hacia el tórax dependían del desarrollo de colaterales venosas y reconocieron que se requerían de 4 a 8 semanas para que se produjera una red colateral venosa adecuada. Para reducir el riesgo de hemorragia varicosa temprana durante el período en que se desarrollaban las colaterales esplenotorácicas varios autores, incluido Turunen, agregaron a la transposición esplénica una esofagotomía y la ligadura de las várices. Sin embargo, esta práctica fue abandonada rápidamente debido al aumento de la morbimortalidad relacionada con la filtración de la sutura esofágica, el empiema y las fístulas pleurocutáneas.

En 1970 ya se habían informado 123 casos de transposición esplénica en la literatura. Los autores enfatizaban constantemente la facilidad técnica y la seguridad de este procedimiento, aun en pacientes de alto riesgo. Además de disminuir el riesgo de hemorragia varicosa recurrente la transposición esplénica tenía un efecto favorable sobre el manejo del hiperesplenismo y la ascitis. Akita y Sacoda[91] utilizaron un procedimiento en dos tiempos para producir derivaciones portopulmonares mediante esplenoneumopexia en 15 pacientes con síndrome de Budd-Chiari y comunicaron un control efectivo de la hemorragia por várices y de la ascitis, sin observar complicaciones cardiopulmonares, hepáticas o neurológicas.

En un estudio clásico publicado en 1971 Hastbacka presentó sus resultados en 37 pacientes con hipertensión portal tratada mediante transposición esplénica o resección-transposición durante un período de 17 años.[95] Las causas de hipertensión portal eran bloqueos intrahepáticos o sinusoidales en 26 pacientes y bloqueo prehepático en 11. En la mayoría de los casos la transposición se efectuó como un procedimiento electivo después de un episodio de sangrado por várices que había sido controlado con métodos conservadores. La técnica original, transposición esplénica sin esplenectomía parcial, se aplicó en 23 pacientes. Después de 1966 se adoptó la técnica de resección-transposición, que se utilizó en otros 11 pacientes. La tasa de mortalidad operatoria de toda la serie fue del 11%.

La supervivencia se vio afectada principalmente por la presencia de la hipertensión portal y por la severidad de la enfermedad hepática subyacente. No hubo muertes posoperatorias en el grupo de 11 pacientes con bloqueo presinusoidal. En comparación, 4 de los 26 pacientes cirróticos (15%) murieron como resultado de la operación. La mortalidad en el grupo de los pacientes de alto riesgo con cirrosis (mayores de 60 años y con una función hepática gravemente deteriorada) fue aún más alta (27%). Hubo complicaciones importantes en el 16% de los pacientes, entre ellas hernia diafragmática, fístula pleurocutánea y hemotórax. La encefalopatía fue rara.

De acuerdo con el estudio de Hastbacka[95] el principal inconveniente de la transposición esplénica original o de las técnicas de resección-transposición fue una incidencia inesperadamente alta de sangrado varicoso recurrente. Se observó un resangrado precoz en 14 de los 37 pacientes (38%) pero fue fatal solo en un caso (7%). El sangrado tardío ocurrió en 10 de los 30 pacientes (33%) que sobrevivieron más de 6 meses. Sin embargo, solo dos de estos pacientes requirieron tratamiento quirúrgico y ninguno falleció por hemorragia exanguinante.

Dado que la transposición esplénica reduce el riesgo de resangrado varicoso sin alterar la presión portal, se debe especular sobre el mecanismo de protección proporcionado por este procedimiento. Hastbacka obtuvo estudios venográficos seriados en un grupo de pacientes sometidos a la ligadura secundaria de la arteria esplénica por resangrado o hiperesplenismo con trombocitopenia. Los estudios intraoperatorios efectuados después de la ligadura de la arteria esplénica mostraron un aumento del flujo venoso hacia las colaterales esplenotorácicas y fuera de la vena porta. Los estudios obtenidos 3 meses a 2 años después de la operación mostraron una mejor visualización de las colaterales esplenotorácicas que los exámenes iniciales. La presión portal disminuyó en un promedio de 5 a 10 cm de agua después de la ligadura de la arteria esplénica y estos cambios persistieron en el tiempo. La conclusión del autor fue que la transposición esplénica ejerce un efecto protector contra el resangrado al actuar como "un sistema compensador de las presiones que disminuye la posibilidad de cualquier aumento repentino de presión en las venas esofágicas". Los estudios radiográficos que muestran una descompresión venosa más efectiva después de la ligadura secundaria de la arteria esplénica sugieren que al disminuir la considerable carga de sangre arterial aportada por este vaso se alivia la carga sobre la red colateral, un elemento de este enfoque que puede ser crucial.

Hastbacka destacó ciertas similitudes fisiológicas entre la transposición esplénica y la descompresión portal selectiva producida por la derivación esplenorrenal distal u operación de Warren.[101] Los procedimientos se muestran en la figura 28-7, reproducida del artícu-

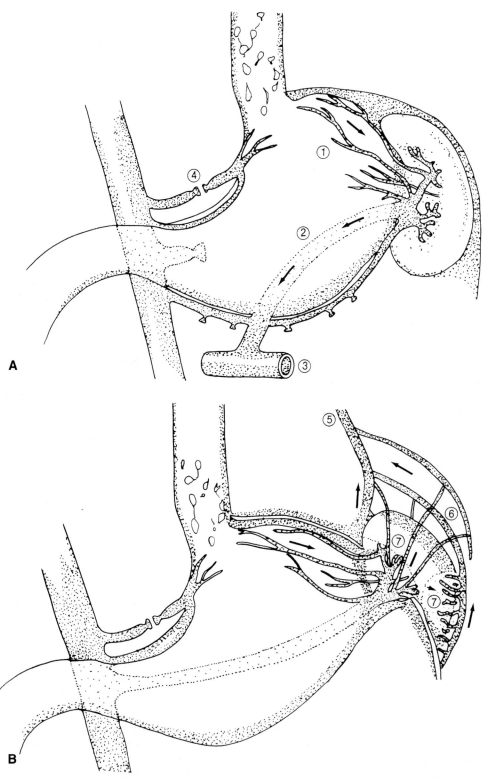

Fig. 28-7. Descompresión transesplénica selectiva de las várices a través de (**A**) una derivación esplenorrenal distal o (**B**) una transposición esplénica. La analogía entre las dos técnicas se ilustra mediante los dibujos esquemáticos. (De Hastbacka, J.: Thoracic transposition of the spleen in portal hypertension. Ann. Chir. Gynaecol., *60*:54, 1971, con autorización.)

lo de Hastbacka de 1971. Ambos procedimientos transforman el bazo en un capacitor más efectivo, mediante la reducción directa (anastomosis venosa esplenorrenal) o indirecta (producción de colaterales esplenotorácicas) de la resistencia al flujo de salida esplénico. Ambas técnicas mantienen el flujo portal anterógrado y la hipertensión venosa intestinal por mecanismos ligeramente distintos, con lo cual preservan la función hepática. Después de la transposición esplénica la contigüidad de la vena esplénica con el resto de la circulación portal está conservada. Por lo tanto, según la extensión de las colaterales que se desarrollan después de realizar este procedimiento, existe la posibilidad de "chupar" una parte de la sangre portal dentro de la circulación sistémica en forma similar a la producida por una derivación esplenorrenal.

Los procedimientos de transposición esplénica en varios tiempos descritos previamente causan más morbilidad que una operación única porque se necesitan dos anestesias generales y se debe acceder a dos cavidades. Ono y col.[97] de Japón, describieron un abordaje de las várices esofágicas que implica una escleroterapia por inyección, una embolización transcatéter de las arterias gástrica izquierda (coronaria estomáquica) y esplénica y una esplenoneumopexia y que elimina la necesidad de varios procedimientos quirúrgicos. La técnica se basa en la demostración de Akita de 1980, quien probó que, en el tratamiento del síndrome de Budd-Chiari se desarrollan colaterales portopulmonares efectivas después de una esplenoneumopexia y que éstas funcionan como una derivación.

Los objetivos de la embolización transarterial merecen ser remarcados y pueden resumirse como sigue: la embolización transarterial elimina en forma efectiva el componente esplénico del flujo de sangre portal, lo que reduce la presión portal y el riesgo de sangrado varicoso recurrente. La eliminación del componente principal del flujo de sangre arterial esplénica reduce enormemente la pérdida de sangre durante la fase de descapsulación esplénica de la esplenoneumopexia y disminuye el riesgo operatorio. La mejoría del hiperesplenismo con resolución de la trombocitopenia se ve con frecuencia después de la embolización transarterial y puede resultar beneficioso para reducir el riesgo de resangrado varicoso espontáneo o de sangrado quirúrgico en el momento de la operación.[94,98] Por último, la embolización transarterial proporciona un intervalo relativamente libre de riesgos de 2 a 3 semanas durante el cual se pueden mejorar la función hepática y el estado nutricional del paciente mientras se lo prepara para la esplenoneumopexia.

Aunque las opiniones sobre la necesidad de una fase abdominal en este enfoque difieren, hay un acuerdo uniforme sobre la fase torácica de esta operación. Los aspectos técnicos de la esplenoneumopexia se muestran en los dibujos que acompañan al texto. Se

ingresa en la cavidad pleural izquierda a través de una incisión en el octavo espacio intercostal que se extiende hacia atrás hasta la línea medioescapular. Se palpa con delicadeza el diafragma izquierdo para determinar la posición del polo superior del bazo. Para ingresar en la cavidad peritoneal se crea una pequeña incisión en la porción muscular del diafragma alejada de la punta del bazo. Se reseca un segmento circular de diafragma de unos 10 cm de diámetro. La hemostasia en el borde de sección del diafragma se obtiene mediante una sutura continua irreabsorbible. Se colocan puntos separados entre el borde de sección del diafragma y el bazo para evitar la protrusión de vísceras intraabdominales dentro del tórax (fig. 28-8A). Estos puntos deben superponerse ligeramente para minimizar la filtración de ascitis posoperatoria dentro del espacio pleural y deben colocarse con cuidado asegurándose de que 4 a 6 cm de bazo protruyen por encima del diafragma dentro de la cavidad torácica.

El siguiente paso es la extirpación de la cápsula esplénica y del peritoneo visceral que la rodea. Akita recomienda que se usen varias incisiones rectangulares y se desnude toda la cápsula esplénica que sea fácilmente accesible. Nosotros encontramos que los puntos colocados entre el parénquima esplénico y el pulmón se desgarran y hemos adoptado un enfoque ligeramente diferente. En lugar de desnudar la totalidad de la cápsula esplénica expuesta creamos surcos de parénquima esplénico desnudo de 1 a 1,5 cm de ancho que dejamos separados por cápsula esplénica y peritoneo intactos (véase fig. 28-8B y C). Esta técnica asegura la aposición directa del lecho cruento inferior del pulmón con la superficie del bazo y facilita la formación de colaterales. El sangrado de la superficie cruenta del bazo raramente es excesivo y puede controlarse con facilidad mediante compresión con una gasa humedecida en solución fisiológica tibia.

Después de haber descapsulado el bazo se dirige la atención al pulmón. La cara diafragmática del lóbulo inferior del pulmón se desgasta vigorosamente con una legra de hueso produciendo un leve sangrado y escasa pérdida de aire (véase fig. 28-8D). Los bordes mediastínico y posterior del pulmón se invaginan bajo el borde de sección del diafragma y se fijan con puntos separados. Las superficies del bazo y del pulmón se aponen con 10 a 12 puntos separados de Vycril® 2-0 que se anudan con firmeza (véase fig. 28-8E). Es importante que las tomas de tejido sean grandes en estos puntos para evitar los desgarros y la separación de las superficies. Luego los bordes lateral y anterior del pulmón se fijan al borde de sección de las áreas correspondientes del diafragma (véase fig. 28-8F). Se coloca un tubo de tórax y la herida torácica se cierra.

Los resultados preliminares que informaron Ono y col.[97] después de usar este enfoque multimodal en 16 pacientes son alentadores. Trece pacientes (81%)

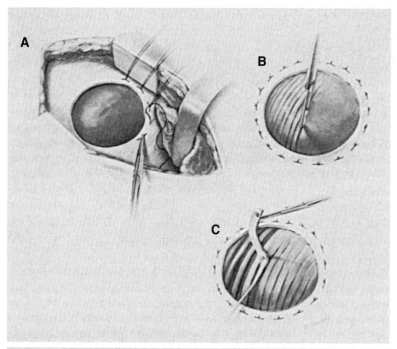

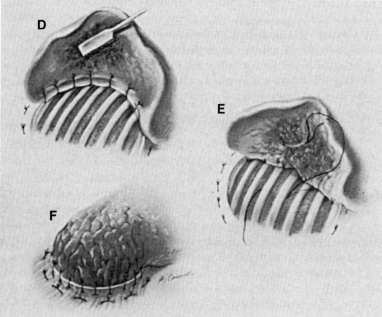

Fig. 28-8. La esplenoneumopexia establece colaterales esplenotorácicas en pacientes con hipertensión portal y várices gastroesofágicas. **A.** Se reseca un segmento circular de 10 cm del diafragma, con lo cual se expone el polo superior del bazo. El bazo se sutura en forma circunferencial al diafragma para disminuir la filtración de ascitis o la protrusión de contenido intraabdominal dentro de la cavidad torácica. **B** y **C.** Se crean varios surcos longitudinales extirpando la cápsula esplénica y el peritoneo que la rodea. Si se dejan tiras de cápsula, éstas ayudan a fijar los puntos entre el parénquima esplénico y el pulmón. **D.** Un reborde de tejido pulmonar se sutura a la cara posterior del defecto diafragmático. El pulmón se despule con una legra para hueso a fin de producir un sangrado moderado y pérdida de aire. **E.** Se colocan de 10 a 12 puntos reabsorbibles profundos entre el tejido pulmonar y el parénquima esplénico para asegurar la aposición de estas dos superficies, con lo que se estimula la formación de colaterales. **F.** Los bordes anterior y lateral del pulmón se fijan a los bordes de sección correspondientes del diafragma.

eran cirróticos y en 10 de ellos (77%) existía un deterioro moderado a severo de la función hepática (clases Child B o C). La pérdida de sangre promedio estimada durante la cirugía fue de menos de 400 mL y el tiempo quirúrgico promedio fue de 3 horas. No hubo muertes quirúrgicas ni complicaciones posoperatorias importantes. El sangrado varicoso recurrió solo en 1 paciente (6,3%) durante un período de seguimiento promedio de 16 meses. Hubo una muerte tardía por insuficiencia hepática, y la encefalopatía no fue un problema. La endoscopia seriada mostró una marcada mejoría o la desaparición de las várices en el resto de los pacientes.

Las ventajas de la transposición esplénica comparada con los procedimientos de derivación portosistémica incluyen un menor riesgo quirúrgico, una evolución más fisiológica y la ausencia de complicaciones tardías de importancia como la encefalopatía. En caso de que sea necesario es técnicamente posible realizar procedimientos de derivación portosistémica ulteriores porque la transposición esplénica no sacrifica ninguna tributaria importante del sistema porta. Por último, la trombosis de la vena porta, una complicación conocida de las derivaciones portosistémicas y de los procedimientos de desvascularización o transección, se evita con la transposición esplénica, lo que permite realizar un trasplante hepático posterior si es necesario.

PROCEDIMIENTOS DE DESVASCULARIZACIÓN Y TRANSECCIÓN

Se ha ideado una amplia variedad de procedimientos "resectivos" para manejar el sangrado por várices. El objetivo primario de estos procedimientos es interrumpir las colaterales venosas extraesofágicas e intramurales que comunican la circulación portal y la vertiente varicosa en la unión esofagogástrica.[102,108] Con frecuencia la esplenectomía también se realiza para descongestionar la circulación portal. Es difícil reconciliar los resultados tan diferentes presentados en los Estados Unidos y en otras partes del mundo. Estas disparidades reflejan la heterogeneidad de los grupos de pacientes implicados así como las diferencias en la etiología, la severidad de los procesos patológicos subyacentes y la multitud de procedimientos que intentamos comparar. Los múltiples procedimientos resectivos que se realizan actualmente pueden clasificarse en tres grupos: transección esofágica con reanastomosis, desvascularización gastroesofágica con transección y desvascularización gastroesofágica sin transección.

Transección esofágica con reanastomosis

El procedimiento de transección esofágica y reanastomosis con dispositivos de sutura mecánica o técnicas manuales evita en forma adecuada el resangrado agudo, pero la mortalidad operatoria y las tasas de resangrado tardía son inaceptablemente altas. En una serie de 20 pacientes Wanamaker y col.[110] usaron engrapadoras EEA para controlar el sangrado por várices esofágicas. Se utilizó un abordaje transabdominal. En todos los pacientes se efectuó la ligadura simultánea de la vena coronaria y en 9 casos se realizó una esplenectomía. Casi todos eran pacientes cirróticos graves y el 75% requirió una operación de urgencia o de emergencia. La tasa de mortalidad operatoria global fue del 60%, pero se incrementó considerablemente (89%) entre los pacientes que requirieron una operación de emergencia. El agregado de una esplenectomía prolongó un poco la operación pero no alteró la mortalidad. La duración del seguimiento varió de 10 a 60 meses con una media de 31. No se observó ninguna recurrencia del sangrado en el período posoperatorio pero hubo un resangrado tardío en 4 de 8 sobrevivientes (50%), 2 de los cuales murieron a causa de la hemorragia. Otro paciente falleció por falla hepática,

lo que condujo a una tasa de supervivencia no ajustada del 25% en este grupo de pacientes. Aunque no se produjo ninguna filtración esofágica anastomótica posoperatoria, los autores mencionaron la alta frecuencia de problemas técnicos encontrados durante la cirugía con el uso de la engrapadora EEA.

Gouge y Ranson[105] presentaron su experiencia con la fase torácica del procedimiento de Sugiura (equivalente al de transección esofágica y reanastomosis) en 15 pacientes cirróticos, casi todos ellos alcohólicos. Se usó un abordaje transtorácico y la anastomosis esofágica se confeccionó en forma manual. Once pacientes (73%) requirieron una operación de urgencia o de emergencia para controlar el sangrado. La tasa de mortalidad hospitalaria entre estos pacientes fue del 53%. La hemorragia se controló en forma sistemática durante el período posoperatorio, pero las complicaciones, muchas de ellas importantes, aparecieron en el 86% de los pacientes que sobrevivieron. Salvo un paciente, en el que posteriormente tuvo que realizarse la fase abdominal del procedimiento de Sugiura, el resto murió entre 5 y 35 meses después de la operación. Se produjo una recurrencia tardía del sangrado en 4 de 7 pacientes (67%) sobrevivientes y ésta fue la causa de muerte en 3 de ellos.

Desvascularización sin transección

La principal desventaja de los procedimientos de transección esofágica o reanastomosis es su ineficacia para prevenir la recurrencia del resangrado. Se han descrito varios procedimientos de desvascularización para controlar el sangrado varicoso sin deteriorar el flujo de sangre portal. Hassab, de Egipto,[106] describió una operación que incluye esplenectomía, ligadura de la arteria coronaria estomáquica y desvascularización del esófago distal y de la porción proximal del estómago. La operación se efectuó en 605 pacientes, el 65% de los cuales tenían fibrosis hepática por esquistosomiasis documentada. La tasa de mortalidad operatoria para los procedimientos electivos fue del 10% y se excluyeron los pacientes con falla hepática. Se revisó a un subgrupo de 232 pacientes con un seguimiento de 1 a 12 años para evaluar la supervivencia a largo plazo y el riesgo de resangrado. De estos pacientes, 44 (18%) murieron durante el período de estudio. Solo el 3% murió por sangrado y prácticamente no hubo encefalopatía. Sin duda, los resultados de Hassab son excelentes. Sin embargo, es difícil comparar los resultados obtenidos por este autor en pacientes con esquistosomiasis con estudios occidentales en los que predominan los pacientes con cirrosis alcohólica o poshepatítica.

Varios cirujanos occidentales han intentado adoptar y modificar la técnica de transección esofágica y desvascularización paraesofagogástrica descrita por Sugiura en

1973. Estes y Pierce[104] describieron un abordaje transtorácico en el cual el estómago proximal se desvascularizaba mediante la sección de los vasos gástricos cortos, gastroepiploicos izquierdos y coronarios en la zona adyacente al órgano junto con una esqueletización del esófago distal de 12 a 18 cm. En este procedimiento la esplenectomía solo se realizaba cuando era necesario desvascularizar la curvatura mayor del estómago en forma segura. Se efectuaba una fundoplicatura de Nissen para evitar el reflujo gastroesofágico. Los autores remarcaban la importancia de interrumpir completamente las colaterales portosistémicas entre la vertiente esofagogástrica, el diafragma y el sistema ácigos.

Todos los pacientes de Estes y Pierce tratados mediante desvascularización extensa presentaban un riesgo elevado (clases Child B o C) y 10 de 12 (83%) eran alcohólicos. En 8 pacientes se efectuó una operación de emergencia y 4 fueron operados en forma semielectiva. Hubo 2 muertes posoperatorias (17%). Se produjeron 4 muertes tardías entre los 30 y los 48 meses que siguieron a la operación, 2 de ellas por hemorragia varicosa masiva y 2 por falla hepática. Los 6 pacientes que sobrevivieron no presentaron evidencia de sangrado durante un período promedio de 54 meses después de la cirugía. La tasa de supervivencia no ajustada a los 5 años en este grupo de pacientes fue del 50%.

Estos resultados son buenos si se considera el tipo de población. Estes y Pierce presuponían que el control efectivo del resangrado varicoso dependía principalmente de la interrupción extensa de todas las colaterales portosistémicas desde el nivel de la vena pulmonar inferior por arriba y hasta la arteria gástrica derecha (pilórica) sobre la curvatura menor y más allá del punto medio de la curvatura mayor por debajo. No se efectuaba la transección esofágica porque se creía que la interrupción de las colaterales venosas intramurales en el esófago distal y el cardias gástrico era menos importante que la desconexión portal externa del sistema de la vena ácigos. La esplenectomía no se realizaba en forma rutinaria pero en el texto no está claro en cuántos pacientes se efectuó este procedimiento en el momento de la desvascularización.

Desvascularización con transección

Los objetivos de este enfoque incluyen la interrupción de todas las colaterales venosas portales extraesofágicas, una transección esofágica parcial o completa con reanastomosis para ocluir las comunicaciones venosas intramurales y con frecuencia una esplenectomía para descongestionar la circulación venosa esplácnica. El patrón oro contra el que se comparan otros procedimientos es la operación de Sugiura. La técnica original, descrita por Sugiura y Futagawa[109] en 1973, consistía en una fase torácica y una fase abdominal

realizadas por dos incisiones separadas. La operación se diseñó para ser realizada en uno o dos tiempos, según la urgencia del caso y el estado de riesgo hepático del paciente. Los autores remarcaron la importancia de preservar las comunicaciones coronaria-ácigos principales y de seccionar solo las venas que comunicaban estos vasos con el esófago. En 1984 Sugiura comunicó sus resultados en 671 pacientes operados entre 1967 y 1984. Alrededor del 23% de los pacientes tenían cirrosis y el alcoholismo había sido la causa de dicho trastorno en solo una tercera parte de los casos. Se realizaron procedimientos terapéuticos en 468 pacientes. La tasa de mortalidad operatoria fue del 3% en 363 operaciones electivas y del 13% en 135 casos de emergencia. La tasa de mortalidad operatoria se correlacionó en forma directa con el estado de riesgo hepático preoperatorio pero no se vio afectada de manera significativa por la presencia de la cirrosis o por su etiología. La incidencia de várices recurrentes después de la realización del procedimiento completo de Sugiura fue del 5% y se produjo resangrado solo en el 1,4% de los pacientes. En comparación, casi el 60% de los pacientes desarrollaron várices recurrentes y el sangrado recurrió en el 15% de los casos cuando solo se completó la fase abdominal del procedimiento. La tasa de supervivencia actuarial a los 10 años fue del 55% en los casos de emergencia y del 72% en los casos electivos. Aparecieron complicaciones mayores, como filtración esofágica perianastomótica, estrechez anastomótica y trombosis de la vena porta, en 60 pacientes (8,9%). La mayoría de las pérdidas anastomóticas se resolvieron mediante tratamiento médico pero se produjeron complicaciones sépticas en 5 pacientes (13%) que posteriormente murieron. La trombosis de la vena porta se produjo en 5 pacientes y siempre fue fatal. Las estrecheces anastomóticas se manejaron en forma efectiva con dilatación endoscópica.

Varios cirujanos occidentales han tratado de adoptar la técnica de Sugiura con resultados variables. Sin embargo, de las cuatro series más grandes revisadas solo en la de Gouge y Ranson en los Estados Unidos se utilizó el procedimiento intacto sin modificaciones.[105] De los 35 pacientes estudiados por estos autores el 83% era alcohólico y alrededor del 50% tenía la función hepática muy comprometida. En 15 pacientes se efectuó solo la fase torácica de la operación, con una tasa de mortalidad operatoria del 53% y una tasa de resangrado tardío del 67% entre los pacientes que sobrevivieron a la cirugía. Este grupo estaba formado por pacientes con estadios avanzados de la enfermedad (alto riesgo hepático, operación de urgencia o emergencia) en quienes se juzgó desaconsejable realizar una operación larga con apertura de dos cavidades corporales. En comparación, se efectuó la operación completa en 20 pacientes, con una tasa de mortalidad operatoria del 9,5% y una tasa de resangrado tardío del 37%. La operación controló en forma efectiva el sangrado varicoso en todos los pacientes durante el período posoperatorio temprano. El hecho de que la operación fuera realizada en forma completa o incompleta parece dictar la incidencia de resangrado tardío. La supervivencia a largo plazo en este grupo de pacientes también fue mala y todos excepto 1 de los 15 pacientes originales (94%) murieron después de un promedio de 19 meses (rango, entre 5 y 35 meses). De los 21 pacientes en los que se efectuó el procedimiento completo 8 (38%) seguían con vida después de un período de seguimiento promedio de 29 meses (rango, entre 9 y 52 meses).

En los 3 estudios occidentales restantes se usaron modificaciones del procedimiento original de Sugiura. Barbot y Rosato[103] de los Estados Unidos usaron un abordaje transtorácico con transección de todas las colaterales importantes entre la porta y la ácigos, ligadura de la arteria gástrica derecha (pilórica), esplenectomía e interrupción de los vasos de la curvatura menor a nivel del epiplón menor a nivel del de la pared gástrica y transección o anastomosis del esófago con una engrapadora EEA. Dadas las dificultades técnicas relacionadas con la anastomosis esofágica, la transección fue omitida posteriormente en favor de la escleroterapia por inyección. Se trató de esta forma a 28 pacientes, con una mortalidad operatoria del 32% y una tasa de supervivencia a largo plazo, del 67%. Alrededor del 25% de los pacientes experimentaron resangrado tardío, pero solo en uno se probó que la fuente eran las várices. La encefalopatía se presentó en 2 pacientes, ambos con síntomas similares antes de la operación. Esta serie contenía un porcentaje de pacientes de alto riesgo con cirrosis alcohólica menor que el que contenía el estudio de Gouge y Ranson y esta diferencia puede explicar las distintas tasas de mortalidad temprana y tardía.

Orozco y col.[107] publicaron su experiencia en México con 45 pacientes en los que usaron un procedimiento en uno o dos tiempos similar al propuesto por Barbot y Rosato. La mortalidad operatoria para los casos de urgencia o emergencia y electivos fue del 41 y del 11%, respectivamente. La tasa de supervivencia actuarial a los 3 años fue del 40% en los casos de urgencia o emergencia y del 83% en los casos electivos. No se vio resangrado en los pacientes que sobrevivieron a la operación. Esta serie contenía un alto porcentaje (32%) de pacientes con hipertensión portal no cirrótica (fibrosis por esquistosomiasis y oclusión de la vena porta extrahepática) y el 82% de los pacientes de este grupo se clasificó como de bajo riesgo. Por lo tanto, esta experiencia difiere considerablemente de la experiencia considerada "típica" en los Estados Unidos, en donde es más característico el grupo de pacientes alcohólicos severos lo que hace difícil la comparación válida de los resultados.

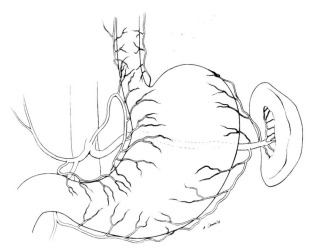

Fig. 28-9. Anatomía normal del abdomen superior y del área esofagogástrica antes de la desvascularización.

Abouna y col.,[102] de Kuwait, publicaron la experiencia del Medio Oriente con el procedimiento de Sugiura. Los pacientes tratados en este estudio eran comparables con los de la serie de Orozco y consistían principalmente en pacientes con fibrosis por esquistosomiasis y formas no alcohólicas de cirrosis. Ésta es la única serie occidental que utilizó un abordaje transabdominal y es conceptualmente análogo a la original de Sugiura. Los elementos cruciales del procedimiento se ilustran en las figuras 28-9 a 28-11. Se ingresa en el abdomen a través de una incisión mediana supraumbilical. La relación de las vísceras abdomi-

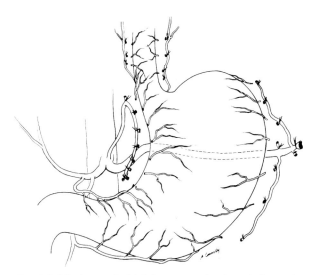

Fig. 29-10. Anatomía del abdomen superior después de una desvascularización paraesofagogástrica extensa y una esplenectomía. Todo el esófago abdominal y 6 a 8 cm de esófago torácico se desvascularizan mediante la sección de las venas comunicantes pero preservando las colaterales principales entre la porta y la ácigos. El estómago se desvasculariza hasta el nivel de la pata de cuervo en la curvatura menor y hasta la mitad de la curvatura mayor. En esta técnica en particular, la esplenectomía se efectúa en forma sistemática.

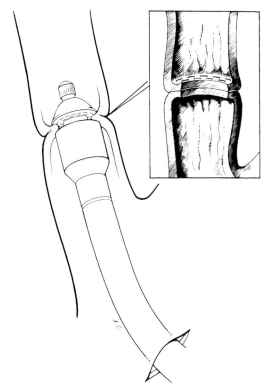

Fig. 28-11. Técnica de transección esofágica y reanastomosis. Una engrapadora EEA se introduce a través de una gastrotomía proximal. El esófago se transecciona aproximadamente a 2 cm por encima de la unión esofagogástrica. Los anillos de tejido resecados deben inspeccionarse cuidadosamente para confirmar que están completos. La incisión de la gastrotomía se cierra por planos.

nales superiores antes de la desvascularización o la transección se muestran en la figura 28-9. La mitad superior de la curvatura mayor gástrica se desvasculariza, igual que la curvatura menor hasta el área de la "pata de cuervo", y se efectúa una vagotomía superselectiva. Todo el esófago abdominal y 6 a 8 cm del esófago torácico se desvascularizan seccionando las venas que actúan como derivación y preservando las colaterales principales entre la coronaria y la ácigos. La esplenectomía se realiza en forma sistemática. La extensión de la desvascularización antes de la transección esofágica se muestra en la figura 28-10. El paso final del procedimiento consistía en la transección esofágica con una engrapadora EEA introducida a través de una gastrotomía. Para evitar el desgarro o la perforación del esófago es importante seleccionar la engrapadora EEA del tamaño adecuado. El esófago se transecciona unos 2 cm por encima de la unión esofagogástrica y se inspecciona el anillo de tejido resecado por la engrapadora para confirmar que esté completo (fig. 28-11). El uso de un drenaje aspirativo después de completado el procedimiento depende de la preferencia personal.

Abouna y col. trataron a 26 pacientes con el procedimiento de Sugiura modificado durante un período

de 5 años. La fibrosis por esquistosomiasis y la oclusión extrahepática de la vena porta se identificaron como las causas etiológicas de la hipertensión portal en casi el 50% de los casos. Solo el 12% de los pacientes se clasificaron como de alto riesgo (clase Child C). La tasa de mortalidad operatoria fue del 7,7%. No hubo encefalopatías ni muertes tardías en la serie. Solo un paciente tuvo un resangrado tardío. Las seriadas gastroduodenales realizadas de 3 meses a 2 años después de la operación mostraron la desaparición completa de las várices en la mayoría de los pacientes.

Algunos autores han arribado a la conclusión de que las operaciones "resectivas" para el tratamiento de las várices esofágicas se asocian con un riesgo de mortalidad operatoria y tasas de sangrado recurrente prohibitivos, por lo que *no* deben usarse salvo en los pacientes que no puedan enfrentar una derivación descompresiva. Es verdad que la tasa de mortalidad operatoria para los pacientes que enfrentan procedimientos de urgencia, de emergencia o "incompleto" oscila entre el 40 y el 55%. En este contexto la gravedad de la enfermedad subyacente puede ser un determinante de la supervivencia más importante que el tipo de operación efectuada. La tasa de mortalidad operatoria después de procedimientos de desvascularización "completa" o de transección en circunstancias electivas en pacientes cirróticos no alcohólicos o en pacientes con etiologías no cirróticas de hipertensión portal varía del 3 al 12% en la mayor parte de las series presentadas y se compara favorablemente con los resultados de los procedimientos de derivación selectivos o no selectivos. La tasa de supervivencia promedio a los 3 años informada para este último grupo de pacientes es del 61% con un rango entre 38 y 83%. En la serie de Sugiura la tasa de supervivencia a los 10 años fue del 72% en los pacientes en los que se realizó una operación electiva "completa". Estas cifras son comparables con las logradas después de las derivaciones selectivas. La encefalopatía no es común después de los procedimientos resectivos y en una revisión exhaustiva habitualmente se encontraba presente antes de la operación o se producía durante un episodio de sangrado recurrente. La principal desventaja de los procedimientos resectivos es el riesgo de resangrado. En los estudios que incluyeron principalmente pacientes cirróticos no alcohólicos y pacientes con formas no cirróticas de hipertensión portal las tasas de resangrado oscilaron entre el 0 y el 8%. En contraste, se han comunicado tasas de resangrado del 25 al 37% en los estudios occidentales con predominio de pacientes alcohólicos de alto riesgo. Aunque el riesgo de muerte por resangrado después de la desvascularización o de la transección es alto, no es mucho mayor que el riesgo de un paciente cirrótico no tratado en el momento del primer episodio de sangrado.

Referencias

Patogenia

1. Conn, H. O.: The volcano varix connection (Editorial). Gastroenterology, 79:1333, 1980.
2. Lebrec, D., De Fleurry, P., Reuff, B., et al.: Portal hypertension, size of esophageal varices, and the risk of gastrointestinal bleeding in alcoholic cirrhosis. Gastroenterology, 79:1139, 1980.
3. Leevy, C.M., Zinke, M., Baber, J., et al.: Observations on the influence of medical therapy on portal hypertension in hepatic cirrhosis. Ann. Intern. Med., 49:837, 1958.
4. Vianna, A., Hayes, P.C., Moscosco, G., et al.: Normal venous circulation of the gastroesophageal junction. A route to understanding varices. Gastroenterology, 98:876, 1987.

Etiología

5. Cameron, J.L., and Maddrey, W.: Meso-atrial shunt: A new treatment for Budd-Chiari syndrome. Ann. Surg., 187:402, 1978.
6. Huet, P.M., Villineuve, J.P., and Pomier-Layrargues, G.: Hepatic circulation in cirrhosis. Clin. Gastroenterol., 14:155, 1985.
7. Leevy, C.M.: Fatty liver: A study of 270 patients with biopsy-proven fatty liver and a review of the literature. Medicine, 41:249, 1982.
8. Nadell, J., and Kosek, J.: Peliosis hepatis: Twelve cases associated with oral androgen therapy. Arch. Pathol. Lab. Med., 101:405, 1977.
9. Orloff, M., and Johansen, K.: Treatment of Budd-Chiari syndrome by side-to-side portacaval shunt: Experimental and clinical results. Ann. Surg., 188:494, 1978.

Fisiopatología: implicaciones del tratamiento

10. Siegel, J.H., Giovannini, I., Coleman, B., et al.: Death after portal decompressive surgery: Physiologic state, metabolic adequacy and the sequence of development of the physiologic determinants of survival. Arch. Surg., 116:1330, 1981.
11. Zimmon, D.S., and Kessler, R.E.: Effect of portal venous blood flow diversion on portal pressure. J. Clin. Invest., 65:1388, 1980.

Historia natural de la cirrosis y del sangrado por várices

12. Graham, D.Y., and Smith, J.L.: The course of patients after variceal hemorrhage. Gastroenterology, 80:800, 1981.

Diagnóstico

13. Gill, R.A., Goddman, M.W., Golfus, G.R., et al.: Aminopyrine breath test predicts surgical risk for patients with liver disease. Ann. Surg., 198:701, 1983.
14. Henderson, J.M., Kutner, M.H., and Bain, R.P.: First order clearance of plasma galactose: The effect of liver disease. Gastroenterology, 83:1090, 1982.
15. McLeod, M.K., Eckhauser, F.E., and Turcotte, J.G.: Significance of corrected sinusoidal pressure (CSP) in patients with cirrhosis and portal hypertension. Ann. Surg., 194:562, 1981.

16. Moriyasu, F., Nishida, O., Ban, N., et al.: Measurement of portal vascular resistance in patients with portal hypertension. Gastroenterology, 90:710, 1986.
17. Sarfeh, I.J., Juler, G.L., Stemmler, E.A., et al.: Results of surgical management of hemorrhagic gastritis in patients with gastroesophageal varices. Surg. Gynecol Obstet., 155:167, 1982.

Tratamiento farmacológico

18. Aronse K F and Nylander. G.: The mechanism of vasopressin hemostasis in bleeding esophageal varices: An angiographic study in the dog. Acta Chir. Scand., 131:443, 1966.
19. Barbare, J.C., Poupon, R., Jaillon, P, et al.: The influence of vasoactive agents on the metabolic activity of the liver in cirrhosis: A study of the effects of posterior pituitary extract, vasopressin and somatostatin. Hepatology, 4:59, 1984.
20. Bosch, J., Kravetz, D., and Rodes, J.: Effects of somatostatin on hepatic hemodynamics in patients with cirrhosis of the liver: Comparison with vasopressin. Gastroenterology, 80:518, 1981.
21. Chojkier, M., Groszmann, R., Atterbury, C., et al.: A controlled comparison of continuous intra-arterial and intravenous infusion of vasopressin in hemorrhages from esophageal varices. Gastroenterology. 77:540, 1979.
22. Groszmann, R.J., Kravetz, D., Bosch, J., et al.: Nitroglyceryn improves the hemodynamic response to vasopressin in portal hypertension. Hepatology, 2:562, 1982.
23. Johnson, W., Widrich, W., Ansell, J., et al.: Control of bleeding varices by vasopressin: A prospective, randomized study. Ann. Surg., 180:369, 1977.
24. Kehne, J., Hughes, F, and Gompertz, M.: The use of pituitrin in the control of esophageal varix bleeding: An experimental study and report of two cases. Surgery, 39.917, 1956.
25. Valenzuela, J.E., Schubert, T., Fogel, M.R., et al.: A multicenter randomized double blind trial of somatostatin in the management of acute hemorrhage from esophageal varices. Hepatology, 10:958, 1989.
26. D'Amico, G., Pugliaro, L., and Bosch, J.: The treatment of portal hypertension: A meta-analytic review. Hepatology, 22:332, 1995.
27. Grace, N.D.: Diagnosis and treatment of gastrointestinal bleeding secondary to portal hypertension. Am. J. Gastroenterol., 192:1081, 1997.
28. Vosmik, J., Jedlicka, K., Mulder, J., et al.: Action of the homonogen of vasopressin (glypressin) in patients with liver cirrhosis and bleeding esophageal varices. Gastroenterology, 72:605, 1977.
29. Bernard, B., Lebrec, D., Mathurin, P, et al.: Beta-adrenergic antagonists in the prevention of gastrointestinal rebleeding in patients with cirrhosis: A meta-analysis. Hepatology, 25:63, 1997.
30. Angelico, M., Lurli, R., Pruit, C., et al.: Isosorbide 5 mononitrate versus propranolol for prevention of first bleeding in cirrhosis. Gastroenterology, 104:1460, 1993.
31. Grace, N.D., Conn, H.O., Groszmann, RJ., et al.: Propranolol for the prevention of first variceal hemorrhage: A lifetime of commitment? Hepatology, 12:407, 1990.

Taponamiento con balón

32. Chojkier, M., and Conn, H.O.: Esophageal tamponade in the treatment of bleeding varices. Dig. Dis. Sci., 25:267, 1980.
33. Gimson, A.E.S., Westaby, D., Hegarty, J., et al.: A randomized trial of vasopressin and vasopressin plus nitroglycerin in the control of acute variceal hemorrhage. Hepatology, 6:410, 1986.

34. Sarin, S.K., and Mundy, S.: Balloon tamponade in the management of bleeding esophageal varices. Ann. R. Coll. Surg. Engl., 66:30, 1984.

35. Reynaert, M., Zilic, M., Marion, E., et al.: Traitement de l'hemorrhagie par rupture de varices oesophagiennes au moyen da la sonde de Michel. Acta Gastroenterol. Belg., 46:142, 1983.

Oclusión transhepática de las várices

36. Lunderquist, A., and Vang, J.: Transhepatic catheterization of the coronary vein in patients with portal hypertension and esophageal varices. N. Engl. J. Med., 291:646, 1974.

37. Smith-Laing, G., Scott, J., Long, R.G., et al.: Role of percutaneous transhepatic obliteration of varices in the management of hemorrhage from gastroesophageal varices. Gastroenterology, 80:1031, 1981

38. Terabayashi, H., Ohnishi, K., Tsunoda, T., et al.: Prospective controlled trial of elective endoscopic sclerotherapy in comparison with percutaneous transhepatic obliteration of esophageal varices in patients with nonalcoholic cirrhosis. Gastroenterology, 93:1205, 1987.

Escleroterapia

39. Craaford, C., and Frenckner, P.: New surgical treatment of varicose veins of the esophagus. Acta Otolaryngol., 27:422, 1939.

40. Andersen, B., Burcharth, F, Matzen, P, et al.: Sclerotherapy after first variceal hemorrhage in cirrhosis: A randomized multicenter trial. N. Engl. J. Med., 311:1594, 1984.

41. Cello, J.P, Grendell, J.H., and Crass, R.A.: Endoscopic sclerotherapy versus portacaval shunt in patients with severe cirrhosis and variceal hemorrhage. N. Engl. J. Med., 311:1589, 1984.

42. DiMagno, E.P., Zinsmeister, A.R., Larson, D.E., et al.: Influence of hepatic reserve and cause of esophageal varices on survival and rebleeding before and after the introduction of sclerotherapy: A retrospective analysis. Mayo Clin. Proc., 60:149, 1985.

43. Rikkers, L.F., Burnett, D.A., and Volentine, G.D.: Shunt surgery versus endoscopic sclerotherapy for long-term treatment of variceal bleeding. Ann. Surg., 206:261, 1987.

44. Teres, J., Bordas, J.M., Bravo, D., et al.: Sclerotherapy vs. distal splenorenal shunt in the elective treatment of variceal hemorrhage: A randomized controlled trial. Hepatology, 7:430, 1987.

45. Warren, W.D., Henderson, J.M., Millikan, W.J., et al.: Distal splenorenal shunt versus endoscopic sclerotherapy for long-term management of variceal bleeding. Ann. Surg., 203:454, 1986.

46. Barsoum, M.S., Khattar, N.Y., and Riskl-Allah, M.A.: Technical aspects of injection sclerotherapy of acute variceal hemorrhage as seen by radiography. Br. J. Surg., 65:588, 1978.

47. Craaford, C., and Frenckner, P.: New surgical treatment of varicose veins of the esophagus. Acta Otolaryngol., 27:422, 1939.

48. deDombal, E.T., Clarke, J.R., Clamp, S.E., et al.: Prognostic factors in UGI bleeding. Endoscopy, 18(Suppl. 2):6, 1986.

49. Gilbert, G.A., Beulow, R.G., Chung, R.S.K., et al.: Technology assessment status evaluation: Endoscopic band ligation of varices. Gastrointest. Endosc., 37:670, 1991.

50. Gimson, A.E., Ramage, J.K., Panos, M.Z., et al.: Randomized trial of variceal banding ligation versus injection sclerotherapy for bleeding esophageal varices. Lancet, 342:391, 1993.

51. Goldschmiedt, M., Haber, G., and Kandel, G.: A safety maneuver for placing overtubes during endoscopic variceal ligation. Gastrointest. Endosc., 38:399, 1992.

52. Graham, D.Y., and Smith, J.L.: The course of patients after variceal hemorrhage. Gastroenterology, 80:800, 1981.

53. Guady, H., Rosman, A., and Korssen, M.: Prevention of stricture formation after endoscopic sclerotherapy of esophageal varices. Gastrointest. Endosc., 35:377, 1989.

54. Guynn, T.P, Eckhauser, F.E., Knol, J.A., et al.: Injection sclerotherapy-induced esophageal strictures: Risk factors and prognosis. Am. Surg., 53:567, 1991.

55. Hashizume, M., Ohta, M., Ueno, K., et al.: Endoscopic ligation of esophageal varices compared with injection sclerotherapy: A prospective randomized trial. Gastrointest. Endosc., 39:123, 1993.

56. Infante-Rivard, C., Esnaola, S., and Villineuve, J. P: Role of endoscopic variceal sclerotherapy in the long-term management of variceal bleeding: A meta-analysis. Gastroenterology, 96:1087, 1989.

57. Kochhar, R., Goenka, M.K., and Mehta, S.K.: Esophageal strictures following endoscopic variceal sclerotherapy: Antecedents, clinical profile and management. Dig. Dis. Sci., 37:347, 1992.

58. Larson, G.M., Vandertoll, D.J., Netscher, D.T., and Polk, H.C.: Esophageal motility: Effects of injection sclerotherapy. Surgery, 96:703, 1984.

59. Minoli, G.: Complications of endoscopic sclerotherapy of esophageal varices. Gastrointest. Endosc., 39:221A, 1993.

60. Polson, R., Westaby, D.W., and Gimson, A.E.S.: Sucralfate for the prevention of early rebleeding following injection sclerotherapy for esophageal varices. Hepatology, 109:279, 1989.

61. Stiegmann, G.V., and Goff, J.S.: Endoscopic esophageal varix ligation: Preliminary clinical experience. Gastrointest. Endosc., 34:113, 1988.

62. Stiegmann, G.V, Goff, J.S., Michaletz-Onody, P.A., et al.: Endoscopic sclerotherapy compared with endoscopic ligation for bleeding esophageal varices. N. Engl. J. Med., 326:1527, 1992.

63. Stiegmann, G.V, Sun, J.H., and Hammond, W.: Results of experimental endoscopic esophageal varix ligation. Am. Surg., 53:246A, 1987.

64. Young, M.F., Sanowski, R.A., and Rasche, R.: Comparison and characterization of ulcerations induced by endoscopic ligation of esophageal varices versus endoscopic sclerotherapy. Gastrointest. Endosc., 39:119, 1993.

65. Brems, J.J., Hiatt, J.R., and Klein, A.S.: Effect of a prior portosystemic shunt on subsequent liver transplantation. Ann. Surg., 209:51, 1989.

66. Colapinto, R.F, Stronell, R.D., Gildiner, M., et al.: Formation of an intrahepatic portosystemic shunt using balloon dilatation catheter: Preliminary clinical experience. Am. J. Roentgenol., 140:709, 1983.

67. Conn, H.O.: Transjugular intrahepatic portosystemic shunt: The state of the art. Hepatology, 17:148, 1993.

68. Haag, K., Noeldge, G., and Sellinger, M.: Transjugular portosystemic shunt (TIPS): Monitoring of function by color duplex ultrasonography. Gastroenterology, 102:817A, 1992.

69. Helton, W.S., Belshaw, A., Althaus, S., et al: Critical appraisal of the angiographic portacaval shunt. Am. J. Surg., 165:566, 1993.

70. Johansen, K.H.: Partial portal decompression for variceal hemorrhage. Am. J. Surg., 157:479, 1989.

71. LaBerge, J.M., Ferrell, L.B., and Ring, E.J.: Histopathologic study of transjugular intrahepatic portosystemic shunts. J. Vasc. Intervent. Radiol., 2:549, 1991.

72. Langnas, A.N., Marujo, W.C., Stratta, R.J., et al.: Influence of a prior portosystemic shunt on outcome after liver transplantation. Am. J. Gastroenterol., 87:714-718, 1992.

73. Lopez, R.R., Benner, K.C., Hall, L., et al.: Expandable venous stents for treatment of Budd-Chiari Syndrome. Gastroenterology, 100:1435, 1991.

74. Palmaz, J., Garcia, F., Sibbitt, R.R., et al.: Expandable intrahepatic portocaval shunt stents in dogs with chronic portal hypertension. Am. J. Roentgenol., 147:1251, 1986.

75. Palmaz, J., Sibbitt, R.R., Reuter, S.R., et al.: Expandable intrahepatic portacaval stents: Early experience in the dog. Am. J. Roentgenol. 145:821, 1985.

76. Peine, CJ., Freeman, M.L., Miller, R.P., et al.: Resolution of congestive gastropathy using transjugular intrahepatic portosystemic shunts. Hepatology, 16:801A, 1992.

77. Pomier-Layragues, G., Legault, L., Roy, L., et al.: TIPS for treatment of refractory ascites: A pilot study. Hepatology, 18:187A, 1993.

78. Reynolds, T.B., Donovan, A.J., Mikkelson, W.B, et al.: Results of a 12 year randomized trial of portacaval shunt in patients with alcoholic disease and bleeding varices. Gastroenterology, 80:1005, 1981.

79. Ring, E.J., Lake, J.R., and Roberts, J.P.: Using transjugular intrahepatic portosystemic shunts to control variceal bleeding before liver transplantation. Ann. Intern. Med., 116:304, 1992.

80. Rosch, J., Hanafee, W.N., and Snow, H.: Transjugular portal venography and radiological portosystemic shunt: An experimental study. Radiology, 92:1112, 1969.

81. Sanyal, A.J., Freedman, A.M., and Shiffman, M.L.: Portosystemic encephalopathy following transjugular intrahepatic portosystemic stent (TIPS): A controlled study. Hepatology, 16:85A, 1992.

82. Sanyal, A.J., Freedman, A.M., and Purdum, P.P.: Ann. Intern. Med. 117:443, 1992.

83. Sarfeh, I.J., Rypins, E.B., and Mason, G.R.: A systematic appraisal of portacaval H-graft diameters: Clinical and hemodynamic perspective. Ann. Surg., 204:356, 1986.

84. Schuman, B.M., Beckman, J.W., Tedesco, FJ., et al.: Complications of endoscopic injection sclerotherapy: A review. Am. J. Gastroenterol., 82:823, 1987.

85. Sellinger, M., Haag, K., Ochs, A., et al.: Factors influencing the incidence of hepatic encephalopathy in patients with transjugular intrahepatic portosystemic stent-shunt (TIPS). Hepatology, 16:122A, 1992.

86. Somberg, K.A., Lake, J.R., Doheny, M.H., et al.: The clinical course following TIPS in liver transplant candidates. Hepatology, 18:186, 1993.

87. Stiegmann, G., Cambee, T., and Sun, J.H.: A new endoscopic elastic band ligating device. Gastrointest. Endosc., 32:230, 1986.

88. Strauss, R.M., Manin, L.G., Kaufman, S.L., et al.: Role of TIPS in the primary management of refractory hydrothorax. Hepatology, 16:162A, 1992.

89. Wood, R.P, Shaw, B.W, and Rikkers, L.F: Liver transplantation for variceal hemorrhage. Surg. Clin. North. Am., 70:449, 1990.

90. Woodle, E.S., Darcy, M., White, H.M., et al.: Intrahepatic portosystemic vascular stents. 113:344, 1993.

Transposición esplénica

91. Akita, H., and Sakoda, K.: Portopulmonary shunt by splenopneumopexy as a surgical treatment of Budd-Chiari syndrome. Surgery, 87:85, 1980.

92. Auvert, J., Le Brigand, H., Seringe, P., et al.: Possibilities therapeutiques de la splenopexie intra-pulmonaire. Ann. Chir. Thorac. Cardiovasc., 5:83, 1966.

93. Bourgeon, R., and Mouiel, J.: La chirurgie conservatrice de la rate: Splenorraphic, splenectomic partielle. Presse Med., 74:303, 1966.

94. Del Guercio, L.R.M., Hodgson, W.J.B., and Morgan, J.C.: Splenic artery and coronary vein occlusion for bleeding esophageal varices. World J. Surg., 8:780, 1984.

95. Hastbacka, J.: Thoracic transposition of the spleen for portal hypertension. Ann. Chir. Gynaecol., 60(Suppl.): 1, 1971.

96. Nylander, P.E.A., and Turunen, M.: Transposition of the spleen into the thoracic cavity in cases of portal hypertension. Ann. Surg., 142:954, 1955.

97. Ono, J., Katsuki, T., and Kodama, Y.: Combined therapy for esophageal varices: Sclerotherapy, embolization and splenopneumopexy. Surgery, 101:535, 1987.

98. Porter, B.A., Frey, C.F, Link, D.P., et al.: Splenic embolization monitored by video dilution technique. Am. J. Roentgenol., 141:1063, 1983.

99. Turcotte, J.G., O'Neal, R.M., Zuidema, G.D., et al.: The effect of splenic transposition on the portal circulation. J. Surg. Res., 1:299, 1961.

100. Turunen, M., and Autio, L.: Experimentelle und klinische Beobach-tungen zur Verlagerung der Milz in die Brusthohle bei Pfortaders-tauung. Zbl . Chir., 92: 1515, 1967.

101. Warren, W.D., Zeppa, R., and Fomon, J.J.: Selective transsplenic decompression of gastroesophageal varices by distal splenorenal shunt. Ann. Surg., 166:437, 1967.

Desvacularización y transección

102. Abouna, G.M., Baissony, H., Al-Nakib, B.M., et al.: The place of Sugiura operation for portal hypertension and bleeding esophageal varices. Surgery, 101:91, 1987.

103. Barbot, D.J., and Rosato, E.F.: Experience with the esophagogastric devascularization procedure. Surgery, 101:685, 1987.

104. Estes, N.C., and Pierce, G.E.: Late results of an extended devascularization procedure for patients with bleeding esophageal varices. Am. Surg.,.50:381, 1984.

105. Gouge, T.H., and Ranson, J.H.C.: Esophageal transection and paraesophagogastric devascularization for bleeding esophageal varices. Am. J. Surg., 151:47, 1986.

106. Hassab, M.A.: Nonshunt operations in portal hypertension without cirrhosis. Surg. Gynecol. Obstet., 131:648, 1970.

107. Orozco, H., Juarez, F., Uribe, M., et al.: Sugiura procedure outside Japan: The Mexican experience. Am. J. Surg., 152:539, 1986.

108. Sugiura, M., and Futagawa, S.: A new technique for treating esophageal varices. J. Thorac. Cardiovasc. Surg., 56:677, 1973.

109. Sugiura, M., and Futagawa, S.: Esophageal transection with paraesophagogastric devascularization in the treatment of esophageal varices. World J. Surg., 8:673, 1984.

110. Wanamaker, S.R., Cooperman, M., and Carey, L.C.: Use of the EEA stapling instrument for control of bleeding esophageal varices. Surgery, 94:621, 1983.

Otras afecciones

Otras afecciones del esófago

RICHARD I. WHYTE, ABE DEANDA (h.) Y MARK B. ORRINGER

DISFUNCIÓN FARINGOESOFÁGICA O CRICOFARÍNGEA (DISFAGIA OROFARÍNGEA)

Se han utilizado diversos términos para definir un complejo sintomático en el cual una presunta anormalidad funcional del esfínter esofágico superior o cricofaríngeo provoca disfagia cervical o sensación de "bulto en la garganta". En el pasado, términos como calasia cricofaríngea, acalasia o espasmo, no tenían una base mucho más objetiva que el diagnóstico de "globo histérico" ya que la manometría esofágica estándar con catéteres polivinílicos de perfusión no ha demostrado hipotonicidad, hipertonicidad del esfínter esofágico superior ni falta de relajación al tragar (acalasia). Los avances técnicos en el diseño de catéteres, y el desarrollo de catéteres con balón, catéteres con transducción directa y catéteres dirigidos, han permitido una mejor caracterización fisiológica de la zona del esfínter esofágico superior.[92,144] El uso de estos catéteres permite determinar la longitud, la posición y el funcionamiento del esfínter cricofaríngeo y, en base a estos datos, elegir la terapia apropiada.[116,124] Los datos manométricos se pueden combinar con la evaluación radiográfica para lograr una mejor caracterización de la alteración deglutoria. Los esofagogramas estándares con bario no suelen ser útiles para mostrar los eventos rápidos de la primera etapa de la deglución, por lo tanto se debe utilizar la cinerradiografía. La combinación de la evaluación manométrica y radiográfica puede utilizarse para identificar a los pacientes con tonicidad y coordinación cricofaríngea anormal.

La anatomía e inervación del esfínter esofágico superior es compleja, pero explica gran parte de la disfunción clínica encontrada. Existe una disparidad entre la ubicación anatómica de la zona cricofaríngea y la zona de alta presión manométrica. El músculo cricofaríngeo corresponde al tercio distal de la zona de alta presión, y la zona de mayor presión se ubica próxima al músculo cricofaríngeo.[66] El esfínter esofágico superior está normalmente cerrado, salvo durante la deglución normal. Está formado por músculo estriado, con inervación simpática y parasimpática. Las fibras simpáticas son ramos de la cadena simpática cervical. La inervación parasimpática deriva del nervio vago e incluye ramos de las raíces laríngea recurrente, glosofaríngea y bulbar de los nervios espinales accesorios. Según Henderson, existen diversas afecciones de la faringe, de la cricofaringe y del tercio superior del esófago que tienen los mismos síntomas de presentación pues afectan a toda la unión faringoesofágica.[84] Henderson clasificó las afecciones faringoesofágicas en primarias y secundarias (cuadro 29-1).

La causa subyacente de la disfagia faringoesofágica suele ser neurológica. La distrofia muscular oculofaríngea es una enfermedad hereditaria que suele presentarse en personas de edad avanzada con disfagia y ptosis.[19,49,186] En estos pacientes, el mayor problema es la mala contracción faríngea, aunque también suele haber una función cricofaríngea y una movilidad esofágica superior anormales. Luego de un accidente cerebrovascular, en especial si afectó al tronco cerebral, puede haber alteraciones en la deglución con ahogo y aspiración secundarios. Si bien la deglución puede normalizarse, ya sea en forma espontánea o con rehabilitación, algunos pacientes quedan con disfagia persistente. Las anormalidades no vasculares del sistema nervioso central que pueden producir disfagia orofaríngea son, entre otras, la esclerosis lateral amiotrófica,[102,109] la poliomielitis bulbar,[51] la enfermedad de Parkinson,[29,95] el síndrome de Riley-Day y, en niños, las malformaciones de Chiari.[153]

El daño al nervio laríngeo recurrente provocado por cualquier causa —neuritis infecciosa, cirugía de cabeza

---

Cuadro 29-1. *Afecciones de la unión faringoesofágica*

I. Primarias
  A. Miogénicas
    1. Miotonía (distrofia muscular)
    2. Tirotóxica
  B. Neurogénicas
    1. Congénitas: Síndrome de Riley-Day
    2. Adquiridas centrales
      a. Accidente cerebrovascular
      b. Poliomielitis bulbar
    3. Adquiridas periféricas: por lesión o neuritis del nervio laríngeo recurrente
  C. Mioneurogénicas: miastenia gravis
II. Secundarias
  A. Reflujo gastroesofágico
  B. Quemaduras por cáusticos

Fig. 29-1. Esofagograma cervical en un paciente con disfagia cervical severa, luego de una disección radical del cuello con resección del nervio laríngeo recurrente izquierdo. En las vistas posteroanterior (*izquierda*) y lateral (*derecha*) se ve una marcada constricción del esófago a nivel de los cuerpos vertebrales de C6 y C7, mal diagnosticado inicialmente como tumor recurrente. Este paciente tenía disfunción neuromotora cricofaríngea sobre la base de una lesión al nervio laríngeo recurrente.

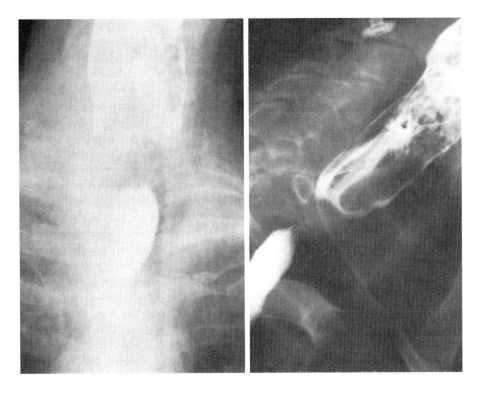

y cuello (p. ej., durante una tiroidectomía, laringectomía o movilización del esófago cervical), terapia radiante o tumor recurrente– interrumpe la inervación vagal del esfínter esofágico superior y puede llevar a una disfagia cervical incapacitante y/o a aspiración[47,140] (figs. 29-1 y 29-2).

En la miastenia gravis, en especial en la forma bulbar, existe una alteración en la transmisión nerviosa al músculo esquelético de la unión faringoesofágica que provoca una disfagia cervical con aspiración y regurgitación nasofaríngea. Los síntomas deglutorios, así como la debilidad muscular en todo el cuerpo, se hacen

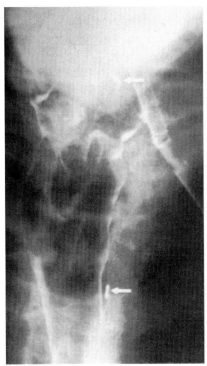

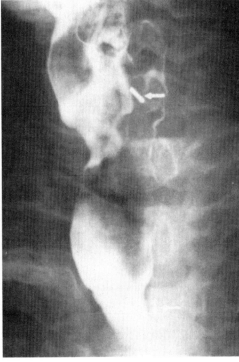

Fig. 29-2. Esofagograma cervical luego de una esofagomiotomía cervical en el paciente mostrado en la figura. 29-1. Los sujetadores plateados (*flechas*) marcan el aspecto superior e inferior de la miotomía. Se ha liberado la obstrucción.

más notorios a medida que avanza el día. El tratamiento efectivo de la miastenia con drogas colinérgicas o la timectomía pueden aliviar las dificultades en la deglución.

En el 10 al 15% de los pacientes con reflujo gastroesofágico, el síntoma de presentación es la disfagia cervical o la sensación de carozo en la garganta. Esta sensación puede ser irradiada desde el esófago distal, o bien representar una disfunción (espasmo) motora cricofaríngea refleja debida al reflujo.

La disfagia puede deberse también a afecciones metabólicas y ser el primer síntoma en el 5% de los pacientes con tirotoxicosis. En esos casos se puede revertir la función motora cricofaríngea anormal con medicación antitiroidea.[24] Por último, al evaluar a todo paciente con disfagia cervical se deben excluir otras posibles causas locales como: compresión *extrínseca* del esófago por tejido tiroideo o paratiroideo (figs. 29-3 y 29-4), linfadenopatía cervical o hiperostosis de la columna cervical (fig. 29-5) y compromiso *intrínseco* de la luz del esófago por un tumor, membrana, estrechez o absceso.

Independientemente de la etiología, los pacientes con disfunción cricofaríngea se presentan con frecuencia con un complejo sintomático característico: disfagia cervical, expectoración o saliva excesiva, ronquera intermitente y pérdida de peso. La ronquera puede ser provocada por un espasmo del músculo constrictor faríngeo inferior, que actúa sobre el ala del cartílago tiroideo elongando y tensando las cuerdas vocales, y por la contracción del cricofaríngeo que empuja al cartílago cricoides hacia atrás estirando las cuerdas vocales. La ronquera puede deberse también a una irritación de las cuerdas vocales por episodios repetidos de aspiración.

El examen estándar con bario del paciente con disfunción cricofaríngea puede revelar una variedad de hallazgos: un esfínter superior prominente en forma intermitente (fig. 29-6), una barra cricofaríngea posterior prominente (fig. 29-70) o un divertículo de Zenker. Estos hallazgos pueden presentarse también en pacientes asintomáticos, y a su vez incluso el examen videofluoroscópico más sensible puede ser normal en muchos pacientes con disfagia cervical.[14]

El tratamiento quirúrgico primario para la disfagia cricofaríngea es la miotomía cricofaríngea. La operación se realiza a través de una incisión de 5 a 6 cm de largo, con su centro a nivel del cartílago cricoideo y paralela al borde anterior del músculo esternocleidomastoideo izquierdo (fig. 29-8). El músculo esternocleidomastoideo y la vaina de la carótida se retraen lateralmente. Se utiliza un dilatador esofágico Maloney 40 Fr para definir la pared esofágica posterolateral sobre la cual se realizará luego la miotomía, alejada del nervio laríngeo recurrente en el surco traqueoesofágico. Se hace una incisión inicial de 1 a 2 cm en las fibras musculares verticales del esófago y se utiliza lue-

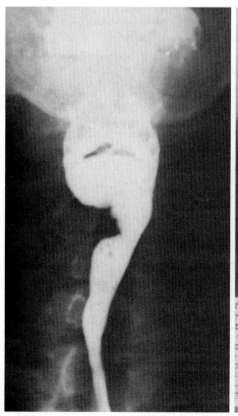
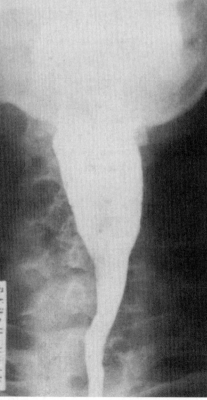

Fig. 29-3. Esofagograma cervical que muestra una masa lateral derecha extrínseca (*izquierda*). En la exploración se encontró un lóbulo derecho de la glándula tiroides aberrante, que se extendía posterolateral al esófago. Luego de una lobectomía tiroidea derecha (*derecha*), se logró aliviar la disfagia. (De Orringer MB: Diverticula and miscellaneous conditions of the esophagus. En Sabiston DC Jr. [ed.]: Textbook of Surgery, Philadelphia, WB Saunders, 1986, p. 731, con autorización.)

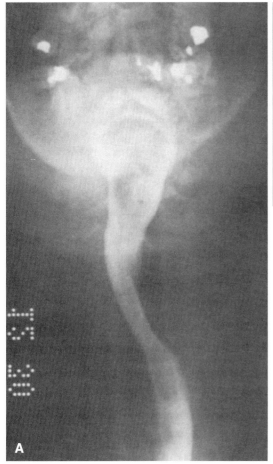

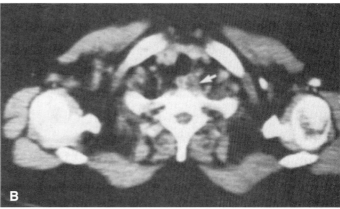

Fig. 29-4. A. Esofagograma cervical en una mujer joven con disfagia cervical. El esófago está desviado hacia la derecha. **B**. Tomografía computarizada que muestra una masa de tejido blando (*flecha*) adyacente al esófago. Se comprobó que se trataba de un quiste paratiroideo, que fue resecado con buenos resultados.

go una grapa en ángulo recto con extremo afilado para disecar las fibras musculares circulares separándolas de la submucosa y dividiendo el músculo con un elec-trocauterizador con aguja en su extremo. Se debe realizar una esofagomiotomía extendida de 7 a 10 cm para asegurar la completa liberación de la obstrucción

Fig. 29-5. Tejido blando del cuello, vista lateral. Se evidencian osteofitos cervicales anteriores (*izquierda*). El esofagograma con bario (*derecha*) muestra la impresión posterior de los osteofitos sobre el esófago cervical. (De Orringer MB: Diverticula and miscellaneous conditions of the esophagus. En Sabiston DC., Jr. [ed.]: Textbook of Surgery, Philadelphia, WB Saunders, 1986, p. 731, con autorización.)

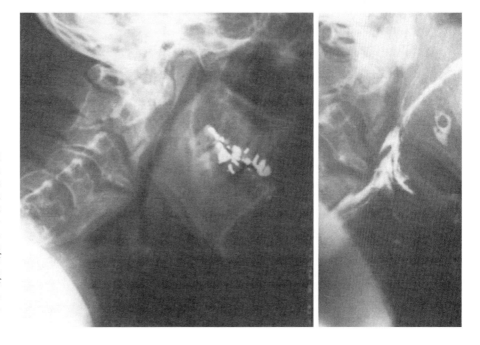

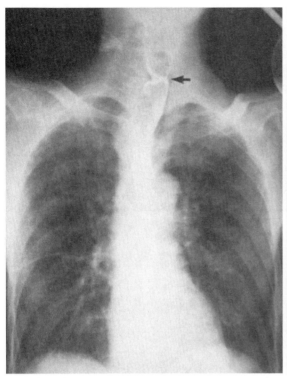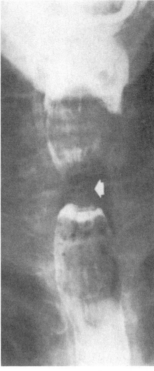

Fig. 29-6. Esofagograma con bario que muestra la prominencia intermitente del esfínter cricofaríngeo (*flechas*) en un paciente con disfagia cervical y reflujo gastroesofágico sintomático. Los síntomas cervicales respondieron a un régimen médico antirreflujo intensivo. (De Orringer MB: Extended cervical esophagomyotomy for cricopharyngeal dysfunction. J Thorac Cardiovasc Surg, *80*: 669, 1980, con autorización.)

funcional (fig. 29-9), ya que el largo del esfínter esofágico superior es variable en la evaluación manométrica (y puede medir hasta 5 a 7 cm de longitud).

En pacientes seleccionados adecuadamente, la esofagotomía cervical puede proporcionar un excelente alivio a la disfunción cricofaríngea sintomática. Mason y col. señalaron que los mejores resultados se obtienen cuando hay evidencia manométrica de una apertura defectuosa del esfínter y una elevación de la presión intrabolo.[116] Poirier informó una mejoría sintomática en un 75% de 40 pacientes con miotomía y disfagia oro-

faríngea incapacitante de origen neurológico.[149a] Además, demostró una disminución de las presiones de cierre y de reposo del esfínter cricofaríngeo como consecuencia de la miotomía. En los casos de distrofia muscular oculofaríngea, la miotomía cricofaríngea no puede restaurar la fuerza de contracción faríngea; sin embargo, puede producir una mejoría y alivio sintomáticos.[48,130,145] Más aún, la miotomía cricofaríngea ha sido útil en repetidas ocasiones en casos de disfagia cervical prolongada luego de un accidente cerebrovascular y en la enfermedad de Parkinson.[22,23,28, 61,139]

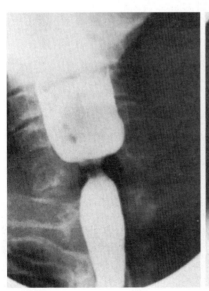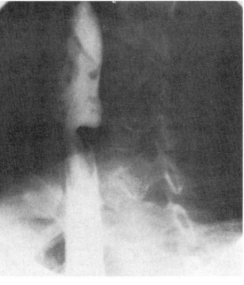

Fig. 29-7. Vistas posteroanterior (*izquierda*) y lateral (*derecha*) de un estudio con bario que muestran un esfínter cricofaríngeo prominente. En la vista lateral se observa la extensión característica de la barra cricofaríngea desde la pared esofágica posterior. (De Orringer MB: Extended cervical esophagomyotomy for cricopharyngeal dysfunction. J Thorac. Cardiovasc Surg, *80:* 669, 1980, con autorización.)

Fig. 29-8. Esofagomiotomía cervical extendida. **A.** Incisión cervical paralela al músculo esternocleidomastoideo izquierdo y centrada a nivel del cartílago cricoide. **B.** La esofagomiotomía sobre la pared esofágica posterolateral evita el daño al nervio laríngeo recurrente en el surco traqueoesofágico. **C.** La esofagomiotomía completa se extiende desde el nivel del asta superior del cartílago tiroides hacia abajo, hasta 1 o 2 cm por detrás de la clavícula. (De Orringer MB: Extended cervical esophagomyotomy for cricopharyngeal dysfunction. J Thorac Cardiovasc . Surg, *80:* 669, 1980, con autorización.)

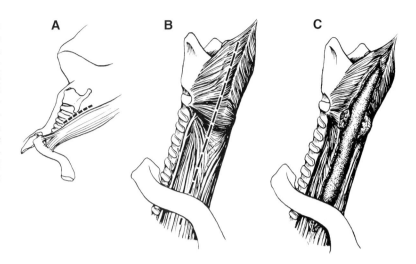

En los casos de esclerosis lateral amiotrófica, los resultados de la miotomía cricofaríngea fueron menos previsibles. MacDougall y col. realizaron un estudio comparativo entre 13 pacientes con esclerosis lateral amiotrófica y controles, y no encontraron diferencias en la motilidad faringoesofágica; sin embargo, en un subgrupo de pacientes con esta enfermedad que presentaban disfagia se encontró una notable disminución de la amplitud del esfínter esofágico superior luego de la contracción durante la deglución de agua y pan.[112] Concluyeron que la disfagia en la esclerosis lateral amiotrófica no se debe a un espasmo del esfínter esofágico superior y, por lo tanto, el tratamiento con miotomía cricofaríngea puede ser inadecuado.

La disfagia cricofaríngea en casos de reflujo gastroesofágico suele responder al tratamiento médico conservador antirreflujo o a un procedimiento antirreflujo exitoso. Henderson encontró una disfagia faringoesofágica sintomática que respondió a la cirugía antirreflujo en el 50% de 200 pacientes consecutivos con reflujo gastroesofágico sintomático.[82] Solo en 8 de 490 pacientes sometidos a una reparación de hernia hiatal fue necesario realizar posteriormente una miotomía cricofaríngea por disfagia cervical persistente. Si bien Belsey alertó acerca del peligro de realizar una esofagomiotomía cervical en un paciente con reflujo gastroesofágico por el riesgo de aspiración masiva de un reflujo importante, Henderson logró aliviar la disfagia cervical en cinco pacientes con reflujo gastroeso-

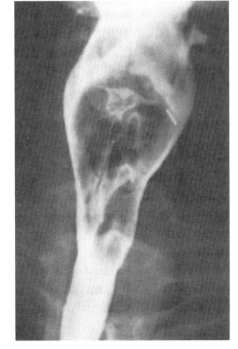
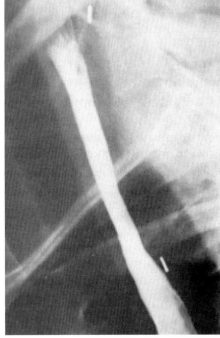

Fig. 29-9. Esofagograma con bario. Vistas posteroanterior (*izquierda*) y lateral (*derecha*) en un paciente con disfunción cricofaríngea (como se muestra también en la figura 29-2) luego de una esofagomiotomía cervical extendida. Los sujetadores plateados marcan los límites inferior y superior de la miotomía. No se evidencia la obstrucción provocada por la barra cricofaríngea posterior.

fágico en los que no estaba indicada la cirugía antirre-flujo, ya sea por su estado delicado o por tener disfa-gia cervical dominante con síntomas mínimos de re-flujo.[18,83] Además, Orringer presentó un informe so-bre siete pacientes con disfagia cervical y reflujo gas-troesofágico sometidos a esofagomiotomía cervical que tuvo resultados buenos o excelentes en seis de ellos y en los que no se presentaron luego problemas de aspiración.[139] Indicó que solo una minoría de los pacientes con reflujo gastroesofágico regurgitan el contenido gástrico hasta el nivel de la faringe. Por lo tanto, en algunos pacientes con reflujo gastroesofági-co documentado, la disfunción cricofaríngea puede tratarse con una esofagomiotomía cervical y un trata-miento médico antirreflujo estricto, reservando la ci-rugía solo para aquellos casos en que aparezcan sínto-mas pulmonares por aspiración.

Existen otras opciones de tratamiento para la disfa-gia cricofaríngea. Si bien en el pasado se utilizó la te-rapia de dilatación, existe actualmente evidencia do-cumentada de su eficacia tanto para mejorar la disfa-gia como para reducir las presiones del esfínter esofá-gico superior.[79] En algunos pacientes es preferible rea-lizar la dilatación, ya que es un procedimiento más sencillo, aunque los beneficios a largo plazo puedan ser menores que los de la miotomía cricofaríngea. En series pequeñas de pacientes con disfagia cricofaríngea se está utilizando con éxito un nuevo tratamiento, la inyección de toxina botulínica.[11,162] Por ultimo, se-gún los informes, la miotomía láser endoscópica fue segura y efectiva en una serie de 44 pacientes con dis-función cricofaríngea sin divertículo de Zenker.[107]

ANILLOS Y MEMBRANAS ESOFÁGICAS

Disfagia sideropénica (síndrome de Plummer-Vinson o de Patterson-Kelly)

El término *disfagia sideropénica* se refiere a la presen-cia de disfagia cervical en pacientes con anemia por deficiencia de hierro. Esta afección fue descrita por primera vez en Inglaterra en 1919, por Brown Kelly[94] y Patterson[143] y luego en los Estados Unidos por Vin-son (1922).[187] No se conoce muy bien el papel de Plummer en la descripción de la enfermedad, sin em-bargo su nombre se ha asociado con ésta desde 1926.[169] Aproximadamente 10 años más tarde se re-conoció la presencia de una membrana esofágica cer-vical en muchos de estos pacientes.[88] La incidencia del síndrome de Plummer-Vinson ha disminuido en la actualidad –posiblemente debido a mejoras en la nu-

trición– y se ha cuestionado la existencia del síndrome de disfagia sideropénica por falta de datos epidemio-lógicos convincentes.[15,34]

Si bien el síndrome puede presentarse en hombres, la mayoría de los pacientes son mujeres posmenopáu-sicas desdentadas y con alteraciones en la alimenta-ción oral. Estas pacientes desarrollan anemia por defi-ciencia de hierro y presentan la lengua lisa y enrojeci-da (glositis). A menudo la paciente se presenta con queilosis (fisuras en los ángulos bucales). Antigua-mente, cuando existían deficiencias vitamínicas debi-das a la mala alimentación, era más frecuente la pre-sencia de atrofia de la mucosa oral, de uñas frágiles en forma de cuchara (coiloniquia), de aclorhidria y esple-nomegalia. En la actualidad, muchos de los cambios asociados a una mala nutrición ya no se ven en este síndrome, pues el paciente puede ingerir suplementos dietarios líquidos que proporcionan una ingesta caló-rica adecuada. La frecuencia de este síndrome es alta en Escandinavia y Gran Bretaña, y se considera una lesión premaligna ya que cerca del 10% de los pacien-tes que lo padecen desarrollan enfermedades malignas en la hipofaringe, en la cavidad oral o en el esófago. En pacientes con este síndrome se considera que la causa de la disfagia es una obstrucción mecánica debi-da a la membrana esofágica superior; sin embargo, al-gunos datos sugieren que también se debería a una al-teración de la motilidad faríngea y esofágica.[41]

Puede ser muy difícil visualizar una membrana esofá-gica cervical en una radiografía debido a la rapidez del pasaje del bario a través del esófago cervical con la de-glución. Las membranas se pueden identificar solo en la fase activa de la deglución, y se ven como proyecciones membranosas delgadas desde la pared esofágica *anterior* cercanas al esfínter cricofaríngeo (fig. 29-10). No deben confundirse con la impresión del músculo cricofarín-geo, que siempre se presenta como una impresión pos-terior sobre la luz esofágica (véase fig. 29-7).

El tratamiento de esta afección consiste en la ruptu-ra de la membrana, introduciendo una bujía o bien un endoscopio rígido con dilatación, y en la corrección de la deficiencia nutricional subyacente, aunque los síntomas pueden desaparecer simplemente con la ad-ministración de suplementos de hierro. El cepillado esofágico y biopsia permite excluir un carcinoma tem-prano. Si la disfagia reaparece, se deben realizar dilata-ciones esofágicas periódicas. Está indicada también una esofagoscopia de control para monitorizar el po-sible desarrollo de un carcinoma.

Membrana esofágica distal (anillo de Schatzki)

En estudios esofágicos de contraste se ven con fre-cuencia membranas esofágicas distales en la unión

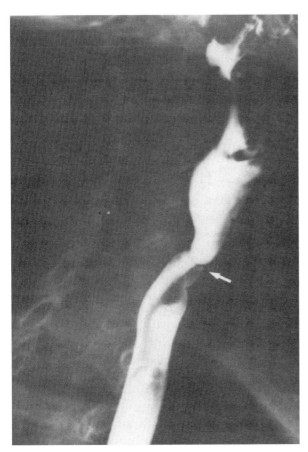

Fig. 29-10. Membrana esofágica cervical (*flecha*) que se extiende desde la pared esofágica anterior. (De Orringer MB: Diverticula and miscellaneous conditions of the esophagus. En Sabiston DC, Jr. [ed.]: Textbook of Surgery, Philadelphia, WB Saunders, 1986, p. 729, con autorización.)

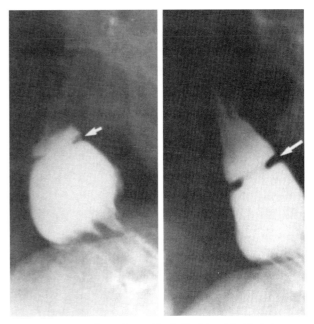

Fig. 29-11. Anillo esofágico distal (de Schatzki) (*flechas*) en su ubicación característica en la unión esofagogástrica por encima de una hernia hiatal por deslizamiento. (De Orringer MB: Diverticula and miscellaneous conditions of the esophagus. En Sabiston DC Jr. [ed.]: Textbook of Surgery, Philadelphia, WB Saunders, 1986, p. 729, con autorización.)

esofagogástrica en pacientes con hernia hiatal por deslizamiento. Tienen la apariencia de una estrechez anular que se proyecta dentro de la luz formando un ángulo recto con el eje longitudinal del esófago (fig. 29-11). Esta anormalidad radiográfica fue descrita por primera vez por Templeton (1944), Schatzki y Gary (1953) y Ingelfinger y Kramer (1953).[90, 161, 177] Muchos pacientes con esta anormalidad son asintomáticos. La disfagia puede presentarse cuando el diámetro del anillo es de 20 mm o menor y en todos los casos con diámetro de 13 mm o menor.

En base a los estudios histológicos de los anillos de Schatzki resecados en un intento por aliviar la disfagia, se sabe que estos anillos se presentan en forma característica en la unión entre el epitelio escamoso y el cilíndrico.[150] La superficie superior del anillo está cubierta por epitelio escamoso y la superficie inferior por epitelio cilíndrico. La mucosa es levemente anormal, y muestra acantosis e hiperqueratosis ocasional, pero no presenta ulceración. Los cambios histológicos más importantes ocurren en la profundidad, con infiltración submucosa de linfocitos y células plasmáticas, aumento de la vascularidad y distorsión y fragmentación de

la muscularis mucosa. La fibrosis panmural, típica de la estenosis por reflujo, no es característica del anillo de Schatzki.

El anillo se encuentra en la unión escamoso-cilíndrica, y su demostración radiográfica por encima del diafragma indica que existe una hernia hiatal. Por lo tanto, la presencia de un anillo de Schatzki indica *solamente* que existe una hernia hiatal, y no indica la presencia de reflujo gastroesofágico o esofagitis. Puede ser difícil diferenciar entre un anillo de Schatzki y una estrechez por reflujo localizada.

En pacientes con anillos sintomáticos y síntomas de reflujo mínimos o ausentes, se obtienen excelentes resultados con la dilatación esofágica intermitente. Es necesario también agregar un tratamiento médico antirreflujo. Si los síntomas de reflujo no responden al tratamiento conservador o si el paciente no tolera bien las dilataciones, se puede hacer una dilatación intraoperatoria asociada con un procedimiento antirreflujo con excelentes resultados. *No se debe* hacer una resección del anillo solamente, sin reparar la hernia hiatal asociada.

Membranas esofágicas múltiples

Las membranas esofágicas múltiples son una afección poco frecuente de etiología poco clara. Se presenta en casos aislados, pero se ha visto un caso hereditario de membranas esofágicas múltiples (fig. 29-12), que ha sido registrado por única vez en la literatura.[78] En gene-

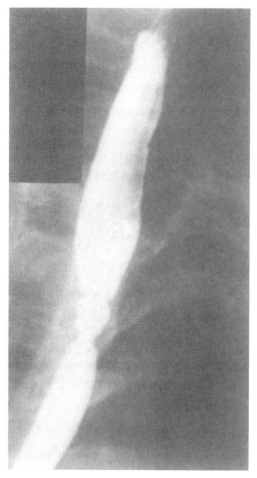

Fig. 29-12. Esofagograma lateral de un caso hereditario de membranas esofágicas múltiples, en un varón de 19 años. Se muestran sus dos membranas en el esófago torácico superior.

ral, las membranas esofágicas múltiples responden bien a la dilatación; sin embargo, nuestro paciente presentó una perforación esofágica distal luego de la dilatación y fue tratado con éxito con esofagectomía.

SÍNDROME DE MALLORY-WEISS (LACERACIÓN MUCOSA PROVOCADA POR EMESIS)

El vómito forzado contra la glotis cerrada provoca un aumento rápido de la presión intraabdominal que se transmite al esófago, y puede producirse una laceración mucosa a nivel de la unión esofagogástrica.[113,190] Esta afección, denominada *síndrome de Mallory-Weiss,* ha sido registrada en pacientes de todas las edades, desde niños hasta pacientes mayores de 80 años, pero la mayoría de los casos se presentan en pacientes de poco más de 40 años de edad. Es de tres a

cinco veces más frecuente en hombres y es responsable del 5 al 15% de los casos de hemorragia digestiva alta aguda.[97, 174] Al comienzo se pensó que el alcoholismo y el vómito eran los factores causales, pero en la actualidad se reconoce que estos desgarros mucosos puede producirse sin la presencia de alcoholismo ni vómitos. Se han registrado casos de síndrome de Mallory-Weiss luego de una tos vigorosa, estado asmático, parto, ataque de epilepsia o masaje cardíaco con tórax cerrado. El vómito sigue siendo el principal evento desencadenante y ha sido atribuido al alcohol (o a la ingestión de cualquier otra droga), a úlcera péptica, uremia, pancreatitis, colecistitis, endoscopia gastrointestinal alta, infarto de miocardio y embarazo. En estudios de cadáveres se documentó el desgarro de la mucosa esofágica con una presión intragástrica de 150 mm Hg.[10] El desgarro mucoso se produce antes del desgarro de la capa muscular esofágica.[108] Una enfermedad mucosa subyacente, como la gastritis atrófica o la esofagitis por reflujo, puede predisponer al desgarro, y cerca del 30% de los pacientes tienen un antecedente reciente de uso de antiinflamatorios no esteroides. La laceración de Mallory-Weiss típica es longitudinal y se extiende a través de la mucosa y dentro de la submucosa. Casi siempre es una lesión única, pero pueden presentarse de dos a tres desgarros simultáneos. La mayoría de las laceraciones se producen en la zona distal inmediata a la unión esofagogástrica, aunque cerca del 10% se extienden al esófago. Rara vez el desgarro se limita al esófago.

En el 85% de los pacientes con el síndrome de Mallory-Weiss hay hematemesis. Además, cerca de la mitad de los pacientes tienen antecedentes de vómitos.[77] A diferencia del síndrome de Boerhaave, el sangrado de la lesión de Mallory-Weiss es casi siempre indoloro.

Luego de estabilizar al paciente, se debe realizar una gastroscopia con fibra óptica para evaluar la causa de la hemorragia digestiva alta. En el 50 al 80% de los pacientes, en el momento de realizar la endoscopia el sangrado activo ya se ha detenido. La evaluación radiográfica con estudios de contraste con bario no suele proporcionar información diagnóstica, pero sí puede descubrir otras causas de sangrado. Algunas veces una arteriografía celíaca selectiva puede mostrar el sitio de sangrado si en el momento del estudio la velocidad de la pérdida sanguínea es suficientemente alta.

En la mayoría de los casos, el tratamiento del paciente con el síndrome de Mallory-Weiss consiste en la reposición de volumen por vía intravenosa, la descompresión del estómago con sonda nasogástrica y tratamiento con bloqueantes de histamina tipo 2 o inhibidores de la bomba de protones que permitan la curación de la mucosa lacerada. En pacientes que presentan sangrado activo en el momento de la endoscopia, se puede controlar el sangrado con cauterización, aplicación de sonda de calor o escleroterapia por inyección.[16,142,175] Otros procedimientos que han tenido distintos grados de éxito son la vasopresión sistémica[42,123,179] y la embolización a través de un catéter.[31,105] En el pasado se recomendaba la colocación de un tubo de Sengstaken-Blakemore, pero actualmente se considera contraindicado por temor a la propagación del desgarro mucoso.

En un porcentaje relativamente pequeño de pacientes con hemorragia masiva debida a un desgarro de Mallory-Weiss, se realiza un abordaje quirúrgico transabdominal con un separador manual fijado a la mesa quirúrgica para facilitar la exposición de la unión esofagogástrica. Se moviliza el esófago distal y la parte superior del estómago y se realiza una gastrotomía proximal para inspeccionar el cardias. Luego de la evacuación de los coágulos, se identifica el desgarro y se cierra. La realización de una gastroscopia intraoperatoria o la introducción de un laparoscopio a través de la gastrotomía pueden facilitar la identificación del desgarro. El tratamiento quirúrgico del síndrome de Mallory-Weiss es altamente efectivo, y es inusual que recurra el sangrado. El índice de mortalidad total del síndrome de Mallory-Weiss es menor que el 5%. Sin embargo es significativamente alto en pacientes que requieren una operación para controlar un sangrado; tal vez debido a que en estos pacientes es frecuente la coexistencia de enfermedades hepáticas que producen coagulopatías e hipertensión portal.

HEMATOMA INTRAMURAL DISECANTE (APOPLEJÍA ESOFÁGICA)

Puede producirse una hemorragia dentro de la pared esofágica que provoque un hematoma intramural. Si esto ocurre en forma espontánea, se utiliza el término *apoplejía esofágica*,[176] aunque puede deberse también a un traumatismo, como es el caso del impacto de un objeto extraño (alimentos o píldoras) o en la escleroterapia por inyección. La hemorragia esofágica intramural espontánea fue descrita por primera vez en 1968[114] y desde entonces se ha registrado en forma esporádica. La afección se asocia frecuentemente con antecedentes de reflujo gastroesofágico pero puede deberse también a la propagación de un desgarro de Mallory-Weiss. Existe también una asociación entre el hematoma intramural y alteraciones de la coagulación.[9,33]

La presentación clínica de la apoplejía esofágica es con dolor retroesternal o epigástrico y disfagia. Puede haber también hipotensión, taquicardia y diaforesis, pero estos son signos más sugestivos de mediastinitis secundaria a una perforación esofágica. El esofagograma con bario puede mostrar una apariencia de doble barril que corresponde a la luz esofágica verdadera y falsa, o puede mostrar simplemente una masa obstructiva.[63] La endoscopia puede mostrar un área de protrusión mucosa o una decoloración por un sangrado submucoso. El tratamiento por lo general no es quirúrgico, y el paciente puede manejarse con hidratación endovenosa evitando la ingesta oral hasta la curación del desgarro mucoso y hasta la detención del avance del hematoma documentada con esofagografía.[146] También se ha informado el tratamiento endoscópico con drenaje interno del hematoma.[13]

ESOFAGITIS INFECCIOSA

La esofagitis infecciosa, poco frecuente en personas sanas, suele asociarse con debilidad, inmunosupresión o tratamiento antibiótico prolongado. La forma más común de esofagitis infecciosa es la provocada por *Candida albicans*; sin embargo, con el avance de la epidemia del síndrome de inmunodeficiencia adquirida (SIDA), se han registrado infecciones esofágicas causadas por otros hongos (especies de *Torulopsis* e *Histoplasma*), virus (citomegalovirus [CMV], herpes simple [HSV], y virus Epstein-Barr), micobacterias y protozoos (especies de *Cryptosporidia* y *Pneumocystis*).[134,193] Por último, se está investigando el papel de *Helicobacter pylori* en la esofagitis por reflujo.[74]

Esofagitis por monilias

Cándida albicans, un hongo que en condiciones normales es un comensal en la boca, orofaringe y tracto gastrointestinal, puede volverse patógeno en pacientes severamente debilitados o inmunosuprimidos y producir esofagitis. En sus etapas iniciales, la esofagitis aguda por monilias con afección orofaríngea se presenta en general con dolor en la deglución. El avance de la enfermedad dentro del esófago torácico provoca una peristalsis esofágica anormal y a menudo espasmo. La inflamación y edema de la submucosa produce el patrón en "empedrado" típico de nódulos en la luz que se ve en la radiografía.[65,69] Al progresar la esofagitis aguda por monilias, se puede ver en un estudio con bario la ulceración mucosa con una luz esofágica irregular, de apariencia lanuda y angosta debido a la formación de edema mucoso y submucoso y a la formación de seudomembranas. En la endoscopia, la mucosa esofágica se observa al comienzo eritematosa y no ulcerada y posee una capa de exudado blanquecino o seudomembrana. Con el avance de la reacción inflamatoria dentro de la pared esofágica, la mucosa se vuelve más granular y friable. La invasión panmural de la pared esofágica puede controlarse con tratamiento antimicótico, pero luego de la curación de la inflamación del esófago puede formarse una estrechez crónica.[138,166] La frecuencia de estrechez esofágica por monilias debida a una reacción inflamatoria de las glándulas esofágicas submucosas es mayor en la mitad superior del esófago torácico porque estas glándulas tienden a ser más numerosas en la mitad superior del esófago. La *seudodiverticulosis esofágica intramural* es la dilatación y plegado hacia afuera de las glándulas submucosas del esófago inflamadas por infección asociada, estasis u obstrucción distal[121,191] (fig. 29-13).

En pacientes debilitados, luego de una cirugía o inmunosuprimidos, con odinofagia, se debe considerar una esofagitis aguda por monilias. El tratamiento depende de la inmunidad del paciente y del grado de infección. En infecciones leves o en pacientes normales o con inmunosupresión mínima, el tratamiento inicial se realiza con clotrimazol 100 mg tres a cinco veces al día o nistatina en suspensión 1 a 3 millones de unidades cada 6 horas. Esto generalmente alivia los síntomas y controla la infección en una semana. Otras alternativas aceptables son anfotericina en tabletas, ketoconazol y fluconazol. En infecciones más avanzadas o infecciones en pacientes muy inmunosuprimidos (p. ej., pacientes con SIDA), se indican dosis más altas de fluconazol (100 a 200 mg por vía oral una vez al día) o de itraconazol. En pacientes con infección candidiásica resistente al fluconazol puede usarse itraconazol y anfotericina B en suspensión oral.[185] En pacientes con granulocitopenia puede ser necesaria la administración intravenosa de fluconazol o anfotericina.[119]

Otras formas de esofagitis infecciosa

Después de la esofagitis por cándida, la segunda causa más frecuente de enfermedad esofágica infecciosa es la infección viral. En pacientes con virus de inmunodeficiencia humana (HIV positivos), la infección viral más frecuente es el citomegalovirus, mientras que en pacientes trasplantados inmunosuprimidos, la más frecuente es HSV (virus herpes simple).[193] Las infecciones virales en el esófago producen en forma característica ulceración mucosa y, al igual que en otras formas de esofagitis, la disfagia y la odinofagia son frecuentes. En pacientes con esofagitis viral, el esofagograma con bario puede mostrar una ulceración única o ulceraciones múltiples aisladas intercaladas con regiones de mucosa normal. Las úlceras esofágicas provocadas por citomegalovirus (CMV) son más grandes, mientras que las úlceras por HSV son pequeñas (menores de 1,5 cm). La evaluación endoscópica es esencial para un correcto diagnóstico pues permite tomar muestras para estudios histológicos, citológicos y cultivos virales. La enfermedad esofágica por micobacterias, si bien es poco frecuente, puede ser causada por *Mycobacterium tuberculosis* o por *Mycobacterium avium intracellulare*.[57,129]

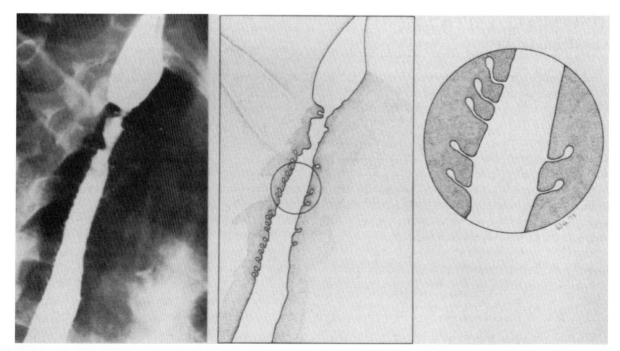

Fig. 29-13. Esofagograma (izquierda) e interpretación esquemática (centro y derecha) de una estrechez esofágica torácica superior debida a esofagitis por monilias. Los pequeños sacos que se observan (seudodiverticulosis intramural) son glándulas esofágicas submucosas dilatadas. (De Orringer MB y Sloan H: Monilial esophagitis: An increasingly frequent cause of esophageal stenosis? Ann Thorac Surg *26*: 364, 1978, con autorización.)

Complicaciones quirúrgicas de infecciones esofágicas

Las complicaciones quirúrgicas de infecciones esofágicas incluyen el sangrado (de una ulceración), perforación y el desarrollo de fístulas broncoesofágicas.[4,36,60] Debido a la posibilidad de desarrollo de una estrechez esofágica luego de una infección esofágica aguda por monilias, se debe hacer un seguimiento cuidadoso del paciente durante el primer año para asegurarse la detección precoz de una estrechez y su tratamiento temprano con dilatación. La estrechez esofágica es rara en los casos de esofagitis ulcerosa en pacientes con SIDA.[192]

PÓLIPO ESOFÁGICO FIBROEPITELIAL GIGANTE

Los pólipos esofágicos son los tumores benignos de esófago más frecuentes después del leiomioma.[148,151] Cerca del 80% se originan en el esófago cervical y desarrollan un tallo que se va alargando progresivamente a medida que los movimientos peristálticos empujan el pólipo en dirección distal. Estos pólipos pueden crecer hasta tamaños inusualmente grandes y tener una presentación clínica notable al ser regurgitados dentro de la faringe posterior, de la laringe o de la boca. Pueden provocar obstrucción respiratoria. El paciente se presenta en forma característica con disfagia y regurgitación. El estudio con bario muestra un enorme defecto de llenado, que puede simular una lesión maligna extensa (fig. 29-14). El pólipo está cubierto por mucosa normal, es blando y móvil, por lo que puede no ser identificado en una esofagoscopia. Desde el punto de vista histológico, estos tumores contienen células de tejido fibroso liso y mixomatoso y tejido adiposo y pueden denominarse pólipos fibrovasculares, fibromas, mixomas, fibrolipomas o hamartomas. El tratamiento consiste en la remoción completa del pólipo, incluida la base del tallo. Sin bien los pólipos más pequeños se pueden extirpar con un lazo quirúrgico y coagulación endoscópica, este enfoque no es apropiado para pólipos gigantes, que requieren una esofagostomía. La resección es curativa si se logra extirpar completamente la base, que en muchos casos es bastante ancha.

CAUSAS CARDIOVASCULARES DE DISFAGIA

La disfagia a veces es provocada por una compresión del esófago debida a un anillo vascular, un agrandamiento del corazón o un aneurisma aórtico (fig. 29-15). Los anillos vasculares son una anormalidad en el desarrollo de la aorta y los grandes vasos en forma de círculo (que puede ser completo o incompleto) y comprimen el esófago y la tráquea. Si bien existen muchas variaciones anatómicas, los tipos más frecuentes son los que involucran el arco aórtico derecho, con una arteria subclavia izquierda aberrante y un doble arco aórtico.[35,53,71] El término *disfagia lusoria* fue utilizado por Bayford en 1794 para referirse a un paciente que falleció por inanición secundaria a una disfagia severa. Al realizar la autopsia del paciente, se encontró que tenía una arteria subclavia derecha anormal originada en la aorta descendente que cursaba entre el esófago y la tráquea. Es más frecuente que la disfagia se asocie con la presencia de un arco izquierdo con una arteria subclavia derecha anormal que cursa por detrás del esófago. Si bien esto no constituye un verdadero anillo vascular, puede comprimir el esófago y provocar disfagia.

El diagnóstico de anillo vascular puede hacerse casi siempre con un esofagograma.[35] En el caso de una arteria subclavia derecha aberrante, es característica la imagen de una indentación del esófago posterior en la zona superior del tórax en el estudio con bario. Esta indentación es causada por la arteria. Otros estudios que pueden ayudar al diagnóstico son la angiografía, la tomografía computarizada, el ecocardiograma y la resonancia magnética. El tratamiento de los anillos vasculares consiste en una toracotomía izquierda; una movilización minuciosa del arco aórtico, la arteria subclavia y el ligamento arterioso (o conducto arterioso persistente); y la división del anillo. En todos los casos esto comprende en esencia la división del ligamento arterioso, pero puede también implicar la división de un doble arco aórtico. El enfoque inicial descrito para el tratamiento de pacientes con un arco aórtico izquierdo y una arteria subclavia derecha aberrante comprendía la ligadura y división de la arteria aberrante.[70] Si bien este tratamiento aún se aplica en niños, en el adulto puede provocar un síndrome de robo de subclavia que requiere una reimplantación de la arteria.[128] En adultos, se puede corregir la anormalidad a través de una esternotomía medial o toracotomía.[12,104]

Otra causa cardiovascular de disfagia es el agrandamiento de la aurícula izquierda debido a enfermedad reumática de la válvula mitral. En estos casos se pueden aliviar los síntomas con tratamiento médico.[43] Se han registrado también casos de obstrucción esofágica causada por un agrandamiento del ventrículo izquierdo, que provoca una compresión del esófago contra una aorta torácica tortuosa.[103] La tortuosidad o la dilatación del aneurisma de la aorta torácica descendente puede provocar también una obstrucción

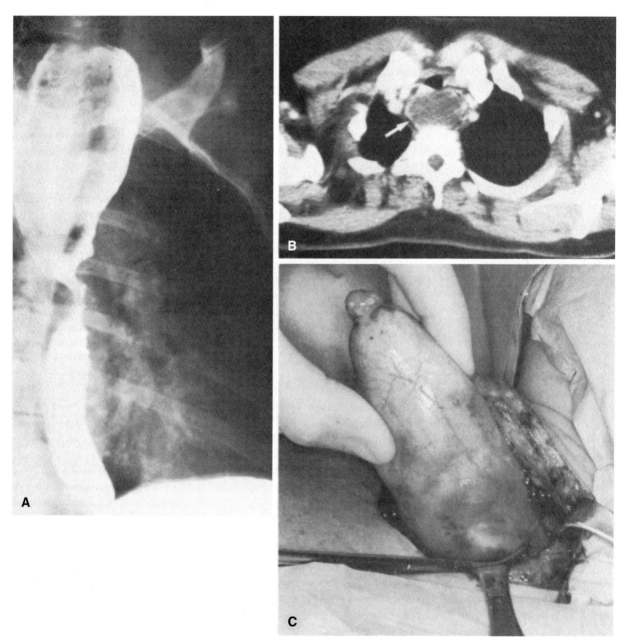

Fig. 29-14. A. Esofagograma con bario en una mujer de 37 años con disfagia cervical progresiva. Se observa una gran masa intraluminal que distiende el esófago torácico superior y cervical. **B.** Tomografía computarizada que muestra una enorme masa en el esófago (*flecha*). **C.** Fotografía intraoperatoria del paciente de **A** y **B** que muestra un pólipo fibroepitelial benigno gigante liberado de la incisión cervical izquierda. La cabeza del paciente está hacia la derecha y los separadores están dirigidos contra el músculo esternocleidomastoideo. El hemostato señala la base del pólipo, que fue extirpado en forma elíptica.

esofágica; el tratamiento debe dirigirse a la reparación del aneurisma.[37,75,93,100,159]

EXOSTOSIS DE VÉRTEBRAS CERVICALES

La disfagia cervical también puede deberse a un desplazamiento anterior del esófago provocado por un es-

polón osteofítico del cuerpo vertebral de una vértebra cervical.[17,30,80,132,152] Estas exostosis por lo general se originan en el cuerpo vertebral de la quinta, sexta y séptima vértebras cervicales y desplazan al esófago desde atrás. El primer informe sobre un caso de disfagia asociada a exostosis cervical pertenece a Mosher, en 1926.[132] Puede provocar también dolor en la deglución y ronquera.[17,80] Obviamente, en estos pacientes es mucho más peligroso el daño al esófago cervical durante una esofagoscopia rígida; sin embargo, se han

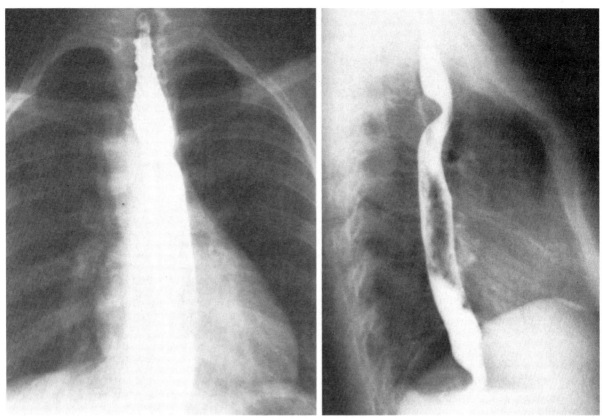

Fig. 29-15. Vistas posteroanterior (*izquierda*) y lateral (*derecha*) de un esofagograma con bario en una mujer joven con disfagia y un arco aórtico derecho del que emerge la arteria subclavia izquierda. En la vista lateral se ve la impresión posterior que producen los vasos sanguíneos aberrantes sobre el esófago.

descrito también casos de perforación con un esofagoscopio de fibra óptica flexible.[194] Es típica en estos pacientes la disfagia cervical, que empeora al extender el cuello. Puede asociarse con dolor al tragar que ocasionalmente irradia hacia los hombros y brazos. Una vista lateral de la columna cervical muestra exostosis, y en un estudio de bario se ve la invasión a la luz del esófago (véase fig. 29-10). Con frecuencia se trata de pacientes de edad avanzada y, antes de atribuir los síntomas de la disfagia a cambios degenerativos en la columna cervical, se debe excluir la presencia de un tumor esofágico. Según los informes, la resección de la exostosis del cuerpo vertebral a través de un abordaje cervical anterior ha tenido excelentes resultados.[30,120,152]

TUMORES MALIGNOS SECUNDARIOS QUE AFECTAN AL ESÓFAGO

La afección del esófago por neoplasias no esofágicas, tema que ha sido revisado por Herrera, es relativamente poco frecuente.[85] Si bien es posible tanto la invasión directa de una neoplasia extraesofágica adya-

cente como la metástasis de un tumor primario más distante, el primer caso es mucho más frecuente.[180] Muchos tumores pueden dar metástasis en el esófago, sobre todo el carcinoma de mama, de estómago y de pulmón. Otros tumores que han dado metástasis en el esófago son los tumores de faringe, próstata, vejiga, riñón y ovario. Puede haber un compromiso secundario o un desplazamiento del esófago que produce disfagia provocado por una metástasis en un ganglio linfático subcarinal de un carcinoma broncógeno o cáncer de mama[171] (fig. 29-16).

Las metástasis en el esófago pueden tener una presentación clínica insidiosa, pues existen pocos signos precoces de invasión de la pared esofágica desde afuera y porque estos tumores tienden a permanecer intramurales. Así, es posible que con una biopsia endoscópica de la pared mucosa intacta no se pueda establecer el diagnóstico. Por último, en tumores de mama y de ovario, el intervalo de tiempo entre el tumor primario y el desarrollo de la metástasis esofágica puede ser de varias décadas.[8,127,184] Por lo tanto, en mujeres con antecedentes de carcinoma de mama, por más remoto que sea, la presencia de disfagia debe alertar sobre la posibilidad de metástasis a ganglios linfáticos mediastínicos o a la pared esofágica.[86,99,149] El compromiso linfomatoso del esófago puede provo-

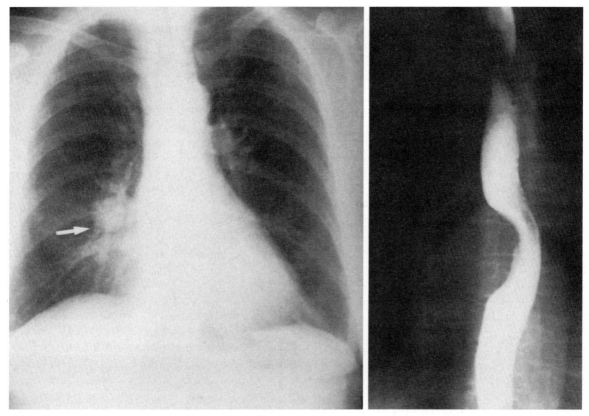

Fig. 29-16. Radiografía de tórax (*izquierda*) de un paciente fumador de 60 años que se presentó con disfagia y un masa infrahiliar derecha (*flecha*). Se trataba de un adenocarcinoma broncógeno con metástasis a los ganglios linfáticos subcarinales, que desplazaban al esófago medio, como se ve en el esofagograma con bario (*derecha*).

car una fístula traqueoesofágica; más recientemente, se han registrado casos de micosis fungoide del esófago.[68,156,164]

COMPROMISO DEL ESÓFAGO EN LA FIBROSIS MEDIASTÍNICA

La fibrosis mediastínica, una reacción fibrosa esclerosante de los tejidos del mediastino, es una afección poco comprendida que ha sido denominada de distintas maneras: fibrosis mediastínica idiopática, mediastinitis fibrosante, mediastinitis fibrosa crónica, fibrosis esclesorante y mediastinitis esclerosante.[73,111,173] Se han propuesto varias etiologías en este proceso, entre ellas, sífilis, tuberculosis, histoplasmosis, coccidioidomicosis, exposición a asbestos, enfermedad autoinmune, reacción de hipersensibilidad, reacción a la droga metisergida utilizada para el tratamiento de la migraña, y periaortitis debida a enfermedad arteriosclerótica avanzada.[44,67,91,106,126188] Desde el punto de vista patológico, se trata de una infiltración del mediastino por tejido fibroso denso con colágeno hialino, numerosos fibroblastos y células inflamatorias dispersas.[3] El tejido fibroso puede afectar

a los vasos sanguíneos, al tejido adiposo y al tejido nervioso adyacentes. En etapas avanzadas de la enfermedad se produce calcificación y hialinización densa del colágeno.[26] Los síntomas típicos de presentación son los relacionados con la compresión de órganos mediastínicos vitales. Se han registrado síntomas de obstrucción de la vena cava superior,[26,54] de insuficiencia ventricular izquierda,[141,147] quilotórax,[25] pericarditis constrictiva,[7,21] oclusión de la arteria coronaria,[157] obstrucción traqueobronquial,[106] y disfagia debida a obstrucción del esófago.[3,46,73] Es difícil diagnosticar la etiología de la obstrucción que se ve en el estudio de bario y en la endoscopia pues ésta es extrínseca al esófago. La mediastinoscopia y biopsia del tejido fibroso anormal puede ayudar a excluir una neoplasia, pero en presencia de obstrucción de la vena cava superior, se debe tener mucho cuidado para evitar una hemorragia. No existe tratamiento médico confiable para esta enfermedad, aunque según los informes, en algunos pacientes ha tenido éxito el tratamiento con ketoconazol y tamoxifeno.[160,181] El tratamiento quirúrgico consiste en la resección de los granulomas mediastínicos asociados y la movilización del esófago encerrado.[3,73] El compromiso de otras estructuras vitales es el aspecto limitante para la vida del paciente.

COMPROMISO ESOFÁGICO EN ENFERMEDADES DERMATOLÓGICAS

El epitelio pavimentoso del esófago, al igual que el de la piel, puede ser afectado por diversas enfermedades dermatológicas.[20,62,76,155,165,167] En los informes, se describe la presencia de vesículas con posterior formación de membranas delgadas en el pénfigo vulgar, pénfigo ampollar y penfigoide de la membrana mucosa benigno. Se debe realizar una dilatación esofágica en las primeras etapas de la enfermedad, cuando el paciente comienza a quejarse de disfagia o de dolor al tragar, para evitar el desarrollo posterior de estrecheces densas, más severas. Se han encontrado lesiones esofágicas vesiculoampollares similares en pacientes luego de un trasplante de médula ósea; probablemente como consecuencia de la reacción injerto contra huésped.[125] La epidermólisis ampollar distrófica es una rara enfermedad genética de la piel que, a diferencia de otras dermatosis ampollares, es hereditaria y comienza en edades tempranas. Se forman grandes ampollas en las membranas mucosas, que eventualmente pueden llevar a la formación de una estrechez. Se asocia a menudo con disfagia y puede llevar a la perforación esofágica.[89] La dilatación terapéutica es sumamente importante para evitar molestias en la deglución.

FÍSTULAS TRAQUEOESOFÁGICAS ADQUIRIDAS

Fístulas benignas

Las fístulas adquiridas entre el esófago y el árbol traqueobronquial son relativamente poco frecuentes y se deben por lo general a una enfermedad maligna.[72] Las fístulas benignas pueden ser causadas por erosión de ganglios linfáticos mediastínicos o subcarinales contiguos infectados (p. ej., tuberculosis, histoplasmosis, sífilis, actinomicosis); traumatismos (p. ej., ingestión de cáusticos, traumatismo torácico cortante o cerrado, intubación, erosión provocada por un cuerpo extraño aspirado, dilatación de una estrechez esofágica), pueden ser secuelas tardías de un divertículo de tracción crónico en el esófago medio, o, lo que es más frecuente, una complicación de ventilación asistida crónica y erosión provocado por el manguito del tubo de traqueostomía o endotraqueal.[117,178,182 196] La presentación clínica es característica, el paciente padece tos paroxística durante la comida, y entrada de alimentos sólidos o líquidos ingeridos al árbol traqueobronquial.

En los pacientes bajo ventilación asistida mecánica puede haber secreciones traqueales copiosas, dificultad ventilatoria debida a pérdida del aire inspirado dentro del tracto gastrointestinal o hacia fuera de la boca, o distensión gástrica. Si el paciente está siendo alimentado por vía oral o por sonda, se pueden extraer los alimentos de la tráquea por succión. La regurgitación del contenido gástrico puede provocar una neumonía por aspiración en forma rápida y progresiva.

Si se sospecha una fístula, se debe obtener un esofagograma con contraste. Esto casi siempre permite establecer el diagnóstico y localizar y determinar el tamaño de la comunicación. Debido a los efectos higroscópicos e irritantes que tienen para el pulmón los agentes de contraste solubles en agua, es preferible utilizar sulfato de bario diluido para este estudio; el bario es inerte y en pequeñas cantidades no causa daño al pulmón. En la evaluación preoperatoria se debe realizar una tomografía computarizada del tórax para detectar adenopatías mediastínicas o masas tumorales asociadas. En todos los casos está indicada una evaluación endoscópica del árbol traqueobronquial y del esófago para excluir una etiología maligna y para determinar el tamaño y la ubicación de la fístula. Se debe biopsiar el lado esofágico y traqueal de la fístula y tomar muestras de cepillado para evaluación citológica. La broncografía puede ser útil en algunos casos para determinar una fístula de etiología infecciosa pues puede identificar también un parénquima pulmonar afectado que debe ser extirpado en el momento de la reparación de la fístula.

El mejor abordaje de las fístulas esófago-traqueobronquiales intratorácicas benignas adquiridas es a través de una toracotomía posterolateral derecha en el cuarto o quinto espacio intercostal. Se divide el tracto fistuloso, se hace un desbridamiento de la apertura del esófago y luego se cierra. La apertura del tracto respiratorio se repara de manera similar, aunque en algunos casos puede ser necesaria una resección pulmonar. Se debe interponer tejido viable adyacente, tejido adiposo mediastínico, pleura, pericardio o un pedículo del músculo intercostal rotado, entre las líneas de sutura traqueobronquial y esofágica para prevenir la recurrencia de la fístula. Los resultados a largo plazo son excelentes. Si la fístula fue reparada correctamente, la recurrencia es poco frecuente.[117]

Los pacientes con ventilación asistida en los que se produce una fístula traqueoesofágica constituyen una población única de alto riesgo. Siempre es preferible esperar hasta que el paciente sea extubado para reparar la fístula. En primer lugar se debe retirar cualquier tubo esofágico y reemplazar el tubo endotraqueal por otro con un manguito de mayor volumen y baja presión inflado suavemente por debajo de la fístula si fuera posible. Se realiza una gastrostomía de descompresión para evitar el reflujo gastroesofágico, y se utiliza una yeyunostomía para alimentación. Es preferible no cortar el esófago cervical (para lograr la derivación de la saliva al tragar) pues esto complica en gran medida la reconstrucción esofágica posterior. Sin embargo, en algunos casos esto es necesario para restaurar la ventilación adecuada.[101]

Las fístulas cervicales (p. ej., las provocadas por un traumatismo en la intubación) se deben abordar a través de una incisión circunferencial en collar o de una incisión oblicua anterior al músculo esternocleidomastoideo. Se divide la fístula luego del surco traqueoesofágico. Se cierra la tráquea y el esófago con suturas absorbibles, se desprende el músculo esternohioideo del hueso hioides, se rota por sobre la línea de sutura esofágica y se sutura en el lugar para prevenir la recurrencia de la fístula.

En los casos de fístulas traqueoesofágicas debidas a lesiones provocadas por el manguito de traqueostomía, casi siempre hay un daño traqueal circunferencial asociado, y es necesario hacer una resección. Ésta puede realizarse en una sola etapa, a través de una incisión circunferencial en collar, se corta la tráquea dañada y se intuba la porción distal. La apertura esofágica se cierra con sutura y se cubre con el músculo esternocleidomastoideo movilizado. Se reseca la zona dañada de la tráquea, y se hace una anastomosis traqueal primaria. En lo posible no se debe dejar ningún tubo traqueal luego de la operación. Los resultados de la operación de fístulas traqueoesofágicas por lesiones provocadas por el manguito de traqueostomía son excelentes.[117]

Hay informes del cierre de fístulas traqueoesofágicas por endoscopia, pero esta técnica aún no ha sido ampliamente aceptada.[6,183]

Fístulas traqueoesofágicas malignas

La mayoría de las fístulas traqueoesofágicas malignas se deben a un carcinoma esofágico o traqueal (fig. 29-17). Martini y col. informaron una incidencia de fístulas traqueoesofágicas del 4,9% en 1.943 pacientes con cáncer esofágico, 0,16% en 5.714 pacientes con cáncer de pulmón y 14,75% en 41 pacientes con cáncer de tráquea.[115] Alrededor de un quinto de los pacientes con cáncer en el tercio medio del esófago asociados con anormalidades de la pared posterior de la tráquea, demostrables radiológicamente, pueden desarrollar a la larga una fístula traqueoesofágica.[40] Obviamente, no todas las fístulas malignas entre el esófago y el árbol respiratorio afectan a la tráquea. En aproximadamente el 55% de los casos son fístulas traqueoesofágicas, en cerca del 40% son broncoesofágicas y en el 10% restante están entre el esófago y el parénquima pulmonar periférico.[5,27] Cerca del 80% de los pacientes afectados mueren dentro de los tres meses de aparición de la fomación de la fístula, y en el 85% de los

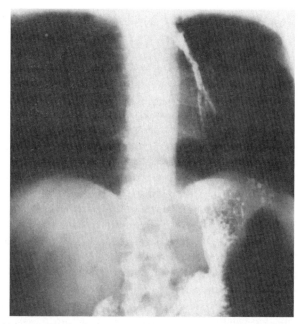

Fig. 29-17. Esofagograma con bario en un paciente con una fístula traqueoesofágica maligna que muestra la opacificación simultánea del tracto gastrointestinal y del bronquio principal izquierdo, característica. (De Orringer MB y Sloan H: Substernal bypass of the excluded thoracic esophagus for palliation of esophageal carcinoma. J Thorac Cardiovasc Surg *70*:836, 1975, con autorización.)

casos la muerte se debe a una neumonía por aspiración y no a una metástasis.[27] En la mayoría de los casos, una fístula traqueoesofágica maligna representa una enfermedad incurable, y la agresividad del tratamiento se debe poner en la balanza contra el beneficio a corto plazo que se pueda lograr en estos pacientes. Se ha intentado la resección curativa,[135] pero la gran mortalidad en esta operación ha hecho que finalmente se abandone este enfoque.

El tratamiento paliativo de la fístula traqueoesofágica maligna incluye intubación, colocación de stent, sondas para alimentación con o sin derivación mediante esofagostomía cervical concomitante, exclusión esofágica con procedimientos de bypass simultáneos o diferidos y terapia radiante. La intubación, que implica la colocación de una prótesis rígida para ocluir la fístula, puede realizarse con técnicas de pulsión o de tracción. Con la intubación con la técnica de pulsión, se logra un control de la contaminación pulmonar en cerca del 75% de los casos.[5,39,81] La intubación por tracción o "pull-trough" se puede realizar con tubos Celestin, Mousseau-Barbin o Fell y se asocia con un índice de mortalidad de entre 12 y 64%.[39, 81, 110]

Más recientemente, los stents metálicos cubiertos expansibles han pasado a ser la forma de tratamiento estándar para una estrechez maligna irresecable y fístulas esofagorrespiratorias[45,98] (véase cap. 22). En muchas series, aunque con un número de pacientes bastante pequeño, la colocación del stent fue muy efectiva para ocluir las fístulas esofagorrespiratorias y paliar la disfagia.[55,118,131,133,154,189,195] En realidad, el principal problema no es si colocar o no un stent sino qué tipo de stent utilizar y si colocar solamente un stent esofágico o colocar stents traqueal y esofágico paralelos.[56,58]

También se han utilizado con éxito la vaporización láser, la dilatación de la estrechez maligna y la colocación de una prótesis endoesofágica para el tratamiento de una fístula esófago respiratoria maligna.[64] El uso de la radioterapia para el tratamiento de las fístulas traqueoesofágicas malignas es controversial. Se cree que la necrosis tumoral producida por la terapia radiante puede precipitar la formación de una fístula traqueoesofágica maligna; sin embargo, la radioterapia puede ser una parte del tratamiento. Ahmed y col. describieron una pequeña serie de pacientes en los que se logró el cierre de la fístula esofagorrespiratoria con quimioterapia combinada con radioterapia.[1]

Existen varias opciones quirúrgicas para el manejo de las fístulas traqueoesofágicas malignas. Con la gastrostomía o yeyunostomía solas se logra mejorar la nutrición, pero no se trata el problema de la aspiración traqueobronquial persistente, que es la amenaza más inmediata a la vida del paciente. En un grupo de 92 pacientes tratados de esta manera, el 60% falleció en el posoperatorio inmediato por complicaciones pulmonares.[50] Con una esofagostomía cervical terminal realizada en el momento de la colocación de la sonda de alimentación se logra una vía de alimentación y de derivación de la saliva del esófago, siempre que no exista reflujo gastroesofágico. En esos casos, es preferible la alimentación por yeyunostomía en lugar de gastrostomía. La continuidad alimentaria por medio de una sonda esofagogástrica extracorpórea colocada entre la esofagostomía cervical y el estómago permite la deglución en estos pacientes "excluidos".[163,168] Estos instrumentos son en su mayoría incómodos y no permiten una alimentación adecuada. El paciente queda con una sonda de alimentación, y con el cuello húmedo y escoriado alrededor de la esofagostomía cervical. Esto, obviamente, está lejos de ser una solución paliativa ideal.

Varios cirujanos han utilizado la operación de interposición gástrica subesternal de Kirschner,[96] para intentar pasar por encima de la fístula traqueoesofágica maligna.[136,137,158,172,196]

Orringer propuso agrandar la entrada torácica anterior (figs. 29-18 y 29-19) en cualquier tipo de reemplazo esofágico por vía retrosternal.[137] Los resultados de la exclusión del esófago portador de un tumor irresecable

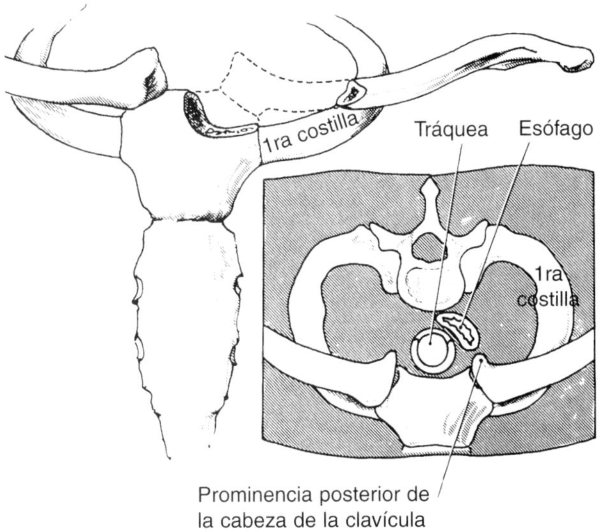

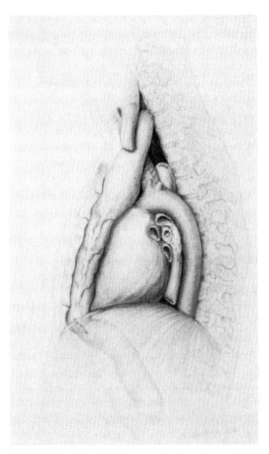

Fig. 29-18. Ampliación de la abertura superior dentro del mediastino anterior, que se recomienda al colocar un sustituto esofágico en posición retrosternal. Para evitar que la prominencia posterior de la cabeza de la clavícula comprima y obstruya el estómago o el colon retrosternales (*recuadro*), en estos procedimientos se reseca la parte medial de la clavícula, la articulación esternoclavicular, el extremo superior del manubrio (*líneas de puntos*) y la primera costilla adyacente. (De Orringer MB y Sloan H: Substernal gastric bypass of the excluded thoracic esophagus for palliation of esophageal carcinoma. J Thorac Cardiovasc Surg *70*:836, 1975, con autorización.)

Tráquea Esófago

1ra costilla

1ra costilla

Prominencia posterior de la cabeza de la clavícula

Fig. 29-19. Vista lateral del bypass gástrico subesternal del esófago torácico excluido una vez terminado. El techo gástrico está suspendido de la fascia prevertebral cervical, y se construye una esofagogastrostomía terminolateral. Se excluye en el mediastino posterior al esófago con su tumor irresecable. (De Orringer MB y Sloan H: Substernal gastric bypass of the excluded thoracic esophagus for palliation of esophageal carcinoma. J Thorac Cardiovasc Surg *70*:836, 1975, con autorización.)

fueron insatisfactorios (disrupción del cierre esofágico distal en el 17% de los pacientes), y por eso Orringer y Sloan[137] propusieron la descompresión del esófago distal dividido en un asa yeyunal en Y de Roux, como lo propusiera originalmente Kirschner[96] y más recientemente Akiyama y Hiyama.[2] Si bien la derivación gástrica subesternal del esófago torácico excluido puede ser un excelente paliativo para el paciente con una fístula traqueoesofágica maligna, la supervivencia promedio de estos pacientes es de solo 6 meses. Se debe tener en cuenta el mal pronóstico de la enfermedad al evaluar lo apropiado de este procedimiento que tiene un índice de mortalidad intraoperatoria del 20 al 61%.[50,122] Los resultados del uso de segmentos largos de yeyuno[135] o colon[110,115] para derivación en fístulas traqueoesofágicas malignas son igualmente desalentadores. La posibilidad de lograr un buen resultado funcional en estos casos no compensa el índice de mortalidad intraoperatoria mayor del 33%.[52] Algunos informes de casos aislados, sin embargo, sugieren que la radioterapia puede lograr la curación de la fístula.[59,115]

Burt hizo una reseña de la experiencia con esta enfermedad en el Memorial Sloan-Kettering Cancer Center y encontró un índice de supervivencia a los 3 meses del 13% utilizando tratamiento de apoyo únicamente, del 17% en los casos de exclusión esofágica, 21% en los casos de intubación esofágica, 30% con terapia radiante y 46% con derivación esofágica. Los índices de mortalidad a 30 días demostraron también el bajo índice de supervivencia con cirugía: 55% en pacientes sometidos a exclusión, 43% con intubación, 25% con derivación esofágica y 60% con resección. Según el análisis estadístico, la supervivencia fue mucho mayor en los pacientes tratados con radioterapia o derivación esofágica que en los pacientes tratados con otras modalidades.[27]

En resumen, ningún tratamiento único para las fístulas traqueoesofágicas malignas ha demostrado ser claramente superior. Independientemente del enfoque quirúrgico, el tratamiento del cáncer esofágico irresecable tiene altos índices de morbilidad y mortalidad y los beneficios, si los hay, son a corto plazo. Solo en pacientes relativamente sanos en los que la fístula se desarrolla en forma abrupta antes de la pérdida de peso y la inanición, se puede garantizar un procedimiento quirúrgico mayor de derivación esofágica. En ocasiones, el juicio quirúrgico y el conocimiento del mal pronóstico de supervivencia asociado a un fístula traqueoesofágica maligna debe atemperar el entusiasmo del cirujano por paliar la disfagia en estos pacientes.

FÍSTULA AORTOESOFÁGICA

La fístula aortoesofágica es una afección poco frecuente que tiene un índice de mortalidad extremada-

mente alto. Se ve con mayor frecuencia en asociación con un aneurisma aórtico intratorácico pero puede ser causada también por la ingestión de un cuerpo extraño, por un tumor maligno esofágico, esofagitis por reflujo, infección tuberculosa, pérdida anastomósica intratorácica posoperatoria, esofagitis erosiva por ingestión de lejía y anomalías del arco aórtico.[38, 87] La presentación es la de una hemorragia digestiva alta masiva. Es característica la *tríada de Chiari,* con dolor torácico medial, hemorragia arterial centinela y por último exanguinación luego de un período libre de síntomas.[197]

Luego del desarrollo de una fístula aortoesofágica es raro que el paciente sobreviva; sin embargo, hay informes del tratamiento de estas fístulas con sutura directa del defecto aórtico, derivación extraanatómica con resección de la parte afectada del esófago, y colocación de un injerto de interposición de Dacron con resección esofágica, todos ellos con éxito.[32,38,170] Hemos tratado dos pacientes con fístulas aortogástricas intratorácicas que aparecieron luego de una esofagectomía por carcinoma. La primera de éstas, que también fue tratada con radioterapia, se trató con reparación primaria del estómago y angioplastia con parche de la aorta utilizando un aloinjerto criopreservado. Este procedimiento falló por dehiscencia de la reparación aórtica varios días después de la operación. El segundo paciente con historia similar fue manejado con éxito con resección del estómago intratorácico, derivación esofágica, cierre con sutura del pequeño punto de sangrado aórtico, y en una segunda etapa, interposición colónica. Un tercer paciente con una fístula aortoesofágica secundaria a un aneurisma de la aorta torácica fue manejado con éxito con un injerto de interposición aórtica con exclusión temporaria del esófago.

Si bien en esta afección la experiencia es limitada, la supervivencia depende de la exclusión, si no resección, del esófago afectado. Si la lesión aórtica es pequeña, puede ser reparada directamente; sin embargo, si hay grandes áreas de la aorta afectadas, como en el caso de un aneurisma, se debe manejar con injertos de interposición y antibióticos de por vida o con bypass extraanatómico y resección de la parte afectada de la aorta.

Referencias

1. Ahmed, H.F., Hussain, M.A., Grant, C.E., and Wadleigh, R.G.: Closure of tracheoesophageal fistulas with chemotherapy and radiotherapy. Am. J. Clin. Oncol., 21:177, 1998.
2. Akiyama, H., and Hiyama, M.: A simple esophageal bypass operation by the high gastric division. Surgery, 75:674, 1974.
3. Albrechtsen, D., and Nygaard K.: Idiopathic mediastinal fibrosis. Acta Chir. Scand., 147:219, 1981.
4. Allen, C.M., Craze, J., and Grundy, A.: Tuberculous bronchoesophageal fistula in the acquired immunodeficiency syndrome. Clin. Radiol., 43:60, 1991

5. Angorn, I.B.: Intubation in the treatment of carcinoma of the esophagus. World J. Surg., 5:535, 1981.

6. Antonelli, M., Cicconetti, F., Vivino, G., and Gasparetto, A.C.F: Closure of a tracheoesophageal fistula by bronchoscopic application of fibrin glue and decontamination of the oral cavity. Chest, 100:578, 1991.

7. Arnett, F N., Bacos, J.M., Macher, A.M., et al.: Fibrosing mediastinitis causing pulmonary arterial hypertension without pulmonary venous hypertension. Am. J. Med., 632:634, 1977.

8. Asamura, H., Goya, T., Hirata, K., et al.: Esophageal and pulmonary metastases from ovarian carcinoma: A case report of long-term survival following metastatic resections. Jpn. J. Clin. Oncol., 21:211, 1991.

9. Ashman, F.C., Hill, M.C., Saba, G.P., and Diaconis, J.N.: Esophageal hematoma associated with thrombocytopenia. Gastrointest. Radiol., 3:115, 1978.

10. Atkinson, M., Bottrill, M.B., Edwards, A.T, et al.: Mucosal tears at the oesophagogastric junction (the Mallory-Weiss syndrome). Gut, 2:1, 1961.

11. Atikinson, S.I., and Rees, J.: Botulinum toxin for cricopharyngeal dysphagia: Case reports of CT-guided injection. J. Otolaryngol., 26:273, 1997.

12. Austin, E.H., and Wolfe, W.G.: Aneurysm of aberrant subclavian artery with a review of the literature. J. Vasc. Surg., 2:571, 1985.

13. Bak, Y.T., Kwon, O.S., Yeon, J.E., et al.: Endoscopic treatment in a case with extensive spontaneous intramural dissection of the oesophagus. Eur. J. Gastroenterol. Hepatol., 10:969, 1998.

14. Baredes, S., Shah, C.S., and Kaufman, R.: The frequency of cricopharyngeal dysfunction on videofluoroscopic swallowing studies in patients with dysphagia. Am. J. Otolaryngol., 18:185, 1997.

15. Baron, J.H.: The Paterson-Brown Kelly syndrome of sideropenic dysphagia does not exist. J. R. Coll. Physicians Lond., 25:361, 1991.

16. Bataller, R., Llach, J., Salmeron, J.M., et al.: Endoscopic sclerotherapy in upper gastrointestinal bleeding due to the Mallory-Weiss syndrome. Am. J. Gastroenterol., 89:2147, 1994.

17. Beahrs, O.H., and Schmidt, H.W.: Dysphagia caused by hypertrophic changes in the cervical spine: Report of two cases. Ann. Surg., 149:297, 1959.

18. Belsey, R.: Functional disease of the esophagus. J. Thorac. Cardiovasc. Surg., 52:162, 1966.

19. Bender, M.D.: Esophageal manometry in oculopharyngeal dystrophy. Am. J. Gastroenterol., 62:215, 1976.

20. Benedict, E.B., and Leve, W.F: Stenosis of the esophagus in benign mucous membrane pemphigus. Ann. Otol. Rhinol. Laryngol., 61:1120, 1952.

21. Bindelglass, I.L., and Trubowitz, S.: Pulmonary vein obstruction. Ann. Intern. Med., 48:876, 1958.

22. Bonavina, L., Khan, N.A., and DeMeester, T.R.: Pharyngoesophageal dysfunctions: The role of cricopharyngeal myotomy. Arch. Surg., 120:541, 1985.

23. Born, L., Harned, R.H., Rikkers, L.F., et al.: Cricopharyngeal dysfunction in Parkinson's disease: Role in dysphagia and response to myotomy. Mov Disord., 11:53, 1996.

24. Branski, D., Levey, J., Globus, M., et al.: Dysphagia as a primary manifestation of hyperthyroidism. J. Clin. Gastroenterol., 6:437, 1984.

25. Bristo, L.D., Mandal, A.K., Oparah, S.S., and Bauer, H.M.: Bilateral chylothorax associated with sclerosing mediastinitis. Int. Surg., 68:273, 1983.

26. Buckberg, G.D., Dilley, R B., and Longmire, W.D., Jr.: The protean manifestations of sclerosing fibrosis. Surg. Gynecol. Obstet., 423:729, 1966.

27. Burt, M., Diehl, W., Martini, N., et al.: Malignant esophago-respiratory fistula: Management options and survival. Ann. Thorac. Surg., 52:1222, 1991.

28. Butcher, R.B.: Treatment of chronic aspiration as a complication of cerebrovascular accident. Laryngoscope, 92:681, 1982.

29. Calne, D.B., Shaw, D.G., Spiers, A.S.D., and Stern, G.M.: Swallowing in parkinsonism. Br. J. Radiol., 43:456, 1970.

30. Carlson, M.J., Stauffer, R.N., and Payne, W.S.: Ankylosing vertebral hyperostosis causing dysphagia. Arch. Surg., 109:567, 1974.

31. Carsen, G.M., Casarella, W.J., and Spiegel, R.M.: Trans-catheter embolization for treatment of Mallory-Weiss tears of the esophagogastric junction. Radiology, 128:309, 1978.

32. Carter, R., Mulder, G.A., Snyder, E.N., Jr, and Brewer, L.A.: Aortoesophageal fistula. Am. J. Surg., 136:26, 1978.

33. Chen, P, Lebowitz, R., and Lewicki, A.M.: Spontaneous hematoma of the esophagus: A complication of uremia. Radiology, 100:281, 1971.

34. Chen, T.S., and Chen, P.S.: Rise and fall of the Plummer-Vinson syndrome. J. Gastroenterol. Hepatol., 9:654, 1994.

35. Chun, K., Colombani, P.M., Dudgeon, D.L., and Haller, J.A., Jr.: Diagnosis and management of congenital vascular rings: A 22-year experience. Ann. Thorac. Surg., 53:597, 1992.

36. Cirillo, N.W, Lyon, D.T., and Schuller, A.M.: Tracheoesophageal fistula complicating herpes esophagitis in AIDS. Am. J. Gastroenterol., 88:587, 1992.

37. Conte, B.A.: Dysphagia caused by an aneurysm of the descending thoracic aorta. N. Engl. J. Med., 274:956, 1966.

38. Cronen, P, Snow, N., and Nightingale, D.: Aortoesophageal fistula secondary to reflux esophagitis. Ann. Thorac. Surg., 33:78, 1982.

39. Cusumano, A., Ruol, A., Segalin, A., et al.: Push-through intubation: Effective palliation in 409 patients with cancer of the esophagus and cardia. Ann. Thorac. Surg., 53:100, 1992.

40. Daffner, R.H., Postlethwait, R.W, and Putman, C.E.: Retrotracheal abnormalities in esophageal carcinoma: Prognostic implications. Am. J. Roentgenol., 130:719, 1978.

41. Dantas, R.O., and Villanova, M.G.: Esophageal motility impairment in Plummer-Vinson syndrome—correction by iron treatment. Dig. Dis. Sci., 38:968, 1993.

42. Dill, J.E., and Wells, R.F: Use of vasopressin in the Mallory-Weiss syndrome. N. Engl. J. Med., 284:852, 1971.

43. Dines, D.E., and Anderson, M.W: Giant left atrium as a cause of dysphagia. Ann. Intern. Med., 65:759, 1966.

44. Dines, D.E., Payne, W.S., Bernatz, P.E., and Pairolero, P.C.: Mediastinal granuloma and fibrosing mediastinitis. Chest, 75:320, 1979.

45. Do, Y.S., Sond, H.-Y, Lee, B.H., et al.: Esophagorespiratory fistula associated with esophageal cancer: Treatment with a Gianturco stent tube. Radiology, 187:673, 1993.

46. Dukes, R.J., Vaughn, S.C., Dines, D.E., et al.: Esophageal involvement with mediastinal granuloma. J.A.M.A., 236:2313, 1976.

47. Duranceau, A., Jamieson, G.G., Hurwitz, A.L., et al.: Alteration in esophageal motility after laryngectomy. Am. J. Surg., 131:30, 1976.

48. Duranceau, A., Forand, M.D., and Fanteux, J.P.: Surgery in oculopharyngeal muscular dystrophy. Am. J. Surg., 139:33, 1980.

49. Duranceau, A., Beauchamp, G., Jamieson, G.G., and Barbeau, A.: Oculopharyngeal dysphagia and oculopharyngeal muscular dystrophy. Surg. Clin. North Am., 63:825, 1983.

50. Duranceau, A., and Jamieson, G.G.: Malignant tracheoesophageal fistula—collective review. Ann. Thorac. Surg., 37:346, 1984.

51. Duranceau, A., Lafontaine, L., and Taillefer, R.: Oropharyngeal dysphagia. In Jamieson, G. G. (ed.): Surgery of the Oesophagus. Edinburgh, Churchill Livingstone, 1988, p. 413.

52. Eastridge, C.E., Greenberg, B.E., Hughes, E. A., and Aslam, P.A.: Cancer of the esophagus. South Med. J., 63:1135, 1970.

53. Edwards, J.E.: Malformations of the aortic arch system manifested as vascular rings. Lab. Invest., 2:56, 1953.

54. Effler, D.B., and Groves, L.K.: Superior vena caval obstruction. J Thorac. Cardiovasc. Surg., 43:574, 1962.

55. Ell, C., May, A., and Hahn, E.G.: Gianturco-Z stents in the palliative treatment of malignant esophageal obstruction and esophagotracheal fistulas. Endoscopy, 27:495, 1995.

56. Ellul, J.P., Morgan, R., Gold, D., et al.: Parallel self-expanding covered metal stents in the trachea and oesophagus for the palliation of complex high tracheo-oesophageal fistula. Br. J. Surg., 83:1767, 1990.

57. Eng, J., and Sabanathan, S.: Tuberculosis of the esophagus. Dig. Dis. Sci., 36:536, 1991.

58. Freitag, L., Tekolf, E., Steveling, H., et al.: Management of malignant esophagotracheal fistulas with airway stenting and double stenting. Chest, 110:1155, 1996.

59. Fry, W.A., Griem, M.L., and Adams, W.E.: Malignant tracheoesophageal fistula treated by combined radiotherapy and surgical excision. Dis Chest., 54:384, 1968.

60. Gaissert, H.A., Breuer, C,.K., Weissburg, A., and Mermel, L.: Surgical management of necrotizing Candida esophagitis. Ann. Thorac. Surg., 67:231, 1999.

61. Gay, I., Chisin, R., and Elidan, J.: Myotomy of the cricopharyngeal muscle: A treatment for dysphagia and aspiration in neurologic disorders. Rev Laryngol., 105:271, 1984.

62. Gedde-Dahl, T.J.: Epidermolysis Bullosa: A Clinical, Genetic, and Epidemiological Study. Baltimore, The Johns Hopkins Press, 1971.

63. Geller, A., and Gostout, C.J.: Esophagogastric hematoma mimicking a malignant neoplasm: Clinical manifestations, diagnosis, and treatment. Mayo Clin. Proc., 73:342, 1998.

64. Ghazi, A., and Nussbaum, M.: A new approach to the management of malignant esophageal obstruction and esophagorespiratory fistula. Ann. Thorac. Surg., 41:531, 1986.

65. Goldberg, H.I., and Dodds, W.J.: Cobblestone esophagus due to monilial infection. Am. J. Roentgenol., 104:608, 1968.

66. Goyal, R.K., Martin, S.B., Shapiro, J., and Spechler, S.J.: The role of cricopharyngeus muscle in pharyngoesophageal disorders. Dysphagia, 8:252, 1993.

67. Graham, J.R., Suby, H.I., LeCompte, P.R., and Sadowsky, N.L.: Fibrotic disorders associated with methysergide therapy for headache. N. Engl. J. Med., 274:359, 1966.

68. Greven, K.M., and Evans, L.S.: The occurrence and management of esophageal fistulas resulting from Hodgkin's disease. Cancer 6:1031, 1992.

69. Grieve, N.W T.: Monilial esophagitis. Br J. Radiol., 37:551, 1964.

70. Gross, R.E.: Surgical treatment for dysphagia lusoria. Ann. Surg., 124:532, 1946.

71. Gross, R.E.: Arterial malformations which cause compression of the trachea and esophagus. Circulation, 11:124, 1955.

72. Gudovsky, L.M., Koroleva, N.S., Biryukov, Y.B., et al.: Tracheoesophageal fistulas. Ann. Thorac. Surg., .55:868, 1993.

73. Hache, L., Woolner, L.B., and Bernatz, P.E.: Idiopathic fibrous mediastinitis. Dis. Chest, 41:9, 1962.

74. Hackelsberger, A., Schultze, V., Grunther, T., et al.: The prevalence of *Helicobacter pylori* gastritis in patients with reflux oesophagitis: A case-control study. Eur. J. Gastroenterol. Hepatol., 10:465, 1998.

75. Hanna, E.A., and Derrick, J.R.: Dysphagia caused by tortuosity of the thoracic aorta. J. Thorac. Cardiovasc. Surg., 57:134, 1969.

76. Hardy, K.M., Perry, H.O., Pingree, G.C., and Kirby, T.J., Jr.: Benign mucous membrane pemphigoid. Arch. Dermatol., 104:467, 1971.

77. Harris, J.M., and DiPalma, J.A.: Clinical significance of Mallory Weiss tears. Am. J. Gastroenterol., 88:2056, 1993.

78. Harrison, C.A., and Katon, R.M.: Familial multiple congenital esophageal rings: Report of an affected father and son. Am. J. Gastroenterol., 87:1813, 1992.

79. Hatlebakk, J.G., Castell, J.A., Spiegel, J., et al.: Dilatation therapy for dysphagia in patients with upper esophageal sphincter dysfunction—manometric and symptomatic response. Dis. Esophagus, 11:254, 1998.

80. Heck, C.V.: Hoarseness and painful deglutition due to massive cervical exostoses. Surg. Gynecol. Obstet., 102:657, 1956.

81. Hegarty, M.M., Angorn, I.B., Bryer, J.V, et al.: Palliation of malignant esophagorespiratory fistulae by permanent indwelling prosthetic tube. Ann. Surg., 185:88, 1977.

82. Henderson, R.D.: Disorders of the pharyngoesophageal junction. In Motor Disorders of. the Esophagus. Baltimore, Williams & Wilkins, 1976, p. 184.

83. Henderson, R.D., and Maryatt, G.: Cricopharyngeal myotomy as a method of treating cricopharyngeal dysphagia secondary to gastroesophageal reflux. J. Thorac. Cardiovasc. Surg., 74:721, 1977.

84. Henderson, R.E.: The Esophagus: Reflux and Primary Motor Disorders. Baltimore, Williams & Wilkins, 1980, p. 223.

85. Herrera, J.L.: Case report: Esophageal metastasis from breast carcinoma presenting as achalasia. Am. J. Med. Sci., 303:321, 1992.

86. Herrera, J.L.: Benign and metastatic tumors of the esophagus. Gastroenterol. Clin. North Am., 20:775, 1991.

87. Hollander, J.E., and Quick, G.: Aortoesophageal fistula: A comprehensive review of the literature. Am. J. Med., 91:279, 1991.

88. Hoover, W.B.: The syndrome of anemia, glossitis, and dysphagia: Report of cases. N. Engl. J. Med., 213:394, 1935.

89. Horan, T.A., Urshel, J.D., MacEachern, N.A., et al.: Esophageal perforation in recessive dystrophic epidermolysis bullosa. Ann. Thorac. Surg., 57:1027, 1994.

90. Ingelfinger, F.J., and Kramer, P.: Dysphagia produced by a contractile ring in the lower esophagus. Gastroenterology, 23:419, 1953.

91. Jenkins, D.W., Fisk, D.E., and Byrd, R.B.: Mediastinal histoplasmosis with esophageal disease. Gastroenterology, 70:109, 1976.

92. Kahrilas, P.J., Clouse, R.E., and Hogan, W.J.: American Gastroenterological Association technical review on the clinical use of esophageal manometry. Gastroenterology, 107:1865, 1994.

93. Keates, P.G., and Magidson, O.: Dysphagia associated with sclerosis of the aorta. Br. J. Radiol., 28:184, 1955.

94. Kelly, A.B.: Spasm at entrance to oesophagus. J. Laryngol. Rhinol. Otol., 4:285, 1919.

95. Kilman, W.J., and Goyal, R.K.: Disorders of pharyngeal and upper esophageal sphincter motor function. Arch. Intern. Med., 136:592, 1976.

96. Kirschner, M.B.: Ein neues Verfahren der Oesophagoplatik. Arch. Klin. Chir., 114.606, 1920.

97. Knauer, C.M.: Mallory-Weiss syndrome: Characterization of 75 Mallory-Weiss lacerations in 528 patients with upper gastrointestinal hemorrhage. Gastroenterology, 71:51, 1976.

98. Knyrim, K., Wagner, H.-J., Bethge, N., et al.: A controlled trial of an expansile metal stent for palliation of esophageal obstruction due to inoperable cancer. N. Engl. J. Med., 329:1302, 1993.

99. Laforet, E., and Kondi, E.: Postmastectomy dysphagia. Am. J. Surg., 121:368, 1971.

100. Lambert, A.: Surgical correction of esophageal obstruction due to tortuosity of the aorta. J. Thorac. Cardiovasc. Surg., 62:973, 1971.

101. Landreneau, R.J., Hazelrigg, S.T., Boley, T.M., et al.: Management of an extensive tracheoesophageal fistula by cervical esophageal exclusion. Chest, 99:777, 1991.

102. Lebo, C.P., Kwei Sang, U., and Norris, F.H.: Cricopharyngeal myotomy in amyotrophic lateral sclerosis. Laryngoscope, 86:862, 1976.

103. LeRoux, B., and Williams, M.A.: Dysphagia megalatriensis. Thorax, 4:603, 1969.

104. Lichter, I.: The treatment of dysphagia lusoria in the adult. Br. J. Surg., 50:793, 1963.

105. Lieberman, D.A., Keller, .FS., Katon, R.M., and Rosch, J.: Arterial embolization for massive upper gastrointestinal tract bleeding in poor surgical candidates. Gastroenterology, 86:876, 1984.

106. Light, A.M.: Idiopathic fibrosis of mediastinum: A discussion of three cases and review of the literature. J. Clin. Pathol., 31:78,1978.

107. Lim, R Y: Endoscopic CO_2 laser cricopharyngeal myotomy. J. Clin. Laser Med. Surg., 13:241, 1995.

108. Lion-Cachet, J.: Gastric fundal mucosal tears. Br. J. Surg., 50.985, 1963.

109. Loizou, L.A., Small, M., and Dalton, G.A.: Cricopharyngeal myotomy in motor neurone disease. J. Neurol. Neurosurg. Psychiatry, 43:42, 1980.

110. Lolley, D.M., Jefferson, F.R., III, Ransdell, H.T., et al.: Management of malignant esophagorespiratory fistula. Ann. Thorac. Surg., 25:516, 1978.

111. Longmire, W.J., Goodwin, W.E., and Buckberg. G.D.: Management of sclerosing fibrosis of the mediastinal and retroperitoneal areas. Ann. Surg., 165:1013, 1967.

112. MacDougall, G., Wilson, J.A., Pryde, A., and Grant, R.: Analysis of the pharyngoesophageal pressure profile in amyotrophic lateral sclerosis. Otolaryngol. Head Neck Surg., 112:258, 1995.

113. Mallory, G.K., and Weiss, S.: Hemorrhages from lacerations of the cardiac orifice of the stomach due to vomiting. Am. J. Med. Sci., 178:506, 1929.

114. Marks, I.N., and Keet, A.D.: Intramucosal rupture of the esophagus. Br. Med. J., 3:536, 1968.

115. Martini, N., Goodner, J.T., D'Angio, G.J., and Beattie, E.J.: Tracheoesophageal fistula due to cancer. J. Thorac. Cardiovasc. Surg., 59:319, 1970.

116. Mason, R.J., Bremner, C.G., DeMeester, T.R., et al.: Pharyngeal swallowing disorders: Selection for and outcome after myotomy. Ann. Surg., 228:598, 1998.

117. Mathisen, D.J., Grillo, H.C., Wain, J.C., and Hilgenberg, A.D.: Management of acquired nonmalignant tracheoesophageal fistula. Ann. Thorac. Surg., 52:759, 1991.

118. May, A., and Ell, C.: Palliative treatment of malignant esophagorespiratory fistulas with Gianturco-Z stents: A prospective clinical trial and review of the literature on covered metal stents. Am. J. Gastroenterol., 93:532, 1998.

119. McDonald, G. Esophageal disease caused by infection, systemic illness, medications, and trauma. In Sleisenger, M. S. (ed.): Gastrointestinal Disease, 5th ed. Philadelphia, W. B. Saunders, 1993, p. 427.

120. Meeks, L.W., and Renshaw, T.S.: Vertebral osteophytosis and dysphagia: Two case reports of the syndrome recently termed ankylosing hyperostosis. J. Bone Joint Surg., 55-A:197, 1973.

121. Mendl, K., McKay, J.M., and Tanner, C.H.: Intramural diverticulosis of the esophagus and Rokitanski-Aschoff sinuses of the gallbladder. Br. J. Radiol., 33:496, 1960.

122. Meunier, B., Spiliopoulos, Y., Stasik, C., et al.: Retrosternal bypass operation for unresectable squamous cell cancer of the esophagus. Ann. Thorac. Surg., 62:373, 1996.

123. Michel, L., Serrano, A., and Mall, R.A.: Mallory-Weiss syndrome: Evolution of diagnostic and therapeutic patterns over two decades. Ann. Surg., 192:716, 1980.

124. Migliore, M., Payne, H.R., and Jeyasingham, K.: Pharyngo-oesophageal dysphagia: Surgery based on clinical and manometric data. Eur. J. Cardiothorac. Surg., 10:365, 1996.

125. Minocha, A., Mandanas, R.A., Kida, M., and Jazzar, A.: Bullous esophagitis due to chronic graft-versus-host disease. Am. J. Gastroenterol., 92:529, 1997.

126. Mitchinson, M.J., Wight, D.G.D., Arno, J., and Milstein, B.B.: Chronic coronary periarteritis in two patients with chronic periaortitis. J. Clin. Pathol., 37:32, 1984.

127. Mizobuchi, S., Tachimori, Y., Kato, H., et al.: Metastatic esophageal tumors from distant primary lesions: Report of three esophagectomies and study of 1835 autopsy cases. Jpn. J. Clin. Oncol., 27:410, 1997.

128. Mok, C.K., Cheung, K.C., Kong, S.M., and Ong, G.B.: Translocating the aberrant right subclavian artery in dysphagia lusoria. Br. J. Surg., 66:113, 1979.

129. Mokoena, T., Shama, D.M., Ngakane, H., and Bryer, J.V.: Oesophageal tuberculosis: A review of eleven cases. Postgrad. Med. J., 68:110, 1992.

130. Montgomery, W.W., and Lynch, J.B: Oculopharyngeal muscular dystrophy treated by inferior constrictor myotomy. Trans. Am. Acad. Ophthalmol. Otolaryngol., 75:986, 1971.

131. Morgan, R.A., Ellul, J.P, Denton, E.R., et al.: Malignant esophageal fistulas and perforations: Management with plastic-covered metallic endoprostheses. Radiology, 204:527, 1997.

132. Mosher, H.P.: Exostoses of the cervical vertebrae as a cause for difficulty in swallowing. Laryngoscope, 36:181, 1926.

133. Nelson, D.B., Axelrad, A.M., Fleischer, D.E., et al.: Silicone-covered Wallstent prototypes for palliation of malignant esophageal obstruction and digestive-respiratory fistulas. Gastrointest. Endosc., 45:31, 1997.

134. Noyer, C.M., and Simon, D.: Oral and esophageal disorders. Gastroenterol. Clin. North Am., 26:241, 1997.

135. Ong, G.B., and Kwong, K.H.: Management of malignant esophagobronchial fistula. Surgery, 67:293, 1970.

136. Ong, G.B.: The Kirschner operation: A forgotten procedure. Br. J. Surg., 60:221, 1973.

137. Orringer, M.B., and Sloan, H.: Substernal gastric bypass of the excluded thoracic esophagus for palliation of esophageal carcinoma. J. Thorac. Lardiovasc. Surg., 70:836, 1975.

138. Orringer, M.B., and Sloan, H.: Monilial esophagitis: An increasingly frequent cause of esophageal stenosis? Ann. Thorac. Surg., 26:364, 1978.

139. Orringer, M.B.: Extended cervical esophagomyotomy for cricopharyngeal dysfunction. J. Thorac. Cardiovasc. Surg., 80:669, 1980.

140. Orringer, M.B., and Stirling, M.C.: Cervical esophagogastric anastomosis for benign disease-functional results. J. Thorac. Cardiovasc. Surg., 96:887, 1988.

141. Pang, J., Vicary, F.R., and Beck, E.R.: Coexisting retroperitoneal and mediastinal fibrosis. Postgrad. Med. J., 59:450, 1983.

142. Papp, J.P.: Electrocoagulation of actively bleeding Mallory-Weiss tears. Gastrointest. Endosc., 26:128, 1980.

143. Patterson, D.R.: A clinical type of dysphagia. J. Laryngol. Rhinol. Otol., 34289, 1919.

144. Pera, M., Yamada, A., Hiebert, C.A., and Duranceau, A.: Sleeve recording of upper esophageal sphincter resting pressures during cricopharyngeal myotomy Ann. Surg., 225:229, 1997.

145. Perie, S., Eymard, B., Laccourreye, L., et al.: Dysphagia in oculopharyngeal muscular dystrophy: A series of 22 French cases. Neuromuscul. Disord., 7(Suppl l):S96, 1997.

146. Phan, G.Q., and Heitmiller, R.F.: Intramural esophageal dissection. Ann. Thorac. Surg., 63:1785, 1997.

147. Pick, R.A., Joswig, B.C., and Bloor, C.M.: Recurrent cardiac constriction after pericardiectomy. J. Thorac. Cardiovasc. Surg., 144:2061, 1969.

148. Plachta, A.: Benign tumors of the esophagus. Am. J. Gastroenterol., 38:639, 1962.

149. Polk, H.C., Camp, F.A., and Walker, A.W: Dysphagia and esophageal stenosis—manifestation of metastatic mammary cancer. Cancer, 20:2002, 1967.

149a. Poirier, N.C., Bonavina, L., Taillefer, R., et al.: Cricopharyngeal myotomy for neurogenic oropharyngeal dysphagia. J. Thorac. Cardiovasc., 113:233, 1997.

150. Postlethwait, R.W: Surgery of the Esophagus. New York, Appleton-Century-Crofts, 1979, p. 259.

151. Postlethwait, R.W: Benign tumors and cysts of the esophagus. Surg. Clin. North Am., 63:925, 1983.

152. Prince, D.S., Luna, R.F., Cohn, M.G., and Sabiston, W.R.: Osteophyte-induced dysphagia: Occurrence in ankylosing hyperostosis. J.A.M.A., 234:77, 1975.

153. Putnam, P.E., Orenstein, S.R., Pang, D., et al.: Cricopharyngeal dysfunction associated with Chiari malformations. Pediatrics, 89:871, 1992.

154. Raijman, I., Siddique, I., Ajani, J., and Lynch, P: Palliation of malignant dysphagia and fistulae with coated expandable metal stents: Experience with 101 patients. Gastrointest. Endosc., 48:172, 1998.

155. Raque, C.J., Stein, K.M., and Samitz, M.H.: Pemphigus vulgaris it volving the esophagus. Arch. Dermatol., 102:371, 1970.

156. Redleaf, M.I., Moran, W.J., and Gruber, B.: Mycosis fungoides involving the cervical esophagus. Arch. Orolaryngol. Head Neck Surg., 119:690, 1993.

157. Reed, W.G., and Stinely, R.W: Massive periaortic and periarterial fibrosis: Report of a case. N. Engl. J. Med., 261:320, 1959.

158. Roeher, H.D., and Horeyseck, G.: The Kirschner operation: A palliation for complicated esophageal carcinoma. World J. Surg., 5:543, 1981.

159. Sakiyalak, F, Bellon, E.M., David, P, and Ankeney, J.L.: Esophageal obstruction due to saccular aneurysm of the distal thoracic aorta. J. Thorac. Cardiovasc. Surg., 64:959, 1972.

160. Savelli, B.A., Parshley, M., and Morganroth, M.L.: Successful treatment of sclerosing cervicitis and fibrosing mediastinitis with tamoxifen. Chest, 111:1137, 1997.

161. Schatzki, R., and Gary, J.E.: Dysphagia due to diaphragm-like localized narrowing in lower esophagus (lower esophageal ring). Am. J. Roentgenol., 70:911, 1953.

162. Schneider, I., Thumfart, W.F., Pototschnig, C., and Eckel, H.E.: Treatment of dysfunction of the cricopharyngeal muscle with botulinum A toxin: Introduction of a new, noninvasive method. Ann. Otol. Rhinol. Laryngol., 103:31, 1994.

163. Schreiber, H., and Pories, W.J.: External diversion for palliative treatment of malignant tracheoesophageal or bronchoesophageal fistulas. Am. J. Surg., 131:775, 1976.

164. Sharpe, D.A.C., Sendegeya, S.Z., Parry, D.H., and Drakeley, M.J.: Tracheoesophageal fistula after chemothetapy for lymphoma. Ann. Thorac. Surg., 54:366, 1992.

165. Shearman, D.J.C., and Finlayson, N.D.C.: Diseases of the Gastrointestinal Tract and Liver. Edinburgh, Churchill Livingstone, 1982, p. 114.

166. Sheft, D.J., and Shrago, G.: Esophageal moniliasis: The spectrum of the disease. J.A.M.A., 213:1859, 1970.

167. Shklar, G., and McCarthy, P.L.: Oral lesions of mucous membrane pemphigoid: A study of 85 cases. Arch. Otolaryngol., 93:354, 1971.

168. Skinner, D.B., and DeMeester, T.R.: Permanent extracorporeal esophagogastric tube for esophageal replacement. Ann. Thorac. Surg., 22:107, 1976.

169. Slater, S.D.: The Brown Kelly-Paterson or Plummer-Vinson syndrome: An old score finally settled. J. R. Coll. Physicians Lond., 25:57, 1991.

170. Snyder, D M., and Crawford, E.S.: Successful treatment of primary aorta-esophageal fistula resulting from aortic aneurysm. J. Thorac. Cardiovasc. Surg., 85:457, 1983.

171. Stankey, R.M., Roshe, J., and Sogocio, R.M.: Carcinoma of the lung and dysphagia. Chest, 55:13, 1969.

172. Steiger, A., Nickel, W.O., Wilson, R.F., and Arbulu, A.: Far advanced carcinoma of the esophagus treated with substernal bypass using stomach. Gastrointest. Res., 5:136, 1979.

173. Strimlan, C.V, Dines, D.E., and Payne, W.S.: Mediastinal granuloma. Mayo Clin. Proc., 50:702, 1975.

174. Sugawa, C., Benishek, D., and Walt, A.J.: Mallory-Weiss syndrome: A study of 224 patients. Am. J. Surg., 145:30, 1983.

175. Sugawa, C., Shier, M., Lucas, C.E., and Walt, A.J.: Electrocoagulation of bleeding in the upper part of the gastrointestinal tract. Arch. Surg., 110:975, 1975.

176. Talley, N.A., and Nicks, R.: Spontaneous submucosal haematoma of the esophagus: "Oesophageal apoplexy". Med. J. Aust., 2:146, 1969.

177. Templeton, F.E.: X-Ray Examination of the Stomach: A Description of the Roentgenologic Anatomy, Physiology and Pathology of the Esophagus, Stomach, and Duodenum. Chicago, University of Chicago Press, 1944.

178. Thomas, A.N.: The diagnosis and treatment of tracheoesophageal fistula caused by cuffed tracheal tubes. J. Thorac. Cardiovasc. Surg., 65:612, 1973.

179. Thomas, E., and Reddy, K.R.: Systemic vasopressin therapy for Mallory-Weiss bleeding. South. Med. J., 75:691, 1982.

180. Torenson, W.E.: Secondary carcinoma of the esophagus as a cause of dysphagia. Arch. Pathol., 38:82, 1944.

181. Urschel, H.C., Jr., Razzuk, M.A., Netto, G.J., et al.: Sclerosing mediastinitis: Improved management with histoplasmosis titer and ketoconazole. Ann. Thorac. Surg., 50:215, 1990.

182. Utley, J.R., Dillon, M.I.., Todd, E.P, et al.: Giant tracheoesophageal fistula-management by esophageal diversion. J. Thorac. Cardiovasc. Surg., 75:373, 1978.

183. Vandenplas, Y, Helven, R., Derop, H., et al.: Endoscopic obliteration of recurrent tracheoesophageal fistula. Dig. Dis. Sci., 38:374, 1993.

184. Varanasi, R.V., Saltzman, J.R., Krims, P., et al.: Breast carcinoma metastatic to the esophagus: Clinicopathological and management features of four cases, and literature review. Am. J. Gastroenterol., 90:1495, 1995.

185. Vazquez, J.A.: Options for the management of mucosal candidiasis in patients with AIDS and HIV infection. Pharmacotherapy, 19:76, 1999.

186. Victor, M., Hayes, R., and Adams, R.D.: Oculopharyngeal muscular dystrophy, a familial disease of late life characterized by dysphagia and progressive ptosis of the eyelids. N. Engl. J. Med., 267:1267, 1962.

187. Vinson, P.P.: Hysterical dysphagia. Minn. Med., 5:107, 1922.

188. Weider, S., and Rabinowitz, J.G.: Fibrous mediastinitis: A late manifestation of mediastinal histoplasmosis. Radiology, 125:305, 1977.

189. Weigert, N., Neuhaus, H., Rosch, T., et al.: Treatment of esophagorespiratory fistulas with silicone-coated self-expanding metal stents. Gastrointest. Endosc., 41:490, 1995.

190. Weiss, S., and Mallory, G.K.: Lesions of the cardiac orifice of the stomach produced by vomiting. J.A.M.A., 98:1353, 1932.

191. Wightman, A.J.A., and Wright, E.A.: Intramural esophageal diverticulosis: A correlation of radiological and pathological findings. Br. J. Radiol., 47:496, 1974.

192. Wilcox, C.M.: Esophageal strictures complicating ulcerative esophagitis in patients with AIDS. Am. J. Gastroenterol., 94:339, 1999.

193. Wilcox, C.M.: Esophageal disease in the acquired immunodeficiency syndrome: Etiology, diagnosis, and management. Am. J. Med., 92:412, 1992.

194. Wright, R.: Upper esophageal perforation with flexible endoscopy secondary to cervical osteophytes. Dig. Dis. Sci., 25.66, 1980.

195. Wu, W.C., Katon, R.M., Saxon, R.R., et al.: Silicone-covered self-expanding metallic stents for the palliation of malignant esophageal obstruction and esophagorespiratory fistulas: Experience in 32 patients and a review of the literature. Gastrointest. Endosc., 40:22, 1994.

196. Wychulis, A.R., Ellis, FH., Jr, and Anderson, H.A.: Acquired non-malignant esophagotracheobronchial fistula- Report of 3 cases. J.A.M.A., 196:117, 1966.

197. Yonago, R.H., Iben, A.B., and Mark, J.B.D.: Aortic bypass in the management of aortoesophageal fistula. Ann. Thorac. Surg., 7:235, 1969.

Índice analítico

Los números de página seguidos por *f* indican una figura; los seguidos por *c* un cuadro.